# Rehabilitation Cardiology

# 康复心脏病学

刘江生 ◎ 主 编

科学技术文献出版社
SCIENTIFIC AND TECHNICAL DOCUMENTATION PRESS
·北京·

**图书在版编目（CIP）数据**

康复心脏病学/刘江生主编. —北京：科学技术文献出版社，2021.7
ISBN 978-7-5189-7847-2

Ⅰ.①康…　Ⅱ.①刘…　Ⅲ.①心脏病—康复医学　Ⅳ.①R541.09

中国版本图书馆 CIP 数据核字（2021）第 074477 号

**康复心脏病学**

策划编辑：孔荣华　　责任编辑：胡　丹　邓晓旭　　责任校对：王瑞瑞　　责任出版：张志平

| | |
|---|---|
| 出 版 者 | 科学技术文献出版社 |
| 地　　址 | 北京市复兴路 15 号　邮编 100038 |
| 编 务 部 | （010）58882938，58882087（传真） |
| 发 行 部 | （010）58882868，58882870（传真） |
| 邮 购 部 | （010）58882873 |
| 官方网址 | www.stdp.com.cn |
| 发 行 者 | 科学技术文献出版社发行　全国各地新华书店经销 |
| 印 刷 者 | 北京地大彩印有限公司 |
| 版　　次 | 2021 年 7 月第 1 版　2021 年 7 月第 1 次印刷 |
| 开　　本 | 889 × 1194　1/16 |
| 字　　数 | 1230 千 |
| 印　　张 | 44 |
| 书　　号 | ISBN 978-7-5189-7847-2 |
| 定　　价 | 258.00 元 |

发展心血管康复医
学为人民造福

为康复心脏病学题

一九九六年十二月

顾英奇

原卫生部副部长、中国康复医学会会长顾英奇为
刘江生主编的《康复心脏病学》出版题词

发展心血管康复医学

完善心血管防治体系。

耿德章

一九九六年二月十日

原中央保健局局长耿德章教授为

刘江生主编的《康复心脏病学》出版题词

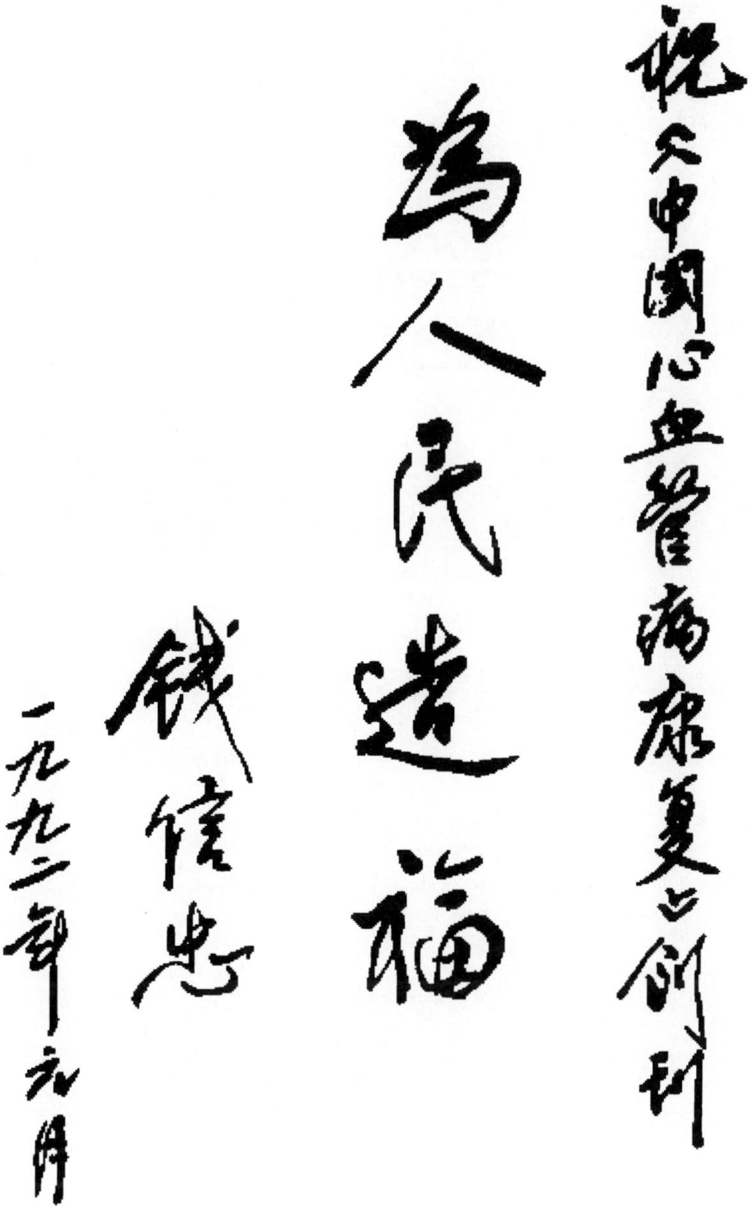


原卫生部部长钱信忠为
《心血管康复医学杂志》的前身
《中国心血管康复医学》创刊题词

# 编委会

**主　编**　刘江生

**副主编**　刘　楠

**编著者**　（按姓氏笔画顺序排列）

| | | |
|---|---|---|
| 刘　丰 | 编辑 | 《心血管康复医学杂志》杂志社 |
| 刘　楠 | 主任医师，二级教授 | 福建医科大学附属协和医院 |
| 刘玉芳 | 主治医师 | 北京大学国际医院 |
| 刘江生 | 主任医师 | 《心血管康复医学杂志》杂志社 |
| 伍贵富 | 主任医师，教授 | 中山大学附属第八医院 |
| 纪家武 | 主任医师，副教授 | 福建省福州神经精神防治院，福建医科大学 |
| 李　莉 | 主任医师，教授 | 清华大学附属垂杨柳医院 |
| 李寿霖 | 主任医师，副教授 | 中国康复研究中心（北京博爱医院），首都医科大学 |
| 李鹏虹 | 主任医师，教授 | 福建省老年医院，福建医科大学 |
| 杨胜利 | 主任医师，教授 | 北京大学国际医院 |
| 吴宝泉 | 主治医师 | 中国医学科学院阜外医院深圳医院 |
| 宋丽芬 | 主任医师 | 清华大学附属垂杨柳医院 |
| 陈协辉 | 主任医师，教授 | 中国医学科学院阜外医院深圳医院 |
| 陈丽敏 | 主任医师，副教授 | 福建医科大学附属协和医院 |
| 陈振强 | 主治医师 | 福建医科大学附属协和医院 |
| 张晓梅 | 主任医师，教授 | 北京大学国际医院 |
| 张新霞 | 主任医师 | 中山大学附属第八医院 |
| 林　力 | 主任医师，教授 | 福建省福州神经精神防治院 |
| 郑　茵 | 主任医师 | 海南省人民医院 |
| 郑伯仁 | 主任医师 | 厦门大学附属福州第二医院 |
| 郑娟娟 | 硕士 | 厦门大学附属福州市第二医院 |
| 洪华山 | 主任医师，二级教授 | 福建医科大学附属协和医院 |
| 胡江乔 | 副主任医师 | 清华大学附属垂杨柳医院 |
| 高炎莎 | 主任医师，教授 | 卫健委中日友好医院，北京大学医学部 |
| 戴若竹 | 主任医师，教授 | 福建医科大学泉州第一医院 |

# 主编简介

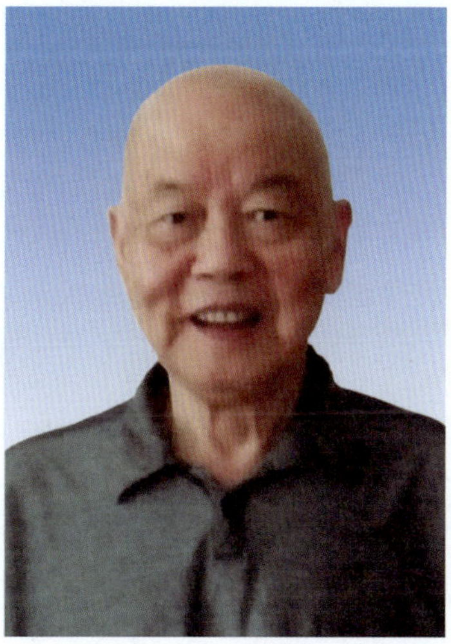

刘江生，1933 年生。主任医师。1956 年毕业于中国人民解放军第二军医大学，现任《心血管康复医学杂志》总编，福建省康复医学会终身名誉会长，中国康复医学会心血管病专业委员会名誉主任委员。被中国康复医学会授予学科发展杰出贡献奖、学科建设终身成就奖、终身成就奖。国务院政府特殊津贴获得者。

1986 年 1 月中国康复医学会首届理事会成立，被选为中国康复医学会理事。

1990 年 3 月在福州组建福建省康复医学会，现为福建省康复医学会终身名誉会长。

1989 年 12 月 29 日刘江生接任福建省干部疗养院院长。经刘江生等建议，上级机构批准，1992 年 6 月 20 日成立福建省老年医院，刘江生担任院长。

经中国康复医学会批准，于 1991 年在福建省干部疗养院成立中国康复医学会心血管病专业委员会，刘江生任主任委员，直至 2012 年换届；现为该专业委员会名誉主任委员。

1992 年荣获国务院政府特殊津贴。

1997 年 6 月被选为中国康复医学会常务理事。

1997 年 11 月 3 日出席于美国达拉斯召开的世界心肺康复委员会第 12 届年会，被选为该会委员。

被中共福建省委老干部局委员会评为 2006—2007 年度优秀共产党员。

2007 年 10 月被选为中国康复医学会专家委员会副主任委员。

中国康复医学会 2007 年授予学科发展杰出贡献奖，2012 年授予学科建设终身成就奖，2019 年授予终身成就奖。

2011 年被聘为福建省康复医学会终身名誉会长。

2020 年 8 月在福建省卫生健康委员会、福建省医师协会、福建省医学会、福建医科大学附属协和医院联合举办的 2020 年“中国医师节”大会上，荣获“福建名医”称号。

著作：1996 年主编《康复心脏病学》，2012 年主译《波洛克心血管康复医学教科书》；为权威著作《冠心病》《中国康复医学》《中国残疾预防学》等撰写心脏康复章节。

《心血管康复医学杂志》由刘江生创办，1998 年公开发行，是我国仅有的一本心脏康复杂志，被列入 8 种以上权威数据库的中国科技论文统计源期刊，最新中国期刊引证报告（2019 年扩刊版）：该刊的影响因子是 2.124，他引率 0.95。

# 副主编简介

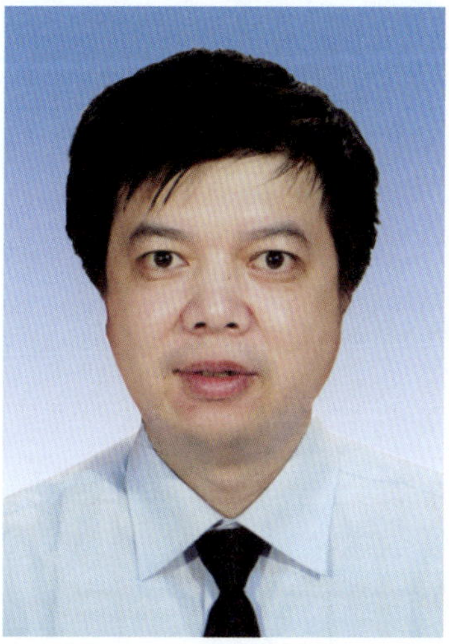

刘楠，福建医科大学附属协和医院神经内科主任医师，二级教授，博士研究生导师，福建省科技创新领军人才，国务院政府特殊津贴获得者。

现任福建医科大学附属协和医院康复医学科科主任，中国康复医学会常务理事，中国康复医学会脑血管病专业委员会候任主任委员，中国卫生信息与健康医疗大数据学会康复专业委员会副主任委员，中华医学会物理医学与康复学分会委员，福建省康复医学会会长，福建省医师协会康复医学科医师分会主任委员，福建省康复治疗质量控制中心主任，福建省医学会物理医学与康复学分会第八届主任委员，《心血管康复医学杂志》副主编。

近年来发表论文 30 余篇，其中 SCI 收录论文 11 篇，总影响因子 30 多分。获国家自然科学基金 4 项，福建省重点项目 1 项及其他省厅级课题 10 余项。获得福建省科技进步奖二等奖 1 项、三等奖 3 项。

# 序

刘江生教授主编的《康复心脏病学》即将出版，这是我国心脏病康复工作的一件大事，我由衷地感到高兴，并表示热烈祝贺！

刘江生教授是我国著名的心血管病康复医学专家，是中国康复医学会心血管病专业委员会首任主任委员，是我国心脏病康复工作的奠基者、开拓者和引领者，是中国康复医学会学科发展杰出贡献奖、学科建设终身成就奖及终身成就奖获得者，刘教授为我国康复医学事业发展做出了重要贡献。耄耋之年，刘教授仍心系心脏康复，情系患者健康，历时6载，终成大作！我为刘教授的大医精诚精神和康复事业情怀而深受感动，在此特向刘教授致以崇高敬意！

康复心脏病学概念的提出始于20世纪60年代初期，随着临床医学和康复医学以及相关学科的进步，康复心脏病学得到了迅速发展，基础理论日益深化、系统，治疗技术日益成熟、完善，临床康复体系日益健全，目前已发展成为一门成熟的独立学科，为维护心脏病患者健康发挥着十分重要的作用。近年来我国心脏病康复工作取得了显著成绩，但国内心脏病康复工作起步较晚，底子较薄，在“健康中国”建设大背景下，我国心脏病康复工作仍任重道远。刘江生教授主编的《康复心脏病学》出版恰逢其时，顺应了康复心脏病学科学发展的时代要求，顺应了广大康复心脏病工作者的热切期待，更顺应了广大心脏病患者的健康服务需求。

《康复心脏病学》由刘江生教授领衔主编，集国内20余位知名专家历时6年完成，全书120多万字，18篇67章，插图50多幅。通读全书深切体会新书有如下特点：新书系统体现了近年来国际、国内康复心脏病学最新进展，在康复心脏病学领域具有很强的引领性；新书集20余位顶级心脏康复专家编写，既有国内外最新文献参考，又有专家个人成熟经验总结，内容具有很强的权威性；新书从宏观到微观，从理论到技术，从原理到方法都有系统论述，对于广大心脏病康复工作者具有很强的指导性；新书结合国际进展与中国特点，论述理论系统完整，阐述原理深入浅出，描述方法具体详细，对于一线心脏病康复工作者具有很强的实用性。

中国康复医学事业已跨入了新时代，心脏病康复工作亦将迎来时代的春天。《康复心脏病学》出版具有里程碑式的意义，必将对我国心脏病康复工作发挥重要的推动作用，必将对我国康复医学工作发展发挥积极影响。

我积极向各位同仁、广大读者推荐此书。

中国康复医学会会长

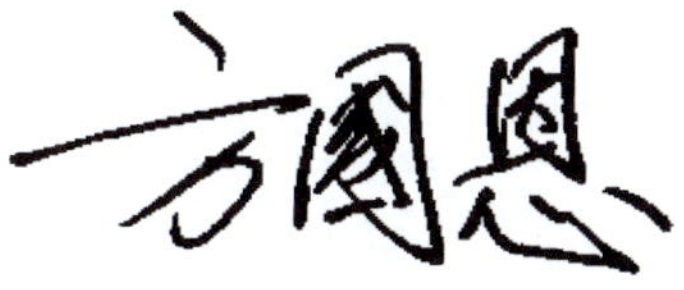

2020年12月19日

# 前言

自1996年《康复心脏病学》出版以来，已有24年。在中国康复医学会的正确领导下，以及广大心血管康复医学工作者的努力下，我国康复心脏病学有了很大发展，表现在：

1. 广泛开展心脏康复，截止中国康复医学会心血管病专业委员会2012年12月换届的统计，开展急性心肌梗死康复医疗的单位由其成立以前的3所医院发展至21个省市的许多医院；1990年笔者（现为福建省康复医学会终身名誉会长）在福建省福州市组建福建省康复医学会；1994年笔者出席在美国华盛顿召开的第七届国际康复医学大会，做了“老年急性心肌梗塞合并心衰的康复”报告，在国际范围内将急性心肌梗死合并心衰患者的康复范围扩大到老年。

2. 在国内、外尚无先例情况下制定经皮冠状动脉介入治疗后康复程序：为使PCI后康复程序规范化，在国内、外尚无先例情况下中国康复医学会心血管病专业委员会及《心血管康复医学杂志》编委会制定了《中国经皮冠状动脉介入治疗后康复程序》，发表在《心血管康复医学杂志》2006年第5期。

3. 生活质量调查：中国康复医学会心血管病专业委员会，《心血管康复医学杂志》编委会于1996年制定，2008年修订的《中国心血管病人生活质量评定问卷》（刘江生执笔）经2008年~2009年约全国20个城市29所医院协作的《中国心血管病人生活质量评定问卷》常模测定，对8267例正常人、高血压患者、冠心病患者、心力衰竭患者进行了常模以及影响生活质量的因素随机抽样调查，证明心脏康复能提高心血管病患者的生活质量，并公布了评定问卷，填补了我国这一领域的空白，为我国心血管病患者生活质量研究提供了依据，为今后这项工作的开展打下了坚实的基础。

4. 出版了一系列康复心脏病学专著：①《康复心脏病学》（又称心脏病康复学，心脏康复）：1996年中国科学技术出版社出版了笔者主编的《康复心脏病学》。这是我国第一本国家出版社出版的心脏康复专著，代表这一新的学科的诞生。②《波洛克心血管康复医学教科书》：是总结美国心脏康复专家Pollock M L关于心脏病和康复成就的专著，笔者主译这本书，并于2012年由北京大学医学出版社出版，这对我国康复心脏病学的发展产生了积极的影响。③笔者应邀参与了陈在嘉、卓大宏等心血管、康复医学领域权威专家主编的《冠心病》《中国残疾预防学》《中国康复医学（第二版）》专著的编写工作，撰写了有关心脏康复的章节。

5.《心血管康复医学杂志》的发展：这是我国仅有的一本心脏康复杂志，是列入8种以上权威数据库的中国科技论文统计源期刊，且已入编WHO西太平洋地区医学索引（WPRIM，目前全国几千种医药生物期刊中仅276家入选）。自2014年实行论文统计学处理改革以后，杂志质量显著提高。最新中国期刊引证报告（2019年扩刊版）：该刊的影响因子是2.124，他引率0.95。

6. 我的获益：我现年87岁，仍耳聪目明，每天工作7小时，清晨能骑电动车外出锻炼和购物，不能不说是从事心脏康复的结果。

7．中国康复医学会的授奖：刘江生 2007 年被中国康复医学会授予学科发展杰出贡献奖，2012 年被中国康复医学会授予学科建设终身成就奖，2019 年被中国康复医学会授予终身成就奖。这不仅是对刘江生的个人褒奖，更是对康复心脏病学这一学科发展的肯定，预示其广阔的发展前景。

水平有限，错误在所难免，请专家、读者不吝指教，多谢。

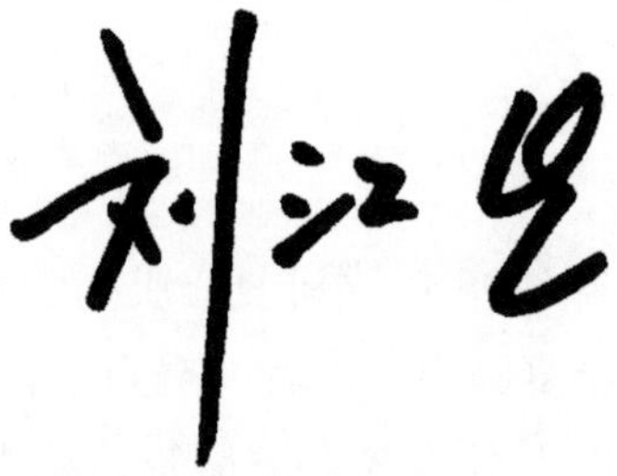

2021 年 1 月 30 日

# 序

## 康复心脏病学（1996版）

心脏病是当今威胁人类健康的主要疾病之一。人类要战胜心脏病，需要从预防、治疗、康复三个领域全面入手。康复既是临床治疗的发展和延伸，也是心脏病二级预防的重要环节。

自从美国心脏病学家 N K Wenger 等于 20 世纪 60 年代初期系统地把康复的概念、原则和方法引入心脏病学以来，迄今已走过了富有成果的 30 多个年头。心脏病学的一门分支——康复心脏病学（rehabilitative cardiology）已经形成。先驱者们既科学、又大胆地进行探索和开拓，不断地发展和完善评测心脏功能的运动试验；扩展心脏病康复的适应证；建立和逐步完善促使功能全面恢复的心脏病患者康复程序，又重视结合运动、心理、营养、教育、就业等方面的措施，强化和巩固心脏病患者康复治疗的效果，对提高患者的生活质量、促进社会回归做出了宝贵的贡献。到了 20 世纪 80 年代初期和中期，临床医学界和社会人士已越来越多地接受开展心脏病康复治疗计划。

心脏病康复在中国也有 10 多年的历史，经过了这段成功的探索后，目前正逐步在国内许多地区推广。1991 年中国康复医学会心血管病专业委员会正式成立，标志着心脏病康复在中国将会加快发展。

正如 30 多年来的经验所表明的，心脏病康复学要得到顺利的发展和确立自己应有的地位，有赖于不断地完善心脏病患者的康复程序和方法，在中国也是这样，在推广和发展康复心脏病学的过程中，我们需要广为传播这门学科的基本原理和技术，掌握它成熟的理论和行之有效的方法，借鉴国外的好经验，总结提高我国自己的经验，了解学科最新的进展。

就在这样的背景下，我们很高兴地看到由中国康复医学会心血管病专业委员会主任委员、心脏病康复专家刘江生主任医师主编的《康复心脏病学》正式问世了。这是我国出版的第一本由中国学者自己编写的心脏病康复学的大型专著。该书是作者在参考了国外心脏病康复学的最新的权威性著作和大量的文献资料基础上，结合我国的情况和经验而写成的，内容丰富，理论与实际相结合，以实际应用为主，临床与康复相结合，以康复为主（但密切结合临床进行阐述），既着重引进国外成熟的先进经验，也介绍了国内的成功经验，包括作者本人的经验。书内对心脏病康复中的两个关键性的基础问题（运动试验和运动处方）重点地详加叙述，对心脏病康复中的核心问题——急性心肌梗死和冠心病的康复，则条分缕析，逐层深入加以讲解，使读者能了解具体方法和注意事项，以便能安全而有效地开展心脏病康复医疗。

总之，这是一本科学性、先进性、实用性和可读性并重的著作，它的出版对推动我国康复心脏病学的发展有积极意义，因此，我很乐意向广大读者推荐介绍。


中国康复医学会副会长
世界卫生组织康复专家咨询团成员　卓大宏


1996 年 3 月

# 目录

# 第一篇

## 绪论

心脏康复医学源远流长，今就古今中外的心脏康复医学发展史进行概述。



# 第一章　欧美的心脏康复医学史

## 第一节　古代心脏康复医学史

公元前5世纪 Herodicus 及其学生 Hippocrates 认为运动可增强肌力，促进精神和健康的恢复，推迟衰老[1]。

1802年，英国内科医师 William Heberden 记录了一例遭受心绞痛折磨的患者的病例"一位心绞痛患者每天锯木材半个小时，而他的心绞痛几乎治愈"，这是首次以病例资料的形式，具体说明运动对心血管病的疗效[2]。

1854年爱尔兰内科医师 William Stokes 在他的经典之作《心脏和主动脉疾病》中提出了"步行运动"可治疗"心脏脂肪疾病"；并建议心脏病患者进行适当的运动，如体操和步行等，以促进心功能康复。

但是在1863年，William Stokes 医师提出的训练方案基本被英国外科医师 John Hilton 所倡导的心脏病患者［尤其是心肌梗死（myocardial infarction，MI）后］应该严格卧床休息的理念替代。

1939年 Mallory 等的心肌梗死形态学研究报告提出了心肌梗死坏死组织转化为纤维化瘢痕至少需要6周时间，应加强保守治疗的观点。在临床工作中，临床医师普遍担心患者的早期活动会引发心力衰竭、心律失常、心脏破裂等严重合并症，从而实行长时间（6～8周）的严格卧床休息。这时患者处于绝对卧床休息状态，包括翻身、穿衣、进食在内的一切活动均由护理人员协助进行。之后再实行一般卧床休息3～4个月。事实上 Mallory 等的心肌梗死病例，其病变严重，普遍存在大量心肌梗死病史，这样的病例即使在今天，似乎也不能存活。尽管当时人们普遍的学术观点如此，但仍有学者在继续研究运动对心脏病的疗效，如1875年 Scott 以步行作为心脏病的后期治疗，并以体操为热身运动；1879年在瑞典体操已成为了心脏病患者首选的运动方式，这种方法的倡导者 Zander 通过引入各种类型强壮肌肉的机器使运动练习方法得到进一步的优化；1907年 Schott 兄弟，在传统的休闲健身中心训练的基础上，推荐加入矿泉浴与抗阻力训练、登山相结合的方法治疗慢性心脏病；后来，经过 Herz 改进，最终出现了踏车功率计（cycle ergometer）和划船运动器等现代运动仪器。

直到100多年后，在1944年的美国医学协会（American medical association，AMA）年会上，医师们才首次共同质疑冠心病患者延长卧床的常规医疗处置方法。

## 第二节　现代心脏康复医学史

现代心脏康复起源于冠心病患者的康复。

1944年 Samuel Levine 认为长期持续的卧床休息会消耗患者的精力，使其丧失生活信心，主张解除严格的卧床休息，并开始对心肌梗死患者实行"椅子疗法"。即在心肌梗死发生后的第一天，让患者坐椅子1～2 h。其结果为81例患者没有出现与坐椅子活动有关的合并症[3]。同年 Dock 证明坐位心输出量比卧位心输出量少，可使得心脏负担减轻；并强调了长期卧床休息可引发血管栓塞、骨质脱钙、胃肠道问题、血管舒缩功能不稳定等合并症；提倡使用下床床边坐位便盆[4]。也在同一年，Stead 等的心导管检查证明恐惧和焦虑明显增加心输出量和心脏负荷；而长期卧床休息会使患者出现忧虑、恐惧等负面情绪，增加心脏负担、心肌耗氧量[5]。

1950 年 Irvin 和 Burgess 进一步批评当时的心脏病患者应长时间卧床休息治疗的理念，他们认为缩短卧床休息时间对患者是安全的[6]。此后，医学界不断探索，并逐步缩短卧床休息时间。

1959 年 Hieronymus Mercurialis 提出了运动的目的是为了保持健康，运动应经常进行，患者应根据各自不同的情况进行运动，过度运动会引起疾病等一系列运动观点。

1963 年世界卫生组织成立了心血管病康复专家委员会，鉴于急性心肌梗死（acute myocardial infarction，AMI）康复医疗取得的进展，该委员会肯定了康复疗法，建议无并发症的急性心肌梗死患者，可以住院三周；住院期间应采取康复干预措施“确保他们达到力所能及的体力、精神和社会状况所需要的活动总量，从而使他们能依靠自己的力量恢复和维持在社区中尽可能正常的地位”。

1968 年，Gottheiner 在以色列发表了关于 100 名患者超过 4 年的康复训练综合报道。证明各种不同的有氧运动，如快走、慢跑、骑自行车、游泳和划船等训练对心脏康复安全有效[7]。

1973 年美国 Wenger N K 教授等首先发表以运动疗法为基础的急性心肌梗死康复 14 步程序。后又改为 7 步程序，经美国心脏学会审定，于 1982 年发表[8]。从此，急性心肌梗死康复疗法开始程序化，为更多的人所接受，从此进入更快的发展时期。

1974 年，7 名加拿大心肌梗死后患者（医学史上第一次）圆满地完成了波士顿马拉松比赛被媒体报道后，这一成就在康复运动领域似乎达到了一个高峰[9]。

1984 年 Wenger N K 和 Hellerstein H K 介绍了接受冠状动脉旁路手术冠心病患者的康复[10]。

1985 年，美国心血管和肺康复协会（American association for cardiovascular and pulmonary rehabilitation，AACVPR）成立，这一协会是多学科合作的全国性组织，对于推动心脏康复和二级预防发挥了重大作用。AACVPR1991 年出版了《心脏康复程序指南》第 1 版[11]，它指导着心脏康复的发展，使心脏康复逐渐走向成熟。

1993 年世界卫生组织专家委员会发表了心血管病康复（重点在发展中国家）报告[12]。报告指出：康复主要是针对无并发症的急性心肌梗死患者，康复的目的是使患者依靠自己的力量恢复和维持在社区中尽可能正常的地位；自 1963 年成立世界卫生组织心血管病康复专家委员会以来，心血管疾病患者的治疗、康复方法已经发生了巨大变化，发展了冠状动脉溶栓术、经皮冠状动脉腔内血管成形术、冠状动脉分流术等新技术。现在认为康复是所有心脏病患者治疗中的一个重要组成部分；康复的目的不仅在于训练那些因心血管疾病致残的患者适应环境，还要干预他们所置身的环境和社会，促使他们成为社会的一员。所以，现在心脏病康复的适应证范围已扩大到所有心脏病患者，包括合并心功能不全和心律失常的患者。心血管病康复的重大进展还表现在：①建立了许多用来识别有近期冠心病复发危险和远期预后的试验方法；②对生活质量的重视。对于冠心病病情很轻或很重的患者，发病率和病死率常常不是评价康复和其他治疗措施疗效的敏感指标，而生活质量（患者的自我感觉，参与家庭、社会活动的能力）可作为疗效的主要指标；③认识到康复治疗可以改善许多心血管疾病患者的功能状态和预后，增强内科、外科治疗的疗效；④有证据表明，矫正冠心病的危险因素，建立合理的生活方式，不仅能阻止疾病的进展，还能引起动脉粥样硬化病变的消退；⑤认识到心理状态对于冠心病患者恢复病前活动，比恢复体力更重要；⑥康复治疗必须个体化；⑦基本认同：低至中等强度的运动训练能获得和高强度运动训练相似的效果，且更安全；阻力运动（力量训练）具有相对的安全性和巨大的价值；⑧康复措施正越来越多地在患有多种心血管疾病的儿童和青年中实施；⑨心脏康复医疗不只限于工业化国家，在发展中国家也逐渐普及。

1995 年美国心肺康复学会出版了《心脏康复程序指南》第 2 版。随着美国卫生和公众服务部、医疗保健政策和研究机构和美国国家心肺和血液研究所共同制定的《作为二级预防的心脏康复临床实践指南》的发表[13]，美国心肺康复学会将其加入到《心脏康复程序指南》中。于1999年出版的《心脏康复程序指南》第3版被改名为《心脏康复和二级预防程序指南》(guidelines for cardiac rehabilitation and secondary prevention program)。

2004年美国心肺康复学会出版了《心脏康复和二级预防程序指南》第4版[14]，并在该指南的封面加上了“促进保健和预防疾病”(promoting health & preventing disease)，进一步强调二级预防的作用。《心脏康复和二级预防程序指南》第4版序言论述了：现在卫生保健已发生了改变，心脏康复、二级预防和保健产生了连接。过去心脏康复大多和其他心脏保健服务分隔进行，康复期患者的运动充其量是阶段性的，常常是不完全的。近年保健流程已经成为各种康复服务的很好连续体，对于每个康复参与者更加个体化。这样，心脏康复和二级预防就是要延续到保健，帮助人们改变行为方式，减少危险因素、疾病的进展，因而减少疾病对生活质量、发病率和病死率的影响。所以二级预防是一种延长生命的课题，我们要在有限的资源下实现更有效的教育，更多地提供危险因素干预和促进健康的行为方式，鼓励运动和加强在急性并发症发生前症状的识别，以减少疾病的发病率和病死率。同时二级预防应向其他慢性病处理发展。一系列慢性病包括糖尿病、慢性阻塞性肺病、哮喘、骨质疏松症和癌症等的许多处理方式类似心脏康复程序，因为与生活方式有关的4个危险因素：吸烟、高血压、不适当饮食和坐位生活方式也是许多慢性病处理的中心，其和心脏康复是共通的。《心脏康复和二级预防程序指南》第4版提供了有关实现住院和门诊心脏康复和二级预防程序，包括危险分层、危险因素处理、患者教育和行为矫正，以及关于特别患者的考虑、程序的管理、目前水平的处理方法。尤其是提出了关于血脂、高血压病、运动和肥胖处理的最新指导。这些建议涉及老年患者，不同人种和不同教育水平人群。AACVPR和这些指南为我们提供了与科学界，联邦机构，第三方付款者，患者（最重要的），家庭和他们生活的社区的重要链接。

2013年美国心肺康复学会出版了《心脏康复和二级预防程序指南》第5版（以下简称《第5版指南》）[15]；在其序言中表述：超过50位在心脏康复，二级预防，心血管病危险因素减少、补偿和公共政策领域工作的专家为心脏康复专业人员成功开启新的程序或更新、加强了原有的程序，提供了最新的资料。《第5版指南》提出：在这版指南出版前有更多的，强有力的证据支持参与门诊心脏康复和二级预防（CR/SP）者，因危险因素干预和生活方式矫正，减少了初发和再发心血管疾病事件以及心血管疾病事件发生后的病死率和复发率，且有充分的安全性、有效性和效价比。

《第5版指南》的第3章——“行为矫正和危险因素水平降低：指导原则和实践”是新的著述，是行为矫正和危险因素水平降低的总论，其包含新的和现代化的资料，是医务人员在实践中必须持续阅读和参考的资料之一；对于具体的危险因素例如血脂异常，则在其他有关章节里论述。其第4章营养指南是重新改写的；第8、第9章中“矫正心血管病危险因素”和“特定人群”也是按照最新资料完全改写的。这一版本指南继续强调二级预防模式也可以用于有相似基本病理生理机制的其他慢性病，如冠心病、高血压病、肥胖、糖尿病和外周血管病等，成为这些疾病的治疗程序模式。这样心脏康复程序的预防和康复能够（而且应该）适用于6种与生活方式有关的危险因素：吸烟、高血压病、肥胖、2型糖尿病、不适当的饮食和坐位生活方式。为现代心脏康复和二级预防展现了最新研究成果。

这一版本指南还提供了网络资源，其进入途径是(WWW. HumanKinetics. com/Guidelines For Cardiac RehabilitationAndSecondaryPreventionPrograms. )。该资源中有书内用于产生和评价程序的21个可再生的调查表、图表、同意书、方案、记录、清单（checklists）和日志。网络资源也可以作为AACVPR的位点服务，在指南的2个版本之间，必要时公布对书的内容所做的一年2次的更新。

（刘江生撰稿）

# 第二章 我国的心脏康复医学史

## 第一节 古代心脏康复医学的发展

据1797年Amiot《中国科学史》记载，早在公元前1000余年就有《Kong-fou》(功夫)一书。《Kong-fou》主要内容是姿势治疗和呼吸练习，为康复措施之一。由此可见我国康复医学源远流长，堪称世界之最[1]。

冠心病在祖国医学中被称为“厥心痛”“真心痛”“卒心痛”。其病因多为七情内伤、气机郁结等。其病机为气血阴阳亏虚、瘀血、痰浊庳阻心脉。《素问·调经论》曰：“寒气积于胸中而不泻，不泻则温气去，寒独留则血凝泣，凝则脉不通”。《素问·举痛论》曰：“心痹者，脉不通，烦则心下鼓，暴上气而喘”。

据祖国医学文献记载，我国古代心血管疾病的康复发展，大致可分为两个时期。

第一个时期（初创时期）：从战国至南北朝（约公元前500年至公元581年），约1000年。这期间的代表作《吕氏春秋·古乐篇》记载，当时已用舞蹈治疗“气郁阏而滞着、筋骨瑟缩不通”之症。经典著作《内经》在《异法方宜论》《遗篇刺法论》《调经论》等篇中载有“导引”“按摩”“著针”和“静止性练功”等多种康复治疗方法。长沙马王堆西汉墓中出土的“导引帛画”是“导引”的生动体现，可称为最早的运动动作图解。东汉名医华佗模仿虎、鹿、熊、猿、鸟五种动物的动态，编成“五禽戏”，用以治疗疾病。晋代葛洪从道教角度出发，提倡“吐故导引”。梁代陶弘景《养性延命录》更从气功、按摩、饮食、精神、卫生等方面论述疾病的康复治疗。这一时期有关康复的论述是比较丰富的。

第二个时期（系统发展时期）：从隋、唐至清朝（约公元600年至公元1900年），约1300年。这一时期的康复治疗方法不仅更加丰富，而且还有各种病症的具体康复治疗。如《诸病源候论》列举了痹症、心病等的“养生方导引法”，并提到了康复治疗中的适应证和禁忌证。唐代孙思邈的《备急千金方》和王焘的《外台秘要》都重视饮食治疗在康复治疗中的作用。明代李时珍的《本草纲目》清代潘蔚的《内功图说》及《古今图书集成、医部全录》等书中均有康复医学的内容。

由此可见我国古代康复医学不仅源远流长，而且积累了丰富的资料。如气功、太极拳、推拿、针灸、中医中药对情绪的调节、功能的调整至今仍是我国康复医学不可缺少的组成部分，甚至是我国康复医学的特色。我们需要运用现代科学对我国古代康复医学进行发掘、整理、继承、发扬光大，为广大康复对象服务，为世界康复医学做出应有的贡献。

## 第二节 近代心脏康复医学的发展

### 一、祖国医学

祖国医药及气功、太极拳、针灸、推拿等医疗技术在近代继续发挥康复医疗的作用，而且由于专家学者运用现代科学技术对其不断地研究、发掘和总结，可以预想其今后在我国心血管疾病康复中将发挥更大的作用，成为具有我国特色的康复心脏病学不可缺少的重要组成部分，是我国康复心脏病学的特色之一。

其中卓大宏教授[16]首先应用自动气体分析及心电遥测装置对太极拳进行监测。结果为健康男性青年打太极拳的峰值耗氧量为 4.1 代谢当量 (METs)。打太极拳结束时心率为 134 ± 15 次/min，血压为（147 ± 16.73）/(86 ± 8.18）mmHg。

近年来姚成栋等[17]选择充血性心力衰竭（congestive heart failure，CHF）患者 150 例（心功能Ⅱ级），随机分为常规治疗对照组（简称对照组，70 例）和太极拳运动康复组（简称康复组，80 例），对照组给予标准心力衰竭常规药物治疗，康复组在常规药物治疗的基础上进行太极拳康复运动，为期 6 个月。结果显示与对照组比较，康复组在心功能分级、生活质量评分［(45.4 ± 12.2）分：(32.6 ± 14.5）分］、6 min 步行距离［(461 ± 102）m：(554 ± 94）m］、左室射血分数［(39.62 ± 7.28)%：(48.63 ± 9.37)%］、左室舒张末期内径［(65.3 ± 8.1）mm：(60.7 ± 6.5）mm］均有明显改善（$P < 0.01$），其说明太极拳运动能有效改善慢性心力衰竭患者的心功能和生活质量，促进患者的康复。贾巧等[18]让 154 名代谢综合征（metabolic syndrome，MS）患者被随机分为对照组（76 例，采用常规治疗）和干预组（78 例，进行 16 周 48 式太极拳系统练习，辅以心理干预，包括 MS 知识健康教育，使患者了解 MS 的病因、进展及预后，尤其是负性情绪对病情的不良影响）。结果显示与对照组治疗后比较，干预组治疗后人体质量指数［(30.06 ± 3.85）$kg/m^2$：(27.78 ± 3.96）$kg/m^2$］、腰围［(99.35 ± 13.56）cm：(90.17 ± 12.31）cm］，总胆固醇［(4.71 ± 0.38）mmol/L：(3.65 ± 0.62）mmol/L］、空腹血糖［(5.86 ± 0.31）mmol/L：(4.69 ± 0.38）mmol/L］、餐后 2 h 血糖［(7.93 ± 0.18）mmol/L：(6.12 ± 0.34）mmol/L］均显著下降（$P$ 均 $< 0.05$），治疗后两组脂联素均明显升高（$P < 0.05$），但组间无显著差异（$P > 0.05$）说明对于代谢综合征患者太极拳练习辅以心理干预能显著降低体重，改善脂质和糖的代谢，提高脂联素水平。

周士枋等[19]报道冠心病患者练习静气功后前列腺素 I 2（prostaglandin I 2，PGI2）增加 95.2%、PGI2/TXa2（血栓素 A2）增加 93.2%；以气功为主的体疗[20]使冠心病患者胆固醇下降显著（$P < 0.05$），高密度脂蛋白增加明显（$P < 0.001$），运动时间增加，在二项乘积不变的情况下左室射血分数提高 10%，每搏量提高 16%。

1988—1993 年王崇行、李建平、赖风汝、于文江等分别用生物化学、激素、心功能测定等方法对气功进行了研究，取得了可喜的成果，为心脏康复医学增添了现代的、科学的内容。

李炜等报道[21]气功治疗高血压的疗效，其选择原发性高血压患者 346 例，分为单纯气功、气功加西药及单纯西药三组。结果显示：气功加西药组降压总有效率（90.91%）优于单纯气功组（65.50%）及单纯西药组（70.49%），而单纯气功组与单纯西药组组间无统计学意义；症状疗效：单纯气功组及气功加西药组（分别为 83.77%、91.60%）均优于单纯西药组（29.51%）。说明气功对高血压的治疗作用卓著。

吕增春等[22]让 117 例原发性高血压患者随机分成三组治疗：气功组 39 例，慢跑组 42 例，药物组 36 例。经一年观察，三组均有降压疗效，总有效率分别为 89.74%、92.86% 和 86.11%。气功组及慢跑组同时有减轻体重（3.89%、4.63%）、降低总胆固醇（15.03%、11.79%）和甘油三酯（14.59%、13.3%）的作用。观察结果表明，气功组降压效果明显，血压稳定，不良反应少。

肖微等[23]利用计算机检索中文科技期刊数据库（1989—2014 年）、万方数据库（1980—2014 年）和中国知网（1992—2014 年）收集有关气功治疗高血压的随机对照试验，采用 RevMan 5.2 软件进行 Meta 分析。最终纳入 9 个研究，共 1367 例患者。Meta 分析结果显示，气功联合降压药或者物理疗法（气功联合治疗组），单纯药物疗法组和物理疗法组治疗高血压病的临床总疗效率：OR 分别为 7.09、4.73、0.25，表明气功联合治疗组治疗高血压的临床总疗效率高于单纯的药物和物理疗法。提示气功疗法治疗高血压的同时配合降压药或其他疗法降压效果较单纯药物疗法和物理疗法好。

此外，关于民族体育运动——舞龙，陈玉凤等[24]2013 年以吉首大学体育学院 20 名体育教育专业男大学生为研究对象，10 人为舞龙组（进行舞龙运动训练），10 人为常规训练组（进行常规运动训练）。利用彩色多普勒超声仪在运动前及 16 周后测试心脏功能各项指标。结果显示，训练 16 周后与对照组比较，舞龙组心率［（66.00±3.39）次/min：（60.50±6.02）次/min］显著减慢，左室舒张早期峰值充盈速度E［（82.4±10.17）cm/s：（93.01±10.89）cm/s］，E/A（左室舒张晚期峰值充盈速度）比值［（1.89±0.24）：（2.29±0.47）］、每搏输出量［（65.5±10.61）mL：（75.59±13.35）mL］、每搏量指数［（36.19±6.15）mL/m$^2$：（40.43±8.35）mL/m$^2$］、心脏指数［（2.39±0.47）L·min$^{-1}$·m$^{-2}$：（2.46±0.65）L·min$^{-1}$·m$^{-2}$］均显著升高（$P<0.05$ 或 $P<0.01$）。说明舞龙运动训练能显著改善心脏功能；之后又测定了两组的心脏结构改变[25]，结果：与常规训练组比较，舞龙组训练后左室舒张末内径［（45.74±2.61）mm：（49.12±1.90）mm］、左室舒张末后壁厚度［（10.35±0.83）mm：（11.47±1.51）mm］、左室舒张末期容积［（98.18±7.44）mL：（113.91±10.19）mL］、舒张末室间隔厚度［（9.39±0.64）mm：（10.95±0.97）mm］、收缩末室间隔厚度［（14.75±1.84）mm：（16.78±2.00）mm］、舒张末左室心肌重量［（163.50±15.17）g：（195.60±26.05）g］、收缩末左室心肌重量［（148.30±26.51）g：（181.90±41.06）g］、舒张末左室心脏重量指数［（90.58±8.84）g/m$^2$：（106.15±15.19）g/m$^2$］均显著增加（$P<0.05$ 或 $P<0.01$）。这说明舞龙运动能显著改善心脏结构。

## 二、现代康复医学

### （一）初创时期（1985年12月至1995年10月）

随着欧美急性心肌梗死康复程序传入我国，以及欧美各国现代心脏康复医学的发展，我国现代心脏康复医学也有了相应的新发展。

1985年曲镭等[26]首先发表了无并发症急性心肌梗死25例康复医疗报告（3周或4周程序）。

1986年孙雨明等[27]首先报道45例心脏外科手术后的康复。

1992年王茂斌等[28]首先报道了急性心肌梗死2周康复程序。

1986年1月中国康复医学会首届理事会在石家庄成立，刘江生副主任医师被选为中国康复医学会理事。

1987年8月10日中共福建省委老干部局批准在福建省干部疗养院成立福建省老年康复保健研究室，副院长刘江生主任医师兼任研究室主任。经福建省卫生厅批准，1988年10月25日在福建省干部疗养院成立福建省康复中心，并成立由刘江生主任医师牵头的“成立福建省康复医学会筹备组”。经福建省科委批复，1990年3月22日在福州市成立福建省康复医学会（图1－2－1），理

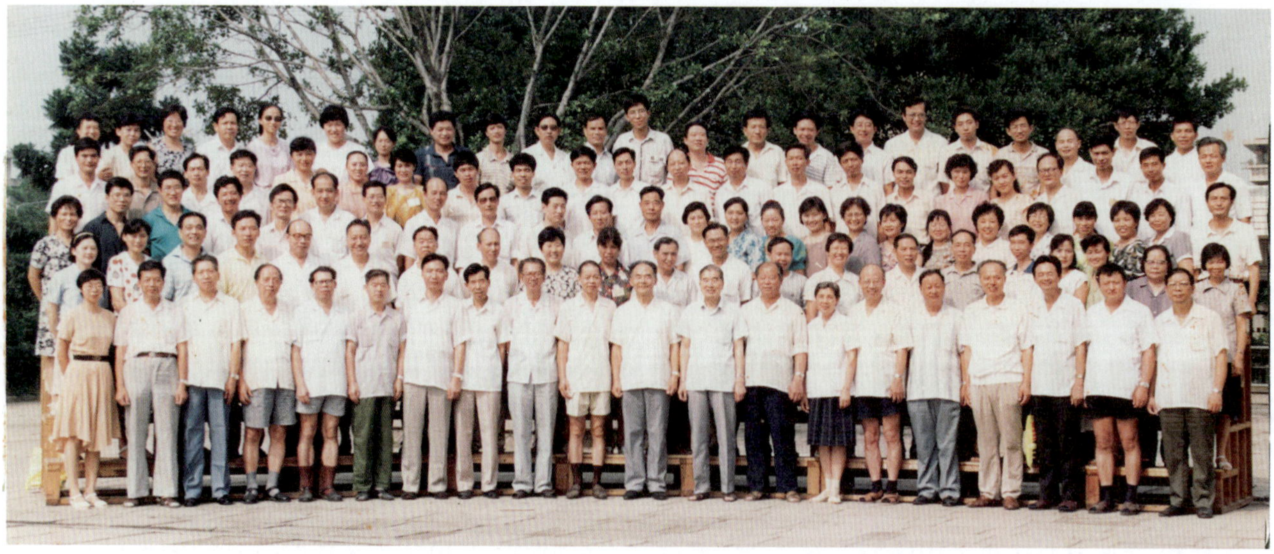

图1－2－1　1990年3月22日在福州成立福建省康复医学会的合影

注：左起第11位是原福建省卫生厅副厅长、福建省康复医学会理事长张玉龙，第10位是学科带头人，副理事长兼秘书长刘江生。

事长由原福建省卫生厅副厅长张玉龙兼任，学科带头人刘江生为副理事长兼秘书长，理事会由常务理事16人，理事38人组成。

1989年12月29日刘江生接任福建省干部疗养院院长。当时有通知，疗养院不能开展功能评定，为了单位的发展，刘江生及其领导集体积极建议成立福建省老年医院，经中共福建省委老干部局和有关上级机构批准，1992年6月20日福建省老年医院挂牌成立，刘江生担任院长。该事件为康复医学事业和医院的发展奠定了坚实的基础（图1-2-2）。

1990年在征得中国康复医学会代理秘书长王惠民同意后，中国康复医学会理事、福建省康复医学会副会长兼秘书长、福建省干部疗养院院长刘江生成立了“筹建中国康复医学会心血管病专业委员会小组”。中国康复医学会一届五次常务理事会批准成立中国康复医学会心血管病专业委员会。1991年3月22日中国康复医学会心血管病专业委员会在福建省干部疗养院成立（图1-2-3）。在中国康复医学会会长顾英奇，副会长耿德章、卓大宏的关怀下，中国康复医学会副秘书长王惠民专程从北京到福州主持了成立仪式。经过充分酝酿，选举刘江生（福建省干部疗养院院长，主任医师）为主任委员，曲镭（河北省人民医院主任医师，教授）、王传馥（上海华东医院副院长，主任医师）为副主任委员，聘请吴英恺、陈在嘉、李温仁、胡锡衷、何秉贤等著名专家为顾问，汪公亮等12名专家为委员。中国康复医学会心血管病专业委员会的创建是康复心脏病学产生的决定因素。同时刘江生在福建省干部疗养院设立福建省康复中心，推动了康复医学的发展，福建省干部疗养院于1962年转制为福建省老年医院，更促进了康复医学的发展。

在中国康复医学会心血管病专业委员会成立以后，心血管疾病康复医疗进入了有组织发展时期，且发展得更快。1992年张宏元等[29]报道急性心肌梗死患者的心理康复。刘江生[30]1993年首先报道了老年急性心肌梗死合并心衰的康复。

为对全国有志从事心脏康复的医务人员提供支持，中国康复医学会心血管病专业委员会（刘江生、杨菊贤、张涤执笔）制定了第一版的《中国心肌梗塞康复程序参考方案》（杨菊贤教授撰写程序的第九章，张涤主任医师撰写程序的第十章）[31]。

1994年汪公亮[32]、梁志军[33]相继分别报道了急性心肌梗死28例、30例早期康复医疗报告。

1994年张宝慧等[34]首先报道用冠状动脉造影评价康复运动疗效。

1994年刘江生、张宏元、戴若竹、杨菊贤等[35]对13例老年急性心肌梗死合并心衰患者进行康复医疗（4周程序）。

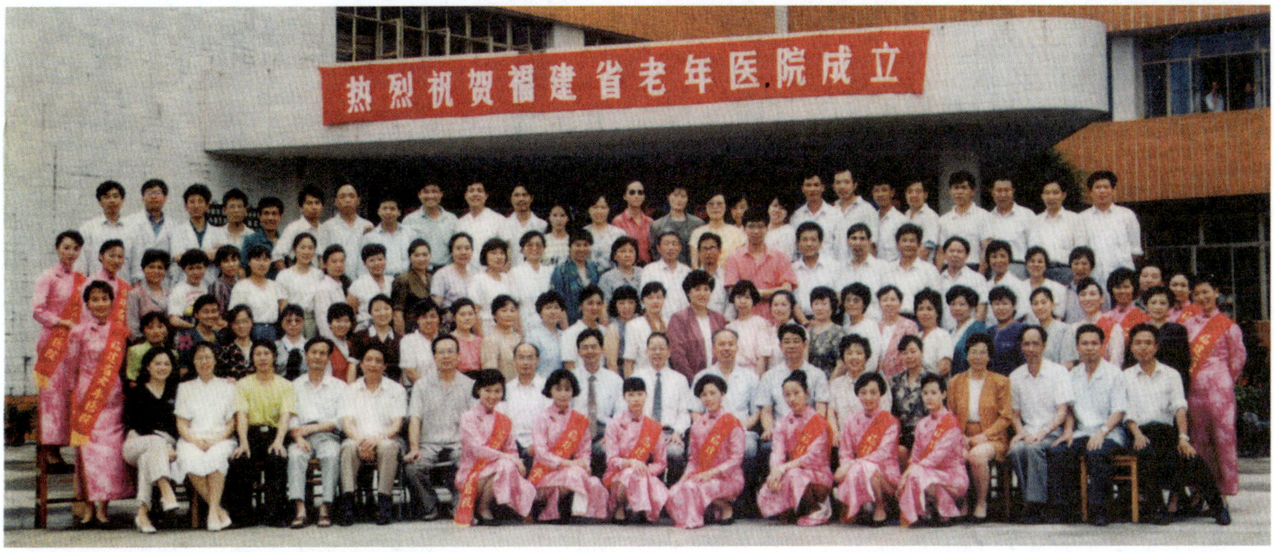


图1-2-2 1992年6月20日福建省老年医院成立

注：左起第9人是福建省老年医院副院长安康，第10人是福建省老年医院院长刘江生。

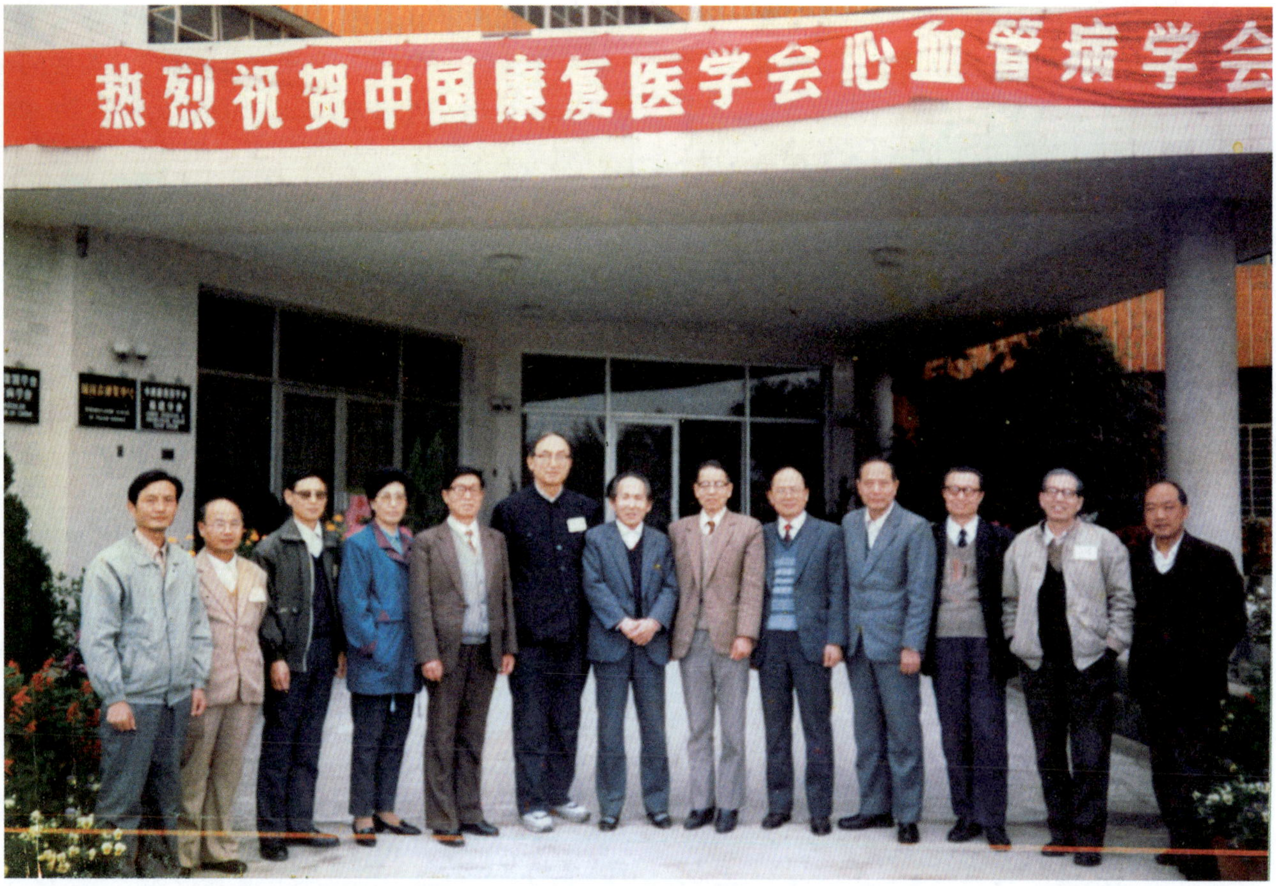


图 1-2-3 中国康复医学会心血管病专业委员会成立

注：左起第 6 人是副主任委员曲镭教授，第 7 人是中国康复医学会代理秘书长王惠民，第 8 人是主任委员刘江生主任医师，第 9 人是副主任委员王传馥主任医师。

1995 年罗心平等报道[36]再次急性心肌梗死康复治疗，1995 年戴若竹报道[37]急性心肌梗死的二周康复医疗，1995 年陈启华等[38]开展了心肌梗死合并室壁瘤患者的康复医疗。1991—1995 年郭成祥、刘乐芝、陈斌等相继开展了急性心肌梗死恢复期的综合康复医疗。

并在此期间对高血压的康复，以及心脏运动负荷试验进行了研究。

1. 高血压的康复医疗

1988—1995 年袁家齐、黄国忠、卓大宏、刘同库、蒋小毛分别开展了高血压的康复医疗。

2. 心脏运动负荷试验

心脏运动负荷试验的运动功能、运动心功能测定是区分心脏病患者危险性、决定运动处方和社会回归的重要依据，在心血管康复中具有重要的意义，是近年心血管病康复的重大进展之一。反映运动功能的气体分析监测对于心血管病康复具有特别的意义。我国自 1965 年首次报道最大摄氧量（$\dot{V}O_2max$）测定以来，1989 年张韵龙[39]、刘江生等[40]测定了正常人、患者的静息摄氧量；国外据测定白色人种（40 岁，体重 70 kg，坐位）1 MET（代谢当量）为 3.5 mL · kg$^{-1}$ · min$^{-1}$，张韵龙测定 1 MET =（5.11 ± 0.72）mL · kg$^{-1}$ · min$^{-1}$，刘江生测定 1 MET = 4.78 mL · kg$^{-1}$ · min$^{-1}$。脂肪占体重比例越大，静息耗氧量越低，这可能是国人静息耗氧量高于白色人种的原因。

1988 年浦钧宗[41]、邢华城[42]、刘江生等分别测定了常人的最大耗氧量、最大心率、最大呼吸商和无氧阈。

1985 年曲镭[43]、1993 年刘江生[30]等相继开展了急性心肌梗死急性期的踏车或平板运动试验。刘江生的试验对象有老年人合并心功能不全者，均未发生意外，说明只要慎重对待，这些试验还是安全的。

1993—1995 年邱纪方、屠昌华、武留信、苏玉文、何汝敏等相继开展了运动试验。

3. 阻力运动（力量训练）

阻力运动（力量训练）的相对安全性及其巨大价值的认同是近年心脏病康复的重大进展之一[12]。1991—1993 年蒲珉、励建安等分别用心导管术、超声多普勒、冠状动脉造影研究了正常人、高血压患者、冠心病患者等长期运动的血流动力学改变。说明了等长运动对于心脏病患者不应禁忌，但应区别情况、密切观察、慎重对待。

1994 年刘江生参加以中国康复医学会邓开叔副会长为团长的中国康复医学代表团，出席了在美国华盛顿召开的第七届国际康复医学大会（图 1－2－4），刘江生就老年“急性心肌梗塞合并心衰的康复”[35]做了报告，在国际范围内将急性心肌梗死合并心衰患者的康复范围扩大到老年。

### （二）发展时期（1995 年 11 月至今）

第二届中国康复医学会心血管病专业委员会于 1995 年 10 月 22 日在海口市海南省人民医院召开第三届全国心血管病学术交流会时成立。委员会组成人员为：顾问：吴英恺，陈在嘉，李温仁，胡锡衷，何秉贤，戴闺柱；主任委员：刘江生；副主任委员：曲镭（此期间仙逝）、王传馥、张宝慧（北京医科大学附属第三医院运动医学研究所教授）；委员：汪公亮、郑干才、张宏元、郑亚洲、聂采现、陈晓春、李莉、孙家珍、金宏义、涂源淑、孙新甫、李娥卿、杨菊贤等 24 人。从此我国心脏康复进入了发展时期。

1996 年中国科学技术出版社出版刘江生主编的《康复心脏病学》时，中国康复医学会会长顾英奇为书题词：发展心血管康复医学为人民造福；副会长耿德章为书题词：发展心血管康复医学完善心血管防治体系；卓大宏副会长为书写了序言。

1997 年 6 月于中国康复医学会召开的第三次全国代表大会上，刘江生主任医师被选为中国康复医学会常务理事。

1997 年 11 月 3 日刘江生主任医师出席于美国达拉斯召开的世界心肺康复委员会第 12 届年会，作了主题演讲“中国康复心脏病学的发展及现状”，并被选为该会委员，是该会第一位中国籍委员，从而实现了我国心脏康复领域与国际的接轨（图 1－2－5）。

1997 年中国康复医学会第二次代表大会召开后，耿德章会长、马晓伟会长、邓开叔副会长、厉建安、王跃进秘书长都对心血管病专业委员会的工作给了很大的支持，这也促进了康复心脏病学的发展。

中国康复医学会第三届心血管病专业委员会于 2000 年 5 月在青岛召开第八届全国心血管病康复学术交流会期间成立。组成人员为：顾问：吴英恺、陈在嘉（女）、胡锡衷、何秉贤、邓开伯。主任委员：刘江生；副主任委员：王传馥、张宝慧（女）、陈晓春（福建医科大学副校长，附属协和医院副院长，教授，博士生导师）；委员：

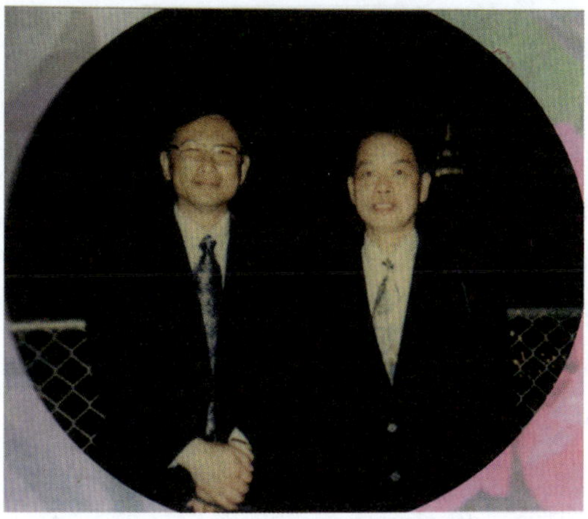

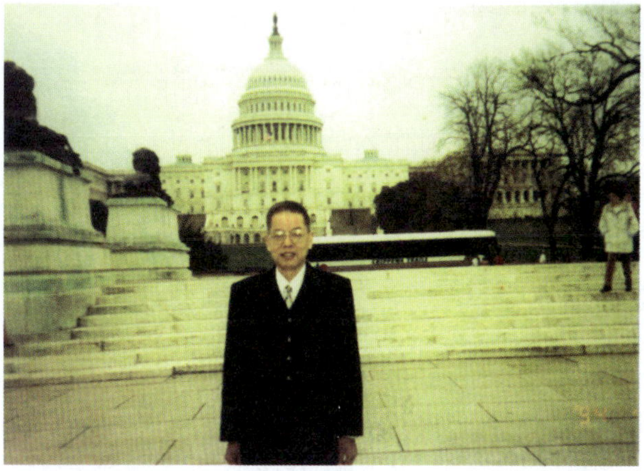

图 1－2－4　1994 年刘江生参加中国康复医学代表团并出席在美国华盛顿召开的第七届国际康复医学会

注：左图为刘江生与代表团团长邓开叔教授合影，右图为刘江生摄于华盛顿。

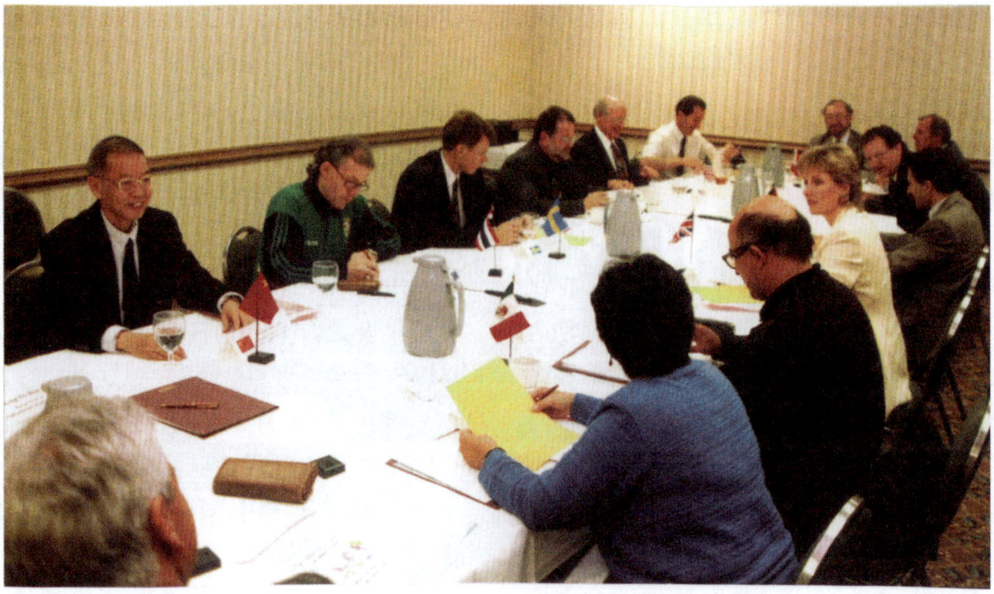

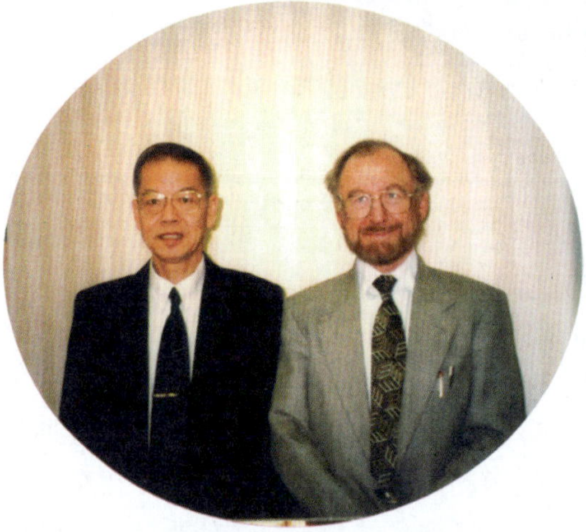

图 1-2-5 1997 年 11 月刘江生在美国达拉斯召开的世界心肺康复委员会第十二届年会期间与全体委员共仪事业发展

注：上图：刘江生（左排第 1 人）在世界心肺康复委员会第十二届年会期间与全体委员共议事业发展；下图：刘江生与该委员会秘书长 Kavanagh K 合影。

周景春、郑干才、李娥卿（女）、孙新甫、李莉（女）、杨菊贤、何作云、盛勇、涂良珍（女）、蔡尚郎、郭兰（女）、王瑛（女）、戴若竹等 33 人。因中国康复医学会领导希望有能胜任的专家接班领导心血管病专业委员会，故直到 2012 年 12 月 2 日才进行换届，由著名的心血管疾病领域专家胡大一教授接任第四届心血管专业委员会主任委员工作。

2002 年 11 月，中国康复医学会批准成立了中国康复医学会专家委员会，聘任周士枋教授为专家委员会主任委员，曲镭、南登昆和张济川教授任副主任委员，刘江生等为专家委员会委员。2005 年刘江生出席了在武汉召开的中国康复医学会专家委员会会议（图 1-2-6）。

2007 年 10 月中国康复医学会第五次全国代表大会进行了中国康复医学会专家委员会换届选举，卓大宏被选为主任委员，刘江生被选为副主任委员。

中国康复医学会心血管病专业委员会自 1992 年起每年举行年会一次，同时举行学术进展研讨班和心血管康复医学杂志编委会，期间有 2 年因故未能举行，共举行了 19 届年会。

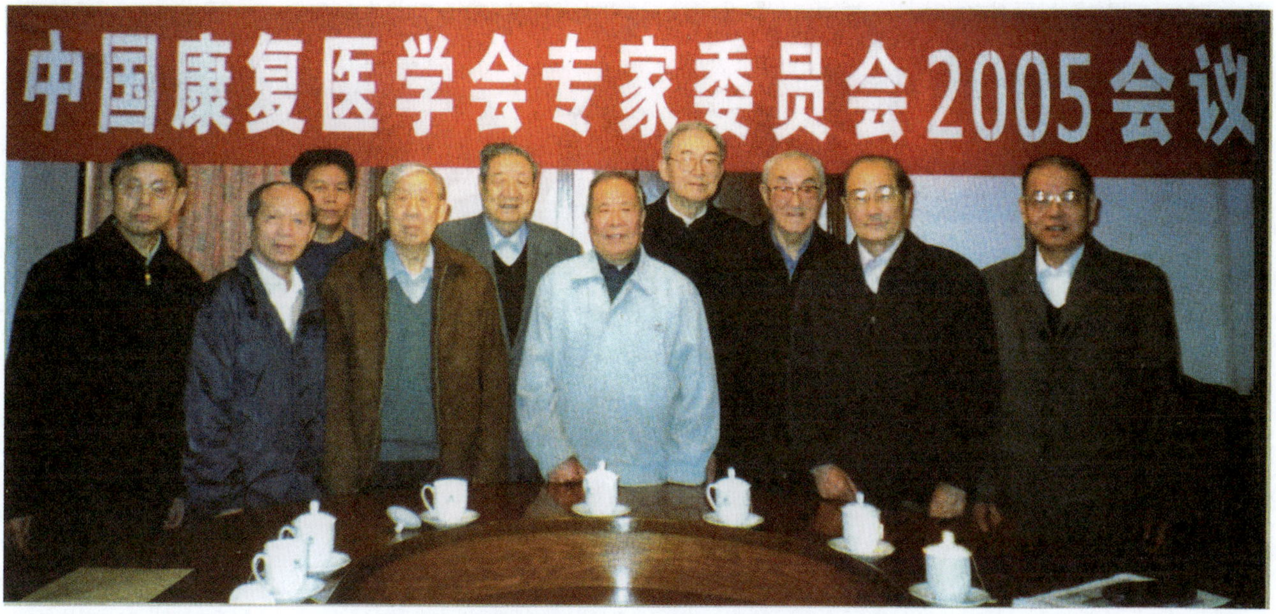


图 1－2－6　2005 年中国康复医学会专家委员会在武汉举行会议

注：右起第 5 人为专家委员会主任委员周士枋教授，第 1 人为刘江生主任医师。

第一、第二、第三届心血管专业委员会的主要工作：在中国康复医学会正确领导下，中国康复医学会心血管病专业委员会于 1992 年创办了《中国心血管康复医学》杂志，1998 年公开出版，定名为《心血管康复医学杂志》。于中国康复医学会第一、第二、第三届心血管病专业委员会期间进行了如下工作。

1. 在方案、程序、标准、问卷等制定方面进行的工作

（1）中国心肌梗死康复程序参考方案

心肌梗死康复工作是有一定风险的，尤其是心脏康复开拓时期，传统观念认为心肌梗死患者要绝对卧床 2 周，早期活动会引起意外。为开展心脏康复工作的医务人员解除这方面的顾虑，提供理论依据和实践心脏康复的参考，自 1994 年、1998 年、2003 年至 2006 年中国康复医学会心血管病专业委员会，心血管康复医学杂志编委会先后制定了《中国心肌梗塞康复程序参考方案》一版[44]（刘江生，杨菊贤，张涤执笔）、二版[45]（刘江生，杨菊贤执笔）、三版[46]（刘江生，杨菊贤执笔）、四版[47]（刘江生，陈晓春，杨菊贤执笔）四个版本。

（2）心脏分级运动试验结果判定标准

心脏运动试验的心脏功能、心功能评定是区分心脏病患者预后、危险性，决定运动处方和工作回归的重要依据，在心血管康复医学中具有重要意义。为了判断运动试验结果有个共同遵守的标准，中国康复医学会心血管病专业委员会 1995 年制定了《心脏分级运动试验结果判定标准》(讨论稿)，经过 2 年的讨论、修改，在中国康复医学会和北京、上海、武汉、广州等地有影响专家的支持下于 1997 年以“《心脏分级运动试验结果判定标准》(试行稿）及其说明”在中国康复医学杂志公开发表[48]，其特点是反映了近年的有关进展。1998 年进行了修订再次发表于心血管康复医学杂志[49]。

（3）冠心病患者心脏康复危险分层法

按照冠心病患者发生 AMI、死亡的危险程度进行分层对于判定预后，指导康复运动有重大意义。中国康复医学会心血管病专业委员会和心血管康复医学杂志编辑委员会在《美国心脏康复和二级预防程序指南》(1999 年）冠心病事件危险性分级基础上，结合我国的资料，提出了我国主要用于心脏康复的冠心病患者危险分层法[50]。

（4）中国经皮冠状动脉介入治疗后康复程序

许多学者不仅证明康复医疗可使冠脉介入治疗患者运动功能、二项乘积、心理焦虑量表得分、性生活改善、危险因素控制等方面显著优于对照

组，而且可以减少再狭窄率、心脏事件发生率。为使经皮冠状动脉介入治疗（Percutaneous coronary intervention，PCI）后康复规范化，需要制定PCI后康复程序，可是国内外尚无先例。中国康复医学会心血管病专业委员会及《心血管康复医学杂志》编委会在广泛征求意见后制定了《中国经皮冠状动脉介入治疗后康复程序》[51]。

（5）生活质量的研究

生活质量（Quality Of Life，QOL）作为新的健康评价指标正逐渐被广泛应用于评价心血管患者的健康状态。而量表又是测定生活质量的主要手段。中国康复医学会心血管病专业委员会和心血管康复医学杂志编委会于1996年2月制定，2008年1月修改了中国心血管病人生活质量评定问卷（刘江生执笔）。2008年刘江生、马琛明等报道了其初步应用体会[52]。其证明我2008年修订的“中国心血管病人（包括高血压，冠心病，心力衰竭）生活质量评定问卷”的信度较广泛使用的健康调查简表（SF-36）更好，效度亦佳。并在2008年11月至2009年5月期间组织了“中国心血管病人生活质量评定问卷”常模测定，地跨我国东北（长春，佳木斯）、华北（北京）、西北（乌鲁木齐，西安）、华中（长沙、郴州、吉首）、西南（昆明，成都）、华南（广州，海口）、华东（上海、杭州、合肥）、东南（福州、南平，建阳，泉州，龙岩）的20个城市29所医院协作地对8267例正常人、高血压患者、冠心病患者、心力衰竭患者的常模以及影响生活质量的因素进行了随机抽样调查，测定了我国正常人、高血压患者、冠心病患者、心力衰竭患者的生活质量常模[53]，结果证明心脏康复能提高心血管病人的生活质量。随后公布了评定问卷[54]，填补了这一空白，为我国心血管病患者生活质量研究提供了比较的依据，为今后这项工作的开展打下了坚实的基础，意义深远。

（6）我国康复心脏病学的发展及现状

从2001年报道我国康复心脏病学的发展及现状起，2002年、2005年、2007年、2008年、2009年都根据我国康复心脏病学的发展、报告或在心血管康复医学杂志发表相应版本的我国康复心脏病学的发展及现状及时总结相应的进展，促进我国康复心脏病学的发展。

2. 出版了一系列康复心脏病学专著

（1）《康复心脏病学》（又称：心脏病康复学，心脏康复）

1996年中国科学技术出版社出版了刘江生主编的《康复心脏病学》[55]是我国这一学科的第1本心脏康复专著，主要参考了水野康，福田市藏的《循环负荷试验法—理论と実際》及《Michael L. Pollock，Donald H. Schmidt. Heart Disease And Rehabilitation 3th edition，1995》等文献。刘江生因为大学期间学习了俄语，又在1958—1984年于东北农垦总局汤原医院工作期间自学了日语（得到毕业于日伪时期哈尔滨医科大学的于庆祥主任的指导。刘江生参加1990年10月中国康复医学会赴日考察团，于东京独自去书店购得该书，在信息匮乏的当时，实属难能可贵）和英文（系统学习了英语语法和张志鸿编著的医学英语汉译技巧），因而，获益匪浅。

《康复心脏病学》根据国外参考文献和国内的成就，重点论述了运动、心血管病危险因素（不良行为方式等）矫正、患者教育、心理调整等心脏康复的重要组成部分，此书的出版标志着我国康复心脏病学这一学科的诞生。同时该书的出版受到当时国家卫生部门领导的重视和鼓励；卫生部原副部长顾英奇于1996年2月为康复心脏病学题：发展心血管康复医学，为人民造福；中央保健局原局长耿德章于1996年2月12日题：发展心血管康复医学，完善心血管防治体系。此前，卫生部原部长钱信忠于1992年元月为心血管康复医学杂志的前身《中国心血管康复病康复》创刊题词：为人民造福。

（2）《波洛克心血管康复医学教科书》

美国心脏康复专家Pollock ML在1998年逝世，他的同事、学生为纪念他，于2008年出版《波洛克心血管康复医学教科书》一书。应中国康复医学会心血管病专业委员会委员和《心血管康复医学杂志》编委的要求，刘江生组织11位专家翻译了此书，刘江生为主译，于2012年由北京大学医学出版社出版[2]，这对我国康复心脏病学的发展产生了积极的影响（图1－2－7）。

（3）刘江生应邀参与了陈在嘉、卓大宏等心

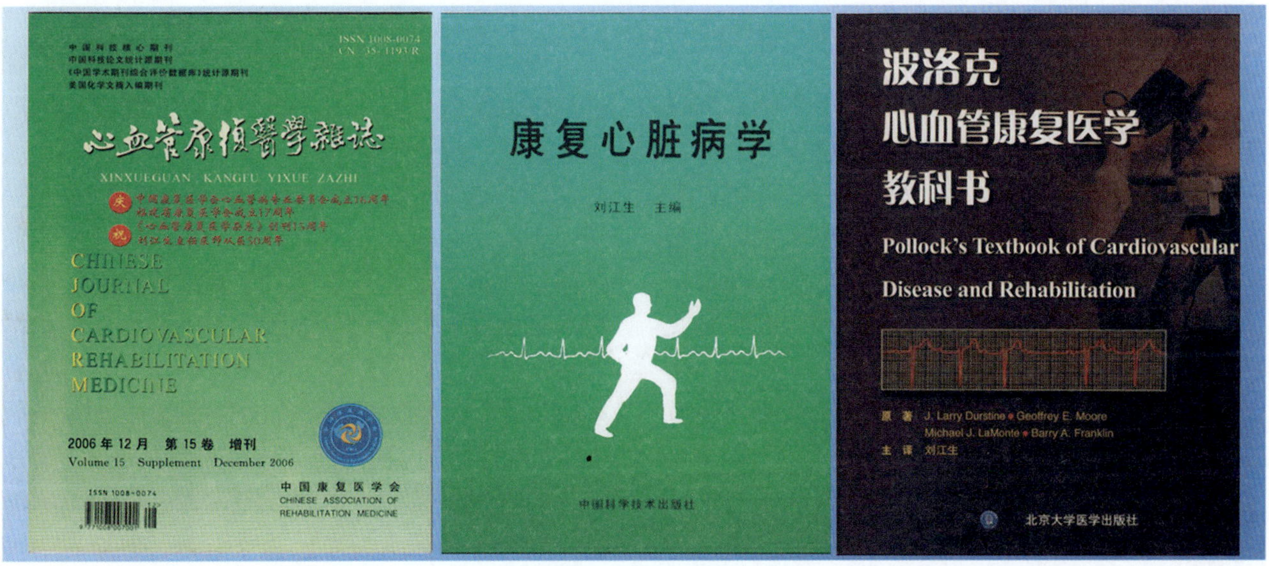


图 1－2－7 刘江生主编的著作，以及主编的中国科技论文统计源期刊《心血管康复医学杂志》

血管、康复医学领域权威专家主编的巨著的编写工作（图 1－2－8）。

1）1998 年参与撰写卓大宏教授主编的《中国残疾预防学》第 27 章“冠心病及其所致残疾的预防”；

2）2002 年参与撰写陈在嘉、高润霖教授主编的《冠心病》第五十一章心脏康复；

3）2003 年参与撰写卓大宏教授主编的《中国康复医学》（第二版）第 78 章“冠心病患者的康复”。

3. 临床医学范畴康复医疗的成果

这些年我国在几乎所有临床心血管领域开展了康复医疗，取得了重大成果。

（1）高血压病

1998—2007 年杨菊贤、李娟、曹志友、綦广进、吕全江、顾春婷、王雁、张岚、马艳杰、刘丽亚、汤鸿鹰、张磊艺、谭章喜、孙宏、洪燕、娄彩云、戴蓉等分别在《心血管康复医学杂志》报道了关于高血压患者的运动、综合康复医疗（包括行为干预、生物反馈）、中西医结合康复医疗治疗高血压病的报告，结果提示康复治疗不仅降低了血压，还可减轻左室的心肌肥厚，改善左室舒张、收缩功能，使轻度心功能不全的患者每搏量、左室射血分数显著增加，甚至能改善左房

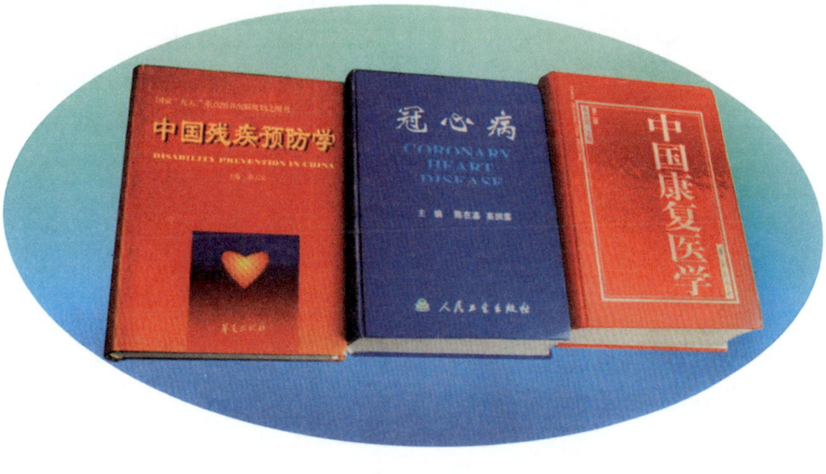


图 1－2－8 刘江生参与编写的权威著作

结构，使左房面积、容量减少。

（2）冠心病

1998—2002 年刘乐之、孔繁和、钟蓓、金梅花、王绍久、孙国华、张晓云、陈敏华等分别在《心血管康复医学杂志》报道了关于冠心病患者短期、长期运动康复的效果。结果提示在运动康复以后患者血压、心率、体重显著下降，患者心绞痛消失或次数减少，患者 ST 段下移得到恢复或下移程度减少，患者血脂水平改善，运动时间、二项乘积、运动功能、射血分数、无氧阈显著增加，病死率显著减少。

（3）急性心肌梗死

开展急性心肌梗死康复医疗的单位由我会成立前的 3 所医院，到 2012 年发展至 21 个省、直辖市、自治区（北京、天津、上海、新疆、内蒙古、黑龙江、吉林、辽宁、河北、河南、山东、山西、江苏、浙江、安徽、福建、广东、海南、湖北、湖南、云南）的多家医院（无并发症者多为 2 周程序）且均在《心血管康复医学杂志》发表了报告，且有一批医院经常进行 2 周心脏康复程序[28,37]，不少学者开展了 AMI 恢复期（3 ~ 6 个月，甚至更长时间）的康复医疗[56,57]，都取得了较好的效果。

张宝慧等用冠状动脉造影评价心脏康复疗效[34]。

（4）心力衰竭的康复医疗

自 1992 年刘江生等报道了心衰康复医疗以来[30,58]；1996—2008 年间张涤、毛祖湘、雷莹辉、卜庆峰在心血管康复医学杂志分别报道了心力衰竭的康复治疗。李莉，洪华山等[59,60]陆续报道了大样本长时间的观察，证明在标准心衰药物治疗的基础上康复治疗（以运动为主）可使患者心率、血压下降，运动能力、氧脉搏、无氧阈、每搏量、生活质量、心功能显著改善，血浆心钠素、内皮素（ET）水平显著降低。

（5）糖尿病

1999—2007 年，王钢、李南方、郭秋杰、陈鹏、李俊芳、林树无、于小红、米日古丽、刘英、王俊岭、邓晓华等在心血管康复医学杂志分别报道了糖尿病/胰岛素抵抗患者与高血压、冠心病的关系以及运动对糖尿病患者的治疗作用。

（6）心律失常

1999—2003 年洪华山、蔡尚郎、金梅花、那桂清报道期前收缩患者在康复运动后期前收缩改善显著。

（7）心理行为因素和教育

不当的心理行为因素是心血管病的重要原因，其评定和矫正是心脏康复的重要组成部分。杨菊贤系统地发表了《心理行为因素与心血管疾病的发生、发展关系》[60]和《生物反馈治疗在心血管病康复医疗中的作用》[61]等论文。林力，纪家武就此也进行了大量工作（参见本书第五篇心理康复）。

2001—2008 年，杨波、郭克锋、汪萍、陈继红、庄严、张存琪、许乐文书桌银，曹癸兰、邢翠珍、张文风、施玉峰、吴燕、宋丽芬、苏景宽、叶国鸿、张淑美、袁彩霞、应秀华、陈凌、吴燕、彭迳英等分别在《心血管康复医学杂志》发表的“对高血压、冠心病、糖尿病、心力衰竭、心脏手术等心理障碍治疗”的报告充分证明心脏康复必须充分重视心理行为因素的调查和处理。

4.《心血管康复医学杂志》的发展

《心血管康复医学杂志》的创办及发展是康复心脏病学产生和发展的极其重要条件之一。

中国康复医学会心血管病专业委员会 1991 年在福州成立时，决定创办《中国心血管康复医学》，经中共福建省委宣传部、福建省新闻出版局批准（闽刊字 0266 号）以内刊形式于 1992 年开始发行（季刊），主办单位为中国康复医学会心血管病专业委员会、福建省康复医学会，

《中国心血管康复医学》第一届编委会

主编：刘江生（主任医师，中国康复医学会心血管病专业委员会主任委员，福建省老年医院院长）；副主编：王传馥（主任医师，上海华东医院院长），曲镭（河北省人民医院主任，教授）；编委 26 人。聘请的顾问有：吴英凯、陈可冀、卓大宏、陈在嘉、李温仁、胡锡衷、何秉贤、刘福臻、范振华、戴闺柱等。

1998 年经国家科委［科发信字（1997）/609 号文］批准，公开发行时更名为《心血管康复医学杂志》（季刊），主办单位为中国康复医学会心血管病专业委员会、福建医科大学附属协和医院、福建省康复医学会，并于 1999 年 2 月 8 日召开了

《心血管康复医学杂志》主编办公会，决定刘江生社长兼任《心血管康复医学杂志》第二届编委会第一主编；蓝玉福（福建医科大学附属协和医院院长，教授）为第二主编；王传馥为副主编。聘请耿德章（中国康复医学会会长）为名誉总编；设常务编委，共有：刘江生、蓝玉福、王传馥、张宝慧、陈晓春、杨菊贤、梁国才、郑干才、周景春、金宏义、杨志寅、陆春风、张金枝、李娥卿、张明等15名常务编委，编委59人。

2000年经批准《心血管康复医学杂志》(季刊）改为双月刊。

2003年被评为中国科技核心期刊、中国科技论文统计源期刊、《中国学术期刊综合评价数据库》统计源期刊。

2004年心血管康复医学杂志第三届编委会总编由社长刘江生兼任，副总编为陈晓春（福建医科大学附属协和医院教授）。

2005年《心血管康复医学杂志》经国家新闻出版总署新出报刊［2005］1105号文批准，主办单位变更为福建省康复医学会、中国康复医学会。同年《心血管康复医学杂志》被列入8种权威数据库。据中国学术期刊（光盘版）电子杂志社2007年9月6日通知，2006年心血管康复医学杂志在“中国知网”的机构订户有2072家，占该网机构总订户5300家的39%，即除几乎所有国内医疗机构订户都订阅了我刊外，国外机构（哈佛大学、耶鲁大学等、高丽大学、新加坡国立大学、香港大学、澳门大学、法国国防部、日本国会图书馆、韩国国家图书馆、新加坡国家图书馆等）也订阅了我刊，且国际个人读者分布在16个国家和地区，下载4876页，为全年载文618页的7.89倍。

2009年我刊的机构发行量增加到3080个；2009年我刊论文在“中国知网”的下载总量为45 567篇次（平均195.6次/篇，同比增加8.29倍)；我刊开始入编WHO西太平洋地区医学索引［(The Western Pacific Region Index Medicus, WPRIM）全球卫生图书馆的重要组成部分，当时全国几千种医药生物期刊中仅入编150家左右］。

2009年心血管康复医学杂志编委会换届，第四届编委会总编仍由社长刘江生兼任，副总编为刘楠（福建医科大学附属协和医院教授)，陈晓春。主办单位为中国康复医学会、福建省康复医学会。承办单位为心血管康复医学杂志社、中国康复医学会心血管病专业委员会、福建医科大学附属协和医院，福建省老年医院。

2011年第4期起开始发英文论文（全文进入WPRIM）。

2014年起我刊论文的统计学处理进行了改革，组间比较的$P$值前要有检验值（$t/\chi^2$），$P$值需为具体值，凡不等式$P$值均需改为具体$P$值。我刊2014年（1~6期）有统计学比较的论文169篇，按统计改革修稿后：

（1）有比较的资料在$P$值外均有其他相应检验值；

（2）因统计改革而修改$P$值的论文有92篇，占54.44%。其中①$P$由$>0.05 \rightarrow <0.05$，$P<0.01$有12篇（13.0%）；②$P$由$<0.05 \rightarrow <0.01$有59篇（64.1%）；③$P$由$<0.01 \rightarrow <0.05$有15篇（16.3%）；④$P$由$<0.05$或$P<0.01 \rightarrow P>0.05$有6篇（6.6%）；即显著程度被改变的共有74篇（80.4%），而在有、无显著差异改变间转换的竟有18篇（19.6%）之多。从而强劲提升论文及我刊的质量。

2014年“中国知网”《心血管康复医学杂志》的机构发行量为3445个（较2013年增加2.2%），占其机构发行量16 053个的21.5%；海外机构订户220个（较2013年增加7.8%，其中西欧96个，北美21个，澳洲9个）。

2015年第五届编委会总编由社长刘江生兼任，副总编为刘楠（福建医科大学博士生导师，教授)，朱鹏立（福建省立医院，教授)。由于我刊论文的统计学处理改革，来稿井喷，延续至今。按2020年12月计算，稿件已安排到2023年2月，2022年12月以前的杂志版面已基本满载。

2016年中国期刊引证报告（扩刊版)：《心血管康复医学杂志》的影响因子是1.157（突破1.0大关)，他引率0.93。

2018年中国期刊引证报告（扩刊版)：《心血管康复医学杂志》的影响因子是1.243（第3年突破1.00，同比上升2.9%)，他引率0.94。《心血管康复医学杂志》设有康复论著，功能评定，传统医学与康复，康复护理和综述等栏目，发表了大量心脏康复论文，有的是用全英文形式发表，直接进入西太平洋地区医学索引，是我国《康复心脏病学》著述的主要载体，对推动康复心脏病学的发展发挥主要的、极其重要的作用。

自2011年起至2017年《心血管康复医学杂志》连续7年被福建省科学技术协会评为优秀期刊一等奖（2018年停止评奖）；还被中国科技论文在线评选为2014年度、2015年度“中国科技论文在线优秀期刊”二等奖。

中国期刊引证报告（2019年扩刊版）：《心血管康复医学杂志》的影响因子是2.124（第1次突破2.00，同比上升70.9%），他引率0.95，在我国同类杂志中不多见。

5. 表彰

刘江生主任医师：

1992年荣获国务院颁发的政府特殊津贴；

被中共福建省委老干部局委员会评为2006—2007年度优秀共产党员；

2007年被中国康复医学会授予优秀学会工作者，学科发展杰出贡献奖（图1－2－9）；

2011年被聘为福建省康复医学会终身名誉会长；

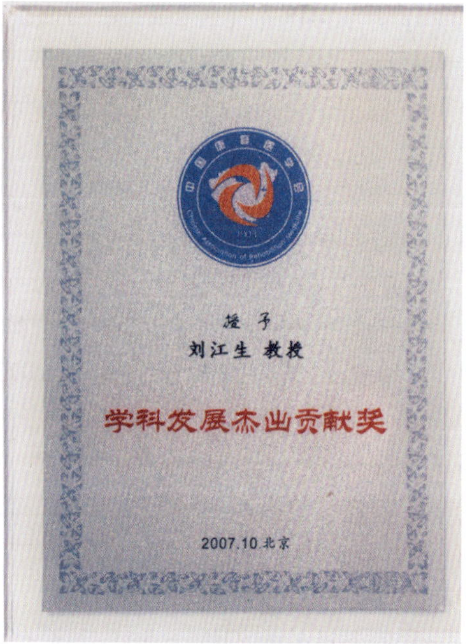


图1－2－9　中国康复医学会2007年授予刘江生学科发展杰出贡献奖

2012年被中国康复医学会授予学科建设终身成就奖（图1－2－10）；

2019年被中国康复医学会授予终身成就奖（图1－2－11）；

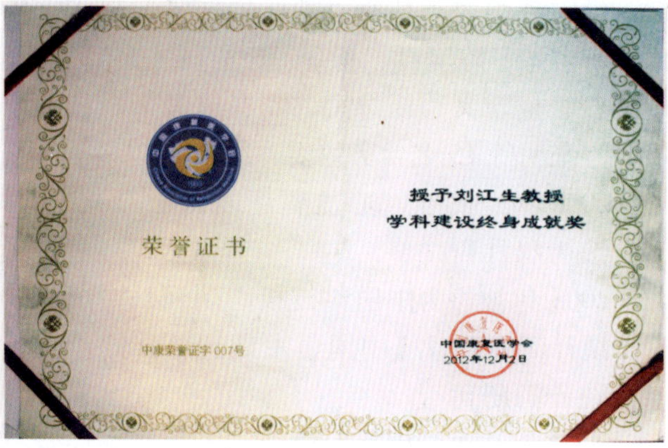


图1－2－10　中国康复医学会2012年授予刘江生学科建设终身成就奖

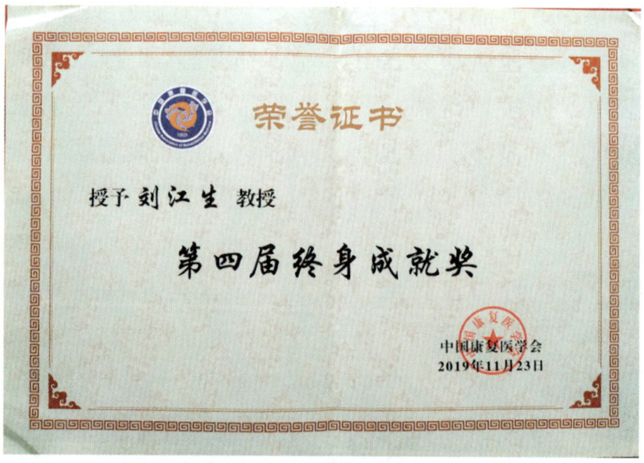


图1－2－11　中国康复医学会2019年授予刘江生终身成就奖

2020年8月19日下午，由福建省卫生健康委员会、福建省医师协会、福建省医学会、福建医科大学附属协和医院联合举办的2020年“中国医师节”活动大会在福州召开。福建省老年医院原院长刘江生主任医师被授予“福建名医”称号。福建省老年医院党委书记张峻芳同志代表医院党政领导班子对刘江生老院长荣获“福建名医”称号表示热烈祝贺（图1－2－12）。

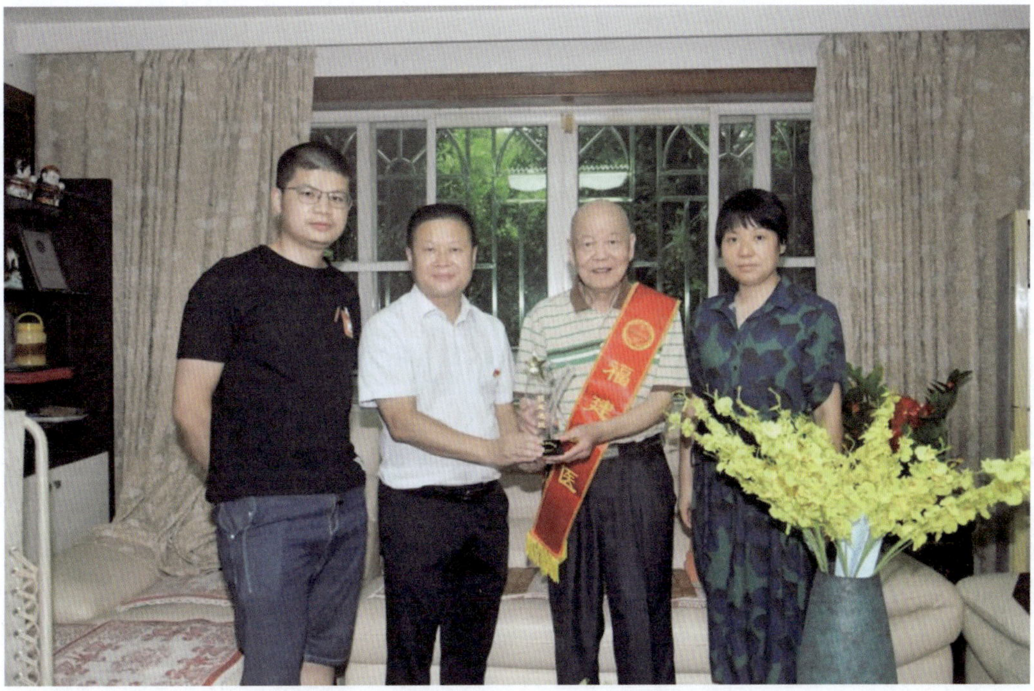


图 1-2-12　刘江生荣获“福建名医”

中国康复医学会心血管病专业委员会与心血管康复医学杂志编委会，从 1999 年至 2008 年举办的年会每 2～3 届评选优秀康复医学论著 1 次，共评选了 5 次，每次评选优秀康复医学论著 10 篇，其中一等奖 1 名，二等奖 3 名，三等奖 6 名。

在 2011 年的年会上对在“中国心血管患者生活质量评定问卷”常模测定中成绩突出者进行了奖励，共评选一等奖 1 名，二等奖 2 名，三等奖 3 名。

在我会的长期发展中涌现了一批热心康复心脏病学事业的专家、学者，为学科继续发展创造了条件。为表彰他们对康复心脏病学事业的贡献，2012 年决定授予张宝慧教授、涂良珍主任医师“发展康复心脏病学事业终身成就奖”，李寿霖主任医师、郭兰主任医师、洪华山教授、李莉教授、戴若竹主任医师、郑茵主任医师、任爱华主任医师等“发展康复心脏病学事业杰出贡献奖”。

## （三）展望未来

1. 回顾过去以及对康复心脏病学发展的期望

回顾过去，心脏病康复医学历史久远，近来这 50 多年发展迅速。随着经济的发展，科学技术的进步，康复心脏病学越来越迸发其强大生命力。对于未来我们充满信心。未来充满着机遇，康复心脏病学将逐渐走向成熟，为更多的患者服务，取得更大的社会效益；未来也充满着挑战，有许多问题需要我们运用已获得的知识及将要涌现的先进科学技术，及时地合理解决，创造更加辉煌的明天。对于我们中国康复心脏病学工作者来说，就是要创造符合我国国情，具有中国特色的康复心脏病学；广泛宣传，努力实践，不断发展，逐步完善；全心全意地为人民造福。主要有这几个方面。

（1）康复医疗适应证的扩大

如前所述，康复医疗的适应证现已扩展到所有心脏病患者，不仅冠心病心肌梗死伴有或不伴有合并症的患者也可以参加康复运动，而且先天性心脏病患者和其他后天性心脏病患者，譬如风湿性心脏病患者等均可进行康复运动；不仅局限于青中年人，儿童、老人均可参加康复医疗[12]；因为老年妇女的冠心病发病率增高，所以老年冠心病患者中妇女比例增加。这些因素都使得康复医疗对象迅速增加，这不仅加重了心脏康复工作人员的任务，还发现了许多新问题，需要逐个地分别研究解决。譬如：①心肌梗死合并心功能不全患者，究竟是何种程度心功能（左室射分数）

参加康复运动方能受益？②和冠心病相比，对其他心脏病，如先天性心脏病、风湿性心脏病、肺心病、心脏手术等的康复医疗研究得还很少，许多问题有待研究；③和老年人相比，儿童康复运动研究仅仅是开始，还需要更多地探讨。如许多儿童，虽然进行了成功的心脏手术，但是仍不能达到理想的功能状态，其原因是什么？目前还不清楚；④老年妇女参加康复运动的脱漏率较大，其原因是文化程度低，家务劳动多，运动习惯差，社会联系少，还是别的什么原因，也有待揭示；⑤因为冠脉溶栓术、冠脉旁路移植术的开展，存活率增加，老年患者增多。老年患者病情复杂、年纪大、问题多，需要研究的问题也多。

（2）轻视病变严重性的倾向

冠脉溶栓术、经皮冠脉腔内成形术等能迅速解除心肌梗死患者的供血问题，改善症状，早日回归家庭、社会。患者可能误解病已治“愈”，忽视继续必要的医疗、康复锻炼，这是必须引起注意的。因为冠心病的病理基础仍然存在，如不注意冠心病危险因素的矫正，建立合理的生活方式，参加康复运动，进行必要的治疗，必定会有疾病复发，产生不良后果。

（3）冠心病患者危险性分级

冠心病心肌梗死患者危险分级对于预后判断、指导康复运动具有重大意义，也是近年新进展之一。在开展心肌梗死康复的早期，专业人员的监护是无处不在的。经过多年观察、探索，已经证实低危冠心病患者不作心电图监测是安全的。心肌梗死幸存者大约一半是低危者[63]。这些患者免除监测可节省大量人力、财力，就便于参加康复运动。虽然现在根据病史，运动试验测定的运动功能，血流动力学改变，心电图变化，美国心肺康复学会，我们中国康复医学会心血管病专业委员会都提出了一些区分危险性的分级标准，但是其准确性、全面性尚需继续探索。应根据科学技术的进展，及时补充、调整，不断予以完善。

（4）康复个体化

早年冠心病康复程序是结构化的，缺少灵活性，可是患者的病情是各式各样、千变万化的。康复个体化的含意是：根据患者的病情、运动能力、运动习惯、运动条件和康复目标等确定该患者运动处方，是近年心脏病康复重大进展之一。要继续坚持这个原则，就必须付出巨大努力，对不同的病情、运动能力、运动条件和康复目标等要素及其关系做进一步深入探讨，总结其规律，才能做到真正的康复个体化。

（5）康复运动取得效益的机制

康复运动能改善患者运动功能（又称运动能力，运动贮量，以耗氧量的绝对值表示）是公认的，认为其机制是周围性的，即通过增强肌肉氧化酶的活性，改善骨骼肌的氧化能力、动—静脉氧差，增加对血液氧的摄取，从而改善患者运动功能。虽然据此可以推想运动使骨骼肌氧化能力改善，心输出量减少，减轻心脏负担，改善心脏功能；但是大多数学者对于一般运动强度（≤70%～85% HRmax）的观察并未发现增强心功能的证据。是否运动量未达到要求（运动持续时间，运动频率不足），运动观察时间不够长，或其他什么原因所致，有待进一步探讨。

过去认为心脏病患者禁忌作阻力训练。现在认为患者一旦从动态运动训练获得一定的运动能力，参加阻力训练是相对安全的，而且可以增加肌力和耐力，对于日常活动和工作具有重大的意义。这也是近年心脏病康复的重大进展之一。但是阻力训练毕竟可以显著升高血压，使部分心肌梗死患者出现室壁运动障碍；高血压、冠心病患者的舒张功能恶化，因而对于心脏病患者的阻力训练及机制仍要密切观察，继续探讨，总结其规律。

（6）运用现代科学技术弥补非监示运动的不足

现在认为通过增加运动持续时间，运动频率可以使较低运动强度（≤60%～75% HRmax）获得与较大运动强度（70%～85% HRmax）相似的运动能力改善；监示与非监示运动可以有相似的运动能力改善；低危冠心病患者不作心电图监测是安全的；心肌梗死幸存者大约一半是低危患者[63]，因而大量的康复运动者可参加非监示的运动。虽然非监示运动有许多优势，可以节约人力、财力，便于患者参与，但是也有不足之处，缺乏康复专业工作人员的指导，万一发生意外，不能及时发现和抢救。对此，今后可以而且应该通过先进的科学技术弥补，譬如患者可以借助无线传呼、电话心电图传输、移动电话等加强与医生的联系；通过音像系统，如录音带、录像带接受康复医学的教育。这一方面资料有待实践、探讨和总结。

（7）运动坚持率与脱漏率

康复（包括运动）程序的坚持程度无疑对康复医疗的效果有重大影响。通常是运动程序开始时，参加运动锻炼的人颇多，随着时间的推移，坚持参加运动的人逐渐减少，脱漏的人逐渐增多。脱漏的原因可能是没有运动习惯、缺乏家庭和社会的支持、健康状况下降、肥胖、吸烟等。对此，需要研究脱漏的规律，用以指导运动。易于脱漏者不宜进行个人的运动程序，应参加有专业康复人员指导的集体康复运动。

（8）抗缺血药物对康复运动的影响

有心绞痛的冠心病患者或运动试验时发生症状的患者能参加康复运动也是近年心脏病康复的进展之一。这些平时或运动试验有心肌缺血症状的患者可以通过使用抗心肌缺血药物，以改善心肌供氧，减少症状，让运动能继续进行；他汀类药物能降低冠心病、心肌梗死后、高脂血症、糖尿病或其他冠心病等危症患者的心血管事件发生率和病死率。现已初步证明常用抗缺血药物对运动训练的效应，今后需要继续深入研究，并用于指导实践。

（9）生活质量的研究

对于冠心病病情很轻或很重的患者，合并症发生率和病死率常常不是疗效的敏感指标，而生活质量（患者的自我健康感觉、参与家庭、社会活动的能力）可作为疗效的主要指标。对于心血管康复医学学者来说，生活质量的观念还很淡薄，需要大力加强这一观念，同时还须加强对我会制定的中国心血管病人生活质量评定问卷的利用和改进，用以服务于我国的患者和康复心脏病学。

（10）重视心理调整的作用

心脏病患者的心理障碍和病理改变是不平衡的。早年 White 就指出“心脏的恢复比压抑的精神状态消除更快，精神压抑是通常的合并症”。许多患者具有一定的运动能力，但是不能恢复病前的家庭、娱乐、社会活动、性生活或工作，其原因是合并了忧郁、焦虑等心理障碍。心理社会因素还影响运动训练的坚持率和效果。因而及时的心理评价、调整心理平衡是构成心脏病康复的重要组成部分。这也是近年心血管病康复的重大进展之一。应该在急性心脏事件的早期康复程序实施中就进行心理教育，辨认、评价心理异常，及时调整心理平衡。但是，目前康复心脏病学中心理评价、心理介入还有待加强。冠心病等各种疾病，在病程的各个阶段有哪些心理障碍？如何评价、分类、区分其程度？如何调整等都有待今后深入研究。

（11）加强教育

虽然康复心脏病学已取得了重大的进展，但是未来存在更大的机遇与挑战。即使像美国这样康复心脏病学发达的国家，参加心脏康复的患者也是少数。Thomas 等随机调查全美国 163 个实施心脏康复程序的机构，结果参加心脏康复程序的急性心肌梗死、经皮冠状动脉腔内血管成形术、冠状动脉旁路移植术后患者仅分别占 10.8%、10.3% 和 23.4%，女性、老年人更少[64]。因而必须大力宣传、加强教育，使更多的心脏病患者接受这一新的技术，取得更大的效益和成果。

患者是保健队伍的最重要成员。他们会自觉地与疾病斗争，不需要任何代价。调动他们的积极性是疾病防治的重要任务之一。现在比过去任何时候都更加重视教育，这也是近年心脏病康复的重大进展之一。

研究证明矫正冠心病危险因素措施有：降低血压、降低血脂、戒烟、减肥等；因此建立合理的生活方式，参加规律的体力活动，不仅能制止动脉硬化病变的进展，能逆转动脉硬化病变，而且可对高血压病，肥胖，2 型糖尿病和外周血管病产生显著的疗效。教育的任务就是让患者及其家属了解这些知识，自觉参与疾病的一级预防、二级预防。

教育可在医院和院外进行，纳入康复医疗程序。因为现代医疗技术的发展，譬如心肌梗死溶栓术、冠状动脉旁路移植术的出现，大大缩短了病程，又由于康复程序的实施，患者住院时间日益缩短，在无合并症的心脏事件，包括急性冠脉综合征（Acute coronary syndrome，ACS），ST 段抬高急性心肌梗死（STEMI），非 ST 段抬高急性心肌梗死（non-STEMI），和心脏手术［冠状动脉旁路移植术（Coronary artery bypass grafting，CABG）或瓣膜修复、移植或兼而有之］的住院时间通常减少到大约 3～5 天[178]。院内教育时间的显著缩短，为院内教育带来一定的困难。因而需要加强患者出院后的教育，根据患者的文化水平、爱好、交通条件、经济状况等安排适当的教育程序，个别讲解或集体授课，使有关信息向患者逐步渗透、不断强化、及时更新、维持终生。教育不仅是条文的灌输，还要在实践中给予技巧的训练，如饮食的调制、自测脉搏、目标心率（运动强度）的调整、急诊自救等。现代通讯、音像技术，如微机软件，录音带、录像带、影碟等的出现为教育提供了先进的条件，可以让患者更方便地接受完美、生动的形象教育。这一方面工作的开展、经验的积累、规律的总结都要求我们辛勤工作、努力探索。

综上所述，康复心脏病学的未来任务异常繁重，机遇和挑战是多方面的。对于冠心病患者来说，重点是矫正冠心病危险因素；建立合理的生活方式，长期坚持良好的心理状态、规律的体力活动；自我监测、处理疾病及康复过程中有关问题；尽可能恢复家庭、社会和职业活动。

2. 祝福中国康复医学会心血管病专业委员会在胡大一教授领导下取得更大的成就

2012 年 12 月 2 日在北京召开了中国康复医学会心血管病专业委员会的换届会议，会议由中国康复医学会常务副秘书长王跃进主持。心血管病专业委员会主任委员刘江生代表第三届委员会做了工作报告。会议推举胡大一教授担任第四届委员会主任委员，委员会有副主任委员 10 人，常委 30 人；并推举刘江生为第四届委员会名誉主任委员。中国康复医学会授予刘江生“学科建设终生成就奖”。胡大一教授表示，新一届委员会要团结、奋斗、重实效，面对现实，坚守理想，抓紧时间把心脏康复做实、做大、做强。胡大一教授学识渊博，联系广泛，组织能力超群。在卫生部明确表示康复医学是我国卫生工作的短版前提下，深信胡大一教授能承上启下，广泛团结热心康复心脏病学事业的人士，充分发挥精英的作用，克服各种困难，把我国康复心脏病学水平提高到一个新的高度，祝福他为我国乃至世界康复心脏病学事业做出历史性的贡献。

（刘江生撰稿）

## 参考文献


［1］周士枋，范振华. 实用康复医学［M］. 南京：东南大学出版社，1989：8－11.

［2］DURSTINE J L，MOORE G E，LAMONTE M J，et al. 波洛克心血管康复医学教科书［M］. 刘江生，主译. 北京：北京大学医学出版社，2012.

［3］LEVINE S. Some harmful effects of recumbency in the treatment of heart disease［J］. JAMA，1944，126：80.

［4］DOCK W. The evil sequelae of complete bed rest［J］. JAMA，1944，125：1083.

［5］STEAD E A J R，WARREN J V，MERRILL A J，et al. The cardiac output in male subjects as measured by the technique of right atrial Catheterization. normal values with observations on the effect of anxiety and tilting［J］. J Clin Invest，1944，24：326.

［6］IRVINCW J R，BURGESSAM J R. The abuse of bed rest in the treatment of myocardial infarction［J］. Engl J Med，1950，243：486.

［7］GOTTHEINER V. Long range strenuous sports training for cardiac reconditioning and rehabilitation［J］. Am J Cardiol，1968，22：426－435.

［8］卓大宏. 中国康复医学［M］. 北京：华夏出版社，1990：925.

［9］KAVANAGH T，SHEPHARD R J，PANDIT V. Marathon running after myocardial infarction［J］. JAMA，1974，229：1602－1605.

［10］WENGER N K，HELLERSTEIN H K. Rehabil of the coronary patient：the rehabil approach to patients undergoing coronary bypass surgery［M］. New York：John Wiley and Sons，1984：377－395.

［11］American Association of Cardiovascular and Pulmonary Rehabilitation. Guidelines for cardiac rehabilitation programs［M］. Champaigns：Human Kinetics Books，1991.

［12］世界卫生组织专家组. 心血管病康复—重点在发展中国家［M］. 吴兆芳，译. 北京：人民卫生出版社，1994.

［13］WENGER N K，FROELICHER E S，SMITH L K，et al. Cardiac rehabilitation as secondary prevention. clini-

cal practice guideline. quick reference guide for clinician (No. 17) [J]. Clin Pract Guidel Quick Ref Guide Clin, 1995, 17: 1 -23.
[14] American Association of Cardiovascular and Pulmonary Rehabilitation. Guidelines for cardiac rehabilitation and secondary prevention programs forth edition [M]. Champaign: Human Kinetics, 2004.
[15] American Association of Cardiovascular and Pulmonary Rehabilitation. Guidelines for cardiac rehabilitation and secondary prevention programs fifth edition [M]. Champaign: Human Kinetics, 2013.
[16] 卓大宏. 练太极拳时心血管呼吸和代谢功能的改变 [J]. 中国康复医学杂志, 1987, 2 (6): 241.
[17] 姚成栋, 李福, 马毅兵. 太极拳运动对慢性心力衰竭患者康复的作用 [J]. 心血管康复医学杂志, 2010, 19 (4): 364 -367.
[18] 贾巧, 朱俐俐. 太极拳结合心理干预改善代谢综合征患者危险因素及脂联素的研究 [J]. 心血管康复医学杂志, 2010, 19 (4): 337 -339.
[19] 周士枋, 曹国华, 金豫, 等. 静气功对冠心病人 PGI2-TXa2 平衡及心缩间期的影响 [J]. 中国康复, 1989, 4 (4): 160.
[20] 周士枋, 励建安, 金豫, 等. 冠心病康复治疗疗效观察 [J]. 中国运动医学杂志, 1984, 3 (3): 164.
[21] 李炜, 皮德仁. 气功治疗高血压病的临床研究 [J]. 中医研究, 1994, (4): 23 -24.
[22] 吕增春, 余化培, 刘静文, 等. 高血压病气功、慢跑、药物疗法对比分析 [J]. 中国中西医结合杂志, 1987, (8): 452/462 -464.
[23] 肖微, 章文春, 陈晓凡. 气功治疗高血压病疗效的 Meta 分析 [J]. 江西中医药大学学报, 2015, (2): 49 -56.
[24] 陈玉凤. 舞龙运动对大学生心脏功能的影响及机理 [J]. 心血管康复杂志, 2013, 22 (3): 204 -207.
[25] 陈玉凤, 李谋涛, 熊健. 舞龙运动对大学生心脏结构的影响及其机理研究 [J]. 心血管康复医学杂志, 2013, 22 (4): 338 -341.
[26] 曲镭, 刘坤申, 马淑平, 等. 无并发症急性心肌梗塞 25 例康复医疗报告 [J]. 临床心血管病杂志, 1985, 1 (12): 38.
[27] 孙雨明, 李平, 陈宝田, 等. 45 例心脏病外科术后康复医疗 [J]. 中国康复医学杂志, 1986, 1 (6): 4.
[28] 王茂斌, 汪立, 贾子善. 急性心肌梗塞二周康复程序 (附 7 例报告) [J]. 中国康复医学杂志, 1992, 7 (1): 1.
[29] 张宏元, 刘树真. 急性心肌梗塞患者的心理康复 [J]. 中国心血管康复医学, 1992, 1 (1): 39.
[30] 刘江生, 安康, 王炳麟. 老年急性心肌梗塞合并心衰的康复 [J]. 中国心血管康复医学, 1993, 2 (1): 18.
[31] 中国康复医学会心血管病专业委员会. 中国心肌梗塞康复程序参考方案 [J]. 中国心血管康复医学, 1994, 3 (2/3): 60.
[32] 汪公亮, 涂良珍. 急性心肌梗塞 28 例早期康复医疗报告 [J]. 中国心血管康复医学, 1994, 3 (1): 7.
[33] 梁志军, 孙翔云, 谢德顺, 等. 30 例急性心肌梗塞早期康复医疗的报告 [J]. 中国心血管康复医学, 1994, 3 (1): 9.
[34] 张宝慧, 刘晓明, 王晓红, 等. 康复运动对冠心病冠脉再通的影响 [J]. 中国心血管康复医学, 1994, 3 (2/3): 1.
[35] LIU JIANG SHENG, ZHANG HONG YUAN, DAI RUO ZHU, et al. The exercise training on elderly patients after acute myocardial infarction with left ventricular dysfunction [M]. Final Program and Book of abstracts IRMa Vll, 1994: 83.
[36] 罗心平, 张涤, 陈德厚. 再次急性心肌梗塞的早期康复与治疗 [J]. 中国心血管康复医学, 1995, 4 (1): 15.
[37] 戴若竹, 林荣, 颜宝华, 等. 急性心肌梗塞的二周康复医疗 (附 9 例报告) [J]. 中国康复医学杂志, 1995, 10 (1): 37.
[38] 陈启华. 杜志恒, 陈广幸, 等. 心肌梗塞并室壁瘤康复 11 例报告 [J]. 中国心血管康复医学, 1995, 4 (3/4): 6.
[39] 张韵龙, 戴闺柱. 亚极量运动耗氧量与心功能分析初探 [J]. 中华心血管病杂志, 1989, 17 (1): 29.
[40] 刘江生. 冠心病患者的康复 [J]. 心血管康复医学杂志, 2006, 15 (增刊): 22.
[41] 浦钧宗. 最大吸氧量的测定及其应用 [J]. 中国运动医学杂志, 1988, 7 (2): 120.
[42] 邢华城. 健康男性老年人无氧阈的无损伤性测定 [J]. 中华老年医学杂志, 1988, 7 (4): 244.
[43] 中国康复医学会心血管病专业委员会. 中国心肌梗塞康复程序参考方案 [J]. 中国心血管康复医学, 1994, 3 (2/3): 60.
[44] 中国康复医学会心血管病专业委员会. 中国心肌梗塞康复程序参考方案 (二版) [J]. 心血管康复医学杂志, 1998, 7 (4): 1 -11.
[45] 中国康复医学会心血管病专业委员会, 心血管康复

医学杂志编辑委员会. 中国心肌梗塞康复程序参考方案（三版）[J]. 心血管康复医学杂志，2003，12（增）：541－570.

[46] 中国康复医学会心血管病专业委员会，心血管康复医学杂志编辑委员会. 中国心肌梗塞康复程序参考方案（四版）[J]. 心血管康复医学杂志，2006，15（增）：89－119.

[47] 中国康复医学会心血管病专业委员会. 心脏分级运动试验结果判定标准（试行稿）及其说明 [J]. 中国康复医学杂志，1997，12（6）：260－262.

[48] 中国康复医学会心血管病专业委员会. 心脏分级运动试验结果判定标准（试行稿）[J]. 心血管康复医学杂志，1998，7（1）：5－11.

[49] 中国康复医学会心血管病专业委员会，心血管康复医学杂志编辑委员会. 冠心病人心脏康复危险分层法（试行稿）[J]. 心血管康复医学杂志，2003，12（3）：195－197.

[50] 中国康复医学会心血管病专业委员会，心血管康复医学杂志编委会. 中国经皮冠状动脉介入治疗后康复程序 [J]. 心血管康复医学杂志，2006，15（5）：419－423.

[51] 刘江生，马琛明，刘文娴，等. “中国心血管患者生活质量评定问卷”的初步应用体会 [J]. 心血管康复医学杂志，2008，17（4）：309－312.

[52] 刘江生，马琛明，涂良珍，等. “中国心血管病人生活质量评定问卷”常模的测定 [J]. 心血管康复医学杂志，2009，18（4）：305.

[53] 刘江生，马琛明，涂良珍，等. “中国心血管病人生活质量评定问卷”及其常模的测定 [J]. 心血管康复医学杂志，2012，21（4）：105－112.

[54] 刘江生. 康复心脏病学 [M]. 北京：中国科技出版社，1996.

[55] 刘乐芝，巩晓星，李颖，等. 长期康复锻炼对 AMI 及冠心病患者防治疗效的综合评估 [J]. 中国心血管康复医学，1994，3（4）：29.

[56] 郭成祥，张焕平，翟廷芬，等. 心肌梗塞后的长期运动疗法的效果 [J]. 中国心血管康复医学，1993，2（1）：20.

[57] 刘江生，张宏元，戴若竹，等. 急性心肌梗塞合并心衰的康复 [J]. 中国康复医学杂志，1997，12（1）：13.

[58] 李莉，李瑞杰，宋丽芬，等. 运动康复改善老年慢性心衰患者心功能和生活质量的研究 [J]. 心血管康复医学杂志，2006，15（4）：315.

[59] 洪华山，林岚，董现锋，等. 长期运动训练使慢性稳定型心力衰竭患者标准药物疗效更佳 [J]. 心血管康复医学杂志，2008，17（1）：1.

[60] 杨菊贤. 心理行为因素与心血管疾病的发生发展 [J]. 心血管康复医学杂志，2003，12（增）：493.

[61] 杨菊贤，殷兆芳. 生物反馈治疗及其在心血管病康复医疗中的作用 [J]. 心血管康复医学杂志，2004，3（1）：3.

[62] WENGER N K. Furture directions in cardiac rehabilitation// M L POLLOCK, D H SCHMIDT. Heart Disease and Rehabil [M]. 3rd ed. Champaign: Human Kinetics, 1995: 447－453.

[63] THOMAS R J. National survey on gender difference in cardiac rehabilitation programs. Patient characteristics and enrollment patters [J]. J Cardiopulm Rehabil, 1996, 16 (6): 402.

# 第二篇

## 运动生理

生命的本质是运动。生命在于运动。运动疗法是心血管病康复的主要组成部分之一。运动负荷试验结果是制定运动处方和判定预后的重要依据。心血管康复医学工作人员必须对运动生理有确切的了解。运动是由肌肉的收缩、舒张活动完成的。肌肉运动的要素有三，即：①神经、体液调节；②肌肉组织；③肌肉活动的能量供应。



# 第一章　肌肉收缩

## 第一节　骨骼肌的微细结构

骨骼肌由大量成束的肌纤维组成。每条肌纤维就是一个肌细胞。成人的肌细胞直径约 60 μm，长度为几毫米至几十厘米不等。肌细胞内有肌原纤维和复杂的肌管系统。

### 一、肌原纤维和肌小节

肌细胞内有成千条并行排列的肌原纤维，直径 1～2 μm。每条肌原纤维沿长轴呈现有规则的明暗交替，分别称为明带和暗带，其中有纵向排列的丝状结构。明带中有细肌丝，直径约 5 nm，长约 1 μm。明带中央有一条横向的暗线，称为 Z 线。暗带中有粗肌丝，直径 10～15 nm，长约 1.5 μm。暗带中央有一条横向暗线，称 M 线。肌原纤维的相邻两条 Z 线之间，即由中央的暗带和两侧各 1/2 明带组成的部分，称为肌小节。肌小节是肌细胞收缩和舒张最基本的功能单位，其长度为 1.5～3.5 μm，因情况不同而异。

### 二、肌管系统

肌原纤维有复杂的肌管系统围绕。肌管系统是由肌膜形成的囊管状结构系统。它包括横管系统（或称 T 管）、纵管系统（或称 L 管）两部分。

#### （一）横管系统

由肌细胞膜向内凹入而成。它在 Z 线水平穿入、分支，并在该处形成环绕肌原纤维的环行管。横管腔内的液体与细胞外间隙的液体沟通。所以每一肌原纤维，或每一肌小节通过邻近的横管系统和细胞外液接近。

#### （二）纵管系统

纵管系统又称肌质网。它是互相吻合并围绕每个肌小节的网状结构。在 Z 线附近靠近横管环处管腔变宽，称为终末池。每一横管和来自两侧肌小节的纵管终末池构成三联管结构。但是横管系统和纵管系统的内腔不沟通。肌质网和终末池有贮存、释放和再摄取钙离子的作用。

### 三、线粒体

线粒体平行排列在肌节 Z 线之间，占肌细胞容积的 30%～50%。在线粒体膜上含有丰富的酶类，能催化组织呼吸，产生大量的三磷酸腺苷（adenosine triphosphate，ATP）。供心肌收缩和其他生物反应之用。

## 第二节　肌肉收缩的原理

### 一、肌丝的分子结构

#### （一）粗肌丝

粗肌丝主要由肌凝蛋白（myosin）组成。一条粗肌丝由 200～300 个肌凝蛋白分子组成。肌凝蛋白分子呈长杆状，其一端呈球状膨大，裸露在粗肌丝主干表面，称为横桥。横桥的主要作用有：①在一定条件下与细肌丝上的肌纤蛋白分子成可逆性结合，像“划桨”一样将细肌丝扫向肌节中央M线方向，使肌节缩短，肌肉因而收缩；②横桥含有三磷酸腺苷，在横桥和肌纤蛋白结合时ATP酶被激活，立即催化肌浆中的ATP分解，释放能量。

### （二）细肌丝

至少由三种蛋白质组成（图2-1-1）。

1. 肌纤蛋白（actin）：肌纤蛋白分子单体是一种呈卵形的球蛋白。在肌细胞中它聚合成2股平行，并相互缠绕的链状结构，称为F-肌纤蛋白聚合体，是细肌丝的骨架。

2. 原肌凝蛋白（tropomyosin）：存在于2股肌纤蛋白链绞合形成的2道沟内或沟沿。人安静时它会阻止横桥和肌纤蛋白的结合。

3. 肌钙蛋白（troponin）：由肌钙蛋白Ⅰ、C、T三个亚单位组成。肌钙蛋白Ⅰ有抑制肌凝蛋白与肌纤蛋白结合的作用。肌钙蛋白T的作用是将肌钙蛋白复合体附着于原肌凝蛋白上。肌钙蛋白C是钙的受体。肌钙蛋白的复合体在细肌丝中与肌纤蛋白结合在一起。在细肌丝上大约每隔40 nm就有一个肌钙蛋白复合体。

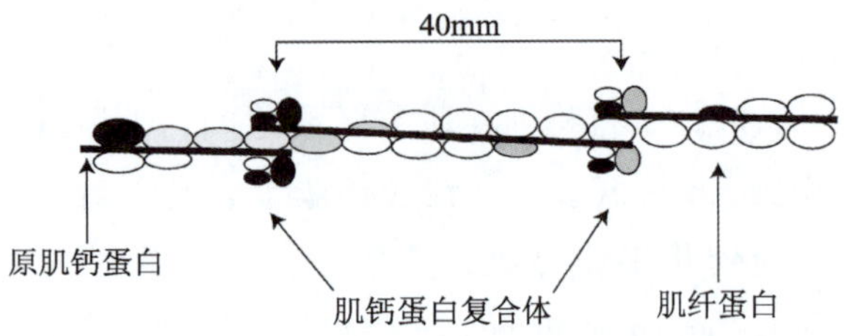


图2-1-1 原肌凝蛋白、肌钙蛋白复合体、肌纤蛋白的空间关系[1]

## 二、肌肉的收缩和舒张

### （一）肌肉收缩

人在安静时细胞膜处于一种极化状态，在膜内、外存在电位差，称为细胞静息膜电位。神经纤维与骨骼肌细胞静息膜电位是稳定的，为-70～-90 mV。静息膜电位的存在是由于细胞膜外主要有带正电荷的钠离子（$Na^+$）与带负电荷的氯离子（$Cl^-$）；细胞膜内主要有带正电荷的钾离子（$K^+$）和带负电荷的有机负离子$A^-$（蛋白质、氨基酸等）。膜外$Na^+$浓度比膜内高7～12倍，$Cl^-$浓度比膜内高6～30倍；膜内$K^+$浓度比膜外高20～40倍。人安静时细胞膜对$K^+$、$Cl^-$具有中度的通透性，而$Na^+$几乎不可通透，有机负离子因体积大则完全不能通透。因为$K^+$顺着浓度差从细胞膜内向膜外流动，使膜外的正电荷增加。膜内$A^-$有随$K^+$外流的趋势，但$A^-$不能透过细胞膜，大量负离子$A^-$仍停留在膜内，吸引着$K^+$，使之不能远离。随着$K^+$流向膜外的增多，膜外正电位增强到一定程度就排斥膜内$K^+$继续外流，从而达到一种平衡状态，膜外电位为正，膜内电位为负的极化状态。

当神经冲动传导至骨骼肌细胞时，受传递的细胞膜发生去极化，细胞膜对$Na^+$的通透性增加，大量$Na^+$顺浓度差流入细胞膜内，使细胞膜内、外电位差消失，而且发生倒转，细胞膜内转为正电位（+20～+40 mV），细胞膜外为负。这时它与相邻的未发生细胞膜去极化部位之间出现电位差，引起局部电流流动，使相邻部位也发生去极化。从而使细胞膜的兴奋依次向周围传播，其速度约是5 m/s。

冲动通过肌横管系统传向肌细胞深部，深入到三联管和肌小节近旁。横管膜除极以后，细胞外液中的$Na^+$、$Ca^{2+}$大量流入。肌肉舒张时$Ca^{2+}$约有90%以上贮存在肌质网的终末池内。横管的电位变化引起肌质网终池膜对钙通透性的增加，终池内的$Ca^{2+}$大量释放，流入肌浆，使肌浆中$Ca^{2+}$浓度可突然增高约100倍。肌浆内$Ca^{2+}$浓度的显著升高使$Ca^{2+}$与肌钙蛋白C形成大量结合，从而削弱了肌钙蛋白Ⅰ与肌纤蛋白亲和力。然后肌钙蛋白Ⅰ与肌纤蛋白间的键发生断裂。于是，位于肌纤蛋白凹沟外沿的原肌凝蛋白向凹沟中央移位。使本来被原肌凝蛋白掩盖着的肌纤蛋白的结合点被暴露出来。

肌纤蛋白的结合点被暴露出来后，肌凝蛋白

的横桥立刻与之结合，并将肌纤蛋白扫向肌节中央（或称使肌纤蛋白向肌节中央滑行），使肌节缩短，引起肌肉收缩。此过程所需要的能量由横桥与肌纤蛋白结合时横桥中被激活的 ATP 酶催化 ATP 水解所提供[1]。这种肌肉细胞的兴奋过程，和由钙离子运转所联结的肌肉收缩，称为“兴奋—收缩偶联”。

#### （二）肌肉舒张

当运动神经停止传递神经冲动时肌纤维膜兴奋即停止，并开始恢复原来的极化状态。这是通过细胞膜上的钠—钾泵（$Na^+$-$K^+$泵）将 $Na^+$、$K^+$转出细胞外而完成的。随着横管系统的复极化肌质网中的钙泵将肌浆中的 $Ca^{2+}$转运回肌质网内腔。于是，肌浆内 $Ca^{2+}$浓度迅速、显著降低至安静时状态，肌钙蛋白 C 和 $Ca^{2+}$分离，原肌凝蛋白复位，使横桥与肌纤蛋白分离，横桥复位，肌纤蛋白滑回原来位置，肌节恢复原来长度，成为舒张状态。$Na^+$-$K^+$泵、$Ca^{2+}$泵都需要 ATP 分解释放的能量，所以肌肉舒张也需要消耗能量。

## 第三节　骨骼肌类型及其与训练的关系

### 一、骨骼肌分类

1673 年 Loranzini 发现动物骨骼肌有红色和较白色两种，运动能力随颜色不同而异。又通过进一步生理学、生物化学、组织化学研究说明，红色肌纤维不一定都是收缩慢的。1970 年 Brooke 和 Kacees 将人体骨骼肌分为Ⅰ型和Ⅱ型。Ⅰ型为慢缩红肌，Ⅱ型为快缩肌。Ⅱ型又分为Ⅱa、Ⅱb、Ⅱc 等亚型。Ⅱa 型为快缩红肌，Ⅱb 型为快缩白肌，Ⅱc 型为一种未分化的较原始肌纤维。

各型肌纤维在形态、代谢、功能方面各有其特点。

#### （一）慢肌纤维（Ⅰ型纤维）

1．形态、结构

与快肌纤维比较，慢肌纤维直径较小，其中线粒体的数量比较多，直径也大；肌浆中肌红蛋白含量多，有较多脂质小滴、甘油三酯；慢肌纤维周围的毛细血管网也较多。支配慢肌纤维的运动神经元小，轴突较细，传导速度较慢（2～8 m/s），轴突末梢终端呈椭圆形，与肌纤维接触面积小。丰富的毛细血管、大量的肌红蛋白使其呈红色外观。

2．代谢

因为慢肌纤维的线粒体多、体积大，氧化酶活性高，毛细血管丰富，肌红蛋白含量高，供氧能力强，所以有氧代谢供能的力量明显大于快肌纤维。又因为代谢底物脂质较多，所以运动耐力持久。但是，慢肌纤维的肌凝蛋白 ATP 酶活性较快肌纤维低，所以收缩起动时间为 80～100 ms。

3．功能

慢肌纤维有氧代谢能力强，耐力持久，不容易疲劳。

#### （二）快肌纤维（Ⅱ型纤维）

1．形态、结构

和慢肌纤维比较，快肌纤维直径比较大，肌质网多（是慢肌纤维的 2 倍），肌质网摄取 $Ca^{2+}$的速度快。支配快肌纤维的运动神经元大，轴突较粗，传导冲动的速度较快（8～40 m/s），轴突末梢终端与肌纤维接触面大。

2．代谢

快肌纤维中肌凝蛋白 ATP 酶活性、糖无氧代谢酶活性均较高，如 $Mg^{2+}$激活 ATP 酶的活性比慢肌纤维高 13 倍。快肌纤维中肌糖原的含量也多于慢肌纤维。

3．功能

快肌纤维的收缩、舒张速度均快于慢肌纤维 3 倍。因支配快肌纤维的大运动神经元兴奋阈值高，放电频率较高，即使相同的收缩速度，快肌纤维产生的力量也较大。Ⅱ型纤维又分Ⅱa、Ⅱb 等亚型。Ⅱa 型为红色、快起动纤维，其有氧、无氧代谢能力均为中等，介于Ⅰ型和Ⅱb 型之间。Ⅱb 型为白色、快起动纤维。收缩起动时间为快肌纤维中最快，一般少于 20 ms。其无氧代谢能力最强、肌凝蛋白 ATP 酶活性最高。但是，有氧代谢能力较慢肌纤维差，缺乏运动耐力。

## 二、骨骼肌类型和训练的关系

人类骨骼肌是由不同类型肌纤维混合组成的，但每一个运动单位只含同一类型肌纤维。运动单位指的是一个运动神经元所支配的肌纤维。研究表明无训练的成年男女骨骼肌中慢纤维平均占44%～58%，而快肌纤维中Ⅱa占绝大部分，Ⅱc型最少。Chaffin（1980年）研究发现运动强度为最大肌力的40%以下时，使用的是慢肌纤维，运动强度为最大肌力的60%以上时，则使用的是快肌纤维，运动强度为最大肌力的40%～60%时，则快、慢肌纤维共同参与运动[1]。

研究说明耐力训练可使骨骼肌慢肌纤维呈选择性肥大，线粒体、毛细血管数量增多，有氧代谢酶活性增强。耐力运动员的Ⅰ、Ⅱa型纤维非常相似。坐位工作人员的Ⅱa和Ⅱb型纤维相似。速度训练可使快肌纤维呈选择性肥大，磷酸化酶等无氧代谢酶的活性增强。

# 第四节　骨骼肌收缩的力量

单条骨骼肌纤维的收缩是符合规律或无规律的，只要是阈上刺激就能引起收缩反应，其收缩力是一致的，一般不因刺激强度增大而增加收缩力。每条骨骼肌纤维的收缩力为100～200 mg。一块肌肉中肌纤维的数量越多，收缩力就越大。

如前所述，一个运动神经元所支配的肌纤维为一个“运动单位”。运动单位为肌纤维收缩的最小功能单位。一块骨骼肌可包含很多运动单位，如三角肌约有450个运动单位。动作愈精细的部位，其骨骼肌的运动单位越少。一块骨骼肌中各运动单位的兴奋性是不同的，弱刺激只引起兴奋性高的运动单位产生收缩反应，故整个肌肉的收缩力较小。当刺激强度增大时可使兴奋性较低的运动单位也发生收缩反应，即整块肌肉有更多的运动单位产生收缩反应，使收缩力增大，甚至产生最大收缩力。如果刺激强度超过了最适宜的程度则肌肉的收缩反应降低，甚至出现抑制效应。中枢神经系统通过发出不同强度、频率的神经冲动，以动员不同数量的运动单位参加收缩活动，使整块肌肉产生不同的收缩力量。因为运动单位的肌纤维是分散分布的，而且与其他运动单位的肌纤维相互交错排列，所以即使少数运动单位兴奋，整块骨骼肌产生的张力也是比较均匀的。

骨骼肌收缩力的大小还受前、后负荷和肌肉粘滞度的影响。

## 一、前负荷对骨骼肌收缩的影响

骨骼肌收缩前就接受的负荷称为前负荷。它使肌肉在收缩前有某种程度拉长。肌肉收缩前的长度称为初长度。在一定范围内初长度越长，收缩力就越大。肌原纤维中的肌小节最适宜初长度是2.0～2.2 μm。这时粗、细肌丝处于最理想的重叠状态，即可与细肌丝结合的横桥数目最多。肌节长度超过2.2 μm时，由于可与细肌丝结合的横桥数目减少，收缩力降低。当肌节长度超过3.6 μm时，粗细肌丝重叠区消失，肌肉就不能产生收缩力。粗肌丝的长度约1.65 μm。如肌节短于1.8 μm时，两侧细肌丝在肌节中央重叠，肌肉收缩力也明显降低。如肌节长度短于1.65 μm，粗肌丝势必“变皱”而变形，不会有收缩力。

## 二、后负荷对骨骼肌收缩的影响

肌肉开始收缩后遭受的负荷称后负荷。在出现后负荷的情况下，肌肉收缩开始表现为张力的增加（等长收缩）以克服后负荷的阻力，当张力增强到超过后负荷时，肌肉开始缩短，使负荷移位，收缩张力不再增加，直至收缩结束（等张收缩）。后负荷越大，肌肉收缩的张力越大，出现肌肉缩短的时间越长，肌肉缩短的速度越小，长度越短。

### 三、肌肉黏滞性对骨骼肌收缩的影响

肌纤维肌浆中含有多种物质，肌纤维收缩时这些物质互相阻滞，被称之为肌肉黏滞性。为克服这种黏滞性所形成的阻力，机体是要消耗能量的。在环境温度或体温升高时，肌肉黏滞性降低，肌肉的收缩速度增快，肌肉的伸展性、弹性也较好。所以运动前应作充分的准备活动，提高身体的温度，减少肌肉黏滞性，增强肌肉的收缩力、协调性，避免肌肉、关节的损伤。



**摘要**

耐力训练可使骨骼肌慢肌纤维呈选择性肥大，线粒体、毛细血管数量增多，有氧代谢酶活性增强。骨骼肌收缩力的大小还受前、后负荷和肌肉粘滞度的影响。

# 第二章　肌肉运动的能量供应

## 第一节　人体的能源

人体的能源来自于大自然。植物的叶绿素吸收太阳的辐射能，利用太阳的辐射能将空气中的二氧化碳与从植物根吸收的水结合成碳水化合物，还利用从土壤中吸收的氮合成蛋白质，从而贮存能量，将物理能（光能）转化为化学能。人类摄入植、动物食品，吸收空气中的氧。食品的碳水化合物、蛋白质、脂肪等营养素进入人体后分别被消化分解为葡萄糖、氨基酸、脂肪酸，进入细胞内进一步氧化、代谢，释放能量。其中约一半能量表现为热量，维持体温；约 45% 的能量转移到三磷酸腺苷（adenosine triphosphate，ATP)，用于生理活动，譬如维持各器官的功能、合成新的物质、修复组织、为运动提供能量等。剩余的可贮存起来。多余的葡萄糖、氨基酸、脂肪酸分别被合成糖原（一个糖原含有 300 ~ 500 个脱水葡萄糖分子）、组织蛋白、脂肪而贮存。在运动中肌肉收缩做功，将化学能又转化为物理能。

## 第二节　肌肉收缩的能量供应系统

肌肉收缩的能量供应主要有三个系统：①三磷酸腺苷—磷酸肌酸（ATP-CP）系统；②糖酵解系统；③营养素有氧氧化系统。

### 一、ATP-CP 系统

ATP 是由一个腺苷和三个磷酸结合而成。3 分子磷酸之间构成 2 个“高能键”，可简写为 A-P ~ P ~ P。高能键储存着大量化学能。在酶的作用下 ATP 水解切断一个高能磷酸键时就释放出积蓄的能量。人体内 1 mol（摩尔）ATP 分解为二磷酸腺苷（adenosine diphosphate，ADP）和磷酸基时可放出 8 kcal（1 kcal = 4.1868 kJ）的能量。其反应式为：

$$ATP + H_2O \longrightarrow ADP + Pi + 8\ kcal\ 能量$$

注：ATP 反应式中的 Pi 是磷酸的缩写，表示游离的磷酸，而 ATP 中的 P 是结合状态的磷酸根或磷酸基团。

1 mol ADP 水解为单磷酸腺苷（adenosine monophosphate，AMP）和磷酸时也同样释放 8 kcal 的能量。其反应式为：

$$ADP + H_2O \longrightarrow AMP + Pi + 8\ kcal\ 能量$$

即 1 mol ATP 水解为 AMP 时可产生约 16 kcal 的能量。ATP 是肌肉收缩唯一可以直接利用的能量，也是任何强度运动首先被动用的能量。ATP 广泛存在于一切细胞中，在不同细胞中含量不同，人体中以骨骼肌细胞相对含量最多。静息状态每 kg 骨骼肌（湿肌）含 4～7 mmol ATP[1][2]，非常有限。在 ATP 水解，其贮量减少以后，将迅速由体内各式各样的连锁化学反应过程（代谢过程）产生能量，再合成 ATP，否则运动很快就要因能量耗竭而停下来。磷酸肌酸（creatine phosphate，CP）由一分子肌酸和一分子含高能键的磷酸组成。静息状态时葡萄糖、脂肪酸等营养物氧化生成的 ATP 增多时，在肌酸激酶（creatine kinase，CK）催化下 ATP 分子中的高能磷酸基转移给肌酸（creatine，C），合成 CP，以贮存能量。在肌肉收缩运动中 ATP 水解，其贮量减少以后，CP 分子中的高能磷酸基在肌酸激酶的可逆催化下又转移给 ADP，使 ADP 重新合成 ATP，以补充运动能量。ADP 和 ATP 的可逆式反应为：

$$ADP + CP \xrightleftharpoons{\text{肌酸激酶}} ATP + C$$

因此，磷酸肌酸是肌肉内可以迅速动用的能源贮备。ATP 中的高能磷酸键是肌肉收缩的直接提供能量者，磷酸肌酸中的高能磷酸键则是一种贮能方式。在骨骼肌中 CP 的含量比 ATP 多 4～6 倍，为 20～30 mmol/kg（湿肌）[1]。快肌纤维中 CP 含量比慢肌纤维的含量多。男性骨骼肌中 CP 含量比女性多。但是人体 CP 的含量也有限。人体 ATP-CP 的供能总量约是 100 kcal/kg 体重[2]。它为肌肉收缩提供的最大能量大约是 13 $kcal \cdot kg^{-1} \cdot s^{-1}$。所以约只能维持最大程度的肌肉收缩 7.7 秒（100 ÷ 13≈7.7）。ATP-CP 系统为肌肉收缩提供能量的速度在三个供能系统中是最快的，因而在 10 秒以内的剧烈运动全靠 ATP-CP 系统供能。

近年 Bessman SP 等研究证明，CP 的功能不只限于暂时贮存和转移高能磷酸键给 ADP 合成 ATP，而且有将线粒体内经氧化磷酸化产生的能量转移至肌原纤维，供 ADP 合成 ATP 的作用。其过程是 CP 分解为肌酸后，肌酸向线粒体扩散，进入线粒体外膜和内膜之间的膜腔中，在肌酸激酶催化下，接受线粒体内膜上呼吸键产生的 ATP 高能磷酸键，重新组成 CP。CP 透过线粒体外膜，返回肌原纤维。

因为 ATP 和 CP 都是通过裂解高能磷酸键而释放能量，供应运动的，所以 ATP-CP 系统又称为磷酸原系统。

肌细胞内存在一种腺苷酸激酶（adenylate kinase，AK），在它的参与下 ADP 也可再次合成 ATP。其反应式为：

$$2ADP \xrightarrow{\text{腺苷酸激酶}} ATP + AMP$$

这种反应生成的 AMP 可提高磷酸果糖激酶（phosphofluctokinase，PFK）的活性。PFK 具有调节无氧代谢下产生 ATP 的反应速度作用。所以 AMP 可以促进糖酵解产生 ATP。

ATP-CP 系统供能的特点可以归纳为：①任何强度运动的首先供能者，ATP 是运动唯一可以直接利用的能源；②不需要氧；③不产生乳酸；④供能速度快；⑤维持运动的时间短。

研究表明，运动训练提高骨骼肌中 ATP 贮量不明显，但可提高 ATP 酶活性，提高 ATP 分解速度，加快供能，提高肌肉收缩速度。实验证明，在速度训练以后动物肌肉中 CP 含量较对照组高 58%，力量训练后也比对照组高 15%。同时，运动也提高肌酸激酶的活性。速力训练提高肌酸激酶活性 20%，耐力训练也可提高肌酸激酶活性 15%。

## 二、糖的酵解

对于持续 30 秒以上的运动，ATP-CP 系统供能已难以维持，必须启动糖的无氧代谢过程，提供 ATP。糖无氧酵解与酵母菌酿酒发酵过程相似，故称酵解作用。葡萄糖的无氧酵解过程见图 2－2－1。糖酵解过程可分为 2 个阶段。

第 1 阶段：葡萄糖在细胞内通过己糖激酶（在肝脏通过葡萄糖激酶）的催化转变成 6-磷酸葡萄糖，经过磷酸己糖异构酶的催化，6-磷酸葡萄糖转变成6-磷酸果糖，再经磷酸果糖激酶的作用转变成1，6-二磷酸果糖，在醛缩酶作用下1，6-二磷酸果糖被裂解为两个磷酸丙糖（3-磷酸甘油醛和磷酸二羟丙酮）。此阶段消耗2 mol ATP，但无ATP生成，是耗能阶段。这两个磷酸丙糖在磷酸丙糖异构酶催化下可互相转变。当3-磷酸甘油醛因参与下一步反应而移走后，磷酸二羟丙酮迅速转变为3-磷酸甘油醛，故可以看作1，6-二磷酸果糖经醛缩酶催化，最后分解为2 mol 3-磷酸甘油醛。

第2阶段：2 mol磷酸丙糖经多步反应转变为2 mol丙酮酸，这是糖酵解生成ATP的阶段。在缺氧情况下经乳酸脱氢酶催化（反应⑬），利用3-磷酸甘油醛（反应⑦）脱下的一对H（NADH + $H^+$）使2 mol丙酮酸还原成2 mol乳酸，同时由NADH + $H^+$转变而成的$NAD^+$可再去参加（反应⑦）脱氢反应。因而糖酵解可在不需氧的条件下得以不断进行。在这一过程中有两处反应（反应⑧和反应⑪）使ADP磷酸化为ATP（由于这种使ADP磷酸化生成ATP的反应是与代谢底物的氧化反应偶联的，所以这种反应称为底物水平磷酸化），2 mol磷酸丙糖共生成4 mol ATP。故这一阶段是糖酵解生成ATP的阶段。除去第1阶段消耗的2 mol ATP，1 mol葡萄糖在糖酵解过程中净生成2 mol ATP。

糖酵解过程中生成的ATP（2 mol）虽远不如糖有氧氧化产生的ATP多，但是糖酵解无须氧的参与，而脂肪酸、甘油、氨基酸等物质供能都需有氧才能完成。糖酵解供能的速度为7 kcal·$kg^{-1}$·$s^{-1}$，低于ATP-CP系统，但比糖的有氧氧化供能速度快，所以也称为应急能源。糖酵解供能的总贮量约是230 kcal·$kg^{-1}$·$s^{-1}$，故仅依靠其贮量则维持最大强度肌肉收缩仅33秒（230÷7≈33秒）[2]。

ATP-CP系统和糖的酵解供能都不需要氧气，所以这两个系统供能的肌肉收缩或运动称为无氧肌肉收缩或无氧运动。其最大强度运动时间累计为41秒，一般可持续供能2～3 min。糖酵解的最终产物为乳酸。乳酸分子量小，肌细胞中的乳酸容易扩散到血液中去。当它进入血液，足以影响酸碱平衡时就被血浆中碳酸氢盐—碳酸缓冲对中的碳酸氢盐缓冲，形成乳酸盐。其反应式为：

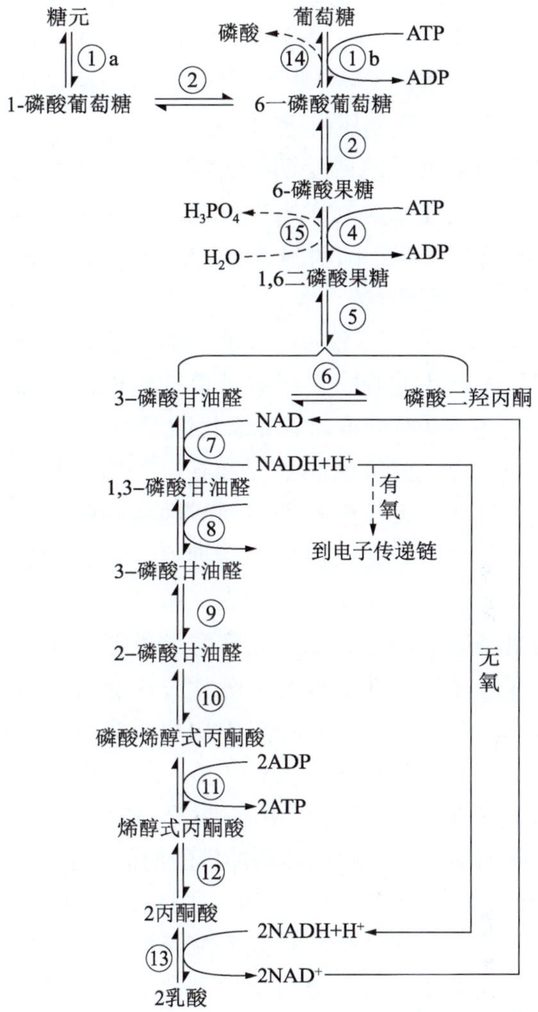


图2－2－1　葡萄糖的无氧酵解

注：①a磷酸化酶；b己糖激酶或葡萄糖激酶（肝中）；②磷酸葡萄糖变位酶；③磷酸己糖异构酶；④磷酸果糖激酶；⑤醛缩酶；⑥磷酸丙糖异构酶；⑦磷酸甘油醛脱氢酶；⑧3-磷酸甘油酸激酶；⑨磷酸甘油酸变位酶；⑩烯醇化酶；⑪丙酮酸激酶；⑫自动进行；⑬乳酸脱氢酶；⑭葡萄糖-6-磷酸酶（肝中）；⑮果糖二磷酸酶。

$$H^+La^- + K^+HCO_3^- \longrightarrow K^+La^- + H_2CO_3$$

注：式中$H^+La^-$为乳酸；$K^+HCO_3^-$为碳酸氢盐；$K^+La^-$为乳酸盐。

缓冲后$H_2CO_3$经过反应生成$CO_2$排出体外，同时体内这一缓冲对中的$HCO_3^-$减少，$H_2CO_3$相对增多，可以形成代谢性酸中毒。酸中毒对运动的影响有：①抑制糖的酵解，减少甚至停止ATP的生成。当细胞内pH值降至6.4（血液pH值降至6.8）时磷酸果糖激酶的活性受抑制，从而糖的酵解过程受抑制或停止产生ATP；②降低肌酸磷酸浓度，减少供应 ATP 的能量；③降低兴奋—收缩偶联利用 ATP 的功能，降低肌肉收缩力；④从肌质网游离到肌浆的 $Ca^{2+}$ 减少，从而减少肌凝、肌纤蛋白的活动，限制肌肉运动。

在运动结束后的恢复期，氧供应充足的情况下，乳酸经乳酸脱氢酶作用可以脱氢转变为丙酮酸，再经反应生成乙酰辅酶 A，参加三羧酸循环，产生 ATP，补充能量。

因为短时间（30 秒→2 分钟）激烈运动的能量主要是无氧代谢提供，所以可根据测得的健康人最大强度运动时间推断其无氧代谢能力。

影响糖无氧酵解供能的因素有：①糖无氧酵解酶系的活性：无氧酵解酶系的活性高则酵解速度快，产能多；②骨骼肌中的肌糖原含量：骨骼肌中肌糖原贮量约 1/3 可用于无氧酵解，如无氧酵解的肌糖原已超过此数，则糖酵解供能将难以为继；③骨骼肌中快肌纤维百分比：快肌纤维的糖酵解酶活性高，所以骨骼肌中快肌纤维百分比高则糖酵解供应的能量就大；④体内缓冲酸性代谢产物的能力：如果血浆中 $NaHCO_3$ 的含量多、碳酸酐酶的活性高，则机体缓冲乳酸的能力就强，血浆 pH 值就下降少，不易产生酸中毒；⑤年龄、性别：儿童骨骼肌中磷酸果糖激酶活性低，糖酵解能力比成人差。有人测得女性骨骼肌中乳酸脱氧酶、磷酸果糖激酶、丙酮酸激酶的活性比男性低，故糖酵解能力比男性差；⑥训练：进行无氧耐力的训练，可提高糖酵解酶系的活性，增加糖酵解供应的能量[1]。

## 三、营养素有氧氧化系统（又称有氧代谢系统、有氧系统）

氧供应充足时，葡萄糖、肌糖原、脂肪、蛋白质彻底氧化可以产生大量的能，供 ADP 合成 ATP。

$$\left.\begin{array}{c}\text{糖原、葡萄糖}\\ \text{甘油、脂肪酸}\\ \text{氨基酸（脱氨基后的羧酸）}\end{array}\right\} + O_2 + ADP + Pi \xrightarrow{\text{酶}} ATP + H_2O + CO_2$$

因为这种供能系统的底物种类多、贮量大，只要供氧充分，它形成的能量几乎是用之不尽的。而人体在进行大强度运动 2 小时左右，肌糖原才接近耗竭，体内脂肪更可为长时间运动供能。所以有氧代谢是维持人类生存所需要的、长期运动的能量供应系统。它还是补充和保证 ATP-CP、糖酵解这两种无氧代谢供能进行的基础。如果没有有氧代谢作基础，及时补充能，则 ATP-CP、糖酵解这两种无氧代谢的供能很快就会衰竭，难以为继。但需要注意的是有氧代谢过程复杂，供能的速度较慢，其最大速度为 $3.6\ kcal \cdot kg^{-1} \cdot s^{-1}$，所以运动伊始常常需要无氧代谢方式提供能量。

运动中有氧代谢产生能量的物质主要是碳水化合物和脂肪，在特定条件下蛋白质也可参与分解供能。今分述如下：

### （一）碳水化合物的有氧代谢

营养物在生物体内氧化成水和二氧化碳，并释出能量的过程称为生物氧化。不同营养物在体内的生物氧化过程不同，但有共同的规律。糖原、脂肪、蛋白质的氧化大致分为 3 个阶段。第 1 阶段：各营养物分解成各自构成单位，即葡萄糖、脂肪酸、甘油和氨基酸；第 2 阶段：葡萄糖、脂肪酸、甘油和大多数氨基酸经一系列反应生成乙酰辅酶 A。这一阶段有少量 ATP 生成，且代谢物分子上有氢原子脱下。脱下的氢原子将在下一阶段氧化生成水，并释放能量；第 3 阶段：包括三羧酸循环和氧化磷酸化过程，这是糖、脂肪和蛋白质分解代谢的最后共同通路。

葡萄糖在有氧条件下氧化成水和二氧化碳，称为糖的有氧氧化，可分为 3 个阶段。第 1 阶段：葡萄糖在胞质中经酵解途径分解成丙酮酸。缺氧时糖酵解生成的乳酸在有氧时经乳酸脱氢酶催化脱氢（$NAD^+ \rightarrow NADH + H^+$）转变成丙酮酸，最终也将彻底氧化成水和二氧化碳；第 2 阶段：丙酮酸转入线粒体内，经丙酮酸脱氢酶催化而氧化脱羧形成乙酰辅酶 A，脱下一对氢（$NADH + H^+$）和 1 分子二氧化碳（图 2-2-2）；第 3 阶段：包括三羧酸循环和氧化磷酸化，二者都在线粒体内进行。

三羧酶循环由一连串反应组成（图 2-2-2）。1 分子乙酰辅酶 A 进入三羧酸循环后生成 2 分子

$CO_2$（这是生物体内产生 $CO_2$ 的主要来源）；以底物水平磷酸化方式生成 1 mol ATP；共发生 4 次脱氢反应。其中 3 次脱氢由 $NAD^+$ 接受（生成 3 $NADH+H^+$），1 次脱氢由 FAD 接受（生成 1 $FADH_2$）。这些氢原子（$H^++e$）要经呼吸链（又称电子传递链）氧化生成水，并释放能量，使 ADP 磷酸化以合成 ATP。底物氧化代谢中释放的能量使无机磷酸盐转变成高能有机磷酸化合物的反应，被称为"氧化磷酸化作用"。它包括底物水平磷酸化和呼吸链磷酸化。底物有氧代谢产生 ATP 的主要反应不是底物水平磷酸化直接产生 ATP，也不是在三羧酸循环中进行的。每次三羧酸循环周期只直接产生 1 mol ATP，微乎其微。

三羧酸循环的全过程见图 2－2－2。每 1 mol 丙酮酸产生 1 mol ATP（底物水平磷酸化），4 $NADH+H^+$ 和 1 $FADH_2$。

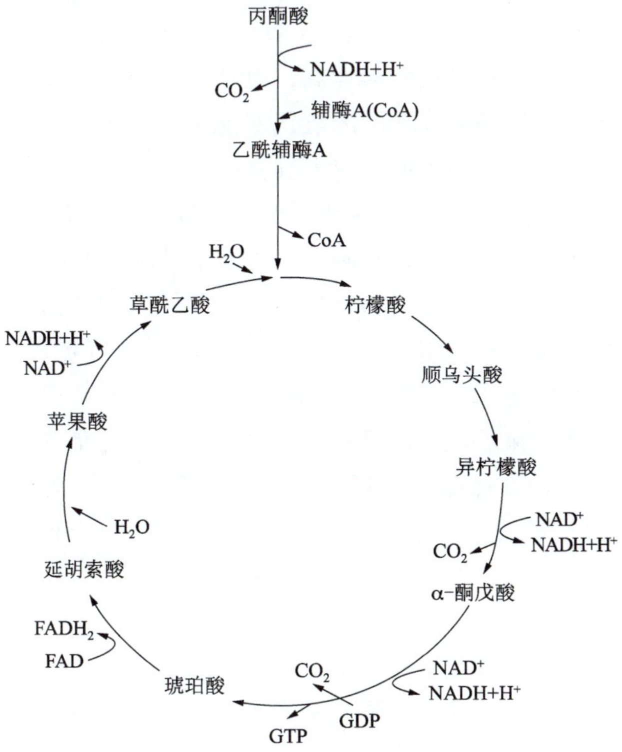


图 2－2－2 三羧酸循环

注：NAD—氧化型烟酰胺腺嘌呤二核苷酸（nicotinamide-adenine dinucleotide）；NADH—还原型烟酰胺腺嘌呤二核苷酸（nicotinamide-adenine dinucleotide-redused）；GDP—鸟嘌呤核苷二磷酸（鸟二磷）(guanosine diphosphate)；GTP—鸟嘌呤核苷三磷酸（鸟三磷）(guanosine triphosphate)。

糖的有氧氧化第 3 阶段中氢的氧化与 ADP 的磷酸化生成 ATP 的过程，二者是相偶联的，称为氧化磷酸化。有氧代谢系统产生的大量 ATP 来自于氧化磷酸化。这个链的反应是由位于线粒体内膜线粒体嵴上的一套呼吸酶催化的，故又称为呼吸链。呼吸链主要有 4 类酶组成：①烟酰胺脱氢酶类：这类酶需要 $NAD^+$ 作为辅酶；②黄素脱氢酶类：这类酶以黄素腺嘌呤二核苷酸（flavin adenine dinucleotide，FAD）或黄素单核苷酸（flavin mononucleotide。FMN）作为辅酶；③铁硫蛋白类；④细胞色素类；这类酶含有铁卟啉作为辅基。此外还有脂溶性的辅酶 Q（泛醌）及一些金属参与呼吸链的组成[3]。这些酶大多埋藏在线粒体内膜中，组成 4 种复合体（复合体 Ⅰ、Ⅱ、Ⅲ、Ⅳ），按一定顺序排列。它们的辅酶（辅基）都有氧化还原特性，可传递 $H^+$ 或电子（e）。因为从底物脱下的氢（$H^++e$）是通过这条链上的电子传递体依次传递而到达分子氧的，故呼吸链又称电子传递链。在电子传递链中 $NADH+H^+$ 的一对 H 传递至氧生成 1 分子 $H_2O$ 时逐步释放的能量足以合成 3 mol ATP，而 $FADH_2$ 的一对 H 经电子传递链被氧化生成 $H_2O$ 时释放的能量只能合成 2 mol ATP。在电子传递过程中合成 ATP 是 ATP 合成酶的功能，它也位于线粒体内膜。

1 mmol 葡萄糖彻底氧化时产生 ATP 的部位和数量见图 2－2－3。

1 mol 葡萄糖酵解至丙酮酸阶段可直接产生 2 mol ATP，并产生 2 mol $NADH_2$；2 mol 丙酮酸经三羧酸循环彻底氧化直接产生 2 mol ATP，并产生 8 mol $NADH_2$，2 mol $FADH_2$；如前所述，通过线粒体内呼吸链直接代谢，1 mol $NADH_2$ 产生 3 mol ATP，1 mol $FADH_2$ 产生 2 mol ATP，故 1 mol 葡萄糖从酵解途径到它的彻底氧化共产生 38 mol ATP。另一种算法：美国的威廉·麦克阿特尔[4]等认为糖酵解过程中在细胞质内形成的 NADH 不能直接透入线粒体，需通过线粒体内膜中的载体转运系统形成 $NADH_2$ 或 $FADH_2$，参加呼吸链反应才产生能量。所以糖酵解过程中产生的 2 mol $NADH_2$ 在有氧时通过呼吸链产生 4 mol（比上述算法少

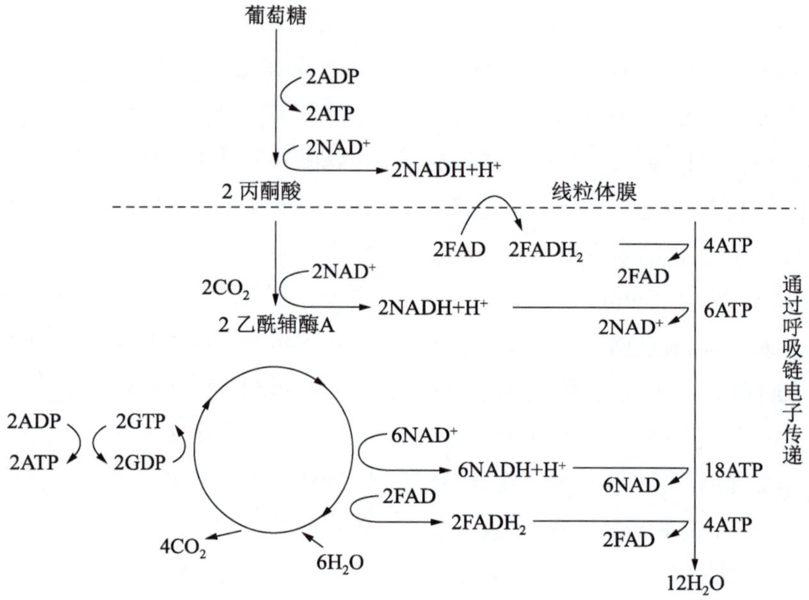


图 2－2－3　葡萄糖彻底氧化时产生 ATP 的部位和数量

2 mol）或 6 mol ATP，再加上酵解直接生成的 2 mol ATP，糖酵解过程共产生 6 或 8 mol ATP；连同从丙酮酸到三羧酸循环的彻底氧化过程中产生的 30 mol ATP（包括直接生成的 2 mol ATP，以及由 8 mol $NADH_2$、2 mol $FADH_2$ 氧化产生的 28 mol ATP），1 mol 葡萄糖从酵解到它的彻底氧化共产生 36 或 38 mol ATP。也就是说葡萄糖有氧代谢产生的 36 或 38 mol ATP，是它酵解（无氧代谢）直接产生的 2 mol ATP 的 18 或 19 倍，有氧代谢效益好得多。

葡萄糖代谢的反应式为：

$$C_6H_{12}O_6 + 6O_2 \longrightarrow 6CO_2 + 6H_2O + 36(\text{或}\,38)ATP$$

呼吸商（RQ）=1.0，ATP 和 $O_2$ 或 $CO_2$ 之比为 6.0。即：$O_2$/ATP、$CO_2$/ATP 均为 16.7%。影响有氧代谢供能的因素有：①心输出量（cardiac output，CO）：心输出量大，则输送至肌肉的血液量就多，氧供就充分，有利于有氧代谢的进行；②骨骼肌中的肌糖原贮量：研究表明人在做长时间运动时，骨骼肌发生疲劳的时间与肌糖原耗尽的时间是一致的，提高肌糖原贮量可明显增加耐力运动的运动时间；③骨骼肌中线粒体的质和量：缺氧时线粒体可变形、肿胀，甚至破裂。线粒体的质和量不佳时无疑有氧代谢的效率会降低；④肌肉的氧利用率：骨骼肌的氧利用率决定于氧化酶系的活性和主要运动肌中的慢肌纤维比例。慢肌纤维的氧化酶活性高，以及肌肉中的慢肌纤维比例高，则运动的有氧代谢能力强，运动耐力好；⑤内分泌反应：肾上腺素能兴奋心脏，使心输出量增加，促进肝糖原分解，使血糖浓度升高，促进肌糖原分解，有利于糖的有氧代谢。另外甲状腺素也有兴奋交感神经，促进肝糖原和脂肪分解、氧化的作用。胰高血糖素也可促进肝糖原、脂肪的分解，有利于其氧化功能。事实上运动中肾上腺素、甲状腺素、胰高血糖素分泌是增加的。运动时肾上腺素的分泌量可比安静时升高 100 倍左右；⑥运动训练：可使骨骼肌中线粒体数量增多，体积增大，氧化酶活性提高，氧化能力增强。

研究表明人体内碳水化合物贮存的能量约 2000 kcal。其中 1500 kcal 以肌糖原形式贮存，400 kcal 以肝糖原、80 kcal 以细胞外液中的葡萄糖形式贮存[4]。

### （二）脂肪的代谢和供能

人体内的脂肪储存有大量的能，它比碳水化合物贮存的能更多，约是碳水化合物的 50 倍[4]。

甘油三酯在脂肪酶的催化下，可水解为甘油

和三个脂肪酸分子。

$$甘油三酯 + 3H_2O \xrightarrow{脂酶} 甘油 + 3\ 脂肪酸$$

其中甘油经一系列反应可形成3-磷酸甘油醛，参加糖的分解程序，以丙酮酸进入三羧酸循环。1 mol 甘油完全分解可产生 22 mol ATP，从图2－2－4可见甘油在转化成3-磷酸甘油醛时需消耗1 mol ATP，并脱下一对 H。

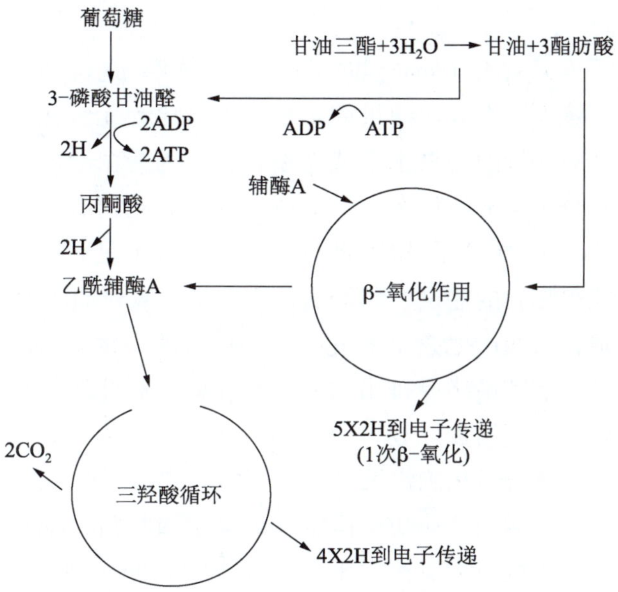


图2－2－4　甘油和脂肪酸的代谢途径

脂肪酸进入线粒体，通过β-氧化过程转化成乙酰辅酶A，然后参与三羧酸循环。1 mol 18碳脂肪酸完全氧化可使146 mol ADP转化成ATP。甘油三酯的3个脂肪酸分子共形成438 mol ATP。连同1 mol甘油产生的22 mol ATP，1 mol甘油三酯共计可产生460 mol ATP[4]（1 mol 含18碳脂肪酸的甘油三酯是878克。1 mol 含油酸的甘油三酯是872克。）。

脂肪所含的氧原子与碳、氢原子比例，少于碳水化合物的氧/碳、氧/氢原子的比例。因而脂肪分解时，需要较多的氧，才能氧化分解为二氧化碳和水。棕榈酸是一种典型的脂肪酸，它氧化分解的反应式是：

$$C_{16}H_{32}O_2 + 23O_2 \longrightarrow 16CO_2 + 16H_2O + 129\ ATP$$

注：RQ＝0.7，ATP和氧之比为5.65，ATP和$CO_2$之比为8.13。

可见脂肪酸氧化利用率比葡萄糖低，以棕榈酸为例，它氧化代谢产生的ATP比消耗相同氧量的葡萄糖所产生的能量少5.8%［(6.0－5.65)÷6≈5.8%］。葡萄糖有氧氧化的最大输出功率为13 W/kg体重。脂肪氧化供能的最大输出功率仅为糖彻底氧化供能输出最大功率的1/2左右。

因为脂肪酸（棕榈酸）的呼吸商是0.7，$CO_2$/ATP的比值是12.3%，比葡萄糖的呼吸商1.0，$CO_2$/ATP的比值16.7%低，所以产生同样量的ATP，脂肪酸产生的$CO_2$比葡萄糖代谢产生的$CO_2$少。以棕榈酸为例，它产生的$CO_2$比葡萄糖氧化代谢产生的$CO_2$少26%［(16.7－12.3)÷16.7≈26%］。这对保持运动中血液$CO_2$分压和pH值是有利的。

骨骼肌中约每克湿重肌组织含甘油三酯20 mg。据称，它提供50% $\dot{V}O_2max$以下运动强度75%的脂肪能源。肌外脂肪能源有血中的游离脂肪酸和皮下脂肪。血中游离脂肪酸含量很低，安静时为0.5毫克当量/升（mEq/L），中等量运动为2 mEq/L，但更新率很高，是供应肌组织脂肪的重要环节，维持长时间运动能源供应的重要保证之一。

### （三）蛋白质的供能

一般情况下，蛋白质不是人体能量的来源。长期以来，生理学家认为运动中蛋白质提供的能量是可不予计算的。但是，最近的研究显示：在剧烈的运动中腿部肌肉大量释放丙氨酸，这提示在剧烈的运动中蛋白质也在分解，提供能量；进食碳水化合物和脂肪少，但蛋白质充分的人，运动时出现负氮平衡，则提示蛋白质分解加强，为机体提供了能量。

蛋白质供能可通过其分解产物的丙氨酸、谷氨酸、天门冬氨酸，在肝脏进行脱氨基，分别形成丙酮酸、α-酮戊二酸、草酰乙酸，参与三羧酸循环，提供ATP；也可通过糖的异生作用，形成葡萄糖而供能。糖异生的途径基本上是糖酵解作用的逆过程。糖酵解中有3步是不可逆反应，需以不同的酶催化不同的反应，才能完成糖的异生。其中最重要的是酵解中的磷酸烯醇式丙酮酸生成丙酮酸这一步是不可逆的。丙酮酸逆向形成磷酸烯醇式丙酮酸是通过丙酮酸羧化支路完成的，即在丙酮酸羧化酶催化下丙酮酸生成草酰乙酸。通过磷酸烯醇式丙酮酸羧激酶的催化草酰乙酸生成磷酸烯醇式丙酮酸。后者再通过糖的异生途径形成葡萄糖[5]。天门冬氨酸脱氨基直接形成草酰乙酸；谷氨酸脱氨基形成 α-酮戊二酸，再通过三羧酸循环形成草酰乙酸，从而可完成糖的异生[4]。图 2－2－5 概括了蛋白质提供能量的代谢途径。

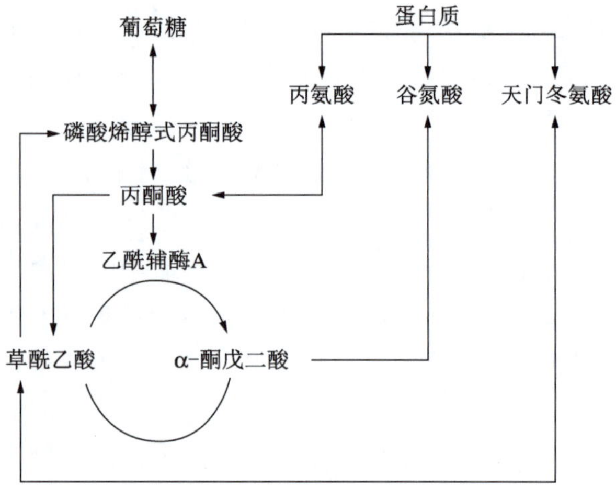


图 2－2－5 蛋白质提供能量的代谢途径

## 第三节 运动的耗氧量曲线和运动能量供应

运动中的动力能源来自于营养素，主要是糖类、脂肪的氧化。即使 ATP-CP 和糖的酵解系统为运动的无氧代谢提供能源，但是它们的能量补充和稳定仍有赖于营养素的氧化。最终运动消耗的能量来自于糖、脂肪、蛋白质的氧化。因此，用于营养素氧化的氧气量，即耗氧量（oxygen consumption，$\dot{V}O_2$）是能量产生的基础，最大耗氧量（$\dot{V}O_2max$）代表运动功能，或体力；$\dot{V}O_2$ 绝对值（代谢当量，METs）或 % $\dot{V}O_2max$（$\dot{V}O_2max$ 的百分比）可用于表示运动强度。

机体的耗氧量也是组织吸收、利用的氧量，所以耗氧量又称摄氧量。由于近年科学技术的进步，以及微型计算机的采用，现在已经可以迅速、直接测定人体的 $\dot{V}O_2$，从而可以准确描绘运动中的 $\dot{V}O_2$ 曲线。

### 一、运动强度在无氧阈以下的单级运动耗氧量曲线

无氧阈（anaerobic threshold，AT）是运动强度较大、有氧代谢供能不足、大量启动无氧代谢补充能量的耗氧水平或功率水平。因为糖酵解时每分子葡萄糖仅产生 2 分子 ATP，只是糖有氧氧化产生 36 分子 ATP 的 1/18。氧供应不足时，为获得相同的能量，酵解的葡萄糖是有氧代谢的 18 倍，从而产生大量的乳酸，可形成酸中毒。为缓冲乳酸，最终要排出大量二氧化碳，因此通气量随之显著增加。故可通过测定血乳酸浓度，或利用气体分析法确定无氧阈。

在运动负荷功率恒定（或称单级负荷）而且运动强度在无氧阈以下的运动中测定的典型 $\dot{V}O_2$ 曲线见图 2－2－6。

如果同一负荷量的运动各相所需要的能量相同的话，那么第一、第二相的 $\dot{V}O_2$ 和第三相（稳定期）$\dot{V}O_2$ 间存在差距就说明第一、第二相有氧产生的能量不足以满足运动的需要。显然，这不足的能量只能由 ATP-CP 和糖无氧酵解系统来提供。任何强度的运动都是 ATP-CP 系统先提供能源，当 CP 被消耗约 50% 时，如果运动强度不大，随后的有氧氧化系统可提供能量并满足需要。如果运动强度大，有氧代谢供应的能量仅为总需要量的 1/3 时，糖酵解系统开始供能。

运动第一、第二相的时间，即 $\dot{V}O_2$ 达到稳定状态的时间多少取决于运动负荷量和运动者的体质状况。大量事实说明：对于负荷量相同的运动，有体力锻炼的人比没有体力锻炼的人更快到达稳定状态，因为体力锻炼可使肌肉的氧化酶活性增强、线粒体数量增加，能更快、更多地利用氧，提供能量。

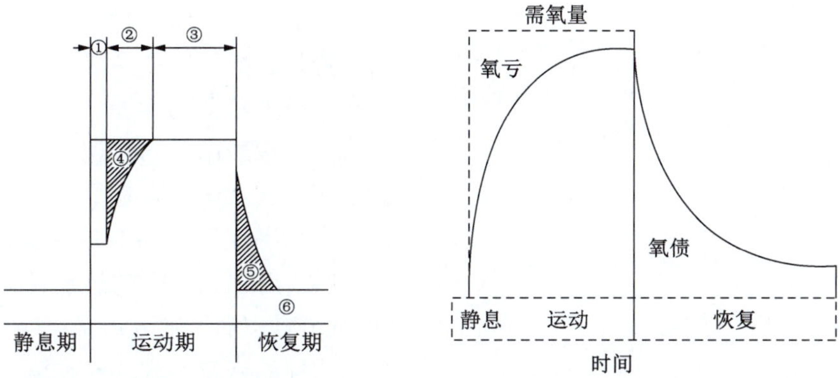


无氧阈以下运动强度$\dot{V}O_2$曲线　　无氧阈以上运动强度$\dot{V}O_2$曲线

图2-2-6　不同运动强度的耗氧量曲线

注：①第一相：运动开始后约15秒，$\dot{V}O_2$ 急速增加。气体交换比例（$CO_2/O_2$）不变。②第二相：运动后30秒~3分，$\dot{V}O_2$ 缓慢上升，气体交换比减少。③第三相（稳定期或称平台期）：$\dot{V}O_2$ 产生的能与运动所需的能相等，即氧的供需相等。④氧亏：有氧代谢氧量不足以产生供运动所需的能，其不足的能量由无氧代谢提供。⑤氧债：偿返第一、第二相 $\dot{V}O_2$ 不足的 $\dot{V}O_2$。⑥静息期的 $\dot{V}O_2$。

## 二、运动强度在无氧阈以上的单级负荷运动耗氧量曲线

运动强度在无氧阈以上的单级运动到达 $\dot{V}O_2$ 稳定状态的时间超过3分钟，或不能到达稳定状态。因为大量产生乳酸，可形成酸中毒，对运动产生不利影响。乳酸的堆积，使得二氧化碳排出量、通气量显著增加，易造成呼吸困难，从而迫使运动停止或运动时间缩短。无氧阈以上、以下运动强度对各参数的影响可分为[6]：

（1）无氧阈以下（即未达到无氧阈）运动强度时：①能长时间的运动；②运动因肌肉、骨的损伤，或营养物质的枯竭而中止；③到达 $\dot{V}O_2$ 稳定状态的时间 <3 分钟；④pH 约为 7.4，⑤动脉血 $CO_2$ 分压正常范围。

（2）无氧阈以上（即达到无氧阈）运动强度时：①运动时间缩短；②运动因“疲劳”或呼吸困难而中止；③到达 $\dot{V}O_2$ 稳定状态的时间 >3 min，或不能到达稳定状态；④呈代谢性酸中毒 pH 值；⑤动脉血 $CO_2$ 分压降低。

## 三、不同运动强度的有氧、无氧供能比例

运动医学专家测定持续时间不同的最大强度运动的有氧和无氧供能。例如2~7秒的最大强度运动以足球、篮球中的“个人冲刺”为代表。5~6分钟的最大强度运动以中距离赛跑或游泳为代表。长时间运动的代表是马拉松跑、锻炼性的慢跑。实际上上述持续时间不同的最大强度运动就是不同程度 % $\dot{V}O_2max$ 强度的运动。运动医学专家测定的不同持续时间最大强度运动中有氧和无氧供能的绝对值和比例关系如下[4]。

### （一）最大强度运动时间为10秒

无氧过程能量供应为20 kcal，有氧过程能量供应仅为4 kcal，为无氧过程能量供应的1/5，或者说无氧过程能量供应占总能量供应的80%。

### （二）最大强度运动时间为5分钟

无氧过程能量供应为30 kcal，有氧过程能量供应为120 kcal，是无氧过程能量供应的4倍。

### （三）最大强度运动时间为60分钟

无氧过程能量供应为15 kcal，有氧过程能量供应为1200 kcal，是无氧过程能量供应的80倍。

说明最大强度运动时间短到10秒的冲刺运动主要能量供应为无氧代谢供应，最大强度运动时间越长的运动，有氧过程能量供应越多，无氧过程能量供应越少，最大强度运动时间为60分钟的运动，有氧过程能量供应占绝大部分，是无氧过程能量供应的80倍。

## 四、不同强度运动中糖与脂肪的供能比例

近年由于生物化学和活体组织检查术的应用，已经能够研究体力活动中各种营养素所提供的能量，及其相互的比例。活体组织检查技术是对于同一肌肉的连续取样活组织检查。研究说明人体安静时是由脂肪、糖的有氧氧化提供能量，以脂肪氧化供能为主。安静时脂肪氧化供能约占75%，糖氧化供能约占25%。

运动中糖、脂肪、蛋白质供应的能量及其比例决定于运动的强度和运动时间的长短。因为糖的酵解和有氧氧化供能比脂肪供能速度快、功率大，所以运动强度越大，糖提供能量的比例越高；运动强度越低、运动时间越长，则脂肪供能的比例就越高。只是在长时间、大强度运动，特别是30分钟以上的运动中，蛋白质才分解、供能。但是蛋白质供应的能量在全部能量消耗中始终只占次要位置。

## 五、恢复期的耗氧量

运动结束后 $\dot{V}O_2$ 并不立即恢复到运动前水平。在无氧阈以下运动强度的运动恢复期，$\dot{V}O_2$ 迅速恢复到静息水平，在30秒内 $\dot{V}O_2$ 下降50%左右。无氧阈以上运动强度的运动恢复期 $\dot{V}O_2$ 曲线并不立即恢复，要持续一段时间，几小时甚至1天才能恢复到静息水平。

恢复期耗氧量的代谢动力学：1922年希尔首先明确提出氧债的概念。他提出恢复期的耗氧量相当于偿还氧亏时欠下的债务，故名氧债[4]。自那以后一直将氧债分为乳酸氧债和非乳酸氧债两部分。

### （一）乳酸氧债

乳酸氧债是用于消除堆积乳酸的 $\dot{V}O_2$。传统的解释是乳酸氧债主要部分（约80%）用于使乳酸在肝脏中转变为糖原，少部分用于使乳酸经丙酮酸—三羧酸循环而代谢。但是这种设想没有得到证实。有人将放射性乳酸注入老鼠的肌肉，结果仅有25%的乳酸再合成为糖原，75%以放射性 $CO_2$ 形式出现。在人的运动试验中观察到剧烈运动10分钟以后，血乳酸浓度明显降低时糖原并没有实质性的恢复。现代研究认为虽然在剧烈运动后有一些氧用于使乳酸再合成糖原，但使糖原恢复到运动前水平的主要是饮食中的碳水化合物，而不是乳酸的再合成[4]。甚至有些学者认为运动恢复期高过静息水平的 $\dot{V}O_2$ 与运动中的氧亏，或生成的乳酸没有因果关系[1]。

### （二）非乳酸氧债

这指的是运动恢复期内与清除乳酸无关的耗氧量。现代概念认为恢复期过多的耗氧量主要是由与运动有关的恢复期生理过程引起的。其包括了：

1. 再生、补充运动期间耗竭的ATP-CP。

2. 使运动中失去氧的肌红蛋白、血红蛋白再次与氧结合，占恢复期 $\dot{V}O_2$ 的12%～15%。

3. 剧烈运动可使体温升高3℃左右，并在恢复期保持升高状态数小时之久。体温升高导致全身代谢升高，势必 $\dot{V}O_2$ 要增加。

4. 运动期间儿茶酚胺、甲状腺素、糖皮质激素大量分泌，恢复期仍处于较高水平，这自然会导致 $\dot{V}O_2$ 增加。

5. 运动期间心跳、呼吸加快，用于呼吸肌活动的 $\dot{V}O_2$ 超过静息时的8～10倍。恢复期心肺活动仍处于较高水平，需要较多的 $\dot{V}O_2$。

6. 运动期间大量 $Ca^{2+}$、$Na^+$ 流入细胞内，从终末池释放大量 $Ca^{2+}$，运动后要回收，或恢复这些离子的分布，需要能量，需要消耗较多的氧气。$Ca^{2+}$ 还有刺激线粒体酶的作用，也需要较多的 $\dot{V}O_2$。

因而用氧债来表示运动后恢复期的过量（或称额外）$\dot{V}O_2$ 是不确切的，以使用恢复期耗氧量或恢复期增高的耗氧量为宜。

## 第四节　心脏的能量代谢

正常心脏的能源底物有游离脂肪酸，葡萄糖和乳酸，主要是游离脂肪酸[7]。心肌细胞利用脂肪酸的能力很强，且游离脂肪酸能抑制心肌对葡萄糖的摄取、氧化分解。用于氧化脂肪酸的氧量一般占心肌总耗氧量的60%~70%，在高脂肪餐后几乎占100%。通常用于糖代谢的氧量约占心肌总耗氧量的18%，乳酸的氧化约占16%耗氧量[7]。

在正常情况下，糖对心肌运动的供能以有氧氧化为主。心肌只含有少量糖原，约为0.6%，仅能维持心脏跳动4分钟左右。心肌利用的葡萄糖绝大部分从血糖摄取。正常供氧情况下，心肌很少产生乳酸，其所利用的乳酸几乎全部来自血液。

缺血、缺氧时，脂肪酸的氧化受抑制，因为脂肪酸的氧利用率比葡萄糖低。脂肪酸和葡萄糖对心肌供能具有竞争性质，当脂肪酸氧化作用减弱时，葡萄糖的利用即加强，成为主要供能者，如缺氧较重则糖的无氧酵解加强，为心肌提供能量。



**摘　要**

1 mol葡萄糖从酵解到它的彻底氧化共产生36或38 mol ATP，是它酵解（无氧代谢）直接产生的2 mol ATP的18或19倍，可见有氧代谢效益好得多；但是无氧代谢的能量来得更快，是应急之需。1 mol甘油三酯共计可产生460 mol ATP，但是脂肪酸氧化利用率比葡萄糖低。一般情况下，蛋白质不是人体能量的来源。

（本章肌肉运动的能量供应论述得到中国人民解放军海军军医大学魏尧梅教授的指导，谨表示感谢）

# 第三章　运动的生理反应

生命在于运动。运动是生命活动的起点，运动是人类生存的基础。人类生活、工作中最基本的活动就是运动。如前所述，运动需要消耗能量。为了给运动提供能量，心血管系统要输送含氧的血液到进行运动的组织、全身有关的组织和器官；呼吸系统要通过气体交换使静脉血充分氧化；血液系统要产生足够的红细胞，血红蛋白；消化系统要提供充足的营养素；神经系统要协调运动时全身各组织、器官的活动，也就是说在运动时，机体各个系统都会有相应的活动、反应。运动量不同，机体各组织、器官的活动程度就不同。一般讲，运动的反应和运动量成正比，运动量越大，各组织、器官的反应就越强。今就机体各系统，主要是心血管、呼吸、肌肉、神经、内分泌系统对运动的生理反应进行扼要叙述。

## 第一节　心血管系统

运动负荷时心血管系统的任务是：①输送足够的代谢底物和氧到组织中去；②运输调节激素去靶器官，作神经—体液控制；③移出运动肌肉有氧代谢、无氧代谢产生的$CO_2$等副产品；④消除运动肌肉做功所产生的热。这过程又分为以心脏为中心的泵血过程和组织循环、代谢过程。组织循环、代谢过程表现为局部组织的血流量和动—静脉氧含量差的变化。心血管系统对于运动的反应分为即刻效应和训练效应二种。心血管系统运动即刻效应的特征是运动中机体充分发挥心血管系统的贮备力，表现为心率增加，心肌收缩力加强，心输出量增加，运动组织的血流量加大等。训练效应是经过一段时间运动训练后，心血管系统发生的组织学改变和功能变化。

## 一、心率

心率上升是心脏对于运动的第一反应，或心脏对于运动的最敏感反射。心率上升也是运动时心输出量增加的主要机制。

安静时健康成人心率是60～80次/min。运动开始后，交感神经传入心脏的冲动增加，血液中儿茶酚胺增多，心率加快。低水平的单级（功率恒定）负荷运动时，心率的上升在几分钟内到达平台（处于稳定状态），负荷功率较大时，则心率到达平台的时间要延长。当运动负荷为多级负荷时，则心率依次增加。亚极量运动时健康人心率的增加和运动量呈线性高度相关关系。竭尽全力地进行负荷量最大的运动时的心率被称为最大心率（HRmax）。运动负荷时心率上升的程度受多种因素的影响，如性别、年龄、运动类型、环境因素、身体状况、血容量、神经、心理等因素都对运动心率产生影响。例如，100 W的运动强度时女性的心率为145次/min，男性为120次/min。成年后，随着年龄的增加，运动心率的增加逐渐减少，即同一运动强度时年龄越大，心率越低。此外，年龄越大，最大心率越低。譬如20岁年龄段最大心率为190次/min，60岁年龄段则最大心率为155次/min。

杨志伟等[8]对107例受试者进行运动试验，作24 h动态心电图心率分析，其中60岁以上55例为老年组（Ⅰ组），60岁以下52例为对照组（Ⅱ组），两组各分两亚组：高血压老年组，无高血压老年组；高血压非老年组，无高血压非老年组。结果显示在无高血压者，与老年者比较，非老年的峰值心率更高（次/min）[(89.14±8.12)：(94.20±10.02)]，2 min HR恢复（次/min）[(13.00±4.26)：(16.73±5.81)]显著上升；而与高血压患者比较，无高血压者（无论是否老年）峰值心率更高，2 min HR恢复（次/min）显著上升，$P<0.05$或$P<0.01$，心率更容易恢复。

**心率变异性**

心率变异性（heart rate variability，HRV）反映的是心脏节律变化，是目前唯一能够定量反映自主神经活性及其调节功能的检测方法。它对评价许多心血管和内分泌疾病的自主神经变化具有非常重要的价值。HRV时域指标为24 h正常RR间期标准差[standard deviation of normal to normal RR intervals calculated over the 24 h period，SDNN；单位ms，参考正常值为141±39（<100为中度降低，<50为明显降低）]主要反映交感及迷走神经张力大小，用来评价自主神经系统受损与恢复的总体程度；相邻正常RR间期差值的均方根（root-mean square of differences between successive normal to normal intervals，rMSSD；单位ms，参考正常值为27±12）、相邻正常RR间期差值>50 ms的心搏数占24 h总RR间期数的百分比（adjacent normal RR interval difference >50 ms stroke accounted for a percentage of 24 h total RR interval，PNN50；单位为%），高频心率变异（how-frequency HRV，HF；RR间期按不同频率分成各不同频带，HF指的是高频率曲线下的面积，单位为$ms^2$）主要反映心率变异性的快变化，即迷走神经的张力大小。

24 h每5分钟正常RR间期平均值的标准差（standard deviation of normal to normal RR intervals in all 5 min segments of the entire recording，SDANN；单位ms，参考正常值为127±35）、24 h正常RR间期标准差[(standard deviation of normal to normal RR intervals calculated over the 24 h period，SDNN；单位ms，参考正常值为141±39（<100中度降低，<50为明显降低)]、24 h每5分钟正常RR间期标准差的平均值[(24 h every 5 minutes normal RR interval mean standard deviation，SDNN-index)，单位ms]、低频心率变异（low-frequency HRV，LF；单位为$ms^2$）则主要反映心率变异性的慢变化，即交感神经的张力大小。

周蓉等[9]对长期锻炼组（60例）与非锻炼对照组（60例）测定时域心率变异性并进行对照分析。结果提示与对照组比较，锻炼组SDNN[(134.83±28.46) ms：(149.66±31.24) ms，$t=3.68$，$P<0.01$]、SDANN[(123.67±26.12) ms：(134.96±30.09) ms，$t=2.91$，$P<0.01$]、rMSSD

[(31.09 ±13.17) ms:(36.75 ±17.68) ms, $t=2.48$, $P<0.05$]、PNN50 [(8.64 ±5.92)% :(36.75 ±17.68)%, $t=2.29$, $P<0.05$] 均显著提高;这说明(男性)长期坚持体育锻炼能提高心率变异性。

虽然预测最大心率的 200 - 0.6 × 年龄回归线有相当好的重复性,但是由于个体差异比较大,围绕此线的数据相当分散,年龄预告最大心率的应用价值相对不大。随着现代科学技术的进步,脉率计等先进设备的采用,已可准确、及时测定运动中的心率变化,用于制订运动处方和指导运动。就运动类型来说,抗重力的动态运动心率增加更多。体力差、缺乏锻炼、血容量减少或贫血的人运动时心率增加会更多。环境炎热心率也容易增快。神经心理因素也影响运动的心率:精神紧张者运动时心率更快,而且不稳定,甚至在运动开始以前,心率就可开始上升。

**训练效应**

运动训练可提升最大心率(在老年人群中表现更明显),降低安静时的心率(运动员安静时的心率低于常人就是明证)。同一运动强度的心率,运动员最低,譬如运动强度为 100 W 时运动员的心率为 100 次/min,常人男性为 120 次/min,女性为 145 次/min。经过一段时间训练后,同一运动强度的心率会下降,而且安静时的心率也比训练前或未经训练者低。Grade 和 Taylor 在 1963 年报告了各种运动员安静时的心率为 52 ~ 65 次/min,优秀运动员为 50 次/min,长距离特别优秀的运动员为 43 次/min。

常芸等[10]对我国 930 名优秀运动员的基础心率进行调查,结果提示我国优秀男运动员安静心率平均 58.95 次/min,女运动员 59.02 次/min;快速力量项目群运动员安静心率最快(男子 66.23 次/min;女子 66.50 次/min),显著高于速度耐力性项目群,格斗对抗性项目群,同场对抗性项目群运动员。

其机制为:①训练后每搏输出量(stroke volume, SV)增加,心率随之减少[2];②对运动的交感神经反应降低,有报告称经过充分训练的个体在运动中的血儿茶酚胺浓度降低;③骨骼肌的氧化能力在训练后明显加强,因而局部血流量,心输出量下降,心率下降。此外,经过运动训练后老年人的最大心率会上升。运动训练后最大心率上升,亚极量运动时心率相对较低,则心率贮备相对增大。譬如某老年人运动训练前最大心率为 180 次/min,100 W 踏车时的心率为 120 次/min,100 W 踏车时的心率为 66.6% HRmax(最大心率的 66.6%);运动训练一年后,最大心率升至 196 次/min,100 W 踏车时的心率为 100 次/min,只占最大心率的 51%(51% HRmax)。说明心率贮备力增大,体力增强,可以完成更大功率的工作。

游泳运动可改善孕妇心血管功能,提高分娩成功率,及生育质量。赵小祺等[11]报道了 166 名受试者,其被分为游泳组(怀孕 20 ~ 30 周期间每周游泳 2 ~ 3 次)和对照组。结果提示与对照组比较,游泳组的心电图异常率(57.1% 比 37.8%),ST-T 改变(15.5% 比 4.9%)及心律失常发生率(48.8% 比 31.7%)显著降低($P$ 均 <0.05),窦性心动过速,房性期前收缩,室内传导阻滞率显著降低,分娩成功率(91.7% 比 98.8%),顺产率(41.6% 比 64.2%)显著高于对照组($P<0.05$ 或 $P<0.01$)。说明游泳能显著改善孕妇的心血管功能,提高分娩成功率。

过度训练除显著升高心率外,还可导致心电图出现异常,包括心律失常和 ST-T 改变。陈金良等[12]报道了与常规训练组(仅参加日常一般队列训练)比较,强化训练组(当日清晨越野跑 5 km,时间控制在 25 ~ 30 min)训练后 0.5 h 各种心律失常以及心电图改变发生率均显著升高,$P<0.05$ 或 $P<0.01$;训练后 24 h,强化训练组窦性心动过速(1.41% 比 6.57%)、窦性心动过缓(0.47% 比 5.16%)、频发房性期前收缩(0.94% 比 4.69%)、频发室性期前收缩(1.41% 比 5.16%)、房室传导阻滞(0.47% 比 4.23%)和 ST-T 改变(1.41% 比 6.10%)发生率仍然显著升高,$P<0.05$ 或 $P<0.01$。说明:新兵首次 5 km 越野跑(为过度训练)除窦性心动过速百分比显著升高外,可出现心电图异常,包括心律失常和 ST-T 改变。

2

## 二、心输出量

心输出量指的是心脏每分钟搏出的血液量，等于每搏输出量×心率。每搏输出量是心脏每收缩一次的排血量。正常成年人静息状况的每搏输出量是60～70 mL，心输出量是5000～6000 mL。人体的大小有个体差异性。心输出量与人体大小成正比。为了便于个体间心输出量的比较，以心输出量（CD）除以体表面积，得每$m^2$体表面积的心输出量，称为心输出量指数或心脏指数（cardiac index，CI）。正常男性静息心输出量指数为（3.0±0.5）$L \cdot min^{-1} \cdot m^{-2}$，女性较男性低10%。每搏输出量除以体表面积为每搏输出量指数（stroke index，SI）。心输出量不单纯是心脏输出血液能力的指标，它还提示全身的气体交换，末梢组织代谢和血液潴留状况。Anderson认为它应作为运动负荷的生理参数予以测定。

### （一）决定心输出量因素

主要有5种因素，即前负荷、后负荷、心肌收缩性、心率和心脏协同作用。

1. 前负荷

前负荷指心肌收缩前的状态，即由左室舒张末期承受的压力（左室舒张末期压）产生的左室心肌静息张力。前负荷常以左室舒张末期容积（LVEDV）、左室舒张末期压（LVEDP）代表。按Frank-Starling定律，即在一定范围内心室舒张末期容积或压力增加，可导致心搏量增加。这是心脏调节每搏输出量的基本规律。多年来人们认为Frank-Starling机制也是运动时每搏输出量增加的原理。运动时静脉回心血量增加，心室充盈压增加，心室肌牵张，心肌收缩加强，每搏输出量增加。身体的位置对安静和运动时心输出量、心率和耗氧量有重大影响[4]，如：

（1）安静时：①仰卧位：心输出量（L/min）为9.2，心率（次/min）为65，$\dot{V}O_2$（mL/min）为345；②直立位：心输出量（L/min）为6.6，心率（次/min）为64，$\dot{V}O_2$（mL/min）为384；

（2）剧烈运动时：①仰卧位：心输出量（L/min）为26.3，心率（次/min）为160，$\dot{V}O_2$（mL/min）为3364；②直立位：心输出量（L/min）为24.5，心率（次/min）为150，$\dot{V}O_2$（mL/min）为3387；

（3）中等运动时：仰卧位，直立位的各项指标低于剧烈运动时，说明：①仰卧位的心输出量都高于直立位，以安静时的差异最显著；②仰卧位的心率、$\dot{V}O_2$于剧烈运动时高于直立位。安静时，两种体位无显著差异。

仰卧位安静时的心输出量为9.2 L/min，大大超过直立位的6.6 L/min，就是因为仰卧位静脉回心血量多于直立位静脉回心血量的缘故。直立位静脉回心血量所以较卧位时减少是因为受重力影响的缘故；可是运动中直立体位心输出量能大幅度上升，剧烈运动时心输出量增至24.5 L/min。安静时心输出量较少，运动时由于交感神经的兴奋，促使静脉收缩以及腿部肌肉的反复收缩，挤压静脉血回流，使回心血量增加，导致心输出量大幅度增加。

2. 后负荷

后负荷是指心肌收缩喷血过程中遇到的阻抗。心脏后负荷是主动脉平均压及外周血管阻力。它和动脉系统的血管半径、长度、管壁弹性和血液黏滞性等有关。后负荷增加时，每搏输出量减少，后负荷减少时，每搏输出量增加。

3. 心肌收缩性

心肌收缩性是心室泵血的动力，也是心肌收缩力的决定因素。代表心肌收缩力的常用指标有左室射血分数、左室收缩末期压力、左室舒张期压力、毛细血管楔嵌压（PCWP）、左室流出道最大流速和平均周边缩短速率等。

（1）左室射血分数（left ventricular ejection fraction，LVEF）：为每搏输出量除以左室舒张末期容积。正常为0.56～0.78。即心室收缩末期残留血量占心室充盈量的30%左右。左室射血分数可由超声心动图、核素心室扫描、X线电影摄影心室造影测量心室收缩末期容积、舒张末期容积计算而得；

（2）心室收缩末压、舒张末压和肺毛细血管楔嵌压：后负荷过大或心肌收缩无力，将引起收缩末期心室残留血量增加，心室收缩末压（LVESP）升高，进一步可引起心室舒张末期容积与压力升高。所以临床上常以左室舒张末期压力

(LVEDP) 为判断左室功能的重要指标；左心房平均压在无二尖瓣口狭窄的情况下与左室舒张末压是一致的。在肺静脉无阻力增加的情况下，肺毛细血管楔嵌压（PCWP）大致等于左房平均压，所以 PCWP 可以反映左室舒张末期压。正常左室舒张末期压为 0～10 mmHg，肺毛细血管楔嵌压不超过 12 mmHg。

目前公认直立运动时每搏输出量的增加是收缩期更完全排空所致[11]，也就是说心肌收缩力加强的结果。

在同一前负荷的基础上，心脏受某种外因的作用，可加快心肌的收缩速度，称为正变力作用。正变力作用主要是通过增加细胞内 $Ca^{2+}$ 浓度和（或）增加细胞内环磷腺苷（cAMP）而实现的。钙剂的正变力作用是通过增加细胞内 $Ca^{2+}$ 浓度途径而实现的。洋地黄的正变力作用是通过洋地黄抑制细胞膜上的钠泵（$Na^+$-$K^+$-ATP 酶），减少舒张期细胞内钠的泵出，使细胞内 $Na^+$ 浓度增加，能有更多的 $Na^+$ 与肌浆中的 $Ca^{2+}$ 争夺结合体，有更多的 $Ca^{2+}$ 游离，使胞质内 $Ca^{2+}$ 浓度增加，加强心肌的兴奋—收缩偶联而加强心肌收缩力的。交感神经系统的正变力作用是通过儿茶酚胺激活β-受体及腺苷环化酶，引起细胞内 cAMP 的含量迅速增加而发生的。cAMP 能提供心肌收缩能量和提高胞质中 $Ca^{2+}$ 浓度。细胞内 cAMP 含量增加心肌就会发挥正变力作用。所谓正变力作用是在同样的左室充盈压情况下，正变力作用比正常心肌收缩力要搏出更多的血液，心输出量更大。

4. 心率

因心输出量 = 心率 × 每搏输出量。所以心率的变化自然会引起心输出量的改变。但是心率太快，超过 160～180 次/min 时，因为心脏舒张时间太短，心室充盈量减少，每搏输出量减少，心输出量反而减少。

5. 心脏的协同作用

正常心脏收缩是按心房、心室随着一定顺序、协调地进行的。舒张末期心房收缩将心房内血液挤入心室，增加心室充盈压及心室肌张力。如无心房收缩，则每搏输出量可减低 5%～15%。心室的收缩是沿着心电传导的顺序，从心尖向心室流出道、心底部进行收缩。在室性期前收缩、房室束枝传导阻滞时，心室收缩的顺序由心底部向心尖部发展，一开始心室流出道的出口就收缩，势必增加心室流出道的阻力，使心脏输出量减少。正常左、右心室收缩基本上是同步、均匀的。冠心病有、无心肌梗死均可有病变部分心室壁收缩力降低、丧失收缩力（即节段性运动不良），甚至向外膨胀（逆向搏动）的现象。这对于心脏泵血是不利的。病变心室不但不能正常地收缩、泵血，甚至还可抵消其他部位心肌的泵血作用。

### （二）运动时的心输出量

人在运动时，交感—肾上腺系统活动增强，主要通过增快心率、加强心肌收缩，使心输出量大幅度增加。运动强度约在 50% $\dot{V}O_2max$ 以前，每搏输出量逐渐增加。这以后，每搏输出量不再增加，心输出量的增加是心率增加的结果。

猪饲和宫村在 1967 年报告了[2]，以健康男性为对象，用功率计踏车的三种运动强度（60 转/min，360、720、1080 $kg \cdot m^{-1} \cdot min^{-1}$）运动 10 min，同时测定 $\dot{V}O_2$、心率、动—静脉氧含量差和心输出量，其结果是：

1. 亚极量运动（360 min、720 min）时，心率和动—静脉氧含量差除初期阶段明显上升外，几乎是恒定的；每一运动强度的每搏输出量（SV）、心输出量（Q）、耗氧量（$\dot{V}O_2$）的曲线相似，只是运动初期 720 $kg \cdot m^{-1} \cdot min^{-1}$ 时的这些参数的上升比 360 $kg \cdot m^{-1} \cdot min^{-1}$ 的更加显著，显示心输出量增加的主要原因是每搏输出量增加。

2. 极量运动（1080 $kg \cdot m^{-1} \cdot min^{-1}$）时，每搏输出量、动—静脉氧含量差与 720 $kg \cdot m^{-1} \cdot min^{-1}$ 相似，心输出量、耗氧量的上升曲线和心率曲线相似，说明极量运动对心输出量增加的主要原因是心率增加。

### （三）影响运动时心输出量的因素[2]

运动最大心输出量还受性别、年龄、测定方法、训练的影响。

1. 性别、年龄的影响

最大心输出量男性比女性大。Astrand 测定的结果是女性的比男性的低 2%。猪饲和宫村测定的日本人是女性的比男性的低 28%，男子最大输出量为 22.1 L/min，女子为 15.9 L/min。男女最大输出量差别的原因，多认为是女性每搏输出量较少的缘故。其理由是：第一，一般女性比男性安静时心率高一些；第二，按体表面积计算，女性的心脏容积比男性小。小林氏报告男子的心脏容积为250～450 mL/$m^2$，女子为200～435 mL/$m^2$。

人体生理功能成熟时（20～25岁），最大心输出量达到顶峰，以后随着年龄增加，最大心输出量逐渐减少。以25岁的最大心输出量为100%，Astrand报道50岁为80%，减少20%，猪饲等的资料则50岁为86%，减少14%。

最大心输出量随增龄而减少也是心率和每搏输出量随增龄而减少所致。最大心率随增龄而减少是大家比较熟悉的。另一方面，每搏输出量也是随年龄增加而减少的。

2．测定方法的影响

活动平板运动试验测得的最大耗氧量比踏车运动试验测得的高：宫村等于1971年应用活动平板法和功率计踏车测定最大耗氧量时的心输出量，结果活动平板渐增负荷法测得的最大心输出量比固定功率的踏车运动试验测得的高1 L/min，有统计学的显著差异（$P<0.01$）。

### （四）训练对心输出量的效应

运动训练可以提高心输出量。譬如，一般大学生最大心输出量为20～22 L/min；世界级耐力运动员最大心输出量为35～40 L/min，几乎为一般大学生的2倍。由此可见运动训练也提高每搏输出量。有研究表明：

**耐力运动员的每搏输出量**

不论是安静还是运动时，都比同年龄的无训练者多。每搏输出量一般人安静时约为50 mL，立位运动时增至约100 mL，运动员安静时100 mL，运动时可超过150 mL；

马继政等[13]测定优秀耐力运动员直立位运动负荷递增时心输出量和摄氧量之间的关系。结果显示随着运动负荷的增加，三组的心输出量均呈递增趋势。随着运动强度的增加，优秀组每搏输出量由安静状态的（88.67±4.45）mL增至$\dot{V}O_2max$时的（144.88±5.86）mL；心输出量由安静状态的（5.19±0.44）L增至$\dot{V}O_2max$时的（29.58±2.48）L。超过80% $\dot{V}O_2max$时，优秀组的心输出量显著高于对照组和锻炼组（$P<0.05$）。

### （五）运动时心输出量的分配

运动时心率从60次/min增加至190次/min左右、每搏输出量从100 mL/次增加至150 mL/次、心输出量从5 L/min增加至30 L/min左右，不仅使运动肌肉的血流量增加，而且还使得心输出量的血液被重新分配。

为满足运动肌肉对血流量和氧的需要，通过神经和激素对血管的调节以及局部肌肉的代谢状况改变，运动肌肉分配的血流量比例加大，不运动的肌肉以及某些脏器分配的血流量比例减少。安静时肌肉的血流量只占心输出量的20%左右，每100 mL肌肉的血流量为2～3 mL/min[2]或4～7 mL/min[4]；运动时运动肌肉的血流量迅速增加，最大运动时每100 mL肌肉的血流量可达50～75 mL/min，相当于心输出量的85%[4]。同一运动强度因运动持续时间的不同，肌肉的血流量也不同。在一定范围内，运动时间越长，运动时肌肉的血流量越大；而肝、肾、脾等器官血流量会大幅度下降，甚至某一器官的血流量可以比安静时减少4/5。在剧烈运动时内脏器官的血流量可大量减少至只占肌体血流量的1%～3%。因此，剧烈运动时间太长，肝、肾功能的改变会使人体产生疲劳，运动难以为继。

冠状动脉血流：运动时心输出量大幅度增加，随着运动强度的增加，心输出量也增加，且在进行中等剧烈运动时，其占肌体血流量的百分比始终维持在4%。如何满足这种心肌对氧需要的增加呢？安静时心肌的动—静脉氧差即达到14%，接近动—静脉氧差的最大值，所以运动时增加氧的供应主要靠增加冠状动脉血流量。冠状动脉血流量的多少决定于灌注压，冠状动脉直径，末梢冠状动脉的阻力。冠状动脉的阻力90%来自于末梢冠状动脉。运动时末梢冠状动脉可扩张4倍，从而使冠状动脉最大血流量可达1 L/min，为安静时260 mL/min的4倍。正常冠状动脉的α-肾上腺素能刺激引起冠状动脉收缩，β-肾上腺素能刺激则引起冠状动脉扩张。交感刺激正常冠状动脉的纯效果是引起扩张。此外，血管内皮松弛因子（endothelium-derived relaxing factor，EDRF）在冠状动脉扩张方面也发挥重要的作用。现在认为血管内皮是一重要而复杂的冠状动脉平滑肌张力调节因素。它可以释放许多血管活动物质，EDRF是其中一种。运动时血管壁张力的增加、肾上腺素的增加可激发 EDRF 的释放，引起冠状动脉扩张，增加冠状动脉血流量。

皮肤血流量：运动开始时皮肤血流量减少，以后的亚极量运动使皮肤血流增加，极量运动时，皮肤血流再度减少，可少至仅占肌体血流量的1%。

训练效应：平素有进行运动训练的人，在进行与运动前相同运动强度的亚极量运动时，肌肉血流量仅稍有增加；而极量运动的最大肌肉血流量较训练前有明显提高。

### （六）运动心输出量增加的生化基础

有研究表明，耐力运动可使心肌有氧代谢能力加强，肌球蛋白 ATP 酶活性加强，横桥活化水平提高。这些可能就是心肌收缩力加强、心输出量增加的生化基础。

耐力运动加强心肌有氧代谢能力。耐力运动使糖有氧代谢过程中重要的酶，如酸性磷酸酶（acid phosphatase，ACP）[14]、乳酸脱氢酶[14]、枸橼酸合成酶、葡萄糖-6-磷酸脱氢酶、磷酸果糖激酶、磷酸甘油醛脱氢酶和丙酮酸激酶等的活性增强。

耐力运动可加强肌球蛋白 ATP 酶活性，提高横桥活化水平。最大收缩速度（Vmax）和最大收缩力是心肌收缩性的 2 个重要指标。Vmax 与肌球蛋白 ATP 酶活性密切相关。Scheuer 的研究[15]证明：耐力运动使心肌 Vmax 增加，同时还有心肌肌球蛋白 ATP 酶活性增加。收缩力决定于横桥活化水平[16]。兴奋—收缩耦联的每一环节都可影响横桥活化水平。已查明的主要因素有：①胞质游离 $Ca^{2+}$ 的瞬态浓度；②肌钙蛋白 C 对钙的亲和力 2 种。

耐力运动可使心肌细胞内 $Ca^{2+}$ 的瞬时浓度增加。运动可使肌钙蛋白 C 对钙的亲和力增强。实验证明肌球蛋白轻链的磷酸化水平越高，肌钙蛋白 C 对钙的亲和力越强。

沈梅等[17]设计了一次运动与缓激肽含量的研究：①急性实验：用 70 只普通 Wistar 大鼠被随机分为空白对照组（7 只），低、中、高强度运动组（各 21 只），分别给以不同强度运动刺激，时间 30 min，分别于运动后 1 h、2 h、3 h 取血，以酶联免疫吸附测定法（ELISA）测定血清缓激肽（BK）含量；②慢性实验根据急性实验结果设定中、高强度运动组（各 28 只），每组内分 1、2、3、4 周四个亚组，30 min/d，在每一周实验终点时取血，测定缓激肽含量。结果：①急性实验中的 BK 含量：中强度组 BK 水平 2 h 时较空白对照组显著升高（$P<0.01$）；高强度组 BK 水平 1 h 即显著升高，1～3 h 水平均显著高于中强度组（$P<0.05$ 至 $P<0.01$）；②慢性实验中的 BK 含量：中等强度组在第一周即较空白对照组显著升高（$P<0.01$）；高强度组第 1 周 BK 水平即显著高于中等强度组（$P<0.01$），在第 2 周达到高峰，显著高于第 1 周［（530.88±47.86）pg/mL 比（469.09±34.53）pg/mL，$P<0.05$］；这项研究说明运动可说明使缓激肽含量显著升高，且适当提高运动强度可以使缓激肽含量升得更高，时间更长。

总之，这些研究初步说明耐力运动可使心肌有氧代谢能力增强，肌球蛋白 ATP 酶活性加强，横桥活化水平提高，从而加快心肌收缩速度，加大心肌收缩力，使心输出量增加。

## 三、血压

动脉血压是血流对大动脉的侧压力。压力的高低决定于心输出量和末梢血管的阻力。收缩压的产生是由于每搏输出量的血液注入大动脉内，在收缩期，动脉系统只流走每搏输出量的 1/3，每搏输出量的其余 2/3 血液充盈于大动脉内，使大动脉壁的侧压力升高，并传导至中、小动脉。大动脉内压力的升高迫使有弹性的大动脉扩张，将动能变为势能。在舒张期，大动脉的回缩驱使血液持续向前流动，并维持着一定的压力，称之为舒张压。舒张压的产生是由于末梢血管的阻力阻碍过多的血液流走，因而，舒张压主要决定于末梢血管阻力。平均动脉压为收缩压与舒张压总面积的平均值，不是收缩压和舒张压峰值的数值之和除以 2。因为测量收缩压、舒张压的面积比较麻烦，故大致以（收缩压＋2×舒张压）/3 表示。平均动脉压为左心室的实际每搏做功。

运动时因为心输出量大幅度增加，所以收缩

压上升。其上升的程度与运动强度、心输出量密切相关。在一定范围内，运动强度越大，收缩压越高。一般是运动开始后几分钟内血压迅速上升，然后到达稳定状态。正常成年人运动时收缩压较休息时大幅度上升，40~60 岁的男性平均上升 60±25 mmHg，与之相同年龄的女性收缩压平均上升 40±20 mmHg。最大收缩压为 150~250 mmHg，平均动脉压可由安静时的 90 mmHg 左右，升高至极限的 250 mmHg。优秀的耐力运动员在运动后即刻的收缩压可高达 272 mmHg[1]。运动和休息的收缩压差是一种反映左室功能的指标。如果运动时血压不能相应地上升，甚至下降，说明左室功能不全，可由冠心病、心肌缺血等引起。运动结束后，收缩压迅速下降，通常在 6 min 内达到基本水平，然后通常保持在比运动前较低的水平几个小时。

运动时舒张压通常和休息时相似。运动的肌肉因为代谢产物的突然增加，其动脉立即扩张，虽然未参与运动的肌肉血管阻力增加，但总的来说，外周血管总阻力是下降的。尽管运动时，心输出量大幅度上升，但是，由于外周血管总阻力下降，所以运动时的舒张压通常不变或稍低（下降 10 mmHg）。有的人在大强度运动后，即刻舒张压可降至 0，即血压降至 0 时，仍可清晰地听到搏动声。此乃运动生理学中所谓的“连续心音”现象。连续心音大多出现于优秀运动员身上，在剧烈运动以后尤为显著。目前认为这主要是运动员心脏收缩力很强所致，与血管张力下降无明显关系，是剧烈运动后的一种生理现象[1]。如果在血压迅速下降的同时，出现冷汗、面色苍白、心率下降、头晕、甚至晕厥，励氏等称之为迟发性晕厥现象，尽管认为它无明显病理意义，是强烈运动结束后，和交感神经兴奋相应的迷走神经张力未及时下降，导致外周血管阻力下降所致[18]，但也应及时平卧，适当抬高下肢，促使尽快恢复正常。如果运动时舒张压升高超过 10~15 mmHg，要考虑为病理现象。

杨露等[19]进行了一项人体质量指数与运动血压的相关性研究，让 BMI 正常的 224 例患者（正常对照组），109 例肥胖患者（肥胖组），行平板运动实验检查，比较两组间运动血压的差别，结果是在正常对照组，与其静息收缩压、舒张压比较，运动峰值收缩压、舒张压显著升高［收缩压（117.17±15.79）mmHg 比(168.22±23.35）mmHg，舒张压(72.23±7.58）mmHg 比（83.72±14.92）mmHg］，符合上述血压对运动的反应；而与正常对照组比较，肥胖组的静息收缩压、舒张压，运动峰值收缩压、舒张压，运动恢复 6 min 时收缩压、舒张压均显著升高（$P$ 均 $<0.05$）。

训练效应：耐力训练可使锻炼者安静、亚极量运动时的收缩压、舒张压和平均动脉压降低。耐力训练后亚极量运动时的血压降低，指的是锻炼后同一运动强度的血压较运动锻炼前降低，通常认为是锻炼后，肌肉氧化能力改善，心输出量相应降低所致。但是运动训练可使锻炼者的最大收缩压上升。

赵小祺等[20]让 172 例孕妇分为瑜伽组（87 例，于妊娠 16 周开始进行瑜伽训练，每次 1 h，2 次/周）和对照组（85 例，未进行有氧运动）。结果提示孕晚期对照组的收缩压、舒张压均分别明显高于瑜伽组（$P<0.05$，$P<0.01$），对照组的高血压发生率（10.6%）显著高于瑜伽组的 2.3%（$P<0.05$），对照组的异常心电图发生率(55.3%）显著高于瑜伽组的 33.3%（$P<0.01$）。说明运动训练可显著降低血压和异常心电图发生率。

## 四、耗氧量有关参数及氧利用率等

### （一）耗氧量

$\dot{V}O_2$ 是机体一定时间内消耗的氧气量。$\dot{V}O_2$ = 心输出量 × 动—静脉氧含量差。它通常以升/分(L/min）或 mL · kg$^{-1}$ · min$^{-1}$ 表示。代谢当量(MET）是维持静息代谢需要的耗氧量，据测定白色人种（40 岁，70 kg 体重，坐位）1 MET 为 3.5 mL · kg$^{-1}$ · min$^{-1}$；我国学者张韵龙测定的为 5.11±0.72 mL · kg$^{-1}$ · min$^{-1}$；刘江生测定的为 4.78 mL · kg$^{-1}$ · min$^{-1}$。脂肪占体重比例越大，静息耗氧量越低。这可能是国人静息耗氧量高于白人的原因[21]。运动时，因为机体需要更多的能，消耗的氧气自然增多。运动 $\dot{V}O_2$ 通常为安静

$\dot{V}O_2$ 的几倍，它的增加与运动强度成正比。

## （二）最大耗氧量

$\dot{V}O_2max$ 是机体竭尽全力运动所达到的峰值耗氧量（以耗氧量的绝对值表示），是运动能力（exercise capacity）或运动功能（functional capacity）的指标。$\dot{V}O_2max$ 的峰值是 15～20 岁时测得的 $\dot{V}O_2max$，此后，$\dot{V}O_2max$ 逐渐下降。60 岁男性 $\dot{V}O_2max$ 约是 20 岁 $\dot{V}O_2max$ 的 2/3。有适度活动的青年 $\dot{V}O_2max$ 约是 12 METs，而有氧运动训练者的可高达 18～25 METs。

## （三）耗氧量与心输出量的关系

$\dot{V}O_2$ = 心输出量 × 动—静脉氧含量差。动—静脉氧含量差最多只相差 15%～17%，所以 $\dot{V}O_2$ 更主要地决定于心输出量。$\dot{V}O_2$ 与心输出量关系密切。约是每增加耗氧量 1 L，要增加心输出量 6 L[4]。

未经过训练的常人与受过训练的运动员最大氧耗量与最大心输出量均呈线性相关。常人的最大耗氧量与最大心输出量均低，而受过训练的运动员最大耗氧量与最大心输出量均高。

在一段时间运动训练以后，一般最大耗氧量、最大心输出量都会升高。但是，经亚极量运动训练后，同一 $\dot{V}O_2$ 运动强度运动时心输出量较训练前减少。有报告[4]称一组青年男子经 16 周运动训练后，在 $\dot{V}O_2$ 为 1 L/min 和 2 L/min 的运动中，心输出量分别减少 1.5 L/min 和 1.1 L/min。其原因是运动训练后，运动肢体肌肉的氧化能力增强，动—静脉氧差增大。

## （四）心肌耗氧量

心肌耗氧量（$M\dot{V}O$）主要决定于心肌内壁的张力（左室压力 × 舒张末期容积 ÷ 左室壁厚度）、心肌收缩性和心率。影响心肌耗氧量的其他因素还有心脏承受的外部负荷、电活动所需要的能量和心肌的基本代谢需要。心肌耗氧量可通过心脏导管检查准确测定。非损伤性检查一般是用心率 × 收缩期血压（2 项乘积）间接代表。

心肌耗氧量与冠状动脉血流也呈线性相关。运动时，冠状动脉血流量增加，可升至休息时的 5 倍，2 项乘积也有相应改变。

心肌耗氧量和全身的耗氧量有直接相关关系。但是，这种关系可因其他因素而改变，例如运动训练，β 受体阻滞剂可以改变其相关性。

## （五）氧脉搏

氧脉搏（oxygen/pulse，$\dot{V}O_2/HR$）指的是每次心搏承当的摄氧量（等同耗氧量）。它是一个良好的体力指标。其推算公式为：

$$Q = \dot{V}O_2/C(a-v)O_2$$

$$Q = SV \times HR$$

$$\dot{V}O_2/C(a-v)O_2 = SV \times HR$$

$$\dot{V}O_2/HR = SV \times C(a-v)O_2$$

注：式中 Q 为心输出量；$C(a-v)O_2$ 为动—静脉氧差；SV 为每搏输出量；$\dot{V}O_2/HR$ 为氧脉搏。

因动—静脉氧差相差不大，故氧脉搏大致反映每搏输出量。正常休息时为 3～4 mL/搏。通常最大氧脉搏男性为 ≥11 mL/搏[1]，女性为 ≥8 mL/搏。有运动习惯的人可达 15～20 mL/搏，体育运动员可高达 20～25 mL/搏。氧脉搏低下的原因有：①骨骼肌氧化能力低下，如老年人缺少体力活动者动—静脉氧差减少；②肺气体交换能力下降，动脉血氧饱和度下降，从而，动—静脉氧差缩小；③心功能减退，每搏输出量下降。刘江生等测定的一名健康 38 岁男性的氧脉搏曲线见图 2－3－1。

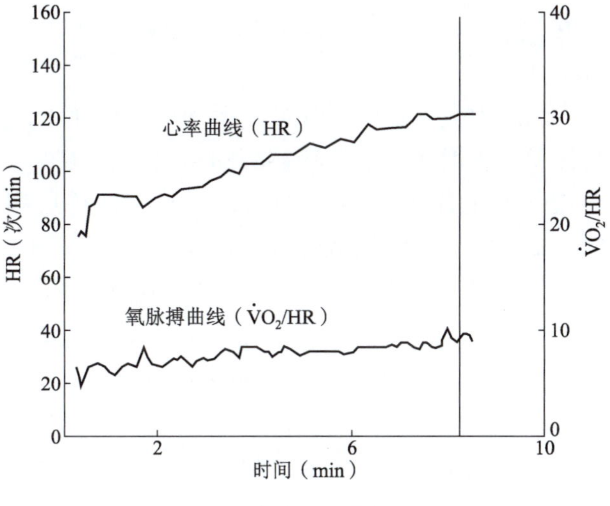


图 2－3－1　一名健康 38 岁男性的氧脉搏曲线

## （六）动—静脉氧差、氧利用率

血液氧含量有两种表示方法。一种是以容积百分比（VOL% 或 Vol%）表示，即 100 份容积中含多少容积的氧，譬如 17 VOL% 表示每 100 mL

血液中含有 17 mL 氧，此为血氧含量的绝对值表示法；另一种是以血氧饱和度表示，即以某一血液标本的实际氧含量/此血液标本与空气或氧气充分接触（一般是 10 min）后（代表氧已充分饱和）的氧含量，而获得的百分率表示（为血氧饱和度）。例如，某一血液标本氧含量的绝对值是 19 VOL%，此标本与空气或氧充分接触后所测得的氧含量为 20 VOL%，则此血标本的血氧饱和度是 19/20 = 95%。安静时正常人动脉血氧饱和度平均约为 98%，静脉血氧饱和度约为 75%；动脉血氧含量约为 20 mL，静脉血氧含量约为 15 mL。氧利用率是每 100 mL 动脉血液流经组织时，被组织摄取的氧量占动脉血氧含量的百分数，其计算公式为：

$$氧利用率 = (动脉血氧含量 - 静脉血氧含量)/动脉血氧含量 \times 100$$

在运动时，因为运动肌肉大量消耗氧气，仅靠心输出量、局部肌肉血流量增加，还不能满足要求，必须从血液中摄取更多的氧才能维持运动的继续进行。

有报告称素无训练的大学生运动训练中动—静脉氧差稳定地升高，训练前动—静脉氧差最大值为 15 mL%，训练 55 天后，最大动—静脉氧差提高至 17 mL%，即动脉血中的 85% 氧被提取。人在剧烈运动时，局部肌肉氧的利用率可接近 100%[1]。

训练效应：长期训练可使运动肌肉细胞的线粒体肥大，增多，能量转换酶的量增加，使有氧合成 ATP 的能力增强，$\dot{V}O_2max$ 增加；训练后相同运动强度的动—静脉氧差则减少，$\dot{V}O_2$ 减少。郑孙勇等[22]的报告即为一个例子。他们让 24 名男大学生，随机分为长拳组和太极拳组。长拳组进行长拳第三路训练，太极拳组进行简化二十四式太极拳训练，训练 12 周，每周练习 3 ~ 4 次，每次练习 1 h。采用功率自行车直接测定法分别测定 12 周训练前、后两组研究对象最大耗氧量。结果提示运动前，长拳组和太极拳组的最大耗氧量分别为 39.93 mL · kg$^{-1}$ · min$^{-1}$和 39.71 mL · kg$^{-1}$ · min$^{-1}$，训练后分别为 42.76 mL · kg$^{-1}$ · min$^{-1}$和 43.20 mL · kg$^{-1}$ · min$^{-1}$，均显著升高（$P$ 均 $<0.05$）；太极拳组的最大耗氧量又显著高于长拳组（$P<0.05$）。

## 五、神经、激素对运动心血管反应的调节

运动伊始，大脑皮层运动区及延髓的心血管中枢使交感神经兴奋，副交感神经抑制。从而使得心率加快，心肌收缩力加强；通过交感肾上腺素能纤维使皮肤、肠道、肝、脾、肾脏及不运动骨骼肌的血管收缩；通过交感胆碱能纤维使运动的骨骼肌和心肌中血管扩张。运动继续进行、运动负荷增加时，交感胆碱能纤维继续放出冲动，加上运动肌肉局部的缺氧，血 pH 值下降，$PCO_2$ 上升等代谢因素，使运动肌肉血管进一步扩张；同时，交感肾上腺素能纤维继续发出冲动，肾上腺髓质释放肾上腺素、去甲肾上腺素，使不运动肌肉、皮肤、上述内脏的血管进一步收缩，维持足够的灌注压，保证心、脑的血液供应和血液的重新分配。运动时静脉回心血液增加，使与心输出量增加相适应。静脉回心血液的增加是通过肌肉泵和静脉紧张性增加（可能由交感神经引起）而实现的。

## 六、心脏结构的改变

20 世纪 50 年代，列杜诺夫在观察了 226 名滑雪、赛跑、划水、划船、摔跤运动员的心脏后，将运动心脏分成三型：Ⅰ型，心脏形态无显著变化（26%）；Ⅱ型，左心室肥大（40.9%）；Ⅲ型，左、右心室均增大（33.1%）。即心脏形态增大的占运动心脏的 74%[23]。历史上，1899 年 Henschen 就提出了运动心脏（sports heart）或运动员心脏（athletic heart）的概念。从 19 世纪末至 20 世纪 50 年代，已积累了不少研究资料。20 世纪 50 年代以后，对运动与心脏进行了大量、深入的研究，今将主要结果介绍如下。

### （一）运动心脏的形态特征

1. 心脏重量

为确定运动训练是否有心脏增大作用，Reindell（1956 年）对 40 例死于事故的运动员心脏重量进行了调查，结果显示死于事故的运动员

心脏重量在常人正常值300克以内的仅6例(15%),重量在300克以上的占85%,其中重400克以上的有19例(占47.5%)。Reindell(1960年)还在动物实验中观察到运动训练能使实验鼠心室重量明显增加[23]。国内、外的大量报道,对运动心脏重量的增加似无异议。认为耐力运动可导致心脏绝对和相对重量增加。这些变化的特点是:

(1)心脏重量为中等程度的增加,优秀运动员的心脏重量不会超过500克;

(2)心脏重量的增加与运动强度、运动持续时间呈正相关,与年龄呈负相关;

(3)以左心室重量增加为主;

(4)心脏重量增加快,恢复也快。Hickson等使Wistar大鼠游泳训练三周,心脏重量即增加,而停止训练50天,心脏重量即恢复到训练前水平[24]。

2. 心脏形态、体积

用X线摄影法测量的心脏面积、径线与超声心动图测量心脏腔室大小、心室壁的厚度所得到的心脏形态、体积的结果是类似的。

日本松下靖郎等报告称心脏横径/胸廓横径比例,平常的健康男性平均为40.1%,而运动员可达50%以上。对超声心动图进行研究发现:运动心脏增大的主要标志是心脏扩大与心壁增厚。一般人心脏容积约750 mL(11.3 mL/kg体重),优秀运动员心脏容积可超过1000 mL(职业自行车选手可达15.5 mL/kg×体重)[23]。关于运动类型和心室壁增厚、心腔大小的关系,国内、外大多数研究报告的结果倾向于耐力性运动员的心脏既有室壁增厚,也有心腔扩大,以心腔扩大为主,左、右心室腔及左心房都可以扩大。力量型运动员的心脏则以心壁增厚为主。Sngishita认为力量型运动员室壁增厚明显,心腔也有轻度扩大[23]。耐力型、力量型运动员的心室重量都明显增加,力量型运动员的左室重量/肌肉体重比例正常,说明左室重量和骨骼肌重量的增加是平行的。耐力型运动员的左室重量/肌肉体重比例则明显增加。虽然这两种类型运动员的室壁厚度都增加,但Doppler超声心动图检查,二者的舒张功能参数正常,有的报告还认为运动员舒张功能优于非运动员。

2013年陈玉凤[25]以吉首大学体育学院20名男大学生为研究对象,其中10人为舞龙组(进行舞龙运动训练),另10人为常规训练组(进行常规运动训练)。利用彩色多普勒超声仪在运动前及运动训练16周后测试心脏形态各项指标。结果显示训练16周后与对照组比较,舞龙组心率[(66.00±3.39)次/分:(60.50±6.02)次/min]明显减慢,左室舒张早期峰值充盈速度E[(82.4±10.17)cm/s:(93.01±10.89)cm/s],E/A(左室舒张晚期峰值充盈速度)比值[(1.89±0.24):(2.29±0.47)]、每搏输出量[(65.5±10.61)mL:(75.59±13.35)mL]、每搏输出量指数[(36.19±6.15)$mL/m^2$:(40.43±8.35)$mL/m^2$]、心脏指数[(2.39±0.47)$L\cdot min^{-1}\cdot m^{-2}$:(2.46±0.65)$L\cdot min^{-1}\cdot m^{-2}$]均显著升高($P<0.05$或$P<0.01$)。这说明耐力运动——舞龙能显著改善心脏收缩和舒张功能。之后陈玉凤等[26]又继续观察这些对象,得出舞龙运动对心脏结构的影响有:与常规训练组比较,舞龙组训练后左室舒张末内径[(45.74±2.61)mm:(49.12±1.90)mm]、左室舒张末后壁厚度[(10.35±0.83)mm:(11.47±1.51)mm]、左室舒张末期容积[(98.18±7.44)mL:(113.91±10.19)mL]、舒张末室间隔厚度[(9.39±0.64)mm:(10.95±0.97)mm]、收缩末室间隔厚度[(14.75±1.84)mm:(16.78±2.00)mm]、舒张末左室心肌重量[(163.50±15.17)g:(195.60±26.05)g]、收缩末左室心肌重量[(148.30±26.51)g:(181.90±41.06)g]、舒张末左室心脏重量指数[(90.58±8.84)$g/m^2$:(106.15±15.19)$g/m^2$]均显著增加($P<0.05$或$P<0.01$)。这说明耐力运动——舞龙能显著改变心脏结构,增加心壁厚度,心肌重量,扩大心腔。

力量型、耐力型运动员心脏发生变化的机理

研究认为耐力型运动心脏变化类似容量负荷过重型心脏病,通过心脏扩大,Frank-Starling定律,维持心排血量,在心脏扩大代偿的同时,也有心肌肥厚,称离心性肥厚。力量型运动员血压上升更明显,它对心脏的影响,类似压力负荷过重型心脏病。几乎所有研究都认为心壁肥厚是心肌收缩性蛋白质合成增加的结果。压力、容量负荷都可引起心肌缺氧，但压力负荷比容量负荷更易引起心肌缺氧。心肌缺氧可以刺激心肌结缔组织增生，成为心室壁增厚的原因之一[23]。



### （二）心脏的超微结构

形态学家除了观察心脏的各种形态结构变化外，还利用数字、电子计算机及相关学科的发展，对细胞形态的变化进行定量分析。形态计量学就是通过大量二维图像的面积、长度、数目等的测量和计算，最后得到三维结构参数的学科。心肌细胞直径及横断面积是较常应用的心肌形态计量学参数。因为心肌肌束走行方向不一致，难以得到完整的心肌纵切面，而且心肌细胞有分枝，闰盘不规则，呈阶梯状，难以测量心肌细胞的长度和绝对体积。心肌细胞内各结构成分的体密度也是较常用的指标之一。它是在透视电镜照片上应用点计数法测定的。心肌细胞体密度指的是单位体积肌组织中心肌细胞所占的点数。

**运动后心肌的形态计量学改变**

形态计量学研究说明，运动后心肌细胞数目没有变化，细胞绝对体积明显增加，肌节长度变化各家报道不一。心肌超微结构的其他变化还有线粒体最大长度增加，但它的体密度未变；T管增大且增多，T管的扩大有利于钙的贮存、摄取与释放；肌浆、糖原、粗面和光面内质网的体密度增加；脂滴体密度减少。

### （三）心肌毛细血管的变化

因为心肌毛细血管与心肌组织的能量供应息息相关，所以运动训练与心肌毛细血管的关系也是多年来研究的热点之一。

1．正常心肌毛细血管分布

心肌毛细血管是由单层连续性内皮细胞构成的微细血管，其直径通常小于8 μm。大白鼠心肌毛细血管直径平均为3～4 μm。正常人心肌毛细血管密度为2000根/$mm^2$心肌。每立方毫米心肌组织有2000～4000根毛细血管。健康成人心脏平均每条心肌纤维有一根毛细血管，即每条心肌纤维可被4根毛细血管围绕。毛细血管走行常与心肌纤维平行，围绕一条心肌纤维的毛细血管，可来自1～4根不同的终末细动脉，相邻的平行毛细血管之间有横行吻合[27]。

2．研究心肌毛细血管的方法

研究心肌毛细血管的方法有组织学、组织化学、放射自显和电镜技术四类。

组织学方法比较原始，准确性较差。

组织化学方法是通过AKPase、ATPase的组织化学染色法显示富含AKPase、ATPase的毛细血管密度、分布、活性及心肌毛细血管与肌纤维比值的方法。

电镜细胞化学的研究证实ATPase和AKPase主要定位于心肌毛细血管内皮细胞膜上，AKPase染色方法更为稳定、可靠。通过ATPase和AKPase组织化学染色，不但可以清楚地显示心肌毛细血管的分布以利定量研究，而且可以通过酶组织化学反应活性的强弱来判断毛细血管的功能。因而，它是一种简单易行、稳定可靠，受欢迎的显微平面定量法[27]。

放射自显影术是利用放射线同位素发出的射线使照相乳胶感光原理，进行形态学定量测定的方法。可通过$^3$H标记的胸腺嘧啶测定心肌毛细血管的密度，这是一种反映心肌全部毛细血管的特异方法。

电镜技术是采用电子显微镜标本制备技术，制备半薄或超薄切片，用点计数法或图像分析法测定心肌毛细血管的数密度（根/$mm^3$），心肌毛细血管腔表面积密度（$mm^2/mm^3$）、体积密度（$mm^3/mm^3$）、毛细血管的周长密度（$mm/mm^3$）、毛细血管与心肌纤维的比值（C：F）及氧从毛细血管到心肌细胞线粒体的弥散距离[27]。它是目前最先进的方法。

3．运动对心肌毛细血管分布的影响

普通的组织学方法，因测定的准确性差，测定毛细血管密度及其与心肌纤维比例的结果争议较大，不作介绍。组织化学方法关于心肌毛细血管的研究很少。常芸[28]等还报告了30只雄性大鼠随机分成上坡跑台训练组（简称上坡组），下坡跑台训练组（下坡组）和对照组三组。经过16周训练（最大负荷强度相当于70%～80% $\dot{V}O_2max$）后，上、下坡组心室重量较对照组显著增加（$P<0.01$或$P<0.05$）；上、下坡组的左、右心室毛细血管改变基本一致。即心肌毛细血管壁上活性反应增强；毛细血管密度和毛细血管与

心肌纤维的比值增高；毛细血管内皮细胞胞质中微饮小泡增多，毛细血管腔面微绒毛状结构增多。毛细血管的主要生理功能是进行血管内、外物质交换，而物质交换的主要部位是毛细血管内皮细胞内表面、内皮细胞间隙和胞质中的微饮小泡。微饮小泡是毛细血管内皮细胞膜的特化结构。微饮小泡、毛细血管腔面微绒毛状结构增多就扩大了毛细血管交换面积，有利于心脏的氧气供应和能量代谢。该研究结果说明耐力训练可使大鼠心室重量显著增加，毛细血管增多，功能增强。

Ljungquist 和 Unge 等人先后采用$^3$H-胸腺嘧啶腹腔注射的放射自显影技术对游泳训练的大鼠进行观察，结果显示在 8 周耐力训练后，大鼠心肌毛细血管内皮细胞内$^3$H 标记指数显著高于对照组。胸腺嘧啶是细胞内 DNA 合成的特异性物质，$^3$H-胸腺嘧啶掺入细胞多少是评定细胞增殖程度的指标。试验鼠心肌毛细血管内皮细胞内$^3$H 标记指数显著高于对照组，说明运动训练可引起心肌毛细血管的增生。将数字定量方法引入运动医学，使形态学结构二维定量深化为三维定量、三维超微结构定量的美国病理学家 Anrersa 先后测定了经大（80% ~ 90% $\dot{V}O_2max$）、中（50% ~ 60% $\dot{V}O_2max$）运动负荷训练大鼠的心肌毛细血管密度等指标。结果是：大运动量训练后右室重量与体重之比显著增高，毛细血管的数密度、毛细血管腔表面积密度和体积密度显著减少，毛细血管：心肌纤维（C：F）比值下降，最大氧弥散距离增大，室间隔亦有类似右室变化，而左室游离壁则无显著性变化。中等强度训练后双室毛细血管密度、腔表面积密度和体积密度显著增大，C：F 增高，最大氧弥散距离减少[27]。这研究说明中等强度训练有利于心肌毛细血管的增生和分布，而大强度训练则引起右心室、室间隔增厚，毛细血管相对减少，对机体不利。

### 七、老年人的运动心血管反应

老年人随着年龄的增加，血管中弹性组织进行性减少，胶原组织逐渐增加，使血管的弹性减退，从而产生高血压，特别是收缩期血压容易升高。心脏也会因为相似的原因，使心室壁的顺应性呈进行性减退。高血压的存在可促使心肌肥厚，加重心室壁的顺应性减退，使心脏舒张功能减退。动态运动时，静脉回心血量大量增加，可导致心脏舒张功能进一步减退。比较小的功率负荷就可引起左室舒张末期压升高，肺毛细血管嵌压上升，发生呼吸困难。老年人休息时心输出量和青、壮年无明显差异，但最大心输出量随增龄而进行性减少，其机理可能是老年人肾上腺素反应减退，心率、左室收缩性降低所致。

## 第二节　呼吸系统

人的气体代谢是通过外呼吸：肺脏从大气中吸收氧气，并将体内产生的二氧化碳排出体外，在心脏将氧化血液泵向周围组织后，再通过内呼吸：细胞水平的气体交换，供应机体各系统、组织细胞所需要的氧，并运出所有细胞，包括肌肉细胞产生的二氧化碳。正常人运动时这种气体代谢过程是协调地发生，以满足机体对能量的需求。

### 一、肺功能

#### （一）肺容积

肺的容积有 4 ~ 6 L。肺的基本单位是肺泡，它是空气与血液气体交换的场所。气体依靠弥散通过极薄的屏障——肺泡毛细血管膜。人肺脏的肺泡数多达 6 亿个，可供气体交换的总面积多达 100 $m^2$。环绕肺泡的毛细血管面积更大，约为 140 $m^2$[29]。在静息状态下，这些肺泡和毛细血管只有一部分被利用，其余则闭合不用。运动时随着对呼吸功能需求的增加，某些肺泡和毛细血管就从闭合状态转向张开，进行全体交换。

1．潮气量、肺活量

平静呼吸时，每次吸或呼的气量称为潮气量（tidal volume，VT）。正常成人男子的潮气量为 500 ~ 600 mL，女子为 400 ~ 500 mL[2]。

平静吸气后再竭力吸一次气，此竭力补充吸进的气体称补吸气。补吸气量加潮气量为深吸气量。平静呼气后再竭力呼气一次，此竭力补充呼出的气体，称为补呼气。

潮气、补吸气、补呼气之和为肺活量（vital capacity，VC）。深吸气量约占肺活量的75%，补呼气量约占肺活量的25%。最大潮气量/最大肺活量比例正常是0.5～0.6[2]。肺活量正常值：是测定值要占预计值的80%以上。

2. 残气、功能残气量

最大呼气后肺内所余的气体量称为残余气（residual volume，RV），残余气随年龄增加而增加。残余气和补呼气相加，称为功能残余气量（function residual capacity，FRC）。

3. 呼吸无效区或解剖死腔

鼻腔、气管、支气管等部位毛细血管较少，仅起气体过道作用，不能进行气体交换，实际上是气体交换的无效区，称为无效区，也称解剖死腔（VD）。成人一般约为150 mL[3,30]。如果某人的潮气量是500 mL，无效区是150 mL，那么一次吸入肺泡的新鲜空气为350 mL（500 - 150 = 350）。吸入肺泡的通气量称为有效通气量（或称肺泡通气量）。肺泡通气量与肺泡二氧化碳分压（$P_ACO_2$）密切相关，故临床上以$P_ACO_2$或动脉血二氧化碳分压（$PaCO_2$）为衡量肺泡通气量的客观指标。无效区是一种解剖的结构。固然，它对于气体交换是没有意义的，在某种情况下，对机体是不利的。但是，它也是外界和气体交换区的缓冲，可以防止肺泡气成分的剧烈变动，保证整个呼吸周期中动脉血气的稳定。无效区和潮气量的比值也是估计肺通气效率的指标。正常人VD/VT为0.25～0.40[30]或0.3～0.35。

## （二）肺通气

1. 通气量

通气量（ventilatory capacity，VC）通常是指1 min内出或入肺的气体量。它等于潮气量×呼吸频率（次/min）。成人安静时每分钟呼吸11～17次。通气量（$\dot{V}E$）安静时为5～8 L。运动时取决于运动量的大小，通气量呈不同程度增加，而且通气量增加的机制不同。低强度运动时，通气量的增加是由于潮气量，呼吸频率都增加。中等强度的运动，对于有训练的运动员来说，增加呼吸频率不多，主要是依靠增加潮气量来增加通气量。最大潮气量可增至2000～2500 mL/次[2]。无氧阈以下的运动强度，通气量与运动强度呈线性相关。无氧阈以上运动强度的剧烈运动时$\dot{V}E$和$\dot{V}O_2$曲线失去平行关系，通气量的增加显著，超过耗氧量，呼吸频率也很快，最大呼吸频率可达40～60次/min[1]，但很少超过50次/min。极量运动的通气量为最大通气量（$\dot{V}Emax$）。最大通气量可达70～120 L/min。女性15岁，男性25岁最大通气量达到峰值。之后逐渐下降，老年时$\dot{V}Emax$只有峰值的一半。但是，运动时通气量超过一定范围就没有意义，甚至对机体不利了。因为通气量很大，呼吸频率必定很快，潮气量要减少，而无效区通常变化不大，所以有效通气量反而减少，对气体交换不利。此外，在呼吸频率过快时，呼吸肌本身的耗氧量也大量增加，从而加重机体的耗氧量负担，对机体不利。

训练效应：运动训练后，伴随着$\dot{V}O_2max$的提高，最大通气量也会提高；亚极量运动时相同运动强度的通气量较运动训练前下降。

2. 氧通气当量

氧通气当量是通气量（$\dot{V}E$）与摄氧量（同耗氧量，$\dot{V}O_2$）之比（$\dot{V}E/\dot{V}O_2$）。即每摄入1 L氧所需要的通气量。健康成人安静时和无氧阈以下运动强度时均约为25∶1，即每摄入1 L氧需要25 L的通气量。运动训练可使呼吸肌本身的$\dot{V}O_2$下降、氧利用率增加，从而氧通气当量增加。

3. 第一秒用力呼气量

肺功能不仅要考虑肺容量，更要考虑动态肺容量，呼气流速。气流速度取决于呼吸肌的力量和呼吸道对层流的阻力、呼吸时肺和胸廓变形所产生的阻力。第一秒用力呼气量（forced expiratory volume in first second，$FEV_1$）是测定第一秒钟呼出气体占肺活量的百分数。这是一个提供呼气功率和克服呼吸阻力的指标。其参考正常值是占肺活量的70%～80%[31]。

4. 呼吸贮量

呼吸贮量（breathing reserve，BR）有2种表示方法。一是通气储量百分比[29]，其公式为：

通气储量百分比＝(最大通气量－静息通气量)/最大通气量×100

其意义为除静息通气量外可以动用的通气量，即贮备通气量占最大通气量的百分比。据吴氏等[29]测定正常值为93%。Cournand 氏对于它评定肺通气功能的意义做出几点建议：①通气储量百分比≥93%者，表示通气功能健全；②通气储量百分比87%~92%者，表示通气功能尚可；③通气储量百分比≤86%者，通气功能不佳；④通气储量百分比<70%者，通气功能受严重损害。即通气储量百分比越低，肺通气功能越差。

呼吸贮量的计算公式为：

$$BR = [1 - (\dot{V}Emax/Pred\dot{V}Emax)] \times 100$$

注：式中 $\dot{V}$Emax 为运动中测得的最大通气量；Pred$\dot{V}$Emax 为预计最大通气量。

预计最大通气量有2种方法求取。一种方法是在安静情况下测定有意识作最快、最深呼吸的最大通气量，又称为最大随意通气量（maximal voluntray ventilation，MVV）。运动测得的最大通气量常略低于该受试者的最大随意通气量[1]。

另一种方法是估测法。公式为：

$$Pred\dot{V}Emax = FEV_1 \times 37.5$$

如果上述两种方法求得的结果有明显差异，则采用结果数值较高的一个。

呼吸贮量代表最大随意通气量的未使用部分所占的百分数。常人正常值是≥30%。呼吸受阻者或运动员可在30%以下。

### （三）肺通气和血流比例

肺泡的通气量与围绕于肺泡周围毛细血管的血流量必须相应，才能保证有效的气体交换。正常肺泡通气量为4 L/min，毛细血管血流量为5 L/min，二者比值为0.8。正常人在轻缓运动中通气/血流比率维持在0.8，在剧烈运动时，肺泡通气大量增加，与毛细血管血流量不成比例，通气/血流比例可达5以上[4]。在病理情况下通气量、肺毛细血管血流量少于正常，而通气/血流比例减少、增大都可引起血液氧化不足，动脉血氧饱和度下降。

### （四）肺弥散

肺弥散通常指的是氧气从肺泡扩散到相邻的毛细血管中，与血红蛋白结合的过程。二氧化碳虽然也是通过弥散从毛细血管进入肺泡气，但是因为二氧化碳的溶解系数很高，其弥散常数是氧的20.7倍，临床上不存在 $CO_2$ 弥散障碍，故不测定 $CO_2$ 弥散能力。许多因素可以影响气体分子的弥散，可用 Dalton 定律表示：

$$弥散能力 \propto = \frac{a \cdot \alpha \cdot (P1\text{-}P2)}{d \cdot \sqrt{MW}}$$

注：式中 a 为弥散面积；α 为弥散气体在肺泡膜间质液的溶解度；P1-P2 为肺泡膜二侧的气体分压差；d 为气体分子的弥散距离；MW 为弥散气体的分子量。

除此以外，毛细血管中血红蛋白的量、氧与血红蛋白结合的速率，以及温度、年龄、体位、肺泡 $CO_2$ 分压等均可影响弥散力。弥散能力以弥散量为指标，即肺泡膜二侧弥散气体分压差为1 mmHg时每分钟能通过肺泡的气体量。

肺弥散功能障碍分为：①原发性弥散功能障碍，主要由肺泡膜或毛细血管壁增厚的病变引起；②继发性弥散功能障碍，系通气功能障碍、通气/血流比例失调等引起。

测定肺弥散能力所需各参数情况如下：

1. 肺泡—动脉氧分压差

大气中的氧分压约为150 mmHg，肺泡内混合气氧分压（$P_AO_2$）为100 mmHg[4]，动脉血氧分压（$PaO_2$）≥80 mmHg，平均为90 mmHg。正常的休息、运动时肺泡—动脉氧分压差（$P_{A\text{-}a}O_2$）上限都是21 mmHg。老年人的 $P_{A\text{-}a}O_2$ 最大可达33 mmHg，$PaO_2$ 可降至75 mmHg，估计正常 $PaO_2$ 的公式为：

$$PaO_2 = 100.1 - (0.323 \times 年龄)$$

可简化为：

$$PaO_2 = 100 - \frac{1}{3} \times 年龄$$

当然准确的 $PaO_2$ 要直接测定才能得到。

肺泡内氧分压（$P_AO_2$）的测算公式为：

$$P_AO_2 = [(PB - 47) \times 0.2093] - [PaCO_2 \times 1.2]$$

注：式中 PB 为大气压。

2. 气体交换面积

气体交换面积是气体交换的主要条件。气体交换面积越大，弥散量就越大。与气体交换面积有关的参数除其绝对面积外，还有通气/血流比例，无效区/潮气量比例（VD/VT）。Johnson 氏[32]等于1960年用混合气同时测定运动时的肺毛细血流量和肺弥散容量，观察运动和肺毛细血管血流量，肺泡毛细血管血量、肺泡膜弥散量的关系。

结果发现随着运动负荷增加，上述各种参数均增加，以肺泡毛细血管血量增加特别显著。运动时一些平时闭合的肺泡开放，以满足气体交换增加的需要。同时，VD/VT 比例缩小，通气/血流比例发生改变。VD/VT 休息时是 0.3 ~ 0.5，极量运动时正常人 VD/VT 可降至 0.25，老年人可降至 0.28。说明肺泡通气面积增加，无效区相对缩小。关于通气/血流比例，在轻缓运动时，仍维持在 0.8，然而在剧烈运动中，肺泡通气不成比例增加，健康人的通气/血流比例可达到 5 以上[4]。性别、身材对弥散量的影响也主要来自于气体交换面积的影响，男性，身材高大者气体交换面积大，所以弥散量也大。如果以体表面积计算弥散量，则弥散量的性别、身材差异消失[31]。

3. 体位

有研究报告称卧位弥散量比坐位增加 14% ~ 20%，坐位较立位增加 13%。有人测定正常人坐位改卧位的肺活量和弥散量的变化。结果说明卧位弥散量增加的主要因素是肺毛细血管开放增加，肺血流量增加。一些坐位闭合的毛细血管，在卧位时开放。实质上弥散量体位影响也是气体交换面积变化的结果。

4. 年龄

弥散量随年龄增加而减少，每年减少 0.013 ~ 0.032 mL · $kPa^{-1}$ · $min^{-1}$，可能系肺泡膜退化增厚或通气、血流分布障碍所致。

5. 体温

肺弥散量随体温降低而减少。动物实验说明体温每降低 1 ℃，弥散量减少 5%。其原因为弥散系数，肺血流量，肺血管压力均下降。但是，发热对弥散量无明显影响。既然体温降低，弥散量要下降，那么患者冬天的运动强度要小一些，至少是开始时运动强度要小一些，然后逐渐增加。

6. 血红蛋白

氧气弥散的终点是 $O_2$ 和 Hb 结合，没有充足的 Hb，氧弥散量就要减少。有报告 Hb 每下降 1 g，弥散量下降 7%。

7. 动脉血二氧化碳分压

血液中溶解的 $CO_2$ 分子产生的压力称动脉血二氧化碳分压（$PaCO_2$）。因为 $CO_2$ 弥散能力大于 $O_2$ 分子 20 多倍，故不存在弥散障碍，又因为静、动脉血 $PCO_2$ 仅差 6 mmHg，静—动脉分流量对 $PaCO_2$ 的影响微小。所以 $PaCO_2$ 可代表肺泡气的二氧化碳分压，$PaCO_2$ 是衡量肺泡通气量的最直接指标。正常 $PaCO_2$ 为 35 ~ 45 mmHg，大于 45 mmHg 可能是通气不足，小于 35 mmHg 可能为通气过度。

8. 肺泡 $CO_2$ 分压

有报告 9 例试验者在吸入 7.5% $CO_2$ 气体 10 min 后［此时肺泡 $CO_2$ 分压（$P_ACO_2$）增加］，$CO_2$ 的弥散能力增加 25%，同时试验对象呼吸频率与血压亦增加。因此，难以确定氧弥散量增加（氧弥散量测定是用 CO 测试的）是 $CO_2$ 直接作用，还是继发于呼吸增快，肺血流量增加的结果。

9. 测定方法的差异

测定方法不同，结果殊异。有人报告氧弥散量单次呼吸法较潮气末 $CO_2$ 测定法增高 12.62%。因为潮气呼吸时，肺弥散面积较小。肺氧弥散量正常值：国外报道为 1.73 ~ 6.40 mL · $kPa^{-1}$ · $min^{-1}$[31]，国内为 4.4 mL · $kPa^{-1}$ · $min^{-1}$[30]。北京协和医院[33]以单次呼吸法、潮气末 $CO_2$ 测定法测得的正常值分别为：①男性：(240 ± 38.65) mL · $kPa^{-1}$ · $min^{-1}$ [(31.92 ± 5.14) mL · $mmHg^{-1}$ · $min^{-1}$]；②女性：(166.77 ± 34.89) mL · $kPa^{-1}$ · $min^{-1}$ [(22.18 ± 4.64) mL · $mmHg^{-1}$ · $min^{-1}$]。

10. 运动效应

健康人运动时，随着运动负荷强度的增加，肺弥散量也增加。弥散量的增加与耗氧量的增加呈直线相关，大致是平行上升。运动时肺毛细血管血流量可上升 2 倍以上，而肺泡膜的弥散能力最多是增加 50%。因为运动时血流速度增快，肺泡气和毛细血管的接触时间缩短。极量运动时的肺弥散量为最大弥散量（DLmax）。Linderholm（1959 年）测定健康男子 DLmax 为 8 mL · $kPa^{-1}$ · $min^{-1}$。其预测公式如下：

$$DLmax = 身高 \times 0.67 - 年龄 \times 0.55$$

山地氏等（1972 年）用功率计踏车分级渐增运动负荷测定 10 名健康男子，6 名中、长距离跑运动员的肺弥散量[2]。结果说明：①肺弥散量与耗氧量呈直线相关；②同一耗氧量运动强度，运动员的肺氧弥散量比健康常人显著增加。

## 二、呼吸的调节

呼吸调节是一项复杂的功能。机体运动时通过中枢神经系统、神经反射和体液化学变化协调地调节呼吸，保证机体的正常气体代谢，使剧烈运动的代谢当量大量增加（可达静息 10 倍以上）时有一相对稳定的 pH、$PCO_2$（血二氧化碳分压）、$PO_2$（血氧分压）的内环境。

### （一）中枢神经系统

1. 大脑皮层

在一定范围内，人可以随意控制呼吸运动，如聚精会神时的屏气，唱歌时的延长呼气等。随意控制呼吸的冲动来自大脑皮层的运动区和运动前区。

2. 延髓和脑桥中的呼吸中枢

延髓是呼吸节律冲动的起始点，破坏延髓则中止呼吸。

3. 脊髓

从皮层、延髓及其他有关脊髓以上部位发出的运动神经纤维在脊髓白质中向下延伸至呼吸肌的运动神经元。由皮层下传的随意神经纤维束是和由脑干部下传的非随意神经纤维束是彼此分开的。

### （二）神经反射调节

1. 肺牵张反射

肺牵张反射（hering breuer reflex）的肺牵张感受器位于呼吸道平滑肌中。吸气时气道扩张，兴奋牵张感受器，冲动通过迷走神经传入纤维到达呼吸中枢，抑制吸气中枢，阻止进一步吸气；呼气时，反射消失。

2. J-感受器

其位于肺毛细血管旁。肺泡毛细血管血压和肺间质液体压力升高可使之兴奋，反射性地引起呼吸频率上升、通气量增加。

3. 肌肉本体感受器

肌肉纤维中有称为肌梭的肌肉本体感受器。当肌肉被拉长或肌肉二端固定，肌肉主动收缩，肌肉张力发生变化时，感受器受刺激，使肌纤维收缩。运动时，来自皮肤、关节、骨骼肌、肌腱的感受器——肌梭、高尔基氏体（关节、韧带中的感受器）等的冲动沿脊神经背根传到脊髓中枢，又由脊髓前角 α 运动神经元通过横膈神经、肋间神经传到肌纤维，引起肌纤维收缩。随着人体运动强度的增加，呼吸肌运动也增强。被动肢体运动、电刺激肌肉和阻断血流后肌肉的随意运动都可以反射性地引起过度通气，也证明这些机械感受器和神经调节机制的存在。

4. 刺激感受体

在气管或上呼吸道黏膜有刺激感受体。当这些感受体受刺激时可引起咳嗽反射，爆发性的呼气动作，增加通气。

### （三）体液化学性调节

1. 中枢化学感受器

位于延髓表面。它对游离氢离子（$H^+$）比 $CO_2$ 更敏感。$H^+$ 相对地不易通过血脑屏障，而 $CO_2$ 则易于通过。$CO_2$ 分压增高时，$CO_2$ 从脑血管扩散进入脑脊液，与水结合成为碳酸，释出 $H^+$，刺激中枢化学感受器，增强通气。缺氧对中枢化学感受器无刺激作用。

2. 外周化学感受器

有颈动脉体和主动脉体两种。颈动脉体位于颈总动脉和颈内、外动脉分叉处。主动脉化学感受器实际上是一群分散的细胞，分布在颈总动脉和主动脉弓等处[31]。以前者为重要。二者都对血液中氧分压和 $H^+$ 浓度产生反应。主要是对血液中的氧分压，而不是对血氧浓度发生反应。这些感受器对缺氧并不十分敏感，吸氧浓度低于 16%，或动脉血氧分压低于 60 mmHg 时，才出现通气量增加[30]。

动脉血二氧化碳分压增高也能刺激颈动脉体和主动脉体感受器，反射性地加强呼吸运动。有人以特别配制的溶液作动物颈动脉体灌注，当灌注液的 $PO_2$、$PCO_2$ 和温度均保持稳定不变，只使溶液的 $H^+$ 浓度升高，可见动物的呼吸频率和深度均较试验前增加。说明单独的 $H^+$ 浓度升高能兴奋颈动脉体化学感受器，增强呼吸。但代谢性酸中毒的刺激作用较呼吸性酸中毒小。因为代谢性酸中毒刺激呼吸，增加通气量，易使动脉血二氧化碳分压降低。

中枢的化学呼吸调节是主要的，约占化学调节通气的 70%。周围化学感受器对通气的调节作用仅占 30%，但较中枢迅速[30]。

### （四）运动的呼吸调节

运动时呼吸调节的机制还未完全阐明，仍有争论。显然，它不是单一因素控制，而是复杂的多因素协调的结果。

首先，运动即将开始时，呼吸就可加快；运动刚刚开始，肺通气量也可骤然增加，说明这种通气量的增加是条件反射或神经调节的结果。人为的改变 $PCO_2$、$PO_2$ 和 pH 无论如何都无法引起接近激烈运动时的通气量增加[6]。被动肢体运动、电刺激的肌肉运动和阻断血流后的随意肌肉运动都可引起通气量增加，都证明本体感受器及其调节呼吸反射的存在。有人报告：令受试者下肢的动、静脉血流被脉压带阻断，在功率计踏车上进行运动，并调整吸入气中的 $CO_2$ 含量以维持动脉血 $PCO_2$ 的恒定[6]。结果仍然显示运动的肺通气量增多。

其次，有大量事实说明运动呼吸体液化学性调节的存在：①运动时二氧化碳排出量（$\dot{V}CO_2$）和通气量（$\dot{V}E$）的增加极其相关，二者同步上升；②Martin 等发现对 $CO_2$ 感受性降低的病例运动通气反射降低；③Honda 等在除去颈动脉体的支气管哮喘患者发现运动的血气反应降低[34]。飞田涉等[34]将犬麻醉，$CO_2$ 的感受性降低时，犬的运动通气反射降低；④无氧阈以后，随着 $PaCO_2$ 的上升，血 pH 下降，通气量显著增加，通气量曲线（$\dot{V}E$）陡然上升，和 $\dot{V}O_2$ 曲线不再成平行上升关系。这些都说明 $PaCO_2$、pH 调节因素的存在和重要。

因而，运动的通气调节是神经、化学因素协同调节的结果；当然也不除外还有其他未知调节因素、途径参与运动的呼吸调节，这些有待进一步研究和发现。

## 三、气体的运输

呼吸的功能是实现大气与机体各组织间的气体交换。肺泡气中的氧进入肺毛细血管血流以后，再经过体循环输送到机体的各组织。肺泡内混合气氧分压约为 100 mmHg，动脉血氧分压平均为 90 mmHg，局部组织的细胞外氧分压为 40 mmHg，细胞内线粒体内氧分压仅为 1 mmHg[34]。组织代谢产生的二氧化碳要经过血液循环回到肺脏。静脉血和肺毛细血管的二氧化碳分压约为 46 mmHg。了解这个过程中氧、二氧化碳的运输方式、特点及其影响因素对于理解、研究、指导运动是十分必要的。

### （一）氧的运送

肺毛细血管中的血液从肺泡中摄取氧的速度极快。安静时血液流过肺毛细血管的平均时间约为 0.75 秒，但肺泡气中的氧弥散到肺毛细血管血液的平衡时间一般只需 0.3～0.4 秒。即使剧烈运动，人体耗氧量大量增加，心输出量增加，血流速度加快，血液流过肺毛细血管的时间缩短到 0.3 秒时，也仍然足以使肺毛细血管中的血液得到充分氧化，何况此时还有更多的肺毛细血管开放与扩张，气体交换面积增加等代偿反应，可充分保证肺毛细血管血液对氧的摄取，以满足全身对氧的需要。

1. 氧在血液中有 2 种运送形式，即物理溶解形式和化学结合形式

（1）物理溶解形式：在 38 ℃以下，氧在血液中的溶解度为 0.23 $mL \cdot L^{-1} \cdot kPa^{-1}$。以动脉血氧分压（$PaO_2$）为 13.33 kPa（100 mmHg）计算，则每升动脉血中溶解的氧量为 $0.23 \times 13.33 = 3$ mL。每升动脉血实际上总的含氧量（包括化学结合）约为 200 mL。故动脉血溶解的氧量仅占总含氧量的 1.5%。物理溶解形式的氧在血中呈游离状态。其量虽少，但作用不小，它构成血液和组织液的氧分压，且氧必须以游离形式才能与血红蛋白（Hb）结合，为组织代谢提供的氧也必须是游离形式。所以物理溶解的游离氧是氧运送中不可缺少的。正常情况下，血液中的游离氧和结合氧之间保持动态平衡，动脉血中游离氧多，结合氧也多，静脉血中游离氧少，结合氧也少。

（2）化学结合形式：血液中 98.5% 的氧是与 Hb 结合的。Hb 是存在于红细胞内的一种含铁蛋

白质。每一个 Hb 分子由一个珠蛋白连着 4 个血红素辅基。珠蛋白无带氧功能。每一个血红素辅基中有一铁原子（$Fe^{2+}$），每一 $Fe^{2+}$ 可疏松结合一分子氧。故每个 Hb 分子可结合 4 个氧分子。Hb 与氧结合后称氧合血红蛋白（oxyhemoglobin 或 oxygenated Hb），未与氧结合的 Hb 称脱氧血红蛋白（deoxyhemoglobin 或 deoxygenated Hb，过去误称为还原血红蛋白）。$HbO_2$ 或 Hb 中的铁原子都是处于二价的亚铁状态，故血红素又称为亚铁血红素。

每克血红蛋白能疏松结合 1.34 mL 氧，以正常人每 100 mL 血液含 15 g Hb 计算，则每 100 mL 血液含氧量为 15 × 1.34 = 20.1 mL。这是每 100 mL 正常血液结合氧的最大容积，称为血液的氧容量。血液实际的含氧量称为氧含量。（氧含量—游离氧量）/氧容量 = 氧饱和度。氧饱和度决定于氧分压。氧含量既与 Hb 含量有关，又与氧饱和度有关。人动、静脉血的含氧量分别为 19.6 mL% 与 6.7 mL%，其氧饱和度分别为 98% 与 65%。

2. 氧解离曲线

以 Hb 氧饱和度为纵坐标，血 $PO_2$（氧分压）为横坐标，全血不同氧分压下测得的氧含量和氧饱和度数值可绘成氧解离曲线见图 2－3－2。氧解离曲线是一条 S 形曲线。上面一段比较平坦，即氧分压在 70～100 mmHg 时，Hb 的氧量接近饱和。说明运动时即使肺泡氧分压降至 70 mmHg，对血氧饱和度也影响不大，能将充分的氧气输送到组织去。曲线的陡峭段氧分压介于 10～40 mmHg，与组织氧分压相当。它提示组织 $PO_2$ 稍有下降，就足以使氧从 $HbO_2$ 解离出来，满足组织代谢的需要。氧和 Hb 的结合和解离不仅受氧分压的影响，氧解离曲线还受血液 pH、温度等许多因素的影响。

（1）Bohr 效应：如图 2－3－2 所示，pH 等于 7.8、7.4、7.0 时三条氧解离曲线形态虽然相似，但有所不同。中间一条是标准状况（pH 为 7.4，体温 37 ℃）下的氧解离曲线，上、下二个圆点分别指示动、静脉血的氧饱和度，称为动脉点和静脉点，二者相差约 25%。血液 pH 值下降、$PCO_2$ 升高时，则如同 pH 7.0 氧解离曲线样，曲线位置右移。血液 pH 升高，$PCO_2$ 下降，则曲线位置左移，如同 pH 7.8 解离曲线样。这种血液 pH 值和 $PCO_2$ 分压对氧解离曲线的影响称为 Bohr 效应。血液 pH 值下降，$PCO_2$ 上升时氧解离曲线右移时，氧更容易解离出来，这对于组织代谢产生了大量 $CO_2$，亟须氧气供应是十分有利的。当血液流经肺脏，大量排出 $CO_2$，血液 pH 升高、$PCO_2$ 下降时，氧解离曲线又左移，Hb 和 $O_2$ 亲和力增强，肺泡 $PO_2$ 不需多大升高即可使血氧饱和，满足代谢的需要。Bohr 效应的意义就是这样使血流先后地实现从肺泡摄取氧，并在组织处释放氧，以满足机体代谢的需要。

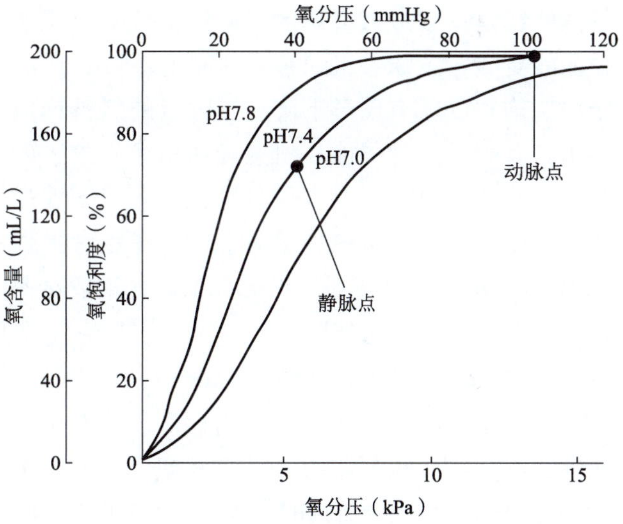


图 2－3－2　不同 pH 血液氧解离曲线，示 Bonr 效应

（2）温度升高使氧解离曲线右移：运动时体温升高，象征组织代谢旺盛，$PCO_2$ 升高，氧解离曲线右移，有利于氧的释放，有利于能量供应、运动的继续进行。体温下降、氧解离曲线左移，意味着冬天的运动要有充分的热身活动，方能使运动局部容易得到氧的供应。

（3）2，3-二磷酸甘油酸（2，3-diphosphoglycerate，2，3-DPG）是红细胞内糖无氧酵解旁路的中间产物：它对 Hb 释放氧的功能有调节作用。在通常的无氧糖酵解途径中，由于二磷酸甘油酸（DPG）变位酶的作用，一部分 1，3-二磷酸甘油酸变为 2，3-DPG，构成糖酵解的旁路。2，3-DPG 极易与脱氧血红蛋白结合，使其发生结构的改变，从而削弱 Hb 与氧的亲和力，有利于向组织释放氧。这一旁路比正常途径的 1，3-二磷酸甘油酸→3-磷酸甘油酸少产生 2 个 ATP，但削弱 Hb 好氧的亲和力，有利于向组织供氧。长时间的运动产热、某些激素（生长激素等）可使 2，3-DPG 增多[7]。因而，2，3-DPG 也是运动供氧、供能调节机制之一。

### （二）肌红蛋白

肌红蛋白是骨骼肌、心肌中的一种铁蛋白复合物。肌红蛋白和血红蛋白一样，也能可逆地和氧结合或解离，但每一肌红蛋白分子只含一个铁原子，只结合一分子氧。因为肌红蛋白可结合氧，故可增加肌肉中氧的供应。此外，因肌红蛋白氧解离曲线是一条近似直角的双曲线。低氧分压部位曲线更陡，意味着组织氧分压稍有下降，肌红蛋白氧饱和度就有明显下降，有大量的氧被释放出来，有利于运动供能。研究证明猎犬、放牧的牛的腿肌中的肌红蛋白含量分别比家犬、圈养的牛的腿肌中的肌红蛋白含量高；白鼠在跑台上训练 15 周，股四头肌等肌肉的肌红蛋白含量较对照组（不活动者）的多 80%。

### （三）二氧化碳的运送

二氧化碳产生于细胞内的线粒体，是有氧代谢的最终产物。线粒体的 $CO_2$ 分压最高，在 $CO_2$ 弥散穿过细胞，到达血液时，$PCO_2$ 逐渐下降。肺泡毛细血管的 $CO_2$ 分压约为 46 mmHg，仍高于肺泡气内 $CO_2$ 分压（40 mmHg）。$CO_2$ 通过肺泡毛细血管膜的弥散速率为 $O_2$ 的 20 倍，因而肺毛细血管内的 $CO_2$，借助约 6 mmHg 的压力差迅速弥散到肺泡内，而排出体外。在这一过程中 $CO_2$ 的运送方式及其特点如下：

1. 二氧化碳在血液中的运送形式

$CO_2$ 在血液中也存在三种运输方式：物理溶解、$HCO_3^-$ 和 $CO_2$ 与 Hb 结合形成氨酰甲基化合物方式。

（1）物理溶解形式：$CO_2$ 在血液中的溶解量取决于 $PCO_2$ 及其溶解系数。动、静脉血在 38 ℃ 以下 $CO_2$ 物理溶解形式——游离 $CO_2$ 的含量分别为 2.5 mL/100 mL，2.8 mL/100 mL，二者相差 0.3 mL/100 mL。即静脉血运送到肺泡的 $CO_2$ 为 0.3 mL/100 mL，仅占其运送总量（4 mL/100 mL）的 7.5%。虽然其量不大，但决定 $CO_2$ 分压的高低，与血液 $CO_2$ 总含量、$CO_2$ 的运送有密切关系。

（2）$HCO_3^-$ 形式：$CO_2$ 溶于血浆以后，与其中的水形成碳酸（$H_2CO_3$），然后 $H_2CO_3$ 游离出 $HCO_3^-$ 离子。

$$CO_2 + H_2O \rightleftharpoons H_2CO_3 \rightleftharpoons H^+ + HCO_3^-$$

在血浆中这种反应过程极为缓慢；可是 $CO_2$ 能迅速穿过红细胞膜进入细胞内，在红细胞内大量存在的碳酸酐酶作用下，$CO_2$ 与 $H_2O$ 结合的反应速率立刻提高 5000～13 000 倍。所以 $CO_2$ 在血浆中与水结合的量极少，绝大多数是在红细胞内与水结合。$H_2CO_3$ 形成后立即离解为 $H^+$ 与 $HCO_3^-$ 离子。$H^+$ 与静脉血中不断产生的脱氧血红蛋白结合为酸性血红蛋白（HHb）而被移走。脱氧血红蛋白是一种弱酸，足以吸收、负载大量的 $H^+$，防止血 pH 下降，而起着相当大的缓冲作用。有人测算，如无脱氧血红蛋白的缓冲作用，大量游离 $H^+$ 将使血液 pH 降至 4.5（实际上静脉血的 pH 值是 7.37）。$HCO_3^-$ 的大量产生，使其与红细胞外的 $HCO_3^-$ 形成巨大浓度差而弥散至血浆，血浆中的 $Cl^-$ 则被交换进入红细胞，$Cl^-$ 进入红细胞又促使红细胞内 $HCO_3^-$ 弥散至血浆，使血浆中的 $HCO_3^-$ 含量更多，便于运送。血液中 90% 的 $CO_2$ 是以这种方式运送的。

（3）碳酸氨基化合物形式：进入血浆和红细胞的 $CO_2$ 还可以与血浆蛋白质，血红蛋白结合，主要是与血红蛋白结合形成碳酸氨酰甲基化合物。血液以这种形式运送的 $CO_2$ 约占其运送总量的 17.5%。

2. 二氧化碳解离曲线

血液中的 $CO_2$ 含量与 $PCO_2$ 和血氧饱和度有关。$CO_2$ 解离曲线的位置与血氧饱和度密切相关。氧饱和度降低（如静脉血氧饱和度 70%）时曲线上移，有利于血液负载较多的 $CO_2$，便于运送。当血液氧饱和度升高（如动脉血氧饱和度为 97.5%）时，曲线下移，使 $CO_2$ 含量减少，便于 $CO_2$ 弥散至肺泡气，排出体外。这种血氧饱和度影响血 $CO_2$ 含量的现象称为 Haldane 效应。

训练效应：运动可增强肺功能，显著增加肺活量、用力肺活量、用力呼气一秒量等。

荣湘江等[35]选取了原北京市崇文区的中老年太极拳习练者212人，作为实验组；不常从事体育锻炼，身体健康的其他中老年人209人作为对照组，共421人，分男女组，每组再划分为45～55岁，56岁以上两个年龄组，按照国民体质测试标准进行肺活量和台阶实验测试。结果：与对照组比较，实验组总体肺活量［(2772.62±77136.00) mL：(3038.62±944.88) mL］与台阶实验指数明显上升（$P$均$<0.01$）。与对照组比较，男子两年龄组肺活量、台阶实验指数也显著上升（$P$均$<0.01$）。女子两年龄组肺活量无显著上升。结果显示从事太极拳运动的中老年人的心肺功能显著好于不常从事体育锻炼的健康人，男子组改善较明显，女子组肺功能无显著改善，可能与练习年限短、练习量小有关。

崔蓉等[36]于2004年6—11月对10个不同项目运动队147名运动员进行肺通气功能测试，包括最大分钟肺通气量（maximum minute ventilation，MMV）、用力肺活量（forced ventilation capacity，FVC）、用力呼气一秒量（forced expiratory volume in first second，$FEV_1$）、用力呼气一秒率（$FEV_1$/FVC）、呼气峰流速（peak value expiration velocity of flow，PEF）、用力呼气流速（(Forced expiratory flow rate，FEF）和最大中段呼气流速（maximum mid-expiratory flow rate，MMF）等项目。结果显示各项目运动员FVC、$FEV_1$/FVC有显著性差异（$P<0.05$）。游泳、球类、力量项目运动员FVC及$FEV_1$优于其他项目（耐力项目运动员等），又以游泳项目运动员的FVC/BMI及$FEV_1$/BMI为最高。结论：不同项目运动员肺功能之间存在显著差异；游泳运动员肺功能显著高于其他类型运动员。

## 第三节 血液系统

运动锻炼可使血液产生一系列变化[1]。

### 一、血液比重

研究表明，血液比重于运动中逐渐增加，在运动后逐渐下降，并恢复正常。

### 二、血液温度

运动时体温可升至38.9 ℃，最高时可达40 ℃。体温升高必然也使血液温度上升。血液温度上升可使得：①血红蛋白对氧的亲合力下降，有利于氧的离解，使组织获得更多的氧；②血浆氧吸收率减少，溶解的氧减少，有更多的氧释放给组织细胞；③气体的弥散速度加快，使内、外呼吸的气体交换速度加快有利于运动的进行。

### 三、血液黏滞性

长时间剧烈的运动，因为大量排汗，使得红细胞相对增多，导致血液黏滞性增大。谢罗佩金报告长时间体力负荷时血液黏滞性可提高10%以上，需24～48 h方能恢复正常。

### 四、血液渗透压

血液渗透压一般指血浆渗透压，它包括晶体渗透压和胶体渗透压。正常体温时血浆渗透压约为7.6个大气压。剧烈肌肉运动时血浆渗透压会暂时升高。其原因为运动时：①大量出汗；②水分从血液进入肌肉；③大量代谢产物如乳酸等进入血液。

### 五、红细胞

运动能使血液中红细胞增多。因为运动时机体摄氧量急剧增加，需要更多的红细胞运送氧气。经常从事体育锻炼的人红细胞可达600～650万个/$mm^3$。但是，有的从事剧烈运动的人出现红细胞减少，称为运动性贫血。多数学者认为其原因为：①红细胞破坏增多：由于运动时血流速度过快，红细胞与血管壁碰撞增多，破裂增加；②脾脏收缩，释放溶血卵磷脂使红细胞膜脆性增加，破裂增多；③红细胞产生减少：蛋白质、铁质的摄入不敷运动需要所致。

2

## 六、白细胞

叶果罗夫、村山、王锦雯等人均发现运动可使血中白细胞增多。王锦雯发现踏功率计自行车5分钟后，白细胞总数明显增加，在停止运动后30分钟内白细胞总数基本恢复到运动前水平。郑基永等[37]报告显示，跆拳道比赛后的人体血细胞数的对比研究结果是比赛后白细胞总数、淋巴细胞百分比明显增多，中性粒细胞百分比明显减少，而红细胞和血红蛋白的增多不明显。

## 七、血小板、凝血、纤溶能力

多数报告报道：中、高度运动负荷可致血小板增多，血小板凝集能力加强，同时抗凝、纤溶能力也亢进，保持动态平衡[7]。

总之，运动能使血液中红细胞、白细胞总数、淋巴细胞百分比增多。

# 第四节　神经系统

运动是在神经系统调节下有关肌肉的规律而协调的活动。体育运动要求肢体（肌肉）有一定的力量、速度，而且动作准确、协调。体育运动姿势的优美、准确、有力、协调象征着神经系统完善的控制和调节。因此，体育运动的锻炼可以改善神经系统的调节。老艺术家、舞蹈家年过六旬还能在舞台上表演，甚至动作优美，恰似青春年少，就是坚持锻炼，使大脑等整个神经系统功能得以维持的结果。由于体育运动的机体锻炼和心理调节作用，使锻炼者常常睡眠香甜，焕发精神，形成良性循环，增强体质。

## 一、运动能提高体温调节中枢的功能

体温调节中枢在下丘脑。体育运动可以提高体温调节中枢调节体温的功能。当体温降低时，体温调节中枢使产热过程增强，当体温升高时，它使散热过程增强，使体温保持在一个恒定的水平。体育锻炼能使神经系统功能得到增强，体温调节中枢灵敏。冬泳者在零下10多摄氏度的严寒天气里能进行游泳，军人能在酷暑的日子里练兵就是体育锻炼使体温调节中枢及神经系统功能提高，产热、散热功能更加有效的结果。

## 二、运动能显著增加肌肉乙酰胆碱酯酶的含量，增强肌肉收缩能力

跑台运动可显著增加大鼠腓肠肌乙酰胆碱酯酶（AChE）含量，改善神经系统功能。周思红等[38]报告：30只SD大鼠被随机分为3组分别是对照组（不参加训练）、上坡组（进行上坡跑，每周连续5天，按周递增运动量）、下坡组（进行下坡跑，每周连续5天，按周递增运动量），每组10只，均训练8周。结果显示与对照组比较，上坡组、下坡组AChE含量（mmol/mg prot）为[(158.46±21.65)∶(220.66±47.46)∶(168.34±32.67)]，上坡组的AChE含量较对照组显著增加（$P<0.01$），较下坡组显著增加（$P<0.05$），说明跑台上下坡运动可显著增加AChE的含量，增强腓肠肌收缩能力。

## 三、运动可改善和提高中老年的平衡功能

赵影等[39]报告了太极拳可改善和提高中老年女性的静态平衡能力，研究者让163名中老年女性分为51~60岁年龄组（85人，包括对照组27人，初学组28人，熟练组30人）和61~70岁年龄组（78人，包括对照组23人，初学组28人，熟练组27人）。采用WIN-POD平衡功能检测系统分别测试受试者单双足睁眼、闭眼状态下的轨迹长（TL）、外周面积（Area）、前后与左右方向的动摇指数。结果显示：两年龄组与对照组比较，熟练组的单双足睁眼、闭眼状态下的TL、Area、

平均动摇速度、X 轴动摇速度、Y 轴动摇速度、X 轴偏移显著降低，其他，如单位面积轨迹长，Y 轴偏移在有的测试状态也显著降低（$P<0.05$ 或 $P<0.01$）。说明太极拳可显著改善和提高中老年女性的静态平衡能力。

## 四、运动可改善衰老小鼠的学习记忆能力

付燕等[40]报告：30 只 3 月龄雄性大鼠被随机分成青年对照组、衰老对照组和衰老运动组，每组 10 只。衰老对照组和衰老运动组都注射了 D-半乳糖 100 $mg \cdot kg^{-1} \cdot d^{-1}$，持续 6 周，以制造衰老模型，同期衰老运动组每日进行 1 h 游泳运动。结果显示：6 周后 Morris 水迷宫定位航行试验中，与青年对照组比较，衰老对照组平均逃避潜伏期显著延长；与衰老对照组比较，衰老运动组平均逃避潜伏期显著缩短，$P$ 均 $<0.01$；在空间探索实验中衰老对照组平均穿越平台区域次数显著少于青年对照组和衰老运动组（$P$ 分别 $<0.01$、$<0.05$）。海马脑源性神经营养因子（brain derived neurotrophic factor，BNDF）信使核糖核酸和 BNDF 蛋白质表达水平：衰老对照组显著低于青年对照组，衰老运动组显著高于衰老对照组（$P$ 均分别 $<0.01$、$<0.05$）。说明有氧运动可延缓脑衰老引起的学习记忆能力下降，有氧运动上调衰老小鼠海马 BNDF 的表达可能是其分子机制之一。

栾海云等[41]也有相似的报告。50 只小鼠被随机均分成：对照组、模型组、15 min/d 游泳组、30 min/d 游泳组和 45 min/d 游泳组。除对照组外，其他 4 组均注射了 D-半乳糖，制造衰老模型。运动小组从第 5 周开始运动，连续 4 周。以水迷宫实验评价小鼠空间学习记忆能力。结果显示：与模型组比较，15 min/d 游泳组、30 min/d 游泳组的逃避潜伏期显著缩短，目标象限搜索时间百分比，通过目标区域次数均显著增加（除 15 min/d 游泳组的目标象限搜索时间百分比与模型组比较的 $P<0.05$ 外，余均 $P<0.01$）；30 min/d 游泳组小鼠脑组织超氧化物歧化酶（SOD），谷胱甘肽过氧化物酶（GSH-Px）活性显著高于模型组，丙二醛（MDA）含量显著低于模型组（除 GSH-Px 差异 $P<0.05$ 外，余均 $P<0.01$），15 min/d 游泳组的部分指标显著好于模型组；15 min/d 游泳组和 30 min/d 游泳组小鼠皮层和海马组织中乙酰胆碱酯酶（AChE），胆碱乙酰化转移酶（ChAT）活性均显著升高（$P<0.05$ 或 $P<0.01$）。这说明游泳运动，尤其是 30 min/d 游泳组可提高衰老小鼠的学习记忆能力，其机制可能与其提高脑组织抗氧化和清除自由基能力，增强中枢胆碱能神经系统功能有关。

## 五、运动可以改善睡眠

总的来说[42]流行病学研究始终表明运动与好的睡眠相关；许多睡眠专家赞同运动是一种能改善睡眠的方法；对于失眠，运动比药物治疗健康，比认知行为治疗更简单和更便宜。

尹辉等[43]以随机整群抽样方法，用匹兹堡睡眠质量指数（PSQI）问卷筛选出华北煤炭医学院睡眠质量差的大学生，从中随机抽取 120 人随机均分为 4 组：有氧运动组（运动强度为 70% 靶心率，45～60 min/次，3 次/周，持续 4 周），耳穴贴压组，有氧运动结合耳穴贴压组，对照组不予干预。结果显示，4 周后与对照组比较，有氧运动组 PSQI 得分［(9.19 ± 1.27)：(6.83 ± 1.27)］、睡眠质量［(1.90 ± 0.51)：(1.17 ± 0.48)］、入睡时间［(2.26 ± 0.78)：(1.13 ± 0.74)］均显著改善，$P$ 均 $<0.001$；有氧运动结合耳穴贴压组 PSQI 得分，入睡时间更佳，$P$ 均 $<0.05$。

郑建盛等[44]采用匹兹堡睡眠质量指数量表（PSQI）和身体锻炼等级量表对福建省 4 所医学专科高校的 1602 名学生进行调查。结果显示低锻炼量组 PSQI 总分显著高于中等锻炼量组和高锻炼量组（$P<0.05$）；中等锻炼量组和高锻炼量组之间差异无统计学意义；分析表明，中等锻炼量组和高锻炼量组的学生睡眠好，低锻炼量组学生睡眠差，而且睡前剧烈运动不利于睡眠；即适量体育锻炼有助于提高睡眠质量。

## 六、运动与心理[32]

有研究说明运动与心理状态关系密切。运动

已逐渐成为提高和维持良好心理状态的手段。

### （一）运动对心理的影响

1. 运动与压抑

Farmer的前瞻性研究说明，体育运动可以作为一种预防压抑症状的手段。Brown（1978年）等报告，167名大中学生除6名不参加运动的作为对照组外，161名学生参加各种运动，30 min/d，3 d/周。结果显示慢跑、摔跤、网球运动显著地降低压抑，而垒球组与对照组无改变。Greist（1979年）让25例门诊患者随机分为跑步组和心理治疗组，在12周的治疗和9个月的复查后，发现运动的降低压抑的作用与有时限的心理治疗作用相同。

Martinsen（1990年）等总结近7年的临床调查后认为：有氧、无氧运动同样具有抗压抑作用。

2. 运动与焦虑

研究证实，剧烈的有氧运动能降低焦虑状态，停止运动5～15分钟后所获得的效果仍具有统计学和临床意义，并能维持2～4 h。Porcari（1988年）等也证实，达到35%～65% $\dot{V}O_2max$运动强度的步行能降低焦虑状态和血压，至少持续2 h。有报告，不同形式的有氧运动对于抗焦虑没有显著差别，而无氧运动无降焦虑作用，或它的降焦虑作用明显少于有氧运动。长期运动对焦虑的影响，研究结果不一致，为降低、增加或无变化。

有一种观点，认为要降低焦虑程度，运动至少要持续10周以上。张捷等[45]报道八段锦有显著改善广泛性焦虑症的效果：64例广泛性焦虑症患者被随机均分为对照组（接受常规中西医结合治疗）和治疗组（在对照组治疗基础上进行八段锦练习，每周有2天集中练习，每次1 h，其余5天每天0.5 h单独练习，持续18周）。结果显示：治疗组在治疗第1、第2周后其汉密尔顿（HAMA）焦虑量表总分即较治疗前显著降低［(18.63±4.44)∶(21.00±4.43)，此时对照组总分无显著下降］，治疗组第8周时HAMA总分显著低于对照组8周时［(34.57±5.78)∶(39.34±6.32)］；12周时治疗组有效率显著高于对照组（90.0%∶68.6%）；$P$均$<0.05$。说明八段锦确有改善广泛性焦虑症的疗效。

3. 运动与自尊

许多报告显示，长期运动训练能提高自尊，其效果至少能维持6～20周。

这些都是运动的积极效果。可是过度、无节制的运动可产生滥用运动综合征和疲劳综合征。Fry等（1991年）总结过度训练在心理上的主要症状有：压抑、疲劳、焦虑、易怒、冷漠、自尊心下降、情绪不稳、害怕竞争、人格改变、工作或训练时精神不集中等。

### （二）运动对心理影响的机制

目前关于运动改善心理状态的可能机制有3种学说[32]：

1. 分散注意说

这种学说认为分散注意力可以引起情绪改变，减少焦虑，而运动是可引起注意力分散的一种形式。Bahrke等报告了75名成年男性被随机分为运动、沉思和注意力分散3组，结果3组都显著降低了焦虑状态，其中运动与分散注意的抗焦虑作用是类似的。

2. 单胺说

有研究说明，脑中单胺特别是去甲肾上腺素（norepinephrine, NE）和5-羟色胺（hydroxytryptamine, 5-HT）水平的改变可能是运动改善情绪的媒介。Brown等（1979年）也报告运动组动物脑中5-HT、NE含量比非运动组有显著增加。

3. 内啡肽学说

此学说认为运动时机体产生的内腓肽增加，内啡肽有“吗啡样”作用，能减轻疼痛，产生欣快感，因而可减少焦虑，对抗压抑。这是目前最流行的看法。

阿片肽是肽类神经递质。有亮氨酸内啡肽、β脂解激素和β-内啡肽（β-endorphin，β-EP）等几种[4]。各种内啡肽产生于脑、垂体和其他组织。有研究表明极量或亚极量运动可使人体血浆中β-内啡肽、脑腓肽水平升高，β-内啡肽升高的程度和持续的时间与运动强度成正比（$r=0.74$）[46]。不论男女，运动时血清内阿片样肽的浓度（主要是内啡肽）可比静息时增高5倍，在脑中，甚至更高[4]。Pert等还在动物实验中第一次证实运动可提高内腓肽对阿片受体的占有率[32]。但也有人持不同意见，认为运动改善精神状态不是以内啡肽为媒介的，故仍需进一步探讨。

## 第五节　内分泌系统

内分泌系统由内分泌腺及其释放的激素和各激素靶细胞上的受体组成。它协同神经系统控制、调节全身的运动、物质代谢，以完成运动和维持体内环境的稳定。

激素的分泌并不是固定不变的，而是因身体的需要而随时调整的。激素在血浆中的含量受着多种因素的影响。实际上血浆中激素的含量是该激素的合成量、释放量、靶细胞受体结合量及肝、肾等器官当时清除量的总和。因而观察、分析运动所致激素变化，内分泌系统与运动关系时必须注意这一点。

### 一、垂体激素

脑垂体由前叶、中叶、后叶、结节等部位组成。前、中叶和结节部位构成腺性垂体，后叶称为神经性垂体。

#### （一）腺性垂体激素（前叶激素）

从腺性垂体提取的激素有生长激素、促甲状腺素、促肾上腺皮质激素、卵泡刺激素、黄体生成素、生乳素等6种以上激素。

生长激素（growth hormone，GH）。生长激素促进氨基酸进入细胞内，促进核糖核酸（ribonucleic acid，RNA）的生成，或激活细胞内的核蛋白体，从而促进组织蛋白的合成，促进细胞的分裂和增生，阻抑糖的代谢，促进脂肪的供能。生长激素是由下丘脑生长激素释放因子直接控制的。应激运动时，下丘脑生长激素释放因子分泌增多，促使生长激素分泌增多。有长期训练和无训练的人运动时生长激素变化不同。在短时间运动以后，二者的生长激素都有增加，但无训练者增加更多，而且是在运动开始后就立即上升；有训练者运动后生长激素增加比较少或不增加。运动对静息血液生长激素含量无影响。短时间激烈运动所致的生长激素上升有一潜伏期。潜伏期的长短与运动强度有关。

不少学者认为长时间（30分钟以上）中等强度运动中，血浆生长激素含量经潜伏期后逐步增加，达到高峰后又逐步下降，直至降到运动前水平[1]。

#### （二）促肾上腺皮质激素

促肾上腺皮质激素（adrenocorticotrophic hormone，ACTH）能强烈地促进肾上腺皮质激素分泌，除有肾上腺皮质激素的作用外，还能直接动员脂肪释放能量，可以节约运动中糖的散耗，有利于耐力运动。因为ACTH在血液中迅速失活，测定十分困难，只能从运动时血中皮质激素的含量增多反映ACTH分泌量的增加。

#### （三）促乳激素

促乳激素有促进女性分娩后乳腺分泌乳汁，和动员脂肪酸的作用。只有强度大的运动才使促乳激素分泌增加，但增加的幅度较小。

#### （四）促性腺激素

运动时，男性、女性血浆中促滤泡刺激素（follicle-stimulating hprmone，FSH）和促黄体激素（luteinizing hormone，LH）均无明显变化。但也有人报告运动时，血浆中促性腺激素浓度增加，其生理意义至今不明。

#### （五）促甲状腺激素

促甲状腺激素（thyroid stimulating hormone，TSH）可控制甲状腺分泌甲状腺素的量。运动时血中促甲状腺素浓度增加，但效应不一致。

### 二、神经垂体激素

神经垂体激素又名垂体后叶激素（neurohypophyseal hormone）。垂体后叶本身不能合成激素。垂体后叶中贮存和释放的激素是下丘脑分泌，并经垂体束运输至垂体后叶的。它有加压素和催产素两种。

#### （一）加压素

加压素（antidiuretic hormone，ADH）也称为抗利尿激素，是一种多肽类化学物质，能促进肾小管对水的重吸收，为机体保存水分。目前研究认为出汗是使 ADH 释放的一种刺激。当剧烈活动，大量失水时，ADH 释放增加，保留水分，从而尿少。经过训练以后，同样运动强度的 ADH 分泌量比训练前减少。

### （二）催产素

尚未见到运动训练和催产素关系的报告。

## 三、甲状腺素

甲状腺素（thyroxine）是含碘酪氨酸的衍生物，包括四碘甲状腺原氨酸（tetraiodothyronine，T4）和三碘甲状腺原氨酸（triiodothyronine，T3）两种。T3 的数量虽少于 T4，但其对机体的作用速度比 T4 快好几倍，大部分 T4 受体可以使 T4 转为 T3，故 T3 是甲状腺素起作用的形式。甲状腺素的作用非常广泛，最主要的是促进能量代谢和生长发育，对中枢神经系统的兴奋性，心血管系统的活动也有一定的影响。

运动训练的效应：大多数研究报告报道称急性运动后血中甲状腺素浓度增加。O' Connell（1979 年）报道：有训练者在功率计自行车上作中等强度长时间运动后 T4 显著增多[1]。有人报告运动时血中游离甲状腺素增加约 35%[4]。但也有关于急性运动后甲状腺素水平无明显变化的报告。我国韩晓霞于 1987 年报道称男、女运动员在亚极量、极量运动时 T3、T4 均无明显改变。研究结果的不同可能与受试者的体能、饮食、采样时间等因素不同有关。

## 四、肾上腺

### （一）肾上腺髓质激素

肾上腺髓质激素（adrenal medullary hormone）分为肾上腺素（adrenaline），去甲基肾上腺素（norepinephrine）两种。肾上腺分泌的激素中 75% 是肾上腺素，25% 是去甲肾上腺素；支配血管和其他器官的交感神经末梢释放的绝大部分肾上腺髓质激素是去甲肾上腺素。肾上腺髓质和交感神经末梢都能释放肾上腺素和去甲肾上腺素。肾上腺素可以调节血液分配、加强心脏收缩，并有动员底物、促进肝糖原分解和脂肪酸氧化的作用。

轻微和中等运动时，肾上腺素无明显变化，但强烈运动时，血中肾上腺素明显增加。极量运动时去甲肾上腺可升高 2 ~6 倍。经过一段时间锻炼后，运动时的肾上腺素、去甲肾上腺素反应逐渐减弱，它们的血中浓度逐渐降低。

### （二）肾上腺皮质激素

肾上腺皮质激素（adrenocortical hormone）可分为：盐皮质激素（mineral cortical）、糖皮质激素（glucocorticoid）和性激素三大类（sex hormone）。

1．盐皮质激素

醛固酮占盐皮质激素的 95% 左右，是最主要的盐皮质激素。醛固酮作用于肾远曲小管，促进贮钠、排钾，调节钠钾代谢。无机盐的平衡对于神经递质和肌肉功能都是十分重要的。运动时，交感神经系统兴奋，通过肾素—血管紧张素—醛固酮系统使醛固酮分泌增加。研究说明运动训练不改变安静时的肾素—血管紧张素—醛固酮水平。但也有报告认为，有训练者安静时肾素的活性较低。关于运动时血内皮质酮的含量变化的报告有：Frerkol 氏让大白鼠游泳至力竭，在不同时间训练后，肾上腺的重量及肾上腺静脉血内皮质酮的含量均有增加；但运动强度在 65% $\dot{V}O_2max$ 以下时皮质酮水平增加不显著，65% $\dot{V}O_2max$ 以上的运动强度可使血中皮质酮浓度显著升高[1]，浓度升高，最多可比安静时增加 6 倍。

2．糖皮质激素

皮质醇（hydrocortisone）的作用有：①促进肝细胞以外所有身体细胞中蛋白质分解为氨基酸，进行糖的异生；②协同胰高血糖素和生长激素发挥作用；③阻抑葡萄糖的摄取与利用，是胰岛素的拮抗剂；④运动和饥饿时，皮质醇还能加速脂肪的动员和利用。快速地大量分泌皮质醇，则大量动员脂肪，可在肝中生成酮体。

训练效应：关于运动时皮质素水平的变化，研究的结果是：轻、中等强度运动时，血中的糖质醇含量变化不一致，有升高、不变、下降等不同结果；但剧烈运动时，皮质醇含量是增加的，这种增加可持续到运动后 2 h[4]。经过一段时间训练后，皮质醇分泌有适应现象。但也有剧烈运动时皮质醇含量下降的报告。对于极量运动时皮质醇含量下降，有人认为是肾上腺衰竭所致。但 Viru 等给豚鼠注射 ACTH，然后运动到力竭时，血浆糖皮质素含量出现升高。据此认为力竭时的糖皮质素含量下降是机体的防御性反应，ACTH 分泌减少所致。

感情应激也可使血皮质醇含量增多。心理、生理适应状态不同，血皮质醇的含量就不同，所以各家研究结果不一致，也就可以理解了。

## 五、胰腺激素

胰腺既有分泌消化液的外分泌部分，也有分泌激素的内分泌部分。它分泌激素的组织为胰岛。胰岛是散在于胰腺泡之间的细胞群。正常人胰腺约有 200 万个胰岛，占胰腺重量的 1.5%。现知胰岛内主要有三种内分泌细胞：α 细胞，占 20%～30%，分泌胰高血糖素；β 细胞，占 60%～70%，分泌胰岛素；δ 细胞，占 2%～8%，可能分泌生长抑素和胃泌素。实验证明胰高血糖素可以刺激胰岛素和生长抑素的分泌；胰岛素可以抑制胰高血糖素的分泌，可能抑制生长抑素的分泌，生长抑素则抑制胰高血糖素，胰岛素的分泌。三者协调地调节，并保持体内营养物质的代谢和平衡。因而人们很重视它们在运动中的变化，现在对胰岛素，胰高血糖素的作用已有比较清楚的了解，对生长抑素和其他胰岛激素的研究还刚刚开始。

### （一）胰岛素

胰岛素（insulin）是由 51 个氨基酸组成的小分子蛋白质，分子量为 5734。先合成的是分子量 9000 的胰岛素原，经转位酶作用降解成为胰岛素和含 31 个氨基酸的 C 肽。C 肽的数量和内源性胰岛素分泌量相关，故可测定 C 肽以反映 β 细胞的内分泌功能。胰岛素的分泌主要受血糖浓度和中枢神经系统的调节。在口服或静脉注射葡萄糖后，葡萄糖进入胰岛增多时，胰岛素分泌迅速增加，1～2 分钟内到达高峰，随后迅速降低，称谓早期快速相；约 10 分钟后，胰岛素的分泌量又迅速增多，达到第 2 个峰值，维持较长时间。血浆中胰岛素的半衰期很短，只有 6～8 分钟[47]，其主要在肝、肾、肌肉内降解。

1. 胰岛素在运动中的作用

（1）降低血糖

这是通过多种途径影响糖代谢的综合结果。首先，胰岛素能促进葡萄糖透入细胞膜。葡萄糖除可自由透过肝细胞膜外，透过心肌、骨骼肌和脂肪细胞时必须由细胞膜上载体转运，胰岛素能促进这一载体转运过程。生长激素、糖皮质激素、长链脂肪酸可以削弱胰岛素的这种作用。其次，胰岛素可促进葡萄糖激酶、己糖激酶、磷酸果糖激酶和丙酮酸激酶的生成和提高其活性，还能活化丙酮酸脱氢酶系。所以胰岛素可以促进肌细胞摄取葡萄糖及加强它的有氧、无氧代谢。

此外胰岛素还提高磷酸酶活性，促进糖原合成，通过抑制糖异生的 4 个关键反应酶而抑制糖的异生。儿茶酚胺、糖皮质激素、胰高血糖素为其拮抗剂。

（2）抑制脂解、促进脂肪合成

进餐后血糖升高时，胰岛素使葡萄糖进入脂肪细胞合成脂肪；运动使血浆胰岛素浓度降低时，脂肪分解作用加强，血浆游离脂肪酸浓度升高，并被利用，大大减少糖的分解代谢，同时增强糖的异生，防止血糖过早降低。

进入肝细胞的脂肪酸生成乙酰辅酶 A 过量时，只有少数被彻底氧化，大部分缩合成为酮体。因此，长时间运动，血浆胰岛素浓度降低时脂肪生酮作用加强，可形成酮血症。但健康人运动酮血症不会损害机体。骨骼肌、大脑都可氧化酮体供能，而且耐力运动可提高骨骼肌氧化酮体的能力。

（3）促进蛋白质合成

胰岛素通过：①增加细胞内核糖核酸（RNA）；②增加透过细胞膜的氨基酸数量；③增加核蛋白体合成蛋白质，以促进机体合成蛋白质。

2. 运动训练效应

短时间的运动：当运动强度超过 50% $\dot{V}O_2max$ 时，血浆胰岛素浓度降低。血胰岛素浓度与运动强度和持续时间长短成负相关。当运动强度和运动持续时间增加时，血糖和血胰岛素水平往往进行性降低，运动后经 1 h 或更多时间可恢复到运动以前水平。

运动时血浆胰岛素浓度降低的机制可能是：①运动肌群对胰岛素摄取量增多；②β 细胞分泌胰岛素量减少。运动时血中 C 肽含量降低，证明胰岛素分泌量确实减少。其原因可能是运动时交感神经兴奋，通过去甲肾上腺素作用于胰岛 β 细胞膜上的 α 受体，抑制胰岛素分泌。其他应激（缺氧、低温、精神紧张）都可以通过这一途径抑制胰岛素的分泌。

短时间大强度运动或较长时间的亚极量运动后，可以有血浆胰岛素浓度的“回跃”，且可超过运动前浓度，可能为运动结束后交感神经兴奋性突然降低，解除 β 细胞抑制所致。所以，采血时间不同，结果就不一样。

运动还可能改变体内细胞对胰岛素的敏感性。持续时间长的亚极量运动可使细胞（以血中单核细胞和红细胞膜上胰岛素受体为代表）对胰岛素亲和力增大，机制不明；短时间大强度运动时细胞对胰岛素亲和力降低，主要为乳酸血症所致。所以，亚极量运动可改善糖尿病患者对胰岛素的敏感性，减少胰岛素的用量。但这种体力活动改善的胰岛素敏感性只能保持 1～2 天。

### （二）胰高血糖素

胰高血糖素（glucagon）是由 29 个氨基酸组成的多肽。胰岛 α 细胞每日约分泌 1 mg 胰高血糖素。它的半衰期短，只有 5～10 分钟。其主要在肝、肾、肌肉中降解。

胰高血糖素的分泌受着多种因素的影响，其分泌与血糖浓度成反比，血糖浓度下降促进胰高血糖素的分泌。长链脂肪酸和酮体能抑制它的分泌。某些氨基酸（如丙氨酸）促进其分泌以增强糖异生作用；肾上腺素、生长激素、皮质醇都促使胰高血糖素分泌。这些因素对胰高血糖素分泌的影响正好与胰岛素相反。

运动时胰高血糖素激活肝细胞膜上的腺苷酸环化酶，促进环磷酸腺苷（cAMP）生成，最终促进肝糖原分解，并释放入血。它还激活脂肪酶，促使脂肪组织释放游离脂肪酸、甘油和生成酮体；促使蛋白质分解加速，氨基酸的糖异生作用。

运动训练效应：等长运动时，血浆胰高血糖素浓度不变。动态运动时，在一定强度、一定时间运动以后，血胰高血糖素浓度上升。它上升的幅度与运动强度、时间呈正比[1]。以 50% $\dot{V}O_2max$ 水平连续运动 1 h 或更久，血浆胰高血糖素浓度比运动前增加 30%～300%。Weiker 报告赛跑运动员在跑 100 m、1500 m、10 000 m 后，血胰高血糖素浓度提高不多，而跑 25 km 之后血胰高血糖素浓度显著提高。Galbo 报告极量运动 2 分钟后，胰高血糖素明显上升。

进行运动训练以后，相同水平的运动强度，训练者的血浆胰高血糖素上升幅度比未训练者小。这和运动的交感神经—肾上腺髓质系统反应降低，血糖和胰岛素浓度降低较少有关。

### （三）生长抑素

生长抑素（somotostatin）又称为胰岛第三激素。分子结构为 14 肽。最初发现于下丘脑，之后相继在胃、肠、胰岛 δ 细胞中有发现。它抑制多种消化器官的运动、吸收功能；并有分泌、释放某些肽类激素的功能；还有抑制胰岛素、胰高血糖素的作用，以协调体内营养物质的动态平衡。已知长时间低强度运动时血浆生长抑素浓度逐渐升高。但意义有待研究。

## 六、性激素

### （一）雄激素

雄激素（androgen）是一类含有 19 个碳原子的固醇激素，在睾丸的间隙细胞合成，肾上腺皮质的网状带、卵巢的基质细胞也分泌一定量的雄激素。雄激素包括睾酮（testosterone，TS）、雄烯二酮（androstenedione）、脱氢异雄酮（dehydroepiandrosterone）等，以睾酮的活性最强。雄激素的生物学作用广泛，主要是刺激男性的性器官发育，并维持其功能。雄激素对于中枢神经系统、全身代谢也有明显作用。它促进蛋白质合成，增加骨骼肌重量，加强肌肉收缩力；使磷酸化酶等活性加强，有氧代谢能力加强。

关于运动和雄激素的关系，研究结果不一。运动后睾酮浓度有下降、不变、上升的报告。但多数报告是中等强度、一定时间的运动可使睾酮浓度升高。可是长时间的力竭性运动可以使血浆雄激素浓度降低。

长期训练效应：是运动员的静息血浆睾酮浓度显著高于正常人。

### （二）女性激素（雌激素）

多数学者报告运动后雌激素（femal sex hormone）的分泌与月经周期有关[1]。大多数研究证实大运动负荷训练可使血雌二醇、黄体酮浓度降低[2]。

## 第六节　免疫系统

自1893年Schultz发表第一篇运动引起白细胞增多的报道，到1993年在德国彼得堡成立的国际运动与免疫协会，运动免疫学有了很大的发展大量研究证实：运动可影响机体免疫及神经内分泌系统的功能。运动通过影响白细胞、红细胞、细胞因子，神经内分泌改变免疫调节功能，不同运动强度对免疫调节影响不同。现就运动对机体各项免疫指标的影响，及其可能的作用机制，分述如下：

### 一、运动与中性粒细胞（neutrophil）

运动可使外周血中白细胞增多，增多的程度与运动强度、训练水平有关。在较高强度的急性运动中，白细胞增多主要是中性粒细胞和淋巴细胞，但这种变化常常是短暂的，多数在24 h恢复正常，而长期运动对白细胞计数无显著影响。冯玉润[49]测定水球运动员运动前、运动中、运动后1 h的中性粒细胞，分别占63.27%、72.36%、80.55%，显示运动后1 h中性粒细胞计数显著升高。在中性粒细胞功能方面，中等强度的运动可增强中性粒细胞趋化性和吞噬活动及杀伤能力，提高产生$H_2O_2$的能力，但随着训练强度的增强，其功能受到抑制。张建宏等[50]以50% $\dot{V}O_2max$、60% $\dot{V}O_2max$、80% $\dot{V}O_2max$运动强度各运动10分钟，发现中性粒细胞吞噬能力随运动强度而提高，但最大强度的训练会抑制白细胞计数的升高，最大强度运动1分钟即可减少中性粒细胞，降低产生$H_2O_2$能力，在100 km超长马拉松比赛，直至赛后3 h，白细胞吞噬能力仍下降35%。运动时白细胞、中性粒细胞计数的增加，可能与血清中皮质醇激素或儿茶酚胺等增加有关[51]。总之，中等强度的运动可升高中性粒细胞计数，显著提高中性粒细胞的趋化性、吞噬作用、抗氧化杀菌功能，大强度运动可以降低中性粒细胞功能。

### 二、运动与单核巨噬细胞

单核巨噬细胞（mononuclear macrophage）通过吞噬、细胞毒性作用等杀灭病原体和肿瘤细胞。同时能摄取、加工处理抗原物质，将抗原刺激的信息传递给具有免疫活性的T、B淋巴细胞。单核巨噬细胞广泛存在于机体各处。Lewick[52]报道自行车运动员运动前、中及运动后恢复2 h血中单核细胞分别为166/μL、207/μL、150/μL显示运动中单核细胞数显著升高，运动后又显著下降。白细胞介素1（interleukin 1，IL-1）是主要由活化的巨噬细胞分泌的多肽。IL-1对免疫系统和非免疫系统都有作用。它刺激T、B细胞增殖，促进辅助性T细胞释放白细胞介素2和白细胞介素2受体的表达，增加NK细胞活性；在非免疫反应中主要参与炎症反应，增加中性粒细胞数量和活性。有研究[46]结果显示长跑运动员静息状态的血浆IL-1活性明显高于非运动员。耐力训练后腹腔巨噬细胞内酶含量增高，吞噬作用增强，大鼠腹腔巨噬细胞分泌IL-1的能力也有显著的提高，但这种作用在大强度的训练时受高度抑制[53]。这表明一般强度的规律性运动可提高，而大强度运动训练则可降低单核腹腔巨噬细胞分泌细胞因子的能力[54]。IL-2也称T细胞生长因子。适度的运动可提高T细胞合成和释放IL-2的功能。

### 三、运动与淋巴细胞

淋巴细胞（iymphocyte）是构成免疫系统的主要细胞群体，可分许多表型与功能不同的群体，如T细胞、B细胞、NK细胞等，它们相互协作、制约，共同完成对抗原物质的识别、应答和清除，从而维持机体内环境的稳定。

2

### （一）运动对T淋巴细胞影响

T淋巴细胞（T iymphocyte）是一种重要的免疫活性细胞，其细胞亚群 $CD_4^+$ 和 $CD_8^+$ 互相协调，稳定地调节着机体的免疫应答反应。由于 $CD_4^+$、$CD_8^+$ 淋巴细胞具有促进和抑制免疫功能的作用，因此 $CD_4^+/CD_8^+$ 比值的高低可以反映机体的免疫功能。运动可以改变 $CD_4^+/CD_8^+$ 的比值。一般认为，T细胞在不同强度、持续时间的运动中或运动后都有升高。Roberson[55]在试验中发现，长时间大强度运动至力竭时淋巴细胞，特别是T淋巴细胞水平也是升高的。也有报道[56]称适量运动增高小鼠 $CD_4^+/CD_8^+$ 比值，提升免疫功能，而高强度的游泳运动使小鼠 $CD_4^+/CD_8^+$ 比值降低。但也有报告称[56]运动强度大，训练时间长对T细胞抑制作用强，恢复也慢。周祖保[57]观察12名体育系大学生自行车运动前、后T淋巴细胞、白介素-2、皮质醇的变化，结果显示运动后即刻T淋巴细胞转化显著增强，白介素-2活性运动后3 h明显增强（$P<0.05$）；皮质醇变化相反，运动后即刻稍有下降，3 h明显下降。相关分析显示T细胞和白介素-2活性与皮质醇浓度呈显著负相关；研究还表明长期适量的运动有利于提高机体免疫细胞的活力，提高T细胞的活性；同时降低机体交感神经的活性，从而导致有训练者在安静或在运动应激时儿茶酚胺和皮质醇激素的分泌减少，使机体的免疫功能得到增强。刘静等[58]让25名中老年女性进行为期6个月的有规律太极拳运动，分别于实验前，运动后第4、第6个月测定外周血白细胞细胞因子γ干扰素（interferon-γ，IFN-γ）和白细胞介素4（interleukin，IL-4）。结果：与练习前比较，练习4个月、6个月的IFN-γ [(12.58±4.40)% 比 (16.96±5.33)% 比 (16.15±5.27)%]（P依次<0.01，$P<0.05$），练习4个月IL-4 [(1.74±1.10)% 比 (2.55±1.32)%] 显著上升（$P<0.05$）。这些研究提示长期太极拳运动可提高细胞免疫和体液免疫能力。

### （二）运动对B淋巴细胞影响

B细胞（B iymphocyte）是体内唯一产生抗体的细胞。B淋巴细胞激活分化为浆细胞，产生不同的抗体，发挥体液免疫功能。目前运动与B淋巴细胞的关系还未完全明了。冯玮等[59]报告长期运动对大鼠肠道免疫机能的影响：40只SD大鼠被随机分为安静对照组、运动对照组、安静营养组、运动营养组。安静营养组、运动营养组每日以新鲜配制的鼠李糖乳杆菌溶液灌胃；运动对照组和运动营养组进行每周6次，共9周的力竭性跑台训练。结果：与安静对照组、安静营养组比较，运动对照组、运动营养组的血清促肾上腺皮质激素（ACTH）、小肠组织中的分泌型免疫球蛋白A（sIgA）与IL-8水平显著升高（$P<0.01$，或 $P<0.05$），但安静营养组与安静对照组间无显著差异。说明力竭性运动可显著提高血清ACTH和小肠组织的sIgA，即肠道免疫功能，而鼠李糖乳杆菌溶液无此功能。

但过度训练会降低呼吸道和消化道分泌液中分泌型IgA（SIgA）的浓度，增加上呼吸道感染率。Fahlman MM研究[60]表明，在女运动员短短的8 min最大强度功率自行车运动中，唾液中SIgA的含量明显减低。

### （三）运动对自然杀伤细胞影响

自然杀伤细胞（natural killer cell，NK）是一种大颗粒淋巴细胞，其靶细胞包括肿瘤细胞，病毒或细菌感染的细胞，因此NK细胞具有抗肿瘤、抗感染、免疫调节作用。在所有淋巴细胞中，NK细胞是对运动反应最明显的一类淋巴细胞，尤其是表达CD16的NK细胞。运动时外周血单核细胞中以NK细胞浓度的升高最为明显。一般认为，NK细胞浓度与NK细胞的自然杀伤活性呈正相关。一般认为短时间高强度的急性运动往往会引起外周血NK细胞数显著增加，运动开始几分钟NK细胞可增加40%~100%，但持续一定时间后NK细胞浓度就会下降，甚至低于运动前水平。

## 四、运动与红细胞

早在1981年Siegel就提出红细胞免疫系统的概念；红细胞（red blood cell）的免疫功能有：①清除循环免疫复合物；②增强吞噬作用；③识别和携带抗原；④免疫调节作用；⑤效应细胞作用。红细胞具有许多与免疫有关的物质，有的表达在红细胞膜表面，有的表达在红细胞质中，一且红细胞的免疫功能受损，将影响血液中的非特异和特异性免疫反应；由于红细胞的数目众多，故红细胞的免疫作用不容忽视。方明研究的结果表明[75]，长时间中等强度的运动训练可以提高机体的红细胞免疫能力；但是胡琪琛等研究[76]发现有训练的中长跑运动员和无系统训练的大学生进行45% $\dot{V}O_2max$ 和80% $\dot{V}O_2max$ 运动时，均可引起RBC-$C_3$bR 和 RBC-ICR 两指标下降，而且在80% $\dot{V}O_2max$ 强度时，未经训练者下降更明显。提示中、大运动量可使正常人红细胞免疫功能下降。

这些结果的不同可能与运动负荷、测定方法等有关，有待进一步的研究。可以认为适量运动可提高机体免疫力，而过量运动则可降低免疫功能，其具体机制有待进一步研究。

## 第七节　消化系统

运动时，因为肌肉活动加强，物质代谢旺盛，消化器官代谢、功能会随之增强，从而增加消化液的分泌，加速胃肠道蠕动。因为运动时呼吸加深，膈肌上、下移动的幅度加大，对腹腔的脏器起着良好的按摩作用，可增强腹腔的血液循环、胃肠的蠕动，增进食欲，促使大便通畅，同时横膈活动的加强还可增加肺通气量，据统计，横膈每下降1 cm，肺通气量可增加250～300 $m^3$。

运动时腹肌活动加强，专项腹肌训练更可加强腹肌力量。腹壁肌包括腹直肌、腹内斜肌、腹外斜肌和腹横肌等。这些肌肉萎缩时，腹壁就松弛，一些内脏器官，如胃、肾就可发生下垂，而且排便无力。运动训练使腹肌力量加强，可防止内脏下垂，促使大便通畅；腹肌运动也可发挥腹部脏器的按摩作用，增强消化器官功能。

运动时，腹部脏器血液供应可因运动的血液重新分配而减少，剧烈运动时，其减少更加明显，因而降低当时消化功能。有报告，让犬进食后，拉一辆很重的小车前进，结果狗的胃、胰液分泌减少，食物由胃进入十二指肠的速度减慢，消化、吸收功能大大减弱。因而，饭后不宜参加运动，有胃、肠疾病的患者要避免剧烈运动[1]。

老年人胃肠黏膜萎缩，腺体萎缩，消化液、消化酶分泌减少，若以16岁时的消化酶量为100%，60岁时，唾液淀粉酶、胰脂肪酶都下降到70%～80%，90岁时下降到50%～60%；胃酸也逐渐减少，老年人约35%表现低酸或缺酸[1]。老年人牙齿脱落，咀嚼功能降低，更加重胃肠负担，使消化功能减弱。而老年人参加体育运动可使消化液分泌增加，胃肠蠕动加强，腹肌加强，延缓消化器官的老化，进而改善全身代谢，使延年益寿。

赵秋菊[61]对辽宁省老干部大学120名学员（平均62.5岁）参加太极拳锻炼前后的身体健康状况进行调查，结果是参加太极拳锻炼一年后消化功能好的由29.2%显著升至59.1%（$P<0.01$），说明太极拳运动能改善消化功能。

## 第八节　骨骼肌系统

运动训练是依赖于骨骼肌的收缩、舒张而实现的。因此，对骨骼肌的结构和功能的研究是人体运动训练研究的基础。

运动后骨骼肌力量可显著增加，静态平衡能力可显著改善。李旭鸿等[62]报告的95名健康老年女性按照锻炼方式被分成广场舞组（32例），太极拳组（34例）和无规律锻炼组（29例）。广场舞组，太极拳组每周≥3次的锻炼，每次≥1 h。通过人体成分分析仪测定骨骼肌的含量，握力计和肌肉功能分析仪测定肌肉力量；在三维测力台或加上稳定性训练垫后进行静态平衡能力测定。结果：3组骨骼肌含量无显著差异，太极拳组的腿下蹲力显著大于无规律锻炼组，太极拳组压力中心的前后（AP）、左右（ML）位移和平均速度显著低于无规律锻炼组，$P<0.05$ 或 $P<0.01$。说明长期太极拳锻炼可显著提升腿的下蹲力，改善静态平衡能力。

运动可增加老年人肌力，肌肉量，增强日常生活能力。郄昕等[63]报道：32例老年人［平均（78.41±8.81）岁］被分为对照组（16例），运动组（16例，运动时间30分/次，3次/周，6个月）。结果：与对照组比较，运动组的握力（kg）［（15.68±6.01）：（21.37±4.36）］，全身肌肉量（kg）［（37.58±6.27）：（42.15±6.27）］，日常生活能力（Barthel）指数［（85.06±8.23）：（90.75±

4.61)]显著增加（$P$ 均 $<0.05$），两组平衡功能指标无显著差异。说明运动可显著增加老年人的全身肌肉量、握力，显著提高日常生活能力。

骨骼肌的构成中75%是水，20%是蛋白质，5%是无机盐和其他物质（高能磷酸化合物、尿酸、乳酸、各种酶、脂肪和糖等）。肌肉蛋白质中90%由肌球蛋白、肌纤蛋白、原肌球蛋白构成，各自分别占肌肉总蛋白质的52%、23%和15%。

关于骨骼肌的肌纤维类型，超微定量学改变以及运动对肌肉构成的影响等分述如下。

## 一、肌纤维类型

根据肌纤维的收缩和代谢特征，一般分为快、慢收缩肌纤维。

### （一）慢收缩肌纤维（简称慢肌纤维，slow twitch muscle fibers）

又称Ⅰ型纤维，收缩速度较慢，因为肌球蛋白的ATP酶活性较低。但是它含有丰富的线粒体，有氧代谢能力较强，适合长时间有氧运动。

### （二）快收缩肌纤维（简称快肌纤维，fast twitch muscular fibers）

又称Ⅱ型纤维，收缩速度比慢肌纤维快1倍，因为它的肌球蛋白ATP酶活性较高。它无氧代谢能力强，适合时间短的快速运动。Ⅱ型纤维还有亚型：Ⅱa型，被认为是快、慢肌纤维的中间型，收缩速度、有氧和无氧代谢能力均为中等。Ⅱb型纤维比Ⅱa型纤维有较高的无氧代谢能力。Ⅱc型纤维是一种未分化纤维，十分罕见。

### （三）运动训练对肌纤维类型的影响

过去研究认为运动训练不能改变肌纤维类型，肌纤维类型的百分比是遗传决定的。可是近年有愈来愈多的报告，显示专门训练可加强两类纤维的有氧、无氧代谢能力，可改变快、慢肌纤维面积的比例。譬如，高强度耐力训练可使快肌纤维的线粒体数目和体积超过无训练者的慢肌纤维，即耐力训练可使快肌纤维的氧化能力超过无训练者慢肌纤维的氧化能力；力量训练可使快肌纤维体积明显增大，从而使切片中快/慢肌面积比例明显增加。

## 二、运动训练后骨骼肌超微定量学改变[64]

近年出现许多应用体密度测算法测定运动训练对肌纤维结构成分影响的报告。

### （一）运动后肌纤维数量及直径的改变

因为骨骼肌为长柱状，不易测算体积，只测定其直径与数量。William（1980）发现猫负重训练34周后，肌纤维数量显著增加。

### （二）运动后肌原纤维、线粒体、细胞核的形态计量学改变

Luithi报告男性力量训练后，肌原纤维的绝对体积增加了10%。许多学者证实运动后肌原纤维的绝对体积及数量增加，但单位体积胞质中肌原纤维所占的比例不变。

运动训练性质不同，对线粒体的影响各异。长时间耐力训练后，线粒体的绝对数量、外膜面积、膜蛋白和膜磷脂含量均显著增加。力量性训练对线粒体的影响甚少。

### （三）运动后骨骼肌毛细血管的改变

运动后，单位体积肌纤维的毛细血管面积增大。有报告耐力运动员肌肉中毛细血管的数量比非运动员多40%[4]。力量性训练后，毛细血管的数量及体密度无显著改变。

## 三、运动训练对肌肉构成的影响

经常进行体育锻炼可使骨骼肌增大，肌力增强。爆发力运动员因快肌纤维增大明显，肌肉可比同年龄耐力运动员和无训练者大45%[4]。肌肉体积增大的原因多数学者认为是肌纤维的增粗。肌纤维增粗主要是细胞内含物增多。

### （一）蛋白质含量增多

长期运动训练可使肌纤维中肌球蛋白、肌纤蛋白、肌红蛋白含量增加。

### （二）肌糖原含量增加

长期运动训练可使骨骼肌中肌糖原、磷酸肌

酸（CP）和水分都有增加。肌糖原、CP 的增加，不仅使肌纤维增粗，且使其能源贮备增加，收缩力加强。肌肉内水分增加不仅使肌纤维增粗，且有利于肌肉中有氧氧化的进行。

### （三）线粒体数量及其所含酶的变化

有研究表明，耐力训练可使肌纤维中线粒体数量明显增多，体积明显增大，而且快肌纤维中线粒体数量的增加更为明显。

付绍婷[65]报道：耐力训练可降低衰老小鼠骨骼肌线粒体抗氧化相关基因的表达及生物发生相关基因的表达，有延缓衰老的作用。她以 3 月龄快速老化小鼠为衰老模型，随机分为快速衰老对照组，高强度运动组，中强度运动组，低强度运动组；运动组进行 8 周跑台运动；并以正常小鼠为正常对照组。结果：与正常对照组比较，快速衰老对照组小鼠线粒体抗氧化相关基因信使核糖核酸（mRNA）[锰超氧化物歧化酶（MnSOD）、谷胱甘肽过氧化物酶（GPx）、氧化物氧化还原蛋白（PRDX）3、PRDX5]、线粒体生物发生相关基因 mRNA（PGC-1α、NRF-1、T-fam）水平显著升高，而训练后高、中、低强度运动组降低雄性小鼠 MnSOD、PRDX3、PRDX 5 的 mRNA 水平，高强度运动组还降低雄性小鼠 NRF-1、T-fam 的 mRN 水平（$P$ 均 $<0.05$）。说明长时间训练可显著降低抗氧化相关基因及线粒体生物发生相关基因 mRNA 水平，即有抗衰老作用。

张盼盼等[66]报告：20 只 12 月龄雄性 SD 大鼠被随机均分为对照组和运动组（跑台运动，15 m/min 第 1 周 30 min/d，每周递增 5 min，跑台坡度 5%，6 d/周，4 周）。结果显示：①HE 染色组织切片中运动组大鼠腓肠肌所占面积百分比显著高于对照组 [(84.61 ± 3.68) : (73.58 ± 2.36)，$P<0.05$]，②运动组大鼠腓肠肌 MnSOD 活性显著高于对照组 [(55.71 ± 6.16) : (42.72 ± 3.56)，$P<0.01$]；丙二醛（MDA）[(35.23 ± 5.64) : (44.64 ± 4.81)，$P<0.05$]，8-羟基脱氧鸟苷（8-OHdG，为氧化损伤标志指标）[(51.32 ± 7.18) : (79.79 ± 6.39)，$P<0.01$] 显著低于对照组；③运动组大鼠腓肠肌过氧化物酶体增殖物激活受体 γ 辅助活化因子 1α（peroxisome proliferators activated receptor-gamma coactivator 1α，PGC-1α）和去乙酰化酶 3（sirtuin 3，Sirt3）显著高于对照组。说明适度有氧运动能显著促进 PGC-1α 和 Sirt3 表达（有助于减少细胞的氧化损伤），提高抗氧化酶活性，减轻骨骼肌过氧化损伤，预防增龄性骨骼肌衰退。

### （四）肌结缔组织增厚

力量训练可使肌纤维膜、肌囊膜的结缔组织明显增厚。它不仅使肌肉体积增大，更使抗拉力增强。

### （五）肌肉中毛细血管网增生

长期运动训练可使骨骼肌毛细血管数量增多，改善供氧能力。

## 四、肌肉酸痛的机理

素无训练者，或运动员中止训练一段时间后，从事强度较大或持续时间较长的运动中，以及运动后，可发生骨骼肌酸痛现象。

### （一）肌肉酸痛分类

肌肉酸痛分为即刻痛与延迟痛二类。即刻痛指的是运动中、后很快发生的酸痛，一般很快自行消失。延迟痛是运动后 8～24 小时产生的肌肉酸痛，可延续几天。根据酸痛程度可分为下述三级。

1. 轻度酸痛

手指触压时有酸痛和僵硬感。

2. 中度酸痛

肢体屈伸时有酸痛和僵硬感，且轻度妨碍肌肉收缩功能。

3. 重度酸痛

有明显酸痛感，严重妨碍肌肉收缩，限制动作范围。

### （二）肌肉酸痛的机理

1. 即刻痛

目前倾向于即刻痛由肌肉缺血引起。认为是肌肉缺血时释放的一种 P′物质刺激神经末梢引起。但目前还不能从酸痛肌肉中提纯这种物质，故确切机制还有待进一步研究。过去有人认为肌肉即刻酸痛是肌肉代谢产物乳酸堆积或大强度运动所致肌肉损伤引起。但大强度运动后，血乳酸浓度很高时并不引起酸痛，肌肉损伤不会立即恢复，故这两种说法不被多数学者接受。

2. 延迟痛

延迟痛产生的机理目前主要有2种学说：①肌肉缺血：运动强度过大，或持续时间过长导致肌肉缺血，产生P′类物质，刺激肌肉痛觉神经末梢引起；②肌肉损伤：由不适当运动造成的肌纤维或其结缔组织损伤引起。有报告[4]，使受试者前臂重复举重和上下台阶练习引起肌肉酸痛，用皮肤电极记录运动后48 h内肌电活动，定时检测尿内肌红蛋白（肌纤维损伤的准确指标）、羟脯氨酸（为检测结缔组织特异性分解产物的指标）。结果：肌肉酸痛与疼痛肌肉的肌电图活动无关；肌红蛋白的释放与疼痛无关；尿羟脯氨酸浓度于运动后第48 h显著升高，即与迟发疼痛有相关关系，提示肌肉酸痛为结缔组织损伤或胶原代谢不平衡所致。但是延迟痛的发生机制尚不十分清楚。

## 五、运动性疲劳

运动性疲劳及其恢复过程的研究一直是运动医学研究的热点。1982年第五届国际运动生化学术会议将疲劳定义为：机体生理过程不能维持其功能在特定水平上和（或）不能维持预定的运动强度[67]。运动疲劳可分为中枢性疲劳（或称心理疲劳），外周疲劳（躯体性疲劳）二大类。

### （一）中枢疲劳

中枢疲劳为通过大脑皮质阻抑（如情绪低落），导致神经冲动的减弱，进而引起激素、免疫系统、能量代谢的改变，减弱运动能力，产生的疲劳。例如，服用镇静药物可产生中枢性抑制，使运动能力下降；服用兴奋剂，或有客、主观条件使精神兴奋时（譬如体育比赛有狂热球迷的支持）可提高运动能力。

### （二）外周疲劳

是运动时肌肉的能源供应、物质代谢、血流变化、酸碱平衡以及温度等变化引起的运动能力下降导致的疲劳。运动时肌肉三磷酸腺苷、肌糖原的下降与酸中毒等被认为是外周疲劳的原因[1]。

# 第九节　运动与老年骨质疏松症

骨质疏松是一种以低骨量和骨组织微结构破坏为特征，导致骨骼脆性增加和骨强度下降、易发生骨折为特征的一种的全身性疾病。老年人因骨质疏松性骨折致残、致死，以及治疗过程中的巨大耗资常给患者、家庭乃至社会带来沉重的负担。1989年，国际卫生组织提出了防治骨质疏松的三大措施：补钙，运动，调节饮食。有研究[68]表明，在众多因素中，运动对骨质疏松的影响极大，其对骨强度的影响比重（40%）远远超过了与骨代谢相关的激素、钙和维生素D对骨强度的影响（3%～10%）。

近年有大量这样的报告。如陈衡等[77]、孔丹辉等[78]分别对老年妇女进行了研究。结果说明运动疗法对绝经期后骨质疏松患者有很好的治疗作用，能显著提升骨密度，并能改善患者的腰椎骨痛感和减少骨折的发生率。

# 第十节　其他

## 一、减肥

目前学界公认运动可增加能量消耗，是减肥的重要手段。谭思洁[69]等使60名9～10岁肥胖儿童随机分为实验组（男17，女13）和对照组（男17，女13），采用乳酸阈—心率法确定靶心率控制运动强度，实验期间两组均保持正常膳食。结果显示8周后与对照组比较，实验组BMI［身体质量指数，(25.28±2.48)：(23.32±2.1)］、腰围［(81.65±6.98) cm：(79.03±7.2) cm］($P$均<0.05)，皮褶厚度［(103.56±10.54) mm：(95.5±10.6) mm］($P<0.01$)显著降低。

## 二、运动与氧自由基损伤

### （一）自由基及自由基损伤

自由基是外层轨道上带有一个或一个以上未

配对电子的分子、原子或原子团，其活性强，极不稳定。一般在该自由基右上角用一个小圆点代表未配对电子。氧分子是生物体内自由基的主要来源。机体内重要氧自由基有超氧阴离子自由基（$\cdot O_2^-$）、羟自由基（$OH^\cdot$）等。这些氧自由基及由它们衍生的单线态氧（$'O_2$）、过氧化氢和脂氢过氧化物（LOOH）又统称为活性氧。自由基性质极为活泼，所有的细胞成分都可以是它们的攻击对象。自由基在对细胞成分的攻击过程中，不仅能使这些物质直接受到破坏，同时还能产生许多次生自由基及毒性物质，如攻击脂质而生成的脂氧自由基（$LO\cdot$），攻击核酸产生的嘌呤和嘧啶自由基。活性氧与多不饱和脂肪酸反应而形成过氧化脂质（lipid peroxidase，LPO），通过脂质过氧化反应，使细胞生物膜如细胞膜、内质网膜、线粒体膜、溶酶体膜等的结构和功能产生损害。故 LPO 的量可代表自由基的损伤程度。人各种组织中的 LPO 浓度随增令而升高，脂质过氧化物经过氧化物酶分解，生成丙二醛（malonaldehyde，MDA）、乙烷（ethane）、戊烷（pentane）等物质，故通常测定血液及组织液中的 MDA 浓度和呼气中的乙烷、戊烷含量就可推断体内脂质过氧化反应的程度。

### （二）自由基的清除

体内虽然不断产生自由基，但同时存在清除氧自由基的酶类（如超氧化物歧化酶）或非酶类物质（如 Vit E 等），使体内自由基的产生和清除处于一种动态平衡。

超氧化物歧化酶（superoxide dismutase，SOD）是一类金属酶。按金属辅基不同可分为 CuZn-SOD，Mn-SOD 与 Fe-SOD 三类。哺乳动物的所有细胞内都有 SOD，其作用是使 $\cdot O_2^-$ 或 $HO_2^\cdot$ 歧化为 $H_2O_2$ 和 $O_2$。

$$\cdot O_2^- + \cdot O_2^- + 2H^+ \xrightarrow{SOD} O_2 + H_2O_2$$

从而达到清除自由基的目的。SOD 是需氧生物体内数千种酶中底物为氧自由基的唯一的酶，而且该酶对底物显示绝对专一性，催化效能很高。所以，SOD 可在很大程度上反映体内自由基清除系统的功能。

### （三）运动与 LPO、SOD 的关系

我国李爱华等[70]对 38 只 SD 鼠在游泳前后测定血浆 MDA 的结果表明剧烈运动后 LPO 明显增高，以运动后 1 h 最著（$P<0.01$），运动后 16 h 有下降趋势，但仍在高浓度状态（$P<0.01$）。还有报道，紧张的脑力劳动 2 h 后，血浆中 MDA 浓度，呼气中的戊烷含量也增加[72]。Davies 等（1982 年）利用电子自旋共振（electron spin resonance，ESR）技术直接测定动物整体组织和组织匀浆中的自由基浓度，发现大鼠运动至力竭时，肌肉和肝脏中自由基浓度较运动前增加 2～3 倍[71]。急性运动体内自由基及脂质过氧化物水平升高可能原因是运动时：①机体耗氧量增加，氧自由基生成增多；②剧烈运动导致局部氢离子浓度增多，抑制了清除自由基的酶的活性；③剧烈运动导致儿茶酚胺大量分泌；儿茶酚胺自动氧化，可产生大量自由基。

关于长期运动对 LPO、SOD 影响，黄志全等[72]（1990 年）报告了 52 名健身跑（健身跑 16 年，31 km/周左右）和 79 名对照组比较，结果：①对照组的 20 岁年龄组（平均 20 岁）血 LPO 浓度最低，血红细胞 SOD 浓度最高。②健身跑 50 岁、60 岁组的红细胞 SOD 均分别显著高于对照的 50 岁、60 岁组（$P<0.01$ 或 $P<0.05$）。说明长期健身跑可使血红细胞 SOD 浓度升高，有延缓衰老的作用。

### （四）金属硫蛋白

金属硫蛋白（metallothionein，MT）是低分子量、富含半胱氨酸残基并与金属相结合的非酶蛋白质，参与适应性细胞保护。它是一种强的内源性细胞保护物质，在心血管系统抗损伤保护中发挥重要作用。MT 在体内具有抑制细胞凋亡、增强细胞对缺血缺氧的耐受及减轻心肌缺血/再灌注损伤（ischemia-reperfusion injury，I/R injury）的作用；内源性 MT 具有降低血压的作用。

实验证明。MT 作为有效地抗氧化因子，且与活性氧簇（ROS）的聚集有关。大量研究证实，急性和力竭运动可使机体产生大量自由基，而 MT 具有消除自由基的功能。

有实验[73]发现，8 周运动训练后，健康组骨骼肌和血浆中 MT-Ⅰ型和 MT-Ⅱ较 2 型糖尿病患者显著增加。长距离的有氧运动使机体有更高的抗氧化保护作用，是特殊训练的反应。也有相反

的实验报道，耐力训练大鼠肝脏、心脏、骨骼肌组织中 MT 含量比对照组降低。造成结果不一致的原因和确切的机制尚需进一步的实验证实。

## 三、运动干预与癌症的发生和预后

长期坚持有规律的身体活动可使结肠癌发病率平均降低 40% ~ 70%，并且不受性别，饮食，体质指数等的影响。与不经常参加体育锻炼的女性比较，经常参加体育锻炼的女性患乳腺癌的风险率可降低 20% ~ 30%。关于身体活动与前列腺癌、胰腺癌的关系不明确[74]。


**摘要**

由此可见运动训练可以：①提升最大心率，降低安静时的心率；改善心率变异性；升高最大收缩血压，降低安静时的收缩压；提高心输出量，改善心脏结构和功能；②增强肺功能：肺活量，用力肺活量等；③增强运动功能；④增加血液中红、白细胞总数，淋巴细胞百分比；⑤增加体内细胞对胰岛素的敏感性；⑥提高中老年的平衡功能，对抗衰老，改善小鼠的学习记忆能力，改善睡眠；⑦降低焦虑、抑郁状态；⑧增强消化功能；⑨增强肌力，提高生活能力；⑩提高免疫功能，延缓衰老；⑪预防治疗老年骨质疏松症；⑫减肥；⑬预防结肠癌、乳腺癌。


（刘江生撰稿）

## 参考文献


[1] 赵家琪，杨锡让，佟启良，等. 实用运动生理问答 [M]. 北京：人民体育出版社，1993.

[2] 松井秀治. 运动负荷试验の基础—健常者— [M]//水野康，福田市藏主编. 循环器负荷试验法—理论と实际. 改订第 3 版. 东京：诊断と治疗社，1991：619.

[3] 张玉中，闫一林. 基础生物化学问答 [M]. 北京：科学普及出版社，1980.

[4] 华明，陶心铭，李正义，等. 提高人体运动能力的生理基础 [M]. 北京：人民体育出版社，1990.

[5] 钟学礼. 临床糖尿病学 [M]. 上海：上海科学技术出版社，1980：2 – 11.

[6] 伊东春树. Anaerobic threshold (AT) [M]//水野康，福田市藏. 循环器负荷试验法—理论と实際. 东京：诊断と治疗社，1991：256.

[7] 尉挺. 现代临床心脏病学 [M]. 北京：人民军医出版社，1991：16.

[8] 杨志伟，朱今之，徐佳，等. 老年及高血压对运动时心血管反应的影响 [J]. 心血管康复医学杂志，2007，16 (6)：543 – 543.

[9] 周蓉，彭钰，张苏明，等. 体育锻炼对正常男性心率变异性的影响 [J]. 心血管康复医学杂志，2006，15 (3)：219 – 220.

[10] 常芸，高晓嶙，熊正英，等. 我国优秀运动员的基础心率 [J]. 中国运动医学杂志，2007，26 (1)：34 – 38.

[11] 赵小祺，宋玉霞，焦宏，等. 游泳运动对孕妇心电图及妊娠结局的影响 [J]. 中国运动医学杂志，2014，33 (8)：768 – 771.

[12] 陈金良，张晶，卢凡，等. 新兵 5 km 越野跑训练致心电图改变 426 例分析 [J]. 心血管康复医学杂志，2016，25 (2)：115 – 118.

[13] 马继政，孙飙，张爱军，等. 运动负荷递增时优秀运动员心输出量和摄氧量之间关系的研究 [J]. 南京体育学院学报 (自然科学版)，2007，6 (2)：7 – 10.

[14] 常芸，材福美，吕丹云. 运动训练对内膜下心肌组织的影响 [J]. 中国运动医学杂志，1992，11 (1)：29 – 31.

[15] SCHEUER J. Cardiovascular adaptations to physical training [J]. Ann Rev Physiol，1977，39：221 – 251.

[16] KATZ A M. Physiology of the heart [J]. Raven Press，1977：20 – 30.

[17] 沈梅，马丽，赵萌萌. 运动诱导缓激肽表达时问规律的实验研究 [J]. 心血管康复医学杂志，2014，23 (1)：26 – 30.

[18] 励建安，周士枋. 运动试验后迟发性晕厥，附 7 例分析 [J]. 中国运动医学杂志，1988，7 (2)：98.

[19] 杨露，胡伟国，任颖，等. 人体质量指数与运动血压的相关性研究 [J]. 心血管康复医学杂志，2012，21 (1)：31 – 34.

[20] 赵小祺，王春光，宋玉霞，等. 瑜伽训练对妊娠中、晚期孕妇心电图及血压的影响 [J]. 中国运动医学杂志，2015，34 (6)：529 – 533.

[21] 刘江生. 冠心病患者的康复 [J]. 心血管康复医学杂志，2006，15 (增刊)：22.

[22] 郑孙勇，王美丽. 长拳、太极拳练习对男性大学生心肺功能的影响［J］. 中国体育科技，2008，44（6）：51－55.

[23] 邓树勋. 运动与心脏（上）［J］. 中国运动医学杂志，1987，6（2）：123.

[24] 余志斌. 心肌细胞对耐力运动的适应［J］. 中国运动医学杂志，1993，12（4）：230.

[25] CHEN YUFENG. Influence of dragon dancing sport on cardiac function of male college students and its mechanism［J］. Chin J Cardiovasc Rehabil Med，2013，22（3）：205－207.

[26] 陈玉凤，李谋涛，熊健. 舞龙运动对男大学生心脏结构的影响及其机理研究［J］. 心血管康复医学杂志，2013，22（4）：338－341.

[27] 常芸. 运动训练与心肌毛细血管［J］. 中国运动医学杂志，1988，7（4）：228.

[28] 常芸，林福美. 耐力训练后大鼠心肌毛细血管的研究之二——毛细血管 ATPase、AKP 活性、超微结构及密度的改变［J］. 中国运动医学杂志，1990，9（4）：220.

[29] 吴绍青，李华德，萨藤三. 肺功能测验在临床上的应用［M］. 上海：上海科学技术出版社，1961.

[30] 崔祥宾，王鸣歧. 萨藤三. 实用肺脏病学［M］. 上海：上海科学技术出版社，1991.

[31] 穆魁津，林友华. 肺功能测定原理与应用［M］. 北京：北京医科大学、中国协和医科大学联合出版社，1992.

[32] 吕红斌. 运动与心理健康［J］. 中国运动医学杂志，1993，12（1）：28.

[33] 王一膛. 急诊医学［M］. 北京：清华大学出版社，2008：3.

[34] 飞田涉. 运动负荷试验の基础——呼吸器疾患//水野康，福田市藏. 循环器负荷试验法［M］. 3 版. 东京：诊断と治疗社，1991：234.

[35] 荣湘江，李春治，梁丹丹. 太极拳运动对中老年人心肺功能的影响［J］. 中国康复医学杂志，2009，24（4）：345－347.

[36] 崔蓉，马云，贺蓓，等. 中国优秀运动员肺功能调查与分析［J］. 中国运动医学杂志，2006，25（3）：334－336.

[37] 郑基永，李龙男. 跆拳道运动对人体血细胞及血液某些生化指标的影响［J］. 延边大学学报（自然科学版），2001，27（4）：290－292.

[38] 周思红，刘宇，王艳春. 跑台上下坡运动对大鼠腓肠肌 AChE 活性的影响［J］. 中国运动医学杂志，2014，33（6）：590－594.

[39] 赵影，虞定海，杨慧馨. 不同年限太极拳锻炼对中老年女性静态平衡能力的影响［J］. 中国运动医学杂志，2014，33（10）：1015－1018.

[40] 付燕，谢攀，李雪，等. 长期有氧运动对大鼠脑衰老过程中学习记忆与海马 BDNF 表达的影响［J］. 中国运动医学杂志，2015，34（8）：750－756.

[41] 栾海云，李娜，王桂华，等. 游泳运动对 D-半乳糖致衰老小鼠学习记忆和胆碱能神经系统功能的影响［J］. 中国运动医学杂志，2016，35（1）：36－39.

[42] J LARRY DURSTINE，GEOFFREY E MOORE，MICHAEL J LAMONTE，et al. 波洛克心血管康复医学教科书［M］. 刘江生，主译. 北京：北京大学医学出版社，2012：259.

[43] 尹辉，兰健，郑琨. 有氧运动结合耳穴贴压对大学生睡眠质量干预效果观察［J］. 中国运动医学杂志，2011，30（6）：558－560.

[44] 郑建盛，杨丽全，陈清，等. 医学专科学生身体锻炼对睡眠质量影响［J］. 中国公共卫生，2008，24（3）：290－291.

[45] 张捷，章文雯，沈慧. 习练八段锦对广泛性焦虑症疗效的影响［J］. 中国运动医学杂志，2016，35（3）：231－233.

[46] 冯建英. 运动与免疫［J］. 中国运动医学杂志，1992，11（4）：226.

[47] 许豪文. 运动和胰岛激素［J］. 中国运动医学杂志，1988，7（4）：225.

[48] 朱俐俐，孙明. 运动与免疫调节的研究进展［J］. 心血管康复医学杂志，2006，15（1）：81－84.

[49] 冯玉润. 水球运动员 190 分钟训练前后某些免疫参数的改变［J］. 上海免疫学杂志，1990，10（5）：273－275.

[50] 张建宏，范建中. 运动中的一些免疫学问题［J］. 国外医学·物理医学与康复学分册，1999，19（2）：87－88.

[51] 傅乙. 运动与免疫［J］. 成都体育学院学报，1997，23（2）：70.

[52] LEWICK R. Effect of physical exercise on some parameters of immunity in conditioned sportsmen［J］. 1nt J Sport Med，1987，8：309－314.

[53] FEHR H G. 体育运动对腹膜巨噬细胞机能的影响［J］. 广州体育学院学报，1994，14（4）：12.

[54] 郭建军. 不同训练强度对大鼠腹腔腹腔巨噬细胞分泌细胞因子影响的实验研究［J］. 中国运动医学杂志，1999，18：121.

[55] ROBERSON Q J. The effect of strenuous physical exercise on circulating blood lymphocytes and serum cortisol levels [J]. Clin Lab Immunol, 1981, 5: 53 - 55.

[56] 蒲钧宗. 不同训练量对动物免疫指标影响的研究 [J]. 中国运动医学杂志, 1996 (3): 107 - 173.

[57] 周祖保. 运动对免疫系统的影响 [J]. 中国临床康复, 2002, 6 (23): 3557.

[58] 刘静, 陈佩杰, 王茹. 太极拳运动对中老年女性外周血白细胞细胞因子 IFN-γ、IL-4 的影响 [J]. 中国运动医学杂志, 2009, 28 (5): 557 - 558.

[59] 冯玮, 曹建民. 长期运动应激对大鼠肠道免疫机能的影响和益生菌的干预效果 [J]. 中国运动医学杂志, 2016, 35 (9): 832 - 836.

[60] FAHLMAN M M. Mucosal IgA response to repeated wingate test in females [J]. Int J Sports Med, 2001, 22: 127.

[61] 赵秋菊. 太极拳运动对老年人健身作用调查 [J]. 沈阳体育学院学报, 1998, 1: 75 - 77.

[62] 李旭鸿, 范年春, 许鑫华, 等. 长期太极拳和广场舞锻炼老年女性骨骼肌含量、骨骼肌力量以及平衡能力的研究 [J]. 中国运动医学杂志, 2016, 35 (9): 844 - 848.

[63] 郄昕, 胡景萍, 陈红艳, 等. 养老院老年人的身体功能状态与运动干预的相关性研究 [J]. 中国康复医学杂志, 2017, 32 (1): 59 - 63.

[64] 冯启, 程时. 运动后心肌、骨骼肌超微结构及其形态计量学改变 [J]. 中国运动医学杂志, 1991, 10 (1): 35.

[65] 付绍婷, 邱守涛, 李茜, 等. 不同强度耐力训练对衰老小鼠骨骼肌线粒体抗氧化及生物发生相关基因的影响 [J]. 中国运动医学杂志, 2014, 33 (11): 1069 - 1074.

[66] 张盼盼, 郑宁, 张翠, 等. 有氧运动对 12 月龄大鼠腓肠肌 PGC-1/Sirt3 的影响 [J]. 中国运动医学杂志, 2016, 35 (11): 1021 - 1024.

[67] 冯炜权. 运动性疲劳和恢复过程研究的新进展 [J]. 中国运动医学杂志, 1993, 12 (3): 161.

[68] 张震宇, 侯勇, 王冠, 等. 运动对预防老年骨质疏松性骨折的作用 [J]. 中国老年学, 2013, 33 (8): 1977 - 1978.

[69] 谭思洁, 杨春华. 9 ~ 10 岁肥胖儿童减肥运动处方的研制及效果观察 [J]. 中国运动医学杂志, 2011, 30 (1): 16 - 21.

[70] 李爱华, 朱仲溥, 吕望山, 等. 剧烈运动对自由基影响的实验研究 [J]. 中国运动医学杂志, 1990, 9 (2): 79.

[71] 郭世炳. 运动与氧自由基损伤 [J]. 中国运动医学杂志, 1990, 9 (3): 161.

[72] 黄志全, 周士枋, 曾琼澄, 等. 健身跑对中老年人红细胞超氧化物歧化酶活性和血清过氧化脂质的影响 [J]. 中国运动医学杂志, 1990, 9 (2): 83.

[73] 宋晨, 张钧. 运动与金属硫蛋白关系的研究进展 [J]. 心血管康复医学杂志, 2008, 17 (5): 513 - 514.

[74] 王玉侠, 王人卫. 运动干预对癌症发生、患者生存及预后的影响 [J]. 中国运动医学杂志, 2011, 30 (4): 397 - 403.

[75] 方明. 运动对大鼠红细胞免疫功能的影响 [J]. 西安体育学院学报, 2003, 20 (6): 29 - 31.

[76] 胡琪琛, 郭峰, 翁玉泉, 等. 训练及不同强度运动对红细胞免疫功能的影响 [J]. 中国免疫学杂志, 1995, 8 (11): 24 - 25.

[77] 陈衡, 古剑雄. 运动疗法对防治更年期妇女骨质疏松症的临床研究 [J]. 现代康复, 2001, 5 (3): 46 - 46.

[78] 孔丹辉, 吴小涛, 王树金, 等. 运动疗法预防绝经期女性骨质疏松骨折的临床实效性评价 [J]. 中华全科医学, 2015, 13 (2): 196 - 198.

# 第三篇

## 心脏运动负荷试验

临床医学中，心功能的评价方法有很多，经不断探索、发展，已日臻敏感、准确，多种相关专著也陆续问世。可是临床医学中所测的心功能多为静止状态下的心功能，没有提供各种活动、劳动中的心功能状态、运动能力信息，不能适应机体活动的需要，即使有心脏负荷试验，如心电图运动试验也只是用于冠心病等的诊断，重点不是提供运动能力的评价。

在医学界，心脏负荷试验是给予心脏一种负荷，使心脏耗氧量增加，诱发氧的供需失调，使心肌代谢、心电活动、血流分布、心脏形态、血压等发生改变，以协助疾病的诊断，判断心功能，指导康复（运动、职业回归、日常生活）的试验。对于心脏康复医学来说，它可以提供不同运动强度的心功能状态、运动能力信息，为区分患者参加康复训练的危险程度、判断预后、制定运动处方提供依据，是指导康复不可缺少的重要材料，是康复心脏病学的重要组成部分。按负荷种类区分，心脏负荷试验有运动、药物、调搏、低氧、饱餐等负荷试验。心脏运动负荷试验因检测仪器的不同，有心电图运动负荷试验、超声心动图运动试验、气体代谢运动试验、核素显像运动试验、磁共振成像运动试验等。

心电图运动负荷试验是心脏负荷试验的起始形式，又是心脏负荷试验的主流。时至今日，尽管它对于冠心病的诊断不是最敏感的，但因其对判断疗效、监示病情的可靠性、价格低廉、简便易行，仍有临床、康复应用的重大价值，被广泛采用，且使用者日益增多。可以讲运动负荷心电图试验的发展史基本上就是心脏负荷试验的发展史。

# 第一章 历史回顾

1908 年 Einthoven 记录了第一份运动后的心电图，发现运动后的心电图 QRS 波不变，P 波、T 波增大[1]。Bousfield 于 1981 年首次在患者心绞痛发作时在 3 个标准导联记录到 ST 段下降[2]。1928 年 Feil 和 Siegel 报道了运动负荷诱发的心电图异常改变 ST 段下降与心绞痛发作的心电图异常改变一样，而且还发表了应用硝酸甘油之后这些变化恢复正常的心电图[3]。最初运动负荷心电图仅限于实验室使用，偏重于学术研究。直至 1930 年前后才引入临床。White（1931 年）在其名著《心脏病》(Heart Disease）第一版中介绍了心脏负荷试验，叙述了心电图、血压的使用。Wood（1931 年）将运动负荷心电图用于心绞痛的诊断，但运动负荷量没有个体化。同年 Wood 和 Wolferth 也阐述了运动负荷导致 ST 段改变的现象，并提出运动试验对冠心病的诊断价值；1935 年 Katz 和 Landt 证实了 Wood 和 Wolferth 有关胸前导联揭示心肌缺血的结果，并发现胸前导联 $V_5$ 比 $V_4$ 更好；1938 年 Missal 首次进行了极量负荷试验，让健康人跑了 3～6 层楼梯；1951 年 Hellerstein 及其同事应用运动试验作为对心脏病患者活动耐量评估的一种方法[2]。

Master 根据他利用 Rapport 设计的 9 英寸阶梯，在 Cornell 大学 1925—1929 年间进行的正常男、女 2000 次以上的试验，于 1929 年首次提出二级梯心电图运动试验。根据年龄、性别、体重、身高确定受试者每分钟完成升降阶梯的次数，要求受试者于 1.5 分钟内完成，即使运动负荷量个体化，并于运动后观察心电图、脉搏、血压反应[1]。Manning 在 1957 年提出双倍 Master 运动试验，将运动时间由 1.5 分钟增至 3 分钟，即运动负荷量增加了 1 倍。1961 年 Master 本人提出双倍二级梯心电图运动试验的阳性标准。自 Master 关于冠状动脉疾病的心电图诊断标准发表以来，后续学者们进行了很多研究，相关的方法、诊断标准都在不断改进、充实。Master 本人的诊断标准

3

也多次修正。后续出现的遥测心电图负荷试验（1954 年）是运动中用微型发射机连续发射患者的心电图，由接收机、心电图机记录，进行心功能的监视和分析，优点是可以监视和记录运动中的心电图，从而提高阳性率和安全性[4]；还出现了“增强式”双倍二级梯运动试验（1970 年）[3]等方法。“增强式”双倍二级梯运动试验是上、下二级梯的次数较二倍运动试验再增加 15%，使运动量进一步增加，以提高阳性率[4]。Master 运动试验除用于冠心病诊断以外，也用于预后判断。Mattingly（1962 年）分析了 Master 双倍二级梯运动试验患者 10 年的预后，ST 水平或下降型下移 0.05 mV 以上者 38% 发生心肌梗死，心电图无变化者只 5% 发生心肌梗死；ST 下降病例 71% 死亡[1]。

真正现代化的运动试验要追溯到 1956 年，Bruce 报道了在活动平板上进行的运动试验，制定了操作标准，并对患者进行纽约心脏病分级 Ⅰ ~ Ⅳ级划分，并分组建立试验标准方案[2]。

运动试验在欧洲特别是北欧，多采用功率计踏车运动试验，美国多采用活动平板运动试验，我国也是多采用活动平板运动试验，《心血管康复医学杂志》创刊 26 年来发表的运动试验论文绝大多数是关于活动平板运动试验的。其运动量由亚极量发展至极量，运动负荷的方式由单级发展至多级，由分级发展为渐增式（斜坡式 ramp）。20 世纪 60 年代微型计算机开始置入心电图机，用于运动负荷心电图的记录和分析[1]。Bruce（1969 年）在连续 100 个心动周期中，从 S 波底部每隔 0.1 秒测定 ST 段，结果认为在诊断冠状动脉疾病中 $ST_2$（50 ~ 59 ms）是有价值的，$ST_3$（70 ~ 79 ms）更有价值。以后计算机还用于测定 ST 下降的斜度和面积，其具体项目有 ST 积分（1969 年）、ST 指数（1972 年）、ST/HR 斜度（1982 年）、活动平板运动分值［（treadmill exercise score，TES），1990 年］、ST/HR 环（1984 年）等。从 20 世纪 60 年代开始，计算机还用于运动负荷的向量心电图分析。近年动态心电图也用于体力活动的监测。

我国 1974 年的冠心病、高血压病普查预防座谈会制定了心电图双倍二级梯运动试验判定标准。1980 年中华医学会第一届内科学术会议对该标准作了修订[5]。我国于 20 世纪 70 年代成功研制了功率计踏车和活动平板。活动平板的运动方案因平板的坡度、速度不同而有许多种，用功率踏车和活动平板运动试验来诊断冠心病的标准也是多式多样的，多数报告的标准是 ST 水平或下降型下移 0.1 mV。

在心电图运动负荷试验以外，近年又发展了气体分析、超声心动图、核素、磁共振成像的运动负荷试验，它们各有独特的优点，并正在或将被广泛采用，这将为运动负荷试验的发展做出重大贡献。

非运动心脏负荷试验，如心房调搏试验、双嘧达莫试验、多巴酚丁胺试验、葡萄糖负荷试验、饱餐试验、缺氧负荷试验等近年均有报告。其中心房调搏试验、双嘧达莫试验、多巴酚丁胺试验（结合 $^{201}Tl$ 注射）对冠心病诊断的价值类似，优于运动负荷试验[6]。Tivoni 等报道：111 例心肌梗死患者出院前做心房调搏试验和亚极量踏车试验；结果：做心房调搏试验时缺血性 ST 段下降人数占 41%，做亚极量踏车试验时缺血性 ST 段下降人数仅 34%；平均随访 15 个月，结果：心房调搏试验中 ST 段下降预测心脏死亡和再次心肌梗死的价值为 20%，亚极量踏车试验中 ST 段下降预测心脏死亡和再次心肌梗死的价值的仅 13%（$P < 0.05$）[6]。康复医学的宗旨是恢复功能，恢复生活、职业能力，使患者能回归家庭、社会。对于残障者，心脏运动负荷试验测定的运动能力是直接测定的，可以用于制定运动处方，指导康复运动，衡量效果，是最有价值的。为此，限于篇幅，本书只介绍心脏运动负荷试验。

# 第二章　概论



心脏运动负荷试验（exercise load test）中被测者能承受的负荷和对负荷的心血管的反应受下述因素的影响：被测者心脏病的类型和严重程度、对应激的耐受性（与精神、心理因素有关），其动脉氧饱和度、骨骼肌氧化代谢能力、心功能（每搏量、心输出量等）、血压、心律失常、酸中毒等。

## 第一节　心脏运动负荷试验的目的

### 一、心脏运动负荷试验的作用

1. 测定运动功能（functional capacity）：指标为耗氧量 $\dot{V}O_2$ 或代谢当量（METs），可表达为：①运动能力（exercise capacity），以耗氧量的绝对值（$\dot{V}O_2max$）表示；②功率能力（work capacity，WC），以耗氧量的相对值（$\dot{V}O_2max$/预计 $\dot{V}O_2max \times 100\%$）表示。

耗氧量是科学的体力、运动强度指标。被测定者的耗氧量水平是制定其运动处方、指导活动、工作的依据。

2. 测定运动持续时间。

3. 观察反映血流动力学改变的运动心率、血压和心电图改变，判断被测者心血管系统对运动的反应（心功能状态）和病情的严重程度。

4. 鉴别呼吸困难的性质（心脏或肺部病变引起），提供其体力活动受限原因的线索。

5. 协助冠状动脉疾病（简称冠心病）的诊断。

它是疑诊冠心病者的首选诊断方法，可作为昂贵的和侵入性检查前的筛选检查。最新研究已经肯定它在选择心脏移植患者危险分层和评价伤残方面的作用。

6. 评价运动能力（exercise capacity）。

通常采用运动持续时间，功率车达到的瓦（watts）数或活动平板等仪器根据运动水平换算的代谢当量（METs）为指标，最好为气体代谢试验测定的最大耗氧量（$\dot{V}O_2max$）或症状限制性运动试验（symptom limited exercise test）的最大耗氧量（$\dot{V}O_2max.SL$），当不具备气体代谢试验条件时，宁可用换算的（不是直接测定的）METs，而不用运动时间来表达运动能力，因为不同功率的踏车或活动平板试验的运动时间没有可比性，而根据踏车或活动平板试验达到的功率换算的 METs 有可比性，从而可以在不同方案的运动试验间进行一致的比较[7]，运动试验结果是区分患者预后危险级别的主要指标之一。

7. 评价被测者有、无心律失常及其严重程度。

8. 评价间歇性跛行[7]。

9. 帮助遴选适宜进行心脏手术的患者。

10. 其结果是制定运动处方、指导康复活动的主要依据。

11. 可帮助判定患者康复训练和药物治疗的效果。

12. 运动试验的完成是确定职业回归的主要依据，有助于增强患者回归家庭、社会的自信心，发挥良好的心理效应。

总之，运动试验的主要作用：①用于诊断或明确是否患有冠状动脉疾病；②评价心肌缺血的程度，判断预后；③测定耗氧量，指导心脏康复、运动训练和工作。

WHO 康复专家委员会的观点是：“运动试验的主要目的是确定个体对某一运动强度的反应以及从这些信息去估测他（她）生活和工作中能达到的功能状态”。当然，它不是预测患者今后生活和工作中心血管反应的唯一依据，在预测患者预后和能胜任的工作、生活活动时，还必须参考其病史、临床检查和其他特殊检查的结果。

## 二、诊断冠心病的价值

心电图运动负荷试验诊断冠心病的敏感性、特异性均接近70%，其敏感性、特异性预测值决定于人群中该病的患病率（例如，在1例60岁的典型心绞痛男性出现阳性试验，很可能是真阳性，而在一例仅有非典型症状的25岁女性，阳性试验很可能是假阳性）[8]。美国心脏病学会/协会的联合报告早在1986年就指出："运动试验对于无症状、没有冠心病危险因素的健康男女，很少或没有价值，是不适当或禁忌的"。这是因为在无症状人群中运动试验假阳性并不少见。所以运动试验对于冠心病的诊断价值必须在了解该人群冠心病流行情况下才能确定。因而评价患者运动试验前患冠心病的可能性是很重要的。

### （一）估测运动试验前患冠心病的可能性

一般现在应用年龄、性别、症状三个参数去估测试验前受试者患冠心病的可能性。通常患冠心病的可能性随年龄的增加而增加。任何年龄男性患冠心病的危险性都大于女性。有心绞痛症状的人比无症状的人患冠心病的可能性大。Diamond和Forrester制定了估测不同年龄、性别、症状的人群试验前患冠心病可能性的表格（表3-2-1）。

如能进一步结合血压、血脂、吸烟、体力活动等冠心病发病主要危险因素来进行试验前预测患冠心病可能性的大小，结果会更准确。

### （二）运动试验后确定患冠心病的可能性

运动试验后要确定受试者患冠心病可能性的大小，必须将运动试验前患冠心病的可能性和运动试验的结果结合起来。Epstein按照试验前、后患冠心病可能性的大小、正常和异常运动试验的发生率绘制成图（图3-2-1）。图中展示了运动试验前患冠心病的可能性为59%的人，运动试验阳性、阴性提示的运动试验后患冠心病的可能性[9]。

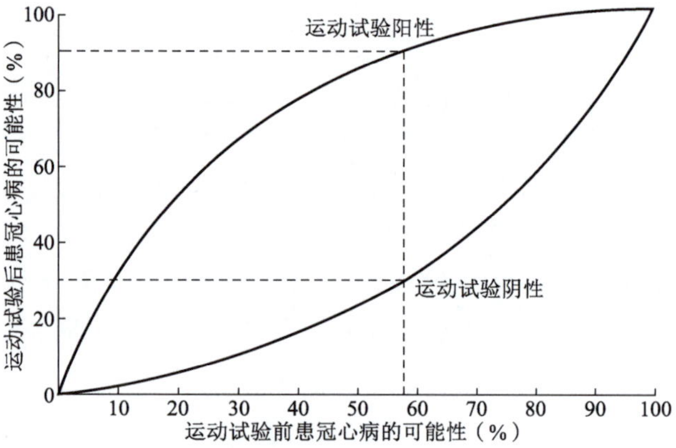


图3-2-1 运动试验前后患冠心病的可能性与运动试验结果的关系

注：图中展示运动试验前患冠心病的可能性为59%的人，于运动试验阳性、阴性时提示的运动试验后患冠心病的可能性[9]。

如图3-2-1所示，运动试验前患冠心病的可能性偏大或偏小者，运动试验的结果对运动试验后患冠心病可能性的确定影响不大。但是，当试验前患冠心病的可能性处于中间状态（30%~70%）时，运动试验的价值就很明显。例如1位55岁男性，有不典型心绞痛，试验前患冠心病的可能性为59%，那么，心电图运动试验正常时，其试验后患冠心病的可能性为30%；而其心电图运动试验异常时，其患冠心病的可能性为90%。由此可见运动试验结果和受检者运动试验前患冠心病的可能性大小密切相关。除此之外，还要考虑运动试验假阳性和假阴性的可能[7]。

表3-2-1 不同年龄、性别、症状的人群运动试验前患冠心病的可能性（%）[9]

| 年龄 | 无症状 | | 非心绞痛性胸痛 | | 不典型心绞痛 | | 典型心绞痛 | |
|---|---|---|---|---|---|---|---|---|
| | 男 | 女 | 男 | 女 | 男 | 女 | 男 | 女 |
| 35 | 1.9 | 0.3 | 5.2 | 0.8 | 21.8 | 4.2 | 69.7 | 25.8 |
| 45 | 5.5 | 1.0 | 14.1 | 2.8 | 46.1 | 13.3 | 87.3 | 55.2 |
| 55 | 9.7 | 3.2 | 21.5 | 8.4 | 58.9 | 32.4 | 92.0 | 79.4 |
| 65 | 12.3 | 7.5 | 28.1 | 18.6 | 67.1 | 54.4 | 94.3 | 90.6 |

其引起假阳性的原因有：①左、右束支传导阻滞，左室肥厚，WPW 症候群；②接受了地高辛药物治疗；③贫血、低血钾、利尿剂治疗、碱中毒；④女性、血管调节功能障碍；⑤二尖瓣脱垂，某些瓣膜性、先天性心脏病，心包疾病等；⑥非缺血性心肌病、无冠状动脉疾病的冠状动脉痉挛；⑦植入按需起搏器。

其引起假阴性的原因有：①由药物导致的，运动无法达到缺血阈值（如使用 β 受体阻滞剂）；②监测心电图改变的导联数不足；③血管造影显示有被侧支循环明显代偿的疾病；④有骨骼肌活动障碍，使运动无法达到缺血阈值，掩盖了心脏的异常。

## 三、判断冠心病的预后及其危险程度

### （一）决定冠心病预后的基本病理生理要素

决定冠心病预后的基本病理生理要素有：血液灌注不足的心肌的量；受损心肌的量；电活动不稳定、产生心律失常的可能性[10]。

1. 血液灌注不足（处于危险中）的心肌的量

心肌血液灌注不足的临床表现是心绞痛；心电图上表现为 ST 段下移或无 Q 波的 ST 段抬高。$^{201}$Tl 灌注（闪烁）成像、单光子断层成像（single photon emission tomography，SPECT）、正电子断层成像（positron emission tomography，PET）等运动试验可显示缺血心肌。超声心动图运动试验（echocardiography exercise test）也可显示缺血心肌。

2. 受损而丧失功能的心肌的量

坏死心肌的量，如缺血坏死心肌超过一定的量，则可发生心力衰竭，临床上可诊断为心力衰竭，心电图上表现为有 Q 波的 ST 段抬高，左室心电向量的丧失。超声心动图、核素检查表现为左室射血分数（left ventricular ejection fraction，LVEF）下降，左室全部或局部的运动不良。核素检查还可显示心肌梗死灶的范围，便于确定梗死心肌的量。

3. 心电不稳定、发生心律失常的可能性

心电不稳定时临床表现为心律失常、心源性猝死；心电图显示心律失常或电生理研究有心电不稳定表现。

### （二）冠心病患者心脏康复危险分层法

按照冠心病患者发生心肌梗死、死亡的危险程度进行分层对于判定预后，指导治疗、二级预防或康复运动有重大意义。例如，心肌梗死低危患者一旦恢复期结束，即可像大多数参加保健锻炼的人一样参与锻炼，无须监护；而中、高度危险患者的锻炼通常需要严密的监护。刘江生等在参考《美国心脏康复和二级预防程序指南》(1999 年，第 3 版）冠心病事件危险性分级[11]及美国医师学会卫生及公共政策专业委员会提出的心血管病患者危险性分级方法[12]基础上，结合我国中华医学会心血管病学会、《中华心血管病杂志》编辑委员会制定的《不稳定性心绞痛诊断和治疗建议（2000 年)》，以及《中华内科杂志》发表的翁心植、何江关于心肌梗死预后分析，钱学贤《关于不稳定性冠状动脉疾病危险分层与治疗策略》等资料，提出了我国主要用于心脏康复的冠心病患者的危险分层法[13]。它包括冠心病患者心脏康复危险性分层表（表 3 - 2 - 2）及其说明两部分，以危险性分层表为主，结合说明中的情况，确定符合个体的具体病情，做了较细致的危险分层。

**冠心病患者心脏康复危险性分层表的补充说明**

影响冠心病患者心脏康复危险性的因素有：

（1）心肌缺血发作（心绞痛或无症状性心肌缺血）的程度、持续时间和对治疗的反应：发作程度重，ST 下移多，持续时间长，对内科治疗反应差者，危险度更高；中危者 ST 段下移 < 2 mm，高危者 ST 段下移≥2 mm。

（2）陈旧性心肌梗死患者其危险度更大，若心绞痛是由非梗死区缺血所致时，应视为高危险组。

（3）心肌梗死溶栓治疗：根据我国“八五”国家攻关课题研究组 893 例急性心肌梗死溶栓治疗近期预后的报告，血管未通者的死亡风险是已通者的 6.69 倍；740 例长期随访（9.2 ± 12.2 个月）预后观察报告，血管再通较未通者生存机率增加 33.5%，说明血管再通是影响预后最重要的因素，溶栓血管再通可降低心肌梗死患者的危险。

表 3－2－2　冠心病患者心脏康复危险性分层表[13]

| 低危 | 中危 | 高危 |
| --- | --- | --- |
| • 运动或恢复期无症状，包括无心绞痛的症状或征象（ST）下移 | • 中度运动（5.0～6.9 METs）或恢复期出现包括心绞痛的症状或征象 | • 低水平运动（<5 METs）或恢复期出现包括心绞痛的症状或征象 |
| • 无休息或运动引起的复杂心律失常 | | • 有休息或运动引起的复杂心律失常 |
| • 心肌梗死、冠脉旁路移植术、血管成形术或支架术等无合并症；心肌梗死溶栓血管再通 | | • 心肌梗死或心脏手术等合并有心源性休克、心衰等合并症 |
| • 运动或恢复期血流动力学正常 | | • 运动期血流动力学异常（特别运动负荷增加时收缩压不升或下降，或心率不升） |
| | | • 猝死或心脏停搏的幸存者 |
| • 无临床抑郁 | | • 临床抑郁显著 |
| • 无明显左室功能不全（LVEF>50%） | • 中度左室功能不全（LVEF 40%～40%） | • 左室功能不全（LVEF<40%） |
| • 运动功能≥7 METs | | • 运动功能<5METs |
| • 肌钙蛋白T或I水平：正常 | | • 升高 |
| 每一项存在时为低危 | 不符合典型的高危或低危设定为中危 | 任一危险因素存在时为高危 |

（4）年龄：>70岁者危险性更大。

（5）心肌酶：肌钙蛋白T（cTnT）>0.1 μg/L与患者近期（30日）心脏事件发生率和病死率呈线性关系；肌钙蛋白I（cTnI）对于不稳定性心绞痛或心肌梗死的预测与cTnT敏感性相当，但特异性更好；磷酸肌酸激酶（creatine phosphate kinase，CK）及其同工酶（CK-MB）：峰值超过正常值上限2倍为异常。CK-MB升高程度可作为预测未来心脏事件危险性的指标，其敏感性较cTnT差。

（6）冠状动脉病变部位和范围：左冠状动脉主干病变最具危险性，冠状动脉3支病变的危险性大于双支或单支病变，前降支病变的危险性大于回旋支和右冠状动脉病变，近端病变的危险性大于远端病变。

（7）合并其他器质性疾病：如高血压病、未控制的糖尿病、慢性阻塞性肺病、肾功能衰竭等也明显影响患者的近、远期预后，使危险度上升。

（8）延长QT：轻中度左室功能不全（LVEF为40%～49%），缓慢性心律失常，应用部分钙拮抗剂降压药、抗心律失常药等可能延长QT时，合并应用抗抑郁药或抗精神病药应列为中危，出现QTc延长时为高危。

（9）低血钾：应用有可能引起低血钾的排钾、排镁类药物合并应用抗抑郁药或抗精神病药时应列为中危，出现低血钾时为高危。

（10）其他实验室指标：①纤维蛋白原（fibrinogen）是一个能预测未来缺血发作的独立指标，如纤维蛋白原与cTnI或cTnT水平均升高，则预后更差，但特异性较差；②C-反应蛋白（C-reactive protein，CRP）也是一种反映不稳定斑块破裂的独立危险因素，如>30 mg/L（正常<10 mg/L）则预示未来发生心脏事件的危险性增高，特异性也较差。

## 第二节　参加运动试验、训练前的评价

对于不同健康程度人群，参加一定程度的运动锻炼或康复运动以前，应进行健康评价或体检、运动试验，以保证运动的安全。

### 一、健康评价

健康评价指的是非医疗机构的保健人员所做的训练前评价。

### 二、医学评价

医学评价是指医疗机构的保健人员所做的训练前评价，通常包括如下项目：

### （一）病史

1. 诊断：包括心、脑血管病，外周动脉疾病，如冠心病等的诊断；但不限于心血管病，如肺部疾病、神经肌肉和骨骼系统疾病的诊断。

2. 症状：心绞痛［加拿大心血管学会（Canadian Cardiovascular Society，CCS）分级］；非典型心绞痛、心悸，特别是与体力活动、情绪激动有关时，呼吸困难［纽约心脏病学会心功能分级 New York heart association（NYHA）cardiac function classification］。

3. 动脉粥样硬化的危险因素：高血压、糖尿病、肥胖、血脂异常、吸烟和缺乏体力活动。

4. 身体活动水平：家庭、工作和娱乐对体力的需求，与年龄、性别和日常生活有关的活动，增加体力活动的障碍；运动史：通常运动类型、频率、持续时间和强度。

5. 工作史：着重目前或预期的体力活动和脑力要求，注意上、下肢的需要；

6. 心理史：包括婚姻和家庭状况、抑郁、焦虑和其他心理障碍。

### （二）体检

1. 一般项目：身高、体重、体质指数、腰臀比、腰围（脐水平）。

2. 脉率及其节律。

3. 静息血压。

4. 颈部、腹部和股动脉的触诊和听诊。

5. 心脏、肺部听诊：包括呼吸的节律和异常呼吸音，心脏杂音和节律。

6. 检查有无心力衰竭体征（下肢是否存在浮肿?）检查动脉搏动状况和皮肤完整性（特别在糖尿病患者）。

7. 检查有无限制运动试验或训练的骨科、神经科等疾病或残疾。

8. 其他：心脏手术有关事项，如：①对冠脉旁路移植术或经皮冠脉血运重建术后患者，检查胸、腿部伤口以及血管进入区的状况；②对通过正中胸骨切开术行冠脉旁路移植术的患者，观察是否有胸骨移动、疼痛、喀喇音或破裂音以评价胸骨的稳定性很重要，稳定地胸骨愈合通常需要8周时间。2%~5%病例会发生感染、骨不连合和胸骨不稳定，其临床易患因素为糖尿病、肥胖、免疫抑制、高龄和骨质疏松等。

### （三）特殊检查

1. 心电图：心率、心律、复极状况。

2. 心脏成像（二维及多普勒超声心动图）：特别适用于评价心室功能和有心脏瓣膜病的患者。

### （四）检验

常规生化试验、空腹血糖［若空腹血糖浓度升高则查血糖化血红蛋白（glycosylated hemoglobin，HbA1C）］、总胆固醇（total cholesterol，TC）、低密度脂蛋白胆固醇（low density lipoprotein-cholesterol，LDL-C）、高密度脂蛋白胆固醇（high density lipoprotein-cholesterol，HDL-C）、甘油三酯（triglyceride，TG）等。

美国运动医学会（1991年）对不同人群进行医学检查、运动试验的指导方案可供大致参考，见表3－2－3。

表3－2－3　初步筛选运动（包括运动试验）参加者的指导[14]

| 运动强度 | 推荐医学检查及运动试验：明显健康者 | | 高危（有≤2个主要危险因素或症状） | | 患者（确诊心、肺、代谢疾病） |
|---|---|---|---|---|---|
| | 青年人（男≤40岁，女≤50岁） | 老年人 | 无症状 | 有症状 | |
| 轻度运动（40~60% $\dot{V}O_2max$） | 不做 | 不一定做 | 不一定做 | 要做 | 要做 |
| ≥中度运动（≥60% $\dot{V}O_2max$） | 不一定做 | 可以做 | 要做 | 要做 | 要做 |

可见健康青年人参加轻度运动前不需要做运动试验，而处于冠心病高危的有、无症状者参加≥中度运动前要做运动试验，确诊的心肺、代谢疾病者参加轻度、≥中度运动前要做运动试验，其他为不一定做，但也可以做运动试验。运动试验的目的是测定最大心率，观察对运动的反应，确定运动训练的目标心率，提高运动的安全系数，增强患者参加、坚持锻炼的信心。



## 第三节　运动试验的安全性

### 一、关于运动试验安全性的资料

运动试验的安全性已被充分证明，不良事件的总体风险很低。在几个大型系列有或没有已知的 CVD 的研究对象中，主要并发症发生率（包括 MI 和其他需要住院的事件）从 <1/10 000 到 5/10 000，病死率为 <0.5/10 000；不良事件的发生率因研究人群变化而变化[15]。在 HF-ACTION（心力衰竭：一项研究运动训练结果的对照试验）研究，完成了运动试验的 2000 多名研究对象中，没有死亡病例，非致命主要心血管事件发生率为 <0.5/1000[16]。有近期 MI、左室收缩功能减低、劳力性心肌缺血和重度室性心律失常的患者是最高危的[17]。

或者说，如果排除了禁忌证，而且接受运动试验的患者符合适应证，那么运动试验是安全的。从 Dallas 的 Cooper 诊所广泛引用的数据表明，运动试验中严重的、需要住院的事件（例如持续性心律失常、心脏病发作或死亡）发生率为 0.8/10 000[8]。2000 年美国退伍军人医疗系统的 71 个医疗中心调查的事件发生率为 1.2/10000（0.000 12）证实了这一安全性[7]。

心肌梗死后的运动试验现在趋向时间更早，运动强度增大。传统上认为心肌梗死痊愈时间约为 6 周，6 周以内血压、心率容易上升，容易引发心肌梗死区域扩展、室壁瘤形成、心力衰竭、严重心律失常、心脏破裂等并发症，提倡在心肌梗死 6 周后开始下床活动。但实际上，在心肌梗死后 1 ~2 周进行中等强度的运动，很少发生这些问题[18]。

至于 Master 二级梯试验的事故就更少。冈本登综合健康检查 10 万次以上的双倍 Master 二级梯试验，没有发生要住院治疗的事故。黄宛在 30 多年的工作中，没有发生二级梯运动试验事故[19]。

### 二、预防运动引起并发症

1. 受检者的危险分层

预防运动引起并发症的核心是开始运动程序前进行适当的筛查和患者危险分层。评估其在运动试验中发生意外的风险。

2. 对运动试验进行必要的监护

监护程度主要取决于患者的病情和进行试验的类型。对于有较高风险的患者，例如近期心肌梗死、心力衰竭或心律失常的患者，监护医师应决定是否有医师直接监护试验的必要[12]。无论何时，监护医师必须保证能立即对情况做出反应，实施急救治疗。

3. 维持适当的急救设备

维持适当的急救设备是实施有效急救和保证安全的根本。

4. 签署知情同意书

在准备运动试验前，患者必须签署知情同意书（如表 3 -2 -4 的知情同意书）。在试验前，患者应有充足的时间阅读知情同意书，工作人员应询问患者是否有关于知情同意书或试验程序的任何问题，并给予满意的解释。此举一方面是让患者了解运动负荷试验的目的和意义，另一方面是让患者及家属知道此试验的风险，决定进行运动负荷试验是权衡利弊，其利应大大地大于弊的结果。从而取得患者及家属的支持和配合，一旦出现意外也可避免不必要的医疗纠纷。表 3 -2 -4 为运动负荷试验知情同意书[19]，仅供参考。

表 3－2－4 运动负荷试验知情同意书

**运动负荷试验知情同意书**

一、试验目的

1. 诊断与鉴别诊断：试验通过增加负荷量诱发心脏血液供应的供需失衡，出现心肌缺血，辅助诊断冠状动脉疾病；鉴别气促是来自于心血管，还是呼吸系统；检出早期高血压病。

2. 评价心功能：可测量被试验者心血管系统对试验的反应，从而评价其心功能。

3. 评价疗效：比较试验前后的心血管状况，可评估抗心肌缺血药物，或抗心律失常药物的疗效。

4. 指导心血管病康复：测定患者的心功能（耗氧量），便于科学制定运动处方，指导患者的康复运动，评定康复疗法的效果，提供回归家庭、职业的依据。

二、试验方法

运动试验通常是在活动平板或功率机踏车上进行，逐渐增加运动强度，直至达到预计心率（通常亚极量运动心率＝195－年龄）或未达到预计心率，但出现心悸、气短、头晕、胸部不适（或疼痛）、疲劳，可终止运动，患者也可随时主动提出终止运动的申请。运动中可能出现血压、心电图异常，甚至心律失常、猝死，但是严重心血管事件的发生率很低，在 5/10000 左右，甚至更低，有的统计是 1/10000 左右。

本试验医务人员有急救资质，检查室内备有有关的急救设备，一旦出现意外会立即实施救治。

请仔细阅读上述内容，如果同意进行运动试验，请签字为证。

患　　者　签字
主管医师　签字
执行医师　签字
申请日期：

5. 运动不良反应的处理

（1）运动中发生胸痛的处理

运动中发生胸痛的处理步骤：①立即停止运动，嘱患者平卧休息；②观察 12 导联的心电图变化，尤其是 ST 段的变化；判断胸痛是心源性的还是非心源性的；③如果是劳累性心绞痛，立即舌下含服硝酸甘油，必要时吸氧；如果含服硝酸甘油后胸痛不缓解或加重，应考虑心肌梗死的可能，立即连续记录心电图，并急查肌酸激酶同工酶（CK-MB）、心肌肌钙蛋白 T（cTnT）等血清标志物协助诊断，如系心肌梗死应联系急诊科或心内科医师进行溶栓或经皮腔内血管成形术（PTCA）等处理；④如果心电图无异常变化，应详细进行体格检查，必要时进行 X 线检查或 CT、磁共振（MRI）检查，明确病因，并给予对症处理。

（2）心律失常的处理

遇到这里所列心律失常时应立即停止运动，并采取相应治疗，甚至急救处理。①室上性心律失常：室上性心动过速、心房纤颤；②室性心律失常：频繁、多源室性期前收缩，R on T 室性期前收缩、二联律、三联律、室性心动过速、缓慢型心律失常或室性心律失常伴其他冠状动脉功能不全的表现。对于室性心动过速，除立即停止运动外，可静脉注射利多卡因或缓慢静注氨碘酮。对于窦性心动过缓，应密切观察，如果心率过慢，可适当给予阿托品缓慢静注，必要时静脉滴注异丙肾上腺素。对于Ⅰ度、Ⅱ度房室阻滞，心率不慢，可观察；如心率过慢，可试用阿托品或异丙肾上腺素，应密切观察，并立即转送内科监护室救治。

（3）晕厥

晕厥分两种，①血管迷走性晕厥：原因可能是剧烈运动时血液中儿茶酚胺过度分泌，刺激心脏 β 受体，使心肌收缩增强、血管收缩，同时刺激压力感受器，反射性引起交感神经系统活性减弱，迷走神经活性增强，外周血管扩张，血压下降，脑供血不足而发生晕厥，运动中无心绞痛，心电图无 ST-T 改变或严重心律失常，运动后出现突然头晕、黑蒙、冷汗、面色苍白、难以站立，继而晕厥，应立即让患者取平卧位，建立静脉通道，多能自行缓解，如心电图显示心动过缓，可予阿托品静脉推注，一般预后良好；②心源性晕厥：运动中有心绞痛，伴随心电图改变，机制为冠状动脉严重狭窄或痉挛导致心肌缺血，心脏收缩力下降，心输出量下降，进而出现脑缺血。其处理也是立即让患者取平卧位，测量血压，如血压过低，应立即静注多巴胺等升压药；如为心脏停搏，应立即行心肺复苏术。

（4）心搏骤停[20]

一旦发生心搏骤停，必须立即就地抢救，行

心肺复苏术。步骤为：①立即让患者平卧、去枕，胸外按压；同时行口对口人工呼吸，有条件时行气管插管、机械辅助呼吸；②如为心室颤动，则行电除颤；③建立静脉通道，并保持通畅；④如心电监测为心室停搏，立即静注肾上腺素 1 mg；⑤按医嘱给予血管活性药物，纠正酸中毒等处理，并立即转送内科监护室救治。



## 第四节　运动试验禁忌证

根据被检者的病情，运动试验禁忌证可分为绝对禁忌证和相对禁忌证[8,9,21]。

### 一、运动试验绝对禁忌证

1. 急性感染：如急性心肌炎、急性心包炎、活动性心内膜炎、血栓性静脉炎等。
2. 高危不稳定性心绞痛。
3. 引起症状或血流动力学改变、影响心功能的未控制的室性心律失常（一般指的是室性心动过速，多形性或连续性、R on T 室性期前收缩）、房性心律失常。
4. 第Ⅲ度房室阻滞（未安置起搏器者）。
5. 静息心电图有明确心肌缺血，最近发生了心肌梗死或其他急性冠心病事件。
6. 有症状的、严重的主动脉瓣狭窄或其他瓣膜病。
7. 急性肺栓塞、肺梗死，最近的全身或心内血栓。
8. 确诊或怀疑的剥离性主动脉瘤。
9. 未控制的、有症状的心力衰竭。
10. 可影响运动功能或被运动加重的急性非心脏疾病（例如肺水肿、重症肺功能不全、甲状腺功能亢进、肾衰竭等）。
11. 将对安全、适当运动功能产生不利影响的身体残疾。
12. 严重的情感障碍。
13. 无法征得同意。

### 二、运动试验相对禁忌证

1. 重症高血压（静息收缩压＞200 mmHg 且舒张压＞110 mmHg）。
2. 重症心肌病，包括静息峰值左室流出道压差＞25 mmHg 的肥厚性心肌病。
3. 高度心脏扩大。
4. 心室壁瘤。
5. 不稳定性心绞痛。
6. 重症心律失常［未引起血流动力学改变的室上性心动过速、频繁室性期前收缩、高度缓脉（病窦等）、快速心室率的房颤，如＞150 次/min 等］。
7. 无心力衰竭症状的心功能不全（LVEF 35%～50%）。
8. 未控制的代谢病（如糖尿病、甲状腺功能亢进或低下）。
9. 慢性传染病（如单核细胞增多症、肝炎、艾滋病等）。
10. 发绀明显。
11. 重症妇科病（妊娠中毒症，有流产、早产先兆）。
12. 肝、肾功能障碍。
13. 高度肥胖、神经肌肉疾病、骨关节疾病或患风湿性疾病不便进行运动或运动可加剧病情者不宜进行运动试验。
14. 不能与试验协调的精神障碍。
15. 重症传导障碍，如完全性右束支传导阻滞（右心前区导联 ST 下移难以鉴别是否为心肌缺血引起）、左束支传导阻滞、二束支阻滞、完全性房室阻滞、WPW 症候群等。
16. 使用了洋地黄。
17. 水、电解质平衡紊乱（低血钾、低镁血症、碱中毒等）。
18. 植入固定频率的心脏起搏器。
19. 重症贫血。
20. 中度瓣膜性心脏病，如主动脉瓣狭窄或主动脉缩窄、二尖瓣脱垂等。
21. 已知的主动脉夹层。

这些运动试验的相对禁忌证可归纳为 2 类：①病情重，运动试验中容易出现意外的，如快速的室上性心动过速、频繁室性期前收缩、高度心脏扩大、心肌病、未控制的代谢病（如糖尿病、甲状腺功能亢进）、发绀、高度缓脉（病窦）等；②容易引起和缺血型 ST 段下降相似的 ST 段下降。

假阳性的疾病见本章第一节所述的引起假阳性的原因。此外，突然超负荷运动和通气过度也可引起 ST 段下移[19]。

Victor Froelicher 等根据运动试验实践的进展将不稳定性心绞痛、充血性心力衰竭等列入相对禁忌证[17]。刘江生等[21]对福建省老年医院、天津市天和医院、上海市第九人民医院、福建省泉州市第一医院 4 所医院的 13 例老年急性心肌梗死（AMI）合并心功能不全者（无心力衰竭症状、肺内啰音基本消失）成功进行了运动试验。该组患者年龄为 60～74 岁，LVEF 33%～50%，其中 10 例被执行 4 周程序，3 例被执行 2 周程序；在 AMI 后 2～4 周进行踏车或平板运动试验，功率为 50～100 瓦，2 例活动平板试验达到 Bruce 3 级，均未发生意外。

美国心肺康复学会心脏康复和二级预防指南（2013 年，第 5 版）[9]认为，如果收益大于风险，那么禁忌证可以忽略。因而考虑运动试验时必须全面综合判断收益与风险，进行必要的监护和急救准备，将运动风险降到最低以达到最大的收益。

## 第五节　运动试验终点

对于已知或者怀疑存在某种疾病的患者，运动试验的目标是达到最大运动水平。可是尽管为使极量运动指标科学化作了许多努力，例如采用年龄预测的最大心率，但是根据年龄预测的最大心率的 95% 可信区间范围依然相当大，这一终点对有些人来说是最大心率，对另一些人而言是亚极量心率，故而并不准确；运动医学测定最大运动水平时，通常中止运动的指征是耗竭。可是，在实际中试验的对象是患者，常常在未达到耗竭时，患者即出现呼吸急迫、心悸、心绞痛、头晕、血压异常反应、心电图异常改变，需要停止运动试验。这样中止的运动试验，称症状限制性运动试验（symptom-limited exercise test）。这样测得的最大耗氧量，称症状限制最大耗氧量（$\dot{V}O_2$max. SL）或峰值耗氧量。

### 一、症状限制性运动试验

症状限制性试验常常选择在急性心肌梗死后 14 天后实施。

#### （一）运动试验中评估测量的最低要求[8]

在运动试验前、中、后需要收集的，最少需要的生理和自感测量项目要在“在运动试验中评估测量的最低要求”中列出。主要包括有：

1. 试验前的程序和评估：

（1）在开始初始测量前至少休息 5 分钟；

（2）签署知情同意书；

（3）示范如何使用设备（如果需要的话）；

（4）解释运动的最大用力或预期终点；

（5）解释评定量表（使用现场备有的标准说明）；

（6）测定仰卧位和运动时的 12 导联 ECG；

（7）测定仰卧位和运动时的血压；

（8）评估最近一次的用药情况；

（9）目前的症状。

2. 运动中的评估：

（1）测定运动试验每阶段最后 1 分钟的 12 导联 ECG，如果只实施一阶段试验，至少每 3 分钟测定 1 次；

（2）测定试验每阶段最后 1 分钟的血压和自感劳累程度，如果只实施一阶段试验，至少每 3 分钟测定 1 次；

（3）运用其他合适的评定量表。

3. 运动试验后的程序和评估：

（1）试验后要保持坐位或仰卧位至少 6 分钟或直到测定接近基线水平。主动的放松（cool-down）期可以包含在 6 分钟恢复期内；对于功能性（非诊断性）运动试验，建议有 1～3 分钟的放松期，取决于劳累程度（劳累程度更高的，时间要延长），使下肢静脉池的运动后影响最小化；

（2）每分钟测定 12 导联心电图 1 次；

（3）运动后即刻测量血压，然后每 1～2 分钟测量 1 次，直到恢复或接近正常血压；

（4）只要能坚持，运动后每分钟进行症状评分（自感劳累程度量表，心绞痛、呼吸困难和心绞痛/呼吸困难评定量表[9]和间歇性跛行评定量表等）。观察患者直到所有症状消失，且 ECG 变化在由监护医师确定的可接受范围内。

#### （二）终止运动试验指征

症状限制运动试验终止运动的指征[7,8,10]包括绝对指征和相对指征，现分述如下。

1. 绝对指征：

（1）在没有 Q 波的导联（除 $V_1$ 或 aVR 导联）出现 ST 段抬高（≥1.0 mm）；

（2）尽管运动负荷增加，但在伴有其他任何缺血证据同时，收缩压（SBP）下降≥10 mmHg（持续低于基线水平）；

（3）中重度心绞痛（3～4 级；“常用心绞痛和呼吸困难评定量表”描述的心绞痛及其分级）；

（4）中枢神经系统症状（例如共济失调、头晕或近乎晕厥）；

（5）灌注不良的体征（发绀或面色苍白）；

（6）持续室性心动过速；

（7）发生不能与室性心动过速区分的束支传导阻滞或心室内传导阻滞；

（8）有监测 ECG 或收缩压（SBP）的技术困难；

（9）患者要求停止。

2. 相对指征：

（1）ST 段或 QRS 波改变，例如显著的 ST 段移位（水平或下斜型下移>2 mm）或明显的电轴移位；

（2）尽管运动负荷增加，但 SBP 下降>10 mmHg（持续低于基线水平），可是无其他缺血证据：如 ST 显著下移（水平或下斜型下移>2 mm）或明显的电轴移位；

（3）胸痛逐渐加重；

（4）出现疲劳、呼吸短促、气喘、腿肌痉挛或跛行；

（5）除持续性室性心动过速以外的心律失常，包括多源性室性期前收缩、室性期前收缩三联律、成对室性期前收缩、室上性心动过速、心脏传导阻滞或缓慢型心律失常；

（6）高血压反应（收缩压>250 mmHg，舒张压>115 mmHg）。

## 二、亚极量运动试验

亚极量运动试验（submaximal exercise test）常常预先设定一终点：如 1 个特定的峰值 HR：120 次/min，或预计 70% HRmax[22]；目标心率 = 195 − 年龄或一个主观设定的 MET 水平如 5 METs，或者亚极量自感劳累分级（RPE）级别，例如 13～15 级。在急性心肌梗死后 4～6 天进行运动试验，有一定风险，可采用一定功率的亚极量运动试验，通常是起步负荷较小（≤2.5 METs），进展速度较慢，峰值功率较小（50～100 瓦或 5 METs）。这个低水平试验可以为评价出院后参加日常活动或其他体力活动的能力提供依据。

亚极量运动试验终点[10]为：

1. 急性心肌梗死患者出院前运动试验：①出现上述症状限制运动试验的任何终点；②心率不要超过 130 次/min；③运动强度达到 5 METs，不要超过 7 METs；④自感劳累分级（6～20 级法）达到 13 级。

2. 非出院前运动试验：①出现上述症状限制运动试验的任何终点；②心率达到 130 次/min；③运动强度可达到 7 METs；④自感劳累分级（6～20 级法）达到 19～20 级。

# 第六节　评价体力的其他方法

评价体力的方法，除通常的运动试验（例如踏车、活动平板等运动试验的症状限制运动试验，亚极量运动试验）外，下述方法也有助于评定体力。

## 一、6 分钟步行试验

6 分钟步行试验[8]［6-minute walk（corridor）test，6MWT］对于客观评定心肌缺血没有作用，但在一系列评价训练所致的运动能力改善的方法中是最好的。

6 分钟步行试验方法为：

1. 禁忌证

（1）绝对禁忌证：近 1 个月内出现的不稳定性心绞痛或心肌梗死；

（2）相对禁忌证：静息心率>120 次/min，收缩压>180 mmHg 和舒张压>100 mmHg。

2. 运动的中止

6MWT 可能出现的状况有：①胸痛；②呼吸困难；③下肢痉挛；④步履蹒跚；⑤出汗；⑥面色苍白；⑦疲劳（疲劳可以是终点，但前、后的运动试验终点疲劳程度应尽可能一致）。如无这些状况出现，运动终点是步行 6 分钟；如出现了状况应提前终止步行。

3. 实验准备

（1）设备人员准备：①计时器和圈数计数器；②氧气源（如需要）；③血压计；④心电图仪（采用动态心电图仪），最近的心电图记录；⑤除颤器；⑥记录表；⑦便于推动的椅子，供受试者必要时用；⑧标记起始和折返点的标记物；⑨相关抢救药物；⑩医生应具备心肺复苏术的能力，需要时应保证相关的抢救人员到场。

（2）试验场地准备：①室内封闭安静、通风走廊（气候适宜可在户外），应少有人走动；②地面平直坚硬，路长应达 30～50 m，过短会降低步行距离；③起始与折返处置明显标记，以便计算距离（精确到 cm）。

4. 患者准备

（1）向患者及家属说明检查的必要性及注意事项。

（2）试验前 2 小时内患者不要做剧烈运动，试验前不应进行热身活动。

（3）晨间和午后进行试验的患者试验前可少量进餐。

（4）穿舒适的衣服和合适的鞋子。

（5）可以使用日常的行走工具（如拐杖等）。

5. 方法

其步骤为：

（1）对每个患者的每次试验应在一天中的相同时间进行。

（2）佩戴动态血压监测仪，试验前患者在起点旁坐椅子休息至少 10 分钟，核查有无禁忌证，测量脉搏和血压，填写记录表，向患者介绍试验过程。

（3）让患者站起，用 Borg 分级评价患者运动前呼吸困难和全身疲劳情况。

（4）计时器设定到 6 分钟。

（5）请患者站在起步线上，一旦开始行走，立即起动计时器。患者在区间内尽自己体能往返行走。行走中不要说话，不能跑跳，折返处不能犹豫，医务人员不能伴随患者行走。允许患者必要时放慢速度，停下休息，但监测人员要鼓励患者尽量继续行走。监测人员每分钟报时一次。用规范的语言告知和鼓励患者，在患者行走中，需每分钟重复说："您做得很好，坚持走下去，您还有几分钟"。如患者中途需要休息，可以说："如果需要，您可以靠在墙上休息一会，但一旦感觉可以走了，就请继续行走"。

（6）6 分钟时试验结束：提前 15 秒告知患者："试验即将结束，听到停止命令后请原地站住。"结束时标记好停止的地点。如提前终止，则要患者立即休息，并记录提前终止的地点、时间和原因。祝贺患者完成了试验。试验结束后测量心率（立即、恢复期）（与动态心电图测定的进行对比，以动态心电图测定的为准）、血压，用 Borg 分级评价患者疲劳情况，并询问患者感觉不能走得更远的最主要原因。

（7）记下计数器纪录的圈数，统计患者总步行距离，四舍五入精确到 cm。监测并记录患者血压、心率［最好有遥测心电图或身上安置心电图电极，开始步行和结束步行时立即记录心电图，包括心率（此为步行停止的即时心率）］；待受试者呼吸平稳后（步行停止后 3～5 分钟）测心率，为恢复期心率，认真填写记录表。

## 二、自感劳累分级表

自感劳累分级表（borg scale，rating of percieved exertion，RPE）是瑞典心理学家 Gunnar Borg 提出的，根据受试者本人劳累感觉确定运动等级的方法（表 3－2－5）。尽管是主观指标，但有助于评价运动程度。RPE 一经提出，很快在欧美得到广泛采用。心率确定运动强度的方法因受减慢心率药物的影响，常有误差，而 RPE 不受减慢心率药物的影响。有氧运动的运动强度设定应控制在自感劳累分级 12～13 分范围[8]。

## 三、活动代谢当量消耗

应用活动代谢当量消耗[9]调查患者引起疲劳和症状的活动，可指导运动处方的制定。关于体力活动代谢当量消耗的数据，可参考有代表性的如下数据。

### （一）早期心脏康复通常应用的活动类型（表 3－2－6）中列举的活动代谢当量消耗

3

表 3-2-5　自感劳累分级表（RPE）[11]

| 十五级表 | | 十级表 | |
|---|---|---|---|
| 级别 | 疲劳程度 | 级别 | 疲劳程度 |
| 6 | 无（no exertion at all） | 0 | 无（no exertion at all） |
| 7 | 极轻（extremely light） | | |
| 8 | | 0.5 | 非常非常轻（仅可感知）very，very，light（just noticeble） |
| 9 | 非常轻（very light） | 1 | 非常轻（very light） |
| 10 | | | |
| 11 | 轻（light） | 2 | 轻（light） |
| 12 | | | |
| 13 | 有些累（somewhat hard） | 3 | 中度（moderate） |
| 14 | | 4 | |
| 15 | 累（hard） | 5 | 累（strong） |
| 16 | | 6 | |
| 17 | 非常累（very hard） | 7 | 非常累（very heavy） |
| 18 | | 8 | |
| 19 | 极累（extremely hard） | 9 | |
| 20 | 最累（maximal exertion） | 10 | 最累 very，very heavy（maximal） |

注：有氧运动的运动强度设定应控制在自感劳累分级的 12～13 级范围。

表 3-2-6　在早期心脏康复通常应用的活动类型[9]

| 活动 | 方法 | METs |
|---|---|---|
| 如厕 | 便盆<br>便桶<br>尿壶（坐位）<br>（立位） | 1.5～2.5 |
| 沐浴 | 擦身（bed bath）<br>盆浴<br>淋浴 | 1.5～2.0 |
| 走步 | 平地 | |
| | 2 英里/小时（3.2 km/h） | 2.0～2.5 |
| | 2.5 英里/小时（4 km/h） | 2.5～2.9 |
| | 3.0 英里/小时（4.8 km/h） | 3.0～3.3 |
| 上身运动<br>（低度—中度用力，无阻力） | 立位<br>臂部<br>躯干 | 2.3～3.0 |
| 登梯 | 一层 = 12 级台阶<br>下一层楼<br>上一层或二层楼 | 3.0～4.0 |

### （二）国际体力活动问卷

国际体力活动问卷（International Physical Activity Questionnaire，IPAQ）[9]在心脏康复/二级预防中用于标准化评估体力活动（PA）。这个问卷能量化 PA 持续时间、频率和强度（表 3－2－7）。而且，对于被评价人群中最常见的活动的类型可以定制（自定义）。IPAQ 还提供了有关坐位的时间（表 3－2－8）。将 IPAQ 报告的中等、高强度 PA 与推荐的标准的＞150 分钟/周（中等）或＞75 分钟/周（高强度）的时间和频率比较是简单的。IPAQ 还能提供低度、中度、高度体力活动的指标（见“IPAQ 分类”）。关于各种身体活动和运动的能量消耗水平还可参考冠心病患者运动治疗中国专家共识[23]，各种身体活动和运动的能量消耗水平见表 3－2－9。

2002 年 ACC/AHA 运动试验指南中的基于峰值耗氧量和肺通气/乏氧阈值对心力衰竭患者进行运动能力分类[19]如表 3－2－10。

我国张韵龙测定了 127 例正常人和 56 例心力衰竭患者的亚极量运动耗氧量[24]，结果：NYHA 心功能分级、峰值耗氧量在各级间存在明显重叠现象。各级心功能的症状限止最大耗氧量分别为：A 级（轻度或无损害）≥19 $mL \cdot kg^{-1} \cdot min^{-1}$；B 级（轻、中度损害）14～18 $mL \cdot kg^{-1} \cdot min^{-1}$；C 级（中、重度损害）＜14 $mL \cdot kg^{-1} \cdot min^{-1}$。

表 3－2－7　国际体力活动问卷

| |
|---|
| 我们有兴趣了解人们日常生活中体力活动的种类。问卷将询问您过去 7 天里体力活动消耗的时间。即使您不认为自己是一个活跃的人，也请回答每个问题。请回想您在工作、做家务和庭院作业时，从一个地方到另一个地方，以及在闲暇时间娱乐、运动锻炼或体育运动时做的活动。 |
| 想想在过去 7 天里您从事的所有剧烈活动。剧烈体力活动指费劲的、呼吸比平时费劲得多的活动。请只回想那些一次至少 10 分钟的体力活动。<br>1. 在过去 7 天里，您有多少天进行了剧烈体力活动，如抬举、挖掘、有氧运动或快速骑车？<br>□ 每周________天<br>□ 没有剧烈体力活动→跳至问题 3<br>2. 在这些天中的一天里，您通常有多少时间做剧烈体力活动？<br>□ 每天________小时<br>□ 每天________分钟 |
| 想想您在过去 7 天里所做的所有中等强度活动。中等强度活动指中度费劲、呼吸较平常有些费劲的活动。请只想那些一次至少 10 分钟的体力活动。<br>3. 在过去 7 天里，您有多少天进行了中等强度体力活动，如搬运轻物体、通常速度的骑车或双打网球？不包括步行。<br>□ 每周________天<br>□ 没有中等强度体力活动→跳至问题 5<br>4. 在这些天中的一天里，您通常有多少时间做中等强度体力活动？<br>□ 每天________小时<br>□ 每天________分钟 |
| 想想过去 7 天里您步行的时间。这包括工作时和在家时、从一个地方到另一个地方的旅行时以及其他单纯在娱乐、运动锻炼或体育运动或休闲时进行的步行。<br>5. 在过去 7 天里，其中有多少天您步行一次至少 10 分钟？<br>□ 每周________天<br>□ 没有步行→跳至问题 7<br>6. 在这些天中的一天里，您通常有多少时间步行？<br>□每天________小时<br>□每天________分钟 |
| 最后一个问题是过去 7 天里，您在工作日里坐位的时间。包括在工作、家里以及作业和休闲时的坐位时间。也包括坐在办公桌旁、拜访朋友、阅读或坐、躺着看电视的时间。<br>7. 过去 7 天里，您在一天中坐位时间有多少？<br>□每天________小时<br>□每天________分钟 |

表 3-2-8 IPAQ（国际体力活动问卷）分类[9]

| |
|---|
| 低度（类别 1） |
| • 缺乏足以达到类别 2 或 3 标准的体力活动 |
| 中度（类别 2） |
| • 剧烈活动≥20 分钟/天、≥3 天/周，或 |
| • 中度活动≥5 天或步行≥30 分钟/天，或 |
| • 步行，中度或剧烈活动的任意组合≥5 天 |
| • 最低≥600 MET · min/周的耗氧量 |
| 高度（类别 3） |
| • 剧烈活动≥3 天/周，至少有 1500 MET · min/周的耗氧量，或 |
| • 步行，中等或剧烈活动的任意组合≥7 天，至少达到 3000 MET · min/周的耗氧量 |

注：IPAQ 为国际体力活动问卷；MET 为代谢当量。

表 3-2-9 各种身体活动和运动的能量消耗水平[23]

| 能量消耗水平（MET） | 日常生活活动 | 职业相关活动 | 休闲活动 | 体育锻炼活动 |
|---|---|---|---|---|
| <3 | 洗漱，剃须，穿衣，案头工作，洗盘子，开车，轻家务 | 端坐（办公室），打字，案头工作，站立（店员） | 高尔夫（乘车），编织，手工缝纫 | 固定自行车，很轻松的健美操 |
| 3～ | 擦窗，耙地，使用自动除草机，铺床或脱衣服，搬运 6.5～13.5 kg 重物 | 摆货架（轻物），修车，轻电焊，木工 | 交际舞，高尔夫（步行），帆船，双人网球，6 人排球，乒乓球，夫妻性生活 | 步行（速度 4.8～6.4 km/h），骑行（速度 10.0～13.0 km/h），较轻松的健美操 |
| 5～ | 花园中简单的挖土，手工修剪草坪，慢慢爬楼梯，搬运 13.5～27.5 kg 重物 | 户外木工，铲土，锯木，操作气动工具 | 羽毛球（竞技），网球（单人），滑雪（下坡），低负荷远足，篮球，橄榄球，河中捕鱼 | 步行（速度 7.2～8.0 km/h），骑行（速度 14.5～16.0 km/h），游泳（蛙泳） |
| 7～ | 锯木，较重的挖掘工作，中速爬楼梯，搬运 27.5～40.0 kg 重物 | 用铲挖沟，林业工作，干农活 | 独木舟，登山，乒乓球，步行（速度 8.0 km/h），跑步（12 min 跑完 1600 m），攀岩，足球 | 慢跑（速度 8.0 km/h），游泳（自由泳），划船机，高强度健美操，骑行（速度 19.0 km/h） |
| 9～ | 搬运 >40.0 kg 重物爬楼梯，快速爬楼梯，大量的铲雪工作 | 伐木，重劳动者，重挖掘工作 | 手球，足球（竞技），壁球，越野滑雪，激烈篮球比赛 | 跑步（速度 >10.0 km/h），骑行（速度 >21.0 km/h），跳绳，步行上坡（速度 8.0 km/h） |

表 3-2-10 基于峰值耗氧量和肺通气/乏氧阈值对心力衰竭患者进行运动能力的分类

| 等级 | 受损程度 | 峰值耗氧量 $mL \cdot kg^{-1} \cdot min^{-1}$ | 肺通气/乏氧阈值 $mL \cdot kg^{-1} \cdot min^{-1}$ |
|---|---|---|---|
| A | 无受损或轻度受损 | 20 | >14 |
| B | 轻至中度 | 16～20 | 11～14 |
| C | 中至重度 | 10～16 | 8～11 |
| D | 重度 | 10 | <8 |

注：乏氧阈即康复心脏病学里的无氧阈。

### （三）体力活动监控器

虽然有许多不同类型的体力活动（PA）监控器，但加速度计在心脏康复/二级预防（CR/SP）中是最有效的，因为它们可以监测到PA持续时间、频率和强度，而且可以量化缺乏体力活动的持续时间。典型的评估期限为7天。PA监控器有效数据的标准包括：监控器穿戴至少12小时/日（注意：没有活动的时间超过1小时应被排除），且至少记录4个全天。加速度计数据可以储存在计算机上，由设备专用软件进行处理。患者活动的自我报告日志在评估PA监控器数据时很有帮助。

## 四、有控制的职业（工作）模拟

根据患者能从事的职业活动与职业活动能量消耗表可推断其活动能力，并可借以确定患者能否安全恢复工作，但是要注意机械效力、环境和心理负荷能显著改变在实验室测定的运动反应。

## 五、症状评定量表

在运动前，患者应熟悉症状评定量表[9]：自感劳累程度量表以及心绞痛、呼吸困难和跛行的分级表（表3-2-11、表3-2-12）。

表3-2-11　心绞痛、呼吸困难和心绞痛/呼吸困难量表[9]

| 常用心绞痛和呼吸困难评定量表 | | | |
|---|---|---|---|
| **5级心绞痛量表** | | **10级心绞痛/呼吸困难量表** | |
| 0 | 无心绞痛 | 0 | 无症状 |
| 1 | 轻度，刚刚能察觉 | 0.5 | 非常非常轻度 |
| 2 | 中度，令人烦恼 | 1 | 非常轻度 |
| 3 | 严重，非常难受 | 2 | 轻度 |
| 4 | 所经历过的最严重疼痛 | 3 | 中度 |
| | | 4 | 有些严重 |
| **5级呼吸困难量表** | | 5 | 严重 |
| 0 | 无呼吸困难 | 6 | |
| 1 | 轻度，可以察觉 | 7 | 非常严重 |
| 2 | 轻度，有点呼吸困难 | 8 | |
| 3 | 中度困难，但还能忍受 | 9 | |
| 4 | 严重困难，无法忍受 | 10 | 非常非常严重 |

注：10级心绞痛/呼吸困难量表与Borg自感劳累分级（rating of perceived exertion，RPE）是一致的，区别在RPE对严重程度的表述是稍累、累、很累、非常累。

表3-2-12　间歇性跛行评定量表[9]

| | |
|---|---|
| 0 | 无跛行疼痛 |
| 1 | 初始，最低程度疼痛 |
| 2 | 中度，令人烦恼的疼痛 |
| 3 | 重度疼痛 |
| 4 | 最大程度的疼痛，无法忍受 |

# 第七节　运动试验程序

运动试验程序的合理设计和准确执行是获取可靠信息、进行准确判断、确保试验安全有效的可靠保证。

## 一、运动试验条件

运动试验条件包括功率计踏车、活动平板、心电监护设备、运动血压监测仪、心肺运动仪、急救设备药品等。

### （一）环境

运动试验室应有足够的面积，可以设置活动平板、踏车、监示仪器、心电图仪、气体分析设备、诊疗床、急救器材等设备，能进行运动试验和必要的抢救。

理想的室温是20～25℃，湿度是60%以下。理想的室温既有利于仪器的正常运转、信息测量的准确度，又有利于受检者顺利完成试验。如果室温高，运动产生的热量难以消散，受试者大汗淋漓，会导致电极滑脱，试验难以顺利进行。

### （二）设备

运动试验设备室包括：运动试验的器材、测试仪器和急救设备三大类。主要包含：

1．二级梯

通常每级高23 cm，社区、乡镇等基层医疗单位仍有使用价值。

2．功率计踏车

功率计踏车是连接功率计的踏车。踏车的功率单位用电功率表示，是瓦（Watts，W），用机械功率表示是kg·m/min。以kg·m/min表示时，踏车的功=阻力×运动的距离。距离=踏车车轮的周长×踏板的转速。譬如阻力为3 kg，车轮周长为2 m，转速为50次/min，则功率为3×2×50=300 kg·m/min。1 W=6.12 kg·m/min≈

6 kg · m/min，踏车由机械或电制动。机械制动者必须保持恒定的转速，例如 50 次/min。电制动者的转速维持在 40～70 次/min 即可，在此范围内，所测功率无差异，有利于负荷的控制。疲劳或不协调时，受试者会降低速度。

踏车的优点有：①占地少；②比活动平板杂音小，肌肉伪差少；③功率可以准确测量；④因为取坐位，当患者有骨科或其他问题限制了步行能力或运动负重时，踏车试验是首选；⑤功率与体重无关，测定的耗氧量（$\dot{V}O_2$，METs）与体重成反比，即在相同的运动负荷下，体重越重[8]，$\dot{V}O_2$ 越小，详见表 3－2－13；⑥因取坐位，手臂和胸部的运动较少，容易记录血压、心电图；而且跌倒损伤比活动平板少，适合不能稳定走路的人；⑦价格比平板低，故为许多实验室所喜爱；⑧踏车运动的耗氧量与体重无关（坐位），通常比活动平板测定的耗氧量少。欧洲多采用踏车[8]。踏车功率计试验时近似的负荷 MET 如表 3－2－13。

踏车的缺点是下肢容易疲劳，易因下肢疲劳而自动停止运动；踏车对有的患者来说，可能不熟悉。其成功进行与患者的意愿有关，试验可能在患者达到真正的试验终点前结束，甚至可能会因不会踏车，无法进行运动试验。

3. 活动平板

活动平板的负荷量由平板的斜坡和传动带的速度决定。优点是重复性好，测定的耗氧量与体重有关，比踏车测定的大。走步的运动形式更符合日常的活动形式，所以指导康复、制定运动处方以这种运动负荷试验为宜。美国人多采用平板运动试验。

虽然有几种运动试验方案可用于平板运动试验，但最重要的是要按照基于年龄、基础疾病和目前活动水平估测的患者个体运动功能选择方案进行。被认为较高危患者（例如近期有心律失常史或在低体力活动水平出现症状）或明显身体虚弱的患者应该使用不激烈的运动试验方案，也可以使用经过验证的调查问卷，这些问卷可估测患者个体的运动能力并协助选择合适方案。

平板或踏车方案可以采用分级的（staged）或持续性斜坡（continuous ramp）方案。分级方案中的功率增量可为 1.0～2.5 METs（1 MET = 3.5 mL · $kg^{-1}$ · $min^{-1}$耗氧量），而斜坡方案的设计是为了使增量平缓。平板试验提供了一个更常见的生理负荷形式（如步行），研究对象可能获得一个更高的摄耗量和峰值心率。最常用的阶梯式平板方案是 Bruce 方案、改良 Bruce 方案（表 3－2－14）和 Naughton 方案。老年人和冠心病患者可采用改良 Bruce 方案[9]。斜坡方案的 1 级不超过 1 分钟，且需让患者在 8～12 分钟内达到运动峰值。因此，斜坡方案必须根据患者的用力程度而个体化定制。

表 3－2－14 将平板运动试验的 Bruce 方案和改良的 Bruce 方案结合在一起[9]：Bruce 方案阶段分为 7 个阶段，改良的 Bruce 方案是在 Bruce 方案第 1 阶段前增加 2 个前置阶段，时间均为 3 分钟，速度均为 1.7 英里/小时，坡度分别为 0.0、5.0，METs 分别为 2.2、3.4，即改良的 Bruce 方案是在 Bruce 方案前增加 2 个负荷量更小的前置阶段，更适合老年人和冠心病患者的需要。

表 3－2－13　踏车功率计试验时近似的负荷代谢当量（MET）[9]

| 体重 | | 运动功率（kg · m/min 或 W） | | | | | | |
|---|---|---|---|---|---|---|---|---|
| kg | lb | 300/50 METs | 450/75 METs | 600/100 METs | 750/125 METs | 900/150 METs | 1050/175 METs | 1200/200 METs |
| 50 | 110 | 5.1 | 6.6 | 8.2 | 9.7 | 11.3 | 12.8 | 14.3 |
| 60 | 132 | 4.6 | 5.9 | 7.1 | 8.4 | 9.7 | 11.0 | 12.3 |
| 70 | 154 | 4.2 | 5.3 | 6.4 | 7.5 | 8.6 | 9.7 | 10.8 |
| 80 | 176 | 3.9 | 4.9 | 5.9 | 6.8 | 7.8 | 8.8 | 9.7 |
| 90 | 198 | 3.7 | 4.6 | 5.4 | 6.3 | 7.1 | 8.0 | 8.9 |
| 100 | 220 | 3.5 | 4.3 | 5.1 | 5.9 | 6.6 | 7.4 | 8.2 |

注：1. 基于美国运动医学会 2006；
2. 运动功率（kg · m/min 或 W）：第 2 行的 300/50 为 300 kg · m/min 或 50 W，其他类推，即 1 W 相当于 6 kg · m/min。

表 3-2-14　平板运动试验的 Bruce 方案和改良的 Bruce 方案[9]

| 阶段 | 时间 min | 速度（英里/h） | 坡度（%） | METs |
|---|---|---|---|---|
| 静息 | 0 | 0.0 | 0.0 | 1.0 |
| 改良的 Bruce 方案 | 3 | 1.7 | 0.0 | 2.2 |
| | 3 | 1.7 | 5.0 | 3.4 |
| 1 | 3 | 1.7 | 10.0 | 4.6 |
| 2 | 3 | 2.5 | 12.0 | 7.0 |
| 3 | 3 | 3.4 | 14.0 | 10.1 |
| 4 | 3 | 4.2 | 16.0 | 12.9 |
| 5 | 3 | 5.0 | 18.0 | 15.1 |
| 6 | 3 | 5.5 | 20.0 | 16.9 |
| 7 | 3 | 6.0 | 22.0 | 19.2 |

美国心脏协会认为一旦选择好合适的试验设备和方案，症状限制性运动试验的运动强度应持续 8～12 分钟。每阶段增加 1 MET 代谢量的低水平方案适合于运动功能＜7 METs 的高危患者；每阶段运动代谢量要求增加≥2 METs 的方案适合于运动功能≥7 METs 的中低危患者。每个阶段 MET 的增量较小时可以获得更确切的缺血或心绞痛阈值，从而更准确地测量与运动水平相应的耗氧量。广泛应用的 Bruce 平板方案（每阶段 2～3 METs）在这方面不够准确[25]。Naughton 方案[26]（表 3-2-15）和改良的 Bruce 方案一样，从低负荷到高负荷，每阶段增加 1 MET，适合老年人和冠心病患者。

在平板运动中，鼓励患者自由行走，只在需要时使用扶手保持平衡。过多的扶持会改变血压反应，降低每一运动负荷的 METs，会导致高估运动能力和心率、血压反应。

4. 臂功率计

臂功率计的原理与功率踏车相同，只是将踏车的踏板换成了臂功率计的手把。臂功率计可显示运动负荷的功率、转速。患者取坐位，臂功率计曲柄的中心处于患者的肩高处。

表 3-2-15　活动平板运动试验 Naughton 方案

| 阶段 | 2.0 mph 坡度（%） | 3.0 mph 坡度（%） | 3.4 mph 坡度（%） | 持续时间 Δ（min） | METs | 总时间（min） |
|---|---|---|---|---|---|---|
| 1 | — | — | — | 2 | 1 | 2 |
| 2 | 0.0 | — | — | 2 | 2 | 4 |
| 3 | 3.5 | 0.0 | — | 2 | 3 | 6 |
| 4 | 7 | 2.5 | 2.0 | 2 | 4 | 8 |
| 5 | 10.5 | 5.0 | 4.0 | 2 | 5 | 10 |
| 6 | 14.0 | 7.5 | 6.0 | 2 | 6 | 12 |
| 7 | 17.5 | 10.0 | 8.0 | 2 | 7 | 14 |
| 8 | | 12.5 | 10.0 | 2 | 8 | 16 |
| 9 | | 15.0 | 12.0 | 2 | 9 | 18 |
| 10 | | 17.5 | 14.0 | 2 | 10 | 20 |
| 11 | | 20.0 | 16.0 | 2 | 11 | 22 |
| 12 | | 22.5 | 18.0 | 2 | 12 | 24 |
| 13 | | 25.0 | 20.0 | 2 | 13 | 26 |
| 14 | | 27.5 | 22.0 | 2 | 14 | 28 |
| 15 | | 30.0 | 24.0 | 2 | 15 | 30 |
| 16 | | 32.5 | 26.0 | 2 | 16 | 32 |

注：Δ 表示用于研究则每阶段持续时间 3 分钟。

5. 心电监护设备

因为电子仪器的微型化和使用高级别的、完善的计算机，心电监护、记录设备发生了显著而深刻的变化，不仅可做多导（12 导或更多）记录，而且可以使多数导联整合化，自动检测、报告运动时心电指标的变化，如自动报告 $ST_{60}$ 和 $ST_{80}$（J 点后 60 ms、80 ms 处 ST）的下移情况、ST 移位面积、ST 指数［ST↓（mm）+ 斜度（mV/s）］、ST/HR 斜度、活动平板运动分值、ST 下移趋势图以及心电指标和其他检测指标的结合，如氧脉搏等。这就大大简化了检测、计算时间，提高了诊断的效率、敏感性，而且明显减少了伪差，提高了诊断的准确性。当前，国际上通用的、最佳的心电图仪仍是同步记录的 12 导心电图仪，趋势是 12 导同步记录心电图仪正在逐步替代单导至 3 导心电图记录。WHO、国际心脏联盟协会（ISFC）、欧共体心电图标准化（CSE）工作小组以及许多学者反复强调使用 12 导同步心电图记录的意义，其优越性在于：可同时在 12 导联上描记同一心动周期的心电信号，对于观察波形、提高测量的准确性，促进 P、QRS、T 波时限及 P-R、QT 间期等基本参数标准化的建立，鉴别、定位单源或多源期前收缩，鉴别宽 QRS 波心动过速，诊断室内传导阻滞，进行心律失常的分型和预激的分析定位都有显著意义。对于显示心肌缺血，单一导联（$V_5$ 或 $CM_5$）只能显示 ST↓总数的 80%，再加用其他导联，则可以增加 10%～25% 的阳性，同时记录Ⅰ、aVF、$V_4$、$V_5$、$V_6$ 导联则几乎可发现所有的 ST-T 异常。

6. 运动血压监测仪

运动中患者血压的变化是我们观察的重要指标之一。运动血压监测仪不同于普通血压计和动态血压监测仪，后两种仪器测血压时要求患者必须处于静止或相对静止状态，否则测得的血压是不准确的，或者需要多次反复测量血压。运动血压监测仪是专用于运动血压监测的仪器，测量血压不会出现前述问题，能够在患者运动时快速、准确获取血压数据并将测量的血压数据送入运动试验的监测数据库中，与心电图等资料同步贮存并显示在电脑屏幕上，使用起来很方便。血压的测量时间由事先编好的程序控制，通常是在每一阶段运动结束前 30 秒测量 1 次，也可由操作人员随时启动测压。

7. 气体分析仪器

近年来，氧分析器中氧化锆的使用和二氧化碳分析器中远红外线的使用，使仪器精度均达到 ±0.1%，流量计的分辨率达到 ±10 mL/s，容量精度为 ±50 mL。由于引进大功率、高容量的计算机，所以能迅速准确测定被检者呼出气体中的氧、二氧化碳含量、气体流量，从而和空气中的氧、二氧化碳含量对比，可计算、报告 $\dot{V}E$（通气量）、$\dot{V}O_2$（耗氧量）、$\dot{V}CO_2$（二氧化碳排出量）、RER（$CO_2/O_2$，呼吸交换率）、AT（无氧阈）、$\dot{V}E/\dot{V}O_2$（氧通气当量）、$\dot{V}E/\dot{V}CO_2$（二氧化碳通气当量）、METs（代谢当量）、呼吸次数等参数。每 30 秒，甚至每次呼吸报告一次结果，十分方便。此外，通过重复呼吸 $CO_2$，以间接 Fick 氏法可无损伤地测定心输出量。

8. 心肺运动仪

将气体分析器、心电图机、功率运动仪（功率踏车或活动平板）和计算机连接起来，可组成心肺运动仪。因为采用了高效率、大容量的计算机和多种程序设计，心肺运动仪不仅可报告上述参数，还可报告心电图的检测情况，如 ST 段的变化，抬高、下移的幅度，ST 段的趋势图，心律失常情况；还可结合气体分析和心电图、功率计的数据，观察、报告氧脉搏（$\dot{V}O_2$/HR）、无氧阈心率、无氧阈功率等指标；通过计算机程序设计，图示各种参数以及各种参数的不同组合，还可贮存大量资料。福建省老年医院于 20 世纪 90 年代引进了心肺运动仪。该仪器特点是配有 12 导心电图，能检测、显示每次呼吸的气体分析资料，适合于医院、康复医疗机构使用。

9. 急救设备、药品

尽管运动试验是安全的，其病死率在 0.01% 以下，而且随着经验的积累，近年病死率进一步显著减少。但是，仍有极少量运动后发生急性心肌梗死和猝死的报道。运动试验意外事件的相对危险性，估计是冠心病患者正常活动的 60～100 倍[27]。陈旧性心肌梗死、高度室性心律失常的患者的危险性更大[28]。特别是运动试验并发的心跳骤停本质上是心律失常引起，不是急性心肌梗死引起[21]；其抢救成功率很高。美国167个随机选择的院外监示运动程序报告：总数为51 303例冠心病患者中，心搏骤停21例，复苏成功18例，复苏成功率为86%[29]。因此，配置急救设备及药品非常重要。

急救设备包括：①除颤起搏器；②吸氧设备：氧气筒、氧气面罩、插管等；③气管切开包：含喉头镜、气管内插管等；④输液设备：输液架、输液瓶、静脉切开包等；⑤急救药品：包括扩血管药、抗心律失常药、镇静剂、升血压药、强心利尿剂、输液用葡萄糖、生理盐水、碳酸氢钠等。

## 二、运动试验程序要点

1. 解释程序、征求同意

运动试验开始前，必须对试验的方案、危险性、注意事项做适当简短的解释，并获得受检者的理解和同意。告诉患者，虽然运动试验要达到某种程度才能停止，但受检者认为必要时，可随时停下来。受检者还可在无负荷或低功率的踏车、平板上做模拟试验，以便熟悉仪器，消除顾虑，加强配合，避免意外事故的发生。

2. 了解病史、进行有关检查

如前所述，运动试验前要简要地了解病史，进行必要的体检和有关的检查，以便明确是否为运动试验的适应证、禁忌证，确定运动试验中应注意的事项，明确如何判断运动试验结果。重点是了解心、肺疾病如高血压、冠心病、哮喘、肺心病等的情况（哮喘、肺心病禁忌做气体代谢运动试验）和冠心病发病危险因素（血脂，生活习惯：饮食、吸烟、体力活动程度等）的状况。实验室检查包括血常规、尿常规、X线胸部检查、常规心电图、超声心动图、肺功能（肺容量、通气功能、弥散功能）检查。要了解患者用药情况。对于某些干扰运动反应的药物，如β受体阻滞剂等，要确定是撤除，还是保留情况下进行运动试验，并纳入运动试验结果的解释中。β受体阻滞剂可使：①心率明显下移，HRmax（最大心率）可下降至110～115次/min以下；②$\dot{V}$Emax（最大通气量）下降；③$\dot{V}O_2max$（最大耗氧量量）下降4%～21%；④$\dot{V}O_2/HR$（氧脉搏）明显下降。现在认为诊断性运动试验一般要停用干扰试验的药物，如β受体阻滞剂，以更好地评估任何潜在的缺血表现。而在进入康复程序前的功能性试验应继续执行处方，不停用干扰试验的药物，如β受体阻滞剂，以免影响以心率为目标的运动处方的执行[8]。

3. 运动试验前的准备

运动试验前12小时，不要进行过分的体力活动，避免劳累后进行运动试验。试验前至少要休息10分钟。运动试验不要在餐后2小时内进行，饱餐可引起ST段下移。但也不要禁食后进行运动试验，禁食或饥饿可导致血糖浓度下降，抑制运动能力。如果进行$^{201}$Tl显像检查，患者应于试验前8小时禁食。试验前应避免吸烟或饮用浓茶、咖啡或含酒精饮料。除去影响因素，有利于运动试验结果的解释。

4. 衣着

受检者衣着要舒适合身（短袖衫、运动鞋）。

5. 运动试验的负荷功率

运动试验的负荷功率必须从低水平开始，逐渐增加直至达到目的。功率踏车运动试验的起始功率，住院患者通常为10～25 W，体力较好者可以是35～40 W，心肌梗死后早期运动试验可自10 W开始。每2～3分钟增加负荷或采取斜坡（ramp）功率法，每分钟增加5～25 W。踏车的转速保持在50～70次/min。电功率计踏车的转速在40～80次/min之间可保持恒定的功率。嘱受检者不要随意减慢速率，一旦减低转速到40次/min以下，受试者要付出更大的努力才能克服蓄积的阻力，恢复到减速前的速度。呼吸交换率（RER）在1.09以上时转速的减慢常是腿劳累的缘故。

活动平板运动试验，可采用改良的Bruce方案或Naughton方案，从低水平负荷开始。

6. 对于运动试验的判断

对于运动试验的判断，血压的意义不次于心电图的改变。运动试验时，要注意测量血压，每阶段或1～2分钟测量1次，血压过低、过高时要更频繁地进行测量。测量血压时，受检者臂部肌肉要充分放松。

7. 气体代谢试验要求

进行气体代谢试验时，受检者口要紧含气体

分析器的接口，不能漏气、言语，为了交流，事先与被检者商定交流的手势，如手指胸部表示胸痛、点头表示是、摇头表示否。

8. 运动中处理

运动中要严密观察患者表现，及时做出相应处理。

9. 平板的横杆或踏车手把的抓握

运动时受检者的手不要握活动平板的横杆，不要握踏车的手把太紧。握活动平板的横杆太紧，会支持体重，使耗氧量降低，握踏车手把太紧会影响血压测量，所以，当患者适应了平板行走后，可脱离横杆或只需将一手放在横杆上维持平衡；不要握踏车的手把太紧。

10. 运动试验的时间

运动试验的时间不宜太长，以免疲劳和心烦。理想的方案是6～12分钟，不能超过15分钟，老年人限于6分钟。功率踏车运动试验中止运动后，要在减负荷情况下继续轻松踏车运动30秒至1分钟的时间[18]；活动平板运动试验中止运动后也要继续轻松运动相应时间，突然停止运动可使血液潴留于肢体，显著升高儿茶酚胺水平，产生室性心律失常、缺血或促发其他心血管并发症[21]。

11. 运动试验结束后体位

运动试验结束后，要取平卧位；按照Laplace定律，卧位回心血量增加，会增加心肌耗氧量，诱发心肌缺血，提高阳性率。如果已出现运动试验阳性征象，被检者就不要取平卧位了。

12. 运动试验的恢复期

恢复期至少要持续观察6～10分钟，记录心电图、测量血压，直至心率、心电图改变恢复至试验前水平。因为双倍Master运动试验后氧债的完全补偿时间接近10分钟[19]，特别是运动后取卧位，回心血量增加，心脏负荷加重，更易出现阳性反应。Takahashi等报道运动试验阳性的12例均于恢复期见到ST段水平或下斜型下降，而且其中7例仅于恢复期见到这些ST段变化[19]。恢复期心脏听诊可明确有无奔马律、收缩中期咔喇音、全收缩期杂音；肺听诊可判断有无干、湿性啰音，为判断乳头肌功能不全，心功能不全提供信息。

13. 为保证安全，患者的运动试验必须在受过有关训练的医师监护下进行

指导医师不仅要有运动试验的专业知识，还要有急诊抢救的经验，并备有充分的急救器材和药品。对状似健康的青年人（年龄<40岁）可由经过训练的工作人员（如护士、康复医学工作者）进行监护，但医师必须能随时到场[9]。

14. 运动试验的频率

通常运动试验是在开始、结束心脏康复运动程序时或症状、体征有显著变化时进行。随访期的运动试验可在6～18个月后进行，视患者个人情况而定[9]。

# 第三章 气体代谢运动试验

## 第一节 心肺运动仪工作原理

心肺运动仪主要配件有气体分析仪和心电图仪。气体分析仪主要由氧、二氧化碳传感器和气体流量计构成。空气中的氧、二氧化碳浓度是恒定的、已知的。受检者运动试验时吸入空气，呼出气体；呼出的气体通过流量计进行流量测定，通过氧、二氧化碳传感器进行氧、二氧化碳浓度测定。计算空气和呼出气体中的氧、二氧化碳浓度差，乘以气体流量即可获得$\dot{V}O_2$、二氧化碳排出量（$\dot{V}CO_2$）。利用电子计算机程序可绘成$\dot{V}O_2$、$\dot{V}CO_2$及由其导出的各参数的曲线；并且可与配置

的心电图仪测定的心电参数结合成新的参数（如氧脉搏）以反映受检者的心、肺功能。

## 第二节　心肺运动仪可测定的气体代谢参数及其意义

心肺运动仪可测定的参数有：

1. 气体代谢指标：① $\dot{V}O_2$（oxygen consumption，耗氧量）；② MET（metabolic equivalent，代谢当量）；③ $\dot{V}O_2max$（maximum oxygen consumption，最大耗氧量）；④ $\dot{V}CO_2$（carbon dioxide emissions，二氧化碳排出量）；⑤ BF（breath frequency，呼吸频率）；⑥ RER（respiratory exchange rate，呼吸交换率），是 $\dot{V}CO_2/\dot{V}O_2$ 的比值，当运动中 RER >1.0 说明 $\dot{V}CO_2$ 显著增加，无氧代谢占优势，患者已进入无氧阈，若 >1.5 表示患者达到最大运动量；⑦ $\dot{V}E$（pulmonary ventilation，通气量）；⑧ $\dot{V}Emax$（maximum minute ventilation 最大通气量）；⑨ $EQO_2$（oxygen-ventilation equivalent，$\dot{V}E/\dot{V}O_2$ 氧通气当量）；⑩ $EQCO_2$（carbodioxide-ventilation equivalent，$\dot{V}E/\dot{V}CO_2$，二氧化碳通气当量，正常为 26 ~ 30，运动时 $EQCO_2$ 上升，处于无氧阈时 <34，最大运动时 <36）[19]；⑪ $FO_2$（end-expiratory oxygen content，呼气末氧含量）；⑫ $FCO_2$（end-expiratory carbodioxide content，呼气末二氧化碳含量）；⑬ $\Delta FO_2$（吸入气—呼气末氧浓度差，Fi-f$O_2$）；⑭ AT（anaerobic threshold，无氧阈）；⑮ VR［ventilatory reserve，呼吸贮量或通气贮备 = $\dot{V}Emax$/MVV（maximal ventilatory volume，最大通气量），正常为 30% ~ 85%，(72 ± 15)%］。VR 降低是原发性肺部疾病导致患者通气受限的特点，而心脏病患者 VR 通常是升高的[19]；⑯ VD/VT（Physiological dead space/tidal volume，生理无效腔/潮气量）与运动负荷成负相关。正常值：休息时为 0.30 ~ 0.35，运动时成年人可降至 0.25，老年人为 0.28；⑰ oxygen partial pressure 氧分压。

2. 肺功能指标：肺容量，肺通气功能指标。

3. 心功能参数：最大心率、心率贮备（heart rate reserve，HRR = 最大心率预计值 − 最大心率实测值，正常 <15 次/min）[19]、心律、ST 段改变、血压等。

4. 功率指标：W（watts，瓦）。

5. 组合指标：$\dot{V}O_2$/HR（氧脉搏），正常女性 >8，男性 >12，$\dot{V}O_2$/HR 下降时为（9 ± 2.5）；$P_{(A\text{-}a)}O_2$（肺泡—动脉氧分压差，正常为 <21 mmHg）等。

## 第三节　主要气体代谢指标的意义

### 一、耗氧量

人体活动所需要的能量绝大部分来自碳水化合物和脂肪的氧化分解，因而能量的产生是以氧的消耗为基础的，故可用 $\dot{V}O_2$（oxygen consumption，耗氧量）及其有关参数表示运动强度（$\dot{V}O_2$ 越多，运动强度越大），$\dot{V}O_2$ 的单位是 L/min 或 $mL \cdot kg^{-1} \cdot min^{-1}$。代谢当量（MET）是维持静息代谢需要的耗氧量，据测定白色人种（40 岁，体重 70 kg，坐位）1 MET 为 $3.5\ mL \cdot kg^{-1} \cdot min^{-1}$。我国张韵龙测定的为 $5.11 \pm 0.72\ mL \cdot kg^{-1} \cdot min^{-1}$[24]，刘江生测定的为 $4.78\ mL \cdot kg^{-1} \cdot min^{-1}$。脂肪占体重比例越大，静息耗氧量越低。这可能是国人静息耗氧量高于白色人种的原因。运动时 $\dot{V}O_2$ 通常为安静时 $\dot{V}O_2$ 的几倍，它的增加与运动强度成正比。

1. $\dot{V}O_2$ 与产热量的关系

运动强度有人以千卡（kcal）表示。那么 $\dot{V}O_2$ 和 kcal 关系如何？消耗 1 L 氧能产生多少 kcal？这决定于氧化代谢底物的种类和比例。碳水化合物的呼吸商（respiratory quotient，RQ = $CO_2/O_2$）是 1.0（$C_6H_{12}O_6 + 6O_2 = 6CO_2 + 6H_2O$，RQ = $6CO_2/6O_2$ = 1.0），脂肪的呼吸商约为 0.7（$2C_{51}H_{98}O_6 + 145O_2 = 102CO_2 + 98H_2O$，RQ = $102CO_2/145O_2$ = 0.7）。蛋白质在运动时作为能源的比例很小，可以不计。例如 RQ = 0.88 时氧化底物脂肪占 40%，碳水化合物占 60%，每升氧产

生 4.896 kcal。为便于计算，按 1 L 氧产生 5 kcal 热量计。实际上 1 L 氧产生 5 kcal 热量时的呼吸商为 0.97，所氧化的碳水化合物约占 90%，脂肪约占 10%。

2. $\dot{V}O_2$ 与心输出量

$\dot{V}O_2$ 和心输出量（cardiac output，CO）的关系密切。$\dot{V}O_2$ = 心输出量 × 动—静脉氧含量差。动—静脉氧含量差最多只相差 15%～17%，所以没有明显肺部疾病、贫血、周围血管及神经、内分泌改变时，$\dot{V}O_2$ 主要决定于心输出量。运动中 $\dot{V}O_2$ 与心输出量呈线性关系上升。大约是 $\dot{V}O_2$ 每增加 1 L/min，心输出量增加 6 L/min（即二者比例是 1∶6）[28]。$\dot{V}O_2max$ 与最大心输出量（COmax）的相关公式[18]是：

$$COmax = 5.3 + 4.6 \times \dot{V}O_2max (L/min)$$

………………健康男性个人

$$COmax = 3.1 + 5.9 \times \dot{V}O_2max (L/min)$$

………………心脏病男性患者

$$COmax = 4.7 + 4.0 \times \dot{V}O_2max (L/min)$$

………………健康女性个人

3. $\dot{V}O_2$ 与心率

如上所述 $\dot{V}O_2$ 与心输出量关系密切，而心输出量 = 每搏量 × 心率，所以，运动中 $\dot{V}O_2$ 与心率通常呈线性关系。$\dot{V}O_2$ 与心率可以互相换算，Hellerstein 和 Ader 换算公式[3]为：

健康者：$\% \dot{V}O_2max = 1.41 \times (\% HRmax) - 42$。

冠心病患者：$\% \dot{V}O_2max = 1.32 \times (\% HRmax) - 25.2$。

譬如健康者心率达到最大心率的 70% 时，其 $\% \dot{V}O_2max = 1.41 \times 70 - 42 = 56.7$。

即健康者心率达到最大心率的 70% 时，其 $\dot{V}O_2$ 为 56.7% $\dot{V}O_2max$。

虽然以 $\dot{V}O_2$ 作为运动强度指标，符合生理状况，是合理的，但是，目前有测定 $\dot{V}O_2$ 条件的单位很少，以 $\dot{V}O_2$ 作为运动强度指标的实际应用有困难。即使医院普遍开展了 $\dot{V}O_2$ 的测定，患者自我监测运动强度，也无法应用 $\dot{V}O_2$。因为 $\dot{V}O_2$ 与心率呈线性关系，所以人们普遍应用心率作为运动强度指标，指导康复运动。

## 二、代谢当量

代谢当量（Metabolic equivalent，MET）有人音译为梅脱。1 MET 是人安静时的 $\dot{V}O_2$，相当于 3.5 mL·kg$^{-1}$·min$^{-1}$（为男性，40 岁，体重 70 kg 白色人种安静坐位测定的 $\dot{V}O_2$）。其热量消耗约为 1.225 kcal/min。它来自于下述公式计算。

$$70\ kg \times 3.5\ mL/min = 245\ mL \dot{V}O_2/min$$
$$= 0.245\ L \dot{V}O_2/min$$

所以，1 L 氧产生 5 kcal 的热量，0.245 L × 5 = 1.225 kcal/min。

我国张韵龙等[24]测定 127 例正常人（男 65 例、女 62 例，年龄 16～72 岁，平均 38.7 ± 11.1 岁）静息的 $\dot{V}O_2$ 为 5.11 ± 0.72 mL·kg$^{-1}$·min$^{-1}$。刘江生等测定的 11 例年龄 19～26 岁（平均 21.8 ± 1.99 岁）的男性青年的静息 $\dot{V}O_2$ 为 4.78 ± 1.10 mL·kg$^{-1}$·min$^{-1}$。脂肪占体重比例越大，静息 $\dot{V}O_2$（mL·kg$^{-1}$·min$^{-1}$分值）越低。这可能是国人静息 $\dot{V}O_2$ 高于白色人种的部分原因。

MET 可用于表示运动强度、作业强度。美国心脏病学会运动委员会编集的手册中采用的 Fox Nanghton 等代谢当量概算表，就是将各项生活活动、作业中的能量消耗以 METs 表示的。它的优点是表示其耗氧量是安静时的倍数，便于将各类活动的耗氧量做比较。国人静息 $\dot{V}O_2$ 高于白色人种，套用白色人种各种活动代谢当量概算表时，必须注意这一点。

## 三、最大耗氧量

最大耗氧量［maximal oxygen consumption，$\dot{V}O_2max$。最大摄氧量（maximal oxygen uptake）是其同义词］指的是运动负荷竭尽全力时的每分钟摄入或消耗的氧量，可由心肺运动仪直接测定。它是人的综合体力重要指标。$\dot{V}O_2max$ 主要决定于心肺功能、运动肌肉的代谢能力，心脏病患者的 $\dot{V}O_2max$ 主要决定于心功能。15～20 岁时的 $\dot{V}O_2max$ 为最大值，此后该值随年龄增加而下降，

60 岁的 $\dot{V}O_2max$ 约是 20 岁的 2/3。正常青年人的 $\dot{V}O_2max$ 约是 12 METs，训练有素的运动员的 $\dot{V}O_2max$ 可高达 18 ~ 25 METs。老年人的 $\dot{V}O_2max$ 明显低于年轻人，是由于老年人的氧化代谢能力降低之故。

1. 症状限制最大耗氧量（$\dot{V}O_2max$，symptom limited，$\dot{V}O_2max$. SL）

运动医学测定 $\dot{V}O_2max$ 时，中止运动的指征是耗竭。可是在临床康复医学中以患者为试验对象，终点常常不是耗竭，而是呼吸急迫、心悸、心绞痛、血压异常反应、心电图异常等。这样测得的最大耗氧量称为症状限制最大耗氧量（$\dot{V}O_2max$. SL）。患者的运动试验应该是测定 $\dot{V}O_2max$. SL 或亚极量运动试验的峰值耗氧量（$\dot{V}O_2peak$）。追求极量运动试验是危险的，也是不现实的。

2. 最大耗氧量的间接测定法

为避免老年人，患者做极量运动试验时出现意外，可以通过亚极量运动试验推测 $\dot{V}O_2max$。亚极量运动试验运动负荷量较小，比较安全。有的间接推测方法要求亚极量负荷时心率达到 170 次/min 或亚极量的功率为 150 W，时间 5 分钟，患者仍难以接受。下述 2 种方法是比较适用于康复医学的。

（1）Lange 等的图表法[28]

这是一种不拘负荷方式、负荷量，从亚极量负荷推测 $\dot{V}O_2max$ 的方法。绘图：左侧垂直线为 $\dot{V}O_2$ 量（mL/min）线，刻度为 500、1000、1500、2000（mL/min），下极横线为心率线，刻度为 60、80、100、120、140、160、180（mL/min）。将安静时的 $\dot{V}O_2$ 和心率交点与亚极量负荷测验时测得 $\dot{V}O_2$ 和心率交点连成直线，并延长之，与被测者的年龄预测最大心率垂线相交，例如与 55 岁被测者的年龄预测最大心率 165 的垂线交点，由此交点向图的左侧划一水平线，其与 $\dot{V}O_2$ 量垂直线相交点的 $\dot{V}O_2$ 量（mL/min）即为 $\dot{V}O_2max$。例如 1 位 55 岁男性心肌梗死患者训练前后运动能力变化：从安静时 50 W × 6 min 的亚极量负荷踏车测得的心率 $\dot{V}O_2$ 的 A（80，230 mL）、B（140，1250 mL）两点推算 $\dot{V}O_2max$ 为 1680 mL/min。训练后，从安静时、上述同一强度负荷测得的 A′（70，220 mL）、B′（120，1200 mL）推算 $\dot{V}O_2max$ 为 2060 mL/min，$\dot{V}O_2max$ 提高 22.6%。这种方法要求负荷量不高，又测定了 $\dot{V}O_2$，是比较理想的间接法。

（2）Astrand 的列线图法

按男性、女性体重（kg）台阶试验测定的脉搏，或踏车或活动平板负荷试验的负荷量测定的男性、女性脉搏推算最大耗氧量。

3. 表示相对运动强度

用运动的 $\dot{V}O_2$ 占 $\dot{V}O_2max$ 的百分比（% $\dot{V}O_2max$）表示的运动强度，为相对运动强度。这是一种个体化的表示法，消除了用 $\dot{V}O_2$ 或 METs 绝对数表示运动强度的个体差异。训练后，个体的 $\dot{V}O_2max$ 增加，但与运动前同一负荷水平运动的 $\dot{V}O_2$ 则减少，二者比较，则 % $\dot{V}O_2max$ 下降更为明显，能更准确地表示该个体的运动强度及其与运动能力的关系。譬如某人训练前 75 W 负荷运动时 $\dot{V}O_2$ 为 5 METs，$\dot{V}O_2max$ 为 8 METs；训练后，同样 75 W 负荷运动的 $\dot{V}O_2$ 减少为 4 METs，$\dot{V}O_2max$ 提高至 10 METs。按 METs 绝对数比较，训练后 $\dot{V}O_2$ 减少 1 MET，可是按相对运动强度，训练前为 62.5% $\dot{V}O_2max$（5/8），训练后为 40% $\dot{V}O_2max$（4/10），下降 22.5% $\dot{V}O_2max$，表示运动能力明显增加。

## 四、无氧阈

无氧阈（anaerobic threshold，AT）是指运动负荷时，机体有氧代谢不足以供能，启动无氧代谢，补充有氧代谢供能前即刻的运动强度（以 $\dot{V}O_2$ 或功率表示）。在这以后，因为无氧代谢，乳酸堆积，血乳酸水平升高，可发生酸中毒。故有人认为 AT 是代谢危险区域的入口。早在 1871 年 Hermann 就观察到，没有氧气的供应，肌肉能长时间运动。1927 年 Eggleton 等发现肌肉收缩后，肌肉中的磷酸肌酸浓度减低。1928 年 Lohmann 发现三磷酸腺苷（ATP），并认为它是肌肉收缩的重要能源。1924 年 Hill 研究表明氧气不足时，乳酸是运动肌肉产生能量所必要的。同年 Owles 提出乳酸增加是运动强度“阈”(threshold) 的观点。1961 年记载了 AT（anaerobic threshold，无氧阈）的观点，并用非损伤法确定无氧阈[3]。1964 年 Wasserman 和 Mcllory 提出无氧阈的概念，并在心脏病患者首次用呼气气体分析法确定无氧阈[3]。Wasserman 关于 AT 的定义是“运动强度增加时，无氧代谢开始产生能量，以补充有氧代谢产生能量以前的即刻有氧代谢水平”。在 Wasserman 等提出无氧阈学说以后的研究中，人们对他的缺氧引起无氧阈学说提出了如下质疑[3]。

（1）无氧阈时血液和肌肉的氧分压并不低；

（2）对同一负荷量，训练后乳酸生成量，较训练前减少；

（3）Donovan 和 Brooks 在狗、鼠的同位素示踪观察中，发现运动强度达到 50%～60% $\dot{V}O_2max$ 时，血乳酸增加的原因不是乳酸生成增加，而是肝脏消除乳酸能力下降；

（4）运动开始时就可有乳酸增加；

（5）Lvy 发现，血乳酸升高可能与代谢底物也有关系。

目前围绕无氧阈的意义和原理的争论还在继续。但是可以确定：①无氧阈的产生机制不是单一的，有多种因素在不同场合发生不同作用，还需要继续探索，解释必须慎重；②不管无氧阈的产生机制如何，当负荷达到无氧阈代谢水平时，负荷对有病的机体，特别是心血管患者是不利的。又因为 $\dot{V}O_2max$ 虽然是评定心、肺功能的主要指标，但对于老年人、心脏病患者直接测定有相当大的危险性，几乎是不可能的。间接法推测误差较大。而无氧阈与 $\dot{V}O_2max$ 高度相关（$r=0.85～0.90$）。故对于心、肺功能下降的老年患者，无氧阈是比较安全的生理指标，是运动强度的合理指标，即患者的运动强度要控制在无氧阈以下。

无氧阈的测定有血乳酸测定法和呼气气体分析法 2 种。血乳酸测定法是利用运动负荷时血乳酸浓度的变化来确定无氧阈。可采用导管法直接从动脉或静脉取血连续测定血乳酸浓度，将血乳酸曲线的明显拐点定义为无氧阈。也可以间歇采血，测定血乳酸水平，当血乳酸浓度达到预定的无氧阈标准（血乳酸 2 mmol 或 4 mmol）时，即为达到无氧阈点。以连续测定血乳酸法为准。

呼气气体分析法测定无氧阈的原理是：葡萄糖无氧代谢时，产生大量乳酸，从而产生大量 $CO_2$，$CO_2$ 刺激中枢和外周化学感受器，使呼吸加快，通气量增加。又因为 1 mol 葡萄糖无氧代谢只产生 2 mol ATP（三磷酸腺苷），仅为有氧代谢产生的 36 分子 ATP 的 1/18，为补充相同能量会产生大量 $CO_2$，使 $\dot{V}CO_2$（二氧化碳排出量）、$\dot{V}E$（最大通气量）显著增加，大大超过 $\dot{V}O_2$。因而可用 $\dot{V}CO_2$、$\dot{V}E$、$\dot{V}CO_2/\dot{V}O_2$（RER，呼吸交换率）、$\dot{V}E/\dot{V}O_2$ 等参数确定无氧阈。无氧阈的正常值为 4.5～6.5 METs（50%～60% $\dot{V}O_2max$），正常老年人 AT 约为 40% $\dot{V}O_2max$，男性的 AT 比女性高，有训练者更高，耐力运动员的 AT 可达 70%～80% $\dot{V}O_2max$；心脏病患者无氧阈比正常人低，心力衰竭患者的更低，心功能 NYHA Ⅲ 级者的无氧阈约为正常人的一半。

## 五、氧脉搏

氧脉搏（$\dot{V}O_2/HR$）是每次心脏搏动输送的氧量，相当于每搏输出量。

## 六、可用于确定无氧阈的参数

有 $\dot{V}CO_2$、$\dot{V}E$（通气量）、$EQO_2$（$\dot{V}E/\dot{V}O_2$，氧通气当量）、$EQCO_2$（$\dot{V}E/\dot{V}CO_2$，二氧化碳通气当量）、$FO_2$（呼气末二氧化碳含量）、$\Delta FO_2$（呼、吸气中氧含量差）等参数。

## 七、$\dot{V}CO_2$

$\dot{V}CO_2$（二氧化碳排出量）除可用于测定无氧阈外，还可结合检测的动脉血 $CO_2$ 分压，计算 VD/VT（无效腔/潮气量）。

## 八、最大通气量

最大通气量（$\dot{V}Emax$）可用于确定呼吸贮量。

## 九、呼气末二氧化碳含量

呼气末二氧化碳含量（$FCO_2$）可用于计算$P_{ET}CO_2$（呼气末$CO_2$分压）；结合检测的动脉血$CO_2$分压，计算动脉血—呼气末$CO_2$分压。

# 第四节　气体代谢运动试验的作用

有气体代谢监测的运动试验是目前最有价值，国际通用的非损伤性运动试验，是运动试验的金标准。

## 一、气体代谢运动试验总的作用

1. 诊断

如诊断冠心病。

2. 鉴别诊断

鉴别呼吸困难是心脏病、呼吸系统疾病，还是由癔症引起。

3. 选拔运动员，评价人们的体力

通过$\dot{V}O_2max$、无氧阈、心率贮备、呼吸贮量等参数检测选拔运动员，确定人们的体力。

4. 评定对治疗的反应

通过峰值$\dot{V}O_2$、无氧阈等参数确定患者对治疗的反应。

5. 筛选手术患者

可通过峰值$\dot{V}O_2$、心电图等指标筛选手术患者。

6. 评价健康状况、确定残障等级

由峰值$\dot{V}O_2$、无氧阈等参数评价健康状况、确定残障等级。

7. 康复功能评定，指导康复运动，确定职业回归

可通过测定峰值$\dot{V}O_2$、无氧阈、心率贮备、心电图改变等评定心肺功能（包括心力衰竭患者的心功能），指导康复运动，确定职业回归。

## 二、气体代谢运动试验对心肺疾病的作用

1. 在心脏病的应用

（1）冠心病诊断：由ST段改变等确定。

（2）确定心血管系统受损的程度、心功能状态、残障等级。

（3）监测心脏病的病程，评定疗效。

（4）确定患者康复运动的靶心率，辅助决定职业回归。

（5）评价植入起搏器的效能，以便改进起搏器程序。

（6）确定心脏瓣膜移植和心脏置换的理想时间：由亚极量运动试验的峰值$\dot{V}O_2$确定。

2. 肺病的应用

（1）协助诊断肺血管疾病（譬如肺血管炎等）。

（2）评定通气量和血液灌注量比例（$\dot{V}E/Q$）：由这3个参数反映：①$P_{(A-a)}O_2$（肺泡气—动脉氧压差）；②VD/VT（生理死腔/潮气量）；③$P_{(a-ET)}CO_2$（动脉—呼气末$CO_2$分压）。

（3）测量呼吸受限程度：由呼吸贮量、动脉血氧饱和程度等确定。

（4）测量动脉氧不饱和程度：可由耳氧计检测。

（5）确定分级运动低氧血症治疗所需要补充的氧量。

（6）选择开胸患者。

# 第五节　气体代谢运动试验的禁忌证

除本章概论中所列运动试验禁忌证外，肺心病、哮喘亦属气体代谢运动试验的禁忌证之列[28]。因为运动可诱发、加重哮喘。如进行诊断或评价疗效的运动诱发哮喘试验，应有相应的处理条件。

# 第六节　气体代谢运动试验程序

除本章概论中的运动试验程序要点外，还需

注意下述问题。

## 一、仪器性能

1. 心肺运动仪要预热半小时，其性能才稳定。

2. 用标准容积（3 L）注射器内的气体量，检测气体分析器流量计的准确性。

3. 应用标准浓度的气体（含 $O_2$ 12%~16%、$CO_2$ 5%~7%，误差 ±0.03%。实际 $O_2$、$CO_2$ 浓度由各实验室自行确定）和室内空气（一般含 $CO_2$ 0.03%、$O_2$ 20.3%~20.93%，氧浓度决定于室内相对湿度）检测 $O_2$、$CO_2$ 气体分析器的准确性。

4. 注意气体分析器的接口器清洁和流畅。如果接口器的气道部分堵塞，会影响气体流量。因为 $\dot{V}O_2$ =（吸入气的 $O_2$ 浓度 - 呼气的 $O_2$ 浓度）× 流量（L/min），所以流量减小时 $\dot{V}O_2$、$\dot{V}CO_2$ 也降低。

## 二、受检者

受检者口含的气体分析器的接口器要紧密。如有漏气，会降低 $\dot{V}O_2$ 等参数测定值。肺疾病患者要增加耳血氧计检测。

## 三、运动负荷方案

多级运动负荷方案有 2 种，即逐级增加和斜坡增加（ramp）法。逐级增加法是每隔 2~3 分钟增加 1 次功率，功率增加成梯状。斜坡增加是每 3~6 秒增加一定功率，功率增加成一斜坡状直线。斜坡增加（ramp）法的优点是：①运动负荷中各参数变化是连续的，$\dot{V}O_2$ 和心率曲线几乎都成直线增加，便于确定无氧阈；②功率是逐步、连续增加的，没有剧烈的变化，因而对机体的影响波动不大，比较安全。而多级渐增法每次增加功率较大，间隔时间较长，功率、$\dot{V}O_2$、心率曲线的变化都不是连续性的，难以确定 AT。因此，现在大多采取多级斜坡增加运动方案。

## 四、最大耗氧量的确定

运动负荷气体代谢试验时，下述情况下的 $\dot{V}O_2$ 为 $\dot{V}O_2max$。

（1）动脉血 $HCO_3^-$ 浓度下降 4 毫克当量（mEq）/L 或更多。

（2）血 pH 降至 7.35 以下。

（3）尽管运动负荷的功率增加，但 $\dot{V}O_2$ 不上升[28]或上升 <150 mL/min[3]。

（4）RER（$\dot{V}CO_2/\dot{V}O_2$）升至 1.09~1.15 以上[19]。

（5）血氧饱和度下降（耳血氧计检测）。

（6）受检者力竭。

达到 1、2、4 项，标志着运动强度已达到无氧阈以上，因为无氧代谢的参与，已产生酸中毒。前 2 项需要运动前和运动刚结束前抽动脉血做化验进行测定，这难以实现。而斜坡增加（ramp）法的运动试验，可在运动结束前 $\dot{V}O_2$ 曲线不出现平台，所以 RER（$\dot{V}CO_2/\dot{V}O_2$）就成为另一重要的确定标准了。据浦氏报道[30]，他测定的 21 例男性成人运动员 $\dot{V}O_2max$ 时的 RER（RERmax）为 1.24±0.10，而 10 例女子成人运动员的 RERmax 为 1.08±0.03，8 例一般正常人 RERmax 为 1.07±0.05。刘江生等测定 11 例正常男青年（21.80±1.99）岁的 RERmax 为 1.12±0.13。故 RERmax 因受检者的体力、训练状况而有不同，各种人群的 RERmax 标准有待进一步探索。

## 五、无氧阈的确定

葡萄糖无氧代谢时，产生大量乳酸，乳酸被 $HCO_3^-$ 缓冲，产生大量 $CO_2$。

$$H^+La^- + K^+HCO_3^- \longrightarrow K^+Ha^- + H_2O + CO_2$$

$CO_2$ 刺激中枢和外周化学感受器，使呼吸加快，通气量增加。又因为每 mol 葡萄糖无氧酵解只产生 2 ATP，仅为有氧氧化产生 36（或 38）ATP 的 1/18（或 1/20）。为补充相同能量，需大量的糖进行无氧酵解，于是产生大量的 $CO_2$，使 $\dot{V}CO_2$ 和 $\dot{V}E$ 迅速、显著地增加。因而可利用

$\dot{V}CO_2$、$\dot{V}E$ 及有关参数，如 RER（$\dot{V}CO_2/\dot{V}O_2$）、$\dot{V}E/\dot{V}O_2$ 等参数确定无氧阈。

对于大多数受检者来说，运动负荷试验的气体分析法可以确定无氧阈。Wasserman 等[28]确定无氧阈的标准为：

（1）$\dot{V}E/\dot{V}O_2$ 曲线突然明显上升处（转折点，下同）。

（2）$P_{ET}CO_2$（呼气末二氧化碳分压）曲线突然上升处。

（3）RER（呼吸交换率）曲线突然上升处。

（4）$\dot{V}E$ 曲线突然上升处。

（5）Beaver 的"V-斜度"法。以 $\dot{V}O_2$ 为横轴，$\dot{V}CO_2$ 为纵轴作图。在无氧阈运动强度以下，$\dot{V}O_2$、$\dot{V}CO_2$ 曲线平行上升，其相关曲线（$\dot{V}CO_2/\dot{V}O_2$）成线性上升。在无氧阈以后，$\dot{V}CO_2$ 含量 > $\dot{V}O_2$ 含量，$\dot{V}CO_2/\dot{V}O_2$ 曲线突然折向 $\dot{V}CO_2$ 侧（纵轴）（图 3－3－1）。图 3－3－1 是刘江生等利用心肺运动仪为 1 例 55 岁，身高 178 cm，体重 67 kg 的男性，通过 RER、$P_{ET}CO_2$、$\dot{V}E/\dot{V}O_2$ 等参数测定无氧阈的分析图。

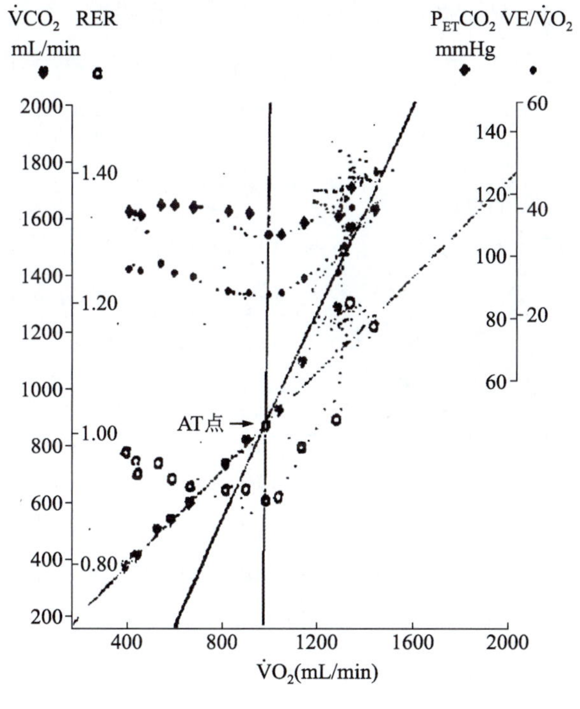


图 3－3－1　1 例 55 岁男性的无氧阈（AT）测定图

注：显示 AT 法测定的无氧阈，$\dot{V}CO_2/\dot{V}O_2$（实线♥倒水滴形线，坐标为图左的 $\dot{V}CO_2$）线，RER（○○○）线、$\dot{V}E/\dot{V}O_2$（●●●）线、$P_{ET}CO_2$ 曲线转折。

Donald 认为 Beaver 的"V-斜度法"是确定 AT 的可靠指标[28]。

1976 年 Davis 等认为 $EQO_2$（$\dot{V}E/\dot{V}O_2$）和 $EQCO_2$（$\dot{V}E/\dot{V}CO_2$）是确定无氧阈的敏感指标，并提出用呼气中氧浓度百分比的变化确定无氧阈的办法。

1982 年 Caiozzo 和 Davis 等进一步证实：在 4 个确定 AT 的常用指标（$\dot{V}E$，$\dot{V}CO_2$，RER，$\dot{V}E/\dot{V}CO_2$）中 $\dot{V}E/\dot{V}CO_2$ 为确定 AT 的最佳指标。它和血乳酸含量测定法高度相关（$r=0.93$），重复相关性最好（$r=0.93$），在气体交换测定中容易确定。

无氧代谢时，$\dot{V}E$ 的增加是血 $CO_2$ 增加刺激化学感受器所致。所以，无氧代谢有关参数含量变化的时间顺序为：血乳酸↑，$\dot{V}CO_2$↑，$\dot{V}E$↑。即乳酸值决定的 AT≤$\dot{V}CO_2/\dot{V}O_2$（呼吸交换率的曲线）决定的 AT，也≤与 $\dot{V}E$ 有关参数决定的 AT。

运动试验气体分析法未能确定无氧阈有下述三种原因：

（1）负荷功率太小，未达到 AT；

（2）负荷功率增加的速度太慢，血乳酸增加速度缓慢，各曲线通过 AT 点缓慢，拐点不明显；

（3）受检者呼吸不规则，过度换气或呼吸机制不健全。

如果运动负荷气体分析不能确定 AT（约占 10% 或更多），可以采用血乳酸盐连续浓度测定法进行测定。血乳酸盐连续浓度测定法是无氧阈本意的测定，最合理，只是手续太麻烦，通常不采用。也可再次进行运动负荷气体分析，再次测定时，可将负荷功率加大，高出前次负荷 5～10 W/min，负荷增加速度加快，嘱受检者坚持必要的运动时间，使其比较迅速地达到 AT。也可用单级负荷法确定 AT，譬如以 50 W/min 的功率进行运动，在 3～6 分钟间，$\dot{V}O_2$ 曲线第 1 次相差 50 mL 的前一点，即为 AT。若仍未测出 AT，可将负荷功率再加大，如受检者对于 50 W 功率的负荷不能胜任，也可将负荷功率减少后再试。据说此法费时，但是准确[28]。

3

3

# 第七节 临床应用

## 一、有关参数

### （一）$\dot{V}O_2max$

1．正常值

$\dot{V}O_2max$ 因性别、年龄、职业、测定方法、训练状况而有所差别。浦钧宗[30]研究表明：

（1）Miyashite（1968 年）测定日本游泳运动员男性 20 人，17～26 岁最大耗氧量为（62.9±6.4）$mL \cdot kg^{-1} \cdot min^{-1}$；女性 13 人，13～18 岁最大耗氧量为（49.3±3.9）$mL \cdot kg^{-1} \cdot min^{-1}$；

（2）足球运动员与体操运动员：КУзьмина（1976 年）测定苏联足球运动员男性 90 人，最大耗氧量为（61.0±6.83）$mL \cdot kg^{-1} \cdot min^{-1}$；Hermansen（1973 年）测定挪威体操运动员女性 11 人，最大耗氧量为（49.8±1.1）$mL \cdot kg^{-1} \cdot min^{-1}$；

（3）中国中长跑运动员：浦钧宗（1979 年）测定中国中长跑运动员男性 8 人（23.4±2.18）岁，最大耗氧量为（52.1±8.42）$mL \cdot kg^{-1} \cdot min^{-1}$；女性 18 人（12～17 岁），最大耗氧量为（48.5±8.65）$mL \cdot kg^{-1} \cdot min^{-1}$。

由此可见：

（1）欧洲人的最大耗氧量显著高于国人，如苏联男性足球运动员的最大耗氧量为（61.0±6.83）$mL \cdot kg^{-1} \cdot min^{-1}$；显著高于我国男性中长跑运动员的（52.10±8.42）$mL \cdot kg^{-1} \cdot min^{-1}$。

（2）男性的最大耗氧量显著高于女性，无论欧洲人还是中国人，例如：①欧洲男性最大耗氧量为（61.00±6.83）$mL \cdot kg^{-1} \cdot min^{-1}$高于女性的（49.8±1.1）$mL \cdot kg^{-1} \cdot min^{-1}$；②中国男性最大耗氧量为（52.10±8.42）$mL \cdot kg^{-1} \cdot min^{-1}$高于女性的（48.50±8.65）$mL \cdot kg^{-1} \cdot min^{-1}$。

1985 年 Jones 等报道了 100 例功率踏车（渐增式即斜坡式，每分钟增加 16.1 W）测定的 $\dot{V}O_2max$ 正常值。其回归方程为：

$\dot{V}O_2max(L/min) = 0.046 \times (身高\ cm) - 0.021 \times (年龄) - 0.62 \times (男0,女1) - 4.31$

我国赵连云（1989 年）在 180 例健康人功率自行车渐增运动负荷中测得的最大耗氧量（$\dot{V}O_2max$）结果如下：

| 年龄（岁） | 年龄（岁） | 年龄（岁） | 女性 $O_2max$ | MRTs |
|---|---|---|---|---|
| 15～20 | 41.9 | 11.9 | 32.9 | 9.4 |
| 21～30 | 39.9 | 11.3 | 31.7 | 9 |
| 31～40 | 33.8 | 9.7 | 28.9 | 8.3 |
| 41～50 | 33.6 | 9.6 | 25.9 | 7.4 |
| ≥50 | 28 | 7.9 | 23.1 | 6.6 |

此组数据的特点是：除男性的 $\dot{V}O_2max$ 高于女性的 $\dot{V}O_2max$ 外，$\dot{V}O_2max$ 还有年龄特征，以 15～20 组最高，男性、女性都是如此。

其预测 $\dot{V}O_2max$ 的回归方程式为：

$\dot{V}O_2max(L/min) = 1.952 - 0.6372 \times (男0,女1) - 0.0161 \times 年龄 + 0.0146 \times 体重(kg)$

$\dot{V}O_2max(mL \cdot kg^{-1} \cdot min^{-1}) = 60.5604 - 9.3545 \times (男0,女1) - 0.2805 \times 年龄 - 0.226 \times 体重(kg)$

赵连云 1984 年还报道 Bruce 采用 Bruce 方案平板运动试验测定 $\dot{V}O_2max$ 的结果如下[31]：

（1）25～34 岁年龄组：男性活动者的 $\dot{V}O_2max$ 为（42.5±5.1）$mL \cdot kg^{-1} \cdot min^{-1}$，少活动者的为（36.7±5.6）$mL \cdot kg^{-1} \cdot min^{-1}$；女性活动者的为（31.7±4.6）$mL \cdot kg^{-1} \cdot min^{-1}$，少活动者的为（26.1±6.4）$mL \cdot kg^{-1} \cdot min^{-1}$。

（2）35～44 岁年龄组：男性活动者的 $\dot{V}O_2max$ 为（39.9±5.4）$mL \cdot kg^{-1} \cdot min^{-1}$，少活动者的为（36.6±4.3）$mL \cdot kg^{-1} \cdot min^{-1}$；女性活动者的为（29.9±5.3）$mL \cdot kg^{-1} \cdot min^{-1}$，少活动者的为（24.1±3.2）$mL \cdot kg^{-1} \cdot min^{-1}$。

（3）45～54 岁年龄组：男性活动者的 $\dot{V}O_2max$ 为（37.0±5.3）$mL \cdot kg^{-1} \cdot min^{-1}$，少活动者的为（32.7±4.7）$mL \cdot kg^{-1} \cdot min^{-1}$；女性活动者的为（27.6±6.2）$mL \cdot kg^{-1} \cdot min^{-1}$，少活动者的为（23.1±4.0）$mL \cdot kg^{-1} \cdot min^{-1}$。

（4）55～64 岁年龄组：男性活动者的 $\dot{V}O_2max$ 为（33.3±4.4）$mL \cdot kg^{-1} \cdot min^{-1}$，少活动者的（29.8±4.8）$mL \cdot kg^{-1} \cdot min^{-1}$，女性

活动者的为（29.7±4.7）$mL \cdot kg^{-1} \cdot min^{-1}$，少活动者的为（20.2±4.3）$mL \cdot kg^{-1} \cdot min^{-1}$。

2. 影响 $\dot{V}O_2max$ 的因素

从上述数据可看到 $\dot{V}O_2max$ 测定值，男性＞女性，青年人＞老年人，运动员＞普通人。男青年约为 12 METs，有训练的运动员可高达 18～25 METs。$\dot{V}O_2max$ 以 18～20 岁为顶峰，随年龄增加而减少，每年减少 0.75%～1.00%，积极运动者 $\dot{V}O_2max$ 减少的速度约为其一半。70 岁年龄段约为 20 岁的一半[18]。女性为同年龄段男性的 70%～80%。

除上述因素外，运动测试方法也是影响 $\dot{V}O_2max$ 的重要因素。卧位运动测定的 $\dot{V}O_2max$ 比立位测定的低 10% 以上，上肢运动测定的比下肢运动的小，踏车运动比平板运动测定的约小 15%。关于踏车运动与平板运动测定的 $\dot{V}O_2max$ 换算公式：Foster 的换算公式[10]为：

活动平板 METs＝0.98×（踏车 METs）＋1.85

踏车运动 $\dot{V}O_2max$ 低于平板运动有 2 种解释，踏车运动时体重由坐垫支持，负荷量较小，而平板运动的被测试者是在承受体重负荷情况下运动，因此用负荷量较大来解释。刘江生更倾向另一种解释，即平板运动除承受体重负荷外，参与运动的肌肉量也多于踏车运动，平板运动走步所动用的肌肉群，除腿肌外还有腰背肌、腹肌参与，故其 $\dot{V}O_2max$ 多于踏车运动。在平板传动带速度相同时，跑步的 $\dot{V}O_2max$ 比步行的大，也是因为动用的肌肉群更多的道理。运动时肌肉血流量达到安静时的 20 倍，代谢增大到 100 倍，所以对于同一人来讲，参与运动的骨骼肌量对于 $\dot{V}O_2max$ 有决定性影响。

$\dot{V}O_2max$ 可用于区分体力。美国心脏病协会（AHA）运动专业委员会（1972 年）以 $\dot{V}O_2max$ 区分不同年龄、性别者的心肺功能[18]（表 3－3－1）。$\dot{V}O_2max$ 除决定于心肺功能外，还决定于肌肉的氧化能力，故表 3－3－1 可看作按 $\dot{V}O_2max$ 区分的体力。

表 3－3－1 美国心脏病协会运动专业委员会按最大耗氧量所作心肺功能分类（1972 年）

| 年龄 | 男 $\dot{V}O_2max$（$mL \cdot kg^{-1} \cdot min^{-1}$） | | | | | 女 $\dot{V}O_2max$（$mL \cdot kg^{-1} \cdot min^{-1}$） | | | | |
|---|---|---|---|---|---|---|---|---|---|---|
| | 低 | 弱 | 平均 | 良 | 优 | 低 | 弱 | 平均 | 良 | 优 |
| 20～29 | ＜25 | 25～33 | 34～42 | 43～52 | ≥53 | ＜24 | 24～30 | 31～37 | 38～48 | ≥49 |
| 30～39 | ＜23 | 23～30 | 31～38 | 39～48 | ≥49 | ＜20 | 20～27 | 28～33 | 34～44 | ≥45 |
| 40～49 | ＜20 | 20～26 | 27～35 | 36～44 | ≥45 | ＜17 | 17～23 | 24～30 | 31～41 | ≥42 |
| 50～59 | ＜18 | 18～24 | 25～33 | 34～42 | ≥43 | ＜15 | 15～20 | 21～27 | 28～37 | ≥38 |
| 60～69 | ＜16 | 16～22 | 23～30 | 31～40 | ≥41 | ＜13 | 13～17 | 18～23 | 24～34 | ≥35 |

### （二）峰值 $\dot{V}O_2$（$\dot{V}O_2peak$，即 $\dot{V}O_2max \cdot SL$）

患者亚极量运动试验或症状限制运动试验测定的“最大”耗氧量，准确地讲是峰值 $\dot{V}O_2$。它和健康人运动至力竭时测得的最大耗氧量是不同的，但实际应用中并无严格区别。1989 年张韵龙等用功率自行车（每 3 分钟增加 25 W，终点心率＝195－年龄）测定正常人的亚极量运动 $\dot{V}O_2$（$\dot{V}O_2submax$，$mL \cdot kg^{-1} \cdot min^{-1}$）[24]的回归方程式为：

$\dot{V}O_2submax$＝34.91－0.173（年龄）＋3.26（男 1，女 0）－0.231（体重 kg）＋1.06（运动时间 min）

临床医学，康复医学中测定的峰值 $\dot{V}O_2$ 和健康人极量运动试验中力竭时测得的生理 $\dot{V}O_2max$ 是有区别的，二者不能混淆。峰值 $\dot{V}O_2$ 在康复医学中用途很广，主要用于：

1. 表示运动功能（functional capacity）

其单位是 $\dot{V}O_2$，通常称为心肺功能，作为心脏病患者，尤其是合并心力衰竭的患者肌肉气体代谢能力也是下降的，因而其测定的结果应称为运动功能。文献中运动功能有 2 种表示方法，即：

（1）运动能力（exercise capacity）：以 $\dot{V}O_2$ 的绝对值表示；健康人以 $\dot{V}O_2max$ 的绝对值表

示[17,32]，患者以 $\dot{V}O_2max \cdot SL$ 或 $\dot{V}O_2peak$ 表示；

（2）功率能力（work capacity，WC）：以 $\dot{V}O_2max$ 或 $\dot{V}O_2peak$ 占预计 $\dot{V}O_2max$ 的百分比（相对值），即（$\dot{V}O_2max$/预计 $\dot{V}O_2max \times 100\%$）表示[28]，公式：

功率能力(WC) = [($\dot{V}O_2max$ 或 $\dot{V}O_2peak$)/预计 $\dot{V}O_2max$] ×100%。功率能力正常值：≥85%。

Bruce 以功率能力来评价人的体力：

| 体力 | 功率能力 |
|---|---|
| 正常 | >85% |
| 体力轻度下降 | 73%～60% |
| 体力中度下降 | 64%～59% |
| 体力重度下降 | 45%～32% |
| 体力极度下降 | <32% |

以功率能力评价体力在康复医学中颇有意义。Bruce 等测定了健康人的 $\dot{V}O_2max$。将被检对象实测的 $\dot{V}O_2max \cdot SL$ 或 $\dot{V}O_2peak$ 除以其所测的正常值，即为该个体的功率能力，例如一坐位工作的 46 岁的女性的 $\dot{V}O_2max \cdot SL$ 或 $\dot{V}O_2peak$ 实测值是 18 mL·kg$^{-1}$·min$^{-1}$，除以 46 岁正常（预测）值 28.5 mL·kg$^{-1}$·min$^{-1}$，功率能力为 63.2%，属体力轻度下降。在参加监护的体力训练程序 4 年后，$\dot{V}O_2max \cdot SL$ 或 $\dot{V}O_2peak$ 实测值增至 23.4 mL·kg$^{-1}$·min$^{-1}$，虽然 $\dot{V}O_2max$ 只增加了 5.4 mL·kg$^{-1}$·min$^{-1}$，但是该 50 岁女性功率能力提高到 85.7%(23.4/27.3)，提高了 22.5%(85.7% −63.2% =22.5%)，进入了正常范围(>85%)。

要注意的是国外测定的正常值只能作为参考，因为人种的不同、基因的差异、生活方式的不同，故代谢能力和运动功能也是不同的。据测定白色人种（40 岁，体重 70 kg，坐位）1 MET（代谢当量）为 3.5 mL·kg$^{-1}$·min$^{-1}$。我国张韵龙[24]测定的为 5.11 ±0.72 mL·kg$^{-1}$·min$^{-1}$，刘江生测定的为 4.78 mL·kg$^{-1}$·min$^{-1}$，就是证明。脂肪占体重比例越大，静息耗氧量越低。这可能是国人静息耗氧量高于白色人种的原因。

2. 计算功能性有氧代谢损害率（functional aerobic impairment，FAI）

其计算公式为：

FAI = [($\dot{V}O_2max$ 预计值 − 实测的 $\dot{V}O_2peak$ 或 $\dot{V}O_2max \cdot SL$)/$\dot{V}O_2max$ 预计值] ×100%

功率能力 = 1 − FAI。

3. 衡量体力[17]

（1）<5 METs：65 岁以下的患者 <5 METs 则预后不良。

（2）5 METs：日常生活受限，通常是急性心肌梗死患者恢复期的运动功能。

（3）10 METs：属于相当正常的健康水平，药物治疗的预后和冠脉搭桥术一样好。

（4）13 METs：虽然运动试验有异常表现，但是预后好。

（5）18 METs：有氧运动员的体力。

（6）22 METs：有充分训练的竞技运动员才能达到的运动功能。

4. 区分心功能

Goldman 等（1981 年）运用代谢当量（MET，1 MET = $\dot{V}O_2$ 3.5 mL·kg$^{-1}$·min$^{-1}$）量化 NYHA 心力衰竭患者的心功能分级，其标准如下[33]：

| NYHA 心功能级别 | 代谢当量（METs） |
|---|---|
| Ⅰ | ≥7 |
| Ⅱ | ≥5，<7 |
| Ⅲ | ≥2，<5 |
| Ⅳ | <2 |

我国张韵龙测定了 127 例正常人和 56 例心脏病患者（NYHA 心功能分级Ⅰ级 22 例、Ⅱ级 23 例、Ⅲ级 11 例）的亚极量运动耗氧量[24]如下：

| | 峰值 $\dot{V}O_2$ (mL·kg$^{-1}$·min$^{-1}$) | FAI |
|---|---|---|
| 正常组 (n =127) | 29.20 ±6.36 | −0.01 ±10.80 |
| 心功能Ⅰ级 (n =22) | 27.20 ±5.39 | −0.22 ±9.70 |
| 心功能Ⅱ级 (n =23) | 19.80 ±6.55 | 15.8 ±17.3 |
| 心功能Ⅲ级 (n =11) | 12.40 ±1.89 | 44.3 ±6.1 |

患者按 NYHA 分级峰值 $\dot{V}O_2$ 和 FAI（功能性有氧代谢损害率）在各级间存在明显重叠现象，

因而结合 Weber 的 $\dot{V}O_2$ 分级标准和 Hellerstein FAI 分级标准，张韵龙提出自己的分级标准如下。

| | A 级 | B 级 | C 级 |
|---|---|---|---|
| 峰值 $\dot{V}O_2$ (mL·kg$^{-1}$·min$^{-1}$) | | | |
| 张氏 | ≥19 | 14～18 | <14 |
| Weber | >20 | 16～20 | 10～15 |
| FAI（%） | | | |
| 张氏 | ≤20 | 21～34 | ≥35 |
| Hellerstein | 15～25 | 26～40 | 41～51 |

5. 关于气体指标和心功能的关系的论述[19]

（1）$\dot{V}O_2max$ 和心功能的关系：Mancini 的研究首先提出 $\dot{V}O_2max$ <14 mL·kg$^{-1}$·min$^{-1}$是心力衰竭患者预后较差的良好预测指标。其后，Opasich 的研究显示，$\dot{V}O_2max$ <10 mL·kg$^{-1}$·min$^{-1}$的患者比 >18 mL·kg$^{-1}$·min$^{-1}$的患者心血管事件明显增多（59% 比 15%，$P<0.01$），所以把 $\dot{V}O_2max$ <10 mL·kg$^{-1}$·min$^{-1}$作为评价心力衰竭患者高危的指标。但是，在应用 $\dot{V}O_2max$ 作为心力衰竭患者危险分层时，要注意 $\dot{V}O_2max$ 的数值影响因素的影响，即 $\dot{V}O_2max$ 女性小于男性，老年人小于青壮年。预期 $\dot{V}O_2max$ 百分比（$\dot{V}O_2max$ 实测值占预计值的百分比）是另一个能预测心力衰竭患者发生恶性心脏事件的指标。Stelken 研究小组对 181 例心力衰竭患者的随访结果显示，预期 $\dot{V}O_2max$ 百分比 <50% 比用 <14 mL·kg$^{-1}$·min$^{-1}$来预期预后的价值更佳。多变量分析表明，预期 $\dot{V}O_2max$ 百分比在女性心力衰竭患者中有额外的预测价值，是女性心力衰竭患者预后的最佳预期指标。

（2）二氧化碳通气当量［$EQCO_2$（carbodioxide-ventilation equivalent），$\dot{V}E/\dot{V}CO_2$］：$EQCO_2$ 升高是心力衰竭患者运动后无氧代谢的早期表现，高通气的敏感指标，随心力衰竭严重程度的加重而恶化，而且可在亚极量运动中获得，不受运动被提前终止的影响。$\dot{V}E/\dot{V}CO_2$ ≥35 是判断患者是否高危的指标。Corra 等在总结各方之长后，根据 $\dot{V}O_2max$ 与 $\dot{V}E/\dot{V}CO_2$ 的大小将慢性心力衰竭患者划分为 4 个危险度等级：

低危：$\dot{V}O_2max$ >18 mL·kg$^{-1}$·min$^{-1}$；

中危：$\dot{V}O_2max$ 10 mL·kg$^{-1}$·min$^{-1}$ < $\dot{V}O_2max$ ≤ 18 mL·kg$^{-1}$·min$^{-1}$，且 $\dot{V}E/\dot{V}CO_2$ <35%；

高危：① $\dot{V}O_2max$ 10 mL·kg$^{-1}$·min$^{-1}$ < $\dot{V}O_2max$ ≤18 mL·kg$^{-1}$·min$^{-1}$，且 $\dot{V}E/\dot{V}CO_2$ > 35%；② $\dot{V}O_2max$ <10 mL·kg$^{-1}$·min$^{-1}$，且 RER（呼吸交换率≥1.15 为极高危，说明 $\dot{V}CO_2$ 显著增加，无氧代谢占优势）。

6. 用于表示运动强度，制定运动处方，指导康复运动

患者运动试验测定的峰值 $\dot{V}O_2$ 为该个体的运动功能。可用于制定运动处方，表达运动强度。冠心病患者的运动强度一般开始为 40%～65% $\dot{V}O_2max$，甚至更低，然后逐渐增加，以达到 55%～70% $\dot{V}O_2max$ 为宜[34]。

7. 指导手术

（1）胸科手术：手术切除肺癌，可使患者长期生存。但是这些患者，往往吸烟，有慢性肺部疾病，手术有一定危险性。可以预计：肺切除后肺活量、第一秒呼气量、肺弥散等功能会下降 35%～40%，但是，不能预计肺切除术后立即发生的心血管系统的反应，如大、小循环血管阻力的上升，左、右室后负荷的增加，每搏输出量、心输出量、动脉血氧分压的下降等。研究证明，峰值 $\dot{V}O_2$ 对于预测开胸术的危险性很有意义。Smith·Bechard 等关于峰值 $\dot{V}O_2$ 和并发症关系分析资料[28]如下：

| 并发症 | 峰值 $\dot{V}O_2$ (mL·kg$^{-1}$·min$^{-1}$) |
|---|---|
| 无明显增加 | >20 |
| 有出现并发症的高度危险 | 10～15 |
| 并发症发生率接近 45%，病死率接近 30% | <10 |

Smith 组的峰值 $\dot{V}O_2$，在无、有并发症的二组间有显著性差异（$P$ 值为 0.001～<0.01）。峰值 $\dot{V}O_2$ >20 mL·kg$^{-1}$·min$^{-1}$的 10 例，仅有 1 例发生并发症，峰值 $\dot{V}O_2$ 为 15～20 mL·kg$^{-1}$·min$^{-1}$的 6

例中有4例发生并发症，$\dot{V}O_2 < 15\ mL \cdot kg^{-1} \cdot min^{-1}$的6例全部发生并发症[28]。

（2）心脏手术：峰值$\dot{V}O_2$为$15\ mL \cdot kg^{-1} \cdot min^{-1}$被认为是幻数（magic number），有特定的意义。心脏瓣膜病（如主动脉瓣、二尖瓣病变）患者的峰值$\dot{V}O_2$少于$15\ mL \cdot kg^{-1} \cdot min^{-1}$，是大力推荐瓣膜置换术的指征，但是此时手术并发症较多，而峰值$\dot{V}O_2 > 15\ mL \cdot kg^{-1} \cdot min^{-1}$则比较安全，并发症较少。Morice对37例按常规肺功能检测不能耐受手术的患者进行心肺运动试验，对那些$\dot{V}O_2max > 15\ mL \cdot kg^{-1} \cdot min^{-1}$的患者实施手术，结果显示所有患者均耐受了，无一例死亡[19]。所以峰值$\dot{V}O_2$对于主动脉瓣关闭不全患者特别有用。

心脏移植术：自从Christian Barnard在1967年完成第1例心脏移植以后，该技术已有了迅速的进展。1年生存率可达到83%以上，5年生存率达到68%。接受心脏移植的患者，以发生特发性扩张性心肌病和缺血性心肌病的最多。大多数要做心脏移植的患者合并有心力衰竭[8]。其特点是捐献心脏的缺乏、经费的昂贵，要求术前仔细地筛选手术成功率高的患者。研究证明：在静息状态下评定心功能等级时呼吸困难不出现，难以进行判断，与运动耐量间无相关性；而心肺功能中可客观、定量衡量的心脏贮备功能和运动耐量目前被认为是评判心力衰竭患者的良好指标。所以运动试验测定的峰值$\dot{V}O_2$意义很大[19]。美国哥伦比亚大学Macnini等对114例等待心脏移植的患者进行研究，发现患者的峰值$\dot{V}O_2 > 14\ mL \cdot kg^{-1} \cdot min^{-1}$，其1年和2年的生存率分别为94%和84%。ACC/AHA以及Bethesda心脏移植大会建议，$\dot{V}O_2max < 10\ mL \cdot kg^{-1} \cdot min^{-1}$是接受心脏移植的绝对适应证，而$\dot{V}O_2max < 14\ mL \cdot kg^{-1} \cdot min^{-1}$，并且日常活动严重受限是接受心脏移植的相对适应证。

目前心肺运动试验已经成为评估患者是否应该接受心脏移植并评价其效果和预后的金标准[19]。

7. 区分残障等级

峰值$\dot{V}O_2$或$\dot{V}O_2max \cdot SL$是衡量心血管患者运动功能的最佳无创方法。其残障标准为$< 18\ mL \cdot kg^{-1} \cdot min^{-1}$（5 METs）。

美国胸科学会制定的呼吸系统疾病的障碍等级评定见表3-3-2。虽然这是为续发于呼吸疾病残障制定的，但是$\dot{V}O_2$水平与劳动力损害、工作类型的关系，仍值得借鉴。

表3-3-2　呼吸疾病残障等级的评定 a[28]

| $\dot{V}O_2max$（$mL \cdot kg^{-1} \cdot min^{-1}$） | METs | 8小时工作类型 | 劳动力损害 |
|---|---|---|---|
| >25 | >7 | 重度 | 无 |
| 15~25 | 4~7 | 中度 | b |
| <15 | <4 | 坐位 | 严重 |

注：aATS关于呼吸疾病残障等级的评定，b可以坚持<40%峰值$\dot{V}O_2$强度的工作。

8. 用于指导日常活动、职业活动

康复医学的任务就是运用一切方法改善、提高患者的运动功能水平，使其能回归家庭、职业。所以指导残障者的日常生活、回归职业是康复医学工作者的重要任务，也是运动试验的主要目的之一。其具体做法是将运动试验测定的峰值$\dot{V}O_2$与日常活动、职业活动能量消耗表中的各项活动所需METs（或$\dot{V}O_2$）对比，决定能从事何种活动。运动试验测定的峰值$\dot{V}O_2$水平与公布的不同表格中各项活动所需$\dot{V}O_2$水平的实际关系，长期以来一直是研究的重要课题之一。但是因为实际生活中各种活动的$\dot{V}O_2$水平受着多种因素的影响，二者的确切关系仍不清楚。影响实际生活中各活动$\dot{V}O_2$水平的因素有：①能源底物（糖、脂肪）、氧气（空气流通）的供应；②代谢产物的排除；③活动现场的温度；④活动持续时间；

⑤活动技巧；⑥活动的竞争性；⑦人的情绪等。为留有余地，目前认为日常生活、职业活动容许的最大强度为运动试验峰值 $\dot{V}O_2$ 的 60%[3]，持续 30 ~ 60 分钟的熟悉活动需峰值 $\dot{V}O_2$ 的 50% ~ 60%[3]。

### （三）无氧阈（Anaerobic threshold，AT）

1. 正常值

一般认为正常人 AT 的 $\dot{V}O_2$ 绝对值为 4.5 ~ 6.5 METs，占 $\dot{V}O_2max$ 的 50% ~ 60%，男性 > 女性，有训练者更高，耐力运动员可达 70% ~ 80% $\dot{V}O_2max$，正常老年人最低值约为 40% $\dot{V}O_2max$。邢华城以功率计踏车（渐增法，ramp 法）测定 54 例正常男人的 AT[35] 为：

| | 青年组 | 老年前期组 | 老年组 |
|---|---|---|---|
| $\dot{V}O_2$（$mL \cdot kg^{-1} \cdot min^{-1}$） | 30.6 ± 5.2 | 18.1 ± 2.2 | 17.6 ± 3.8 |
| % $\dot{V}O_2max$ | 61 | 64 | 62.9 |
| HR(心率) | 154.6 ± 12.5 | 125.5 ± 17.0 | 120.1 ± 11.7 |
| % HRmax | 78 | 77.8 | 79.6 |

按 $\dot{V}O_2$ 绝对值算，老年人 < 青年人[35]，踏车法比平板法 < 13%[3]；按 % $\dot{V}O_2max$ 算，老年人与青年人[35] 踏车法与平板法无显著差别[3]。

2. AT 与心功能的关系

Weber KT 等利用 $\dot{V}O_2max$（$mL \cdot min^{-1} \cdot kg^{-1}$）和 AT 对 NYHA 心功能进行定量分级：

NYHA　A 级 $\dot{V}O_2max$ > 20 且 AT > 14；

B 级 $\dot{V}O_2max$ 为 16 ~ 20 且 AT 为 11 ~ 14；

C 级 $\dot{V}O_2max$ 为 10 ~ 16 且 AT 在 8 ~ 11；

D 级 $\dot{V}O_2max$ < 10 且 AT < 8[19]。

AT 与心功能分级的关系研究还不多，但是非常有吸引力。因为 AT 与心功能的关系密切，以它为运动强度指标，更加安全。

3. AT 对康复活动的指导

运动强度是运动处方的主要参数。运动强度可用 % $\dot{V}O_2max$（实际是 % 峰值 $\dot{V}O_2$）表示。峰值 $\dot{V}O_2$ 一般比 AT 的 $\dot{V}O_2$ 水平高，又因为 AT 是乳酸蓄积，酸中毒的开始，危险的入口，故以 AT 或稍小于 AT 的 $\dot{V}O_2$ 作为运动强度更加合理。其具体方法是在心肺运动仪显示屏幕上读取相等或稍低于 AT 的 $\dot{V}O_2$ 水平的心率为靶心率。

虽然以 AT 作为运动强度的标准是合理的，但是也不能机械地照搬，必须注意疾病的影响。譬如冠心病患者的心绞痛，无痛性心肌缺血出现在 AT 以下或高血压患者 AT 时的收缩压达 200 mmHg 情况下，仍然坚持以 AT 心率为运动强度靶心率，就可能出现意外，是危险的。

### （四）氧脉搏

氧脉搏（$\dot{V}O_2/HR$）意味着每次心跳输送的氧量，是反映每搏输出量（stroke volume）的指标。它和每搏输出量的关系从下述公式推导中更易理解。

$$CO = \dot{V}O_2 \div C_{(a-v)}O_2$$

$$CO = SV \times HR(\text{心率})$$

$$\dot{V}O_2 \div C_{(a-v)}O_2 = SV \times HR$$

$$\dot{V}O_2/HR = SV \times C_{(a-v)}O_2$$

式中：CO 为心输出量；$C_{(a-v)}O_2$ 为动—静脉氧差；SV 为每搏输出量；HR 为心率。

动—静脉氧差有限，故 $\dot{V}O_2/HR$ 基本反映每搏输出量。

正常人：①休息时：$\dot{V}O_2/HR$ 为 3 ~ 4 mL/beat；②运动时：$\dot{V}O_2/HRmax$（最大氧脉搏）男性成年 ≥11 mL/beat[36]，女性成年 ≥8 mL/beat（少数人例外），老年人较低。经常体力活动的人可达 15 ~ 20 mL/beat，运动员可达 20 ~ 25 mL/beat 或更多[4]。刘江生等测定了 11 例（21.80 ± 1.99）岁常人男青年的氧脉搏为（11.80 ± 1.34）mL/beat。

影响氧脉搏的因素：从上述正常值反映出，氧脉搏指标男性 > 女性，青年人 > 老年人，有训练者 > 无训练者。氧脉搏除主要决定于心输出量外，肌肉氧化能力、动—静脉氧差也是影响氧脉搏的重要因素。心脏病是氧脉搏下降的主要病理原因，表现为运动负荷量增加时氧脉搏曲线出现平台或下降。肺部疾病使血氧饱和度下降也是氧脉搏下降的原因。

### （五）呼吸贮量

呼吸贮量（breathing reserve，BR）代表最大通气能力（MVV）的未使用部分。其计算公式为：

$$BR = 1 - (\dot{V}Emax/预计\ \dot{V}Emax)$$

式中：$\dot{V}Emax$ 为实测最大通气量，预计 $\dot{V}Emax$ 为休息时最大通气能力（MVV）。

MVV 可以在运动试验以前令患者作最大通气量的实测，也可以按下式估测。

$$MVV = FEV_1 \times 37.5$$

式中：$FEV_1$ 为 1 秒钟用力呼气量。

如果 MVV 的实测值和估测价有明显差别，可重查或取其中一个高值。BR 正常值 >30%。充分训练的运动员可 <30%。

### （六）气体交换（gas exchange）

肺有效的气体交换要求有足够的通气量与血流量且比例适当。安静时健康成人肺泡通气量约为 4 L/min，肺血流量约为 5 L/min，平均通气与血流灌注比值（$\dot{V}/\dot{Q}$）为 0.8。

如果肺泡通气不足（$\dot{V}/\dot{Q} < 0.8$），静脉血流经通气不良的肺泡不能动脉化或肺泡周围的血流灌注不足（$\dot{V}/\dot{Q} > 0.8$），进入肺泡的气体不能完全与血液接触，得不到充分的气体交换，都可使动脉血氧不饱和。临床上最常见的是这二种情况都存在，但以某一类型为主。

$\dot{V}/\dot{Q}$ 比例可以通过下述公式测算：

$$\dot{V}/\dot{Q} = 0.863 \times R(CaO_2 - CVO_2)/PaCO_2$$

式中：R 为呼吸商（$CO_2/O_2$），可由气体分析检测；$CaO_2$ 为动脉血氧含量，取动脉血检测；$CVO_2$ 为混合静脉血氧含量，心导管取混合静脉血测量；$PaCO_2$ 为动脉血 $CO_2$ 分压。

此法因要做心导管检查及动脉抽血，很不方便，实际工作中难以进行。于是，人们考虑用其他参数来反映 $\dot{V}/\dot{Q}$ 比例。能反映 $\dot{V}/\dot{Q}$ 比例的参数，除动脉血氧饱和度外，比较容易检测的参数有下述 3 种。

1. 肺泡—动脉血氧压差（$P_{(A\text{-}a)}O_2$）

$$P_{(A\text{-}a)}O_2 = PAO_2 - PaO_2$$

式中：$PAO_2$ 为肺泡气氧分压；$PaO_2$ 为动脉血氧分压。

$PaO_2$ 通常在运动前和运动即将结束时抽取动脉血检查或放置动脉导管，在运动前、中、后连续抽血检查动脉血氧分压。不抽动脉血检查，也可以估测 $PaO_2$。其公式为：

$$PaO_2 = 100.1 - (0.323 \times 年龄)$$

可简化为：

$$PaO_2 = 100 - 1/3 \times 年龄$$

$PaO_2$ 正常值：安静时为 90～100 mmHg，剧烈运动时稍下降，降至 ≥80 mmHg，平均为 90 mmHg，老年人可降至 75 mmHg。

$PAO_2$ 计算公式如下：

$$PAO_2 = [(PB - 47) \times 0.2093] - [PaCO_2 \times (0.2093 + 0.7907)/R]$$

式中：PB 为大气压；47 为体温 37 ℃时的水蒸气分压；$PaCO_2$ 为动脉血 $CO_2$ 分压，抽动脉血测定；R 为呼吸商（$CO_2/O_2$）。

R 在整个运动过程中是变动的。许多实验室为简化公式，便于计算，设想被检者休息时的 R 是正常的，约为 0.8，因而公式简化为：

$$PAO_2 = [(PB - 47) \times 0.2093] - [PaCO_2 \times 1.2]$$

$PAO_2$ 约为 100 mmHg，大气中氧分压约为 150 mmHg。

$P_{(A\text{-}a)}O_2$ 正常值：健康青年人为 8 mmHg，并随增龄而升高，60～80 岁可达 24 mmHg[31]。

中度运动时，$P_{(A\text{-}a)}O_2$ 变化不大，剧烈运动时 $P_{(A\text{-}a)}O_2$ 范围扩大，上限为 21 mmHg，老年人可达 33 mmHg[28]。$\dot{V}/\dot{Q}$ 比例失调、肺弥散功能下降是运动 $P_{(A\text{-}a)}O_2$ 增加的原因，$\dot{V}/\dot{Q}$ 比例失调是主要原因。因而 $P_{(A\text{-}a)}O_2$ 增加反映 $\dot{V}/\dot{Q}$ 比例失调。

2. 无效区/潮气量（VD/VT）比例

无效区指的是生理无效区，它包括解剖无效腔（口、鼻、气道等空间）和肺泡无效腔（肺泡通气但无相应血流配合，不进行气体交换）。心脏病患者，尤其是合并心力衰竭者，因血管、血流改变，常常生理无效区扩大。

按照 Enghoff's 校正的 Bohr 公式：

$$VD/VT = (PaCO_2 - PECO_2)/PaCO_2$$

式中：$PaCO_2$ 为动脉血 $CO_2$ 分压（抽动脉血测定）；$PECO_2$ 为混合呼气 $CO_2$ 分压（心肺运动仪可自动测定）。

计算公式为：

$$PECO_2 = [\dot{V}CO_2/(\dot{V}E - VD\ valve \times fb)] \times 0.863$$

式中：VD valve 为心肺运动仪呼吸器活瓣无效腔；fb 为呼吸频率。

VD/VT 正常值：休息时为 0.30～0.35，运动时，成年人可降至 0.25，老年人为 0.28。心肺疾病因为生理无效区扩大，VD/VT 增大。

3. 动脉血—呼出潮气（tidal air）末 $CO_2$ 压力差（$P_{(a-ET)}CO_2$）

$$P_{(a-ET)}CO_2 = P_aCO_2 - P_{ET}CO_2$$

式中：$P_aCO_2$ 为动脉血 $CO_2$ 分压，取动脉血测定；$P_{ET}CO_2$ 为呼出潮气末 $CO_2$ 分压。

$$P_{ET}CO_2 = F_{ET}CO_2 \times (PB - PH_2O \cdot t)$$

式中：$F_{ET}CO_2$ 为呼出潮气终末 $CO_2$ 浓度（心肺运动仪可以自动测定）；$PH_2O \cdot t$ 为室温水蒸气分压；PB（barometric pressure）为大气压。

心肺运动仪通过计算机将测定的 $F_{ET}CO_2$ 值按上述公式计算 $P_{ET}CO_2$。

正常值：休息时平均为 2.5 mmHg；运动时下降，剧烈运动时可降至 -0.5 ~ -7.0 mmHg。如最大负荷运动时仍为正值，说明生理无效区增加，运动产生的 $CO_2$ 不能尽数排至肺泡内。它也反映通气/血流灌注比例不正常。

## 二、各种疾病

1. 心脏病

心脏病的运动负荷气体代谢试验有如下特征：

（1）无氧阈提前出现，所以常常可以测得无氧阈。

（2）$\dot{V}O_2max$ 下降。除心功能不全、心肌梗死恢复期患者外，一般心脏病患者 $\dot{V}O_2max$ 下降不很明显。

（3）运动开始后，$\dot{V}O_2$ 上升缓慢。

（4）心率上升。

（5）$\dot{V}O_2/HR$ 较低。

（6）VD/VT 通常降低。

（7）呼吸贮量正常。

（8）除有分流的先天性心脏病外，$PaO_2$、动脉血氧饱和度无变化或随运动而增加。

关于冠状动脉疾病、扩张性心肌病、心功能不全的气体代谢改变，请参阅本章峰值 $\dot{V}O_2$、无氧阈等有关部分。

2. 肺部疾病

（1）慢性阻塞性肺病（chronic obstructive pulmonary disease，COPD）：COPD 的病理生理特点是慢性支气管炎等引起气流梗阻、肺泡弹性回缩能力减退，使 $\dot{V}/\dot{Q}$ 降低、VD/VT 增大，随之而来的是血氧饱和度下降，血 $CO_2$ 分压升高，通气量增加，而产生呼吸困难。为克服气道阻力，呼吸肌做功，进一步增加了对氧的需要，加剧了氧的供需矛盾，促进呼吸困难的产生。

COPD 的运动试验气体代谢特点有：①运动开始后，$\dot{V}O_2$ 上升迅速，$\dot{V}E$ 上升也较快；②和其他疾病相比，相同功率（瓦）的运动，COPD 的 $\dot{V}O_2$ 更多，提示由于呼吸肌做功使 $\dot{V}O_2$ 增加；③$\dot{V}O_2max$ 显著下降，因为气道阻力和肺泡弹性回缩能力减退，迅速出现呼吸困难而停止运动；④无氧阈不出现或在接近 $\dot{V}O_2max$ 处出现（即不提前出现），常因呼吸困难，在酸中毒前停止运动[3]；⑤静息 VD/VT 可升高，运动 VD/VT 通常不下降，$\dot{V}E/\dot{V}O_2$ 升高；⑥呼吸贮量下降[28]；⑦$PaO_2$ 因病情程度而异，静息时可下降；运动时，病情轻者不变或轻度上升，病情重者则比安静时下降；⑧心率逐渐上升；⑨支气管哮喘患者，尤其是儿童，几乎所有患者都可由运动诱发支气管痉挛，经口吸入干燥、冷空气，比鼻吸入含水蒸气的暖空气更容易诱发哮喘发作。

（2）弥漫性肺部疾病（肺纤维化、肺泡病变）：这类病变以肺实质病变为主，通气障碍少见。Kazemi（1976 年）认为在疾病早期就常有肺弥散功能降低，但 $PaO_2$ 仍属正常。Comroe 认为即使弥散功能降低到预计值的 50% ~ 75% 时，静息 $PaO_2$ 仍可正常。运动可使 $PaO_2$ 明显降低。Risk（1984 年）研究[31] 168 例肺间质病变后认为临床所见与静态功能检测有出入时，尤其是弥散量小于 70% 时应测运动 $P_{(A-a)}O_2$，该病运动呼吸图形特点是呈低潮气、浅而快的呼吸。

该组肺间质性病变的运动气体代谢特点有：①呼吸频率明显增加，潮气量降低，主要是肺顺应性减退所致。呼吸可达 50 次/min 以上；②运动开始后，$\dot{V}O_2$ 上升缓慢；③无氧阈提前出现；④呼吸贮量下降；⑤$EQO_2$（氧通气当量）增高表示换气效率差；⑥VD/VT 升高；⑦静息 $PaO_2$ 平均为 80 mmHg，运动后几乎全部病例 $PaO_2$ 下降，平均为 69 mmHg，仅 3 例运动后 $PaO_2$ 上升，Crystal 的研究表明[3]安静时 $PaO_2$ 正常者轻度运动负荷即引起 $PaO_2$ 下降；⑧运动后，$P_{(A-a)}O_2$ 增加；⑨心率增加缓慢。HRmax、HRAT（AT 时的心率）均低于其他病种；⑩做功量降低，最大功率（瓦）仅为预计值的 2/3。

所以，运动试验中轻度运动引起 $PaO_2$ 下降、$P_{(A-a)}O_2$ 增加等可作为早期诊断肺纤维化等疾病的依据。

（3）肺血管疾病：Kanarek（1986 年）报道肺血管造影证实的肺栓塞患者运动试验的结果，总结其气体代谢特征为[31]：①静息状态 VD/VT 升高，运动后并不下降甚至更高；② $\dot{V}E$ 很高；③很早出现 AT；④静息 $P_{(A-a)}O_2$ 升高，运动后更高；⑤ $PaO_2$ 静息时可下降，运动后更下降[3]；⑥ $\dot{V}O_2max$ 降低；⑦心率升高。

3. 吸烟

吸烟可形成 HbCO（一氧化碳血红蛋白），引起明显的肺部和心血管病变。HbCO 是烟吸收的优良指标。重度吸烟者 HbCO 可达 6%～10%，严重影响氧的输送。吸烟者的运动气体代谢变化有 $\dot{V}O_2max$、$\dot{V}O_2/HR$、AT、呼吸贮量、$\dot{V}O_2$ 下降；心率、二项乘积（SBP × HR）、VD/VT、$P_{ET}CO_2$、$P_{(A-a)}O_2$ 和呼吸商（$CO_2/O_2$）增加。

4. 肥胖

因为超重，肥胖者的 $\dot{V}O_2$（L/min）明显大于体重正常者，心脏负担加重。肥胖者还可继发肺微血管病变，引起 $\dot{V}/\dot{Q}$ 比例异常，VD/VT 增加。最后，病态肥胖的患者可有呼吸贮量下降、最大功率时的呼吸增快、休息 $PaO_2$ 升高。

## 三、诊断流程

Wasserman 修改的运动负荷气体代谢试验诊断流程对于呼吸困难的鉴别和疾病分类是有价值的[28]，笔者对其进行如下补充和修改。

1. $\dot{V}O_2max$（峰值 $\dot{V}O_2$）

（1）正常者可为：①正常人；②轻度心脏病患者；③轻度肺病患者。

（2）降低：再根据 $VO_2AT$ 分类。

2. $\dot{V}O_2AT$

（1）$\dot{V}O_2AT$ 正常或未出现：呼吸贮量正常，可能是：①没用力，$\dot{V}O_2max$ 太小；②坐位工作者；③轻度冠心病患者。呼吸贮量降低（＜30%）可能是：①限制性肺病患者：呼吸浅快，可呼吸＞50 次/min，潮气量小；$\dot{V}O_2$ 上升缓慢；$PaO_2$，运动＜静息；②阻塞性肺病患者：$\dot{V}O_2$ 上升迅速；$PaO_2$，运动时多不低于静息。

（2）$\dot{V}O_2AT$ 下降，＜40% 预计 $\dot{V}O_2max$。可能是：①心脏病；②体循环血管病；③肺血管病；④贫血；⑤慢性代谢性酸中毒。

# 第八节 气体代谢运动试验的报告

本试验报告应包括下述内容：

1. $\dot{V}O_2$

（1）峰值 $\dot{V}O_2$ 的单位：① L/min；② $mL \cdot kg^{-1} \cdot min^{-1}$；③ METs；④% 预计 $\dot{V}O_2max$。

（2）出现心绞痛、ST 段水平下降时的 $\dot{V}O_2$（$mL \cdot kg^{-1} \cdot min^{-1}$）。

2. AT（无氧阈）表达

指标有：① $\dot{V}O_2$（$mL \cdot kg^{-1} \cdot min^{-1}$）；②峰值 $\dot{V}O_2$；③% 预计 $\dot{V}O_2max$；④ $\dot{V}E/\dot{V}O_2$（$EQO_2$，氧通气当量）；⑤ $P_{ET}CO_2$（呼出潮气末 $CO_2$ 分压）；⑥ RER（呼吸交换率）；⑦ HR（心率）；⑧ W（功率）。

3. $\dot{V}Emax$（峰值 $\dot{V}E$）

指标有：①实测值；②% MVV（% 最大通气能力）。

4. 呼吸贮量

5. 呼吸频率

指标有：①安静时；②最大功率时。

6. RER（呼吸交换率）

指标有：① AT 时；②最大功率时。

7. HR（心率）

指标有：①峰值心率；② AT 时 HR；③出现

心绞痛时 HR 或 ST 段下降时 HR。

8. $\dot{V}E/\dot{V}O_2$（氧通气当量）

指标有：①AT 时；②最大功率时。

9. 耳血氧饱和度

指标有：①安静时；②最大功率时。

10. $\dot{V}O_2/HR$（氧脉搏）

指标有：①安静时；②最大功率时。

11. 血压

指标有：①安静时；②最大功率时。

12. 心电图

有条件者必要时可查 $PaO_2$（动脉血氧分压）、$PaCO_2$（动脉血二氧化碳分压）。

13. $P_{(A-a)}O_2$（肺泡气—动脉氧压差）

指标有：①安静时；②最大功率时。

14. VD/VT（无效腔/潮气量）

指标有：①安静时；②最大功率时。

15. $P_{(a-ET)}CO_2$（动脉血—呼末 $CO_2$ 压力差）

指标有：①安静时；②最大功率时。



# 第四章　心电图运动试验

心电图运动试验已有近 60 年的历史。虽然近年出现了许多影像学技术（如冠状动脉造影、同位素心肌扫描、心脏多排 CT 加强扫描、超声心动图等），但是这些新技术需要特殊的专用设备和专业诊断医师，加之费用昂贵，难以在一般基层医院开展。虽然心电图运动试验对于冠心病的诊断已不是最敏感的，但是因为它是非损伤性的普通生理负荷，能够可靠地监护病情，且价格低廉，特别是随着计算机的引入，大大扩展了它的使用参数，故而临床上仍被广泛应用，而且在不断扩展。根据《美国心脏病学会/美国心脏协会（ACC/AHA）运动试验指南》，其适应证在临床上主要包括诊断阻塞性冠心病、对有症状患者或有冠心病史的患者进行危险评估和对心肌梗死后患者进行危险分层；对于心脏康复来说有不可替代的作用，可以评价运动能力，为运动处方的制定提供必要的条件，可以监控运动康复的进行，还可以评价康复效果，家庭回归、工作回归的能力和状况，十分重要。

## 第一节　适应证

心电图运动试验主要有 3 个用途。

### 一、诊断价值

用于确定或否定冠心病的存在，鉴别呼吸困难的性质是否为心脏病或肺病引起。

### 二、评价病情（心肌缺血等）

1. 观察血流动力学反应

如心率、血压、ST 段变化等，判断（冠心病等）病情的严重程度、危险性和预后情况。

2. 评价心律失常。

3. 评价瓣膜性功能不全的程度。

4. 评价有关病情、选择适当的治疗。

5. 评价治疗疗效

如评价起搏器、体内除颤器的作用；进行经皮冠状动脉腔内血管形成术、冠状动脉旁路移植术等手术前后的检查，判断其疗效。

6. 特殊人群的评价

如女性、老年人、无症状，且未诊断冠心病者的冠心病的诊断。

3

## 三、评价患者运动功能、运动耐力（运动持续时间）

1. 评价心室功能。
2. 判断预后、残障程度。
3. 筛选晚期冠心病患者。
4. 提供制定运动处方的依据。
5. 评价康复效果以及家庭回归、工作回归的能力和状况。
6. 完成运动试验，证明有一定的运动功能，可以鼓舞患者回归家庭、社会的信心。

# 第二节 指征和安全性

运动试验心肌梗死和死亡报道的发生率是1/2500。因此，需要正确的临床评估以确定哪些患者能进行运动试验。2002 年《美国心脏病学会/美国心脏协会运动试验指南》[37]将运动试验适应证分为 3 类（表 3－4－1）。

在更新的 2002 年指南出现了新建议，根据进行的运动试验证据价值进行了分级，并更新了运动试验 3 类适应证。如果数据来源于涉及大量患者和中间体的多个随机临床试验，则证据的权重排名最高，为 A 级；如果数据来自有限随机试验，即涉及少数患者或从非随机研究或观察注册表仔细分析的资料则排名为 B 级。当专家共识是推荐的主要依据时，给予较低等级排名（C 级）。从而为提高运动试验的效率和安全性，结合证据级别对运动试验的适应证进行了细化（表 3－4－2）。

关于禁忌证、安全性、中止运动试验终点，请参看本章概论运动试验中有关章节内容。

表 3－4－1 2002 年《ACC/AHA 指南》提出的运动试验 3 类适应证[37]

| |
|---|
| Ⅰ类：有证据和（或）普遍同意给予（运动）程序或治疗是有用和有效的状况。 |
| Ⅱ类：对于给予（运动）程序或治疗的有用和有效性有相反证据和（或）不同意见。 |
| Ⅱa：证据/意见的权重有利于有用性/有效性。 |
| Ⅱb：按证据/意见，有用性/有效性较少。 |
| Ⅲ类：有证据和（或）普遍同意认为给予（运动）程序/治疗是无用/无效的，而且有时可能有害。 |

表 3－4－2 2002 年《ACC/AHA 指南》结合运动试验证据提出的更新运动试验 3 类适应证[37]

| Ⅰ类 |
|---|
| 1. 经初步评价患者被怀疑或诊断为冠心病，包括有完全右束支传导阻滞或安静时 ST 段下移＜1 mm 的那些患者。明确的例外标记在以下的Ⅱb 级 |
| 2. 以前评价被怀疑或诊断为冠心病，现在临床状态出现明显改变 |
| 3. 低危不稳定性心绞痛，在出现心绞痛后 8～12 小时，没有活动性缺血或心力衰竭症状（证据 B 级） |
| 4. 中危不稳定性心绞痛，在出现心绞痛后 2～3 天，没有活动性缺血或心力衰竭症状（证据 B 级） |
| **Ⅱa 类** |
| 1. 中危不稳定性心绞痛，其最初的心脏标记物是正常的、重复的，没有显著改变的心电图，在症状出现后 6～12 小时心脏标记物（心电图）是正常的，没有其他缺血证据（证据 B 级） |
| **Ⅱb 类** |
| 1. 患者有下述安静心电图异常<br>• 预激综合征<br>• 电起搏心室节律<br>• 安静心电图 ST 段下移≥1 mm<br>• 完全左束支传导阻滞或任何室间传导障碍，伴 QRS 间期＞120 ms |
| 2. 患者接受了指导治疗的定期监测，临床病程稳定 |
| **Ⅲ类** |
| 1. 患者有严重伴发病，可能限制预期寿命和（或）血管重建术的候选人 |
| 2. 高危不稳定性心绞痛（证据 C 级） |

## 第三节　心电图运动试验的价值

心电图运动试验的价值相关评价术语为[38]：

（1）真阳性（true positive，TP）= 冠心病患者运动试验结果异常；

（2）假阳性（false positive，FP）= 无冠心病患者运动试验结果异常；

（3）真阴性（true negative，TN）= 无冠心病患者运动试验结果正常；

（4）假阴性（false negative，FN）= 冠心病患者运动试验结果正常；

（5）敏感性（sensibility）：有冠心病的患者运动试验异常所占的百分比，即 = TP/(TP + FN) × 100%；

（6）特异性（specificity）：无冠心病的患者运动试验正常所占的百分比，即 = TN/(TN + FP) × 100%；

（7）阳性预测值：有冠心病的患者在运动试验异常者中所占的百分比，即 = TP/(TP + FP) × 100%；

（8）阴性预测值：无冠心病的患者在运动试验正常者中所占的百分比，即 = TN/(TN + FN) × 100%；

（9）精确度：真实试验结果人数占接受试验总人数的百分比 = (TP + TN)/运动试验总人数 × 100%；

（10）可能性比率：运动试验真实试验结果的可能性与结果异常的可能性比，即 = 敏感性/(1 - 特异性)；与结果正常的可能性比 = 特异性/(1 - 敏感性)；

（11）相对危险度：阳性结果者的患病率/阴性结果者的患病率。

以进行选择性冠状动脉造影的患者为对照的研究显示，运动心电图对冠状动脉疾病患者的敏感性为68%，特异性为77%；患有单支病变的患者中，敏感性为25%～71%；运动试验诱导 ST 段移位者绝大多数为左前降支病变，其次是右冠状动脉疾病和孤立性左回旋支病变。多支冠状动脉病变在诊断中的敏感性为 81%，特异性为 66%。左主干和三支病变敏感性为 86%，特异性为53%[38]。

任春霖、闵新文报道了平板运动试验 Duke 评分对冠心病诊断的价值[39]。他们选择疑诊冠心病的患者200例：男性119例，女性81例，年龄39～75岁，平均年龄（58.2 ± 11.9）岁，进行平板运动试验及冠脉造影检查。以冠脉造影检查结果作为诊断冠心病的金标准。结果：与平板运动试验比较，单独平板运动试验 Duke 评分（DTS）阳性诊断冠心病的特异性（72.3%：55.4%，$\chi^2$ = 5.161，$P$ = 0.021）显著降低；运动试验联合 DTS 显著提高诊断冠心病的敏感性(72.6%：87.8%，$\chi^2$ = 7.860，$P$ = 0.005)、阴性预测值(56%：76.9%，$\chi^2$ = 6.128，$P$ = 0.013)；即平板运动试验诊断冠心病的敏感性为72.6%，特异性为72.3%。

DTS 计算公式为：

DTS = 运动时间(min) - 5 × ST 段下移距离(mm) - 4 × 心绞痛积分(无胸痛0分，有胸痛1分，因胸痛而停止运动2分)

按照 DTS 评分患者被分为低危：DTS ≥ + 5分；中危：-10分 ≤ DTS ≤ +4分；高危：DTS ≤ -11分。结果评定为中危、高危者为试验阳性，低危者为试验阴性。

熊蓉等报道平板运动试验对冠心病的诊断价值[40]：该研究随机选择武汉大学人民医院心内科拟诊为冠心病，行冠状动脉造影（CAG）并于 CAG 前10天内已行平板运动试验（TET）的患者192例为对象，其中男性127例，女性65例，年龄38～71岁，平均年龄（54.5 ± 6.0）岁，以 CAG 为诊断冠心病的"金标准"。结果：①CAG 检查确诊冠心病107例，测得 TET 诊断冠心病敏感性为78.5%，特异性为69.4%，符合率为74.5%；②双支、三支冠状动脉病变的 TET 敏感性为83%和95.2%，均明显高于单支病变（64.1%，$P$ < 0.05）。

从这2篇报道可以看出平板运动试验诊断冠心病的敏感性为72.6%～78.5%，特异性为69.4%～72.3%；双支、三支冠状动脉病变的 TET 敏感性为83%和95.2%，均明显高于单支病变（64.1%，$P$ < 0.05），符合一般规律。

## 第四节　方法

除本章概论运动试验程序论述外，还要讨论下述问题。

3

### 一、运动负荷心电图、血压检查程序

运动中的心电图观察、记录方法有2种：有线法和无线法。这2种方法都要求在被检查者身上安置电极。为取得良好的心电图记录，电极安置需要注意下述问题。

1. 电极

可用于运动试验的电极很多，其中优质银板或氯化银电极最好，如果电极安置在1个凹入的金属罩内，凹池充以浸透电解质溶液的棉花或电解膏效果更好。

2. 导线

导线要有保护层，柔软可以弯曲。大多数商业用运动电线有降低运动伪差的结构，计划寿命1年以上。如导线成为杂音来源，需及时更换。导线不宜太长，以免增加伪差；也不宜太短，使导线紧张；应有轻度弯曲，留有余地。

3. 皮肤

以充满酒精的棉球擦拭皮肤的皮脂污物及汗渍。干燥后，以柔质砂纸等粗糙物质擦去电极将要接触皮肤的角质层，直至皮肤发红，使皮肤阻力降低至5000 Ω以下，以降低杂音—信号比例。

4. 电极安置

（1）运动心电图电极应安置在躯干的骨骼上，避免安置在四肢或大肌肉群上，产生干扰。

（2）电极的金属部分通过导电膏和皮肤接触，电极不要直接接触皮肤，以减少摩擦引起的伪差。

（3）使电极取圆形固定，如果以胶布加固，胶布不宜超过5 cm，太长会增加肌肉运动的人工伪差。

（4）女性应注意乳罩的固定，避免因乳房振动形成的伪差。

5. 心电图、血压检查顺序

（1）卧位检查血压和常规12导联心电图。

（2）多级运动试验（活动平板、功率踏车等）还要在立位或坐位（依运动方式而定）测量血压，记录12导联心电图。必要时做过度通气试验（见后面章节）。此时的心电图、血压检查是为与运动负荷心电图、血压检查做对比。

（3）连续分级运动试验要做连续心电图监测，斜坡式增加负荷者，每1～2分钟测量、记录血压、心电图1次。分级负荷者，则在每阶段最后1分钟测量、记录血压、心电图1次。间歇多级运动（如臂功率计），可于运动各级间歇期测量、记录血压、心电图。

（4）接受Master二阶梯试验者，一旦运动结束，立即卧位描记运动后即刻（运动后45秒内完成）、2分钟、4分钟、6分钟心电图，描记顺序为$V_6$、$V_5$、$V_4$、Ⅰ、Ⅱ、aVL或aVF（选R波为优势者）导联。并测量运动后即刻、2分钟、3分钟、5分钟、7分钟的血压。

多级连续运动试验者运动中止后，于坐位或立位（按运动方式而定）测量、描记即刻（30秒以内）血压、心电图；继续无负荷运动0.5～1.0分钟；取卧位（已确诊心脏病的患者可取坐位，避免卧位回心血量增多，增加心脏负担）测量运动后1分钟、3分钟、5分钟、7分钟、9分钟血压，记录运动后2分钟、4分钟、6分钟、8分钟、10分钟心电图，描记顺序为$CM_5$、$CC_5$、$V_5$、$V_4$、Ⅰ、Ⅱ、Ⅲ、aVL、aVF导联。

### 二、导联系统

运动负荷心电图的导联有：①胸部双极导联（$CM_5$、$CC_5$、NASA法等）；②修正的12导联；③正规直交导联（校正Frank法）；④胸部单极多导联和体表电位图法等，其中12导联同步心电图是目前临床上常用的，简述如下。

1. 胸部双极导联

双极导联是首先用于运动试验的导联。因其安置简单、用时最少、运动伪差少，受到欢迎。

双极导联的正电极都安排在 $V_5$ 的位置，参考电极可安排不同部位，因不同部位而构成不同的双极导联，有 $CM_5$、$CC_5$、$CH_5$ 等多种。因为正极安排在 $V_5$，电压高，ST-T 段下移明显，所以双极导联对心肌缺血敏感。

（1）$CM_5$：正极置于近 $V_5$ 的肋骨上，负极置于胸骨柄。心电波形介于Ⅱ导和 $V_5$ 之间。对 ST 段最敏感，对心肌缺血最敏感[41]。因电极置于肋骨上，运动所致肌电图干扰、基线漂移少，是应用最广泛的双极导联。

（2）$CC_5$ 导联：正极置 $V_5$ 处，负极置 $V_5R$ 位置，是水平方向的导联。因为水平方向安置，减少了心房复极波（Ta 波）的影响，假阳性反应少，但 ST 段下降的幅度、斜度降低[17]。欧美人的心脏比较倾向水平位，心电波形大，东方人心脏倾向垂直位，波形较小[18]。

（3）$CS_5$ 导联：正极置于 $V_5$ 处，负极置于右锁骨下。心电图波形大，ST-T 段变化敏感，受心房复极波（Ta 波）影响也少。可是运动时易混入右上肢或胸肌的肌电图。

（4）$CB_5$ 导联：正极置于 $V_5$ 处，负极置于右肩胛部[20]。

（5）$CH_5$ 导联：正极置于 $V_5$ 处，负极置于前额。心电图波形近似 $V_5$，在运动中稳定。缺点是在瞬目或额部肌肉活动时，会混入肌电图的干扰。

（6）NASA 导联：正极置于胸骨剑突处，负极置于胸骨柄，是上、下轴导联。用于观察宇宙飞行员活动中心电图的变化。波形近似 aVF 或 $V_2$。因二电极都置于骨上，即使游泳、高空作业都不混入肌电图，可稳定记录 ECG。缺点是波形较小。

（7）A 导联（Freiman）：正电极置于骶骨上，负电极置于胸骨柄，是上下方向电位变化导联的代表。可得稳定波形，波形近似 aVF，波幅较小，ST 段变化敏感性不如 $CM_5$ 导联。

（8）EEP 导联：右手电极置于右耳，左手电极置于胸骨剑突，右足电极置于右手，左足电极置于 $V_7$。是代表 Wilson 中心电极 EEP 三点的多导同时记录法。缺点是操作麻烦。

2. 多导导联

（1）Mason-Likar 导联：为标准 12 导联心电图的改良导联系统。因为运动时，电极不能安置在肢体上，故将标准 12 导联的肢体电极安置在躯干部位。两上肢（RA、LA）电极置于两锁骨下窝，接近肩锁关节的位置（因可引起运动伪差，通常应用靠近胸锁关节的替代位置）。左下肢电极（LF）置于左嵴前上嵴和左肋弓之间。用这三点修正 Wilson 中心电极。右下肢电极（RF）置于右侧腰背部。胸导的正电极和常规 12 导联相同（图 3－4－1）。

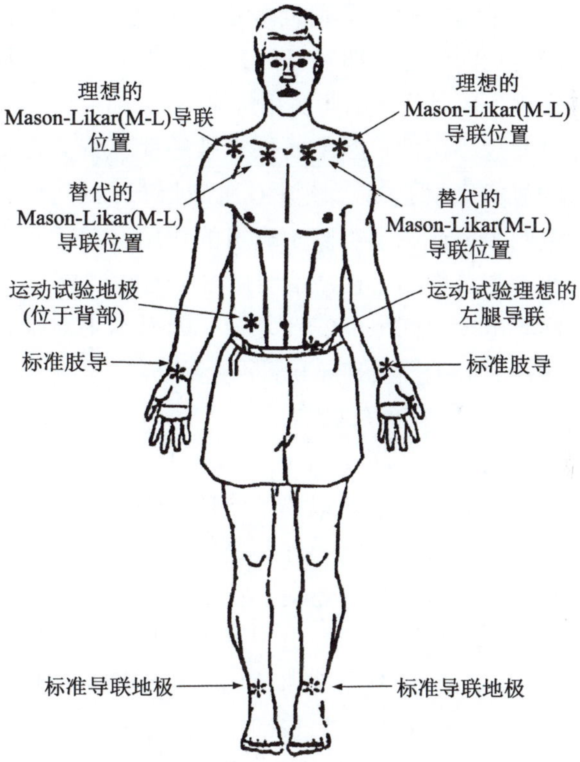


图 3－4－1　运动试验电极安排

注：胸导的正电极位置与常规 12 导联相同。M-L 导联 LF（左腿）电极位置：左髂前上棘与左肋弓间；M-L 导联 RF（右腿）电极位置：右侧腰背部，与 LF 对应位置；Mason-Likar 导联（M-L 导联），即目前常用导联，上肢电极位置接近肩锁关节，可引起运动伪差，故常应用其替代位置。

因为 Mason-Likar 导联的电极位置与标准 12 导联不同，电极位置的改变引起 QRS 平均电轴向量向下、向后、向右，冠面平均电轴明显右偏，右偏 +48°。因而运动前描记的下壁、后壁、心尖部心肌梗死心电图波形（Q 波）可以假性消失或出现运动前没有的假性侧壁、心尖部心肌梗死图形。这种波形差异随着锁骨下电极内移而加大。分析运动心电图时，必须注意这种导联的影响，与静息 12 导联心电图的不同。运动前测常规 12 导心电图可以鉴别这种差异。

（2）Hellerstein 等的变位法：将右手电极置前额，左手电极置剑突部，左足电极置 $V_6$，地极置 $V_3R$，胸部电极置 $V_4$ 位置。它是相当于 aVR 为 Y 轴，aVF 为 X 轴，aVL 为 Z 轴的导联，可获得稳定的记录。

3．正规直交导联（修正 Frank 法）

这是测定运动负荷向量心电图变化的导联。虽然运动向量心电图对于一般运动心电图的解释有作用，但是目前临床实用价值不大。其理由是：①目前冠心病的诊断主要依靠敏感性、特异性更好的冠状动脉造影、核素心肌断层扫描等方法，心电图主要起筛选、监示病情的作用；②运动向量心电图获得的信息并不明显多于通常的标准 12 导联心电图；③电极安置复杂。因而本书对运动负荷向量心电图及其导联暂不介绍。

4．心电图导联的组合

因为单一导联（$V_5$ 或 $CM_5$）只能显示 ST 段下降总数的 80%，所以单一导联（$CM_5$ 等）只适用于无症状或有非特异性胸痛的患者，安静心电图正常的患者。对于怀疑冠状动脉痉挛的患者虽然有许多 3 导组合的心电图可以利用，据说组合 aVF、$V_5$、$V_6$ 可显示 97% 的 ST-T 段异常，甚至 Blackburh 认为组合 Ⅱ、aVF、V5 可发现全部的 ST-T 段异常[18]；但是目前一般还是应用常用的、改良的 12 导导联（Mason-Likar 法），以便更加可靠地获得绝大多数信息。

## 三、耐力训练

耐力训练的 3 要素是运动强度、运动持续时间和运动频率。一般理解运动耐力指的是相同运动强度情况下运动的持续时间多少，可是实际工作中耐力训练运动效果的指标是 $\dot{V}O_2max$，正如 Carl Foster 等所说，尽管 $\dot{V}O_2max$ 不一定等于耐力，但它却是耐力训练非常重要和有力的疗效指标[8]。

耐力训练的运动试验类型通常有二阶梯运动试验、活动平板运动试验、功率计踏车运动试验和臂功率计运动试验等。

### （一）Master 二阶梯运动试验

Master 于 1929 年提出按年龄、性别、体重决定运动负荷量（1.5 分钟上、下二阶梯次数）的运动负荷试验，观察运动后心率、收缩期血压及其恢复的速度。1942 年增加心电图（ECG）判定标准，即 Master 单程二阶梯试验，该试验根据性别、年龄、体重确定每 1.5 分钟登梯次数。1956 年 Simonson 和 Reys 为提高其阳性率将登梯时间改为双倍（3 分钟）即为双倍 Master 二阶梯试验，即运动速度不变，登梯时间增加 1 倍，共为 3 分钟，运动负荷量增加 1 倍。1970 年又进一步将双倍 Master 运动试验的负荷量增加 15%，称之为增量的 Master 二阶梯运动试验；此后还出现了三倍二阶梯试验（即按 Master 原表运动 4.5 分钟）。但临床上最常用的还是双倍 Master 二阶梯试验。其方法简便，操作简单，对冠心病有一定诊断价值，适用于不具备多级运动试验条件的基层医院。

1．Master 二阶梯运动的强度

（1）双倍 Master 运动试验：Master（1970 年）测定的心率为 72%～75% HRmax[42]；福田测定日本人的 $\dot{V}O_2$ 为 25.2 mL · $kg^{-1}$ · $min^{-1}$，占 65.8%～70% $\dot{V}O_2max$[3]。

（2）增量 Master 二阶梯运动试验：福田测定的心率为 82% HRmax[3]；日本人 $\dot{V}O_2$ 为 29.2 mL · $kg^{-1}$ · $min^{-1}$，占 79% $\dot{V}O_2max$[3]。Master 二阶梯运动的 $\dot{V}O_2$ 与阶梯高度、上下二阶梯的次数有关。日本 Sotabata（1979 年）等提出预测 Master 二阶梯运动 $\dot{V}O_2$ 的直线回归式[3]为：

$$\dot{V}O_2(mL \cdot kg^{-1} \cdot min^{-1}) = 6.10 + (0.05 \times f \times h)(r = 0.9, P < 0.001)$$

式中：h 为阶梯高度，cm；f 为上、下梯次数。

他们的研究表明：HR 和 $\dot{V}O_2$ 显著相关（$r$ = 0.84，$P$ < 0.001）。回归直线为：HR = 63.1 + 2.53 $\dot{V}O_2$

美国运动医学会公布的 Master 二阶梯运动所需 METs 见表 3-4-3。

表 3-4-3　美国运动医学会双倍 Master 二阶梯运动所需能量（METs）[43]

| 阶梯高度（cm） | 登梯次数（次/min） | | | |
|---|---|---|---|---|
| | 12 | 18 | 24 | 30 |
| 0 | 1.2 | 1.8 | 2.0 | 2.4 |
| 4 | 2.1 | 2.5 | 2.9 | 3.7 |
| 8 | 2.4 | 3.0 | 3.5 | 4.5 |
| 12 | 2.8 | 3.5 | 4.1 | 5.3 |
| 16 | 3.1 | 4.0 | 4.7 | 6.1 |
| 20 | 3.4 | 4.5 | 5.4 | 7.0 |
| 24 | 3.8 | 5.0 | 6.4 | 7.8 |
| 28 | 4.1 | 5.5 | 6.7 | 8.6 |
| 32 | 4.4 | 6.0 | 7.3 | 9.4 |
| 36 | 4.8 | 6.5 | 8.0 | 10.3 |
| 40 | 5.1 | 7.0 | 8.7 | 11.7 |

2. 试验方法

（1）登梯前牢固安置好心电极，将导线固定好以免影响上、下梯活动。

（2）受检者运动前休息 10～15 分钟，记录 12 导静态心电图，作为与运动后心电图的对照。

（3）登梯示范：登梯前详细向受检者示范登梯路线和步骤：受检者从梯的一侧按节拍器节奏步伐均匀地一步一级地登上梯的顶层，再从另一侧一步一级地下到地面，此为登梯 1 次。然后转身从下来的一侧再行登梯，其路线循一个方向进行以免出现头晕。在受检者了解后，练习 1 次。向受检者说明试验过程中可能发生的不适和危险，如果有不适应及时告知医务人员。

（4）登梯程序：受检者登梯时，要手持导联线进行上、下梯运动，从踏上第 1 级梯开始计时。医护人员立于梯旁，一方面指导受检者按节拍器节奏运动，一方面进行监护，询问有无胸闷、心前区不适，观察有无气促、面色苍白、出冷汗等情况，便于及时终止试验，如有心绞痛、严重心律失常，立即终止试验，采取相应处理措施。

（5）运动结束后，受检者应立即取仰卧位，于 1 分钟内描记即刻心电图，并描记运动后 2 分钟、4 分钟、6 分钟的心电图，心电图描记的顺序为 $V_5 \rightarrow V_6 \rightarrow \text{II} \rightarrow \text{I} \rightarrow$ aVL → aVF，至少要描记 5 个导联。河北医学院许文胜在双倍二阶梯运动试验时采用心脏监视器以 $CM_5$、$CC_5$ 导联对受试患者运动过程中的心电图进行监测，而不是按照常规的双倍二阶梯运动试验在受试患者走完所规定的登梯次数后立即躺下描记心电图，保证了安全[44]，值得提倡。在此基础上可考虑采用现在常用的运动试验用 12 导联心电图监测（Mason-Likar 导联），以取得更好的效应、更高的阳性率、更加安全。

3. Master 二阶梯运动试验与诊断、康复、预后的关系

（1）双倍 Master 运动试验。Demany、McConahay、Most 等发表的 4 篇论文研究结果为：冠状动脉造影确诊的冠心病患者，Master 二阶梯运动试验的阳性率为 43%～66%，特异性为 80%～83%[18]。Gorlin 对 65 例冠状动脉造影确定狭窄（50%）的心绞痛患者进行双倍 Master 二阶梯运动试验。ECG 诊断标准：ST 段水平下移 >0.1 mV。结果：65 例中 ST 段水平下移 >0.1 mV 者 38 例，占 58%；可是另一组冠状动脉造影证实的 77 例冠心病患者（1 支病变占 14%，2 支病变占 29%，3 支病变占 57%）的心电图阳性率竟高达 86%，可能与 2、3 支病变患者占绝大多数有关。ST 段水平下移 >0.2 mV 的 31 例均为≥2 支病变，其中 24 例为 3 支病变。ST 水平下移的程度和冠状动脉病变支数平行[3]。Robb 等（1975 年）随访 836 名军人 9 年，加入生命保险的 379 例 7 年，结果双倍 Master 二阶梯运动试验阳性者的病死率是阴性者的 3 倍，心肌梗死的发生率是阴性者的 5 倍；Kaltenbach 等（1967 年）随访 82 例运动试验阳性的心肌梗死患者 5 年，结果阳性者的死亡 18 例，占 22%，而阴性者的 82 例中，仅 1 例死亡，只占 1.2%[3]。说明运动试验阳性者预后较差。

（2）增量 Master 二阶梯运动试验。福田于 1970 年 9 月 28 日在全美生命保险医学第 79 次会议提出增量二阶梯运动试验的报告：他前 5 年双

倍二阶梯试验呈假阴性的受试者 15 例，做增量 Master 运动试验时 13 例呈阳性，而健康人没有 1 例呈阳性[3]。福田（1975 年）综述了增量 Master 二阶梯运动试验报告，认为提高了女性的阳性率，各年龄段阳性率为 62% ~ 85% [3]。

我国学者关于二阶梯运动试验有如下研究。

张志超等[45]对 1994 ~ 1996 年住院的拟诊为冠心病的 50 例患者进行了下述 5 种检查：①静息心电图；②3 倍二阶梯运动试验：采用本科常用的高 22.86 cm 的二阶梯，根据性别、年龄、体重确定 4.5 分钟登梯趟数，每次运动前及运动后立即躺下，每隔 2 分钟查心电图 1 次，至运动后 6 分钟。阳性标准：运动中出现心绞痛和（或）典型的心电图缺血型改变；③运动$^{99m}$Tc-MIBI 心肌灌注成像（ECT），阳性标准：心室壁局部放射性缺损或减淡并有再分布；④动态心电图，阳性标准：ST 段水平或斜行下移 1 mm，持续 1 分钟；⑤二维超声心动图（2DE），诊断标准：心室壁节段性运动异常。结果：5 种检查的阳性率分别为 ECT 90%，动态心电图 52%，2DE 30%，三倍二阶梯运动试验 26%，ECG18%。

解放军总医院马景林等[46]让 100 例有心悸、心绞痛等症状，静息心电图正常疑似冠心病的患者，分为 Master 双倍二阶梯运动试验组（50 例）和平板运动试验组（50 例）。Master 双倍二阶梯运动试验阳性标准：运动中出现心绞痛或运动后心电图改变符合下列之一者为阳性。①在以 R 波占优势的导联上运动后出现水平型、下垂型 ST 段下移 >0.05 mV，持续 2 分钟以上者，如果原有 ST 段下移者，运动后应在原有基础上再下移 0.05 mV，持续 2 分钟以上；②在以 R 波占优势的导联上运动后 ST 段呈弓背向上型上升超过 3 mm 者出现 T 波由直立转为倒置，持续 2 分钟以上者；③运动后出现 U 波倒置；④运动后出现下列任何一种心律失常者：多源性室性期前收缩，阵发性异位心动过速，心房颤动或心房扑动，窦房阻滞，频发窦性静止，各种房室传导阻滞，左束支或左前分支阻滞，右束支或室内传导阻滞。平板运动试验阳性标准：运动中或运动后心电图改变符合下列之一者为阳性，①在以 R 波占优势的导联上运动后出现缺血性 ST 段下移≥0.1 mV，持续 2 分钟以上者；②运动前有 ST 段下移，运动中或运动后出现缺血性 ST 段下移增加 0.1 mV 者；③运动后出现 J 点下移 >0.2 mV 者；④运动中或运动后出现多源性室性期前收缩，阵发性异位心动过速，心房颤动或心房扑动，窦房阻滞，不完全或完全房室传导阻滞，束支传导阻滞；⑤在以 R 波占优势的导联上运动后出现近似缺血性 ST 段下移≥0.2 mV，持续 2 分钟以上者；⑥运动中或运动后出现典型心绞痛。结果：双倍二阶梯运动试验组阳性率 36%，平板运动试验阳性率 68%，二者有显著差异，$P<0.05$。

王义明等[47]应用双倍二阶梯运动试验测量 50 名正常人（男性 34 例，女性 16 例，年龄 38 ~ 62 岁，平均 52.2 岁）和 50 名冠心病患者（男性 34 例，女性 16 例，年龄 40 ~ 67 岁，平均 51.2 岁）的即刻心电图 Q-Tc 间期。方法：QT 间期测量和 Q-Tc 间期计算方法①选择 R 波占优势和 T 波直立的导联测量 Q 波或 R 波起点至 T 波终末的间期（秒），排除 U 波的混淆，用同一心动周期的 R-R 间期（秒）进行校正，即：Q-Tc（校正的 QT）= $QT/\sqrt{R-R}$；②双倍二阶梯运动试验后 ST 段下降致使 T 波呈负正型者，此时则测量至 T 波降支（正向）终点；③双倍二阶梯运动试验后 S-T 段下降伴 T 波倒置时下降的 S-T 段与倒置的 U 波融合，测量时以 T 波上升到等电位线（P-R 段水平）为 T 波终点；④双倍二阶梯运动试验后因心率过快和（或）P-R 间期延长，而 T 波终点不清楚或 T-P 融合或 T-U-P 融合者不做测量。结果：50 名正常人运动试验结果是 QT 明显缩短（$P<0.01$），50 名冠心病患者运动试验结果是 Q-Tc 明显延长（$P<0.001$）。以双倍二阶梯运动试验 QT 间期延长 0.01 s 作为冠心病诊断阳性标准，其特异性为 95%，敏感性为 84%。

从以上引用的国内 3 篇报道，可见双倍或三倍二阶梯运动试验的敏感性达到 26% ~ 84%，有的特异性达到 95%，确实成绩很显著。本章二阶梯运动试验方法里提到的河北医学院许文胜采用心脏监视器监测二阶梯运动试验对象的心电图，从而改革二阶梯运动试验后的心电图描记为运动试验中的心电图监测，提高了二阶梯运动试验的安全性，对试验的发展做出了重大的贡献。

## （二）活动平板运动试验

按照Sheffield的观点，诊断性运动试验需要的运动强度范围是 $\dot{V}O_2$ 自 <17 mL · kg$^{-1}$ · min$^{-1}$ 到 >42 mL · kg$^{-1}$ · min$^{-1}$。Master二阶梯运动试验尽管对部分对象可以发挥运动试验的作用，但是对于余下的一部分人是不适当的。譬如双倍Master运动试验只相当于活动平板Bruce法的第4级，一组89例心绞痛患者，从Bruce第3级开始运动试验，有11.2%的患者在进入第4级以前因心绞痛而中止运动，但是有34.8%的人能继续进行Bruce 5级以上的平板运动。这部分患者进行双倍Master运动试验，可能因为负荷量不够，不诱发心肌缺血，而成为假阴性。因而，为了提高运动试验的效果，应该采用多级运动试验法，提高负荷量。所以活动平板、功率计踏车都是多级运动试验。

1. 活动平板运动方案

活动平板多级运动试验有间歇性、连续性2种。平板运动的运动强度（$\dot{V}O_2$）决定于传动带的速度、坡度。运动速度表示法有mph（每小时英里数，mile/h）和kph（每小时千米数，km/h）两种。1英里 = 1.6 km。坡度用%表示。1°的角度 = 1.75%坡度。时间单位为min。各种方案是以这些参数的不同组合，构成不同的运动程序。临床上要比较不同运动方法、方案（踏车、阶梯）的试验结果时，就要比较它们的运动强度和对心血管的负荷。各种运动达到稳定状态时的 $\dot{V}O_2$（运动强度）是它们相互比较的最重要指标。如果运动强度（$\dot{V}O_2$，心率）相同，则对机体负荷相同。

（1）间歇的多级平板运动试验：Taylor等开始测定 $\dot{V}O_2max$ 的方案是间歇性的。在10分钟以上的热身期（3.5英里/小时，坡度10%）后进入试验，试验共有4级，速度固定在7英里/小时，坡度从0%开始，每级增加2.5%，每级3分钟，各级间有长时间的休息，常常休息数日。其后，为缩短检查时间，休息时间改为5或10分钟，重复性可以与原本的方法相比。此外，还有一些各级间休息3～6分钟的。间歇性多级运动法比连续多级运动试验测试时间长，测定的 $\dot{V}O_2max$ 大。Froelicher等报告Bruce法、Balke法（连续法）比Taylor法（间歇法）测定的 $\dot{V}O_2max$ 分别低6.5%、9.7%。间歇法因不反映真正的 $\dot{V}O_2max$，且测试时间太长，一般人没必要做。若为心肌梗死恢复期的早期患者，因其运动功能差，为安全起见，可采取间歇性多级运动方案，如踏车运动试验，每级运动2分钟，2级之间休息2分钟。

（2）连续多级平板运动试验：Bruce方案是平板运动试验中应用最广泛的方案，积累了 $\dot{V}O_2$、心血管反应（心率、血压）等多方面丰富的资料。

Bruce方案第1级的能量消耗是4～5 METs，超过了许多心脏病患者、老年人、无锻炼者的耗氧量。而且每级增加2.5～3.0 METs，大多数患者难以适应。因而出现了各种修正的方案。首先是改良的Bruce方案[9]（表3-4-4），是目前最常用的方案之一，在Bruce方案前增加了2级，共为9级，对初始运动速度和坡度均做了调整，降低了运动负荷，每级增加1.2～2.0 METs，有利于年龄较大和心功能不全的受检者。

表3-4-4　平板运动试验的Bruce方案[9]

| 阶段 | 时间 | 速度（英里/小时） | 坡度（%） | METs |
|---|---|---|---|---|
| 静息 | 0.0 | 0.0 | 0.0 | 1.0 |
| 改良的Bruce方案 | 3.0 | 1.7 | 0.0 | 2.2 |
|  | 3.0 | 1.7 | 5.0 | 3.4 |
| 1 | 3.0 | 1.7 | 10.0 | 4.6 |
| 2 | 3.0 | 2.5 | 12.0 | 7.0 |
| 3 | 3.0 | 3.4 | 14.0 | 10.1 |
| 4 | 3.0 | 4.2 | 16.0 | 12.9 |
| 5 | 3.0 | 5.0 | 18.0 | 15.1 |
| 6 | 3.0 | 5.5 | 20.0 | 16.9 |
| 7 | 3.0 | 6.0 | 22.0 | 19.2 |

美国心脏康复和二级预防指南（第 5 版，2013）[9]认为平板或踏车方案可以采用分级的或持续性斜坡（continuous ramp）方案。分级方案中的功率增量可为 1.0 ~ 2.5 METs。斜坡方案的设计是为了功率增量平缓。最常用的阶梯式平板方案是 Bruce 方案、改良的 Bruce 方案和 Naughton 方案。活动平板运动试验 Naughton 方案见表 3 -4 -5，每级只增加 1 MET，更适合心功能不全的患者。



表 3 -4 -5　活动平板运动试验 Naughton 方案[26]

| 阶段 | 2.0 mph 坡度（%） | 3.0 mph 坡度（%） | 3.4 mph 坡度（%） | 持续时间 Δ（min） | METs | 总时间（min） |
|---|---|---|---|---|---|---|
| 1 | — | — | — | 2 | 1 | 2 |
| 2 | 0.0 | — | — | 2 | 2 | 4 |
| 3 | 3.5 | 0.0 | — | 2 | 3 | 6 |
| 4 | 7.0 | 2.5 | 2.0 | 2 | 4 | 8 |
| 5 | 10.5 | 5.0 | 4.0 | 2 | 5 | 10 |
| 6 | 14.0 | 7.5 | 6.0 | 2 | 6 | 12 |
| 7 | 17.5 | 10.0 | 8.0 | 2 | 7 | 14 |
| 8 | | 12.5 | 10.0 | 2 | 8 | 16 |
| 9 | | 15.0 | 12.0 | 2 | 9 | 18 |
| 10 | | 17.5 | 14.0 | 2 | 10 | 20 |
| 11 | | 20.0 | 16.0 | 2 | 11 | 22 |
| 12 | | 22.5 | 18.0 | 2 | 12 | 24 |
| 13 | | 25.0 | 20.0 | 2 | 13 | 26 |
| 14 | | 27.5 | 22.0 | 2 | 14 | 28 |
| 15 | | 30.0 | 24.0 | 2 | 15 | 30 |
| 16 | | 32.5 | 26.0 | 2 | 16 | 32 |

注：Δ 用于研究，则每阶段持续时间 3 分钟。

对于心肌梗死后患者，改良的 Bruce 方案和 Naughton 方案达到的功率和在确定患者心肌梗死后 6 周的缺血反应的效果是相似的，因而改良的 Bruce 方案也适用于心肌梗死后患者。活动平板运动各负荷量的能量消耗见表 3 -4 -6。

为缩短运动试验时间，提高效率和保证安全，建议活动平板运动试验负荷量的增加，原则上是健康人每级 2 METs，患者是 0.5 ~ 1.0 MET，时间每级 2 ~ 3 分钟，根据对象具体情况综合判断，确定个体化的运动方案。开展一种运动强度（单级运动）时，开始时 $\dot{V}O_2$、心率、血压、通气量等急速增加，渐渐达到稳定状态；各参数保持一定数值，不再增加。从运动开始到达稳定状态的时间则会因运动强度、受检者体力、功能状况而有所不同。对于亚极量运动强度，身体活动不多的正常人一般要在运动开始 3 分钟后到达稳定状态；心脏病患者到达稳定状态的时间则更长。所以运动试验时，心脏病患者每级的运动时间至少需要3分钟，否则容易出现不良反应。

2. 活动平板运动试验的临床应用

（1）活动平板运动的心血管反应：运动时，虽然运动强度（$\dot{V}O_2$）相同，但是因为运动环境、运动方式、运动体位、运动的肌肉、运动仪器以及个体的年龄、性别、健康、精神、心理、训练状况以及饮食、药物的不同，运动对心血管的影响并不完全相同。

（2）活动平板运动对冠心病诊断的敏感性，特异性和阳性预测值：于2002年发表的ACC/AHA运动试验指南报道了在胸痛中心进行运动试验研究的结果，现摘要引用有关活动平板运动对冠心病诊断的敏感性、特异性和阳（阴）性预测值的资料如表3－4－7。

熊蓉等[40]随机选择武汉大学人民医院2007年6月至2008年12月拟诊为冠心病，行冠状动脉造影（CAG），并于CAG前10天内行活动平板运动试验（TET）检查的患者192例为对象，以CAG为诊断冠心病的“金标准”。结果：TET诊断冠心病敏感性为78.5%，特异性为69.4%，符合率为74.5%；TET对2支、3支冠状动脉病变的敏感性分别为83%和95.2%，均明显高于单支病变（64.1%），$P<0.05$。

彭钰等[48]以南京市鼓楼医院在2004年10月至2007年7月行CAG，且2周内均接受过TET、动态心电图（DCG）检查的236例患者为对象，其中男性148例，女性88例，年龄48～79岁，平均58.0±8.6岁。结果：TET诊断冠心病（CHD）的敏感性79.11%，特异性69.23%；DCG诊断CHD的敏感性67.72%，特异性80.77%；两者联合行并联试验时敏感性为96.83%，特异性为53.84%。

表3－4－6　活动平板运动各种运动强度的能量消耗（METs）[43]

| 坡度% | 步行速度 | | | | | | | | | 慢跑速度 | | | |
|---|---|---|---|---|---|---|---|---|---|---|---|---|---|
| | km/h | 2.7 | 3.2 | 4.0 | 4.8 | 5.5 | 5.6 | 6.4 | 6.8 | 9.7 | 11.3 | 12.0 | 14.5 |
| | mph | 1.7 | 2.0 | 2.5 | 3.0 | 3.4 | 3.5 | 4.0 | 4.2 | 6.0 | 7.0 | 8.0 | 9.0 |
| 0 | | 1.7 | 2.0 | 2.5 | 3.0 | 3.4 | 3.5 | 4.6 | 5.0 | 10 | 11.5 | 12.8 | 14.2 |
| 2.5 | | 2.3 | 2.7 | 3.3 | 4.0 | 4.5 | 4.7 | 6.0 | 6.5 | 11.4 | 12.7 | 14.1 | 15.4 |
| 5.0 | | 2.9 | 3.4 | 4.2 | 5.0 | 5.7 | 5.9 | 7.3 | 7.9 | 12.7 | 14.0 | 15.4 | 16.7 |
| 7.5 | | 3.4 | 4.0 | 5.0 | 6.0 | 6.9 | 7.1 | 8.7 | 9.3 | 13.9 | 15.3 | 16.6 | 18.0 |
| 10.0 | | 4.0 | 4.7 | 5.9 | 7.0 | 8.0 | 8.3 | 10.0 | 10.8 | 15.2 | 16.5 | 17.9 | 19.3 |
| 12.0 | | 4.5 | 5.3 | 6.6 | 7.9 | 9.0 | 9.2 | 11.1 | 11.9 | 16.5 | 17.8 | 19.2 | 20.5 |
| 12.5 | | 4.6 | 5.4 | 6.8 | 8.0 | 9.2 | 9.5 | 11.4 | 12.2 | | | | |
| 14.0 | | 4.9 | 5.8 | 7.3 | 8.7 | 10.0 | 10.2 | 12.2 | 13.2 | | | | |
| 15.0 | | 5.2 | 6.1 | 7.6 | 9.0 | 10.3 | 10.7 | 12.8 | 13.6 | | | | |
| 16.0 | | 5.4 | 6.4 | 9.5 | 10.8 | 11.1 | 13.3 | 14.2 | | | | | |
| 17.5 | | 5.8 | 6.8 | 8.5 | 10.0 | 11.5 | 11.8 | 14.1 | 15.0 | | | | |
| 20.0 | | 6.3 | 7.5 | 9.3 | 11.0 | 12.7 | 14.1 | 15.5 | 16.5 | | | | |

表 3-4-7 活动平板运动对冠心病诊断的敏感性、特异性和阳性预测值[19]

| 研究年代 | 研究数量 | 随访期限 | 运动心电图方案 | 不良事件 | 发病率(%) | 临床结局 |
|---|---|---|---|---|---|---|
| Gibler 1995 | 1010 | 30 天 | Bruce (SLM) | 0 | 5 | 敏感性 =29%，特异性 =99.4%<br>阴性预测值 98.7% |
| Zalenski 1998 | 317 | | 改良的 Bruce | 0 | 9.5 | 敏感性 =90%，特异性 =50%<br>阳性预测值 98% |
| Polanczyk 1998 | 276 | 6 个月 | 改良的 Bruce | 0 | 25 | 敏感性 =73%，特异性 =74%<br>阴性预测值 98% |

3

周明等[49]以郧阳医学院太和医院住院进行平板运动试验且行冠状动脉造影检查的 120 例患者为研究对象，结果：120 例患者冠状动脉造影阳性者 66 例。ST 段下移诊断冠心病的敏感性和特异性分别为 69.7%、72.2%，△ST/△HR 指数诊断冠心病的敏感性和特异性分别为 92.4%、88.9%，而用最大 ST/HR 斜率诊断冠心病则分别为 93.9%、90.7%。冠心病组△ST/△HR 指数和最大 ST/HR 斜率的诊断敏感性、特异性均显著高于非冠心病组（$P<0.01$）。

活动平板运动试验诊断冠心病（冠状动脉造影证实）的敏感性、特异性之所以各家报道有所不同，多是由冠状动脉造影狭窄的诊断标准（≥50% 或≥75%）、心电图诊断标准、阅读人不同等所致。总的来说，多级活动平板运动试验对冠心病的诊断是有价值的。

（3）活动平板运动试验和预后的关系[19]。Weiner 等利用 CASS 登记，分析了 4083 例患者的资料，以运动诱发 ST 段下移≥0.1 mV，且不能完成 Bruce Ⅰ级运动者定义为高危者（占 12%），其年病死率为 5%；可以至少完成 Bruce Ⅲ级运动者定义为低危者（占 34%），其年病死率低于 1%。

Mark 等运用 Cox 回归分析对 2842 例的 Duke 运动平板试验积分进行分析，按积分定义高危组患者积分≤ -11（占 13%），其心血管事件的年病死率≥5%；低危组患者积分≥ +5（占 34%），其心血管事件的年病死率为 0.5%。

（4）活动平板运动试验在康复医学中的作用

1）推算 $\dot{V}O_2max$。$\dot{V}O_2max$、$\dot{V}O_2$ 是表示运动强度的指标，在康复运动中被广泛应用，可是能测定 $\dot{V}O_2$ 的单位不多，尤其是我国，目前只有少数单位拥有心肺运动仪具有测定 $\dot{V}O_2$ 的条件。对于心脏病患者，测定 $\dot{V}O_2max$ 还有一定危险。因而，为科学安排、指导康复运动，有种种从亚极量运动试验推测 $\dot{V}O_2max$ 的尝试，例如 Bruce、Balke 根据他们活动平板运动方案测定的运动时间制定推算 $\dot{V}O_2max$ 的公式。

Bruce 报道 Bruce 法的重复性极好（$r=0.99$）。Bruce 认为平板运动试验测定的 $\dot{V}O_2max$ 与运动时间高度相关。Bruce 推算 $\dot{V}O_2max$ 公式[3]如下。

健康人，体力活动多者，$\dot{V}O_2max(mL \cdot kg^{-1} \cdot min^{-1})=3.778\,t+0.19(r=0.906)$

体力活动少者，$\dot{V}O_2max(mL \cdot kg^{-1} \cdot min^{-1})=3.228\,t+4.07(r=0.906)$

心脏病患者，$\dot{V}O_2max(mL \cdot kg^{-1} \cdot min^{-1})=2.327\,t+9.48(r=0.865)$

Froelicher 等用 Bruce 法也取得相似的推算公式，但发现同一对象在不同时日测定的 $\dot{V}O_2max$ 相同时，运动时间并不相同，因而对这类以运动时间为推算依据的公式持不同意见[3]。

Ralston、Cotes、Grimby 等[18]应用接受活动平板运动试验者的体重、运动速度推算平板运动水平步行 $\dot{V}O_2$ 的公式为：

$$\dot{V}O_2(L/min)={}_{a1}M+{}_{a2}MV^2$$

式中：M 表示体重（kg）；V 表示速度（km/h）。

Vander Walt[3]等根据他们的测定结果，将 a1 定为 $5.99\times10^{-3}$，a2 为 $3.66\times10^{-4}$。从而将公式具体化为：

平板运动水平步行 $\dot{V}O_2(L/min)=5.99\times10^{-3}M+3.66\times10^{-4}MV^2$

在有坡度的活动平板上步行，身体要逆重力

而行，计算时要将这部分能量消耗加入。外烟巌等[3]制定的从有坡度活动平板步行推算 $\dot{V}O_2$ 的公式为：

$$\dot{V}O_2(mL \cdot kg^{-1} \cdot min^{-1}) = b_0 + b_1V_2 + b_2GV$$

式中：V 表示速度（mile/h）；G 表示坡度（%）。

并根据他们测定 44 例正常成人男子的结果，将公式具体化为：

$$\dot{V}O_2(mL \cdot kg^{-1} \cdot min^{-1}) = 6.77 + 1.31V_2 + 0.254VG(r = 0.954)$$

2）换算平地行走的速度：步行是康复运动中应用最广、最简便的运动形式。运动试验的运动形式可以是功率计踏车、活动平板等。活动平板运动方案中一般都有坡度。为了将运动试验测定的运动强度（$\dot{V}O_2$）用来指导平地行走的速度，有人采取二步法，即第一步用任何运动负荷试验测定患者的运动 $\dot{V}O_2$，以此 $\dot{V}O_2$ 为依据，确定目标 $\dot{V}O_2$；第二步令患者在无坡度的平板上行走，将达到目标 $\dot{V}O_2$ 时的步行速度，作为患者康复运动中的步行速度。此法烦琐，而且 1 个配备功率计踏车的单位要再购置活动平板也有困难。将运动试验测得的 $\dot{V}O_2$ 代入 1 个准确的活动平板水平步行推算 $\dot{V}O_2$ 公式，反求其容许步行速度是 1 个值得探索的途径。

必须注意：已有研究显示，目前从 Bruce 方案平板运动时间、功率估测 $\dot{V}O_2$ 存在偏差。对于心脏病患者往往会高估他们的 $\dot{V}O_2$，即估测值大于实际测定值。其解释是：①预测公式的数据来自健康青年人到达稳定状态的测定值；②心脏病患者，特别是心功能不全的患者摄氧动力学降低，通常运动方案的速度、坡度超过了大多数冠心病患者的摄氧动力学（$\dot{V}O_2$）；③周围血管疾病引起下肢动脉堵塞，导致 $\dot{V}O_2$ 下降；④使用了可降低 $\dot{V}O_2$ 的 β 受体阻滞剂；⑤被检者为支持体重，用力握平板车的横杆，导致 $\dot{V}O_2$ 下降。

对健康人而言，用极量平板运动试验估测 $\dot{V}O_2max$ 的结果也有很大的差异。几组应用 Bruce、Balke 方案测定的 $\dot{V}O_2max$ 范围颇宽。例如 Bruce 方案功率为 4.2 mile/h、16% 坡度的测量 $\dot{V}O_2$ 平均为 44 mL · $kg^{-1}$ · $min^{-1}$，95% 可信度范围为 32～58 mL · $kg^{-1}$ · $min^{-1}$。其解释是：①大运动强度时无氧代谢参与提供能量，$\dot{V}O_2$ 降低；②握横杆太紧，减少了 $\dot{V}O_2$；③初次进行运动试验，步态笨拙，$\dot{V}O_2$ 相应增多；④同样的平板速度，跑步的 $\dot{V}O_2$ 比步行多，跑步、步行交界速度一般为 4 mile/h，个体间有差异。

因而，通过平板运动预测 $\dot{V}O_2$ 还存在许多实际问题，需要进一步研究。

### （三）功率计踏车运动试验

1. 功率计踏车的优点

功率计踏车的优点有：①负荷用 W（watts，瓦）或 kg · m/min 表示，简单、明确，负荷量容易调节；②运动中，因上肢固定，测量血压、心电图容易，数值稳定；③有卧位、坐位 2 种，比较安全，不易摔倒；④不易有机械杂音；⑤价格比活动平板便宜；⑥占地少。

2. 功率计踏车的缺点

功率计踏车的缺点有：①运动的中止易受被检者意志影响；②不会骑车者或老年人完成试验比较困难。

3. 功率计踏车的运动强度

电制动踏车的功率是 W，踏车曲轴转速在 40～70 次/min 之间，功率没有明显差异，70 次/min 可获最大效应。一般被检者取坐位。卧位仅用于超声心动图运动试验或需接受心导管等特殊检查者。负荷方法和活动平板运动试验相似，有单级、多级负荷之分。负荷量的增加有连续、间歇性增加的区别。目前主要是采用连续多级法。因为连续渐增方案在 $\dot{V}O_2$ 和功率之间有一更好的直线关系。负荷量一般从 10～25 W 开始，心脏病患者从 10～15 W 开始。负荷量渐增方式（ramp），每分钟增加 5～25 W[10]，直到结束运动。

坐位踏车者的体重由座垫支持，因而踏车运动无体重负荷，$\dot{V}O_2$ 和体重关系不密切。即瘦人、胖人的 $\dot{V}O_2$ 测定值（L/min）都决定于腿部肌肉的运动程度，与体重无关。就胖人来讲，同样的 $\dot{V}O_2$（L/min）按体重计算（mL · $kg^{-1}$ · $min^{-1}$）时，反而下降。为使踏车运动的 $\dot{V}O_2$(mL · $kg^{-1}$ · $min^{-1}$) 与平板运动一致，STEEP 方案[10]将体重的负荷转换为功率，加入被检者负荷，即将 1、2、…、14、

15 级的功率（W/min），按体重每 5 kg 为一档标示其负荷，从而加大其负荷，例如 50 kg 体重的 1 级功率（W）为 15 W，1 级功率（W）为 15 W，15 级的功率为 185 W，65 kg 体重的 1 级功率（W）为 20 W，15 级的功率为 240 W。这样活动平板、踏车运动方案中测得的 $\dot{V}O_2$ 高度一致，克服了体重对这两种运动的不同影响，可以互相比较。

4. 功率计踏车的临床应用

（1）踏车运动的运动强度：踏车运动的机械效率是相对稳定的。美国运动医学会（1991 年）公布的连续性多级负荷踏车运动的能量消耗见表 3－4－8。

按照美国运动医学会（1980 年）意见：坐位踏车在 50～200 W 范围内可用下式推算 $\dot{V}O_2$。

$\dot{V}O_2$(mL/min)＝功率(kg·m)×2 mL＋300 mL

式中：300 mL 为安静时的 $\dot{V}O_2$。

（2）功率计踏车的心血管反应：卧位、坐位二种踏车运动的 $\dot{V}O_2$、心血管反应是不同的。卧位踏车运动的 $\dot{V}O_2$ 比立位少 15%，可能与运动肌肉用力程度不同有关。安静卧位的每搏输出量（stoke volume，SV）、心输出量（cardiac output，CO）均高于坐位。坐位、卧位运动时，CO 均明显上升。但在同样的 $\dot{V}O_2$ 情况下，卧位的 CO 比坐位多 2 L；坐位的每搏输出量显著上升，卧位的每搏输出量较安静时无明显上升；卧位心率上升显著，且高于坐位。

（3）和活动平板运动的比较：①坐位踏车运动的 $\dot{V}O_2max$ 比活动平板运动少 8%～15%[3]；②踏车和活动平板运动的心血管反应比较，据 Niderberger 等以直接 Fick 法测定，踏车、平板的亚极量运动 $\dot{V}O_2$ 相同时每搏输出量、心输出量、动—静脉氧差无显著差异，而血压、心率血压乘积（rate-pressure product，RPP）、时间通气量，则踏车的比平板运动的高。2 种运动的亚极量运动 $\dot{V}O_2$ 同为 1.76 L/min 时，踏车和平板运动的平均动脉压分别为 142 mmHg、122 mmHg，RPP 为 221、182，左室负荷量为 26.4 kg·m/min、21.3 kg·m/min。

吴林等[50]对 461 例踏车运动试验与冠状动脉造影（CAG）对照分析结果为：踏车诊断冠心病的敏感性为 74.5%，特异性为 83.5%，如以 ST↓≥0.2 mV 为标准，则诊断主干及 3 支病变的敏感性、特异性分别为 61.3%、79.1%，假阳性率女性颇高为 29.8%，男性为 8.7%。

凌佩莹等[51]以 CAG 结果（以冠状动脉狭窄≥50% 者为阳性）为金标准，对 130 例受试者踏车运动试验与 CAG 结果进行对比分析，其中男性 84 例，女性 46 例，年龄（58.6±9.5）岁，结果：130 例中，CAG 示冠状动脉狭窄≥50% 者 58 例，得出踏车运动试验检出冠心病的敏感性为 75.86%，特异性为 80.56%，预测准确性为 78.46%。2、3 支病变者敏感性分别为 89.47%、90.91%，明显高于单支病变者（60.71%），$P<0.05$。CAG 对男性病变检出率高于女性（89.19% 比 52.38%，$\chi^2=4.34$，$P<0.05$）。女性假阳性率（32.26%）高于男性（9.76%），$\chi^2=5.71$，$P<0.05$。

表 3－4－8　不同体重的人在连续多级踏车运动中的能量消耗[14]

| 体重 | | 各种功率（kg·m/min）的能量消耗 | | | | | | |
|---|---|---|---|---|---|---|---|---|
| kg | lb | 300 | 450 | 600 | 750 | 900 | 1050 | 1200 |
| 50 | 110 | 4.4 | 6.1 | 7.9 | 9.6 | 11.3 | 13.0 | 14.7 |
| 60 | 132 | 3.9 | 5.3 | 6.7 | 8.1 | 9.6 | 11.0 | 12.4 |
| 70 | 154 | 3.4 | 4.7 | 5.9 | 7.1 | 8.3 | 9.6 | 10.8 |
| 80 | 176 | 3.1 | 4.2 | 5.3 | 6.4 | 7.4 | 8.5 | 9.6 |
| 90 | 198 | 2.9 | 3.9 | 4.8 | 5.8 | 6.7 | 7.7 | 8.6 |
| 100 | 220 | 2.7 | 3.6 | 4.4 | 5.3 | 6.1 | 7.0 | 7.9 |

袁含茵[52]对240例疑似冠心病的患者，进行心电图踏车运动试验，以CAG（冠脉狭窄≥50%）为金标准分析ST段移位法（ST段水平型或下斜型下移≥0.1 mV，保持2分钟以上或者ST段凹面向上抬高≥0.1 mV）、最大斜率法（max ST/HR≥2.2 μV/bpm为阳性）、QTc测量法（运动前后QTc差>40 ms为试验阳性）的诊断能力。结果：ST段移位法、最大斜率法、QTc测量法的敏感性分别为60.5%、79.4%、87.9%，准确性分别为62.5%、79.2%和87.9%；最大斜率法、QTc测量法与冠状动脉的狭窄程度显著相关（$r=0.68$，$P<0.05$；$r=0.77$，$P<0.05$）。

巫少荣等[53]对暨南大学医学院附属第一医院的59例疑诊冠心病的患者行冠状动脉造影（冠状动脉狭窄≥50%）、心电图踏车运动试验及门控心肌灌注断层成像检查。结果：心电图踏车运动试验诊断冠心病的灵敏性及特异性分别为45.2%、82.1%，门控心肌灌注断层成像诊断冠心病的灵敏性及特异性分别为83.9%、39.3%。

### （四）臂功率计运动试验

1. 动态臂运动试验适应证

（1）下肢有神经、肌肉、血管、骨骼疾病致运动不便的患者；

（2）职业和娱乐活动主要依靠上肢者。

臂运动试验同样可用于诊断冠心病。它对冠心病的诊断价值各报告不一致。Balady等（1985年）报道30例心血管造影证实的冠心病患者行臂运动试验诊断的敏感性为40%（12/30），明显低于腿运动试验的86%（26/30）。1987年Balady等报道：臂运动试验同时作铊闪烁扫描，诊断冠心病的敏感性为83%，特异性为78%。臂功率计有特制的，也有用脚踏车改装的，可显示功率，曲轴转动次数。臂功率计安置在台子上，高度68～70 cm，患者取坐位，肩与曲轴中心同高，以便转动曲轴。

2. 方案

因为心脏病患者、老年人通常峰值功率≤50 W，所以起始时，每级增加负荷都以15～25 W为宜。曲柄转动率40～60次/min。1983年Williams设计了一种类似踏车，而根据体重确定负荷功率的方案，体重越重者负荷量越大，起始功率：50 kg体重者为15 W，100 kg体重者为30 W；每级负荷增加5～25 W[10]。因为运动的仅是手臂，所以体重越重其耗氧量相对下降，现选择适合国人的体重与$\dot{V}O_2$、功率对应情况如下。

| 体重（kg） | 功率（W） 25 | 50 | 75 | 100 | 125 |
|---|---|---|---|---|---|
| | $\dot{V}O_2$（$mL \cdot kg^{-1} \cdot min^{-1}$） | | | | |
| 50 | 13.0 | 22.1 | 31.2 | 41.7 | 48.7 |
| 60 | 10.9 | 18.6 | 25.9 | 34.7 | 40.6 |
| 70 | 9.1 | 15.8 | 22.4 | 29.8 | 34.7 |
| 80 | 8.1 | 13.7 | 19.6 | 25.9 | 30.5 |

臂功率计运动也分间歇性和连续性2种。因为利用手臂测定血压，有碍运动进行，所以不少人采取间歇性多级方案，每级一般为2～3分钟[10]，级间休息0.5～1.0分钟。但休息期$\dot{V}O_2$、血压下降，体力有所恢复，结果$\dot{V}O_2max$增大，不理想。故另有运动时测定腿部血压的方法出现。现在有运动时测定腿部血压的专用血压计，可进行连续性臂功率计运动，结果比较准确了。

3. 臂、腿运动试验的$\dot{V}O_2$及心血管反应比较

于同一负荷功率时臂运动的心肌耗氧量（$M\dot{V}O_2$）和血压明显大于踏车的腿部运动。按体重计，则臂的$\dot{V}O_2max$（$mL \cdot kg^{-1} \cdot min^{-1}$）为腿的2倍，其解释为臂运动还涉及肩、背、胸部肌肉[10]。

## 四、力量训练[8]

力量训练运动的3要素是重量、反复次数（时间）和运动频率，其效果指标是重量（如10～15 RM等），与耐力训练的效果指标$\dot{V}O_2$是不同的。

### （一）力量训练的作用

力量训练在疾病预防和康复中的作用已被充分确定。力量训练是增强肌肉、骨骼功能的最有效方法，并被美国运动医学会、美国心肺康复学会建议为改善健康和预防疾病的方法。越来越多的证据支持：力量训练，尤其是加入到综合运动程序后可降低冠心病的危险因素水平，改善2型糖尿病病情，预防骨质疏松，改善身体成分，降低代谢综合征的危险，维持运动功能和促进心理健康，进而提高人的生活质量。力量训练效果优

于有氧耐力训练的指标有力量、骨矿物质密度、瘦体重、基础代谢，运动功能。文献反映力量训练对肌肉力量的改善范围很广（2%～200%），但是对于久坐的人而言，在训练的前6个月，他们的肌力改善水平平均在25%～30%。



## （二）适应证和禁忌证

1. 适应证

启动力量训练起点：心肌梗死至少5周，包括3周持续地参与有氧耐力运动；冠状动脉旁路移植术后至少8周，包括3周持续地参与有氧耐力运动；经皮冠状动脉腔内血管形成术后至少2周，包括2周持续地参与有氧耐力运动。

以下标准与有氧耐力运动的相似：有氧运动能力≥5 METs；稳定性心绞痛；静息收缩压≤160 mmHg；静息舒张压≤100 mmHg；无未控制的心律失常；无瓣膜狭窄或瓣膜回流疾病；无肥厚型心肌病；稳定性心力衰竭（AHA活动等级B或C）。

2. 禁忌证

以下情况通常应排除参加力量训练：不稳定性心绞痛、心房颤动、未控制的高血压病、不稳定性充血性心力衰竭或其他不稳定性心、脑血管病。

## （三）安全性

过去考虑力量训练的压力负荷可引起平均动脉血压的大幅升高和心输出量的中度增加，会引发心血管事件，可是在力量训练中，心率—血压乘积和心肌耗氧量较相同运动强度的有氧耐力运动低，不论是静态还是动态力量训练都没有证明会诱发稳定性心脏病患者的心绞痛、缺血性ST段移位或室性心律失常。至今研究报告中无心血管并发症发生，考虑是由于峰值心率较低和舒张压较高，进而可增加冠脉灌注和心肌供氧量所致。

从安全角度考虑，推荐以配有有权重组件的抗阻力器械进行力量训练，理由如下：

（1）初始重量可为低水平并小量增加（≤1 kg）。

（2）这些器械通常有保护下背并减少伤害的设计。

（3）很多器械设计都无把手，从而降低运动引起高血压的危险。

（4）器械设计通常允许在关节正常活动范围内始终均匀地进行抗阻力运动。

（5）很多种类的器械有双铰，可使运动者在无痛楚的活动范围内运动。

## （四）运动模式

力量训练的模式可分为2类，即肌肉静态运动（等长运动）和肌肉动态运动（等张运动）。

1. 静态运动（等长负荷试验）

1948年Hill实验测定等长收缩中肌肉的压力。1963年Humphreys和Lind将受检者前臂置与恒温的液体槽内，令其做最大随意收缩（maximum voluntary contraction，MVC）的30%～60%收缩，液体温度的上升明确地证明了等长收缩的肌肉中血流是增加的。Linhart（1920年）首先报道了静态负荷后 $\dot{V}O_2$ 上升。这些都构成了等长负荷试验的基础。

等长负荷对左心室产生与 $\dot{V}O_2$ 不成比例的后负荷，使心肌 $\dot{V}O_2$ 增加，可促使心肌的氧供需平衡失调，诱发心电图改变。这可用于心功能评定和冠心病诊断、康复医疗。等长负荷适用于：①下肢障碍不能坐、立者；②职业主要需要等长运动者（如使用扳钳等）。因为下肢动态运动试验难以反映承受这些工作的能力。

（1）等长负荷方法有：①握力计握拳法；工具仅需握力计，设备简单。首先用握力计测最大握力，然后以15%～75%最大随意收缩（maximum voluntary contraction，MVC），通常是25%～50% MVC持续握拳3～6分钟。观察，记录运动中、后的症状、血压、心电图改变，每30～60秒1次。为在个体之间进行的肌力比较，可测定单位面积肌力，即以肌力除以前臂断面积。肌力适当负荷为4 $kg/cm^2$[3]；②瓦氏动作[10]（valsalva maneuver）。瓦氏动作是测量心血管功能的另一种静态运动。方法是用一个标准的水银或弹簧压力计通过连接管和被检者口含的接口器连接，连接管装配一根漏气针，以便调节压力。让测试者用力呼气，保持呼气压力40 mmHg 10～15秒。测定瓦氏动作中、后的心率、血压。正常人瓦氏动作第1期（动作开始）血压迅速上升，心率反应缓慢；第2期（维持用力期）血压缓慢上升[3]，心率上升；第3期（突然停止动作）血压在动作停止即刻一过性上升后迅速下降，心率增快；第4

期，因为血压过度上升，引起反射性心动过缓。瓦氏动作的这种心率改变可用瓦氏率（心电图最长的 R-R 间期除以心电图最短的 R-R 间期）表示，正常值为≥1.5[10]。瓦氏率与左室舒张压、平均肺楔入压成反比。有冠心病、心肌病、瓣膜病时瓦氏率下降。对于慢性阻塞性肺疾病或颈动脉窦过敏的患者，瓦氏动作可引起复杂心律失常、反射性心脏停搏，故作为心脏康复的检查方法时应慎用。

（2）等长负荷的气体代谢、血流动力学变化

1）$\dot{V}O_2$：McDonald 报道 30% MVC 5 分钟后，$\dot{V}O_2$ 增加 20.5%。

2）血压：Jacobs 等（1970 年）报道等长负荷程度和血压上升成正比，健康人做 25%、50%、75% MVC 负荷时，血压分别上升 14%、20%、49%；心脏病患者做 20%~30% MVC 时就有血压的明显增加。蒲珉等（1991 年）[54]利用超声心动图观察了 15 例正常人、15 例高血压患者和 18 例冠心病患者，30% MVC 握拳时的血流动力学变化，结果：3 组平均血压由安静到运动的变化分别为 90±6 mmHg→113±7 mmHg（$P<0.01$），增加 25.5%，123±6 mmHg→131±7 mmHg（$P<0.05$），增加 6.5%，92±8 mmHg→111±15 mmHg（$P<0.01$），增加 20.7%。说明 30% MVC 时正常人、高血压患者、冠心病患者血压都有显著的上升。

关于等长负荷时收缩压和舒张压的变化，励建安等[55]（1993 年）报道：10 例冠心病患者，在行冠状动脉气囊扩张术前做最大等长负荷时测定的血压，收缩压升高 32.6%，舒张压升高 34.2%。与 $\dot{V}O_2$ 不成比例地血压上升是等长收缩的一个特征。Lind 等认为等长负荷时的血压上升决定于肌肉收缩的强度和持续时间，血压上升是为了克服收缩肌肉对血管的压迫。

3）心率：健康人、心脏病患者等长负荷时心率都显著增加，但增加值比动态运动少。负荷中止后心率迅速恢复。据报告，25%、50%、75% MVC 3 种运动强度，握拳法测定的心率上升分别为 23%、27%、33%[3]。我国的蒲珉等[54]采取 30% MVC 握拳法，测定正常人、高血压患者、冠心病患者心率较安静时分别升高 10%、6%、7%。励建安等[55]报道的 10 例冠心病患者做 100% MVC 握拳时，心率上升 32.2%。说明等长负荷运动的心率上升与负荷量成正比，心率升高的上限不超过 50%。

4）每搏输出量（SV）和心输出量（CO）：Helfant 报道[56]健康人等长负荷时，每搏输出量无显著改变，心脏病患者则每搏输出量显著减少。公认健康人等长负荷时心输出量显著增加，其增加的程度超过参与收缩肌肉群的血流增加部分，也超过 $\dot{V}O_2$ 的增加比例。关于心脏病患者等长负荷时 CO 的变化报道不一。Helfant 报道了心脏病患者等长负荷时 CO 有增加，但不显著[56]。Jacobs（1970 年）报道了心脏病患者握拳 25% MVC 时，CO 增加 27%，其增加的幅度因疾病种类、程度而异。

5）二项乘积（Rate-Pressure Product，RPP）。RPP 也和负荷量成比例增加。有报道显示握拳法负荷和 RPP 增加的关系是：25%、50%、75% MVC 时，RPP 分别增加 15%、38%、88%。

6）左室工作量（left ventricular workload，LVW）。定滑车重量法的 LVW 也与负荷量成比例增加，25%、50%、75% MVC 时，LVW 分别增加 18%、31%、39%[3]。

7）左室舒张末期压（left ventricular end-diastolic pressure，LVEDP）。等长负荷时，健康人 LVEDP 显著减少或轻度上升；心脏病患者轻度心功能不全者 LVEDP 轻度上升，高度心功能不全者则 LVEDP 明显上升。心功能正常者等长负荷每搏工作系数（stroke work index，SWI）增加时 LVEDP 无显著变化。心功能不全者 SWI 不变或轻度增加时，LVEDP 就显著上升。Kivowitz（1970 年）报道：心脏病患者做 25% MVC 等长负荷时，心功能正常者 SWI 增加 24%，LVEDP 不变；轻度心功能不全者 SWI 增加 40%，LVEDP 轻度上升；高度心功能不全者 SWI 不变甚至减少，可是 LVEDP 却明显上升。

8）毛细血管嵌顿压（pulmonary capillary wedge pressure，PCWP）：励建安等[55]（1993 年）对 10 例冠心病患者，其平均年龄为 52±13 岁，左室射血分数平均为（65±8）%，在行冠状动脉气囊扩张术前，顺序进行了短暂最大等长收缩（握拳 100% MVC，每次 2~3 秒，重复 3 次，2 次

间隔2～3秒)、最大等长收缩加瓦氏动作(10秒)、持续性最大等长收缩(2分钟)。用左、右心导管进行血流动力学检查,结果等长运动和经皮冠状动脉腔内血管形成术(PTCA)时的平均PCWP均高于休息值($P<0.01$),等长运动时的PCWP波形与安静时相似。认为极量前臂等长收缩运动和瓦氏动作(valsalva maneuver)引起的肺毛细血管嵌顿压升高的机理,可能与胸腔内压、主动脉压增高有关,而与心肌缺血无关。

9)左室舒张功能:蒲珉等[54]用超声心动图研究15例正常人、15例高血压患者和18例冠心病患者,30% MVC握拳时的左室舒张功能变化。结果:正常人、高血压患者握拳时无任何不适,冠心病组1例发生心绞痛、1例出现频繁室性期前收缩;运动前高血压病、冠心病患者E峰峰值速度(EV)、EV/AV(AV为A峰峰值速度)明显低于正常组($P<0.01$);与运动前比较,运动后正常组各项指标仅有轻度改变,无显著差异;高血压病、冠心病患者已经减退的舒张功能,在等长负荷时进一步减退,以冠心病患者更甚。

10)冠状动脉灌注压:Kivowitz报道20% MVC等长负荷时冠状动脉窦血流增加38%,而动—静脉氧差不变。宫泽等(1976年)报道,30% MVC负荷时冠状动脉窦血流平均增加19.8%,和$\dot{V}O_2$呈正相关[3]。励建安等报道[55] 100% MVC握拳时,冠状动脉灌注压提高34.8%。

2. 肌肉动态运动(等张运动)

多数的力量训练都结合抗阻力器械、传统柔软体操和灵活性训练进行,包括各主要肌肉群的运动:胸部推举、(上背部)下拉训练、肩部推举、二头肌弯曲、三头肌伸展、下背部伸展、腹肌练习、腿肌伸展(四头肌)、腿肌屈曲(腘绳肌腱)和腓肠肌训练。

(1)运动处方要素为:

1)力量(动作重复的次数):最多重复次数(RM)是指一个人使用适当的方法在疲劳前举起某一重量的最多次数。通常推荐每套8～12 RM,以增加肌肉力量,通常建议心血管病患者完成10～15 RM的训练。

2)动作的套数:一套是指几种运动组合成一套动作(通常包括8～10种运动),不同数量种类运动可组合成不同套的运动。美国心脏协会(AHA)、美国心肺康复学会提示完成单套动作所需时间不及多套动作训练时间的一半。考虑到单套动作和多套动作训练的效益相似,单套动作所需时间较少,并且可减少疾病危险性,故对于成人健身和临床患者推荐单套动作训练。

3)运动频率:通常推荐训练:2～3天/周。心脏病患者每周2天的运动频率能实现的改善似乎是每周3天的75%。

(2)力量训练指南:美国卫生管理机构US Surgeon General、美国运动医学会(ACSM)、美国心脏协会(AHA)、美国心肺康复学会(AACVPR)为不同的人群制定了适当的训练指南[8](表3-4-9)。

1)关于心血管病患者的指南:由AHA和AACVPR为患者制定的指南:不断发展的临床共识表明病情稳定的心力衰竭患者(AHA活动等级B)和心脏移植接受者对力量训练反应良好。力量训练被广泛地用于第3期和第4期心脏康复,标准的建议包括在综合训练中以循环运动形式使用权重器械。循环运动应包括各主要肌肉群的8～10种运动:胸部推举、(上背部)下拉训练、肩部推举、二头肌弯曲、三头肌伸展、下背部伸展、腹肌练习、腿肌伸展(四头肌)、腿肌屈曲(腘绳肌腱)和腓肠肌训练。每一运动应用较轻的重量,相当于最大重量的30%～50%,能重复10～15次,持续2～3天/周。他们的劳累程度保持在中度水平(RPE≤15)。进展到下一级需要2～4周或更长时间。要考虑药物疗法(如β受体阻滞剂)可能改变对运动的正常血流动力学反应。因此自感劳累分级表作为监测心脏病患者力量训练的劳累程度方法,越来越被接受。同时还要加强训练程序的监督。

2)关于肥胖症患者的指南:专家建议加入力量训练到长期体重控制程序中,虽然力量训练不及有氧耐力运动可以迅速增加能量和脂质的利用率,但是力量训练可以有效维持或增强瘦体重(男性2 kg,女性1 kg)和基础代谢率(部分原因在于可增加蛋白质的合成率),从而可以优化身体成分、帮助减重和降低与动脉粥样硬化进程有关的危险因素。

表 3-4-9　关于力量训练的标准、指南和情况说明[8]

| | 套数：重复次数或 RM；运动的种类 | 训练频率（天/周） |
|---|---|---|
| 健康久坐的成年人 | | |
| 1996 年 US Surgeon General 报告 | 1~2 套；8~12 RM；8~10 种 | 2 |
| 1998 年 ACSM 运动状况报告 | 1 套；8~12 RM；8~10 种 | 2~3 |
| 1998 年 ACSM 指南 | 1 套；8~12 RM；8~10 种 | ≥2 |
| 2002 年 ACSM 运动状况报告 | 1 套；8~12 RM；8~10 种 | 2~3 |
| 老年人或虚弱患者 | | |
| 1998 年 ACSM 运动状况报告 | 1 套；10~15 RM；8~10 种 | 2~3 |
| 慢性下背部疼痛患者 | | |
| Carpenter 和 Nelson | 1 套；8~15 RM；独立伸腰运动 | 1 |
| 心脏病患者（AHAA & B 级） | | |
| 1995 年 AHA 运动指南 | 1 套；10~15 RM；8~10 种 | 2~3 |
| 2000 年 AHA 意见书 | 1 套；10~15 RM；8~10 种 | 2~3 |
| 2003 年 AACVPR 指南 | 1 套；12~15 RM；8~10 种 | 2~3 |
| 心脏移植受体 | | |
| Braith 等 | 1 套；10~15 RM；8~10 种 | 2 |
| | 1 套；10~15 RM；独立伸腰运动 | 1 |

注：1. US Surgeon General 是美国卫生行政管理机构之一；ACSM，美国运动医学会；AHA，美国心脏协会；AACVPR，美国心肺康复协会；RM，最多重复次数。
2. 多套方案可提供更多效益。
3. 主要肌肉群至少进行一种运动，如胸部推举、下拉训练（上背部）、肩部推举、二头肌弯曲、三头肌伸展、下背部伸展、腹肌练习、腿肌伸展（四头肌）、腹肌屈曲（腘绳肌腱）和腓肠肌训练。

3）关于糖尿病患者的指南：力量训练可改善 2 型糖尿病患者的胰岛素敏感性和葡萄糖代谢，并降低发展到高血压、冠心病和外周血管病的危险。

4）关于老年人的指南：老年人肌肉减少，骨矿物质密度下降，协调功能下降，容易疲劳、摔倒，发生骨科损伤，生活质量下降，因此很需要增加肌肉力量和运动功能。通常推荐带权重的抗阻力器械的运动。运动从低强度（重复 10~15 次）开始，进展缓慢（2~4 周增加训练强度）。初始抗阻力训练如果顺利，允许达到中度劳累（RPE 12~13 级）；经过 3~4 周的适应期可将阻力逐渐增加 5%，以达到 RPE 13~15 级的目标；此后无心血管病或骨科疾病的健康老人可逐渐进展至力竭（RPE 18~20 级），以达到理想效果。

## 五、临床应用

### （一）心肌梗死后运动试验

无并发症急性心肌梗死（acute myocardial infarction，AMI）患者恢复期的运动试验可评价心功能、心肌血液供应状况、存活心肌情况，判断预后，指导治疗、康复、职业回归，增强患者自我信心，保证体力活动、性活动的安全性，是很有价值的。20 世纪 70 年代和 80 年代早期公布的 3 个对照临床试验荟萃分析表明：基于运动的心脏康复可以使心肌梗死后总病死率与心血管相关的病死率降低 20%~40%（单独运动只降低 15%）[8]。它可广泛应用于心肌梗死后的患者，除非有未控制的心力衰竭、不稳定性心绞痛、Ⅱ或Ⅲ度房室传导阻滞、严重室性心律失常、血流动力学的不稳定等禁忌证。

运动试验的安全性是人们关注的另一焦点。ACC/AHA 2002 年运动试验指南[19]指出心肌梗死后进行运动试验是安全的。致命的心脏事件（包括致死性心肌梗死、心脏破裂）的发生率是 0.03%，非致死性心肌梗死及成功复苏的心搏骤停发生率为 0.09%，复杂的心律失常包括室性心动过速的发生率是 1.4%。尽管总的致死性事件的发生率很低，但是症状限制性的运动方案发生不良心脏事件的发生率是亚极量运动试验的 1.9 倍。

1. 方法和方案

国外，AMI 后运动试验开始于 AMI 后 3 天～4 周。国内一般开始于 AMI 后 14～28 天。运动强度：通常开始是低运动强度（≤2.5 METs），每级小量增加负荷，通常峰值负荷量为 5 METs（17.5 mL·$kg^{-1}$·$min^{-1}$），如未出现症状或异常体征，可持续到更高 $\dot{V}O_2$ 水平，直到出现症状或其他中止运动试验的指征为止。平板运动试验最常用的方案是修正 Bruce、Naughton、STEEP 等方案，每 3 分钟增加速度或坡度；功率计踏车可采用 STEEP 踏车方案（渐增性多级方案）等，如无多级渐增负荷的设备，可采取多级连续或间歇方案，开始是 25 W（watts），每级增加 25 W，每级 3 分钟，如体力状况差，级间休息 3 分钟；Master 二阶梯运动试验：1/2 倍、单倍、双倍运动时的 $\dot{V}O_2$ 相当于 4、5.6、6.7 METs，可根据患者的体力状况（一次走步距离，上、下楼梯能力）决定二阶梯运动试验的运动强度，或根据体力状况制备不同高度阶梯，确定运动强度（也可从≤2.5 METs 开始）。

2. 运动终点

是采取症状限制还是某种程度的亚极量功率、心率（低水平运动试验），目前意见不一致。大多数医生采取低水平运动试验。试验终点以心率或功率为准，平均心率为 123 次/min（72% HRmax），平均 METs 为 5.2 METs。低水平运动试验的限制心率为 120～140 次/min（70%～75% HRmax，用 β 受体阻滞剂者为 60% HRmax，40 岁以下者为 140 次/min，40 岁以上者为 130 次/min）；峰值心率要超过安静心率 30 次/min 以上。低水平运动试验的限制功率通常为 5 METs，40 岁以下者可为 7 METs。RPE（Borg rating of perceived exertion scale，Borg 自感劳累程度量表）为稍累—劳累（4～5）级。

赵威等[57]选择 2006 年 7 月至 2010 年 12 月在北京大学第三医院心内科就诊的，初次发生急性 ST 段抬高心肌梗死（STEMI）并于 7～30 天内接受心肺运动试验（CPET）的 302 例患者为研究对象。结果：入选患者平均年龄为（55.5±11.0）岁，男性占 88.1%。提前终止运动试验者占 41.7%，其原因以感到疲劳而要求终止者最为常见（67.5%），检测过程中无严重心律失常、晕厥或猝死。完全血运重建和不完全血运重建患者提前终止运动的比例分别为 35.1% 和 49.6%（$P=0.04$）。结果：Logistic 回归方程显示，提前终止运动试验与不完全血运重建（$P=0.013$，OR＝1.869，95% CI 1.139～3.067）和左室舒张末期内径（$P=0.018$，$OR=1.064$，95% *CI* 1.011～1.121）有相关性，而与性别、年龄、吸烟等多种危险因素无关。所以，对急性 STEMI 患者进行早期心肺运动试验安全可行，不完全血运重建和左室舒张末内径是提前终止运动试验的独立危险因素。

李琳等[58]选择陈旧性心肌梗死患者 45 例，采用$^{99m}$Tc-甲氧基异丁基异腈（MIBI）/$^{18}$F-脱氧葡萄糖（FDG）双核素单光子发射型断层成像（SPECT）心肌成像与平板运动试验对陈旧性心肌梗死患者存活心肌检测进行比较。根据双核素 SPECT 成像结果判定存活心肌，将患者分为心肌存活组（24 例）与心肌无存活组（21 例）。结果：心肌存活组中 87.5% 的患者 Q 波延长，75.0% 患者 QT 离散度≤70 ms；Q 波延长判断心肌存活的敏感性、特异性和准确性分别是 87.5%、5.7% 和 86.7%，QT 离散度≤70 ms 判断心肌存活的敏感性、特异性和准确性分别是 75.0%、71.4% 和 60.0%。说明平板运动试验检测陈旧性心肌梗死患者存活心肌具有较高的敏感性和特异性。

### （二）冠状动脉旁路移植术、经皮冠状动脉腔内血管形成术术后早期运动试验

冠状动脉旁路移植术（coronary artery bypass grafting，CABG）、经皮冠状动脉腔内血管形成术

（percutaneous transluminal coronary angioplasty，PTCA）术后早期运动试验，对于评价运动功能和再狭窄是有意义和安全的。这些运动试验的程序类似于AMI后运动试验。仅有二点不同：①开始运动试验的时间不同：PTCA后运动试验通常开始于术后1～2周，而CABG手术因有胸骨切开，早期运动有胸骨切口的疼痛，以术后6～8周作运动试验为宜；②达到的功率不同，$\dot{V}O_2$水平稍大于AMI后运动试验。

孙毅等[59]以2015年4月至2016年6月就诊于沈阳军区总院心内科接受PCI治疗后行心肺运动试验（CPET）检查的AMI患者344例为研究对象，其中完全血运重建组243例（CR组，70.6%）、未完全血运重建组101例（IR组，29.4%）。结果：两组基线资料、运动终点（主要为疲劳乏力，其他为缺血型ST段下移、达到次极量目标心率、血压过度增高、胸痛及呼吸困难），均无统计学意义，且均未发生恶性心律失常及死亡等不良事件。无论CR组还是IR组，无氧阈时摄氧量（AT时$\dot{V}O_2$）、峰值摄氧量（峰值$\dot{V}O_2$）均较正常值明显降低。与IR组比较，CR组峰值$\dot{V}O_2$[（14.1±3.8）$mL \cdot kg^{-1} \cdot min^{-1}$比（15.1±4.0）$mL \cdot kg^{-1} \cdot min^{-1}$]和用力肺活量（FVC）[（2.69±0.68）比（2.88±0.74）]均显著升高（依次$P<0.04$，$P<0.03$）。说明AMI接受PCI术后患者早期行心肺运动试验是安全的，完全血运重建组的心肺功能显著好于未完全血运重建组。

### （三）儿童和青年心脏病患者的运动试验[29]

1．运动试验的作用

儿童和青年心脏病患者进行运动试验的特别意义是：

（1）体力活动正常的心脏病儿童和青年，参加各种体力活动，其危险性并不超过正常人。

（2）有轻度心脏病的儿童或心血管检查结果正常的儿童，可能因家长过分地保护而出现体力活动能力下降，运动试验可准确测定其体力（$\dot{V}O_2max$），用于教育患者及其家长，指导运动，制定运动处方。

（3）运动试验对于诊断某种心脏病（如二尖瓣脱垂、法洛四联症或有猝死家族史的心律失常）患者非常有意义。对于运动诱发或加重的室性期前收缩，特别是手术后患者，应当考虑并重视抗心律失常药物的治疗。

运动诱发的心电图缺血性ST段下移可发生在下述青年心脏病患者：①主动脉瓣显著狭窄；②主动脉缩窄；③严重主动脉瓣关闭不全；④冠状动脉异常；⑤心肌炎；⑥二尖瓣脱垂；⑦严重慢性贫血；⑧肺动脉瓣显著狭窄；⑨高血压；⑩严重二尖瓣关闭不全；⑪早发性动脉粥样硬化；⑫心肌病；⑬川崎（Kawasaki）病（冠状动脉瘤）。

2．运动试验方案

运动试验的要点同本章概论中所述，但允许其父母或监护人入场。

（1）屈伸试验和阶梯试验：世界卫生组织心血管病康复专家组建议在不具备分级运动试验的发展中国家可采取屈伸试验和阶梯试验。屈伸试验是让患者以最快速度下蹲30次，在试验前后测定呼吸、心率、心律失常或心电图等变化。阶梯试验是采用高度≤23 cm的阶梯。目前在儿童、青年中做阶梯试验的资料极少。

经检索，很难得地发现，王岩等[60]对8名健康青年，男女各4例，年龄26.25±2.12岁进行了运动心肺功能试验（直接测定$\dot{V}O_2max$）和二阶梯运动试验（推算$\dot{V}O_2max$）。结果：①运动后心率与最大摄氧量之间具有相关性；②二阶梯运动试验与运动心肺功能试验法所测最大摄氧量，39.87±4.75 $mL \cdot kg^{-1} \cdot min^{-1}$比37.86±5.12 $mL \cdot kg^{-1} \cdot min^{-1}$，无显著差异（$P>0.05$）。

今后应多开展儿童、青年，尤其是儿童、青年心脏病患者的运动试验，为临床医学、康复医学服务。

（2）连续分级踏车试验

有下述2种方案：

1）阿达姆（Adams）方案：本方案按体重分组进行分级运动负荷试验，各级负荷量见表3－4－10。踏车速度60～70转/min，各级运动时间为6分钟，目标心率170次/min。用达到170次/min心率的负荷量来估计体力（physical capacity 170，PC 170）。运动中、后可测定心电图、血压等参数。PC 170正常值见表3－4－11。

3

表 3-4-10　阿达姆（Adams）连续分级踏车试验方案[29]

| 运动水平 | 体重（kg）<br>负荷量（kg·m/min 或 W） | | | |
| --- | --- | --- | --- | --- |
| | <30 | 30~39 | 40~60 | >60 |
| 1 | 100（17） | 100（17） | 100（17） | 100（17） |
| 2 | 200（33） | 300（50） | 300（50） | 500（83） |
| 3 | 300（50） | 500（83） | 600（100） | 800（133） |

表 3-4-11　健康白色人种儿童的平均体力（Adams 方案）[29]

| 年龄（岁） | 身高（cm） | 体重（kg） | 负荷量 kg·m/min | 负荷量 W |
| --- | --- | --- | --- | --- |
| 男孩 | | | | |
| 6 | 121 | 24 | 331 | 55 |
| 7 | 127 | 29 | 368 | 61 |
| 8 | 131 | 30 | 438 | 73 |
| 9 | 140 | 35 | 472 | 79 |
| 10 | 145 | 40 | 551 | 92 |
| 11 | 152 | 46 | 650 | 109 |
| 12 | 155 | 48 | 703 | 117 |
| 13 | 160 | 51 | 739 | 123 |
| 14 | 170 | 59 | 964 | 161 |
| 女孩 | | | | |
| 6 | 120 | 24 | 265 | 44 |
| 7 | 124 | 25 | 287 | 48 |
| 8 | 132 | 30 | 343 | 57 |
| 9 | 133 | 32 | 337 | 56 |
| 10 | 144 | 38 | 406 | 68 |
| 11 | 148 | 44 | 488 | 81 |
| 12 | 158 | 46 | 483 | 81 |
| 13 | 163 | 55 | 564 | 94 |
| 14 | 165 | 60 | 542 | 91 |

2）体表面积（Goldberg 等）运动方案：按被测试者的体表面积进行运动负荷，各级负荷量见表 3-4-12。第 3 级运动完成后，负荷按每级 100 或 200 kg·m/min 递增，直至力竭或达到预期终点。踏车速度为 60~70 圈/min。每级运动时间为 2 分钟，各组第一级都包括 1 分钟的热身期。正常值见表 3-4-13。

表 3-4-12　连续分级踏车 Goldberg 方案[29]

| 运动水平 | 体表面积（$m^2$） | | |
| --- | --- | --- | --- |
| | <1.0 | 1.0~1.2 | >1.2 |
| | 负荷量 kg·m/min(W) | | |
| 1 | 100（17） | 100（17） | 100（17） |
| 2 | 200（33） | 300（50） | 300（50） |
| 3 | 300（50） | 500（83） | 600（100） |
| 渐增量 | 100（17） | 100（17） | 200（33） |

表 3-4-13　Goldberg 方案连续分级踏车运动试验 6~16 岁健康儿童正常值[29]

| | 男孩 | 女孩 |
| --- | --- | --- |
| 总负荷　kg·m/min(W) | 4856（809） | 2696（449） |
| 心率 170 次/min 的负荷量 kg·m/min(W) | 633（106） | 475（79） |
| 最大耐受指数 = 总运动量/总时间(min)×体表面积($m^2$) | 491 | 430 |
| 最大负荷　kg·m/min(W) | 884（147） | 692（112） |
| 最大心率　次/分 | 194 | 193 |

（3）连续分级平板运动试验

有下述 2 种方案：

1）Bruce 方案：本方案各阶段活动平板的速度、坡度、运动时间见表 3-4-14。目的是达到力竭或预定水平，其正常值见表 3-4-15。

表 3-4-14　连续分级平板运动试验 Bruce 方案[29]

| 运动阶段 | 速度 mile/h | 速度 km/h | 坡度 % | 时间（min） |
| --- | --- | --- | --- | --- |
| 1 | 1.7 | 2.7 | 10 | 3 |
| 2 | 2.5 | 4.0 | 12 | 3 |
| 3 | 3.4 | 5.4 | 14 | 3 |
| 4 | 4.2 | 6.7 | 16 | 3 |
| 5 | 5.0 | 8.0 | 18 | 3 |
| 6 | 5.5 | 8.8 | 20 | 3 |
| 7 | 6.0 | 9.6 | 22 | 3 |

表 3－4－15　Bruce 方案连续分级平板运动试验正常值（心率）[29]

| 年龄组（岁） | 阶段 | | | | | | 恢复[b] | | 最低限 |
|---|---|---|---|---|---|---|---|---|---|
| | 静息时 | 1 | 2 | 3 | 4 | 5 | R2 | R5 | |
| 男孩 | | | | | | | | | |
| 4～5 | 97±13 | 135±15 | 161±17 | 189±13 | 194±6 | 200±9 | 121±16 | 114±10 | 180 |
| 6～7 | 92±14 | 131±12 | 154±12 | 188±12 | 203±14 | 201±7 | 125±13 | 116±17 | 183 |
| 8～9 | 84±13 | 127±10 | 146±15 | 177±12 | 198±8 | 200±6 | 122±11 | 116±10 | 183 |
| 10～12 | 84±15 | 122±11 | 140±12 | 174±13 | 194±9 | 199±7 | 125±11 | 116±10 | 180 |
| 13～15 | 72±19 | 112±12 | 129±14 | 163±14 | 191±10 | 198±6 | 122±13 | 112±13 | 188 |
| 16～18 | 77±10 | 105±15 | 137±18 | 174±12 | 189±7 | 201±6 | 138±14 | 127±10 | 183 |
| 女孩 | | | | | | | | | |
| 4～5 | 102±19 | 144±13 | 173±19 | 195±14 | — | 199±10 | 128±19 | 121±12 | 180 |
| 6～7 | 102±19 | 136±12 | 163±18 | 196±6 | — | 206±4 | 141±18 | 132±15 | 183 |
| 8～9 | 79±19 | 117±17 | 144±17 | 180±13 | 198±6 | 202±9 | 121±16 | 112±14 | 188 |
| 10～12 | 84±13 | 126±11 | 150±13 | 188±11 | 197±5 | 204±8 | 134±18 | 122±12 | 188 |
| 13～15 | 85±13 | 127±19 | 153±18 | 180±16 | 186±11 | 196±6 | 128±21 | 117±18 | 180 |
| 16～18 | 92±12 | 134±15 | 164±19 | 186±9 | — | 193±5 | 142±18 | 124±13 | 186 |

注：恢复[b]R2、R5＝双脚抬高，坐位恢复 2 分钟、5 分钟时。

2）改良 Balke 方案：此方案各级的活动平板速度均为 5.6 km/h，时间均为 1 分钟。每级增加 2% 的坡度，直至力竭，见表 3－4－16，其正常值见表 3－4－17。

表 3－4－16　连续分级平板运动试验改良 Bruce 方案[29]

| 速度 | | 坡度 | 时间 |
|---|---|---|---|
| mile/h | km/h | % | min |
| 3.5 | 5.6 | 2 | 1 |
| 3.5 | 5.6 | 4 | 1 |
| 3.5 | 5.6 | 6 | 1 |
| 3.5 | 5.6 | 8 | 1 |
| 3.5 | 5.6 | 10 | 1 |
| | 等 | 等 | 等 |

3. 心电图判定标准

儿童运动心电图资料甚少，原则上和成人相同。ST 段测量点在 J 点后 80（milli second，ms）、60 ms、50 ms。James（1980 年）报道 12% 健康儿童 ST 段可下降 0.1 mV，女孩多于男孩，罕有超过 0.2 mV 者。

表 3－4－17　改良 Bruce 方案连续分级平板运动试验正常值（白色人种）[29]

| 体表面积 $m^2$ | 运动持续时间 min | 心率 次/min | 血压最大值（mmHg） | |
|---|---|---|---|---|
| | | | 收缩压 | 舒张压 |
| 男孩 | | | | |
| 0.72～1.09 | 10 | 183 | 142 | 85 |
| 1.10～1.39 | 11 | 186 | 145 | 84 |
| 1.40～1.89 | 12 | 192 | 171 | 77 |
| 1.90～2.31 | 13 | 190 | 200 | 95 |
| 女孩 | | | | |
| 0.72～1.09 | 9 | 187 | 147 | 79 |
| 1.10～1.39 | 9 | 191 | 145 | 84 |
| 1.40～1.89 | 9 | 191 | 155 | 79 |

**摘　要**

1. Master 二阶梯运动试验

(1) 优点：设备简单、负荷量不大、历史悠久、资料丰富、安全。

(2) 缺点：运动中测定 $\dot{V}O_2$ 不易，负荷量难以准确定量，一般是单级负荷试验，通常（梯高 23 cm）难以满足不同运动功能者的需要。

(3) 应用价值：运用不同高度的阶梯及上、下梯次数，双倍 Master 试验可测定 $\dot{V}O_2$ 范围，为 1.22～11.7 METs；按梯高 23 cm，可达 7.8 METs、峰值心率≥82% HRmax，能满足大多数患者需要。在基层仍有使用的价值。

2. 活动平板运动试验

(1) 优点：可作连续多级负荷，测定的代谢当量水平为 1～21 METs，范围广泛且大于踏车运动试验。能监测心电图、$\dot{V}O_2$，能量消耗的重复性好。步行是日常的运动负荷方式，适用于所有能下地活动的人。目前已积累了丰富资料。

(2) 缺点：负荷量由传动带的速度、坡度确定，比较复杂。走步时步伐要紧跟传动带的速度，容易心情紧张，发生摔倒、意外。设备价格昂贵。

(3) 应用价值：可进行连续多级负荷试验，是目前应用最广泛的运动试验方式之一，尤其在美国。心血管康复医学最常应用的方案是修正 Bruce、Naughton、STEEP 等方案，这些方案负荷量的增加近似渐增型，由小到大，比较实用。

3. 功率计踏车运动试验

(1) 优点：负荷量定量简单、准确。运动中上肢固定，测量血压、心电图稳定，不易摔倒。机械杂音小，占地少，比活动平板便宜。连续递增负荷方案在 $\dot{V}O_2$ 和功率之间有更好的直线关系。

(2) 缺点：不会骑车者难以完成试验。患者有时会自动停止或减慢运动速度。

(3) 应用价值：可进行多级连续渐增运动，负荷量由小到大，可自 0 W 开始。适用于心血管病康复患者，是目前应用最广泛的二种运动试验形式之一，尤其是欧洲。我国被誉为“自行车王国”，城镇一般成人都会骑车，适合这种运动试验。

4. 臂功率计运动试验

臂运动试验时可以观察心电图改变，测量血压，可用于诊断冠心病，评定心功能。缺点是冠心病诊断敏感性较低，主要用于下肢运动不便和从事上肢工作职业者。

5. 力量训练

力量训练在疾病预防和康复中的作用已被美国运动医学会、美国心肺康复学会充分确定。越来越多的证据支持：力量训练，尤其是加入到综合运动程序后可降低冠心病的危险因素水平，改善 2 型糖尿病病情，预防骨质疏松，改善身体成分，降低代谢综合征的危险，维持运动功能和促进心理健康，进而提高人的生活质量。不论是静态还是动态力量训练都没有证明会诱发稳定性心脏病患者的心绞痛、缺血性 ST 段移位或室性心律失常。

力量训练的模式可分为 2 类，即肌肉静态运动（等长运动）和肌肉动态运动（等张运动）。

## 第五节　运动负荷试验心血管反应

运动时，为满足运动肌肉的血液供应，维持心、脑等重要生命器官的血液供应，心血管系统产生一系列反应。今就其最常见的叙述如下。

### 一、心率

心率增快是运动心血管反应的第一个可测定反应。低水平运动和单级负荷运动时，心率可在几分钟内到达稳定状态，负荷增加时，心率到达稳定状态的时间会延长。正常人的心率和运动负荷（$\dot{V}O_2$）呈相对的线性关系。运动最大心率可以增至休息时的 2.0～2.5 倍。对于坐位工作人员来说，大约是运动负荷每增加 1 MET，心率增快 8～12 次/min。对患者而言，则心率和 $\dot{V}O_2$ 的线性关系较差。

表 3-4-18 健康国人最大心率（次/min）

| 作者 | 例数 | 性别 | 训练状况 | 年龄（岁） | | | | | |
|---|---|---|---|---|---|---|---|---|---|
| | | | | 14~20 | ~30 | ~40 | ~50 | ~60 | ~70 |
| 赵连云 | 16 | 男 | 常人 | 181 | | | | | |
| | 13 | 女 | 常人 | 178 | | | | | |
| | 18 | 男 | 常人 | | 179 | | | | |
| | 18 | 女 | 常人 | | 175 | | | | |
| | 18 | 男 | 常人 | | | 171 | | | |
| | 14 | 女 | 常人 | | | 170 | | | |
| | 16 | 男 | 常人 | | | | 164 | | |
| | 19 | 女 | 常人 | | | | 162 | | |
| 刘益民 | 32 | 男 | 常人 | 185.5±11.74 | | | | | |
| | 39 | 男 | 运动员 | 183.79±9.65 | | | | | |
| 浦钧宗 | 18 | 男 | 运动员 | 183.8±16.38 | | | | | |
| | 21 | 男 | 运动员 | | 175.63±10.28 | | | | |
| 邢华城 | 20 | 男 | 常人 | | 197.7±9.4 | | | | |
| | 13 | 男 | 常人 | | | | | 161.3±19.9 | |
| | 21 | 男 | 常人 | | | | | | 150.8±16.8 |
| 刘江生 | 11 | 男 | 常人 | | 176±11.57 | | | | |

心率增快是迷走神经兴奋性降低、交感神经兴奋、儿茶酚胺分泌增多的结果，也是保证心输出量增加的需要。心率增快是心输出量增加的重要因素，特别是在 50% $\dot{V}O_2max$ 运动负荷以后，每搏输出量不增加，心率增快几乎是心输出量增加的唯一因素。关于正常人的最大心率，即最大运动时的心率（HRmax），国内、外各家报道不完全一致。现选择文献 18 中 Robinson 等 3 人测定的最大心率排列如下。

| 年龄 | 25 | 35 | 45 | 55 | 65 | 75 |
|---|---|---|---|---|---|---|
| Robinson | 195 | 186 | 179 | 171 | 164 | 160 |
| Sheffield 有训练 | 188 | 184 | 180 | 180 | 171 | 167 |
| 无训练 | 195 | 191 | 187 | 187 | 178 | 174 |
| Blackburn | 195 | 185 | 175 | 165 | 155 | |

总的趋势是 HRmax 随年龄增加而减少。这与心脏本身的变化有关，不受神经因素的影响；可是 Jose 等报道了切断神经的动物，心功能减退时，心率仍相应变慢。这些报道中提出的最大心率预测公式分别是：

Robinson HRmax = 212 - 0.775 × 年龄

Astrand HRmax = 211 - 0.922 × 年龄

Bruce HRmax = 210 - 0.662 × 年龄

Blackburn HRmax = 220 - 年龄

Ellestad HRmax = 197 - 0.556 × 年龄

其中 Blackburn 的“HRmax = 220 - 年龄”公式被普遍采用。虽然这一公式的回归重复性好，但沿回归线的样本分布很散（标准差 = 12 次/min），因而年龄预测心率在临床应用上很受限制。

我国学者测定的健康人最大心率见表 3-4-18。

最大心率各家报道不一，是因为最大心率受许多因素影响，如年龄、健康状况、环境、运动方式、身体位置、血容量等都可影响最大心率。心率是心脏变时性反应指征。亚极量运动时，血容量减少、周围血管阻力降低、身体衰弱、血管调节无力或卧床时间过久、代谢失调均可使心率相对增快，譬如心肌梗死、冠状动脉手术后的患者，常见运动心率相对增快[17]；久经训练者、窦房结功能减退、下壁心肌梗死、使用β受体阻滞剂等则可使运动心率相对减慢。运动峰值心率比年龄预计最大心率减少2个或更多标准差（每个标准差是10～15次/min）者称为“变时性功能不全”（变时性功能不全也可用心率贮备减少的程度表示），心力衰竭越严重，运动心率增加越少[61]，故即使没有ST段下移，它也提示有左室功能不全、冠状动脉多支病变，将来有较高的冠心病事件发生率。运动峰值心率<100次/min者，可考虑为病态窦房结综合征。

亚极量运动试验时的目标心率（终点心率）通常为70%～90% HRmax。世界卫生组织、斯堪的纳维亚设定的目标心率为85% HRmax，美国运动医学会设定的目标心率为90% HRmax[18]，最低目标心率为70% HRmax。

## 二、血压

众所周知，血压的高低决定于心输出量和末梢血管的阻力。运动时，为适应机体 $\dot{V}O_2$ 增加的需要，心输出量大量增加，它主要决定于运动负荷的功率和运动肌肉量的多少。运动时心输出量还与年龄、性别、身体位置、健康状况、病情、运动试验方式等有关。例如女性心输出量比男性低26%～28%，50岁人的心输出量比25岁者减少14%～20%，活动平板运动试验测得的最大心输出量比踏车运动试验高1 L/min。运动时全身血管阻力的变化是这样的：运动肌肉因为血乳酸增加，二氧化碳分压增加，局部pH下降，小动脉扩张而阻力下降；非运动肌肉因为交感神经兴奋小动脉收缩，阻力增加，但外周血管总阻力是下降的，因而运动时，舒张压下降。虽然外周血管总阻力下降，但因为心输出量大量增加，结果收缩压还是显著上升。

运动时收缩期血压的上升和负荷功率、$\dot{V}O_2$ 的增加一般呈线性关系。大约是每升高1 MET，收缩压升高8～12 mmHg。最高收缩压一般为180～220 mmHg，女性为≤160 mmHg。男性40～60岁者，运动时收缩压升高（60±25）mmHg，女性相同年龄为（40±20）mmHg[23]。运动期收缩压的上升也受年龄、性别、健康状况、药物等的影响。例如左室功能障碍或心肌缺血者收缩压较运动前升高<20～30 mmHg。舒张压通常不变或下降，因而脉压加大。

臂功率计运动，因为运动肌肉较少，因而扩张的血管较少；而大量的非运动肌肉，则有更多的血管收缩，故其舒张压比同等运动强度的腿部运动的高，收缩压更高。

有的健康人，在大强度运动后，舒张压可降至0，即血压降至0时，仍可清晰地听到搏动声，此乃运动生理学中所谓“连续心音”现象，多见于体格健壮的人。如果在血压迅速下降的同时，出现冷汗、面色苍白、心率下降、头晕，甚至晕厥，被称为“迟发性晕厥”现象。它是运动结束后，迷走神经张力仍维持运动状态，未及时下降，而外周血管阻力下降所致。应及时平卧，促使身体尽快恢复至正常状态。

老年人，因为神经体液、儿茶酚胺反应减退和心脏舒张功能减退，心肌收缩力下降，心输出量减少，运动收缩压上升幅度降低。

高血压患者运动时，虽然常显示收缩压、舒张压比正常人高。但是大多数学者报道：轻度高血压患者和正常对照组比较，运动的血压上升幅度并不显著增高。这是因为高血压患者休息时血压已比正常人明显升高，所以运动的血压上升幅度不比正常人显著增高。

对于冠状动脉来说，α肾上腺素能刺激引起冠状动脉收缩，β肾上腺素能刺激引起冠状动脉扩张，交感神经兴奋的总效应是冠状动脉扩张。末梢冠状动脉可扩张5倍[37]。冠状动脉硬化时，因为血管狭窄、阻塞，血液黏度增加，血小板凝集、解聚能力以及末梢血管调节能力的改变，可使血液供应不能满足需要，产生心肌缺氧，从而引起心绞痛、心肌收缩力减退、心输出量减少、收缩压下降。表现为运动负荷递增时，收缩压不升或下降≥15 mmHg。因为心输出量减少，导致外周血管阻力上升，舒张压上升。表现为运动中舒张压上升≥10 mmHg。

运动峰值收缩压或运动结束后立即测得的收缩压，被认为是临床上第一个接近心脏变力性的功能指标。研究说明运动峰值血压不能升至130 mmHg或出现负荷性低血压（运动负荷增加时，收缩压下降≥20 mmHg）提示有冠状动脉三支或主干病变、严重心肌缺血、合并左室功能不全，2年内发生冠心病事件的危险性增加3.2倍[10]。美国心脏学会运动标准，认为运动中收缩压下降20 mmHg以上，但不低于安静时的收缩压者，其预测价值不大[62]；运动低血压者运动试验时易发生心室纤颤。Froelicher等次/min（1987年）分析心肌梗死后运动试验25组材料，表现运动功能下降的13例全部发生了冠心病事件；收缩期血压异常、心绞痛、ST段改变者发生冠心病事件的百分率分别为86%（12组/14组）、73%（11组/15组）、63%（12组/19组）。说明峰值收缩压预告冠心病事件的价值优于ST段改变。

运动结束以后，升高的收缩压一般在6分钟内基本恢复到运动前水平。恢复期收缩压下降延迟，表现为恢复期第3分钟的收缩压和运动峰值血压的比例加大，现认为它是诊断冠心病的高度敏感和特异性指标。Amon等认为它的敏感性超过了心绞痛和心电图的改变[10]。许顶立等[63]（1992年）对运动试验收缩压恢复比（systolic blood pressure recovery ratio，SBPR）对冠心病的诊断价值进行了研究。对象为39例冠状动脉造影阳性和52例冠状动脉造影阴性患者，方法是检测与计算运动恢复期第3分钟收缩压与运动峰值收缩压之比，>0.8者为阳性。结果：①冠心病患者运动峰值心率为（139±23）次/min，明显低于对照组的（158±16）次/min（$P<0.01$）；②SBPR诊断冠心病的敏感性、特异性、准确性分别为66.7%、73.1%、70.3%，心电图ST段变化诊断冠心病的敏感性、特异性、准确性分别为64.1%、75%、70.3%，二者诊断价值相似；③冠心病患者组中高血压10例，血压正常29例，SBPR阳性率分别为80%（8/10）、62.1%（18/29），而对照组高血压16例的SBPR阳性（假阳性）率为25%（4/16）说明冠心病患者SBPR阳性的主要原因不是高血压，但冠心病合并高血压者可提高SBPR的敏感性；④冠心病患者SBPR阳性率与休息时左室射血分数（LVEF）呈显著负相关（$r=-0.461$，$P<0.01$）。冠心病患者SBPR异常的发生机理还不清楚。

心率×收缩压（二项乘积）是心肌耗氧量的间接代表，正常值为25 000～40 000[62]，严重冠心病患者可降到15 000以下[17]。

## 三、心绞痛

运动中出现限制运动的心绞痛为心肌严重缺血的表现，有报道心绞痛合并ST段下移者的多支冠状动脉病变占比例为93%，而单纯心绞痛为76%[41]。

# 第六节 运动负荷试验心电图反应

运动负荷时，心电图的生理变化是P波增高，显现Ta波（心房复极波，见图3-4-2），因心率增快而P-Q、R-R、QT缩短。因为Ta波的显现，累及S-T段，使S-T呈J型ST下移（上斜型下移），以恢复期第1分钟为最深，然后逐渐恢复至运动前水平。运动负荷后，T波一般是波幅逐渐下降，最大运动时达最低点，以后逐渐增大，于恢复期1分钟时，大约恢复至运动前水平。

## 一、异常心电图反应

### （一）P波

心房肌比心室肌薄，对血流动力学改变敏感。Ptfv1：$V_1$导联的心房终末电势的计算公式是：Ptfv1=负波振幅（mm）×时间（s），单位是mm·s，见图3-4-3，正常值是<-0.03或-0.04 mm·s[64]。多数人认为Ptfv1值的改变可作为诊断冠心病和心肌梗死患者泵衰竭的指标，并认为冠心病患者Ptfv1负值增大是左室功能不全、左室舒张末压力增加、左房血排入左室受阻，左房扩大所致。刘江生等的老年心肌梗死合并心力衰竭患者在康复活动中，每当ST段上升时，Ptfv1便扩大到-0.04 mm·s以下。

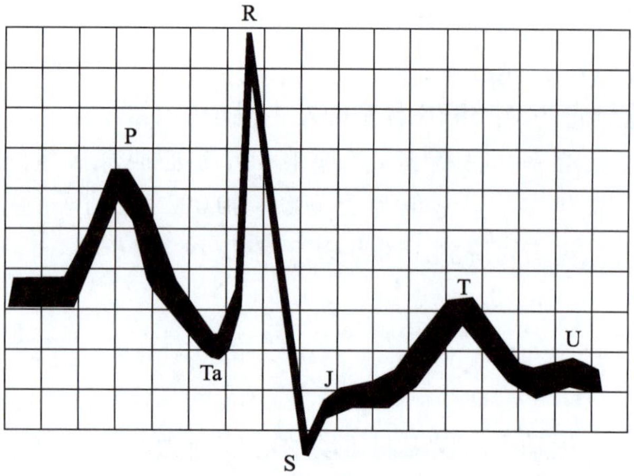


图 3-4-2 Ta 波的示意图

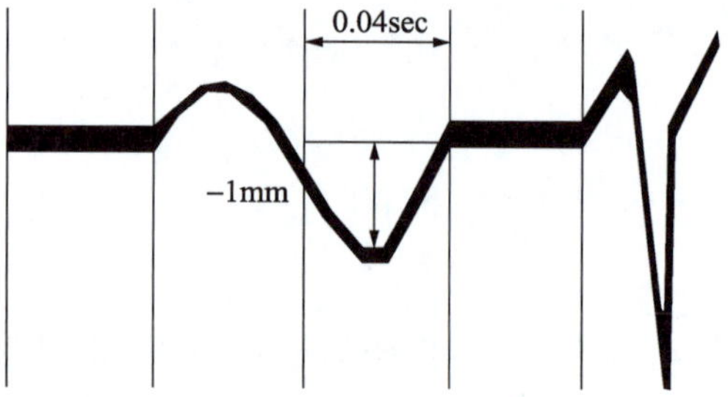


图 3-4-3 Ptfv1 的测量和计算

## （二）ST 段偏移

ST 段改变是运动心电图诊断心肌缺血的主要指标。ST 段的测量，按照美国心脏协会（AHA）的标准，J 点测量的参考水平为 P-R 段，ST 段和 T 波振幅的参考水平为 T-P 或 U-P 段，当心率变快，确定 T-P 或 U-P 有困难时，ST-T 振幅测量的参考水平改为 P-R 段[25]。P-R 倾斜时，则延长 P-R 线，与通过 J 点的垂线相交于 O 点，以 O 点作水平线，作为测量 ST 位置的矫正基线[5]。ST 段测量示意图如图 3-4-4。如心率过快，ST 段持续时间缩短，J 点后 0.08 秒处于 T 波上升支，可用 T 波起点前处测量 ST。其标准与 J 点后 0.08 秒处相同[10]。各种 ST-T 波变化见图 3-4-5。

表面心电图的形状受一系列因素，例如氧的供求关系、压力负荷、心肌兴奋性和室壁运动、心率等的影响。在表面心电图中，运动引起的心肌缺血表现有 3 种类型：ST 段下移、抬高，或异常 ST 段的“正常”化。

1. ST 段下移

ST 段下移是运动所致心肌缺血的最常见表现。它是心脏内膜下心肌缺血的表现，其方向由心脏部位决定。它的判定标准，因运动试验方法而异。Master 二阶梯试验，按照 1980 年中华医学会第一届内科学术会议修订判定标准，R 波占优势的导联，运动后出现水平或下垂性下移，在 J 点后 40 ms 处下移≥0.1 mV，持续 2 分钟者为阳性。如原有 ST 段下移，运动后应在原基础上再下移 > 0.1 mV，持续 2 分钟。如运动后 R 波占优势导联，ST 呈水平或下垂型下移 0.05 mV 或接近 0.05 mV 及 QX/OT 比值≥50%，持续 2 分钟者为可疑阳性。踏车、平板运动试验 ST 段下移的阳性标准是：运动中或运动后，在 R 波占优势的导联上出现水平或下垂型下移，在 J 点后 80 ms 处下移≥0.1 mV[6,10,17] 持续 80 ms 者为阳性[65]。如运动前原有 ST 段下移，运动后应在原基础上再下降 0.1 mV[6]。如运动中或运动后，仅个别心动周期 ST 段呈缺血型下移≥0.1 mV，判定为可疑阳性[4]。

对于多级负荷运动试验（活动平板或踏车）的诊断价值，据一组世界范围内有关实验室 22 年研究资料的多变数分析，诊断的敏感性为 68%，特异性为 77%；对于确定多支血管病变的敏感性为 81%，特异性为 66%；缓慢上升型 ST 段下降对心肌缺血的诊断价值较差；下斜型 ST 段下降比水平型下降更严重[10]。

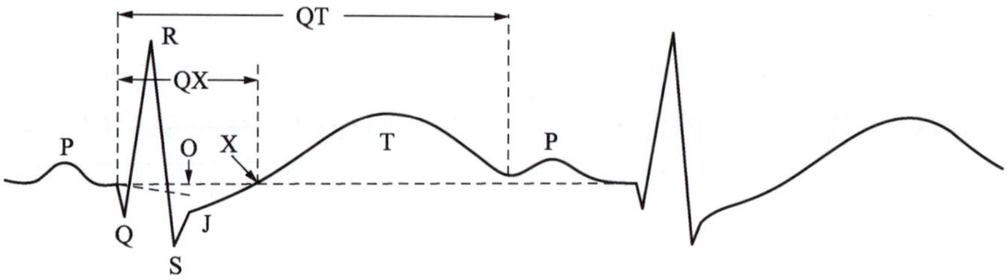


图 3-4-4 ST 段测量示意图

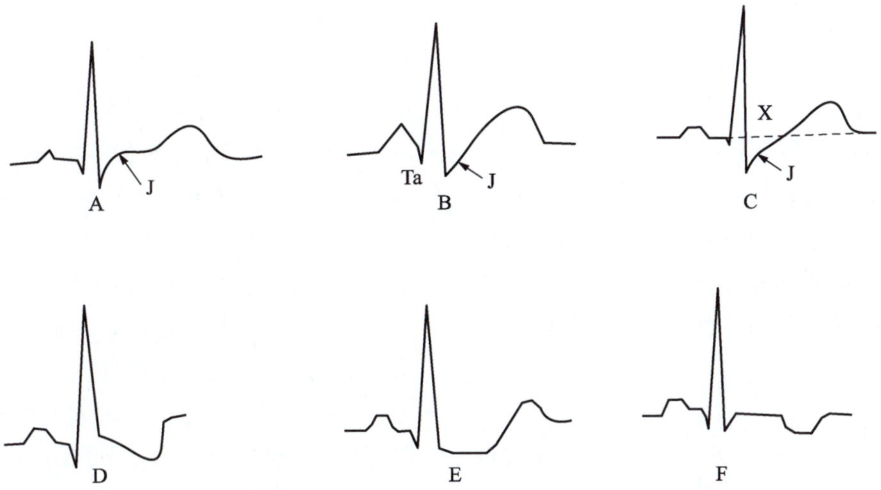


图 3-4-5　各种 ST-T 波变化

注：A 正常平静心电图；B 由于 Ta 波引起的假性 J 型 ST 下移；C 真正的 J 型 ST 下移；D 缺血型 ST 段下斜型下移；E 缺血型 ST 段水平型下移；F 单纯 T 波倒置。

缺血型 ST 段下移通常（≥90%）出现于侧壁导联（Ⅰ，$V_4 \sim V_6$）[17,62]，其他导联异常反应的特异性较低。孤立的下壁导联（aVF、Ⅱ、Ⅲ）ST 段下降特异性较低[17,62]（可低至 44%[52]），阳性预测价值较小（可小至 36%[53]）。ST 段下移不能为心肌缺血定位[17]，但 5 个导联以上出现 ST 段下移通常提示多支血管病变[62]。

Froelicher 等（1993 年）[17]归纳当时的资料，提出下述新的指标为提示预后不佳和（或）严重冠心病的指标：①运动性低血压：收缩压降至运动前水平以下。发生心血管事件的危险性为无运动低血压者的 3 倍[12]；②限制运动的心绞痛；③运动功能 < 5 METs[12]；④下斜型 ST 段下移，特别是出现在恢复期；⑤出现 ST 段下移时，二项乘积 < 15 000；⑥ST 段下移持续到恢复后期。

2. ST 段上升

运动负荷后 ST 段上升的定义：运动负荷后 ST 段比安静心电图 ST 段上升 0.1 mV。ST 段上升的意义取决于心肌的状态和心电图的其他表现。它是根据是否同时有心肌梗死的 Q 波而分类如下[17,62]。

（1）同时有心肌梗死的 Q 波：陈旧性心肌梗死是运动导致 ST 段上升的最常见原因。大约 50% 前壁、15% 下壁心肌梗死的患者，运动时出现这种现象。它和 Q 波的宽度有密切关系，与节段性运动不良、室壁瘤关系密切。其射血分数比无 ST 段抬高的心肌梗死患者低。ST 段上升在有 Q 波的 $V_1$、$V_2$ 导联最常见。在其他相应导联常引起相反的 ST 段下移。

（2）没有 Q 波的 ST 段上升：没有陈旧性心肌梗死、缺乏 Q 波的患者，运动时的 ST 段上升通常意味着存在严重的暂时性缺血区域。缺血可为冠状动脉高度狭窄或痉挛所致，其机制为运动引起透壁性心肌缺血。因而它比反映心内膜下缺血的 ST 段下移更为严重，易出现室性心律失常。ST 段上升的部位一般与缺血部位相符。

## （三）ST 段“正常”化

不同部位的心肌缺血可以因为抵消反应而导致 ST 段改变现象的消失或运动使安静时的 ST 段移位消失，而“正常化”。有报道：有的心肌缺血患者安静时存在心电图异常，包括 T 波倒置、ST 段下移，而在心绞痛或运动时则心电图异常消失，反而恢复“正常”了。这种抵消效应比较少见，但性质比较严重[17,62]。有报道运动功能差的冠心病患者，20% ~ 25% 在运动时出现“正常”心电图，或仅有很轻微的 ST 段上升。如果一已知的冠心病患者，运动试验时不引起 ST 段下移或上升，意味着可能是由于≥2 支冠状动脉病变的心肌缺血 ST 段向量变化互相抵消所致[17,62]。

## （四）T 波、U 波改变

1. T 波倒置

不伴有 ST 段变化的 T 波倒置可见于没有心脏

病的患者，其临床意义看法不一。不管有无心脏病，安静时T波倒置，运动中和运动后T波转为正常的，一般认为是异常改变[17,62]。Marin等报道：667例按Bruce方案进行平板运动的试验者，有45例出现运动性T波“正常化”(T波由倒置转为直立)，其中43例（96%）$^{201}$Tl肌显像阳性，说明有冠心病；心绞痛明显，冠状动脉造影至少有一支狭窄>50%者12例，其中10例出现运动性T波“正常化”。

2. T波增大

心肌梗死患者在出现ST段上升、异常Q波以前，可见到T波增高或分裂。冠心病患者运动时常可见到T波升高。有人认为$T_{V4}$波幅达0.4 mV以上，或比安静时的T波增高3倍以上，为阳性改变[18]。

3. U波倒置

健康人安静心电图不存在U波倒置，而高血压、主动脉瓣或二尖瓣关闭不全、冠心病、左右束支阻滞等患者常常可见U波倒置。心绞痛发作，特别是变异性心绞痛发作时，容易看到U波倒置。安静心电图正常的人，运动引起的U波倒置被认为是心肌缺血的标志[17,18]，并提示为有左前降支冠心病[62]。

### （五）QT延长

关于QT延长的临床研究进展，周翠翠[66]等报道：QT间期延长，主要分为遗传性和非遗传性，在临床上以非遗传性的居多，其原因可细分如下。

（1）先天性长QT综合征。

（2）药源性QT间期延长：①抗心律失常药：Ⅰ类抗心律失常药（$Na^+$通道阻滞剂），如奎尼丁致室性心动过速发生率达1%～8%；Ⅲ类抗心律失常药（$K^+$通道阻滞剂），抑制慢、快成分的延迟整流钾电流［IKs（缓慢激活的延迟整流钾电流），IKr（快速激活的延迟整流钾电流）］，多数是作用于IKr；IKr是心动过缓时的主要复极电流，故在心率减慢时其抑制作用加强，易发生尖端扭转型室速，其代表药物为索他洛尔、氨碘酮等。氨碘酮因对IKs、IKr均有明显的抑制作用，故降低了尖端扭转型室速的发生率，其发生率<1%；②抗微生物药：可引起QT间期延长及尖端扭转型室速的抗微生物药有喹诺酮类、氟喹诺酮类、大环内酯类等。喹诺酮类药可使动作电位QT间期延长导致尖端扭转型室速，司帕沙星和格帕沙星已因引起尖端扭转型室速最严重而被停用；③抗抑郁药：三环类抗抑郁药主要作用于$Na^+$通道，可引发与Ⅰ类抗心律失常药类似的心律失常，代表药物有阿米替林、氯米帕明等；④其他药物：某些抗肿瘤药物、镇静止痛药物也有引起QT间期延长的报道。

（3）电解质紊乱：临床上电解质紊乱导致的QT间期延长相当常见，如低钙血症、高镁血症、低镁血症都可引起QT间期延长。

（4）其他原因：缺血性心脏病、心肌病、心动过缓、房室传导阻滞也易引起QT间期延长。因此，临床上除心血管病外，有多种原因可引起QT间期延长，必须综合判断。

刘丽萍等[67]报道：在非ST段抬高型心肌梗死（NSTEMI）患者中，冠脉造影证实的2支和3支病变患者的QT离散度（QTd）较单支病变患者60.12±12.40 ms，66.78±22.12 ms比30.75±9.32 ms显著延长，$P<0.01$，多因素回归分析显示QTd是这种病患者危险分层的预测因子。

### （六）心律失常

1. 窦性心律

随着运动负荷增加，一般均呈窦性心动过速。偶尔运动后，患者出现长时间窦性停搏，常见于严重缺血性心脏病患者。

2. 房室传导异常

1）Ⅰ度房室传导阻滞：运动末或恢复期，偶可见Ⅰ度房室传导阻滞，为疾病（心肌炎等）或药物（普萘洛尔、洋地黄等）所致。

2）Ⅱ度房室传导阻滞：运动诱发的莫氏Ⅰ型和文氏传导阻滞很少见。运动诱发的莫氏Ⅱ型传导阻滞可能是心率过快所致。

3）完全性房室传导阻滞（complete atrioventricular block，CHB）：静息时后天获得性CHB是运动试验的禁忌证。先天性CHB患者，在没有合并其他严重先天异常时，可以做运动试验[62]。但必须严格监护。

4）预激综合征（wolf-parkinson-white syndrome，WPW综合征）：运动可以激发、消除或不

改变已存在的WPW异常房室传导。约一半WPW综合征患者在运动试验时转为正常的传导，如能消除异常传导，则发生运动诱发心动过速的危险性较小。如运动不能消除原先存在的异常房室传导，试验中可出现明显ST段下移，这种ST段下移不一定是缺血，可能为假阳性[17,18,62]。可用普罗卡因酰胺或阿马灵之类药物，使传导正常化，再进行运动试验，则易于判断[9]。尽管有人认为运动最易诱发WPW综合征患者发生室性心动过速，但是WPW综合征患者在运动中或后发生快速性心律失常仍较少见[62]。

5）左束支传导阻滞（left bundle branch block，LBBB）：安静时无左束支传导阻滞者，在运动心率>125次/min时出现LBBB，冠状动脉常正常。典型心绞痛患者在心率低于125次/min时发生LBBB，则常与冠心病有关。安静时有完全性LBBB的患者，可有显著ST段下移。故运动心电图不能根据有显著ST段下移，就诊断心肌缺血，除非有运动试验的其他异常反应。

6）右束支传导阻滞（right bundle branch block，RBBB）：虽然下壁、右心前区导联的ST段下移难以解释为合并冠心病，但左心前区导联（$V_4$～$V_6$）有水平或下垂型ST段下移为心肌缺血的可靠指征[62]。

7）室内传导阻滞（intraventricular conduction block）：运动试验可诱发左前、左后分支阻滞和双支阻滞（右束支+左前或左后分支）。这是一种频率依赖性现象，即在窦性心率超过某一水平时发生，它难以与室性心动过速鉴别。

3. 房性异位心律

单个的房性期前收缩、短阵室上性心动过速，往往发生于运动试验时，似乎没有冠心病的诊断和预后意义[10,62]。运动诱发的短阵房颤和房扑低于1%。单独出现的运动性室上性心律失常常与冠心病无关，更常见的是与肺部疾病、近期内饮酒或服用咖啡因过量有关，需要停止运动试验，观察并进行鉴别。

4. 室性异位心律

室性期前收缩是运动中最常见的心律失常。其发生与年龄、心脏病变有关。有人提出：年龄<35岁的男人室性心律失常发生率为15%～35%，年龄为45～55岁者为50%～60%[10]。单个室性期前收缩似乎没有冠心病的诊断和预后意义，运动时出现的频繁、复杂性室性期前收缩也不一定是冠心病[10]，它可由心肌病、二尖瓣脱垂、QT延长综合征、电解质异常等诱发[18]。但是，具有猝死家族史、心肌病、心脏瓣膜病变或心功能不全、严重心肌缺血病史的患者发生室性期前收缩应引起重视；经常成对出现的或多形的室性期前收缩、连续性室性期前收缩或室性心动过速更常见于冠心病患者，且出现得更早，对于冠心病的诊断是有意义的。如果同时有缺血型ST段下降，更可能是冠心病。故运动中、运动后出现的房室传导阻滞、频繁或多形性室性期前收缩、室上性或室性心动过速应看作运动试验阳性。在有冠心病的情况下，心肌缺血可促使心律失常的发生，尤其是促使运动后即刻发生心律失常。这是因为运动突然停止，外周血管仍然扩张，回心血量突然减少，冠状动脉灌注减少，同时儿茶酚胺水平仍较高，心率较快，心肌$\dot{V}O_2$仍较大，心肌氧的供需平衡失调加剧，可诱发室性心律失常。

至于持续性室性心动过速，即使没有疾病基础，一旦出现运动诱发的持续性室性心动过速也应重视[62]。

运动能够抑制安静时存在的心律失常，其解释为运动时迷走神经活动减弱、交感神经活动增强引起窦性心动过速，而窦性心动过速可抑制异位节律点。Califf等报道运动抑制安静时存在的心律失常，并不排除冠心病，因为虽然休息时存在的室性期前收缩在运动中消失了，但运动后可出现缺血型ST段下移[10]。

不管是什么原因，出现复杂、频繁的室性心律失常时，应停止运动试验，给予相应的处理和治疗，因为它们预示有室颤的可能。

## 二、运动试验心电图解释时的注意事项

对于运动试验结果的解释，必须注意下述事项。

3

### （一）缺血型 ST 段下移并非都是冠心病

过度通气、血管调节功能减弱以及非冠状动脉病变都可引起运动的缺血型 ST 段下移，即出现心电图假阳性改变。解释时应予以注意。

1．过度通气（hyperventilation）

有的学者提倡在运动试验以前进行过度通气试验：办法是在预定进行多级运动试验的位置，进行快速而深的呼吸（不必像极量运动试验那样有力）30 秒钟。在过度通气的前、中、后用运动试验记录心电图的导联记录其即时心电图。过度通气通常引起轻度低血压、心率加快、轻度头晕、心电图 P 波高尖、T 波幅度降低；少数可引起心律失常：如室性期前收缩、束支传导阻滞、不同程度房室传导阻滞，ST 段下移（假阳性）。这些心电图异常改变可能是过度通气引起的血碳酸减少，酸碱平衡失调所致。过度通气所致的 $\dot{V}O_2$ 增加不超过 250～350 mL[10]。如过度通气试验出现缺血型 ST 段下移，那么对于运动试验中出现的 ST 段改变，要考虑鉴别，慎重判断。

可是 Freoliher[17] 认为应该避免运动试验前做过度通气试验，因为过度通气可导致出现室性期前收缩，甚至心绞痛。他主张在运动后或隔日，有选择性地对状似健康但出现 ST 段下移的中、青年进行过度通气试验，以排除假阳性。

2．血管调节功能障碍

有人随访了 40 例患者 3 年以上，临床及心电图检查未发现有器质性心脏病，其中 14 例冠状动脉造影亦正常，但运动试验都有 >0.1 mV 的缺血型 ST 段下移改变，并有下述特点：①站立时Ⅱ、Ⅲ、aVF、$V_4$～$V_6$ 导联出现 T 波倒置和（或）ST 段下移，心率增快 20 次/min 左右；②运动后立即出现缺血型 ST 段下移，但Ⅰ、aVL 导联都不出现 ST 段下移。运动持续进行时，缺血型 ST 段下移慢慢趋于消失，直至恢复正常；③若令患者穿弹力衣裤或采用瓦氏（Valsalva）动作或服用β受体阻滞剂可使运动中发生的 ST 段下移减轻或消失，即所谓直立试验。有学者对此的解释是：患者刚站立或开始运动时，因为血管调节功能减弱，回心血量减少导致心排出量减少，使心内膜下心肌缺血，产生 ST 段下移；运动继续进行，机体产生适应性改变，回心血量增加，心排血量增加，ST 段下移趋向减轻乃至消失[4]。

因此，运动试验前，要在平卧位、运动体位，分别记录卧、立位心电图和血压，排除血管调节功能障碍[62]。但直立试验不要和过度通气试验同时进行[4]。

3．许多病理情况可引起 ST-T 改变

（1）左室肥厚等：左室肥厚，心肌病，左、右束支传导阻滞，预激综合征（WPW 综合征），二尖瓣脱垂，某些先天性或瓣膜性心脏病，安置了按需起搏器，重度肺部疾病，重度贫血，过度换气，漏斗胸，洋地黄治疗，低血钾，碱中毒等都可引起 ST-T 改变。这时，运动引起的 ST 段下移，通常不解释为心肌缺血所致。

（2）左室肥厚伴劳损：有的学者对左室肥厚伴劳损提出诊断参考意见[6]，可参考和进一步探讨。运动后出现下述心电图表现，考虑合并存在冠状动脉供血不足。①T 波为二肢对称性倒置，若 T 波变为直立，亦为二肢对称状；②运动后呈现 U 波倒置；③以负向波为主的导联和以正向波为主的导联，ST 段都下移；④ST 段呈显著缺血性下降。

### （二）运动试验阴性并不绝对排除冠心病

冠心病患者于运动试验中可表现为阴性反应，其原因有：①冠状动脉狭窄 <50% 或受累分支小，范围也小；②冠状动脉主要分支虽有明显狭窄，但侧支循环良好或进行了冠状动脉旁路移植术等治疗；③心脏互为对应的部位都发生心肌缺血，心电图改变互相抵消，不出现 ST 段下降；④心脏以外原因所致运动量不足；⑤使用β受体阻滞剂或钙拮抗剂；⑥没有利用 ECG 以外的信息，如血压等；⑦试验操作如导联连接不符合标准或试验结果评定标准太严。

### （三）药物的影响

对于初次进行诊断性运动试验者，如果病情许可的话，最好停止心血管药物一段时间，β受体阻滞剂须停止或减少剂量几天，钙通道阻滞剂、硝酸甘油至少要停 12 小时，地高辛则至少停药 10～14 天[10]。如果病情不允许停止心血管药物，可继续用药，但必须了解这些药物对运动试验的影响，便于解释。

1. β受体阻滞剂

可延长心肌缺血患者运动试验出现症状、ST段下移的运动时间，使运动达到一个更高的功率，增加峰值 $\dot{V}O_2$ 12%~36%，因而会出现假阴性。因为停药可能有反跳现象，大多数试验患者继续常规用药。

2. 血管舒张剂

这类药物能增加患有心绞痛、心力衰竭或二者兼有患者的运动能力。硝酸甘油制剂可增加心绞痛患者运动能力。盐酸肼苯达嗪可降低外周阻力，增加心输出量，增加运动能力。血管紧张素酶抑制剂（卡托普利等）可减少血浆中血管紧张素Ⅱ和醛固酮含量，扩张血管，降低血压，改善心肌舒张功能，增加运动能力，并提高生存率。

3. 洋地黄

正常人和冠心病患者在服用洋地黄后可有ST段下移，运动可诱发和加重ST段下移。但是这时大幅度的ST段下移仍提示合并有心肌缺血。洋地黄引起ST段下移时QT间期正常，而缺血引起ST段下降时，QT间期延长，这有助于二者的鉴别。

### （四）反映心功能的心电图改变

心血管康复医学的运动试验主要目的是了解运动引发的心功能改变和判断预后，便于制定运动处方，确定监护水平，指导康复，因而了解心电图变化所反映的心功能改变对于心脏康复具有重要意义。又因为心电图是非侵入性检查，最为普及的廉价检查，所以它对心功能的反映就更具有特别重要的意义。虽然对于冠心病的诊断，心电图运动试验已积累了丰富的经验，但是对于心电图是如何反映运动心功能变化的还了解不多，处于探索、研究阶段。今摘要介绍如下。相信随着心血管康复医学的发展，今后对该问题会有更多的了解。

Muler等（1958年）首先发现心绞痛时会伴有肺毛细血管楔压（pulmonary capillary wedge pressure，PCWP）（相当于左室舒张末压，left ventricular end-diastolic pressure，LVEDP）上升。以后许多学者报道：运动负荷时发生的胸痛伴有LVEDP的明显上升，每搏输出量下降，且心输出量增加不多，左室每搏做功指数（left ventricular stroke work index，LVSWI）下降，左室功能曲线向右下方移动。Carlens等连续测定运动诱发强烈心绞痛前、后过程的LVEDP和SWI（每搏工作指数），当运动诱发心绞痛时LVEDP升至40 mmHg，LVSWI（g·mm/m²）由72下降至12，而停止运动，使用硝酸甘油心绞痛缓解后LVEDP又下降至9 mmHg，LVSWI则恢复至60[3]。

轻度运动时轻、重度患者的每搏输出量没有差异，可是重度患者的LVEDP将显著上升。考虑这时的LVEDP上升是心肌柔顺性下降（左室舒张功能减退）所致。运动时首先是心室舒张功能减退，然后收缩功能减退，LVEDP上升，ST段下移。心绞痛的缺血是一过性的，安静时少有泵功能异常。心肌梗死时的缺血是持续存在的，安静时就有泵功能异常，室壁运动异常明显、多见，运动时容易发生LVEDP、LVESV（left ventricular end-systolic volume，左室收缩末容积）增加，每搏输出量（stroke volume）、左室射血分数（left ventricular ejection fraction）下降。这些运动血流动力学的改变反映在心电图上会有下述改变。

1. PtfV1（P terminal force in lead V1）

PtfV1 < −0.04 mm·s提示左心功能不全，LVEDP和（或）LVESP上升。

2. ST段下降

ST段下降 >0.2 mV提示心功能不全。ST段下移反映心内膜下心肌缺血。动物实验显示：随着LVEDP上升，首先出现心内膜下心肌血流减少。因为心内膜下心肌的血液供应不仅受冠状动脉狭窄的影响，而且还受心腔内压的影响，所以运动时心率增快，舒张期缩短，再加上LVEDP上升，首先使心内膜下心肌缺血，出现ST段下移。所以LVEDP上升和ST段下移密切相关。McConahay等[3]报道在3分钟20次的二阶梯运动中，ST段下降0.1 mV以上者，71%的人LVEDP上升。运动强度、ST段下移的量、出现ST段下移的时间、导联数、ST段下移恢复的速度等与病变、心功能不全的程度有关。故除ST段下移 >0.2 mV外，ST段下移出现于下述情况时也提示病情严重、心功能不全：①运动功能 <5 METs；②心率 <120次/min，收缩压 <130 mmHg或二项乘积 <15 000；③ST段下移见于多数导联；④ST段下移

持续到恢复期 6 分钟以后；⑤有限制运动的心绞痛。

3. ST 段上升 >0.2 mV

提示心功能不全。尤其是见于心肌梗死患者。

4. ST-T “正常” 化

安静时有 ST 段下移或 T 波倒置，运动中反而恢复 “正常”。

5. 运动诱发 U 波倒置。

中国康复医学会心血管病专业委员会，《心血管康复医学杂志》编委会于 2006 年制定的心脏分级运动试验结果判定标准[68]对于病情严重和（或）心功能不全项目有如下叙述：确诊的冠心病患者于运动中或运动恢复期出现下列条件者提示病情严重（多有冠状动脉多支或左主干病变），可能合并心功能不全。

（1）缺血型 ST 段下移≥0.2 mV，下斜型 ST 段下移意义更大。

（2）运动性低血压，运动负荷增加时收缩压反而下降≥20 mmHg。

（3）出现缺血型 ST 段下移或心绞痛时：①收缩压 × 心率 <15 000；②心率 <120 次/min 或收缩压 <130 mmHg；③运动贮量（以 $\dot{V}O_2$ 表示）<5 METs。

（4）缺血型 ST 段下移见于多个导联（≥5 个）或持续到运动后 >6 分钟。

（5）ST 段上升≥0.2 mV。

（6）出现限制运动的心绞痛。

（7）Ptfv1≤ -0.04 mm · s。

（8）ST-T “正常” 化：安静时心电图有 ST 段下移或 T 波倒置，运动中或运动后恢复期转为正常，ST 段移位消失，T 波直立。

（9）运动诱发 U 波倒置。

（10）运动诱发室性心动过速等严重心律失常。

## 第七节　心电图运动试验判定标准

Master 二阶梯运动试验：国内已制定诊断标准，可参阅有关专著。

多级运动试验（活动平板、臂、腿功率计等）：本节综合有关论述，提出如下心脏分级运动试验参考判定标准。

### 一、运动试验阳性

运动中或后出现下列条件之一者为阳性。

1. 典型心绞痛。

2. 心电图改变：

（1）心电图以 R 波为主的任何一导联于 J 点后 80 ms 处出现 ST 段较运动前水平或下垂型下移≥0.1 mV，持续 80 ms，若运动前已存 ST 段下移者，运动后诱发的 ST 段下移应在原有基础上再下移 0.1 mV 并持续 2 分钟以上[65]；

（2）除 aVR 导联外，各导联出现 ST 段抬高≥0.1 mV[17,21]；

（3）ST-T 波 “正常” 化：安静时心电图有 ST 段下移或 T 波倒置者，运动中、后转为 “正常”，ST 段移位消失，T 波直立，可能是心肌缺血的一种表现，但不特异[65]；

（4）U 波倒置：安静心电图无 U 波倒置者，运动诱发 U 波倒置提示有心肌缺血，但不特异，由左心室舒张功能异常引起，可出现于左心室肥厚、主动脉及二尖瓣反流患者[65]。

（5）最大 ST/HR 斜率≥2.4 mV/(次 · min)：≥6 mV/(次 · min)常提示三支血管病变；

（6）QT 间期：正常人运动使 QT 间期缩短，运动导致的 QT 延长与冠心病、高血压性心脏病相关性良好。

3. 血压异常：

（1）运动负荷增加时收缩压反而下降≥20 mmHg；

（2）运动峰值收缩压 <130 mmHg[10]或较安静时收缩压增加 <20 mmHg[62]；

（3）运动后第 3 分钟：收缩压占峰值收缩压比例 >80%[63]；

（4）运动中，舒张压上升≥15 mmHg[10]。

4. 运动诱发严重心律失常，如频发或多形性期前收缩、心房颤动、室性心动过速、Ⅱ ~ Ⅲ度房室传导阻滞、窦房阻滞等。

## 二、可疑阳性

运动中或运动后出现下列条件之一者，为可疑阳性。

1. 以 R 波为主的任一导联出现缺血型 ST 段下移≥0.5 mV，或<0.1 mV[17]。

2. 以 R 波为主的导联单个心动周期出现缺血型 ST 段下移[4]。

3. 以 R 波为主的导联原有 ST 段下移者，运动后在原有 ST 段下移基础上再出现缺血型 ST 段下移 0.1 mV，但持续时间不足 2 分钟者。

## 三、病情严重性和（或）心功能不全

冠心病患者运动中或后出现下列条件者，提示病情严重（多有冠状动脉多支或主干病变），可能合并心功能不全。

1. 缺血型 ST 段下移≥0.2 mV，下斜型 ST 段下移意义更大[10]。

2. 运动性低血压：运动负荷增加时收缩压不能达到 120 mmHg 或反而较运动前下移≥10～20 mmHg[10,17,18,61,62,65]。

3. 出现缺血型 ST 段下移伴典型心绞痛[65]或有：

（1）二项乘积（收缩压×心率）<15 000[17]；

（2）运动峰值心率<120 次/min[18]或较安静时增加不到 30 次/min[17]（未用 β 受体阻滞剂者）。

4. 症状限制运动试验运动功能（$\dot{V}O_2max$）<6 METs 或 ST 段下移出现于运动负荷<6 METs 时[65]。

5. 缺血型 ST 段下移见于多个导联（≥5 个[61,62]）或持续到运动后≥6 分钟[69]。

6. ST 段上升（弓背向上型）≥0.2 mV。

7. Ptfv1≤－0.04 mm·s[64]。

8. 运动诱发室性心动过速等严重心律失常。

补充说明：

1. 亚极量运动目标心率为年龄预计最大心率 85% 以上，或为 195－年龄（岁）。

2. 最大 ST/HR 斜率、ST 指数、ST 段移位面积等有待进一步研究后再定。

3. 有左室肥厚、左束支阻滞、预激综合征、洋地黄使用、室性期前收缩等情况的 ST 段下移，不作心肌缺血的解释。

4. 以 R 波为主的下壁导联（Ⅱ、Ⅲ、aVF）孤立地（不合并心前区导联）出现缺血型 ST 段下移，因特异性较低，可考虑为可疑阳性。

对于运动试验可疑阳性者，建议做超声心动图、核素心肌断层成像等进一步的检查。

# 第八节　心电图运动试验的临床应用

## 一、冠心病

### （一）诊断价值

1. 敏感性和特异性

对于冠心病的诊断，与冠状动脉造影比较，心电图运动试验的敏感性平均为 66%，其中单支、三支血管病变者分别为 40%、90%；运动试验的特异性为 84%[18,62,65]，女性的特异性仅为 43.5%[18]。

2. 预测价值

异常结果的预测价值是指试验异常的患者占所有试验异常者的百分率。

异常结果的预测价值＝TP/TP＋FP×100

式中：TP（true positive）为真阳性；FP（false positive）为假阳性。

人群对某一试验的假阳性率高，则此式分母大，结果预测价值小。女性心电图运动试验的特异性仅为 43.5%[18]，且女性运动时，最大收缩压下降和心脏病无关，故对冠心病预测价值小，不能作为普查工具，也不能简单地根据运动试验有缺血性 ST 段下降，就诊断为冠心病。女性容易出现缺血样 ST 段下移的原因，可能是女性激素（雌激素）在化学结构上类似洋地黄，从而引起洋地黄样的 ST 段下移。故伴有 ST 段下移能否诊断为冠心病，要根据人群患冠心病的可能性大小（参见本章概论）及其他主、客观表现而定。对于无症状的男性患者，要在 ST 段下降 0.2 mV 并伴有其他异常反应时，才能考虑冠心病的可能[62]。

### （二）评估预后

为冠心病患者评估预后的目的有二，分述如下。

1. 区分患者预后的危险性

（1）处于中、高度危险的患者，可进行心导管、核素心肌断层造影等进一步检查，以便区分中、高度危险，采取更佳治疗，改善预后；应加强运动监护。

（2）低危患者可以节省早期心导管检查，不限制和监护他们的职业或娱乐活动，从而节约时间、经济开支，减少家庭和社会负担。

2. 回答患者的咨询，便于患者的工作、经济、娱乐等活动的安排

冠心病的预后决定于：①心肌损害的程度；②心功能状态；③心律失常的危险。其中根本的问题是心肌损害的程度。

与心肌损害、缺血程度有关的运动试验异常反应有：①心绞痛；②ST 段下移；③ST 段抬高；④心率反应降低；⑤收缩压降低；⑥出现缺血症状、体征时的二项乘积下降；⑦运动能力很差。运动试验是评估冠心病预后的首选无创性检查。

无心力衰竭症状和体征的患者，运动能力与左室功能相关性较差。譬如心肌梗死后患者在康复运动锻炼后，虽然左室射血分数变化不大，可能是因为肢体运动功能改善，可以从事日常活动。

### （三）心电图运动试验对冠心病各种状态的预后评估

1. 稳定性冠心病

对于运动试验发现的无症状缺血的临床意义仍有争论。ST 段下移不伴有缺血症状者约占 60%[62]。

运动诱发的室性心律失常：研究显示运动试验中出现的心律失常可增加$^{201}$Tl 扫描、ST 段及心率改变评估预后的正确性。它对评价抗室性心律失常药物的治疗很有价值，尤其是对冠心病患者[62]。

Duke 积分：运用回归分析，Mark 等[19]通过 2842 例已知或可疑的冠心病患者（没有发生过心肌梗死，也没有经过血运重建治疗）进行的活动平板运动试验和诊断性血管造影的数据创造了 Duke 平板运动试验积分。

平板运动试验积分 = 运动时间 − 5 ×（ST 段偏移的数量）− 4 ×（劳力性心绞痛指数）

运动时间：基于标准的 Bruce 程序；ST 段偏移：应在 J 点后 60 ~ 80 ms 测量，如果 ST 段偏移 <1 mm，那么 ST 段偏移积分为 0；劳力性心绞痛指数：没有劳力性心绞痛者，指数计 0 分，有劳力性心绞痛者指数计 1 分，心绞痛导致患者停止运动者计 2 分。

该研究结果：高危组（积分≤ −11）患者占 13%，心血管事件的年病死率≥5%；低危组（积分≥5）患者占 34%，心血管事件的年病死率为 0.5%。

为了方便使用，将 Duke 积分转化成一种列线图[19]（图 3 −4 −6），如下。

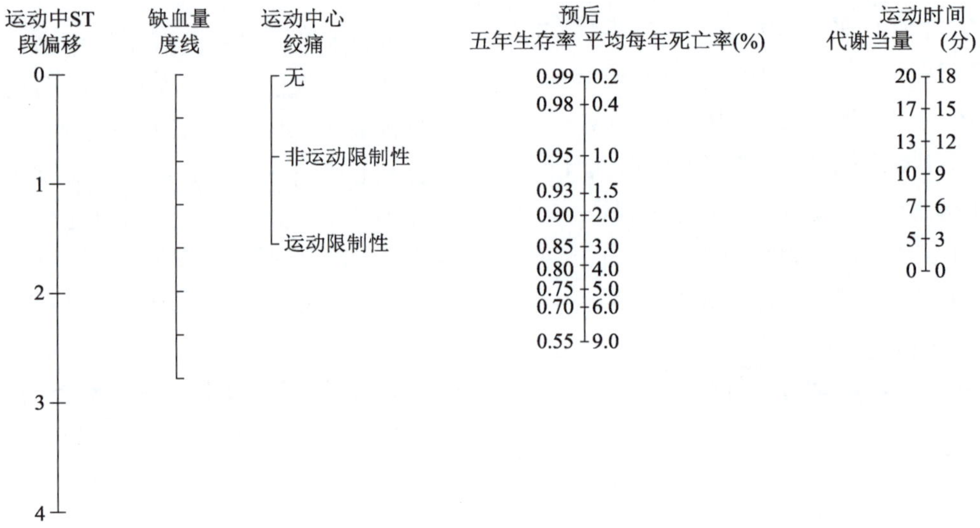


图 3 −4 −6　预后指标列线图

Duke 积分判定是低危的患者（预测年病死率≤1%），可以进行内科治疗，不需要进行心导管术；高危患者（预测年病死率≥4%）通常需要进行心脏介入治疗；中危患者（预测年病死率2%～3%），需要进行其他的进一步检查，如心血管造影或运动成像试验。如果一个中危患者同时有左室功能障碍的证据，通常需要建议其进行心脏介入治疗。

2. 心肌梗死后运动试验

（1）目的：综合有关资料确定心肌梗死后运动试验的目的如表 3－4－19 所示。

关于心肌梗死后康复的随机试验显示，参加心脏康复程序将有益于患者的生存、预后，并呈一致的趋势。这些试验的荟萃分析发现参与此程序的心血管病患者病死率显著减少 20%～25%，运动负荷试验评估的身体健康状况好的患者与其后期病死率减少有关[19]。

（2）安全性：大量梗死后运动试验的文献综合说明，运动试验的并发症发生率为 0.01%～0.05%，病死率为 0.005%～0.020%[9]。以心脏病发作为标志的随访调查证明，无论采用哪一种运动试验标准，做运动试验的患者总比未做运动试验的患者的危险性小。

（3）运动试验程序：①时间：出院前亚极量运动试验可在急性心肌梗死后 2～3 周进行。症状限制极量运动试验最好在急性心肌梗死后 3～6 周进行[19]；②运动强度：通常开始于低运动强度（≤2.5 METs）。具体方法参阅前述有关章节；③亚极量运动试验运动中止指标：Borg 自感劳累分级法为 13～15 级；心率和 $\dot{V}O_2$ 方面，40 岁以下为 140 次/min 和 7 METs，40 岁以上者为 130 次/min 和 5 METs。

（4）对预后的评估：出院前运动试验确定为预后差的患者所占比例，多于出院后做运动试验确定为预后差的患者比例。ST 段偏移的预测价值小于收缩压异常反应和运动能力极差的预测价值。运动试验阳性者提示有多支冠状动脉病变，预后差。运动中出现恶性室性心律失常者易发生猝死[61]。

3. 冠状动脉旁路移植术

运动试验有助于判定疗效和评估预后。

（1）对术后存活率的预测：有研究显示，运动功能低于 5 METs 或最高收缩压低于 130 mmHg 的冠心病患者手术效果较好；ST 段下移 0.10～0.15 mV 者术后存活率明显提高；运动功能高于 10 METs 的患者，手术不能其降低病死率。

（2）对冠状动脉旁路移植术后症状复发患者的预后评估：根据运动诱发的 ST 段下移不能估计冠脉旁路手术后患者的预后。但不管其他反应如何，只要运动功能≥9 METs，便提示预后良好。

4. 经皮冠状动脉内血管成形术（PTCA）后的患者

在常规随访 6～12 个月时，运动试验有一定的价值，有助于判定疗效和制定心脏康复方案，特别是对于有心脏缺血症状或康复进程受限的患者。

## 二、心脏瓣膜疾病的评估

运动试验已应用于心瓣膜疾病的临床，因其可以确定患者的功能障碍，估计药物和外科手术的疗效，也可用于鉴别有无合并冠心病。因为患者常有基础疾病引起的心电图异常和左心室肥厚，运动试验的假阳性率很高。

表 3－4－19　心肌梗死后运动试验的目的

| | |
|---|---|
| 1. 出院前亚极量运动试验 | 2. 重还正常活动前运动试验 |
| （1）测定运动功能 | ①确定残障水平 |
| ①测定峰值 $\dot{V}O_2$。峰值 $\dot{V}O_2$ 是体力指标 | ②判断预后，确定随访程度 |
| ②测定运动耐力（运动持续时间） | ③确定活动的限度（包括运动处方的运动强度） |
| ③确定运动诱发的缺血和心律失常，判断心功能 | ④选择药物 |
| （2）用于 | ⑤为回归工作提供依据，让本人，单位，亲属放心 |
| ①选择最佳出院时机 | |
| ②指导用药 | |
| ③评定患者运动危险度，确定随访、医学监护程度 | |
| ④制定运动处方 | |

1. 主动脉瓣狭窄

在瓣膜病中，运动试验最常用于主动脉瓣狭窄的观察。主动脉瓣狭窄的患者容易在运动试验时发生晕厥和心脏停搏，所以大多数运动实验室原则上将中到重度主动脉瓣狭窄作为运动试验的禁忌证。因此，试验仅限于观察轻度主动脉瓣狭窄患者。运动试验可用于观察体格检查或多普勒超声心动图发现的无症状主动脉瓣狭窄患者。对于主动脉瓣有明显压力阶差（超声多普勒检查）的患者应该随访监护，出现症状才考虑手术治疗。有症状时，运动中收缩压不升或血压降到安静水平以下的为外科手术指征。

2. 主动脉瓣关闭不全

心脏容量负荷的心肌耗氧量小于心脏压力负荷的心肌耗氧量，所以主动脉反流患者维持正常运动能力的时间，一般较主动脉瓣狭窄患者长。病情加重时，心室内径增加。心力衰竭时，左室射血分数、每搏输出量下降，心率减慢。故运动试验可用于监测有主动脉反流的患者，观察 ST 段下移或心率、峰值 $\dot{V}O_2$ 的下降情况。

3. 二尖瓣狭窄

运动时，二尖瓣狭窄患者心率正常或过度增加。因为二尖瓣狭窄，舒张期左室充盈不能增加，每搏输出量不能增加，常伴有运动性低血压，冠状动脉血流减少。同时左房压、肺动脉压上升，右室负荷增加，心肌 $\dot{V}O_2$ 增加，冠状动脉血氧不能满足心肌 $\dot{V}O_2$ 的需要，出现缺血性 ST 段下移。因而运动试验可用于评定二尖瓣狭窄者的病情。

4. 二尖瓣反流

风湿性心脏病二尖瓣关闭不全、冠心病或其他原因引起的乳头肌功能不全均可导致二尖瓣反流。严重的二尖瓣反流可使心输出量下降，运动收缩压不升，呈平台型反应，易有心律失常。

## 三、心肌病

1. 扩张性心肌病

运动试验已用于评定扩张性心肌病患者的运动功能、左室功能不全的程度、室性异位搏动的状况和治疗效果[37]。严重左心功能不全患者立位运动时，心输出量仅增加 1 倍。尽管左室射血分数下降，但每搏输出量可能还是增加的。运动期间心输出量增加不多，难以满足需要，故常有运动型低血压，导致最大耗氧量、运动耐力下降。运动还可导致室性期前收缩增加或其他严重的心律失常。

2. 肥厚性心肌病

在严密控制下进行运动试验可观察心肌缺血、心律失常的发生和程度以及晕厥先兆、左室流出道杂音等变化[62]。因运动可导致室性心律失常、猝死，故须慎重对待、周密安排。

## 四、儿童和青年心脏病[29]

1. 心率正常值

Bruce 方案连续分级平板运动试验测定的最大心率（表 3 -4 -15 中第 5 阶段心率）可作为参考。在使用正常值时，应考虑国家和种族的因素。即使美国和欧洲国家的白色人种也有小的，但是有意义的差别。

2. 先天性完全性房室传导阻滞

这种患者运动试验的异常发现有：心房率大于心室率、室性期前收缩等。如心肌功能良好，运动试验无明显异常，可不必限制体力活动；如运动试验有异常，可参照运动试验结果，制定活动指导方案。对这些患者的心率和运动后心律失常等异常要定期随访，并根据活动情况调整活动指导方案。

3. 房间隔缺损

这种患者可发生房性心律失常，少数患者可发生病窦综合征。应进行运动试验，根据运动（活动）期间心律、心率变化，指导日常活动和工作。

4. 室间隔缺损

小的室间隔缺损不必限制体力活动。心内室间隔修补手术可能遗留小的缺损，也可能引起传导障碍、室性心律失常。所以对于室间隔手术后的患者也要进行运动试验，判定对运动的反应，作为指导日常活动和工作的依据。

5. 主动脉瓣狭窄

如前所述，原则上中到重度主动脉瓣狭窄是运动试验的禁忌证。因此，试验仅限于观察轻度主动脉瓣狭窄患者。主动脉瓣狭窄患者运动试验时可出现胸痛、ST 段下移、室性心律失常、收缩压不升甚至降低。轻度主动脉瓣狭窄患者（压力差＜20 mmHg）且运动试验正常者，应允许参加各种体力活动。压力差≥20 mmHg 或运动试验有异常改变者，应限制体力活动，根据运动试验结果，制定指导运动（活动）方案。

6. 肺动脉瓣狭窄

肺动脉瓣狭窄患者，如果肺动脉瓣压力阶差＜50 mmHg 且运动试验等检查正常者，可以参加各种体育活动。否则，要根据运动试验结果，限制、指导活动。

7. 胸主动脉缩窄

胸主动脉缩窄患者，运动时可出现上肢高血压、ST 段下移。应禁止此种患者参加身体冲撞性运动（篮球、足球等）或高强度的等长运动（如举重等）。胸主动脉缩窄部位前、后压力梯度≤20 mmHg，运动时仅有轻度高血压，且无 ST 段改变的患者可以参加较高强度的娱乐、工作活动。否则，患者的体力活动应限制在低度或中等强度以下。

8. 法洛四联症

法洛四联症患者运动时可出现最大耗氧量下降，心率减慢、房性或室性心律失常。如果肺动脉瓣狭窄压力差≤50 mmHg，仅有轻度肺动脉反流、室间隔只有小缺损、室性期前收缩轻度（Lown Ⅰ 级）的患者，体力活动仅受轻度限制。对于肺动脉瓣压力差＞50 mmHg 者，应仅限于从事轻到中度的体力活动。

9. 大动脉转位手术修复后

手术后异常反应有运动功能、最大耗氧量下降、血压下降、心率减慢和房性、室性心律失常等。运动试验心率恢复正常，无室上性心动过速和室性期前收缩或仅有偶发的结性心律的患者可参加中等强度的动态或静态运动。否则，仅允许进行低强度的运动。

10. 川崎（Kawasaki）病

患此病的儿童（皮肤黏膜淋巴结病合并冠状动脉瘤）可出现心肌缺血和左心功能不全。运动可诱发 ST 段下移。运动试验可测定患者对运动的反应，用以指导活动和工作。

# 第五章　超声心动图运动负荷试验

## 第一节　概述

负荷超声心动图试验（stress echocardiography test）是增加心脏负荷后检测心脏超声影像的试验，是一种无创的检查方法。开始于 1970 年 Kraunz 和 Kennedy 等用 M 型超声心动图对休息和运动后的左室壁运动进行观察。1979 年 Wan 等将负荷试验与二维超声心动图结合起来，对室壁运动的观察更为直观，但因为运动时胸部起伏，心率快难以获得理想的图像，其应用受到限制。20 世纪 80 年代中期以后，随着超声探头的改进和计算机数字化技术的发展，获得的图像甚为清晰，而且静息与运动后的图像可同时显现在一个画面上，便于比较，在临床上才得到普遍的认可和使用，并逐渐成熟，进而广泛应用于冠心病的诊断、危险分层及预测心肌的成活性上。20 世纪 90 年代，随着超声新技术的发展，尤其是组织多普勒技术、心肌声学造影技术、实时三维技术为超声心动图定量、准确评价心肌运动和功能提供了条件。

负荷超声心动图试验增加心肌负荷量、耗氧量，使静息时冠状动脉狭窄程度尚能维持氧的供需平衡，未能展现出心肌缺血表现（室壁节段性运动异常等）者在负荷后出现室壁节段性运动异常和充盈压、心肌灌注、压力梯度、肺动脉压变化以及瓣膜关闭不全等表现。数字化超声心动图可采集并储存数个心动周期的图像用于比较，使用效果大大增加[20]。

## 第二节　超声心动图运动负荷试验的作用

1. 诊断冠心病[70]

超声心动图运动负荷试验的原理是运动使心肌耗氧量增加而诱发心肌缺血，发现静息时冠状动脉狭窄程度不足以表现的室壁节段性运动异常（regional wall motion abnormality，RWMA），从而诊断冠心病。

与心电图负荷试验相比，超声心动图运动负荷试验检出单支血管病变的敏感性相似，而多支血管病变的检出率更高，并且在心室肥厚、束支阻滞存在时不影响对RWMA的观察，对病变血管的定位较心电图负荷试验准确；与核素心肌显像相比，敏感性、特异性相似，但费用低廉，又无放射性核素对人体的不良影响；即使与诊断冠心病的“金标准”冠状动脉造影比较，也有无创、可重复进行以及能了解心肌在负荷情况下灌注情况的优点。

2. 判断病情及预后[70]

冠状动脉血流减少的程度与室壁厚度及室壁节段性运动异常有良好的相关性。研究证明梗死组织占室壁全层的20%时，室壁增厚率消失，>20%时收缩期室壁变薄，根据室壁节段性运动异常的程度和范围可大致估计冠状动脉病变的严重程度，进行冠心病的危险分层。冠心病患者负荷试验时出现新的室壁节段性运动异常或原有的室壁节段性运动异常加重，则表示病情加重，以后发生严重心脏病事件的可能性增加，预后欠佳。

3. 检测冠状动脉血流贮备（coronary flow reserve，CFR）[70]

在负荷试验时冠状动脉舒张期的血流速度加快，它与基础状态的舒张期血流速度之比可用做CRF的指标。有报道正常人的CRF为3.04±0.88，冠状动脉有明显狭窄者的CRF仅为1.84±0.49[71]。

## 第三节　负荷超声心动图的安全性

负荷超声心动图的安全性已得到证实。超过50000例患者中无意外死亡发生，运动负荷超声心动图检查有1.4%的患者出现室性心动过速，1例患者出现心室颤动，多巴酚丁胺运动负荷超声心动图检查4%患者出现室性心动过速，2例患者出现心室颤动。室上性心动过速和心房颤动比较常见[20]。

## 第四节　超声心动图运动负荷试验的适应证、禁忌证与运动终点

1. 主要适应证[71]

（1）明确疑似（包括不明原因胸痛）冠心病的诊断，适用于心电图负荷试验、活动平板运动试验未能做出诊断者；

（2）评估心肌缺血程度，便于心肌梗死后和心脏康复运动的危险分层；

（3）估测心肌存活性；

（4）评价PTCA和CABG的疗效及血管再狭窄情况；

（5）评价瓣膜病变的程度。

2. 主要禁忌证[71]

（1）不稳定型心绞痛；

（2）未控制的高血压病（收缩压>180 mmHg，舒张压>110 mmHg）；

（3）充血性心力衰竭；

（4）肥厚型梗阻性心肌病；

（5）严重的心脏瓣膜病；

（6）活动性心腔血栓；

（7）有严重的心律失常或病史；

（8）有明显支气管狭窄病变。

3. 超声心动图运动负荷试验的终点[71]

（1）运动负荷达到最大运动量；

（2）出现新的室壁运动异常或原有的室壁运动异常加重；

（3）严重胸痛；

（4）心电图出现阳性指标（ST 段抬高、水平或下斜型下移 >0.1 mV）；

（5）收缩压升高 >220 mmHg，舒张压升高 >120 mmHg 或血压下降 >30 mmHg；

（6）心律失常：出现室上性心律失常，如室上性心动过速、心房颤动；复杂的室性心律失常，如室性心动过速、频发的或多源的室性期前收缩。

## 第五节　超声心动图运动负荷试验的优缺点

1. 优点

（1）非创伤性；

（2）可获得信息有：①左室收缩功能：心肌收缩力、每搏输出量、心输出量等；②左室舒张功能、心腔容积；③心室壁运动状态；④可连续观察心腔各结构、主动脉的动态变化，从而可判断心脏病变及心功能、冠状动脉贮备的状况；

（3）设备的价格比核素检查设备便宜；

（4）检查时间短、简便；

（5）分辨率高，可观察瓣膜的结构、室壁的厚度；

（6）有较高的成功率，初期成功率只 70% 左右，由于方法、设备的改进，现总成功率已达 90% 以上[3]；

（7）重复性好，误差比其他负荷法小；

（8）和其他标准方法比较，相关性好，如在一组健康人 20 例，心脏病患者 12 例的超声心动图和染料稀释法测定的心输出量的对比中，两者的相关系数为 0.96，呈高度相关性。

2. 缺点

成功率不理想，这和检查者的技术、经验有密切关系。

## 第六节　检测方法

### 一、负荷超声试验的类型

负荷超声试验分为 3 种类型：

1. 运动负荷试验

运动负荷试验是最经典的负荷试验，其结果在康复心脏病学中可用于制定运动处方，对指导康复运动，评价职业回归，有重大意义。

2. 药物负荷试验

药物负荷试验是通过某些药物的药理作用诱发心肌缺血。因为不需要运动设备，又无胸壁、呼吸运动所致的对获取高清晰图像的干扰，近年来在临床应用上比运动负荷超声心动图更为广泛，常用的有腺苷、双嘧达莫、多巴酚丁胺负荷试验等；对于检测心肌存活，多巴酚丁胺不如铊摄取或正电子发射断层成像（PET）的灵敏度高，然而对于预测血运重建后无运动功能的心肌能否恢复收缩力，多巴酚丁胺负荷超声心动图可检测收缩贮备，且优于 SPECT（单光子发射计算体层摄影）或 PET；造影超声心动图（见本节后述造影超声心动图）对心肌灌注的评估也可评估心肌活力，它与铊灌注显像都有很高的敏感性，但特异性不如多巴酚丁胺负荷试验[38]。

3. 起搏负荷试验

起搏负荷试验一般不常用。

4. 各种负荷超声心动图试验的诊断价值比较

各种负荷超声心动图试验的诊断价值比较具体如下[70]：

| | 运动负荷 | 腺苷试验 | 双嘧达莫试验 | 食管心房调搏试验 | 多巴酚丁胺试验 |
|---|---|---|---|---|---|
| 敏感性（%） | 76 ~ 100 | 85 ~ 100 | 63 ~ 85 | 87 ~ 91 | 85 ~ 92 |
| 特异性（%） | 88 ~ 95 | 78 ~ 100 | 67 ~ 100 | 90 ~ 100 | 87 ~ 95 |

3

## 二、运动负荷超声心动图试验简介

对于康复心脏病学来说，运动试验因为可了解导致心肌缺血的运动量、运动贮量，对指导康复运动、评断职业回归最有意义，故现就运动负荷超声心动图试验做一简单介绍。

运动负荷超声心动图试验目前一般采用卧位踏车试验和立位运动试验。立位运动试验，如活动平板运动试验，因为运动时胸壁的呼吸运动不易获取清晰超声心动图图像，过去一般不被采用。近年有人为活动平板设计特殊支架固定探头，尤其是引入电子计算机技术，使图像数字化，能贮存和做单个心动周期的电影连续回放，同时显示静息和运动后图像，可克服过度换气的限制和心率的影响，清晰、准确地测定超声心动图诸参数的变化，已成为最广泛的采用形式。可进行症状限制或亚极量运动试验，目标心率达年龄预计最大心率 85% 以上。现将卧位踏车运动试验和活动平板运动试验方法简单介绍如下。

1. 卧位踏车法

患者仰卧于卧位踏车的床上，为防止踏车运动时躯体上移，在肩部安置肩档（肩档可活动，根据患者身高调整位置）。踏车的踏板轴与躯干、双脚同高。踏车床为折叠式。心功能不全患者，上半身抬高可减轻心脏负担。有时完全仰卧位难以摄影，可稍抬高右半身，成斜位。在运动负荷位，进行负荷前超声心动图记录，记录长、短轴各切面图像。在断层图像确认的位置上，记录 M 型超声心动图。运动中，在同样的部位记录。探头一般用 3.5 MHz。在呼吸的相同时期，一般在呼气时记录超声心动图。M 型超声心动图走纸速度为 50 mm/s。同时测定臂血压，记录心电图、心音图、颈动脉搏动图等供分析用。一般目标心率为 100 次/min 左右，负荷量增加方案、运动终点等可参阅前述踏车运动有关部分。

2. 活动平板运动试验

是目前采用的最广泛形式，其标准的平板运动试验方案（Bruce 方案、修正的 Bruce 方案）同前（表 3－5－1）[9]。

表 3－5－1　平板运动试验的 Bruce 方案、改良的 Bruce 方案[9]

| 阶段 | 时间 | 速度（英里/小时） | 坡度（%） | METs |
|---|---|---|---|---|
| 静息 | 0.0 | 0.0 | 0.0 | 1.0 |
| 改良的 Bruce 方案 | 3.0 | 1.7 | 0.0 | 2.2 |
| | 3.0 | 1.7 | 5.0 | 3.4 |
| 1 | 3.0 | 1.7 | 10.0 | 4.6 |
| 2 | 3.0 | 2.5 | 12.0 | 7.0 |
| 3 | 3.0 | 3.4 | 14.0 | 10.1 |
| 4 | 3.0 | 4.2 | 16.0 | 12.9 |
| 5 | 3.0 | 5.0 | 18.0 | 15.1 |
| 6 | 3.0 | 5.5 | 20.0 | 16.9 |
| 7 | 3.0 | 6.0 | 22.0 | 19.2 |

# 第七节　负荷超声心动图的临床应用

通常随着运动、多巴酚丁胺的使用或起搏，正常左室壁运动会增强。冠状动脉发生狭窄，供血减少后，相应节段心肌收缩功能减弱，室壁增厚率下降，室壁运动减弱、消失或出现矛盾运动。在负荷后心肌血液和氧的供—需矛盾加大，上述心肌缺血表现会更加明显或出现新的室壁运动异常。负荷超声心动图的临床应用如下。

## 一、冠心病的诊断

运动中出现的室壁节段运动不良几乎都由冠心病引起，有高度特异性，可据此诊断冠心病。运动中出现节段运动不良为心肌氧供需平衡失调所致，它是运动终点之一，也是评定负荷超声心动图结果的重要指标之一。

超声心动图运动负荷试验一般采用美国超声心动图协会推荐的 16 节段分析法来分析左室壁运动，即选择常规长轴切面：胸骨旁左室长轴、短轴切面、心尖两腔以及四腔切面，并将其分为 16 节段。根据室壁运动情况对每个节段进行计分：

正常1分，运动减弱2分，运动消失3分，反常运动或矛盾运动4分，室壁瘤5分。再计算室壁运动积分指数（MWSI），以半定量的方式评价室壁运动异常程度。

MWSI=室壁各节段的计分之和/参与计分室壁的总节段数

动物实验和临床资料都表明心肌缺血引起的节段性心肌收缩不良，常早于心电图ST段偏移出现，比心电图更敏感。在一项大型的比较研究中（112例患者），运动负荷超声心动图的敏感性和特异性分别为85%和88%，运动负荷铊成像则分别为85%和81%。在单支、双支或三支血管受累的冠心病患者，运动负荷超声心动图和运动负荷铊成像的敏感性和特异性亦类似（分别为58%、86%、94%与61%、86%、94%）[20]。运动负荷超声心动图试验还可以预测心脏事件[71]：在Mayo医学中心对1325名运动负荷超声心动图试验正常的患者随访3年，其心血管事件发生率低于3%，随访期间每人年心血管事件发生率为0.9%；在对1874名具有良好运动能力，但运动负荷超声心动图试验结果异常的患者进行分析后发现随访中总体心源性病死率或非致死性心肌梗死率为2%每人·年[72]。其他研究也证实了运动负荷超声心动图试验的预后价值[20]。

## 二、评价心功能

左室收缩功能：心率100次/min的轻度运动负荷时，健康人和NYHA心功能Ⅰ、Ⅱ级者每搏输出量不变，心输出量增加；心功能Ⅲ级者心输出量稍稍增加，每搏输出量则多数为减少。

左室舒张功能：多普勒超声心动图（DUCG）可检查心脏舒张期二尖瓣血流速度（舒张功能）。DUCG运动试验的成功率远较二维超声心动图高，因多普勒血流速度的测定不依赖二维图像的质量。正常人运动中，二尖瓣血流速度E峰明显增快。轻、中度心脏病患者，运动中E峰也增快，但不如正常人明显，重度心脏病患者E峰速度不增快或减退。

正常人运动时二尖瓣血流速度E和二尖瓣环速度Ea会成比例增加（约25%）；休息和运动时E/e′比值都保持在15（平均6.6）以下。DT（early-diastolic peak velocity deceleration time，二尖瓣舒张早期峰值速度减速时间）运动时平均降低16 ms（从192 ms到176 ms）。对于心室舒张功能障碍和劳力性呼吸困难的患者，运动时E波速度增加，但Ea速度上升较少或仍保持较低水平，所以E/e′比值升高。心室舒张功能不全的患者，按照其对运动的反应，E/e′变化的幅度可分为3种模式：第一种模式是休息阶段E/e′比值高于15（即充盈压较正常人升高），且这比值在运动时仍会升高；第二种模式是休息阶段充盈压相对正常，运动时E/e′比值高于15；第三种模式是充盈压正常，休息和运动时E/e′比值均低于15。第一、第二种模式的患者，即运动时充盈压升高的患者（无论休息时充盈压是否升高）的运动持续时间均短于第三种模式的患者，即休息和运动时充盈压均正常的患者。对于运动试验的患者同时进行心导管和多普勒超声心动图检查的结果表明，无论休息还是运动时患者的E/e′比值均与PCWP（肺毛细血管楔压）高度相关[73]。

## 三、超声心动图运动试验和其他检查法的比较

1. 与心电图运动试验比较

Crouse等（1991年）采用导入计算机技术的超声心动图及冠状动脉造影术，对228例患者进行了超声心动图（UCG）和心电图活动平板极量运动试验。结果：175例至少有1支冠状动脉狭窄，其中170例运动UCG异常（敏感性97%）；53例造影正常，其中34例运动UCG正常（特异性64%）。228例阳性预测准确率为90%，阴性预测准确率为87%。运动UCG与病变部位和病变程度（病变血管支数）密切相关：1支血管病变者运动UCG异常的占92.4%（61/66），2支和3支血管病变的为100%。而心电图运动试验的敏感性仅为51%（90/175），特异性为62%（33/53），阳性预测准确率82%，阴性预测准确率仅为28%。说明运动UCG的敏感性、阴性预测准确率非常显著地优于心电图运动试验（$P<0.0001$），阳性预测准确率也显著优于心电图运动试验（$P<0.05$）[74]。

2. 多种检查的比较[75]

Hoffman等(1993年)对66例拟诊为冠心病的患者前瞻性地进行如下检查:运动心电图、运动UCG、多巴胺负荷UCG(剂量5~40 μg·kg$^{-1}$·min$^{-1}$)试验、MIBI-单光子发射计算机断层（SPECT）、冠状动脉造影检查，运动方式为踏车。冠心病的定义是冠状动脉狭窄≥70%。结果：50例为冠心病。这50例患者中运动UCG、多巴胺负荷UCG试验、MIBI-SPECT检查、运动心电图试验的敏感性分别为80%、79%、89%、52%，前3种检查的敏感性无显著差异（$P>0.05$）；但前3种检查的敏感性非常显著地高于运动心电图试验的敏感性（分别$P<0.01$，$P<0.01$，$P<0.001$）。这4种检查的特异性分别为87%、81%、71%、63%，差异无显著性；他们的总准确率分别为82%、80%、85%、62%，前三种检查的总准确率均显著高于运动心电图试验（分别$P<0.05$，$P<0.05$，$P<0.01$）。

# 第八节　新技术

近年多普勒超声心动图技术发展得很快，陆续出现了一些新技术[76]，其应用前景也更加广阔。现对该项技术简单介绍如下。

## 一、声学定量技术

声学定量技术（acoustic quantification，AQ）是用声学边缘检测技术定量测定心脏收缩舒张期面积、容积的方法，从而实时计算心腔面积、容积的变化，测定心功能，而且结果不受心率影响。在AQ当中常使用的是自动边缘检测技术（automatic border detection，ABD）。大量研究表明，ABD测量的心功能指标与X线造影、电影CT、核素成像和心导管等方法测定的结果均相关。Jennesseaux等1996年报道AQ所测射血分数（EF）与血管造影的相关性较好，$r$分别是0.77和0.7。Hausmann 1997年报道45例患者用AQ测量的舒张末期面积（EDA）、收缩末期面积（ESA）、部分区域变化（fraction area change，FAC）与血管造影所测的相关性很好，分别为$r=0.9$，$r=0.91$，$r=0.9$。Geva 1998年用AQ还测定了右心室的收缩功能。目前它在临床上主要用于心脏在不同负荷下、不同状态下的实时动态心功能测定，缺点是其测定的心室指标有中等度变异，所测参数受到图像断面选择等的影响。

## 二、彩色室壁动态技术

彩色室壁动态技术（color kinesis，CK）是以声学定量技术为基础建立的将心内膜移位进行彩色编码以反映室壁运动的方法。CK图像所显示的多层色带中，每一时相的位移均以一种鲜明颜色的色带表示，各层次之间边界清晰，易于识别；位移的宽度代表运动的幅度，从而可以测定各时相的室壁运动状况。所以它使室壁运动的定量和半定量分析显得更直观。研究说明CK不仅能够评价左室收缩功能，而且也可以评价左室舒张功能和左室局部室壁的运动状况。

## 三、组织多普勒成像

组织多普勒成像（tissue Doppler imaging，TDI）又称多普勒组织成像（Doppler tissue imaging，DTI）。它是在传统的探查心腔内血流的多普勒技术的基础上除去心腔内血流的高速、低幅频移信号，保留心肌运动产生的低速、高幅频移信号，以彩色编码显示，定量测量室壁运动幅度的方法。其特点是直接从心肌组织提取信号，不依赖对心内膜的勾画，因而可更精确、更直观地分析室壁运动。TDI还可根据心肌运动的方向、速度大小清晰地区分心动周期中的不同阶段，为评价心功能提供了条件。TDI对心室功能的评价目前常用的指标是：①主动脉壁运动速度；②二尖瓣环运动速度。

李伟霞等[77]对25例健康志愿者（对照组）和26例经冠状动脉造影证实为冠心病的患者（冠心病组）进行TDI应变分析。结果：冠心病组和对照组的年龄、心率以及经常规超声心动图Simpson法测量的左室射血分数的差异均无统计意义（$P>0.05$），但冠心病组的平均左心室应变峰值显著低于对照组，[$(-42.3\pm9.3)\%$∶$(-28.8\pm$

10.3)%，$P<0.01$]。故而，TDI 应变峰值能敏感地反映左室功能不全的亚临床信息，有助于心血管疾病的早期诊断。

王志斌等[78]使 57 例左室舒张功能减退的患者分为三组：左室心肌松弛性减低组（16 例）、左室充盈假性正常化组（27 例）和限制性充盈组（14 例），应用 TDI 测定其二尖瓣环运动速度，应用脉冲多普勒技术测定其二尖瓣口和肺静脉血流频谱，并将结果与 32 例健康志愿者（对照组）的数据比较。结果：舒张早期心肌运动峰值速度在对照组、左室心肌松弛性减低组、左室充盈假性正常化组和限制性充盈组分别为 12.0 ±3.6 cm/s、7.9 ±2.3 cm/s、7.6 ±2.2 cm/s 和 7.5 ±3.1 cm/s；对照组与其他三组比较 $P$ 值均 $<0.001$，故认为 TDI 测定舒张早期心肌运动峰值速度对评价左室舒张功能减退程度具有重要价值。

多普勒组织成像的主要局限性在于 TDI 测量的组织运动速度，由于组织各自的平移运动或牵引，可能高估或低估了组织的活力和功能。因此，可采用应变和应变率成像，通过测量实际的拉伸和收缩程度克服上述缺陷[20]。

## 四、造影超声心动图

造影超声心动图有两种方式：一种是使用活化生理盐水（10 mL 的生理盐水在两个注射器之间来回注射至少 5 次），确保心内右到左的分流；另一种是使用可以通过肺循环的微气泡，从而改善左室心内膜边界的辨别。虽然在危重患者中，这有可能导致患者死亡，但在 78 383 个造影应用（其中危重患者超过 10 000 例）的多中心回顾性分析中，未发生死亡现象，且发生可能由造影剂引起的严重反应的仅有 8 例（0.01%）。造影超声心动图的安全性也通过其他研究获得验证。美国食品药品监督管理局随后修订了超声造影剂的应用标准。造影剂的禁忌证包括已知的或怀疑的右向左、双向分流、短暂的右向左的心内分流患者以及对全氟丙烷有过敏反应的患者。对有肺动脉高压或心肺情况不稳定的患者，在使用造影剂过程中及使用后，建议对他们的生命体征、心电图和血氧饱和度进行至少 30 分钟的监测。由微泡产生的左室乳浊化（left ventricular opacification，LVO）可显著提高左室边界的可识别度，使 Simpson 方法对左心室容量的定量分析达到更好的效果，从与心脏磁共振（cardiac NMR，CMR）测定的左室容积相关性比较上看，结合 LVO 的超声心动图测量法优于单纯的超声心动图法。节段性室壁运动分析也以 LVO 为优，这在负荷超声心动图室壁运动判定方面的益处体现得尤其明显。微泡还可用于心肌血液灌注造影。心肌血液灌注缺失或减少可引起心肌组织微泡缺失或低于正常水平，使心肌变暗或出现斑片。心肌造影超声心动图多使用多巴酚丁胺或血管扩张剂，如双嘧达莫或腺苷。心肌造影超声心动图结合血管扩张剂检测心肌灌注缺损与运动试验的相关性良好，与核素检测心肌灌注缺损相关性亦良好，与单光子发射计算断层成像（SPECT）对冠状动脉疾病检测的敏感性比较无显著差异（分别为 84% 和 82%）[20]。

总之，超声心动图运动试验是一项有价值而又廉价的非侵入性检查，值得研究、推广。

# 第六章　运动负荷核素心脏检查

运动负荷核素心脏检查是运动中为被检者注射放射性同位素，以放射性心肌灌注成像（myocardial perfusion imaging）方法，从体外检测同位素放射线的计数分布，从而评价心肌血流、代谢和心功能的变化，以确定心血管疾病及其严重程度和心脏贮备力的方法。运动负荷核素心脏检查分为心肌灌注成像和心血管造影两大类。早在 20 世纪 70 年代初期就开始应用 $^{201}Tl$（铊，thallium）

作为心肌灌注显像剂；我国自1983年临床应用以来，技术日臻成熟，因其损伤性小，可反复进行；能视觉判断病变部位，更便于临床接受；而且信息准确，已成为筛选冠状动脉疾病最有价值的无创性检查方法。



心肌灌注成像原理是利用正常或有功能的心肌细胞选择性摄取某些核素或核素标记物的原理，应用γ照相机或单光子断层显像（single photon emission CT，SPECT）进行心肌显像。局部心肌摄取显像剂的量与该部位心肌的血流量成正比，坏死心肌或缺血心肌不能摄取显像剂或摄取显像剂减少，表现为病变区域心肌不显影（缺损）或摄取显像剂减少（稀疏），从而可判断心肌灌注异常的程度、部位和范围。

显像剂。目前应用于临床的SPECT心肌灌注显像剂有两大类：$^{201}$Tl和$^{99m}$Tc（锝）标记的心肌灌注显像剂，进入20世纪90年代后$^{99m}$Tc标记的化合物成为主要的心肌灌注显像剂，特别是$^{99m}$Tc-MIBI（$^{99m}$Tc-甲氧基异丁基异腈），以其优良的物理性能和较好的图像在国内被广泛应用。此外应用于正电子断层显像（positron emission tomography，PET）的心肌灌注显像剂，主要有$^{82}$Rb、$^{13}$N-$NH_3$和$^{15}$O-$H_2O$。

$^{201}$Tl与$^{99m}$Tc-MIBI主要特性的比较下[19]。

| | 半衰期 | 剂量 | 显像时间 | 再分布 | 门控采集 | 辐射剂量 |
|---|---|---|---|---|---|---|
| $^{99m}$Tc-MIBI | 6 h | 20 mCi | 1 h后 | 无 | 好 | 低 |
| $^{201}$Tl | 73 h | <4 mCi | 负荷即刻和负荷后2～3 h | 有 | 较差 | 较高 |

$^{201}$Tl心肌灌注成像分为初始分布和延迟再分布心肌血流灌注成像。初始分布时，静脉注射$^{201}$Tl显像剂5～10分钟后即有其吸收分布的心肌显像。正常血供的心肌细胞充分摄取，而缺血的心肌细胞则摄取减少，影像不同；延迟再分布心肌血流灌注成像：$^{201}$Tl在心肌细胞的分布是一个动态过程，当心肌细胞充分摄取$^{201}$Tl后，心肌细胞开始不断地将$^{201}$Tl洗脱到血液中，正常血供的心肌细胞洗脱速度较快，缺血的心肌细胞洗脱较慢，两种细胞出现$^{201}$Tl浓度有差别的影像，在一定时间（3～4小时）后，正常血供心肌和缺血心肌$^{201}$Tl浓度差消失，二者影像没有显著差别。$^{201}$Tl初始分布心肌灌注成像和延迟再分布心肌血流灌注成像是诊断心肌缺血的重要特征。

$^{99m}$Tc-MIBI是一种亲脂性的一价阳离子化合物，静脉注射后通过被动扩散到心肌细胞，再主动转移到线粒体中，首次通过提取率60%～70%，其半衰期为6小时，故静脉注射$^{99m}$Tc-MIBI（20～25 mCi）后1～2小时细胞内有充分的显像剂，没有明显的再分布现象；评价患者有无心肌缺血时，进行运动负荷和静息成像，即两次注射显像剂分别显像，进行比较，方能确定。

## 第一节　核素心肌成像

### 一、分类及方法

按闪烁摄影技术区分，分为平面成像（planarimaging）和断层成像（tomography imaging）2类。断层成像又分为单光子断层显像（single photon emission CT，SPECT）和正电子断层显像（positron emission tomography，PET）2种。

SPECT和PET的主要差别在于使用的核素。SPECT使用的核素主要是发射单光子的核素，如$^{201}$Tl（铊）、$^{99m}$TC（锝）、$^{111}$In（铟）等，可由反应堆生产，使用方便，价格便宜，国内外已广泛应用；而PET使用的是发射正电子的核素，如$^{11}$C（碳）、$^{13}$N（氮）、$^{18}$F（氟）等，它们要由加速器生产，价格昂贵，又因为半衰期短，要求添置小型加速器，就地生产，故发展受限。

心脏SPECT检查因显像剂不同，测量的指标也不一样，如$^{201}$Tl（铊）或$^{99m}$TC-MIBI（锝—甲氧基异丁基异腈，国外1987年问世，国内1988年由刘秀杰等研制成功），主要测量心肌局部血流分布，称为心肌灌注成像，是目前应用最广的技术。$^{99m}$TC-PYP（锝—焦磷酸盐）主要在坏死心肌浓聚，称为亲心肌梗死显像（或称热区显像）。$^{123}$I-脂肪酸反映心肌脂肪酸的代谢变化，称为心肌代谢显像。检查前控制饮食，最好是检查前24小时停用钙离子拮抗剂或亚硝酸盐等药品。

运动方式为活动平板或功率计踏车等。通常采用每3分钟增加一级的多级渐增负荷法或多级递增（ramp）负荷法。运动终点为症状限制或亚极量目标心率。运动负荷中，每1分钟测血压，监测、记录心电图。运动负荷前，以头皮针刺入肘静脉进行静脉点滴。运动负荷中，在出现心绞痛、运动性血压下降、ST段下移或达到目标心率（>85%年龄预计最大心率）时，静脉注入$^{201}$Tl或$^{99m}$TC-MIBI，观察心肌摄取核素的图像。

## 二、平面成像

平面成像是在静注$^{201}$Tl 5~10分钟后，从正位，左前斜位30°、45°、60°到左侧面5个方向，用装着低能量、高分辨率准直仪的闪烁照相机和实时计算机系统进行摄影（运动负荷显像），3~4小时后，按同样条件做第2次显像（延迟显像），以观察显像剂在心肌的再次分布，并和运动负荷心肌图像进行对比，如为心肌缺血，于心肌的再次分布时有大量$^{201}$Tl流入，正常心肌和缺血心肌的图像无差别；若冠状动脉狭窄严重，再分布期的$^{201}$Tl浓度仍会低于无缺血区，可仍呈稀疏放射区；心肌梗死部位，因血流梗阻，始终无$^{201}$Tl流入心肌梗死部位，故和非缺血心肌对比，放射缺损图像一直存在。为进一步排除心肌缺血，主张应用$^{201}$Tl再注射法，即在再分布期原缺损区无明显充填时，再注射1 mCi$^{201}$Tl（或同时舌下含服硝酸甘油），30分钟后显像，如可见充填，则为可逆性缺损，仍是心肌缺血，而不是心肌梗死。平面成像方法简单，采集时间相对较短，主要问题是组织结构有重叠，使病变显示及定位不如断层成像准确，故目前临床上已很少用[19]。在目前，平面成像可能仅仅用于不能耐受SPECT检查时必须要静止不动的患者或不能忍受庞大的SPECT探测器靠近身体，以及体型过大或体重过重，不能进行SPECT检查的患者。

## 三、单光子发射计算机断层成像术

单光子发射计算机断层成像术（single-photon emission computed tomography，SPECT）是在运动达到终点后静脉注射$^{99m}$TC-MIBI等，然后以回转的闪烁照相机围绕患者躯体转一圈，每10°采集1次，最终进行180°乃至360°地收集资料，利用计算机再构成图像。于运动后1.0~1.5小时显像为运动负荷成像，在1~2日后于静息状态再注射$^{99m}$TC-MIBI，1.0~1.5小时后进行静息成像。也可在1日内相继完成静息及运动负荷成像。比较运动负荷和静息心脏成像，评价有无心肌缺血及其程度。

SPECT是一种三维空间技术，能对心肌的灌注异常程度进行准确的定量分析，可用于从心尖到心底的断层扫描。SPECT的定量分析能精确测定人体左室心肌梗死程度，与酶学测定结果的相关系数（$r$）为0.91，呈高度相关。与平面成像相比，其诊断冠心病的敏感性和特异性都有巨大的提高，目前被广泛应用。

图像分析：将左心室分成六个壁段，即心尖部、前壁、侧壁、下壁、后壁、间壁。放射性分布分为正常、稀疏、明显稀疏与放射缺损4种。在2个不同断面上相同的部位出现明显稀疏、缺损区（较邻近心肌减少15%以上）或减低面积大于左室15%时，即为异常图像。异常图像包括心肌缺血图像（可逆性灌注稀疏或缺损区）、心肌梗死图像（不可逆性灌注稀疏或缺损区）和心肌梗死并缺血图像等3类。

1. $^{201}$Tl SPECT检查

$^{201}$Tl是一种单价阳离子，其生物学特性与钾相似。钾是细胞内的主要阳离子，不存在于瘢痕组织内，所以$^{201}$Tl是一种理想的核素显像剂，可以用来区分正常心肌、缺血心肌和瘢痕组织。$^{201}$Tl放射出80 KeV的光子量，被注射进入人体后，早期心肌摄取的量与局部血流有关，首次通过心脏时被摄取的比例可高达85%。通过细胞膜上的$Na^+$、$K^+$、ATP泵，$^{201}$Tl被转移至细胞内，继而弥散开来。注射后5分钟心肌细胞摄取的$^{201}$Tl达到峰值，而血管中的$^{201}$Tl则被迅速清除。在注射后10~15分钟，体内的$^{201}$Tl发生再分布，这种分布与血流无关，而与心肌细胞对$^{201}$Tl的清除速率有关。正常心肌对高浓度的$^{201}$Tl清除速率很快，缺血心肌对$^{201}$Tl的清除速率则较慢，由此可分辨

正常心肌和缺血心肌。$^{201}$Tl 的成像试验分为负荷期和静止期两种。负荷试验时，在注射后 3～4 小时，甚至 24 小时出现显像异常的心肌，是可逆性缺血的，有活力的心肌，而静息试验出现显像异常的心肌则是休眠的缺血心肌。瘢痕心肌则无论是在负荷试验还是静息试验中，心肌的显像都呈现固定的不可逆的缺损。

心肌梗死形成后，平面（single-photon emission computed tomography，SPECT）闪烁成像对局部心肌缺血的诊断，明显优于亚极量运动心电图检测和冠状动脉造影。而 SPECT 不仅能准确诊断心肌缺血，还能反映梗死的范围和严重程度，并对心肌梗死进行分级[79]，有利于危险分层、指导康复。

Mahmarian 等综述多篇文献，分析了运动 SPECT 检测的 1042 例冠心病患者的数据，发现 SPECT 对冠心病诊断的总敏感性为 92%（82%～98%）、早期心肌梗死者为 99%、无梗死者也达 85%。冠状动脉病变检出率：1 支为 83%、2 支为 93%、3 支为 95%[80]。我国$^{201}$Tl 心肌断层诊断冠心病的敏感性为 94%，特异性为 77%，与国外报告相近[80]。$^{201}$Tl 心肌灌注成像还可用于冠心病危险分层和预后判断。Brown 汇集了 16 个报道中的 3573 例$^{201}$Tl 心肌显像正常者的资料，平均随访 28 个月，其每年心脏事件的发生率仅 0.9%，接近于年龄匹配的正常人群[70]。朱玫随访了 69 例运动负荷心肌显像异常的冠心病患者，平均随访 30 个月，心脏事件的年发生率为 8.7%[70]。

$^{201}$Tl 作为心肌灌注显像剂首先应用于临床，但有下述缺点：①物理半衰期偏长（$T_{1/2}=76$ 小时）、对肾脏的辐射剂量偏大，故限制了它的用量；而且光子能量只有 68～80 千电子伏（KeV），导致采集的光子能量不足（铊的能量谱对一般的 γ 照相机而言偏低，因为 γ 照相机理想的光子能量大约在 140 KeV），特别是对于 SPECT 检查，影响图像的质量和分辨率，不易发现心室下壁、后壁和多支血管病变；②加速器生产，价格昂贵。

2. $^{99m}$TC 标记的异腈类化合物

$^{99m}$TC 造影剂在 20 世纪 90 年代开始应用于临床。$^{99m}$TC 的光子能量为 140 KeV，生理半衰期为 6 小时，所以较$^{201}$Tl 优越。经美国食品药品监督管理局（Food and Drug Administration，FDA）批准有三种锝的显影剂：sestamibi（甲氧基异丁基异腈）、teboroxime 和 tetrofosmin（替曲膦）可以用于冠心病患者，目前临床上可以使用的只有 sestamibi 和 tetrofosmin。这两种显影剂都是脂溶性的阳离子化合物，被动扩散于心肌细胞间，不受 $Na^+-K^+-ATP$ 酶的影响，在细胞内 90% 结合于线粒体的蛋白质上。心肌对这两种显影剂的吸收和代谢的动力学都比较相近，但$^{99m}$TC-MIBI（$^{99m}$锝—甲氧基异丁基异腈）某些方面更好，其优点为：①半衰期短，不含 β 射线；②光子能量大，适合于 SPECT 成像；③$^{99m}$TC 由发生器产生，国内即可供应，成本低，约为$^{201}$Tl 的 1/5～1/8；④$^{99m}$TC-MIBI 心肌门电路断层成像，除能评价心肌灌注情况外，还可估测室壁运动，了解心室功能。

因为心肌细胞的$^{99m}$TC-MIBI 摄取量只占静脉血流的 1%，所以$^{99m}$TC-MIBI 静息心肌成像明显低估了心肌灌注和心肌存活。Rocco 等 1989 年报道$^{99m}$TC-MIBI 静息心肌成像低估了 61% 存活心肌。现多采用硝酸甘油类药物介入法，通过扩张冠状动脉及侧支改善区以提高存活心肌的检出率。Maurea 等报道硝酸甘油介入法检测心肌存活的敏感性为 89%，特异性为 87%。阜外心血管病医院研究显示，运动—静息$^{99m}$TC-MIBI 心肌灌注 SPECT 诊断冠心病的敏感性、特异性分别达到 96%、87%[81]。

3. $^{99m}$TC-CPI（甲脂异丙基异腈）

$^{99m}$TC-CPI 为另一种显像剂。王斌等对 30 例冠心病患者和 24 例正常对照者进行$^{99m}$TC-CPI 运动 SPECT 的检查。结果：$^{99m}$TC-CPI 运动 SPECT 检查的诊断敏感性为 90%，特异性为 96%。对冠状动脉单支、2 支、3 支病变诊断的敏感性分别为 89%、88%、100%；对前降支、回旋支和冠状动脉的检出率分别为 86%、86%、80%，$^{99m}$TC-CPI 运动 SPECT 检查的特异性为 100%、100%、91%[82]。

4. 新技术

（1）使用一系列新设备：能够更加敏感地检测到 γ 射线，而且可重建患者心脏真正的三维图像，与传统的 SPECT 机器相比，新设备的计算速率提高了 8 倍，成像时间由原来的 14～15 分钟缩短到 5～6 分钟，成像时间的缩短能有效地减少运动伪影，同时图像的空间分辨率提高了 2 倍，由原来的 9 ~ 11 mm 提高到 4.3 ~ 4.9 mm；另一优势是能够在不降低图像质量和分辨率的前提下减少核素造影剂的用量，从而减少患者接收的辐射剂量。故而新设备具有更高的性价比，有更广阔的应用前景[38]。

（2）门控 SPECT，即心电图门控的 SPECT 心肌灌注成像：是在 SPECT 心肌灌注成像的同时监测患者的心电图，由心电图 R 波峰门控启动 SPECT 心肌灌注成像。SPECT 心肌灌注成像的一个重要进步就是结合了心电图；心电图门控的 SPECT 心肌灌注成像可以在检查的同时评估左室的功能和灌注，而之前传统的 SPECT 要通过 SPECT 心肌灌注及单独的同位素心室造影（radionuclide ventriculography，RVG）或超声心动图来完成灌注和左室功能状况的评估。心电图门控的 SPECT 显像是目前临床上最常用的评估心室功能的方法，它测定心室功能的原理是在门控的 SPECT 成像中，向心肌释放的同位素浓度是一个常量，而成像物体的亮度和室壁厚度有关，在心肌收缩期室壁增厚，其亮度更亮；心肌收缩期心肌展现正常亮度的区域说明这区域心肌功能正常，而亮度降低的区域代表这区域心肌收缩功能减退。它可以通过定量分析和靶心图来评估节段性心室功能，也可以通过特定软件定量分析整体的心室功能。心电图门控的 SPECT 心肌灌注成像自动测定的射血分数（EF）的准确性已被许多其他方法，如心室造影、同位素心室造影、心脏磁共振成像所验证[39]；而且在诸多测定左心室功能的方法中，以心电图门控的 SPECT 方法最为稳定可靠，即便对于心肌有严重灌注缺损的患者也是如此。目前的指南都推荐在心肌灌注成像方面使用心电图门控的 SPECT 成像，其测定的左室功能和心肌灌注数据能为临床治疗方案提供独立的参考和依据，这在临床实践中至关重要[38]。

5. SPECT 和冠状动脉造影的区别

冠状动脉造影是直接观察冠状动脉解剖形态学的变化，而 SPECT 是利用体内某一脏器（如心肌）接收核素造影剂发射的 γ 光子成像，能反映此脏器某种功能或代谢情况。心脏 SPECT 是反映冠状动脉狭窄的结果—血流灌注的减少。冠状动脉狭窄 < 50% 时，静息、运动试验 SPECT 均正常。冠状动脉狭窄 50% ~ 80% 时，运动试验 SPECT 呈心肌缺血的灌注显像，SPECT 静息显像正常。冠状动脉狭窄 > 80% 时，除运动试验 SPECT 灌注显像异常外，SPECT 静态显像也不正常。

## 四、正电子发射断层成像

正电子发射断层成像（positron emission tomography，PET）是探测引入体内的正电子发射体放射性核素衰变时产生的两个方向相反的 γ 光子所形成图像的技术。正电子发射型放射性核素 $^{11}C$、$^{15}O$、$^{13}N$、$^{18}F$ 等是常用的核素。由这些核素形成的标记物（药物）：$^{13}NH_3$、$^{82}$铷（$^{82}Rb$）、$^{18}$氟脱氧葡萄糖（$^{18}FDG$）进入人体后在其放射性核素衰变时放射出正电子，正电子与周围电子发生正负电子湮灭（湮灭是指反物质一旦同我们世界的“正物质”接触，便会在瞬间发生爆炸，物质和反物质变为光子或介子的现象），放射出能量为 511 KeV、方向相反的两个 γ 光子（有别于 SPECT 所用的单光子核素）[83]。由数百个成对分布的小型 γ 闪烁探测器组成的环状探测器测得置于该环状探测器中人体内方向相反的成对 γ 光子，由计算机重建为断层影像，供临床使用。PET 机价格昂贵。近年用互成 180°的双探头 SPECT 对正电子湮没辐射产生的一对 γ 光子进行符合探测成像，其价格比 PET 便宜，可做正电子和单光子断层成像，一机两用[70]。

正电子发射型放射性核素（药物）按临床使用及体内代谢机制可分为 3 类。① PET 灌注类：有 $^{13}NH_3$、$^{82}Rb$、$^{15}O$，主要用于评价心肌血流灌注情况，其中 $^{13}NH_3$、$^{82}Rb$ 是经过美国食品药品监督管理局（FDA）批准的用于心肌灌注的 PET 显像示踪剂[38]；② PET 代谢类：主要有 $^{18}FDG$、$^{11}C$-脂肪酸等，多用于心肌脂肪酸、葡萄糖利用率测定、心肌缺血程度的评估；③ PET 受体类：常用的有 $^{11}C$ 或 $^{18}F$-螺环呱啶酮（NMSP）、$^{18}F$-多巴胺等，用于评价心脏受体的数量及功能状态。

1. 评价心肌血流灌注[83]

与 SPECT 心肌灌注成像比较，正电子心肌灌注成像的优点是：对局部心肌血流可做定量分析，计算冠状动脉贮备，克服了 SPECT 信息量丢失大、空间分辨率低以及非心肌组织与心肌组织放射性重叠等问题，并且能进行组织衰减与散射线校正。

3

（1）诊断冠心病：PET 通过评价心肌血流灌注情况诊断冠心病，提高了冠心病诊断的敏感性和特异性（达 95%），可发现多支血管病变。冠心病患者较一致地是存在血流贮备减低，而 SPECT 对这种“平衡”的缺血改变不敏感；另一极端情况是 PET 可发现亚临床冠心病患者的轻度心肌血流灌注异常，可早期诊断内皮功能异常的冠心病患者。研究还表明，PET 显示的血流贮备异常可预测无冠心病的心肌病患者发生心血管不良事件的概率[38]。Demer 等 1989 年的报道，根据对上千病例的观察，PET 诊断冠心病的准确率为 95%～98%，远高于 $^{201}Tl$ 心肌 SPECT 显像。Texas 大学用 $^{13}NH_3$ 和 $^{18}F$-FDG-PET 也证明 PET 诊断（有、无症状的）冠心病的敏感性为 95%～98%，特异性为 95%～100%。

心肌血流灌注检查和冠状动脉造影可以互补。冠状动脉造影是检查冠状动脉狭窄程度的形态学检查，而 PET 测定的心肌灌注量和冠状动脉贮备是反映冠状动脉的功能。虽然冠状动脉的狭窄程度与 PET 测量的冠状动脉贮备明显相关，但是差异有时较大。对于冠心病小冠脉病变的患者，冠状动脉造影时可无冠状动脉狭窄，但心肌灌注量和冠状动脉贮备可显著下降。

（2）测定冠状动脉贮备：虽然 $^{201}Tl$、$^{99m}TC$-MIBI 的 SPECT 心肌灌注成像诊断冠心病的准确率很高，但是这些方法只能对灌注的不均一性进行估测，不能测量心肌绝对血流量，而 $^{13}NH_3$-PET、$^{82}Rb$-PET 可以定量地测定局部心肌灌注（MBF），并进一步测定冠状动脉贮备。在负荷（运动或药物）导致冠状动脉最大扩张时，在特定灌注压力下，超出基础灌注量的血流量称为冠状动脉贮备。冠状动脉贮备的大小对判定预后、指导康复运动有重大意义。

2. 判定心肌存活（myocardial viability）

（1）对冠心病有 4 种病理生理状况：冬眠心肌、顿抑心肌、坏死心肌和瘢痕。冬眠心肌是指冠状动脉不完全狭窄、血流减少，引起的慢性心肌缺血，心肌代谢水平降低，左室功能降低，但心肌结构无改变，一旦血供恢复，心功能随之恢复正常，见于慢性稳定性心绞痛、不稳定性心绞痛、心肌梗死等状况。顿抑心肌是指冠状动脉急性完全闭塞，即严重短暂的心肌缺血（一般 <20 分钟）后，心肌代谢水平显著降低，左室功能急剧下降，且延迟恢复的状态；心肌虽未坏死，但结构已有改变（电镜下可见线粒体部分肿胀，糖原颗粒枯竭），即使缺血之后冠状动脉血流已恢复正常，但心功能、心肌代谢、超微结构的异常需较长时间才能恢复（约需一周才可以完全恢复）。30 分钟以上的急性心肌缺血则会引起不可逆性改变、心肌细胞坏死。心肌存活评价是目前国内、外研究的热点。通过延迟显像或 2 次注射放射性核素的 SPECT 方法虽可将冬眠心肌、顿抑心肌与坏死心肌和瘢痕区别开来，但 $^{99m}TC$-MIBI-SPECT 比 $^{18}FDG$（氟-18-脱氧葡萄糖）-PET 低估了心肌存活，二者符合率仅 71%。临床上还广泛应用多巴酚丁胺负荷超声心动图探查存活心肌，但人为因素影响了评价的准确性，而且不能确定存活心肌的具体部位和范围，故氟-18-脱氧葡萄糖正电子断层显像（$^{18}FDG$-PET）已成为探查冠心病存活心肌的金标准。

（2）$^{18}FDG$-PET：心肌能源物资主要是脂肪酸。在有氧状况下摄取的氧 60%～70% 通过脂肪酸 β 氧化途径产生能量，约占总能源物资的 2/3，另 1/3 来自糖类（包括葡萄糖、丙酮酸、乳酸）。氨基酸、酮体是潜在的能源，仅在严重缺氧时才被利用。正常心肌细胞主要靠脂肪酸提供能量。线粒体中脂肪酸 β 氧化酶对缺氧很敏感，当心肌缺血、缺氧时则由心肌代谢转为利用葡萄糖酵解产生高能磷酸键，供给能量。如果缺血严重，糖酵解终末产物蓄积，抑制糖酵解酶，则高能磷酸键减少，细胞膜破裂，细胞坏死。因此，轻中度血流减少的心肌节段葡萄糖利用增加，而重度血流减少，趋于死亡的心肌节段葡萄糖利用则下降；灌注低下，功能障碍的心肌节段葡萄糖代谢保存或增强（葡萄糖代谢与血流不匹配，FDG-blood mismatch）是 PET 确定心肌存活的根据。

Tamakin[84] 对 158 例心肌梗死患者，进行

$^{18}$FDG-PET 和$^{201}$铊运动显像检查，并与临床、冠状动脉造影做对比。其中 107 例（65%）至少随访了 6 个月。结果：$^{18}$FDG-PET 阳性 48 例、$^{201}$铊阳性 51 例、2 种检查均阳性 41 例、2 种检查均阴性 26 例。2 种检查结果的一致率为 80%，随访过程中共观察到 17 例心脏事件（心性死亡 3 例、非致死性心肌梗死 3 例、不稳定性心绞痛 7 例、晚期血管再通手术 4 例）。临床变量中只有再梗与心脏事件有关。而造影和核素扫描变量均与心脏事件显著相关，其顺序为$^{18}$FDG 摄取增加（$P=0.004$）、冠状动脉造影时狭窄血管的数量（$P=0.007$）、再分布心肌节段的数量（$P=0.009$）、$^{201}$Tl 再分布（$P=0.041$）。经多变量逐步回归分析发现$^{18}$FDG 摄取增加是心脏事件最显著的预测因子，其次为狭窄血管的数量。即使$^{201}$铊显像无再分布，而有$^{18}$FDG 摄取增加的人，将来发生心脏事件的危险性也很高。

正常心肌的血流与代谢匹配紧密，通过血流检测，可反映心肌代谢；而缺血心肌血流与代谢匹配的关系受多种因素的影响，用血流与代谢匹配的情况鉴别心肌存活有一定的不足。所以临床常将血流灌注显像与$^{18}$FDG 心肌显像联合运用。常用的模式有$^{201}$Tl-SPECT/$^{18}$FDG-PET、$^{99m}$TC-MIBI-SPECT/$^{18}$FDG-PET、$^{13}NH_3$/$^{18}$FDG-PET 灌注代谢模式。

遗憾的是本法费用太高，新的双探头 SPECT 及复合线路探测器可以进行 SPECT、PET 两种检查，其费用较低，有望扩大使用率。

（3）$^{99m}$TC-MIBI + 亚硝酸异山梨醇静脉输注法：刘秀杰[79]等对一组心肌梗死患者，采用亚硝酸异山梨醇（Isoket，德国制）和$^{99m}$TC-MIBI 静脉输注，Isoket 扩张血管，使左室后负荷减轻，心肌血流灌注改善，在 50 个原认为不可逆性灌注缺损节段中，3 个节段完全恢复正常（6%）、6 个节段（12%）明显好转、17 个节段（34%）部分改善，总改善率为 54%。广州军区总院也有类似报道，说明此法对于探测心肌梗死患者的存活心肌有价值，且费用较低，可以推广。

3. 冠状动脉血流贮备

冠状动脉血流的主要决定因素包括冠状动脉起始部（主要是主动脉舒张压）的灌注压及下游的阻力（主要是冠状动脉微血管床）。从静息状态到运动状态主动脉舒张压变化不大，冠状动脉血流增加的主要机制是冠状动脉系统血管的阻力降低。运动负荷时冠状动脉血流可升至静息状态时的 2 ~3 倍，药物负荷试验时（如静脉给予冠状动脉扩张剂双嘧达莫和腺苷），冠状动脉血流可升至静息状态时的 4 ~5 倍。任何负荷使冠状动脉血流从静息水平升高的幅度称为冠状动脉血流贮备。

3

灌注示踪剂：铊的能量谱低于现有 γ 相机的最佳能量范围要求，$^{99m}$TC 灌注示踪剂的 40KeV 能量谱虽然符合要求，但是司他比锝和替曲膦的首过摄取率只有 60% 左右，在高血流时摄取率不能呈线性增加，因此目前临床使用的 SPECT 灌注示踪剂均不理想，在 SPECT 影像上仅能显示和定量示踪剂摄取的相对区域差异，但是运动负荷和药物负荷时心肌对灌注示踪剂摄取的差异还是能对诊断和预后提供重要信息。PET 灌注示踪剂$^{13}$N（氮）的摄取分数可以超过 90%，$^{82}$Rb（铷）的摄取分数较低，但高血流时较快达到平台期，临床上已经用于评价局部心肌血流和血流贮备以诊断冠心病，在 PET 影像上可以定量静息及负荷时冠状动脉血流的绝对区域差异。如前所述，大多数应用 PET 灌注示踪剂评价冠状动脉血流贮备的试验都是使用药物负荷而非运动负荷。

运动负荷诱导的冠状动脉血流量增加：通常进行运动负荷试验诱导冠状动脉血流增加，以获取 SPECT 心肌灌注显像（myocardial perfusion imageing，MPI），特别适用于有劳累性心绞痛症状的患者，可以将运动时产生的症状与灌注异常的部位、范围及严重程度联系起来；可以为功能评价、超声心动图变化、心律失常、心率贮备和心率恢复提供更多信息，以诊断冠心病或评价其预后。

药物负荷诱导的冠状动脉血流量增加：有一部分患者不能达到足够水平的运动量，随着老龄化及并发症，如外周血管病和糖尿病等患者数量的增加，运动负荷试验时达不到预期运动量的患者数会逐渐增加。对于这些患者可以使用药物负荷试验诱发冠状动脉血流量增加，最常应用的药物是冠状动脉小血管扩张剂（腺苷、双嘧达莫和瑞加德松）和肾上腺能药物，如多巴酚丁胺。常用的药物负荷试验方案[38]如下：

| | 双嘧达莫 | 腺苷 | 瑞加德松 |
|---|---|---|---|
| 剂量 | 142 μg·kg⁻¹·min⁻¹ | 140μg·kg⁻¹·min⁻¹ | 0.4 mg（5 mL）快速静脉注射，随后用5 mL生理盐水冲洗 |
| 持续时间 | 手工或微泵输注4分钟 | 微泵输注6分钟 | 弹丸式注射液 |
| 同位素注射时间 | 药物输注后3分钟 | 药物输注后3分钟 | 生理盐水冲洗后10～20秒 |

低强度的耐力运动联合药物负荷试验的应用在逐渐增加，尽管对提高诊断准确性无明确优势，但是目前一致认为可减少不良反应，可减少心脏外器官和组织对示踪剂的摄取，进而提高影像质量。

血管扩张（药物）负荷试验和运动负荷试验的区别为：对于同一患者，血管扩张负荷试验获得的灌注显像通常与最大运动负荷试验是一致的。但是二者也有一些明显的区别：与运动负荷试验比较，血管扩张负荷试验时的冠状动脉血流量较大，主要原因是运动时心内膜下压力升高导致血流阻力增加。尽管理论上药物负荷试验可以提高诊断冠心病的敏感性，可是目前还不明确，只是药物负荷试验通常可以预测冠状动脉血流反应。需要说明的是血管扩张负荷试验不如运动负荷试验符合“生理状态”，试验中的症状也难以与灌注类型相匹配。

无论血管扩张负荷试验，还是运动负荷试验，抗缺血药物都可以明显影响心肌灌注显像效果，因此，实验前最好停用抗缺血药物。

## 五、核素检查暴露的问题

用于低剂量心肌核素显像的核素有一定标准，必须符合相关指南。经核素诊断或治疗的患者是否会继发恶性肿瘤尚无明确结论[38]。低剂量核素暴露（即＜100 mSv）可能有远期致癌的推论是源自对原子弹爆炸幸存者的调查。尽管如此，核素诊断应该控制在所需的最低剂量，每次检测应该是单独的，在获取准确诊断图像的最小剂量暴露中优化对患者的保护。

# 第二节 同位素心室造影或心血管造影

同位素心室造影也被称为同位素心血管造影或血池成像。

## 一、分类

同位素心室造影可以通过首过扫描或平衡门控技术两种方法完成。两种检查方法采用不同的造影剂，数据记录的方法也不同，但测定的整体左心室射血分数类似。目前，使用平衡同位素心室造影的更为普遍。

1. 首过同位素心室造影（RVG）或心血管造影

需要在短时间内注射足够剂量的放射性药物，注射的同位素造影剂有$^{99}$锝标记的半乳糖基二亚乙基三胺五乙酸人血白蛋白、$^{99}$锝DTPA（DTPA即二乙烯三胺五乙酸，是一种高效螯合剂）或$^{99}$锝高锝酸盐；推荐使用$^{99}$锝DTPA，因为它是一种盐，可以通过肾脏迅速排泄。造影剂最早通过右心系统，然后经过肺，最后到达左心系统。图像采集在造影剂通过心脏时迅速进行。一般是通过采集右心2～5个心动周期、左心5～7个心动周期的数据，可以定量分析左、右室的射血分数。

2. 平衡同位素心室造影（radionuclide ventriculography，RVG）或心血管造影（门控血池成像）

与门控SPECT类似，数据的采集由心电图R波启动、门控；在对血液进行同位素标记后，$^{99}$锝被标记到患者的红细胞白蛋白。检查时采集800～1000个心动周期并产生高分辨率的平均心动周期图像，通过对平衡同位素显像的定量分析和每个心动周期数据的检测，可以获得以下信息：①心室及大血管的大小；②局部的室壁活动；③整体的心室功能；④心室壁厚度、心包积液、心包脂肪垫及心旁的肿块；⑤心外的同位素摄取（如脾脏等）。

上述两种检查方法的比较：首过同位素心室造影的优势是有较高的靶本底比值、各个心腔不同时相的显像以及迅速成像，且更容易评价右室的射血分数；平衡同位素心室造影的优势在于可以在各种不同且多变的生理条件下评估心功能。目前，使用平衡同位素心室造影的更为普遍[38]。

本法广泛应用于冠状动脉疾病，特别是心肌梗死患者测定室壁运动异常和心功能状态。虽然它无法获得心导管检查的详细血流动力学资料，但是，因其是非侵入性的，不仅可获得运动负荷下的左心功能信息，还能反复了解右室的功能状态。

在20世纪70—80年代因为平衡同位素心室造影检测EF值对运动的反应相对简单易行，有大量该方面的报道，然而目前运动超声心动图基本上替代了平衡同位素心室造影检测评价运动左室功能[38]。

## 二、方法

运动负荷显像：患者于检查前2天停用β受体阻滞剂、钙拮抗剂和扩血管药物。检查当日禁食4小时以上，先行静息显像，然后开始运动试验。可采取仰卧位踏车方式。负荷量从12.5 W开始，逐渐增加，直至达到70%～85%预期最大心率。

右室功能检查可使用半衰期短的$^{81}$Kr（氪），其半衰期为13秒，通过肺循环时，即可作为呼出气体从肺泡排向体外，不会进入左心室，不产生左心室干扰。运动中，应用自动注射机持续（10 mL/min）注射在发生器内的$^{81}$Kr和5%葡萄糖。运动中每2分钟测定血压、心电图，收集$^{81}$Kr的右室造影资料。收集$^{81}$Kr右室造影资料是在分离右房、右室最佳角度（正位—右前斜位）用多门法按每20 ms收集一次资料，然后制成右室容积曲线，算出右室射血分数。



左室功能检查是静注$^{99m}$锝—红细胞20 mci后，在室间隔显示最清楚的左前斜位，用多门照相法收集资料，并形成左室容积曲线，算出左室射血分数、收缩速度和舒张充盈速度。

## 三、临床应用

心脏病患者运动负荷心功能的测定：宫本笃[3]等以本法检查了健康人和扩张性心肌病患者的左、右室射血分数（LVEF、RVEF）。结果是扩张性心肌病患者的LVEF、RVEF均低于健康人，以LVEF降低为甚。该研究还观察了1例劳累性心绞痛患者的核素心室造影图像，于运动负荷出现心绞痛和心电图ST段下移0.2 mV时，前壁中隔、左室心尖部、后侧壁收缩幅度下降，从而LVEF由运动前的65%降至50%。这说明核素心室造影可形象地显示室壁运动状况，也证明ST段下移0.2 mV提示有心室功能减退。

综上所述，核素心脏检查为非损伤性检查，诊断准确性高，而且可形象地显示左、右心室功能的变化，是一项很有价值的检查。

# 第七章　磁共振成像的心功能测量

核磁共振（nuclear magnetic resonance）现象由Purcel E M和Bloch F同期分别发现，并获得1952年度诺贝尔物理奖。Damadian等1980年推出世界上首台商用机。1982年应用于临床[70]以来，心脏磁共振（cardiac magnetic resonance，CMR）飞速发展，已经成为一种常规的临床影像检查方法，它既有类似超声检查任意选择层面的特点，又具有类似CT等的计算机重建图像的能力，加上其多样的成像序列、广度的软组织分辨力以及不断呈现的新技术，可对心脏形态、功能，心肌灌注、血管造影、动脉斑块以及分子显像进行“一站式”检查，既能直接显示心腔大小、室壁厚度、室壁瘤等，又能观察室壁节段性运动、房室瓣开放和关闭状态，而且还能识别心肌缺血和心肌活性等[70]，十分有价值。

既往认为X线心室造影是心功能评价的“金标准”。近年来学术界已经改变上述观点，提出CMR为评价心功能的最准确方法，应取代X线心室造影成为新的“金标准”。主要理由有：①超声心动图：设备普及，价格低廉，无创伤，无射线，已获得广泛应用；但属于操作者依赖技术，重复性欠佳；②放射性核素显像：空间分辨率低，进行心功能测量时需将本底放射性去除，其测量值普遍偏低，且经核素诊断或治疗的患者是否会继发恶性肿瘤尚无明确结论；③X线心血管造影：除属于有创伤、有放射线的检查，且价格昂贵外，X线球管属于点光源，有放大率问题，进行心功能测量要进行校正；X线心血管造影要对心室形状进行几何假设，会产生误差；注射的造影剂还有过敏的问题；与MRI相比价格不低；④CMR：软组织对比度最高，空间分辨率好，属于无创伤、无射线检查，测量心室功能时，无须进行几何形状假设，直接计算体素数目即可，测量十分准确，重复性好[70]。

## 第一节 磁共振成像基本原理 $^{1}H$、$^{13}C$、$^{13}P$

原子由电子和原子核组成，原子核由质子和中子组成。某些质子数和中子数之和为奇数的原子核，如$^{1}H$（氢）、$^{13}C$（碳）、$^{13}P$（磷）等，不仅具有一定的质量，带有一定量的正电荷，还具有两个彼此相关的特征性参数，即自旋（spin）和磁矩（magnetic moment），二者呈正比关系。在上述原子核中氢原子核（质子）的结构最简单，但磁性较强，是构成水、脂肪和碳水化合物等有机物质的基本成分，在各器官、组织中广泛分布，其磁共振成像的效果明显优于其他原子核，所以临床上主要利用氢的质子进行共振成像。人体内存在大量氢的质子，在自然状态下其磁矩指向在360°方向上各不相同，呈杂乱无章地分布状态，其磁矩会互相抵消，故人体不显磁性。当人体置于外加的强磁场中时，质子除绕自身轴旋转外，还围绕外磁场的磁矩转动，这种运动方式称为进动（precession），又称拉莫（lamor）旋进，质子绕外磁场磁矩进动的角频率（Wo）称拉莫频率，其大小与外磁场强度成正比，见以下公式：

$$Wo = \gamma Bo$$

式中：Wo为外磁场磁感应强度，单位为Tesla，简称T；γ为旋磁比；Bo是磁场强度。

原来杂乱无章地排列的质子磁矩受外磁场的影响，不停自旋的磁矩指向发生偏转，呈有序化排列，而质子的数量极多，全部质子的磁矩叠加起来，就产生了一个沿外磁场磁矩方向的宏观磁矩，使人体产生了磁性。此时，在外磁场垂直方向上加入射频脉冲，即高频无线电波，当其频率与质子旋进频率相同时，便会发生磁共振现象，质子吸收射频脉冲的能量，磁矩发生偏转，整个自旋系统偏离平衡状态。当射频脉冲去除后，自旋系统自发地恢复平衡状态，并将所吸收的射频脉冲能量，仍以射频脉冲的方式释放，此射频脉冲即为磁共振信号，经线圈接受、计算机处理后就得到了磁共振图像。

在去除射频脉冲后自旋系统恢复到平衡状态的过程称为弛豫（relex）。为便于分析，引入坐标系，以90°脉冲为例说明弛豫过程：X、Y和Z轴彼此互相垂直，质子自旋系统置入外磁场时，Z轴方向为宏观磁矩指向，其磁矩最大，而Y轴方向磁矩为0。当引入90°射频脉冲时，Z轴磁矩减少至0，Y轴磁矩转为最大；当射频脉冲去除后自旋系统出现：①纵向弛豫（longitudial relaxation），宏观磁矩在纵向（Z轴）由0恢复至最大，质子释放共振时吸收的能量，Z轴宏观磁矩从0恢复到最大值的63%时称纵向弛豫时间，用T1表示（人体组织为数百毫秒）；②横向弛豫（transverse relaxation），宏观磁矩在横向（Y轴）由最大恢复至0的过程，此过程不发生质子与外界环境的能量交换，为横向弛豫，又因为只反映质子自身的情况，故又称自旋—自旋弛豫（spin-

spin relaxation)。Y 轴宏观磁矩从最大值衰减至 63% 或 37% 所需的时间时称横向弛豫时间，用 T2 表示（为数十毫秒）。

造影剂：钆造影剂（gadolinium-based contrast agents，GBCAs）是目前临床唯一应用的 MRI（磁共振成像）造影剂。GBCAs 注射后首先通过心腔和血管（首过相），然后经 15 ~ 30 秒弥散至细胞外空间，注射后 10 ~ 15 分钟 GBCAs 浓度将达到短暂的平台期（细胞外空间与洗脱入血池之间的平衡）。心肌灌注 CMR 和大多数血管造影 MR 都是在首过相进行检查，而晚期钆增强（late gadolinium enhancement，LGE）影像是在平衡相获得的。在美国有多种商业钆造影剂，但是在 CMR 中的应用尚未获得批准。GBCAs 轻度过敏反应的发生率为 0.01% ~ 0.07%，严重过敏反应极少见。Prince 等报道 83 121 例患者在 10 年中未常规监测肾功能的情况下应用 GBCAs，肾纤维化（NSF）的发生率为 0.02%，因此事实上肾纤维化的发生率几乎为 0[38]。

## 第二节　安全性

人们之所以担心核磁共振对人体有不良反应，主要是受“核”这个字的影响，其实了解它的原理，就会打消顾虑了。其技术的原理是这样的：人体内含有大量的水，水分子中存在氢原子（原子由电子和原子核组成，原子核由质子和中子组成），如果能探测到氢原子的分布，就可以比较完整地描述人体的结构图像。如上所述，在特殊的磁场中，用无线电射频脉冲激发人体内氢原子核中的质子，引起质子共振，并吸收能量。在停止射频脉冲后，质子按特定频率发出射电信号，并将吸收的能量释放出来，被体外的接收器收录，经电子计算机处理获得图像，即核磁共振成像；这里的核指的是原子核，不是放射性核素的核，核磁共振成像没有放射性，准确的称呼是磁共振。目前，美国加州心脏中心是全世界心脏磁共振技术研究最领先的前沿科学机构，他们的研究表明这项技术是最安全的。他们的统计报告显示，全世界还没有一例因磁共振检查造成人体损害的报告；还表明，和其他检查手段比较，磁共振技术具有的优势非常明显：①能够准确无误地显示解剖、形态、功能、血流灌注及心肌活性；②具有在任意方向不受任何限制地进行容积资料采集的能力；③能够清楚地评价心脏肿瘤、脂肪浸润、组织变性、显示囊肿及积液；④对血流具有特殊敏感性，能够评价流速、流量，甚至血流方向；⑤无放射性，并不需应用含碘对比剂等。

## 第三节　临床应用

### 一、MRI 心肌灌注成像[38]

负荷 CMR 灌注技术相较于放射性核素灌注技术有多种优势，CMR 不受限于人工物质的衰减，无离子辐射，并且空间分辨率比 SPECT 高 3 ~ 4 倍。此前一项多中心试验（MR-IMPACT）包含了 18 个经验丰富的中心，共入选了 241 例患者进行冠状动脉造影，结果显示：CMR 灌注检查比 SPECT 能更好地显示冠状动脉的狭窄程度（86% : 67%，$P = 0.01$），特别是多支病变的患者（89% : 70%，$P = 0.006$）。

Plein 等报道了一项回顾性研究，入选急性胸痛的患者，进行了整合灌注扫描：冠状动脉磁共振血管造影（magnetic resonance angiography，MRA）、晚期钆增强（在平衡相获得）和电影 CMR 技术的检查，结果：整合方法能使冠状动脉狭窄检测的敏感性增加到 96%，而维持特异性在 83%，这比任何一项单独的 CMR 技术有更高的精确性。

经多项研究证实，多巴酚丁胺负荷心脏磁共振的诊断敏感性为 83%，特异性为 86%，优于多巴酚丁胺负荷心脏超声检查。尽管心脏超声可检出相关的静息状态下室壁运动异常，但多巴酚丁胺负荷心脏磁共振检查能得出更为一致和可重复的结果。

预测价值：越来越多的研究显示 CMR 有很高的预测价值。Ingkanisorn 等应用腺苷负荷 CMR 灌注评价了 135 例无心电图或血清学证据的急性胸痛患者，在随访期间 20 例患者发生临床事件（新诊断的显著冠状动脉狭窄或不利的心脏事件），对于 1 年内临床事件的预测敏感性达到 100%、特异性 93%。在一项 254 例患者进行的负荷 CMR 检查中，Steel 等发现负荷 CMR 和晚期钆增强（LGE）影像能更完善和互补地预测心源性死亡或急性心肌梗死，即使负荷或静息 MRI 灌注均未见明显心肌缺血，但如果 LGE 有典型表现，心源性死亡或急性心肌梗死的风险增加 11 倍。

## 二、动脉硬化斑块的影像[38]

颈动脉和降主动脉 MRI 是应用最广泛的非侵袭性检查动脉硬化斑块的方法。Yuan 和 Kerwin 提出了标准方案，包括两种造影剂加权影像序列，以鉴别颈动脉斑块纤维帽、出血、钙化、软基质。此外，钆增强 T1 加权影像有助于区别坏死或脂质纤维帽。初步研究证实，造影剂增强动态 MRI 对于颈动脉斑块稳定性，如新生血管形成有诊断意义。超小型超顺磁性氧化铁粒子（USPIO）已被证实具有高度巨噬细胞靶向性，从组织学和电子显微水平分析粥样硬化斑块。关于主动脉斑块 MRI 检查，已报道了新型血管内 MR 线圈技术在主动脉斑块影像诊断方面的应用。冠状动脉斑块的影像检查由于受心跳和呼吸运动的影响，非常有挑战性，但是相信未来技术的改进和外源性造影剂的应用、血管内 MR 线圈技术，以及高磁场强度的 CMR 可以给检查的精确性提供保障，特别是纤维蛋白螯合造影剂 EP-2104R（EPIX Pharmaceuticals，Cambridge，Mass）已经能够显示冠状动脉血栓形成的 CMR 影像。

## 三、舒张性心功能不全[38]

由于扫描平面不受限制，Paelinck 等发现用相位对比 CMR 测量的早期二尖瓣流入速度（E）标准化为体内二尖瓣间隔组织速度（Ea）后，与用侵袭性心导管检查得出的平均肺毛细血管楔压高度一致和相关（$r=0.8$）。

## 四、电影 MR 成像技术[38]

心脏门控可以是前瞻性的（在所有心动周期中由心电图 R 波触发，继而在固定的周期进行采样）和回顾性的（连续的数据采样，随后依据心电图时相进行重建）。回顾性门控适合电影成像，因为它能覆盖整个心动周期。

速度编码电影 MRI（又称流动编码相位差，VEC MRI）可评价左室收缩、舒张功能，测定心室容量、经二尖瓣的血流量、射血分数以及右室舒张功能。它还可应用选择性激发标记心肌组织或应用相位对比法测定局部心肌壁的运动速度等方法评价心肌壁的运动功能。速度编码电影 MRI 可测定静息和负荷试验时冠状动脉的血流速度。冠心病患者冠状动脉的血流速度、冠状动脉血流贮备是下降的；运动负荷试验时，速度编码电影 MRI 测定的冠状动脉舒张期峰值流速升高，与运动后心率和血压乘积升高成正比；它还可评价心室节段性运动和室壁增厚对运动的反应[80]。Bare 等 1995 年采用多巴酚丁胺-MRI（DE-MRI）检测存活心肌，以正电子断层显像作对照，结果：DE-MRI 判定存活心肌的敏感性、特异性和准确性分别为 88%、87% 和 92%。

## 五、磁共振波谱分析[38]

磁共振波谱分析（magnetic resonance spectroscopy，MRS）可提供细胞代谢的信息。

$^{31}$磷磁共振波谱（$^{31}$磷 MRS 或$^{31}$PMRS）能评价能量代谢。它由定量分析$^{31}$磷浓度、磷酸肌酸（Pcr）和 ATP 的比例来获得细胞功能的信息，用于研究心肌的存活性，区分心肌缺血和梗死。心肌缺血时氧供应减少，产生的 ATP 减少，过量的 PCr 被用来合成 ATP，导致 Pcr/ATP 比值下降。坏死心肌中则无 Pcr 或 ATP。现阶段因为低能量磷酸化分子的浓度很低，对于各种心肌病和全面覆盖左室前壁心肌的诊断敏感性较低。然而质子（$^{1}$H）MRS 的敏感性已经较$^{31}$PMRS 增加了 20 倍，因此，能分析任何左室心肌的磷酸化、非磷酸化肌酸。一项近期研究应用 $^{1}$HMRS 发现糖尿病患者的心肌细胞内脂质超载易进展为心脏收缩功能不全。

（刘江生、刘丰撰稿）

## 参考文献

[1] 春见建一. 循环器负荷试验の历史—运动负荷试验の

发展［M］//水野 康，福田市藏，主编. 循环器负荷试验法—理论と实际. 东京：诊断と治疗社，1991：1－18.

［2］方丕华. 阜外心电图运动试验［M］. 北京：人民卫生出版社，2009：31－32.

［3］水野 康，福田市藏. 循环器负荷试验法—理论と实际［M］. 东京：诊断と治疗社，1991：233－256、371－395、418－457、530－559、612－641、647－657、716－737.

［4］上海市第一人民医院内科，心电图室. 心电图、心向量图学［M］. 上海：上海人民出版社，1976.

［5］黄宛. 临床心电图学［M］. 4 版. 北京：人民卫生出版社，1993：136.

［6］于伟琦，张新中. 新编心电图学［M］. 北京：学苑出版社，1993.

［7］STRATMANNHG，KENNEDY H L. 不能运动的患者中冠状动脉疾病的评价［J］. 国外医学内科分册，1990，17（9）：413－415.

［8］J LARRY DURSTINE，GEOFFREY E MOORE，MICHAEL J LAMONTE，et al. 波洛克心血管康复医学教科书［M］. 刘江生，主译. 北京：北京大学医学出版社，2012：67－80/145～161/313～323.

［9］American Association of Cardiovascular and Pulmonary Rehabilitation. Guidelines for cardiac rehabilitation and secondary prevention programs［M］. 5th ed. United States Champaign：HHuman kinetics，2013：45－70，111－114.

［10］WENGER N K，HELLERSTEIN H K. Rehabilitation of the coronary patients［M］. 3rd ed. New York：Churchill Livingstone，1992：123－171.

［11］American Association of Cardiovascular and Pulmonary Rehabilitation. Guidelines for cardiac rehabilitation and secondary prevention programs［M］. 3rd ed. Champaign：Human Kinetics，1999：17－105.

［12］POLLOCK M L，WELCH M A，GRAVES J E. Exercise prescription for cardiac rehabilitation［M］// Pollock M L，Schmidt D H. Heart disease and rehabilitation. 3rd ed. Champaign：Human Kinetics，1995：57－80，243－277.

［13］中国康复医学会心血管病专业委员会，《心血管康复医学杂志》编辑委员会. 冠心病人心脏康复危险分层法（试行稿）［J］. 心血管康复医学杂志，2006，15（增刊）：122－125.

［14］American College of Sports Medicine. Guidelines for grade exercise testing and exercise prescription［M］. 4th ed. Philadephia：Lea&Febiger，1991.

［15］KETEYIAN S J，ISAAC D，THADANI U，et al. Safety of symptom-limited cardiopulmonary exercise testing in patients with chronic heart failure due to severe left ventricular systolic dysfunction［J］. Am Heart J，2009，158：S72－S77.

［16］FLETCHER G F，BALADY G J，AMSTERDAM E A，et al. Exercise standards for testing and training：a statement for healthcare professionals from the American Heart Association［J］. Circulation，2001，104：1694－1720.

［17］PASHKOW F J，DAFOE W A. Clinical cardiac rehabilitation［M］. Baltimore：Williams&Wilkins，1993：49.

［18］冈本 登. 运动负荷试验の基础—循环器疾患［M］//水野 康，福田市藏. 循环器负荷试验法—理论と实际. 东京：诊断と治疗社，1991：84－149.

［19］方丕华. 阜外心电图运动试验［M］. 北京：人民卫生出版社，2009：35－57/466－471/481－499/560－604.

［20］BONOW R O，MANN D L，ZIPES D P，et al. Braunwald's 心脏病学：心血管内科学教科书［M］. 陈灏珠，译. 北京：人民卫生出版社，2016：183－190/221－227/242－244.

［21］刘江生，张宏元，戴若竹，等. 老年急性心肌梗死合并心衰的康复［J］. 中国康复医学杂志，1997，12（1）：13－15.

［22］HAMM L F，LEON A S. Exercise training for the coronary patient［M］//Wenger N K，Hellerstein H K. Rehabilitation of the coronary patient. 3rd ed. New York：Churchill Livingstone，1992：123－171.

［23］中华医学会心血管病学分会预防学组，中国康复医学会心血管病专业委员会. 冠心病患者运动治疗中国专家共识［J］. 中华心血管病杂志，2015，43（7）：575－588.

［24］张韵龙，戴闺柱. 亚极量运动耗氧量与心功能分级初探［J］. 中华心血管病杂志，1989，17（1）：29－31.

［25］吴杰，陆再英. 常规心电图描记分析方法标准化的进展［J］. 中华心血管病杂志，1995，23（1）：9－12.

［26］American College of Sports Medicine. ACSM's guideline for exercise testing and prescription［M］. 9th ed. Philadelphia：Lippincott Williams & Wilkins，2014.

［27］BALADY G J，ARENA R，SIETSEMA K，et al. Clinician's guide to cardiopulmonary exercise testing in adults［J］. Circulation，2010，122：191－225.

3

[28] DONALD C ZAVALA. Metabolic testing [M]//PASHKOW F J, DAFOE W A. Clinical cardiac rehabilitation. Baltimore: Williams&Wilkins, 1993: 78.

[29] 世界卫生组织. 心血管病康复—重点在发展中国家[M]. 吴兆苏, 赵冬, 王薇, 等译. 北京: 人民卫生出版社, 1994.

[30] 浦钧宗. 最大吸氧量的测定及其应用 [J]. 中国运动医学杂志, 1988, 7 (2): 58-63.

[31] 穆魁津, 林友华. 肺功能测定原理与临床应用[M]. 北京: 北京医科大学、中国协和医科大学联合出版社, 1992: 172.

[32] 曲镭. 心血管疾病的康复 [M]//卓大宏. 中国康复医学. 北京: 华夏出版社, 1990: 917.

[33] 中华心血管病杂志编委会. 全国心力衰竭诊断与治疗专题研讨会纪要 [J]. 中华心血管病杂志, 1995, 23 (2): 95.

[34] 刘江生. 冠心病患者的康复 [J]. 心血管康复医学杂志, 2006, 15 (增): 22-55.

[35] 邢华城. 健康男性老年人无氧阈的无损伤性测定[J]. 中华老年医学杂志, 1988, 7 (4): 224.

[36] 赵家琪, 杨锡让, 佟启良, 等. 实用运动生理问答[M]. 北京: 人民体育出版社, 1993: 53-78.

[37] GIBBONS R J, BALADY G J, BRICKER J T, et al. ACC/AHA 2002 guideline update for exercise testing: summary article: a report of the american college of cardiology/american heart association task force on practice guidelines (committee to update the 1997 exercise testing guidelines) [J]. Circulation, 2002, 106 (14): 1883-1892.

[38] BONOW R O, MANN D L, ZIPES D P, et al. Braunwald's 心脏病学: 心血管内科学教科书 [M]. 陈灏珠, 译. 北京: 人民卫生出版社, 2016: 190/315-340/363-379.

[39] 任春霖, 闵新文. 平板运动试验 Duke 评分对冠心病诊断的价值 [J]. 心血管康复医学杂志, 2013, 22 (6): 611-615.

[40] 熊蓉, 陈江斌, 方永有, 等. 平板运动试验对冠心病的诊断价值 [J]. 心血管康复医学杂志, 2009, 18 (3): 288-290.

[41] 王吉云, 胡大一. 运动心电图试验指南 [M]. 北京: 中国环境科学出版社, 2000.

[42] MASTER A M. The fastest rate attained in the Masters two-step test [J]. Am Heart J, 1974, 87 (1): 139.

[43] American College of Sports Medicine. Guidelines for graded exercise testing and exercise prescription [M]. 2nd ed. Philadephia: Lea&Febiger, 1975.

[44] 许文胜, 要金芳, 张继增. 双倍二阶梯运动试验的改进 [J]. 河北医学院学报, 1995 (2): 81.

[45] 张志超, 张慕兰. 五种无创性检查法诊断冠心病心肌缺血的价值 [J]. 白求恩医科大学学报, 1997, 23 (5): 525-527.

[46] 马景林, 崔丽萍, 白凌云. 平板运动试验与二阶梯试验对冠心病诊断的对比分析 [J]. 中国实用心电杂志, 1998, 6 (4): 217-220.

[47] 王义明, 刘昭武, 郑秀岳, 等. 加倍二阶梯运动试验 Q-Tc 间期延长对冠心病诊断的评估 [J]. 山西医学院学报, 1993, 24 (3): 285-287.

[48] 彭钰, 孙步高, 张克宁, 等. 平板运动试验结合动态心电图对冠心病的诊断价值 [J]. 心血管康复医学杂志, 2009, 18 (3): 288-290.

[49] 周明, 王崇全, 曹亚红, 等. 平板运动试验的心率校正 ST 段下移指标对冠心病的预测价值 [J]. 心血管康复医学杂志, 2008, 17 (4): 405-407.

[50] 吴林, 张钧华. 心电图运动试验与冠状动脉造影的对照研究 [J]. 中华内科杂志, 1996, 35 (2): 107-109.

[51] 凌佩莹, 赵秋燕, 零达红. 踏车运动试验诊断冠心病的价值分析 [J]. 右江民族医学院学报, 2005, 27 (4): 482-483.

[52] 袁含茵. 心电图踏车运动试验在冠心病诊断中的应用 [J]. 中国现代医生, 2008, 46 (4): 46-47.

[53] 巫少荣, 李自成, 常青, 等. 心电图踏车运动试验及门控心肌断层显像在诊断冠心病的临床研究 [J]. 医师进修杂志, 2003, 26 (9): 37-38.

[54] 蒲珉, 龚兰生. 等长运动对正常人, 高血压病和冠心病患者左室舒张功能的影响 [J]. 中华心血管病杂志, 1991, 19 (5): 311-313.

[55] 励建安, ALLAN R M. 冠心病患者等长收缩运动时肺毛细血管嵌顿压升高的机理 [J]. 中国康复医学杂志, 1993, 8 (1): 1-7.

[56] HELFANT R H, DEVILLA M A, MEISTER S G. Effect of sustained isometric handgrip exercise on left ventricular performance [J]. Circulation, 1971, 44 (6): 982-983.

[57] 赵威, 白瑾, 张福春, 等. 急性 ST 段抬高心肌梗死患者早期心肺运动试验的安全性 [J]. 北京大学学报 (医学版), 2011, 43 (4): 8-11.

[58] 李琳, 高宁, 汤亚明, 等. 活动平板试验与双核素 SPECT 心肌显像检测存活心肌对比研究 [J]. 云南医药, 2011, 32 (1): 2-5.

[59] 孙毅, 张剑, 梁延春, 等. 急性心肌梗死接受经皮冠

状动脉介入治疗术后患者早期心肺运动试验的特点［J］. 中华保健医学杂志，2016，18（5）：371－373.
［60］王岩，崔婷捷，王思远，等. 最大摄氧量的两步台阶试验与运动心肺功能试验的比较［J］. 中日友好医院学报，2016，30（1）：38－39.
［61］邵耕. 运动负荷试验//汪丽蕙. 今日内科（心血管疾病分册）［M］. 北京：北京医科大学、中国协和医科大学联合出版社，1993：88－94.
［62］FLETCHER G F，FROELICHER V F，HARTLEY L H，et al. Exercise standards a statement for health professionals from the american heart association［J］. Circulation，1990，82（6）：2286－2322.
［63］许顶立，刘伊丽. 运动试验收缩压恢复比对诊断冠心病价值的探讨［J］. 中华内科杂志，1992，31（7）：410－412.
［64］尉挺. 现代临床心脏病学［M］. 北京：人民军医出版社，1991.
［65］黄从新，江洪，黎明江. 心肌缺血［M］//陈新. 黄宛临床心电图学. 6版. 北京：人民卫生出版社，2017：70－88.
［66］周翠翠，王鸿. QT间期延长的临床研究进展［J］. 医学综述，2011，17（15）：2313－2315.
［67］刘丽萍，王勇. 非ST段抬高心肌梗死早期危险分层的临床研究［J］. 心血管康复医学杂志，2005，14（4）：307－309.
［68］中国康复医学会心血管病专业委员会，《心血管康复医学杂志》编委会. 心脏分级运动试验结果判定标准［J］. 心血管康复医学杂志，2006，15（增刊）：119－120.
［69］SCHLANT R C，BLOMQVIST C G，BRANDENBURG R O，et al. Guidelines for exercise testing a report of the joint american college of cardiology/american heart association task force on assessment of cardiovascular procedures（subcommittee on exercise testing）［J］. Circulation，1986，74：653－667.
［70］沈文锦，徐成斌. 现代心功能学［M］. 北京：人民军医出版社，2002：64－98/100－123/161－165.
［71］ARMSTRONG W F，ZOGHBI W A. Stress echocardiography：current methodology and clinical applications［J］. J AM Coll Cardiol，2005，45（11）：1739－1747.
［72］KANE G C，HEPINSTALL M J，KIDD G M，et al. Safety of stress echocardiography supervised by registered nurse：results of a 2-year adult of 15 404 patients［J］. J Am Soc Echocardiogr，2008，21（4）：337－341.
［73］NORTHRIDGE D B，GRANT S，FORD I，et al. Novel exercise protocol suitable for use on a treadmill or a bicycle ergometer［J］. Br Heart J，1990，64（5）：313－316.
［74］吴林根. 作为冠心病筛选试验的运动超声心动图及其与冠状动脉造影的相关研究［J］. 国外医学心血管疾病分册，1992，19（2）：122－123.
［75］李景霞. 踏车和多巴胺负荷超声心动图、心肌灌注显像及踏车心电图诊断冠状动脉疾病的比较［J］. 国外医学心血管疾病分册，1994，21（4）：227－228.
［76］翟莉，何建国，黄岚. 多普勒超声心动图技术评价心功能的临床研究进展［J］. 心血管病学进展，2000，21（4）：206－210.
［77］李伟霞，周宇. 组织多普勒应变成像评价无心肌梗死的冠心病患者左心室收缩功能变化［J］. 中国临床医学，2012，19（3）：302－303.
［78］王志斌，孙兆家，李艳，等. 组织多普勒成像技术评价左心室舒张功能的临床价值［J］. 山东医药，2003，43（11）：1－3.
［79］刘秀杰. 核医学在心血管病应用的进展［J］. 中华心血管病杂志，1993，21（6）：367－369.
［80］MAHMARIAN J J，文瑞莲. $^{201}$铊灌注闪烁技术应用于冠脉疾病的评价［J］. 心血管病学进展，1992，13（4）：237－240.
［81］吴凌震，马依彤. 存活心肌的检测方法及现状［J］. 心血管病学进展，2002，23（2）：105－109.
［82］王斌. $^{99m}$TC-CPI运动SPECT检查研究［J］. 中华内科杂志，1991，30（2）：86.
［83］张书文，田嘉禾. 正电子发射体层摄影术在心血管疾病诊治中的应用［J］. 中华内科杂志，1996，35（8）：63－65.
［84］刘利. 心肌梗死患者氟18脱氧葡萄糖摄取增加的预后价值：与铊运动显像比较［J］. 国外医学内科学分册，1994，21（9）：399.

3

# 第四篇

## 运动疗法和运动处方

# 第一章　缺乏体力活动

“体力活动”和“运动”通常可以互换使用，但在专业文献中不能视为同义。体力活动是指：在基础代谢率之上，增加能量消耗的，骨骼肌收缩引起的任何身体运动（movement）。运动是体力活动的一个亚类，是为改善或维持一种或多种身体功能而进行的有规划、结构和不断重复的身体运动（movement）。缺乏体力活动（physical inactivity）是心血管病的危险因素之一，对于心血管病的发生、发展有重大意义。今将有关事项叙述如下[1]。

## 第一节　缺乏体力活动定义和流行率

### 一、定义

关于缺乏体力活动的定义，有一个普遍的共识，即中等强度体力活动累积＜150 min/周（按5次/周，＜30 min/次）或剧烈的体力活动＜60～75 min（按5次/周，或按3次/周，＜12～15 min/次）为缺乏体力活动，但尚无一致公认的标准。

### 二、缺乏体力活动流行率

2007年、2008年美国全国性统计数据表明仅47%女性和49%男性的活动量符合政府和权威医疗组织广泛宣传和建议的最低体力活动量，也就是有半数以上活动量未达标，是缺乏体力活动者。

## 第二节　缺乏体力活动的危害

研究证明：心肺功能（cardiorespiratory fitness，CRF）差[2]和累积的久坐时间长短[3]都与心血管病和全因病死率风险有关，Myers等[2]证明CRF每增加1 MET，病死率降低12%。一个前瞻性观察研究显示体力活动最少的人的心血管病相对危险，大约是最常进行体力活动的2倍[4]，而且体力活动从低→中→高，心血管病风险是依次降低的，即呈剂量效应关系。Stamatakis等[3]对4512名苏格兰男性跟踪随访约5年，并且量化了中、高强度体力活动以及每天看电视/屏幕时间。结果：在调整传统心血管病危险因素（包括休闲时间和体力活动）后，每天看屏幕时间≥4 h者的心血管病发生率是每日看屏幕时间不足2 h者的2倍。体力活动对心血管病风险既有直接影响：大量研究显示与缺乏体力活动相关的心血管病风险独立于其他心血管病危险因素如吸烟、高血压和高胆固醇血症；也有间接影响：严格对照的运动训练研究一致证明习惯性体力活动能通过影响其他心血管病危险因素，如高血压、高胆固醇血症、肥胖和2型糖尿病而影响心血管病[5]，而且超过其独立影响。

《美国医学会心血管病杂志》（*JAMA Cardiology*）发表了一项大规模人群研究的论文[6]，该研究由英国牛津大学、北京大学、中国医学科学院的研究人员共同协作，其对中国10个地区无任何心血管病病史的近49万余名成年人（平均年龄51岁）进行了7年半的随访，期间共新发生冠心病5000余例，缺血性脑卒中2.5万余例，脑出血5200例，因心血管病死亡8400例，主要发现：

（1）男性、年龄较小、来自农村、受教育水平较低的成年人平均体力活动水平较高，相对更健康（如糖尿病和高血压病患病率较低，血压、心率、体质指数较低），由于来自农村的人体力活动主要不是休闲时间的体育运动，这说明只要是体力活动都有益于健康；

（2）与体力活动水平最低（5 分位）者比较，体力活动水平最高组的主要心血管病变事件（冠心病和脑卒中的总和）的发生风险相对降低 23%；

（3）每天快走约 1 小时者，冠心病、脑卒中发病及心血管病死亡的风险分别降低 9%、6% 和 12%；

（4）体力活动水平与心脑血管疾病的关联强度在城乡不同地区、不同性别组间均相似，但在高血压患者中这种关联强度较弱，尤其是脑卒中。

4

## 第三节　缺乏体力活动的评估

### 一、体力活动的评估

需要评估的体力活动要素很多（如持续时间、频率和强度），也很复杂。其挑战之一是测量活动持续时间，要积累一天中每阵至少 10 min 体力活动的时间，这很困难。另一个挑战是确定体力活动的强度，可以根据相对的（例如 % $\dot{V}O_2max$、% HRmax），也可以按照绝对的［中等强度 3.0 ~ 5.9 METs（代谢当量，3.5 mL · $kg^{-1}$ · $min^{-1}$为白色人种坐位静息耗氧量）、高强度≥6 METs］。最常用的两种评价体力活动的方法是自我评定的问卷（主观的）和使用体力活动监控器（客观的）。自我评定问卷的优点是价格低廉、操作简单，然而，受限于回答者准确性：记忆力和准确划分体力活动强度的能力。在 CR/SP［cardiac rehabilitation（心脏康复）/secondary prevention（二级预防）］，标准化评估体力活动的问卷是国际体力活动问卷（International Physical Activity Questionnaire，IPAQ）[1]。这个问卷能量化体力活动持续时间、频率和强度。IPAQ 还提供低、中、高度划分的标准（见“IPAQ 分类类别”）和使用在“2008 年美国人体力活动指南”中提到的 MET · $min^{-1}$变量来帮助定量总的体力活动量。

#### （一）国际体力活动问卷[1]

在 CR/SP，它适合于标准化评估体力活动。这个问卷能够量化体力活动的持续时间，频率和强度。而且，对于被评价人群中最常见的活动的类型可以个体化（表 4 - 1 - 1、表 4 - 1 - 2）。IPAQ 还提供了有关坐位的时间的信息，它在确定总的心血管病风险方面是有用的。IPAQ（www.ipaq.ki.se）报告的中、高强度体力活动可方便应用于推荐的标准的：中等强度活动 > 150 min/周或高强度 > 75 min/周的运动时间和频率；它提供了中等强度、高强度体力活动的耗氧量需要，更有利于为被评估者制定运动处方，比如中度体力活动：最低有（即≥）600 METs（代谢当量）/周的耗氧量。其运动处方为：如步行的运动强度为 2 METs（通常为 1 ~ 2 METs），则每周需步行≥300 min。按每周 5 天计，每天需步行≥60 min，按每周 7 天计，每天需步行≥43 min；如游泳的运动强度为 4 METs（通常为 4 ~ 5 METs），按每周 7 天计，每天需游泳≥21.5 min（游泳的热量消耗，不仅是运动的耗氧量，还要考虑水的导热性，游泳池通常水温 26 ~ 28 ℃，低于体温，由于水的导热，肌体要大量消耗热量，因此远不需要游泳那么长时间，参阅本篇游泳对心肺功能，减肥等的作用）。

#### （二）体力活动监控器

体力活动监控器能准确地测量动态运动，包括运动强度等指标。其缺点是无法观察到非走动（non-ambulatory）体力活动，且需要较多费用。体力活动监控器种类很多，其中加速度计是最有效的，不仅因为它们可以拍摄到体力活动的持续时间、频率和强度，而且还可以量化缺乏体力活动的持续时间。典型的评估期限为 7 天；监控器穿戴至少 12 h/d，且至少记录 4 个全天。加速度计数据可以储存在计算机上，由专用软件进行处理。患者活动的自我评定日志在评估体力活动监控器数据时很有帮助。

### 二、心肺功能评估

运动是 CR/SP（心脏康复/二级预防）的基石，为了最有效地确定运动处方的要素，不仅要评价心肺功能变化，还要进行心肺运动试验。但是对于制定运动处方，运动试验数据并非总是有用，要结合被检者的日常活动问卷的调查及个体状况确定。

表 4－1－1 国际体力活动问卷[1]

| |
|---|
| 我们有兴趣了解人们日常生活中体力活动的种类。问卷将询问您过去 7 天里体力活动消耗的时间。即使您不认为自己是一个活跃的人，也请回答每个问题。请回想您在工作、做家务和庭院作业时，从一个地方到另一个地方，以及在闲暇时间娱乐、运动锻炼时做的活动。 |
| 想想在过去 7 天里您从事的所有剧烈活动。剧烈体力活动指费劲的，呼吸比平时费劲得多的活动。请只回想那些一次至少 10 分钟的体力活动。<br>1. 在过去 7 天里，您有多少天进行了剧烈体力活动，如抬举，挖掘，有氧运动或快速骑车？<br>每周________天<br>□ 没有剧烈体力活动→跳至问题 3<br>2. 在这些天中的一天里，您通常有多少时间做剧烈体力活动？<br>每天________小时<br>每天________分钟 |
| 想想您在过去 7 天里所做的所有中等强度活动。中等强度活动指中度费劲，呼吸较平常有些费劲的活动。请只想那些一次至少 10 分钟的体力活动。<br>3. 在过去 7 天里，您有多少天进行了中等强度体力活动，如搬运轻物体，通常速度的骑车或双打网球？不包括步行。<br>每周________天<br>□ 没有中等强度体力活动→跳至问题 5<br>4. 在这些天中的一天里，您通常有多少时间做中等强度体力活动？<br>每天________小时<br>每天________分钟 |
| 想想过去 7 天里您步行的时间。这包括工作和在家的时间，从一个地方到另一个地方的旅行以及其他单纯在娱乐，运动锻炼或休闲时进行的步行。<br>5. 在过去 7 天里，其中有多少天您步行一次至少 10 分钟？<br>每周________天<br>□ 没有步行→跳至问题 7<br>6. 在这些天中的一天里，您通常有多少时间步行？<br>每天________小时<br>每天________分钟 |
| 最后一个问题是过去 7 天里，您在工作日里坐位的时间。包括在工作，家里，以及作业和休闲时的坐位时间。也包括坐在办公桌旁，拜访朋友，阅读，或坐着、躺着看电视的时间。<br>7. 过去 7 天里，您在一个平常日坐位时间有多少？<br>每天________小时<br>每天________分钟 |
| 更多信息<br>更详细有关 IPAQ 步骤（*process*）和在发展 IPAQ 问卷中使用的研究方法的信息可从 www. ipaq. ki. se 和 ML Booth“Assessment of Physical Activity：An International Perspective”，*Research Quarterly for Exercise and Sport*，2000；s71：114－120 中获取。其他有关 IPAQ 使用的科学出版物和展示总结在网站上。 |

注：转载自美国国家卫生研究所。可从以下网站获取：www. ipaq. ki. se。

表 4-1-2　IPAQ（国际体力活动问卷）分类[1]

| |
|---|
| 低度（类别 1） |
| • 缺乏足以达到类别 2 或 3 标准的体力活动 |
| 中度（类别 2） |
| • 剧烈活动≥20 min/天，≥3 天，或 |
| • 中度活动≥5 天或步行≥30 min/天，或 |
| • 步行，中度或剧烈活动的任意组合≥5 天 |
| • 最低 600 METs/周的耗氧量 |
| 高度（类别 3） |
| • 剧烈活动≥3 天/周，至少有 1500 MET · min/周的耗氧量，或 |
| • 步行，中等或剧烈活动的任意组合≥7 天，至少达到 3000 METs/周的耗氧量 |
| 缩写：IPAQ，国际体力活动问卷；MET，代谢当量 |

注：中度活动最低 600 METs/周的耗氧量：按步行的运动强度为 2 METs（通常为 1～2 METs），则每周需步行 300 min，按每周 5 天计，每天需步行 60 min，按每周 7 天计，每天需步行 43 min（译者注）。

# 第二章　健身的运动锻炼和运动处方

现代心脏康复起始于心肌梗死患者的早期活动，所以曾经认为运动疗法就是心脏康复。通过多年的实践和探索，现在认识到心脏康复是一个复杂过程，其涉及许多因素，不仅仅是运动疗法，但运动锻炼仍是心脏康复的核心。而且，随着心脏康复对象范围的扩大，康复患者的增多，病情更加严重，以及新技术、新设备的涌现，当前指导运动就更具挑战性、更加复杂、更加重要。

运动既是健康人的健身方法，也是心脏病患者的康复方法。这里先介绍健身的运动锻炼。健身的运动锻炼指的是健康人或有冠心病发病危险因素的人参加的运动锻炼。运动处方是一种个体化的运动程序。健身运动的运动处方是用于增强、保持或恢复体力的。它的运动处方是由专业训练人员或锻炼者根据其自身的健康状况和运动适应能力制定的。运动处方包括热身期、锻炼期、恢复期，有运动类型、强度、持续时间、频率、进展速度等要素。运动程序开始后，要定期对参与运动者的运动适应情况进行评价，进行必要的调整。

## 第一节　运动前评估

### 一、健康的中青年人（男性≤40 岁、女性≤50 岁）

#### （一）低强度（40%～60% HRmax）运动起步，逐渐增加负荷者

如无冠心病发病主要危险因素，亦无任何不适，运动前无须进行运动试验。

#### （二）参加中度或剧烈运动者

参加运动以前，要了解运动者有无下述病史和体征。包括：

1. 冠心病发病主要危险因素：①吸烟；②高血压（>140/90 mmHg，或>160/95 mmHg）；③高脂血症（总胆固醇>240 mg/100 mL，或总胆固醇/高密度脂蛋白比例>4.5）；④糖尿病；⑤体力活动过少；⑥有冠心病家族史（父母或兄弟在 55 岁以前患冠心病）。

2. 提示有心肺或代谢疾病的主要症状和体

征：①胸部出现缺血性疼痛或不适；②轻度运动时出现呼吸短促；③眩晕；④呼吸困难，特别是出现于夜间；⑤踝部浮肿；⑥心率加快或不规整；⑦严重的间歇性跛行；⑧病理性心脏杂音。

对于健身者不宜进行剧烈的运动。

如有上述状况，参加中度或剧烈运动前要进行医疗检查和分级心脏运动试验，检查结果符合运动适应证者方可参加运动训练。

### 二、有心血管疾病或其他主要危险因素者（男性>40岁、女性>50岁）

有心血管疾病主要发病危险因素或心血管疾病的人：参加运动前要进行行医疗检查和分级心脏运动试验。检查结果符合运动适应证者方可参加运动训练。

## 第二节　运动的环境因素

气温、湿度等对运动诸多要素都会产生一定的影响。气温高时，身体为散热，皮肤血管扩张，血流量增大，导致回心血量减少；出汗也使循环血量减少，循环血量减少将引起代偿性的窦性心动过速，以维持心输出量；心率的增加，无疑将使心脏负担加重、心肌耗氧量增加。因而同样速度、距离的运动，在气温高时心肌耗氧量更多。如以心率、耗氧量为运动强度指标，则天气炎热时运动（跑步等）的速度、距离要减少。运动的适宜气温是10～25 ℃。天气寒冷可诱发心肌缺血；御寒的衣服增加体重负荷、影响运动的效率。故心脏病患者在气温0 ℃以下、32 ℃以上运动有一定危险性。大气湿度大也不利散热，增加心脏的负担。因为运动期间要吸入大量空气，所以运动应在空气清新的绿化地区进行。

## 第三节　运动处方

### 一、热身期

每次锻炼前要有热身期，使肌肉、关节、心血管系统为运动作准备，以便顺利、安全地承受运动负荷。低强度的动态有氧运动可防止发生心血管合并症和骨骼、肌肉损伤。研究证明：即使健康的心血管系统，在运动强度突然增加，或极度增加时，可引起心脏的缺血反应。中年人在没有热身情况下，突然进行运动可出现严重的心电图异常（ST段下移、心律失常等），左室射血分数下降。可是，低水平的动态有氧运动可以使肌肉温度上升，有利于运动时关节、肌肉的伸展、收缩，避免造成肌肉、关节损伤。伸展运动可增加肢体、关节的灵活性，减少骨、关节的损伤，肌肉的扭伤。

热身运动可以逐渐将肌体代谢由休息水平增加至锻炼期水平。它由两部分组成。第一部分是低运动强度的动态有氧运动，运动强度为25%～40% $\dot{V}O_2max$，或比锻炼期靶心率少20次/min[7]，时间为5～10 min。如果患者运动功能很差，可以采取3～5 min的轻便到中等程度的走步，其目的是为了升高体温，以便进行下一步运动。第二部分是伸展、关节运动，上肢、下肢大肌肉群和关节、下背部都要进行伸展运动。其重点是训练运动处方中要运动的肌肉群，可采取体操或特定的伸展动作。关节活动必须缓慢地进行，逐渐地增加关节的活动度。体操只进行到伸展的肌肉有一种柔和的牵拉感，每种伸展动作时间维持在15～30秒。重要的是伸展运动时要继续呼吸，避免Valsalva动作，增加血压反应。还要避免跳跃和急骤动作，以免肌肉拉伤。在进行低水平动态有氧运动使肌肉温度升高后，进行伸展运动可获得更好的效果，并避免损伤。如果在低水平动态有氧运动以前进行伸展运动，那么伸展活动要小心进行。

热身运动的总时间一般是10～15 min，有的则是15～20 min[7]，主要因运动者的运动功能（体力，$\dot{V}O_2max$）、气温、锻炼期的运动强度、年龄而异。年纪大、气温低、锻炼的时间早（气温低）、锻炼期运动强度大、运动功能差者热身时间要延长。

热身运动是不可缺少的，即使锻炼期运动时间要减少，热身运动的时间也不能减少。

## 二、运动锻炼期（有氧训练期）

运动锻炼期的目的是维持和增加运动功能（体力）。因此，它是运动处方的关键部分。一般根据下述目的设计锻炼期的运动。



### （一）运动锻炼目的

1. 保持现在的运动功能。
2. 增强运动功能。
3. 改善肌肉张力和增加肌肉体积。
4. 增加热能的消耗，达到减肥的目的。

### （二）运动锻炼期处方

运动锻炼期处方包括运动类型、强度、持续时间、频率、进展速率等五个要素。

1. 运动类型

一般将运动分为动态（有氧）、力量训练、伸展（灵活）三种基本类型。动态运动是改善心血管系统功能和提高运动功能最普遍的运动形式，也是减肥的最好形式。力量训练是增强骨骼肌力量和耐久性的运动形式，常见的有重量训练（weight training）和健美体操。伸展运动是改善关节和肌肉运动范围的运动。

（1）动态运动

动态运动（dynamic exercise，dynamic movement）也可称为耐力训练（endurance training），是上肢、下肢大肌肉群的交替收缩和舒张。它又分为三类。第一类是：走、跑、踏车、跳跃、登梯等运动。其运动强度稳定，个体间能量消耗差异较小。第二类运动有：游泳、雪橇等运动。其能量的消耗与运动技能的高度相关，但是对于某些人来说，其运动强度仍保持相对稳定。第三类运动为：网球、排球、篮球等竞技运动，其运动强度、能量消耗不稳定，个体间差异大。采取哪一种运动最为合适？这取决于运动锻炼者的健康状况、锻炼目的、条件和爱好。符合锻炼目的、最喜欢、又能进行的运动，便是最合适的运动。作为健身运动而言，上述三类运动中，有条件进行的，可采取任何一种喜爱的运动。

游泳是全面提高身体素质，而又危险最小的最好运动形式，它可以消耗热量，增加肌力、耐久性、灵活性、协调性，又能提高心肺功能，而且危险性最小。慢跑是健身运动中最普遍采用的一种运动。它最易实行，无须特殊设备和技能。但是，每项运动都有相对不足，譬如游泳的腹部肌肉运动较少，跑步时上身、手臂运动很少。因此，现代普遍认为仅仅进行一项体育运动是不够的。健身运动的趋势是 2 项或 2 项以上的运动交替进行。譬如近年出现了一种独立的运动项目：三项全能运动，它包括骑自行车、跑步和游泳，可使上肢、下肢、全身的肌肉都得到锻炼。

作为心血管康复运动的理想运动形式是第一类运动的走步等运动。

1）运动强度

运动强度指的是用于运动的能量大小，可用耗氧量的绝对值（$\dot{V}O_2$），或相对值（% $\dot{V}O_2max$）表示。运动强度是运动处方最重要的部分。运动强度原则上要超过习惯（或日常）的负荷强度，否则不能增加运动功能或肌力。《美国心脏康复指南》[1] 对于健康人健身的运动强度建议为 40% ~ 80% $\dot{V}O_2max$。但运动强度有上限和下限，譬如 40% ~ 80% $\dot{V}O_2max$ 的下限是 40% $\dot{V}O_2max$，上限是 80% $\dot{V}O_2max$。运动强度的下限是激发运动者增加运动功能的最低强度，上限是为了防止达到运动极限，引起危险。40% ~ 80% $\dot{V}O_2max$ 的上、下限还意味着：上限（80% $\dot{V}O_2max$）是体力活动多的人的运动强度，下限（40% $\dot{V}O_2max$）是坐位工作人员的运动强度。运动强度还可设定为单一指标，譬如为 7 METs，那么靶（目标）运动强度在其指标的 10% 上、下运动，为 6.3 ~ 7.7 METs。

运动强度有这四种表示方法：①耗氧量的相对值（% $\dot{V}O_2max$）表示：作为分级运动负荷试验者，以直接测定的 $\dot{V}O_2max$ 为基数，取其某一百分比，如 50% ~ 85% $\dot{V}O_2max$ 为运动的靶强度，或以和某 % $\dot{V}O_2max$ 相应的心率（可从心肺运动仪测得）为运动靶强度；②% 最大心率（% HRmax）；

因为在一般情况下 $\dot{V}O_2$ 和心率呈线性关系，而且心率（脉搏）容易测得，故心率可用作运动强度指标。健康人通常的运动强度是 70%～85% HRmax（相当于 60%～80% $\dot{V}O_2max$）。170－年龄所得的心率约等于 70% HRmax。<40 岁者 190－年龄和 >40 岁者 185－年龄的心率约等于 85% HRmax。这种方法便于掌握；③心率贮备（heart rate reserve）法：它是 Karvonen 提出的，又称 Karvonen 法。其计算靶心率（target heart rate，THR）公式如下：

靶心率＝[（最大心率－休息心率）×运动强度]＋休息心率

心率贮备法运动强度：美国健身运动是取 60%～80% 的心率贮备。例如某人分级运动试验测定的最大心率为 160 次/min，休息心率为 72 次/min。那么，靶心率的下限为（160－72）×0.6＋72＝124.8 次/min；上限为（160－72）×0.8＋72＝142.4 次/min。

这三种运动强度表示方法都可以应用，但是使用同一百分比，则 % HRmax 的心率偏低。Pollock 等[7]报道 10 例健康男性（平均 36.2±3.2 岁、11.9±1.5 METs、立位休息心率 78.7±12.6 次/min、最大心率 186.2±11.0 次/min）运动强度按 70% 计，则 % HRmax 法的心率为 130.1±7.5 次/min、心率贮备法为 154.0±8.6 次/min，% $\dot{V}O_2max$ 相应心率为 158.9±9.0 次/min；按 85% 计，则分别为 158.3±9.1 次/min，170.2＋9.6 次/min，174.3±11.4 次/min。他们测定的 10 例心脏病患者（3 例心肌梗死后患者、7 例冠状动脉旁路移植术后患者），9 周后运动强度为 70% 时三种方法的心率依次分别为 106.9±14.8 次/min，131.2±19.0 次/min，126.1±20.5 次/min；运动强度为 80% 时三种方法心率依次为 129.8±18.2 次/min，141.8±20.3 次/min，139.9±22.8 次/min，故 % HRmax 心率较心率贮备法、% $\dot{V}O_2max$ 的心率，依次约低 20 次/min（15%），11 次/min（7%）。其他学者也有类似看法，故建议靶心率用 % HRmax 法时，心率要增加 5%～15%。

上述三式中应用的最大耗氧量（$\dot{V}O_2max$）、最大心率（HRmax）最好是直接测定，直接测定最准确。无直接测定条件，或不直接测定时，可用间接推算法求得，但有一定误差。

还有一种是自感劳累分级法（Rating of Percieved exertion，RPE）：RPE 15 级法的 12～13 级（稍累）大约相当于 60% $\dot{V}O_2max$。16 级（累）相当于 80%～85% $\dot{V}O_2max$。因此，给大多数健康成人推荐的运动强度，RPE 是 12～16 级（稍累—累）。

运动强度不是固定不变的，即使同一目标运动强度，因为气候变化，前夜睡眠休息状况、情绪状态变化而有不同。

2）运动持续时间

运动持续时间指的是保持适当运动强度的时间多少（单位：min）。它和保持、改善运动功能需要的时间是一致的。一般锻炼期要持续 20～30 min 以上。通常讲的运动时间就指的是锻炼期持续时间，不包括热身期、恢复期的时间。每日的运动持续时间可累积计算，即 2 次以上的运动持续时间可以相加。

不论运动形式如何（跑步还是踏车），同一心率（运动强度）情况下，训练时间相同，产生的心血管训练效果相似。又因为运动时间比运动距离更好定量，故对于不同类型的运动，衡量运动量的唯一方法是比较运动强度和持续时间。

运动量＝运动强度×时间

同一运动量，如运动强度大，则运动持续时间短，运动强度小，则运动持续时间长。

运动量还可以用运动所消耗的热量来表示。希望获得健身效益的运动必须要 1 次（或 1 日）消耗 200～300 kcal，每周消耗 1000～1500 kcal 的热量[8]。对于一个 60 kg 体重，最大耗氧量为 10 METs 的人来说，如果采取 70% $\dot{V}O_2max$（7 METs）的运动强度，那么消耗 300 kcal 的热量要运动持续时间达到 41 min。其计算如下：

1 L 氧约产生 5 kcal 热量

300 kcal ÷5 kcal＝60 L（需消耗的氧气）

60 000 mL$O_2$ ÷（3.5×60）＝285.7 METs

285.7 METs ÷ 7 METs(运动强度) = 40.8 min（运动持续时间）

3）运动的频率

运动的频率指的是每周运动的次数。研究发现每周2 d的运动训练可以保持运动功能，要想改善、增加运动功能就必须每周锻炼3 ~ 4 d。所以运动频率和运动目的有关。对于健身运动，似乎最好的安排是中等强度的运动，每次20 ~ 30 min，每周3 ~ 5 d，即运动1 d，休息1 d仍有利于改善心肺功能。对于坐位工作人员运动程序开始时的运动频率，每周3 d为宜。更多的次数，容易引起骨与肌肉的损伤。频率还和运动程序的运动量安排有关。运动程序安排的原则之一是开始时不要连续2 d以上作较大运动量的锻炼，较大的运动量和较小的运动量锻炼应交替进行。运动量的大小，因人而异，是相对的。对于刚开始锻炼和低运动功能者来说，较小运动量的1天，可能就是无运动量的1天。运动频率的增加必须是渐进式的，频率增加的速度取决于运动者的年龄、健康状况、运动的目的和对运动的适应状况。如果锻炼的运动强度很小，而且时间很短，或者运动者的运动功能强，锻炼时间已经很长，每周可锻炼5 ~ 7 d。运动频率大时，必须注意骨与关节的损伤。

4）运动进展的速度

运动进展速度取决于几个互有联系的因素。它包括年龄、健康状况、运动目的、运动程序开始时的运动量、对运动的适应、朋友和家庭的支持。一般将运动程序区分为三个阶段。

开始锻炼期：一般持续4 ~ 6周。可根据运动者对运动的适应状况，延长或缩短。这时期的运动强度又称为开始水平。学者们建议这时期的运动强度为低于估测40% ~ 85% $\dot{V}O_2max$（相应为：50% ~ 90% HRmax）的1个MET。譬如某运动者估测最大耗氧量为10 METs，40% ~ 85% $\dot{V}O_2max$ 为4.0 ~ 8.5 METs，那么其目标运动强度为3.0 ~ 7.5 METs。运动强度开始水平的确定是非常重要的。运动强度太大，运动者难以达到，或引起不适，肌肉、关节损伤，容易中断运动；运动强度太小，运动者无法感受效果。因而确定运动强度的开始水平是一个艺术。能直接测定耗氧量者，可利用直接测定的最大耗氧量。不能直接测定时，应用估测的最大耗氧量。无论是否直接测定最大耗氧量，都要了解运动程序开始前，该个体的有关信息，包括运动习惯，平常的活动水平。作为开始水平的运动强度，原则上是要低于40% ~ 85% $\dot{V}O_2max$ 的1个MET，同时又高于日常的运动水平。

增强锻炼期：一般持续12 ~ 20周。这时运动者的运动功能加强最快。一般每2周增加一次运动强度，运动强度可由40% $\dot{V}O_2max$ 增加到80% $\dot{V}O_2max$（心率由50% HRmax增加到85% HRmax）。运动持续时间每2 ~ 3周就可增加一次。运动强度、持续时间增加的幅度和频率取决于该个体对运动的适应程度。这一期持续的时间和参与运动者的体力、健康状况有关。健康的青、中年人约持续12周即结束，转入下一期；老年人约持续18周；心脏病患者则要持续8 ~ 12个月；少数患者甚至要持续2年才转入维持期[9]。

维持锻炼期：当达到希望的运动强度，或运动强度不能再增加时，即进入维持锻炼期。健康人通常在运动训练5 ~ 6个月后进入维持锻炼期。此时期锻炼的目的是维持已达到的运动功能。运动程序由健身转向有兴趣的运动，以便长期进行下去。

（2）伸展运动

伸展运动可锻炼骨骼肌肌力、关节的灵活性，以减少运动中肌肉、关节的损伤，可以提高运动技术水平和运动效率。伸展运动要注意下述原则。

1）运动频率：每天。

2）运动强度：伸展到轻度不适。

3）运动持续时间：每一项伸展运动（如扩胸、腰部运动等）持续时间为10 ~ 30秒。

4）伸展的次数：每一项伸展运动反复的次数为2 ~ 6次。

5）运动部位：主要着重下背部和腘窝。这因为老年人要高度防止下背部疼痛综合征的发生。

（3）力量训练

通过多年的探索，现已认识到力量训练（strength training）能维持或增加肢体的肌肉成分，而增加肌力和运动的持久性，它是综合性健身程序的一个不可缺少的部分。

美国运动医学会建议：力量训练每周至少2天，每天8～10项阻力训练（握拳、上举、抬膝等），每项运动反复8～12次是达到训练效应的最小量力量训练。

力量训练的基本原则是：

1）尽可能坚持一种专门的运动。

2）每一项运动要达到充分运动的范围。

3）运动要达到短暂肌肉疲乏。

4）运动训练所有的主要肌肉群及职业所需要的肌肉群，包括肢体的向心、离心部分，伸、屈肌，而不是少数有选择的肌肉群。

5）阻力训练时，不要屏住呼吸，以免产生Valsalva动作，过度升高血压。

6）最好有一锻炼伙伴，以便提供反馈、支持和鼓励。

### （三）运动程序的监护

健康人参加运动锻炼，无须监护。他们的运动功能要≥8 METs，而且运动强度从小运动强度（≤50% $\dot{V}O_2max$ 或≤60% HRmax）开始，以后逐渐增加运动强度、运动量。他们应该对运动处方的运动强度、持续时间、频率、进展速度、环境影响等要素有一基本的了解，确切了解不能耐受运动的症状和体征。运动锻炼者应注意补充运动中消耗的营养和水分。

参加健身组织安排的运动锻炼，因为有专业人员的指导，对于合理运动，改变生活方式，消除冠心病发病危险因素更加有益。



## 三、恢复期

在锻炼期之后要有一恢复期（或称凉身期，cool-down period）。此时期持续3～10 min。时间长短取决于训练的强度、运动者的健康状况和调节能力。它和热身期一样，也包括两部分。第一部分是低运动强度的有氧运动，如慢跑、低负荷踏车等。运动锻炼通常采取立位下肢耐力运动，一旦突然停止运动，血液会滞留下肢，回心减少，引起体位性低血压。而且，突然停止运动时，血浆儿茶酚胺会显著升高，导致心律失常。所以，许多心血管合并症发生在恢复期开始几分钟。运动锻炼期结束后，于恢复期逐渐降低有氧活动水平有助于下肢静脉血的回流，使血压、心率逐渐平稳地恢复到运动前水平，减少合并症的发生。此外，恢复期的活动对消除肌肉中的乳酸也有好处。恢复期的第二部分运动是关节运动，其意义与热身期相同。

# 第三章　心脏病患者的心脏康复和二级预防

## 第一节　保证安全

保证安全是最重要的原则。医务人员要充分了解病情、进行必要的检查和运动试验，明确该患者是否符合适应证或禁忌证，及其危险分层。

## 一、适应证和禁忌证[1]

### （一）适应证

现代心脏病康复开始于冠心病心肌梗死患者的早期活动，通过几十年的努力，适应证现已扩展至有合并症的心肌梗死、无心肌缺血冠心病患者；合并心律失常、心功能不全的患者；高血压、周围血管疾病、肺心病、心肌病、瓣膜性心脏病以及心脏手术后患者和起搏器安置者等。即排除了禁忌证的所有心血管疾病患者都可进行运动锻炼。

### （二）绝对禁忌证

1. 静息 ECG 有提示明显缺血、心肌梗死或其他急性心脏事件的近期改变。

2. 不稳定型心绞痛。

3. 未控制的心律失常。

4. 症状严重的主动脉狭窄或其他瓣膜病。

5. 失代偿性症状性心力衰竭。

6. 急性肺栓塞或肺梗死。

7. 可能影响运动功能或被运动加重的急性非心脏疾病（例如感染、甲状腺功能亢进症）。

8. 急性心肌炎或心包炎。

9. 急性血栓性静脉炎。

10. 妨碍安全和适当运动功能的身体残疾。

### （三）相对禁忌证*

1. 电解质异常。

2. 心动过速或心动过缓。

3. 高度房室传导阻滞。

4. 心室率未控制的房颤。

5. 静息峰值左室流出道压差 >25 mmHg 的肥厚性阻塞性心肌病。

6. 已知的主动脉夹层。

7. 严重的静息高血压（收缩压 >200 mmHg，且舒张压 >110 mmHg）。

8. 导致无法配合试验的精神障碍。

### （四）注意事项[1]

1. 心绞痛

心绞痛患者参加运动锻炼，必须在心绞痛症状稳定，且有规律才可进行；运动靶心率或目标运动强度应控制在心绞痛阈以下。如果发生新的心绞痛，或心绞痛症状类型发生改变，运动训练必须停止，直至明确诊断或症状得到控制。

2. 室性心律失常

在休息或低水平运动时有严重室性心律失常（二、三联律，多形性，R on T 室性期前收缩，短阵室性心动过速等）的患者，或运动使室性期前收缩增多、加重的患者暂时不能进行运动锻炼。待这些症状得到控制后，才能进行运动锻炼。

3. 充血性心力衰竭

非代偿性充血性心衰患者不能参加康复运动。当充血性心力衰竭得到控制，病情稳定时，有条件的患者可以参加适当的康复运动。

4. 糖尿病

严重的糖尿病（血糖 250～300 mg/dL）患者通常伴有酮症、酸中毒，病情可因运动而加重，因此不宜进行运动锻炼，须待病情控制后才能进行运动锻炼。轻—中度糖尿病患者可以参加运动，因为这可提高外周胰岛素受体的敏感性，是糖尿病的病因治疗；但是使用胰岛素或其他降血糖药物的患者，运动时要减少降血糖药的剂量，以免出现低血糖，并应定时、及时检查血糖、尿糖、酮体，以便调整运动处方、降糖药剂量。

## 二、危险分层

虽然大多数患者参加运动不会有运动过度的危险，但是应当进行适当的患者危险分层。针对不同危险程度采取相应措施，保证安全。在进入心脏康复与二级预防［CR/SP（cardiac rehabilitation/secondary prevention）］前曾接受运动试验者，可根据运动试验结果进行患者运动中心脏事件危险分层（表 4－3－1），以便运动监护，减少和防止产生意外。

下述情况易引起与缺血型 ST 下移相似改变，难以鉴别，为运动试验相对禁忌证，评价需慎重：

（1）有静息异常心电图的患者，包括左束支传导阻滞、左室肥厚、非特异性室内传导延迟、Wolff-Parkinson-White 综合征和心室起搏心律等；

（2）正在接受洋地黄治疗的患者；

（3）运动试验无缺血表现，但不能达到 85% 预期最大心率的患者；

（4）有其他伴发病限制运动功能发挥的患者。药物应激试验无症状，似乎对运动处方不大有用。

* 如果收益大于运动风险，那么禁忌证可以让位（忽略）。

表 4－3－1　运动中心脏事件危险分层[1]

最低运动风险患者的特点（下述特点都必须具备，即一切正常）
- 在运动试验和恢复期无复杂的室性节律障碍
- 在运动试验和恢复期无心绞痛或其他明显症状
- 在运动试验和恢复期血流动力学正常（例如随着运动负荷增加和减少，心率和收缩压适当升高和降低）
- 运动功能≥7 METs

非运动试验（安静时）的发现：
- LVEF≥50%
- 无合并症的心肌梗死或血运重建术患者
- 休息时无复杂室性心律失常
- 无充血性心力衰竭
- 无心血管事件或术后心肌缺血的症状或体征
- 无临床抑郁

中度运动风险患者的特点（有以下任何一项即为中危）
- 只在中度体力活动（<7 METs）时有心绞痛或其他明显症状（如异常气促，头晕目眩，或头晕）
- 在运动试验和恢复期有轻中度无症状（心肌）缺血表现（ST 段下移<2 mm）
- 运动功能<5 METs

非运动试验的发现：安静时 LVEF40%～49%

高度运动风险患者的特点（有以下任何一项即为高危）
- 在运动试验或恢复期出现复杂的室性心律失常
- 在低强度体力活动（≤5 METs）或恢复期有心绞痛或其他明显症状（如异常气促，头晕目眩，或头晕）
- 在运动试验或恢复期出现严重的无症状性缺血（ST 段下移≥2 mm）
- 出现运动试验的血流动力学异常（随着运动负荷增加出现变时性功能不全或收缩压不上升甚至降低，或恢复期有严重的运动后低血压）

非运动试验（安静时）的发现：
- LVEF<40%
- 有心搏骤停，或猝死史
- 安静时有复杂心律失常
- 有合并症的心肌梗死或血运重建术后患者
- 有充血性心力衰竭
- 有心血管事件或术后心肌缺血的症状或体征
- 有临床抑郁

## 三、监护

### （一）用于运动风险日常评估的方法和工具

《美国心血管康复和二级预防指南（第 5 版）》7.4 推荐的用于运动风险日常评估的方法和工具[1]，以及在心脏康复与二级预防（CR/SP）中医师的作用（表 4－3－2）可供参考。

### （二）早期门诊 CR/SP 的心电监护

早期门诊 CR/SP 可以在出院后 1～3 周内开始，并可持续 36 节课（通常每节课 30 分钟，每天 1～2 节课，每周 3 天，时间超过 18 周，达到 5 个月）。在这个时期，临床监护的强度通常是最高的，而且可包括心电监测。

理想情况下，CR/SP 者受监护的时间长度应根据个人目标和需要决定。它决定于运动心血管病事件的危险性。

1. 连续心电监护旨在：

（1）检测危险的心律失常或在并发症出现前的有治疗价值的明显的心电图改变；

（2）监测患者对运动处方的依从性，特别是有关心率的反应；

（3）增强患者独立活动的自信心。

2. 持续心电图监测的指征：

（1）心脏性猝死的幸存者；

（2）心肌梗死曾合并充血性心衰、心源性休克、和（或）严重室性心律失常者；

（3）重度心室功能低下（LVEF≤30%）；

（4）运动时收缩期血压下降；

表 4-3-2 《美国心脏康复指南》7.4 推荐用于运动风险日常评估的方法和工具[1]

| |
|---|
| 运动前评估应包括与患者面谈了解近期症状和体征，对药物治疗方案的顺应性，以及主观愉快感觉。风险也可以用下列临床方法进行评估：<br>● 运动不能耐受时的症状或体征<br>● 持续或间断的心电监测<br>　◆ 遥感或有线监测<br>　◆ 利用除颤器的板进行“快速检查”<br>　◆ 定期的心脏节律纸条<br>● 血压<br>● 脉搏、心率或两者兼有（通过触诊、心电监测或二者联用）<br>● 自感劳累程度<br>● 运动耐量 |
| 在心脏康复与二级预防（CR/SP）中医师的作用 |
| ● 监护医师　是指在 CR/SP 和强化心脏康复程序中，个体接受康复治疗服务时，可以随时立即进行医疗会诊和急救处理的医师。<br>● 监护医师的标准　监护医师必须具备以下几个条件：<br>　1. 对于患者个体的处理，有心脏病理生理的专业知识<br>　2. 受过有关基本生命支持或高级心脏生命支持的心肺功能训练<br>　3. 具有设有 CR/SP 程序的国家机构的医学实践的许可（执业资格）<br>● CR/SP 服务由一位医生根据书写的个体化的，并接受检讨的，并由一位医生签署意见的 30 天的治疗计划（与参与程序的适当的工作人员进行了会诊）并进行实施和监护。<br>　该计划阐述了诊断；计划提供的项目和服务的类型，数量，频率和持续时间；以及计划的目标。<br>● 医疗主管是指一位在特定的位置监督和管理一个 CR/SP 或强化心脏康复程序的医师<br>● 负责 CR/SP 程序的医师的标准　一名负责 CR/SP 程序或强化心脏康复程序的医师的确定如同医疗主管。医疗主管要与工作人员会诊协商，指导参与程序的个体的康复进展，且必须具备所有上述监护医师条件。<br>● 医疗主管和监督医师不需要由同一人担任，也通常不是同一个人。 |

（5）严重的冠心病和运动可引起明显心肌缺血（ST 段下降 >0.2 mV）者；

（6）休息或运动时有心律失常者：心律失常可多变的发生；

（7）因为身体、智力障碍或明显心理障碍（如压抑等）不能自我监测心率者；

（8）具有明显合并症，如脆弱糖尿病，或肺功能不全（$FEV_1 < 40\%$、$PaO_2 < 70$ mmHg）、肾透析的患者[10]；

（9）植入机械（起搏器、左室辅助装置、瓣膜等）者[10]。

心电监护的类型和频率取决于患者的总体临床状态和对运动课程的反应。

### （三）维持性 CR/SP 的监护

已完成早期门诊 CR/SP 或有心血管病（CVD）危险因素的冠心病（CHD）患者可以从参加维持性 CR/SP 获益，促进持续的、更多的健康行为改善，减少再发 CVD 事件。事实上，维持性 CR/SP 和伴随的健康生活方式通过持续的二级预防会减少 CHD 患者的发病率和病死率，并增强与健康相关的生活质量。这时的监护为维持性 CR/SP 时的监护。

维持性 CR/SP 的监护与早期门诊 CR/SP 监护比较，患者受监测的强度有所降低；因此，临床监护的具体指导应由程序主管与医疗主管协商后实施。患者可以接受定期心率和血压测量；间歇性或“快速查看（实时）”心电监测；以及提出有关健康行为改善、危险因素、心血管症状或运动处方的咨询和支持。有资格的工作人员［例如注册护士，美国运动医学会（ACSM）注册临床运动生理学家，ACSM 认证的临床运动专家和其他认证的临床专业人员］应能随叫随到，且经过适当的关于实施急救支持（administer emergency support）的培训。应密切监测运动进展和心血管相关指标，因为临床状态的改变是进一步评价的根据。此外，专业人员可以决定辅助程序，例如糖尿病教育、社会心理评价或营养咨询是否有益于患者，并视情况提出建议。

除了基本的运动指导和监测外，维持性 CR/SP 为持续的危险因素矫正和行为改变提供了包括教育等的理想安排。教育可采取多种形式，包括群体听课、个体化图表评说以及时事新闻或其他手写材料，还有运动课程中的言语交流。群体教育形式也能在患者间提供一个很好的社会交流机会。这些安排可以促进、支持网络的发展，改善健康结局，促进患者参与 CR/SP。各式各样的教育机会可以为患者提供比简单的“监护运动”更多的服务。

### （四）《美国心脏康复指南（第 5 版）》关于监护和监测运动风险（强度）的建议

《美国心脏康复指南（第 5 版）》关于监护和监测运动风险（强度）的建议[1]详见表 4－3－3。

### （五）《美国心脏康复指南》提出的降低运动相关的危险的注意事项

《美国心脏康复指南》提出的降低运动相关的危险的注意事项详见表 4－3－4[1]。

### （六）常规运动监护

心血管疾病患者运动锻炼的第一原则是保证安全。除上述有关运动安全的论述和建议外，心脏病患者应在医务人员指导下运动，且必须了解监护的指征、内容；对于运动的心血管合并症，医务人员要充分掌握并能熟练处理，运动者也要有一定的了解，知道现场如何及时处理（见下页）。

表 4－3－3　《美国心脏康复指南（第 5 版）》关于监护和监测运动风险（强度）的建议[1]

运动相关（心血管病）事件最低危患者
- 直接的运动监护至少 6～18 个运动课时或持续到事件、手术后 30 天，开始是持续性心电监测，可视情况适当减少（例如只在 6～12 课时为持续性心电监测）。
- 患者维持在最低危的话，心电图和血流动力学检查结果必须保持正常；在监护程序中或离开监护程序后没有异常症状和体征的发展或进展，也没有对运动的不耐受。运动方案的进展应该适度。

运动相关事件的中危患者
- 直接的工作人员运动监护至少 12～24 个运动课时或持续到事件、手术后 60 天，开始是持续性心电监测，视情况可减少至间歇性或无心电监测（例如在 12～18 课时）。
- 要将患者降至最低危级的话，在运动过程中的心电图和血流动力学检查结果必须正常；在监护程序中或离开监护程序后没有异常症状和体征的发展或进展，也没有对运动的不耐受。运动方案的进展应该适度。
- 在运动过程中的心电图和血流动力学检查结果异常；在监护程序中或离开监护程序后有异常症状和体征的发展或进展，或对运动的不耐受，或需要显著降低运动水平，这些患者仍保持在中危级，甚至升为高危级。

运动相关事件高危患者
- 直接的工作人员运动监护至少 18～36 个运动课时或持续到事件、手术后 90 天，开始是持续性心电监测，视情况可减少至间歇性心电监测。
- 患者要降至中危级的话，在运动过程中的心电图和血流动力学检查结果应正常；在监护程序中或离开监护程序后无异常体征和症状进展，运动方案的进展应该适度。
- 在监护程序中或离开监护程序后运动时有异常的心电图和血流动力学检查结果，包括对运动的不耐受应该立即评价。参与运动的能力显著下降可导致运动程序停止，直到有合适的评价才恢复，并采取必要的干预。

表 4－3－4　《美国心脏康复指南》8.6：降低运动相关的风险的注意事项[1]

为降低运动相关的风险，实现运动处方个体化，CR/SP 专业人员必须注意：

安全性因素
- 临床史
- 与 CVD 进展或不稳定性相关的风险与运动参与
- 左室受损程度
- 缺血和心绞痛阈值
- 认知或心理障碍

相关因素
- 职业或业余需求
- 骨骼原因限制
- 之前和现在的活动
- 个人健康和功能目标

1. 心血管症状、体征分级[8]

（1）心绞痛分级

0级：无心绞痛；

1级（+）：轻度疼痛，刚有感觉；

2级（++）：中度疼痛，令人困扰；

3级（+++）：剧烈疼痛，很不舒服；

4级（++++）：经常有最剧烈的疼痛。

（2）呼吸困难分级

0级：无呼吸困难；

1级（+）：轻度，刚刚注意到；

2级（++）：中度困难；

3级（+++）：重度困难，但能忍受；

4级（++++）：严重困难，不能忍受。

（3）周围血管病的疼痛

0级：无跛行疼痛；

1级（+）：轻度疼痛；

2级（++）：中度疼痛；

3级（+++）：重度疼痛；

4级（++++）：剧烈疼痛，不能忍受。

2. 运动容易发生心脏病事件的患者的特征[8]

（1）临床状态

1）多发性心肌梗死；

2）左室功能不全（休息时 LVEF≤30%）；

3）充血性心力衰竭的病史；

4）时有心绞痛，或有不稳定心绞痛；

5）心律失常；

6）造影证实冠状动脉左主干或3支血有动脉硬化病变。

（2）运动试验反应

1）运动功能低下（<4 METs）；

2）峰值心率<120次/min；

3）严重心肌缺血（ST段下移>0.2 mV）；

4）在低心率或负荷时出现心绞痛；

5）收缩压反应差（负荷增加时收缩压下降）；

6）出现复杂心律失常；

7）运动训练，超过运动处方的运动强度。

3. 各种疾病需要重点监护的问题

（1）心绞痛：疼痛/缺血阈；

（2）充血性心力衰竭：心衰症状、低血压；

（3）室性心律失常：低血压、心电图监示；

（4）高血压：血压反应、运动类型；

（5）高脂血症：饮食、血脂水平；

（6）糖尿病：血糖、饮食、生活方式、症状；

（7）肥胖：热量摄入与消耗、骨关节损伤；

（8）周围血管疾病：腿痛、运动形式；

（9）起搏器：心率反应、上肢运动；

（10）慢性阻塞性肺气肿：症状、肺功能；

（11）吸烟：吸烟量、劝说戒烟；

（12）关节炎：关节负荷、运动形式；

（13）PTCA：监示再狭窄；

（14）心脏移植：心率、血压，排斥反应；

（15）其他合并症：相应重点监示。

4. 临床监护

对于保证安全，临床监护可能更加重要。它包括下述内容：

（1）患者的表现；

（2）关于健康、症状、药物反应的问诊；

（3）测量心率、血压、体重（特别是合并心力衰竭时）；

（4）了解自我感觉劳累强度；

（5）患者的自我监测。

5. 停止运动指征

（1）头晕、错乱、共济失调、苍白、发绀、呕吐，或有周围血管功能不全征象；

（2）运动性晕厥；

（3）运动中发生心绞痛；

（4）心电图ST段呈水平，或下斜型下降≥0.1 mV，或ST段抬高≥0.2 mV；

（5）有症状的或持续的室上性心动过速；

（6）运动中室性期前收缩明显增加或出现严重室性期前收缩（多形性、R on T等）；

（7）室性心动过速（连续3个或更多的室性期前收缩）；

（8）运动引起的左束支传导阻滞；

（9）运动时发生Ⅱ度，或Ⅲ度房室传导阻滞；

（10）运动时血压过度上升（收缩压≥220 mmHg，舒张压≥110 mmHg）；

(11) 运动负荷增加时收缩期血压不升，或下降≥10 mmHg；

(12) 心脏变时性功能减退，即运动负荷增加时心率下降 >10 次/min；

(13) 患者要求停止运动；

(14) 监示仪器失灵。

6. 运动时患者的自我监护和处理

(1) 心绞痛

运动中出现的胸、腹、颈、颚、臂、背疼痛，可能是心绞痛。即使是刚刚感觉到，也要给予足够的重视。此时运动速度应立即慢下来，并通知指导运动的工作人员；如果是单独参加运动，则要停止运动。值得注意的是这些症状必须在 1 ~ 2 min 内消失，如果 2 ~ 3 min 疼痛仍不消失就要口含第一片硝酸甘油（或吸入亚硝酸异戊酯，使用其他抗心绞痛药）；5 min 后仍有疼痛，则服第二片硝酸甘油，或用其他抗心绞痛药；再等 5 min，如仍无效，应立即求医。

(2) 呼吸短促

出现以往运动中不曾出现的呼吸短促，应停止运动，并通知医师。

(3) 眩晕、恶心，或无力

运动中，或恢复期出现眩晕、恶心，或无力时。最好是取平卧、头低位，或与身体同高。

(4) 脉律不整

运动时出现脉搏节律不规整，特别是运动前，或以往运动脉律规整者，应停止运动，并通知工作人员或医师。

## 四、心肺功能评估

如前所述，心肺功能（cardiorespiratory fitness，CRF）特色是用运动耐量试验来评估。因为运动是 CR/SP 的基石，所以为了最有效地确定运动处方的“运动量”(dose the exercise prescription)，并且发现运动训练的禁忌证，进行 CRF 基线评估是重要的。而且，在运动干预前后进行 CRF 的体征或症状限制性运动试验可以获得与合适的运动量和 CRF 改变有关的重要客观信息。但是，运动试验数据资料并非总是有用，因此需要使用之前阐述过的工具来评估患者的功能性状态。运动试验使用建议已经发布[11]。

# 第二节 关于体力活动和运动的建议

CR/SP 应当为患者提供增加或恢复最佳程度体力活动（PA）所需要的知识和技能。为此，程序应当给予患者结构化运动训练和休闲时间 PA 的建议。普遍接受的观点是总体目标应提高日常的 PA 至促进健康；降低慢性病风险的水平，应该是能提高心肺功能。上述的表 4 – 3 – 4 提供了《美国心脏康复指南（第 5 版）》8.6 制定运动处方应该考虑的关键变量（除安全性因素外，还包括之前和现在的活动，以及个人健康和功能目标）。

一个综合性的运动程序包括心肺耐力和力量训练部分的特殊要素总结在后续的表 4 – 3 – 5 至表 4 – 3 – 7 中，它包括关于运动强度、持续时间、频率和类型的指南。制订处方时，每个要素应当相互关联，而且须明确预定的训练目标（例如改善有氧运动或骨骼肌功能、减肥、控制血糖、恢复工作等），目标不同，要求就不一样。在进行文体活动和工作时，运动强度一般需达到体力的 50% ~ 70%（50% ~ 70% $\dot{V}O_2max$）。持续工作的适宜水平大约是体力的 30%（30% $\dot{V}O_2max$）[12]。

有研究表明高强度运动持续时间为 20 ~ 30 min（每周 3 次以上，至少 6 ~ 8 周），可导致体力（$\dot{V}O_2max$）明显改善。然而，低强度的运动：持续时间 30 ~ 60 min（每周 2 次以上，至少 6 ~ 8 周）也可获得类似的改善[13]。即延长运动的持续时间可弥补运动强度的不足。需注意的是，在这两种方案中，还要加上其他日常活动的能量消耗。

坚持长期的康复运动必须考虑患者的运动习惯和爱好，低强度运动有利于长期坚持。但重要的是要有一支康复专业人员队伍，能够制订方案，并能指导实施，评估和调整运动方案。此外，制定运动处方还要考虑环境因素的影响。

4

# 一、运动程序（运动处方）概说

## （一）运动强度（$\dot{V}O_2$）

运动强度的大小决定于患者的病情以及运动功能如何。例如，研究证明：对于大量前壁心肌梗死患者、左室功能不全患者，70% $\dot{V}O_2max$ 的运动强度可引起左室功能恶化。对于一个体力很差，且刚开始运动的患者来说，20% $\dot{V}O_2max$ 的开始运动强度就是一个合适的、超过日常体力活动的强度。此外，还要考虑环境、气候、情绪的影响，因此运动强度必须个体化，因人而异。对于心脏病患者来说，有氧运动的强度是运动处方的最重要部分。心脏病患者康复运动锻炼期的起始水平是运动功能的 40%～60%（40%～60% $\dot{V}O_2max$）[10]，以后随着锻炼可逐渐增至 40%～85% $\dot{V}O_2max$[7,9,10]。虽然 Ehsani 等以 70%～90% $\dot{V}O_2max$ 的高强度运动 1 年，使得经过慎重选择的心肌梗死患者最大耗氧量平均增加 40%、运动每搏量平均增加 18%[9]，但是那种剧烈运动只适用于经过慎重选择、冠状动脉血流贮备、左心功能好的患者。盲目采用高强度运动锻炼是危险的。对于心脏病患者，现在的趋势是应用较低的运动强度，延长运动持续时间[7]。Winger 就认为以 60%～75% HRmax 为靶心率，更加安全、舒适，可增加患者的兴趣，提高坚持率，以达到满意的效果[7]。2013 年《美国心脏康复指南（第 5 版）》对近期进行了心肺运动试验的患者运动处方建议采用 40%～80% HRmax 或相应的 % $\dot{V}O_2$，比 Winger 提倡的目标心率还低。即总的趋势是倾向于采取较低的运动强度。因此，对于近期进行了运动试验的患者要根据运动试验测定的运动功能制定运动处方。

1. 制定运动处方与分级运动试验有关的问题

（1）药物

药物，特别是 β 受体阻滞剂可以改变运动试验结果。制订运动强度指标时必须充分考虑这一点。为避免其影响，运动试验以前通常要停服 β 受体阻滞剂。如果继续服药，则每日运动锻炼时间应与运动试验时间相同，使药物对运动产生同样影响。

（2）运动试验类型和康复运动类型的关系

由平板、踏车运动的负荷（速度、坡度、功率）推算的最大耗氧量只是对于健康人、没有骨科问题的青、中年人才基本准确。对于冠心病、左室功能不全、安置起搏器、心脏移植后的患者，或服 β 受体阻滞剂者预测值明显超过实际测定值，必须要有足够的重视。

利用运动试验结果制订运动处方时，最好采取与康复运动相同的运动试验类型，因为运动类型不同，其峰值耗氧量和峰值心率并不相同。可是实际上，要为每一运动类型作相同类型的运动试验是有困难的。所以应该知道不同类型运动间峰值耗氧量和峰值心率的差异，并知道二者间如何转换：平板运动达到的运动功能（峰值耗氧量）和峰值心率最高。功率计踏车运动达到的运动功能和峰值心率分别是平板运动的 85%、95%。臂功率计运动的运动功能、峰值心率分别是平板运动的 50%～70%、85%～90%[10]。相同耗氧量的情况下，踏车比平板运动心率略高，血压明显升高。相同功率（瓦）情况下，臂运动的耗氧量、心率、血压明显高于腿部运动[7]。如果运动试验是平板运动，那么测定的运动功能（峰值耗氧量）用于制订踏车、臂功率计运动的运动处方时，要作如下转换。

踏车运动：取平板运动测定的运动功能（峰值耗氧量），乘以 0.85，作为踏车的运动功能。再用适当的 % 运动功能作为踏车的运动强度。譬如某患者平板运动测定的运动功能为 10 METs，那么推导他踏车的运动功能为 8.5 METs（$10\times0.85$）。如取 70% 运动功能为运动强度，那么其运动强度 $\dot{V}O_2$ 水平为 5.95 METs（$8.5\times0.7$）。如果不做这种转换，运动强度 70% $\dot{V}O_2$ 为 7 METs（$10\times70\%=7$），那么它就显然超过踏车运动功能的 5.95 METs，对患者不利。

臂功率计运动：取踏车峰值 $\dot{V}O_2$ 运动强度的 60% 为臂运动的运动强度，故前述患者的臂运动处方 $\dot{V}O_2$ 水平应为 3.57 METs（$5.95\times0.6$）。按功率负荷（瓦）计，则臂运动的功率负荷是踏车负荷功率的 50%。

如果患者进行踏车运动试验，可是康复运动的运动类型为平板运动，或步行，运动强度为

70% $\dot{V}O_2$ 时，可用下式作耗氧量转换，求平板运动的运动强度。

平板运动 METs =（0.98×踏车 METs）+1.85

譬如前述患者的踏车运动强度为 5.95 METs，按上式计算，则：

平板运动 METs =（0.98×5.95）+1.85 = 7.7 METs

这结果和上述患者平板运动试验 70% 运动功能的运动强度 7 METs 相近。

2. 运动强度的确定

（1）耗氧量（$\dot{V}O_2$）

如前所述，耗氧量是人体能量消耗的反映，运动时测定的耗氧量能准确反映运动负荷，为运动强度的准确指标。作为运动强度的指标，可以使用耗氧量相对指标：% 最大耗氧量（% $\dot{V}O_2max$），也可以使用耗氧量的绝对指标—代谢当量数（METs）。% $\dot{V}O_2max$：能反映个体运动强度和运动功能的关系，是最合理的指标。% $\dot{V}O_2max$ 是取直接测定或间接推导的某个体最大耗氧量（准确讲，患者症状限制运动试验测得的最大耗氧量是峰值耗氧量，它是患者的运动功能指标）的某一百分比的运动强度，如心脏病患者的运动强度可达到 40%~85% $\dot{V}O_2max$。

1）耗氧量与运动速度的转换：一旦为患者确定了运动强度，就要考虑将它转换为特定的运动速度。例如某患者的峰值 $\dot{V}O_2$ 是 10 METs，而选择的运动强度为 70% $\dot{V}O_2$，那么他的适当运动强度是 7 METs。设想靶强度在 10% 上下浮动，则运动强度范围为 6.3~7.7 METs。再应用适当的方法将这种 METs 水平，转换为某种运动的速度、坡度或功率。

- 耗氧量转换为活动平板走步的公式

美国运动医学会将 METs 转换为活动平板走步的公式[14]如下。

公式：METs =［（速度×0.1）+（坡度×速度×1.8）+3.5］/3.5

式中：速度单位为米/分（m/min）坡度取小数点后 1 位。

例如，上述某患者的设定运动强度为 6.3 METs，平板步行速度假设为 3.5 mph（每小时 3.5 英里，为平板步行速度通常的单位），第一步求其速度（m/min），计算如下：

首先，将 3.5 mph 的速度转换为 m/min；

速度 $x$ mph（每小时英里数）转换为 m/min 公式如下。

m/min =［（$x$ mph×1.6093×1000）÷60］

=［（3.5×1.6093×1000）÷60 =93.87］

即速度大约是 94 m/min。

第二步求其求证其坡度，设坡度为 $x$，代入公式 1

6.3 METs =［（94×0.1）+（94×1.8$x$）+3.5］/3.5

6.3×3.5 =［9.4 +3.5 +169.2$x$］

22.05 =12.9 +169.2$x$

22.05 −22.05 =169.2$x$

9.15 =169.2$x$

$x$ =9.15/169.2

$x$ =0.054，即 5.4%

即平板的坡度为 5.4%

同样，假定坡度后，可利用此式求平板步行速度。

利用耗氧量求平板速度的公式，还有：

$\dot{V}O_2$（L/min）= 5.99×10$^{-3}$ M + 3.66×10$^{-4}$ MV$^2$

式中：M——体重（kg）；V——水平步行速度（km/h）。

$\dot{V}O_2$（mL/kg/min）=6.77 +1.31V$^2$ +0.254 V G

式中：V——速度（mph，英里/时）；G——坡度（%）。

- METs 和踏车运动的功率（kg · m/min）转换

美国运动医学会的公式[14]为：

kg · m/min =［（METs×3.5×kg 体重）−（3.5×kg 体重）］/2

例如：某患者体重为 50 千克，达到 7 METs 的耗氧量。其功率为：

kg · m/min =［（7×3.5×50）−（3.5×50）］/2 =525

本书还介绍下述公式：

$\dot{V}O_2$（mL/min）= kg · m/min×2 mL +300 mL

式中：300 mL 为安静时的 $\dot{V}O_2$。

2）耗氧量用于选择其他适合的运动形式

耗氧量除可用于转换为平板、踏车运动的速度、坡度、功率外，还可参照附表日常活动、娱乐、体育活动的能量消耗，用于选择适合的日常运动形式。例如某人峰值 $\dot{V}O_2$ 为 8 METs，设计运动强度为50% $\dot{V}O_2$，即可从事4 METs的活动；查表：步行3 mph（4.8 km/h）的 $\dot{V}O_2$ 是3.0~3.5 METs，登楼梯为4~7 METs，洗衣服为2~3 METs；那么他可从事上述3种运动，只是登楼梯的速度不能急。还有，要注意日常活动，特别是体育、娱乐活动中，患者的情绪、环境、运动技术水平、竞争性质都会对该活动的能量消耗产生影响，甚至显著的影响，所以选择运动形式、运动强度时要注意留有余地，主要是要个体化，在患者运动程序进行的过程中，根据患者对运动的反应随时调整。

3）耗氧量与心率的关系

耗氧量虽然能准确反映能量消耗和运动负荷，但是耗氧量测定需要一定设备，一般医院无测定耗氧量的心肺运动仪，也无法在运动现场按 $\dot{V}O_2$ 指导运动，增加或减少运动强度。一般情况下 $\dot{V}O_2$ 与心率呈线性关系，故人们常利用 $\dot{V}O_2$ 相关的心率作为运动强度指标指导运动。最好的办法是利用心肺运动仪作运动试验，取该个体的某一 $\dot{V}O_2$ 水平的相应心率为运动强度（可从显示屏幕图像或打印资料中直接读取）。因为设备关系，能作心肺运动试验的单位有限，缺乏这种条件的单位可利用 % $O_2$max 和 % HRmax 相对稳定的关系，采取与选择的 % $\dot{V}O_2$max 相应的 % HRmax 为运动强度的指标。心脏病患者的运动强度一般为60%~75% HRmax[15]。

耗氧量与心率贮备（峰值心率－休息心率）的关系：% $\dot{V}O_2$max 和 % HRmax 虽然有线性关系，但是它有一定的范围，即只在一定范围内，二者才呈线性相关关系。超出此范围，则这种直线线性关系呈明显偏移。例如，心力衰竭患者休息时心率显著上升，而运动最大心率上升不明显，% $\dot{V}O_2$max 和 % HRmax 的关系有明显改变。例如某一慢性心力衰竭患者休息心率为104次/min，最大心率为134次/min，如果采取70% HRmax作为运动强度的靶心率，则为94次/min，低于休息心率。Karvonen氏根据 % $\dot{V}O_2$ 和 % 心率贮备呈线性关系，二者接近1∶1，提出用下述公式计算运动靶心率：

靶心率＝[（峰值心率－休息心率）×运动强度＋休息心率]

运动强度包括上、下限的 % 心率贮备。心脏病患者一般为40%~70%心率贮备，故：

靶心率＝[（峰值心率－休息心率）×0.4~0.7＋休息心率]

例如前述患者休息心率104次/min、最大心率（即峰值心率）134次/min。按此式计算：

靶心率下限为＝[（峰值心率－休息心率）×0.4＋休息心率]＝[30次/min×0.4＋104次/min]＝12次/min＋104次/min＝116次/min

同理，上限为125次/min。

此式对于心脏病患者，比较合理。但是心律失常者，如心房纤颤、病态窦房结综合征、安置固定频率心脏起搏器者，或脉搏微弱难以测定脉搏者不能采用此法。

4）耗氧量与自感劳累分级法（RPE）分级的关系

如前所述，自感劳累分级法是由Borg于20世纪60年代早期提出的，开始为15级法，1985年修改为10级法。RPE和心率、运动负荷强度呈线性关系。而且和其他生理参数，如肺通气量、血乳酸水平有密切关系。

年轻人RPE和心率的关系为：15级法的级别×10＝实际心率。

例如某年轻人的RPE为13级，其心率＝13×10＝130次/min。

但是老年人，因其最大心率下降，导致这种关系不密切，使得RPE不反映实际心率。但是，对于所有年龄的人，RPE都反映运动负荷强度。心脏病患者的RPE相当的运动强度为15级法的11~16级[9]或10级法的4~6级（相当于40%~85% $\dot{V}O_2$max）。大多数心脏病患者，更适合的RPE为12~14级[8]。

5）运动强度与无氧阈心率的关系

有心肺运动试验条件者，可取该试验测定的无氧阈点相应水平心率的90%~100%为运动强度[15]。这种方法可避免患者运动强度超过无氧阈，避免酸中毒、合并症的产生，是最合理的方法之一。但是需要专项设备，确定无氧阈的技术比较复杂、困难，使它只能作为和标准运动强度指标结合的一种方法。

6）运动强度与症状限制运动试验的关系

进行症状限制运动试验，或运动训练时发生

反映心血管系统异常的症状、体征者，可用比症状发作时心率低 10～12 次/min 处的心率为运动强度上限心率。

### （二）运动类型

心脏病患者因为体力差，病情较重、变化快，对运动反应的个体差异大，需要采取易于控制运动强度、能量消耗个体变异小的运动形式（耐力训练），而竞争性体育运动，如篮球，足球等运动不适合心脏病患者的运动训练。动态运动（耐力训练）可以采取走步、慢跑、踏车等运动形式。凡是大肌肉群有规律适当强度的运动都可导致运动功能（$\dot{V}O_2max$）的改善。运动形式的选择取决于病情、体力、康复目标、运动习惯、监护条件、训练场地、训练条件和环境等因素。

1. 走步

走步是心脏病患者最佳运动形式。它对改善有氧活动能力（运动功能）最有效；是日常活动的方式，无须专门技巧、设备，大多数人都可采用，室内外都可进行；对于心血管系统和骨骼系统都安全；可以结合到日常生活中去。

M L. Pollock 等为心脏病患者门诊或家庭程序设计一种 12 步走步程序[9]，共分 12 个步骤（阶段）：步骤与运动功能（METs）的关系分别为步骤 1（5 METs，能量消耗 2.0 kcal/min），步骤 3（5～8 METs，能量消耗 2.5 kcal/min），步骤≥5（≥8 METs，能量消耗≥3.7 kcal/min）；当患者对某一步运动强度适应并稳定 1～2 周后，可进展到下一步。程序目标之一是要进展到一次运动最少消耗 250～300 kcal，或每周 1000 kcal。这种运动量锻炼 4～6 个月后，可改善运动功能 15%～30%。如果患者取低、中等步速，要达到这种热量消耗，一次运动必须持续 45～60 min。此外，还可结合增加运动频率以增加热量消耗。

走步时携重可增加运动的能量消耗。手提或肩负 3 磅可增加 1 MET（代谢当量）的氧耗，心率 10～12 次/min。如果持重，没有任何臂的运动，则增加的效益不大。持物的血压反应通常不大，因而对于大多数人（包括高血压患者），它是不禁忌的，但是骨、关节损伤的机会明显增加。

2. 慢跑

虽然通常不给运动功能差的患者推荐慢跑，但是可耐受较强运动强度的患者可采取慢跑的运动。运动程序开始时，慢跑与走步交替进行，且距离相等。运动程序进展时，走步距离逐渐缩短，慢跑距离逐步增加。有报道指出高强度运动会增加发生心血管合并症的危险。高强度运动（如慢跑）还和骨科合并症有密切关系，肥胖者、老年人、绝经后妇女，开始运动时和长期运动者可发生骨科合并症。因此，不易引起骨科合并症的低强度运动更有意义。

3. 坐位踏车

坐位踏车可能是家庭运动最好形式之一。如同走步一样，坐位踏车也是大肌肉群规律运动，可以刺激代谢和心血管功能。踏车运动程序的时间、进展速度类似走步，只不过依靠踏车的阻力控制运动速度。通常，运动程序开始时，负荷量为 100～300 kg·$m^{-1}min^{-1}$（17～50 W），如果不能维持最少持续时间，可以插入一些无阻力的运动，例如 1 min 的无阻力运动，随以 1～3 min 的 100～300 kg·$m^{-1}min^{-1}$ 负荷运动。开始，整个运动持续时间可以是 10 min，当对运动适应以后，逐渐增加运动时间，直至达到预期的运动持续时间。踏车运动的恢复期也是重要的。突然停止踏车常可见到体位性低血压。因而，在恢复期要降低阻力或无阻力继续运动几分钟。

4. 臂功率计运动

周围血管病或下肢骨、关节运动有障碍的患者可采取臂功率计运动。其运动处方原则和生理效益类似腿部运动。但是臂部运动的最大心率较腿部运动低（为腿部运动最大心率的 93%）。因此，应用腿运动试验测定的最大心率（HRmax）制订臂运动处方的靶心率时，测定的最大心率要减少大约 10 次/min 后，才用作计算靶心率的最大心率。最好是应用臂运动测定的 HRmax 或自感劳累程度（RPE）制定目标运动强度指标，还因为同样负荷臂部运动的心率、血压和耗氧量大于腿部运动，通常臂部运动使用相当于 50% 腿部运动负荷，避免血压过度升高的不良反应。

5. 划船器运动

这是一种上肢、下肢合并的运动。通常它比单纯的上、下肢运动更多应用腰部力量训练。划船运动和腿部运动的心肌耗氧量相似。

6. 游泳

（1）游泳的优点是：①为四肢的有氧运动；②处于无负重位置，水的按摩可促进肢体静脉回流；③骨骼肌损伤小；④对关节炎、间歇跛行、瘫痪、截肢患者有益。

（2）缺点是：游泳的耗氧量和游泳技术水平关系密切，个体差异大。对于不会游泳者，或游泳技术不佳者，游泳可能是无氧运动。为此，开始游泳运动以前，要作医疗检查，和分级运动试验，以便选择患者、科学地制订运动处方。

（3）游泳对心肺功能，减肥等的作用：游泳可增强心功能，经常游泳者每搏量可增至 90 ~ 120 mL（常人为 60 ~ 80 mL），安静时心率降至 50 ~ 55 次/min（常人为 70 ~ 80 次/min）；可增强肺功能：游泳时胸部受到水 12 ~ 15 kg 水的压力，加上游泳池水温常为 28 ℃，冷水的刺激使肌肉收缩，迫使用力呼吸，加大呼吸深度，加大肺活量，经常游泳者呼吸差（最大吸气与呼气时胸围的差）可达 12 ~ 15 cm（常人为 4 ~ 8 cm），肺活量可达 4000 ~ 7000 mL（常人为 3200 mL 左右）；游泳还能增强肌体抵抗力和免疫力：游泳池的水温常为 26 ~ 28 ℃，游泳时人的神经系统快速做出反应，使新陈代谢加快，肌体迅速适应低水温的环境，增强抵御寒冷的能力。经常参加冬泳者由于体温调节功能好，不容易伤风感冒；还能增强脑垂体功能，提高内分泌功能，提高人体免疫力。游泳有助于减肥：水的导热功能好。实验证明：人在 14 ℃的水中停留 1 min 所消耗的热量高达 100 kcal，相当于在同样室温中 1 h 所消耗的热量，因而可获得事半功倍的减肥效果；游泳还有护肤的作用：人在游泳时，水对肌肤、汗腺、脂肪腺的冲刷，起到很好的按摩作用，既促进了血液循环，又可使皮肤保持光滑，弹性。（福建省奥体中心游泳馆资料）

游泳结束后冲澡时还可做血管操，这有助于改善血管弹性。其方法为：在热水持续冲洗肌体 1 min 后（使肌体血管扩张），迅速转换供水开关，用冷水（肌体能忍受的低温）冲洗肌体 1 min，使肌体血管收缩，可反复 2 ~ 3 次，以改善血管弹性；当然，这血管操也可以在非游泳馆的普通浴室内进行。

运动强度指标可应用心率，或自感劳累分级。据研究，俯泳时的心率比同等负荷量的平板、踏车运动低。故俯泳、仰泳者的靶心率要比活动平板、踏车运动测得的低 5 ~ 10 次/min。不会游泳者可在齐胸、齐腰水中行走，或腰部围以救生圈作仰泳。

7. 登梯运动

登梯是日常活动形式之一。因为可调节速度的登梯机的出现，登梯运动也成为心脏病患者运动形式之一。通常，登梯机的登梯速度可调节至低水平，< 30 级/min。这适用于病情稳定的冠心病患者。对于中度至严重心衰患者，登三层楼是一项剧烈、无氧运动，可引起呼吸困难和显著劳累。所以，对于心力衰竭、肌力差，有关节炎，膝、踝关节运动障碍的患者，登梯运动是禁忌的。

## （三）运动持续时间

锻炼期持续时间的长短取决于运动锻炼的目标、患者的能力和兴趣、爱好。一般要求持续 15 ~ 60 min。如果要增加热量消耗，或降低运动强度，则要延长运动持续时间。

对于运动功能差、身体衰弱，或有间歇跛行的人，可能无法坚持改善运动功能的必要运动持续时间，可实行间歇，或分阶段运动程序，即将应有的一次运动持续时间分几次进行。让患者运动到出现症状（跛行、疲劳、呼吸困难等）或接近出现症状（参照运动试验，或前次运动出现症状的心率）时停止运动，休息一段时间后，再次开始运动，反复进行，直至达到运动时间的累积等于处方的运动持续时间。分阶段运动程序还可用于不同运动强度的交替。譬如，某患者运动功能为 10 METs，运动强度定为 65% ~ 75% $\dot{V}O_2max$，即为 6.5 ~ 7.5 METs，这对于 5 km/h 的慢跑（消耗 8.6 METs/min）来说，体力不够，就可以采取 5 km/h（8.6 METs）和 3 km/h 的走步（3.3 METs/min）交替进行的运动。5 km/h 慢跑 3.5 min（8.6 × 3.5 = 30.1 METs）和 3 km/h 走 1.5 min（3.3 × 1.5 = 4.95 METs）交替进行运动的平均耗氧量（运动强度）为 7.01［（30.1 + 4.95）÷ 5 = 7.01］METs，在处方的运动强度之内。目前，慢性心衰患者的运动训练多选择比较传统和常见的干预方式，即中低强度有氧运动。

还有，近年来多项研究结果显示高强度间歇有氧运动（high intensity aerobic interval training，HIIT）对慢性心衰患者的干预治疗和传统的中低强度有氧运动一样是安全可靠的，且在改善慢性心衰患者各项生理功能、增加运动耐力、提高生活质量上优于中低强度有氧运动。还有研究显示，慢性心衰患者先开始中低强度有氧运动，稍后联合 HIIT，干预效果更为显著。HIIT 是指进行多次、短暂、高强度有氧运动训练（$>85\%$ $\dot{V}O_2max$），每两次高强度有氧训练之间穿插短暂较低强度的运动训练或完全无负荷运动。在 HIIT 中，运动组数被较短时间（如 10 s ~ 1 min）的低强度运动或是完全休息所间隔，允许受试者进行不完全的恢复，使得受试者身体能够得到多次重复的有氧刺激，且有氧刺激强度比中低强度运动的更大。对于慢性心衰患者而言，目前有研究将 HIIT 定义为：进行 3 ~ 6 组，每组 2 ~ 5 min 高强度有氧运动训练，强度以 75% ~ 90% $\dot{V}O_2max$ 为标准，在每两组高强度训练之间以较低强度的运动（50% ~ 70% $\dot{V}O_2max$）或完全休息作为间歇期。HIIT 的高强度运动的特点在于运动强度达到最大或接近最大的运动能力，但高强度运动时间相对较短暂，并可通过间歇期避免不适症状的出现。Willenheimer 等人对 49 例轻中度缺血性心力衰竭患者给予 16 周 HIIT 训练，发现 $\dot{V}O_2max$ 明显改善，且训练过程安全可靠[16]。Wisløff 等人进行的一项随机对照试验中，对心衰患者分别给予 12 周 HIIT 训练和中等强度有氧训练，结果显示，HIIT 训练比中等强度有氧训练更能提高 $\dot{V}O_2max$（46% ：14%，$P<0.001$）[13]。以上 HIIT 训练资料主要来自许娜的研究[17]。HIIT 的运动训练值得探讨。

### （四）运动频率

一般也是每周锻炼 3 ~ 5 天。运动功能差的患者或刚开始锻炼者，一天的锻炼可采取分阶段（间歇）锻炼法。例如 30 min 的锻炼分解为早晨 15 min，下午 15 min。其他要点可参阅健身锻炼的运动频率部分。

### （五）运动进展的速度

运动处方中最难制订的成分是进展的速度。锻炼期运动量的增加速度取决于患者的年龄、健康状况、以前运动的历史和爱好、运动锻炼的目的、运动程序开始时运动量的水平、对运动的适应等。心脏病患者的运动锻炼期也分为开始期（一般是 4 ~ 6 周）、增加锻炼期（一般持续 8 ~ 12 个月，少数患者可持续到 2 年[9]）和维持期。

运动程序开始时（运动开始期），运动强度心率指标要低于靶心率 10%，运动持续时间和频率也要处于下限。心脏病患者的康复活动，要注意将此开始的运动水平纳入日常的生活活动。随着运动锻炼的进行，患者对运动的适应，体力的改善，包括自我感觉劳累程度（RPE）、心率、症状等运动强度指标的改善，可逐渐提高运动水平。增加运动量首先是增加运动持续时间，或运动频率，然后，才考虑增加运动强度。

如果运动锻炼开始时，运动持续时间少于 15 min，那就要根据患者状况的改善，逐渐将运动持续时间增加到每次 20 ~ 40 min。对于无症状的患者来说，运动程序开始时每周，或每 2 ~ 3 周增加运动持续时间 1 次，每次增加运动持续时间的 10% ~ 30%。

在活动（运动）中可能出现心绞痛，或跛行的患者可能长期达不到 15 min 的持续活动。对于这些患者，在整个运动程序中可能都需要阶段活动，持续时间增加速度很慢。当运动锻炼期的运动持续时间达到 20 ~ 40 min 后，就可以逐渐增加运动强度。运动功能改善最快、最多的时期是程序开始后的第 4 ~ 6 个月。以后，运动功能、运动量增加明显减慢，以至于进入平台，不再增加，进入维持期。维持期的康复运动目标是维持已达到的运动功能。

## 二、耐力训练

### （一）近期进行了心肺功能试验患者的心肺耐力训练（cardiorespiratory endurance training）

心脏病患者的运动处方与心肺功能试验有关，对于近期进行了心肺功能试验者，了解其亚极量运动试验的峰值耗氧量，或无氧阈水平，非常有利于制订运动处方。心肺功能耐力（cardiorespiratory endurance，CRE）训练为大多数患有心血管病（CVD）或有 CVD 风险成年人的日常运动的基本训练。这类运动训练是提高心肺功能（cardiorespiratory fitness，CRF）的最有效方式。表 4－3－5 展示了一个心肺耐力（cardiorespiratory endurance，CRE）运动处方的元素。有关的训练强度在 40%～80% HRmax 或相应的 % $\dot{V}O_2max$。初始时运动强度要在较低水平，当患者适应时，随着进展，运动强度提高到较高水平。要考虑以自感劳累量表评定辅助心率（HR）监测评定运动强度，但随着患者获得运动训练的经验，学会如何使用自感劳累量表，它作为一个主观的运动强度指标会变得更加重要。运动训练的持续时间会作为患者总的能量消耗目标的一个函数而变化。虽然一些患者会进行间断性（即时间间隔）运动方案，通常推荐每次 20 min 不间断的运动作为结构性程序的最小量。而且，由于合并症或生活方式因素的原因，一些患者一天内可能需要累积较短的运动时间次数，以达到较长的运动持续时间（例如若干次 10 min 运动）。

理想的情况是，患者在一周中的大部分天数都进行活动[4]，但结构化程序常常设计为每周 3 次或 4 次的频率。事实上更长的运动持续时间结合增加的训练频率对于体重减轻（减肥）程序来说是最有效的，因为这可以增加总的能量消耗。最后，CRE 运动的常见形式也列在表 4－3－5 中。

一旦初始运动处方制订了，患者的运动量就应当向预先制订或修订的程序目标提高（进展）。没有设置关于运动量进展的固定格式，因为很多因素会影响患者运动量进展的速度，包括运动功能水平，积极性和骨骼问题的限制。通常，在进一步进展之前，谨慎地增加运动量并给予一些时间（最少一次运动课的时间）以评估患者对这新水平（运动量）的适应性。若时间允许，应当在增加运动强度前增加运动持续时间和频率。如果适当地增加的运动强度保持在最近评估的限度范围内，而且根据工作人员的观察和患者的主观反应，是可以耐受的，这种方式也是允许的。

一个指导原则是运动总量或 1 次运动量应该有进展，以至于患者在 3～6 个月期间内达到预期的能量消耗阈值。最合适的运动量取决于患者个体心血管病风险情况，训练目标和伴发病（例如糖尿病、高血压、肥胖、关节炎等）。累积证据证实了体力活动和健康结局之间存在量效关系。应该指出的是，大约 1500 kcal/周和 2200 kcal/周的热量消耗分别与冠状动脉病变稳定和减轻有关[18]。很显然，通过以下的运动热量消耗计算，可了解通常的结构化 CR/SP 体力活动能量消耗远远达不到这些水平。

表 4－3－5　《美国心脏康复指南（第 5 版）》心脏病患者心肺耐力（cardiorespiratory endurance，CRE）运动处方的成分[1]

| 成分 | 建议 |
|---|---|
| 强度 | • 如果可以获得 HRmax、$\dot{V}O_2max$ 的话，可采用 40%～80% HRmax 或相应 % $\dot{V}O_2max$ 作为运动强度（如不能获得运动试验数据，见表 4－3－6）<br>• RPE 量表（6～20 级）的 11～16 级，作为 HR 客观测量的辅助<br>• 有以下任一情况，按上述方法确定的心率（HR）下降 10 次/min<br>• 发生心绞痛或心血管功能不全的其他症状<br>• 收缩压不上升或下降；收缩压 >240 mmHg；舒张压 >110 mmHg<br>• 水平或向下倾斜的 ST 段下移 >2 mm<br>• 在劳累情况下，有放射性核素证实的可逆性心肌缺血或超声心动图证实的中重度室壁运动异常<br>• 经常发生室性心律失常<br>• 其他明显的 ECG 异常（例如Ⅱ或Ⅲ级 AVB，房颤，室上性心动过速，复杂性室性期前收缩）<br>• 不耐受劳累的其他体征或症状 |
| 持续时间 | • 每课（session）20～60 min<br>• 为减轻体重，增加总的能量消耗，建议持续时间延长，或一天内多次运动累计运动持续时间 |
| 频率 | • 理想情况下，一周中的大部分天数（4～7 天/周） |
| 类型 | • 有节奏，较大肌群的活动（即步行，骑车，爬楼梯，椭圆训练机以及其他可以控制运动和持续强度的手臂或腿部功率计） |

注：HR 为心率；RPE 为可感知劳累的评级；ECG 为心电图；AVB 为房室传导阻滞。

1. 运动耗氧量与耗热量关系推导公式：

（1）每 min 运动耗氧量：METs × 体重(kg) × 3.5 = $mL\dot{V}O_2$

（2）1 L 氧产生 5 kcal 的热量

假设，1 个 80 kg 体重门诊患者进行每次 45 min，7 次/周的步行（步行大约消耗 2 METs）。其 1 周的热量消耗计算如下：

**公式 1**

5 kcal/L，即 5 kcal/1000 mL，$mL\dot{V}O_2$ = 5 kcal ÷ 1000

5 kcal = $mL\dot{V}O_2$ ÷ 1000

kcal = $mL\dot{V}O_2$ ÷ 1000 ÷ 5

kcal = $mL\dot{V}O_2$/200

所以每 min 热量(kcal) = [METs × 体重(kg) × 3.5]/200

其净热量消耗每分钟 = [2 METs × 70 × 3.5]/200 = 2.45 kcal/min

一周的热量消耗 = (45 min × 7) × 2.45 = 297 kcal/周 = 315 × 2.45 = 771.8 kcal/周

**公式 2**

热量消耗(kcal) = [(METs × 体重(kg) × 3.5 × min) ÷ 1000] × 5

一周的热量消耗 = [(2 × 70 × 3.5 × 315) ÷ 1000] × 5

= [154 350 ÷ 1000] × 5

= 154.35 × 5

= 771.8 kcal/周

可见两种公式计算结果是一致的。

这距离上述 1500 kcal/周和 2200 kcal/周的热量消耗相差甚远，患者可能需要参加很多结构化程序外的体力活动才能满足要求。

2. 体力活动需要的能量消耗

对于体力活动需要的能量消耗，2010 年欧洲心血管预防和康复协会心脏康复分会关于二级预防中心脏康复的意见：就体力活动的建议是任何体力活动的增加都有益健康；达标能量消耗为 1000 ~ 2000 kcal/周[19]。按此标准（1000 ~ 2000 kcal/周），上述 771.8 kcal/周基本达到要求。对于体力活动的能量消耗，不仅要考虑结构化 CR/SP 体力活动的能量消耗，还要纳入日常体力活动（包括职业活动）的能量消耗。这样，每周 7 天步行 45 min 的能量消耗加上日常体力活动就完全可满足 1000 ~ 2000 kcal/周要求。还有，体重是热量消耗的重要成分。《美国心脏康复指南（第 5 版）》举例叙述运动热量消耗的例子中，假想患者的重量为 100 kg，如果按 2010 年欧洲《心脏康复的意见》中达标热量 1000 ~ 2000 kcal/周计算中的体重也是 100 kg 那么作为我们上述举例 70 公斤体重的患者来说 700 ~ 1400 kcal/周就是目标了，771.8 kcal/周就达标了。总之，中国人的体重总的来说不如白色人种，所以对于热量消耗的标准，要考虑国情，应该稍低于国外的标准。

如前所述，2017 年《美国医学会心血管病杂志》(*JAMA Cardiology*) 发表的一项大规模人群研究的论文[6]，该研究由英国牛津大学、北京大学和中国医学科学院研究人员共同协作，对从中国 10 个地区的无任何心血管病史近 49 万余名成年人（平均年龄 51 岁）进行了 7 年半的随访，期间共新发生冠心病 5000 余例，缺血性脑卒中 2.5 万余例，脑出血 5200 例，因心血管病死亡 8400 例。主要发现：①男性、年龄较小，来自农村、受教育水平较低的人平均体力活动水平较高，相对更健康（如糖尿病和高血压患病率较低，血压、心率、体质指数较低），来自农村的人体力活动主要不是休闲时间的体育运动，说明只要是体力活动都有益于健康；②与体力活动水平最低（5 分位）者比较，体力活动水平最高组的主要心血管病事件（冠心病和脑卒中的总和）的发生风险降低 23%；③每天快走约 1 小时，冠心病、脑卒中发病及心血管病的总死亡风险分别降低 9%、6% 和 12%。

这说明每日体力活动热量消耗只是一个指标，不能认为热量消耗不能达到 1500 kcal/周和 2200 kcal/周就无效，盲目地不适当增加运动强度，招致退出率增加，甚至出现运动损伤。

总之，体力活动包括所有休闲时间的体育运动，以及职业和日常的体力活动；尽可能参加体力活动，充足的，适当的体力活动有益健康。

### （二）对于近期没有进行运动试验患者运动的建议

对于近期没有进行运动试验，而进入心脏康复/二级预防程序的患者，工作人员应当在谨慎地密切监护下实施患者运动程序。医师应建议按最安全的训练强度进行锻炼。初始运动强度可根据

4

距离心脏事件、出院时间和对患者日常活动的评估来确定，有人提议：于心脏事件（心肌梗死、心脏手术等）之后，分级运动试验之前（住院或刚出院），患者运动的靶心率可采取“休息心率 +20”[10]。对于患者的监控至少要包括心电图、体征、症状、血压、自感劳累程度量表（RPE）和患者超负荷的表现。亚极量运动试验评估有助于确定运动课程的参数。表 4 -3 -7 中包含了有关近期没有参加运动试验的患者进入一个程序时的初始建议。一个能对 3 ~6 个运动课做出如表 4 -3 -6 所列运动的正常反应的患者可以逐渐进展到与该表参数更一致的运动处方。在当前和后续运动课程中，运动的进展应当个体化，并以对运动的正常反应为基础。

制订初始运动强度的一种方式是以 2 ~4 METs 开始，观察在该负荷下的心率，血压和其他生理反应，包括疲劳。保持运动强度在 RPE 量表 11 ~13 级对于确定患者对运动强度的耐受是有帮助的。但是，即使在如此水平进行运动仍要小心，因为个体间差异可能导致异常反应。如果患者反应正常，始终没有症状，在程序医师或转诊临床医师指导下可以逐渐增加运动强度到安全的最大强度。随着时间推移，病情稳定的患者通常可以进展到类似于表 4 -3 -5 中所示的那些运动方案。一项比较了有和没有参加入组运动试验患者训练结果的研究表明：二者结果有相似的生理学改善，且都无心血管事件[20]。这说明经过慎重处理，有无入组运动试验患者训练结果无显著差异。

## 三、肌肉抗阻力训练（resistance training）[即力量训练（strength training）]

日常生活中总是存在抗阻力运动，譬如人体运动本身就是人体对抗地心吸力的位置移动，携重、持物也是抗阻力运动。抗阻力运动可增强肌力和运动耐力，是患者回归家庭、职业运动程序的一个重要组成部分。过去心脏康复运动程序强调的是下肢动态运动，对于上肢运动不重视；而且认为 Valsalva 动作、等长运动可明显增加血压，引起心肌缺血和心律失常，因而禁止等长运动。近年研究显示抗阻力训练对机体的损害不像原先设想的那样大，特别是对于左室功能正常和运动功能基本正常的患者。左室功能正常者通常显示在较强等长运动中左室舒张末压只稍有增加，而且心输出量有适当的增加。至今的研究报告中，对于力量训练无心血管并发症发生。据此推测力量训练对于心脏病患者，尤其是左室功能良好的心脏病患者是安全的[21]。

表 4 -3 -6 《美国心脏康复指南（第 5 版）》无近期症状限制性运动耐量（symptom-limited exercise tolerance）试验患者的初始运动处方组成[1]

| 成分 | 初始的建议 |
|---|---|
| 热身 | • 伸展运动，低强度健美操<br>• 5 ~10 min |
| 心肺功能训练 | • 强度（指导标准）<br>　◆ 2 ~4 METs<br>　◆ RPE11 ~14 级<br>• 持续时间<br>　◆ 20 ~30 min<br>• 频率<br>　◆ 3 ~5 天/周<br>• 类型<br>　◆ 活动平板，腿部或手臂功率计，登梯，关节活动度运动 |
| 骨骼肌功能训练 | • 抗阻力运动：所有的主要肌群<br>• 适合于符合指南 8.7（表 4 -3 -8）中标准的患者<br>• 见表 4 -3 -9 中的运动要素 |
| 恢复运动 | 5 ~10 min |

注：METs 为代谢当量；RPE 为自感劳累程度量表；ROM 为关节运动范围。

## （一）肌肉力量训练的重要性及其指南

有报道：在等长动态运动时，续发于舒张压升高的内膜下心肌灌注增加，可导致心肌缺血减轻，使心绞痛、ST 段移位、室性心律失常减少[8,9]。Keleman 等对低危冠心病患者进行循环抗阻力训练 12 周，运动强度为心率，血压增加到最大值的 60%。结果：抗阻力训练组肌力平均增加 24%，而参加传统运动训练的对照组，肌力没有变化。Ghilarducci 等表明在患者高运动强度抗阻力训练后肌力增加 12%～53%，但没有发现合并症[9]。Hickson 等报道：抗阻力训练使患者在 $\dot{V}O_2max$ 没有改变的情况下踏车的耐力（持续时间）增加 47%，跑步耐力增加 12%[8]。Goldberg、Hurley、Ewart 等分别报道抗阻力训练可降低高血压患者的血压，增加患者的回归社会信心，改善葡萄糖耐量、胰岛素敏感性、血脂状况[8]。研究充分说明：经过选择的心血管病患者参加医学监护的等长运动或循环重量（阻力）训练是安全和有益的[10]；它可以帮助心脏病患者恢复职业和娱乐活动。动态运动也可增加肌力，但是达到一定程度后，就需要专门的抗阻力训练才能进一步增加肌力。在心脏病患者力量训练研究中已经观察到它与耐力运动比较，心肌需求比较低，缺血反应较弱，心内膜下灌注压增加。此外，虽然力量训练中的热量消耗少于心肺耐力训练（cardiorespiratory endurance training，CRE），但增加肌肉质量，因此是一个重要的，有助于达到和维持健康体质的训练。

考虑到晚期心血管病患者需要最低水平的肌肉运动能力以完成与日常生活有关的活动，美国心脏协会（American Heart Association，AHA）、美国运动医学会（American College of Sports Medicine，ACSM）、美国心肺康复学会（American Association of Cardiovascular and Pulmonary Rehabilitation，AACVPR）都意识到肌肉力量对于心脏病患者回归工作和参与家庭和休闲活动的重要性；许多职业和休闲活动对身体的要求，力量训练比有氧耐力运动更迫切[22]，都提出了力量训练的标准和指南（表 4－3－7）；而且最近研究表明，早在心脏康复第二期就可安全地加入力量训练[23]。



表 4－3－7　美国力量训练的标准、指南与情况说明[22]

| | 套数 | 重复次数或 RM | 运动的种类 | 训练频率（天/周） |
|---|---|---|---|---|
| **健康久坐的成年人** | | | | |
| 1996 年　US Surgeon General 报告 | 1～2 套 | 8～12 RM； | 8～10 种 | 2 |
| 1998 年　ACSM 运动状况报告 | 1 套* | 8～12 RM； | 8～10 种 | 2～3 |
| 1998 年　ACSM 指南 | 1 套 | 8～12 RM； | 8～10 种 | ≥2 |
| 2002 年　ACSM 运动状况报告 | 1 套* | 8～12 RM； | 8～10 种 | 2～3 |
| **老年人或虚弱患者** | | | | |
| 1998 年　ACSM 运动状况报告 | 1 套* | 10～15 重复次数 | 8～10 种 | 2～3 |
| **慢性下背部疼痛患者** | | | | |
| Carpenter 和 Nelson | 1 套 | 8～15 RM； | 独立伸腰运动 | 1 |
| **心脏病患者（AHA A&B 级）** | | | | |
| 1995 年 AHA 运动指南 | 1 套 | 10～15 RM； | 8～10 种 | 2～3 |
| 2000 年 AHA 意见书 | 1 套 | 10～15 RM； | 8～10 种 | 2～3 |
| 2003 年 AACVPR 指南 | 1 套 | 12～15 RM； | 8～10 种 | 2～3 |
| **心脏移植受体** | | | | |
| Braith 等 | 1 套 | 10～15 RM | 8～10 种 | 2 |
| | 1 套 | 10～15 RM | 独立伸腰运动 | 1 |

注：US Surgeon General，美国卫生行政管理机构之一；ACSM，美国运动医学会；AHA，美国心脏协会；AACVPR，美国心肺康复协会；RM 最多重复次数。

* 多套方案可提供更多效益。

尽管文献证明抗阻力、力量训练对于缺乏力量执行日常活动和职务的人是安全、有益的。但是，对于左室功能低下的患者，等长运动可导致左室功能恶化，单纯的等长运动仍然不适宜。

由 AHA 和 AACVPR 为传统的心脏病（充分保留左室功能的心肌梗死后）患者制订的最新力量训练指南见表 4－3－7。

主要肌肉群至少进行 1 种运动，如胸肌推举（chest press），下拉训练（上背部），肩部推举，二头肌弯曲，三头肌伸展，下背部伸展，腹肌练习，腿肌伸展（四头肌），腿肌屈曲（腘绳肌腱），腓肠肌训练。

### （二）肌肉抗阻力训练类型

1. 单一抗阻力运动（sole resistance training）

单一抗阻力运动是传统的抗阻力训练方法。它是利用一种运动训练几组特定的肌肉群，例如通过举重（或无重量的肢体抬举）、滑轮牵引等运动锻炼肢体、腰部等肌肉，特点是静态运动成分大；举起的重量较大，次数较少；只锻炼肌力。

2. 循环抗阻力训练（circuit resistance training）

患者在进行 1 种运动后，稍事休息，即转入另一种运动。例如：在举重以后，经短暂休息，再进行肘关节运动。抗阻力训练应包括上、下肢，躯干，下背部，腹部，臀部等 8～10 种运动。1 套循环抗阻力训练的持续时间通常是 7～12 min（10 种运动），它决定于每种运动的反复次数（6～15 次）和各种运动间休息时间（15～60 秒）[9]。

美国力量训练的标准、指南与情况说明（表 4－3－7）[22] 降低了运动强度（10～15 RM），减慢了运动量的进展和增加了对患者的监测和训练程序的监督，力量训练被广泛用于心脏康复第三期和第四期。标准的建议包括在综合训练中以循环运动形式进行力量训练。循环运动应包括各主要肌群的 8～10 种运动（1 套运动）：①胸肌伸展；②下拉训练（上背部）；③肩部伸展；④二头肌弯曲；⑤三头肌伸展；⑥下背部伸展；⑦腹肌练习；⑧腿肌伸展（四头肌）；⑨腿肌屈曲（腘绳肌，腘绳肌是大腿后侧的肌群，包括半腱肌、半膜肌、股二头肌，它与大腿前面强有力的股四头肌相对应）；⑩腓肠肌训练。

现就上述 10 种运动动作说明如下：

（1）胸肌推举

有双手推举哑铃或杠铃，俯卧撑等。

双手推举哑铃或杠铃：取卧位，双手握哑铃或杠铃，反复弯曲肘关节推举哑铃或杠铃向上，使胸肌得到锻炼（图 4－3－1）。

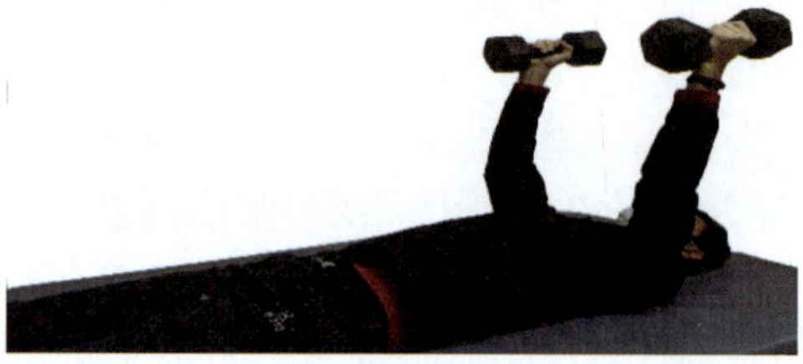

图 4－3－1　卧位双手推举哑铃示意图

俯卧撑是人体直躺在床垫上，以双手反复屈曲肘关节，支撑起挺直的身体（图 4－3－2）。

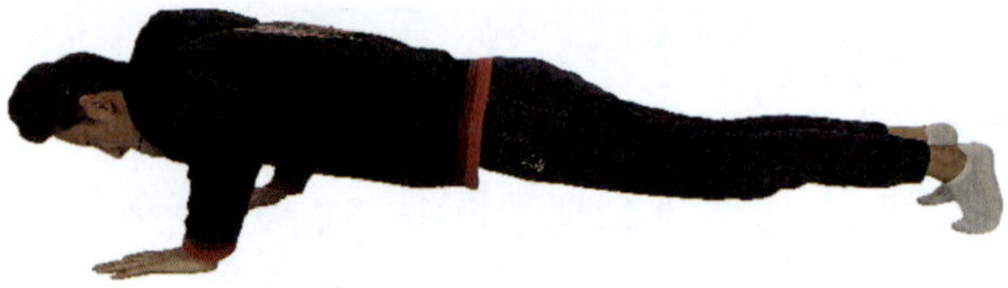

图 4－3－2　俯卧撑示意图

（2）上背部肌肉训练

可采用单杠的引体向上，或在直立的梯状栏杆（有的公园有此体育锻炼设备）上向上攀登，训练上背部肌肉（图 4－3－3、图 4－3－4）。

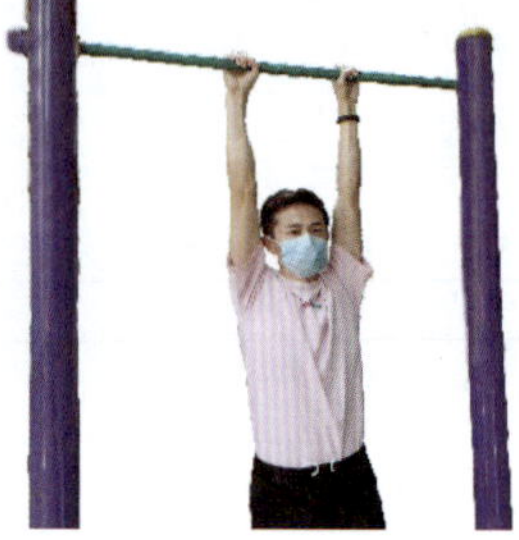

图 4－3－3　单杠的引体向上示意图

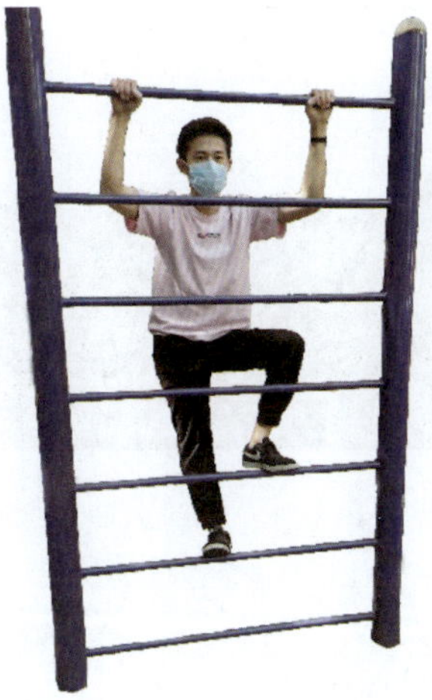

图 4-3-4　直立的梯状栏杆向踝上攀登示意图

（3）肩部推举

取坐位，双手推举哑铃或杠铃反复向上，可锻炼三角肌、斜方肌和肱三头肌等（图 4-3-5）。

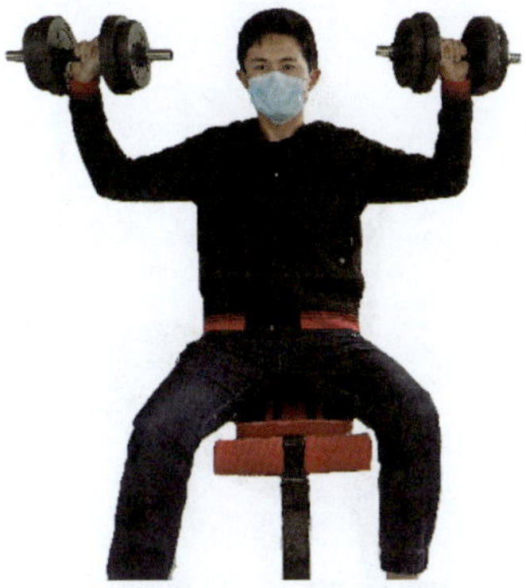

图 4-3-5　坐位哑铃推举示意图

动作要领：背部挺直，坐于凳上，吸气，正手抓握哑铃垂直向上地举起，至双肩以上，直至肘关节伸直；呼气，将哑铃放下到双肩两侧（起始位）。

（4）肱二头肌弯曲锻炼

1）直立哑铃交替弯举动作要领：两手垂直，手握合适重量的哑铃，单手缓慢均匀速度屈肘至 90°，再缓慢放下；再以另一手重复相同动作。

2）在单杆上反手引体向上（正手练背肌）：可锻炼背部力量和二头肌（图 4-3-6）。

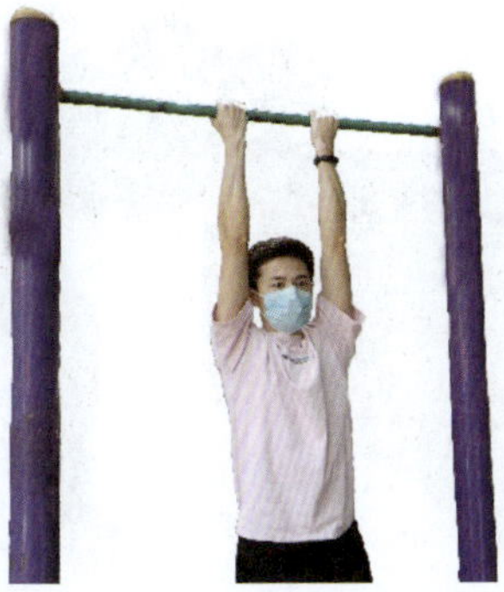

图 4-3-6　单杆反手引体向上示意图

（5）肱三头肌伸展

肱三头肌（一头附着在肩胛骨上，另两个头附着在肱骨上）的伸展。

动作要领：举起右手摸到颈椎，左手扶住右手的肘关节用力向斜后方推送，保持 10～20 秒，然后换对侧拉伸，重复多次（图 4-3-7）。

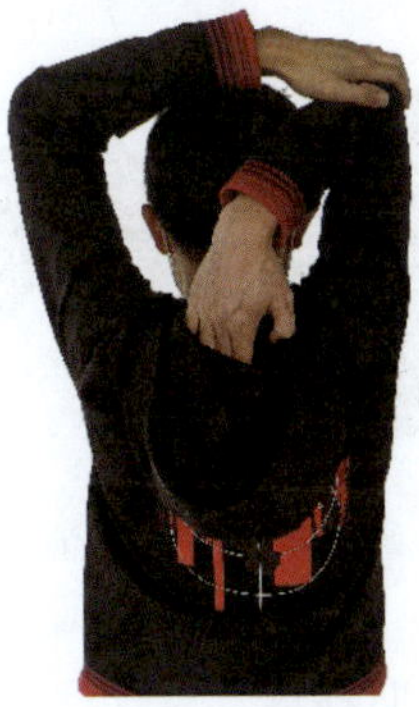

图 4-3-7　肱三头肌伸展示意图

（6）下背部肌肉伸展

1）背部伸展动作要领：身体前倾，紧抓一件物体（沙发、桌等）的边缘，同时，臀部向外推送，直至感到下背部绷紧。保持这种拉伸姿势 10～15 秒，重复 3～5 次（图 4-3-8）。

2）膝部伸展动作要领：平躺，双手抱膝，屈膝收腿，将膝盖往胸部拉伸，直到绷紧，保持 15～30 秒，再换腿。重复 3～6 次（图 4-3-9）。

（7）腹肌训练

仰卧起坐动可锻炼腹肌。

动作要领：人体平卧在床垫上，上身屈曲坐起，再趟下，反复 3～6 次（图 4-3-10）。

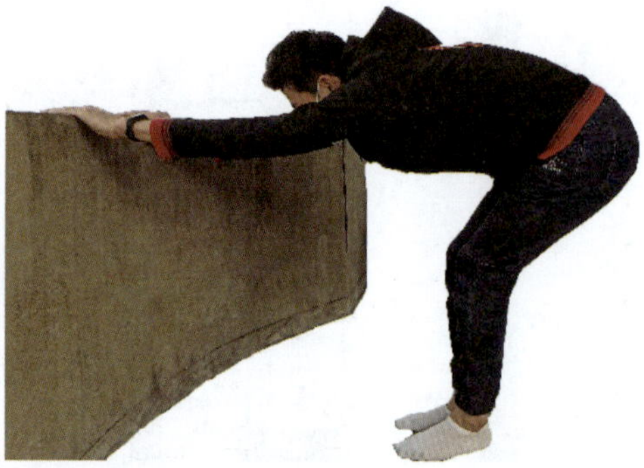

图 4-3-8　背部伸展示意图

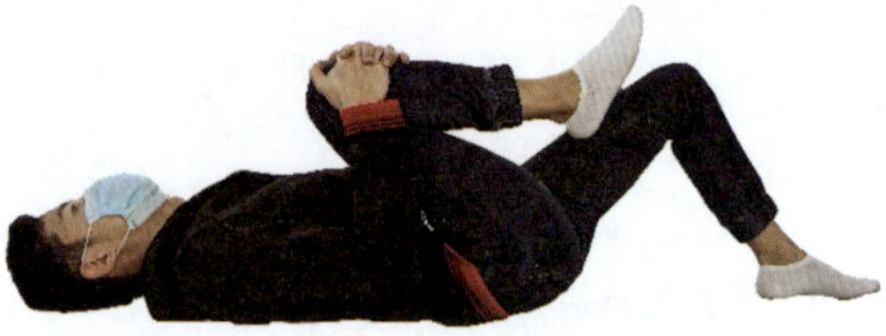

图 4-3-9　膝部伸展示意图

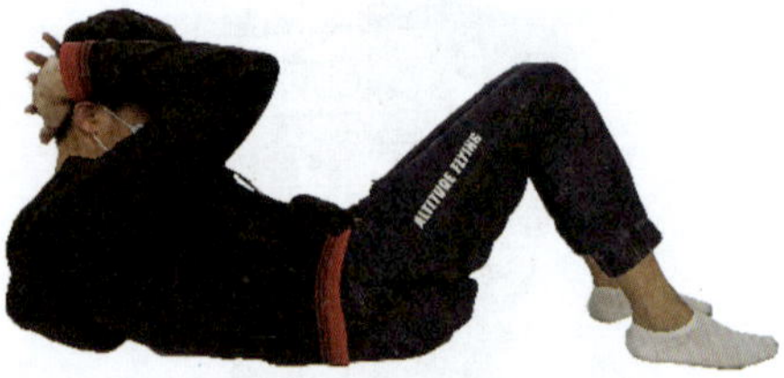


图 4-3-10　仰卧起坐示意图

（8）股四头肌伸展

可利用坐式蹬腿器，在每个健身房都有坐式蹬腿器。

动作要领：坐到器械上，调整好座椅和适合自己的重量，双脚放到踏板上，保持比髋关节稍宽一点的距离，身体保持正直，挺胸，手握到握把上，上背部贴紧靠背，头部也同样贴紧靠背，眼睛平视前方。然后深吸气，感觉大腿用力，大腿用力，将重量蹬起，到顶点时膝盖稍弯不要完全伸直，同时呼气，停顿一秒，然后深吸气，膝盖弯曲，还原到开始时的姿势。

（9）腿肌（大腿后侧的肌群，为腘绳肌包括半腱肌、半膜肌、股二头肌，它与大腿前面强有力的股四头肌相对应）屈曲

动作要领：俯卧在床上，于单（双）腿的小腿上绑一个沙袋，反复屈曲小腿，可锻炼腘绳肌（图 4-3-11）。

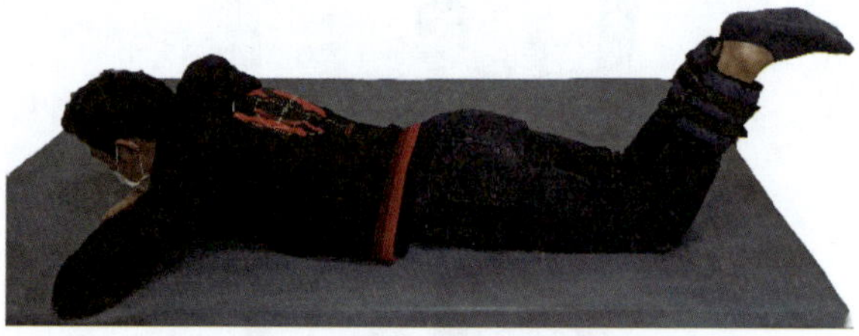

图 4-3-11　腿肌屈曲示意图

注：有一个沙袋即可。

（10）腓肠肌训练

1）坐姿顶着杠铃提踝

可锻炼腓肠肌、比目鱼肌等。

动作要领：正坐在凳上，脚掌贴在垫片上，在两膝盖上放置重物：杠铃或沙袋，以小腿肌肉的收缩力量，使脚跟翘起，停 2～4 秒慢放下，使脚跟回到地面。反复多次（图 4-3-12）。

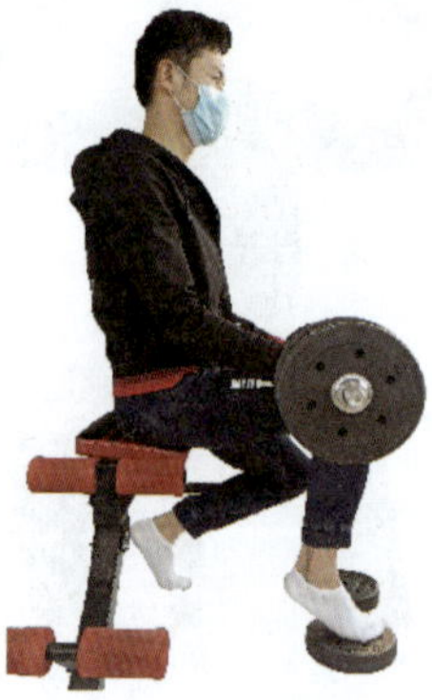

图 4-3-12　坐姿负重提踝示意图

注：如果没有杠铃，可用沙袋代替。

2）站位抗杠铃提踝

目标肌肉：腓肠肌、比目鱼肌。协同肌肉：足部肌肉。

动作要领：立位，双脚与肩同宽平行，双手将杠铃抗于肩上。提起脚跟，停顿 1～2 秒。然后脚跟慢慢放下，回到地面。反复多次（图 4-3-13）。

（11）综合训练

可利用划船器训练（图 4-3-14）。

动作要领：①坐姿状态，膝盖微微并拢，保持弯曲，双脚踏在脚踏板上；②手臂伸直，与肩

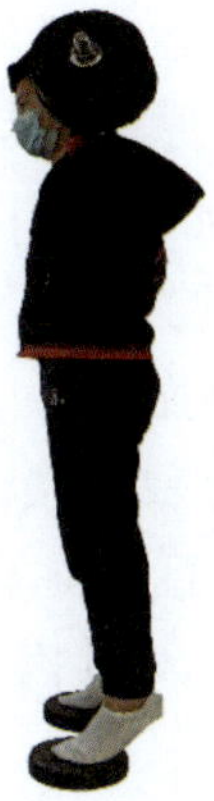

图 4-3-13 站姿负重提踝示意图

注：没有杠铃的话，可用沙袋代替。

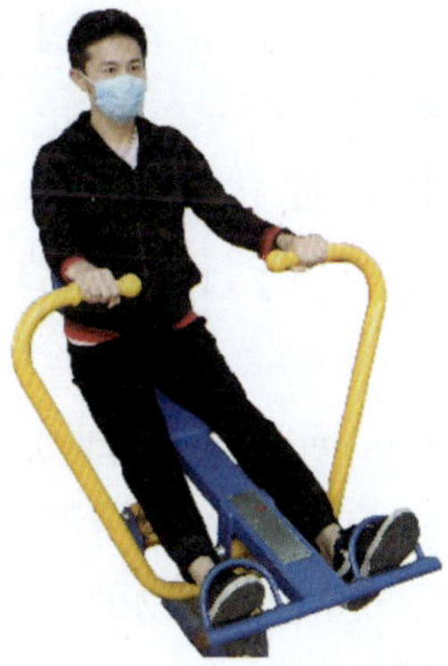

图 4-3-14 划船器示意图

同宽；③身体微微向前屈，保持准备状态；④把手柄拉到腹部上面，同时用力蹬腿，让腿部伸直，然后将手臂伸直，膝盖弯曲，回到初始动作，如此反复练习。

功能作用（可以锻炼的肌肉）

划船器对臂部、胸部、背部、腰部、腿部的肌肉增强都有较好的作用，可锻炼：

1）肱二头肌；

2）肱三头肌；

3）前臂肌群：前臂肌群是控制手部和腕部的动作的，划船器锻炼的过程中，能对前臂肌肉群起到锻炼作用，增强臂力；

4）锻炼三角肌：三角肌又称为虎头肌，能起到使肩关节外展的作用，在使用划船器模拟划船运动时，可以锻炼三角肌；

5）锻炼背部肌群（背阔肌、大圆肌、小圆肌、斜方肌、菱形肌）；

6）锻炼腰部、腹部、腿部肌肉。

能使约 90% 的伸肌得到锻炼，因此它对平时几乎不参与任何运动的伸肌来说，实在是受益无穷。

以上 11 种运动中有的运动需要器械，其中有些器械在公园的体育锻炼区就有，如单杆、梯状栏杆、坐姿蹬腿器；其他运动无须特别器械，或有杆铃、哑铃配合即可，并不困难。1 套循环运动包括上述各主要肌肉群的 8 ~ 10 种运动。患者应当在一套动作中的每一运动应用较轻的重量，相当于 30% ~ 50% 1 RM，而且能重复 10 ~ 15 次，运动时间：2 min，持续 2 ~ 3 d/周[21]。

### （三）运动强度

对于心脏病患者抗阻力运动的重量不能超过 60% 1 RM。

### （四）运动持续时间

抗阻力训练的时间是由举起物体的次数衡量的。这种次数被称为反复次数（repetitions，REPs）。连续运动（不休息）的次数为 1 组。通常建议每种运动每次有 2 ~ 3 组[14]。正如有氧运动强度和运动持续时间的关系一样，举起的重量越大，则反复次数越少。举起的重量（运动强度）和反复的次数（运动持续时间）取决于阻力训练的目的。要想增加肌力，则举起的重量要较重，次数较少。希望增加肌肉耐力，则举起的重量要轻些，次数较多。

### （五）运动频率

每周 2 ~ 3 次以上[8,9,10]。

### （六）运动的进展速度

开始的运动量对于心脏病患者运动程序的安全是非常重要的。一般认为心脏病患者抗阻力训练开始的运动强度为 30% ~ 50% 1 RM（1 RM 即一次举起的重量）[8]。研究证明这是一种相对安全的技术。为避免超量举重，可采取更加安全的“滴定”（titration）法。从较轻的重量开始，以能连续举起 10 ~ 12 次或 RPE 不超过 13 级（稍累），且无异常血流动力学反应（RPE）和心电图异常的重量为开始抗阻力训练的重量。也有主张重量更轻，以能够连续举起15~20次的重量为开始水平的[10]，然后，逐渐地增加重量。其方法有二。一种方法是每1~2周增加1.13~4.50 kg（或前次重量的3%~5%）[8]。另一种方法是逐渐增加反复次数，使一组由10次达到能轻松连续举起15次（需1~2周时间），然后增加重量，以每组最多只能举起10次的重量继续锻炼，反复进行，直至达到目的。如果采取2~3组，或循环抗阻力训练，则各组、各种运动间可有少许休息时间，一般每次休息不超过1~2 min。

### （七）安全性

虽然有足够的证据支持力量训练的安全性和有效性，但是仍需仔细选择患者。表4-3-8展示了患者参与力量训练的安全标准。一旦一名患者确定参与，基线肌肉力量的测量对于制订一个安全的初始日常程序以及长期监测是重要的。在评价基线功能的整个过程中，应当监测患者的心率，自感劳累分级和心电图（ECG）反应。血压可以在最后一次动作完成前和完成后即刻测量。基线肌肉力量的评估方法包括以下几种：

1. 一次举起的最大重量（1 RM，one-repetition maximum）：患者未经培训，按正确技术一次能提起的最大重量。

2. 多次RM（6~15 RM）：患者未经培训，按正确技术6~15次能提起的最大重量。

1 RM评估常用于健康个体，而多次RM的用力较小，可用于为大多数心脏病患者评价骨骼肌运动功能基线水平。表4-3-8中列出了常规力量训练关于安全的选择标准。

### （八）注意事项

1. 抗阻力训练的负荷要个体化

关于开始的负荷量，还是以后的进展，各家做法不一样。运动强度有的用%1 RM，有的用举重的反复次数衡量。阻力运动的种类在10种以上，每次运动一般提倡只做2~3组。进展的速率（增加负荷）有的提倡一次增加1.13~4.50 kg，有的提倡按反复次数算。对于一个具体对象，抗阻力训练运动处方的各参数，如一次运动课进行几项运动？每种运动进行几组？每组进行几次？进展速率如何等决定于运动者的病情、运动功能、运动的历史和爱好、运动目的、对运动的反应等状况，即要个体化，原则上运动的劳累程度不能超过自感劳累分级法的11~13级（稍累）。

2. 向上举重时呼气，降下时吸气，避免Valsalva动作，过度升高血压。

3. 举重时，动作要缓慢，有控制地进行，要求举重时肢体完全伸直。

4. 先运动锻炼大肌肉群，然后运动小肌肉群。

5. 握拳时尽可能轻松，握拳太紧可引起举重时血压过度升高。

6. 运动间只休息片刻（例如0.5~2.0 min），以获得最大肌肉耐力和有氧训练效益。

7. 可以监护每个心血管病患者的运动（心率、症状等），并予以记录、指导。

8. 出现警告性症状、体征：眩晕、呼吸短促、心绞痛、心律失常时停止运动。

### （九）肌肉力量训练的运动处方

肌肉力量（muscular strength）训练的运动处方组成见表4-3-9。肌肉力量训练和灵活性训练常常结合在一起，是一个事物的两个方面，比如伸展肱三头肌，锻炼了三头肌和二头肌，也加强了肘关节的灵活性训练，在表4-3-9得到体现。

## 四、骨骼肌灵活性训练（musculoskeletal flexibility training）

骨骼肌灵活性训练被用于改善运动功能，减轻肌肉疼痛，防止受伤，与老年人关系比较密切。至今，大部分有关伸展训练效果的研究是在那些参加激烈运动的健康年轻成人中进行的；对于那些心脏康复患者运动功能的康复很少与伸展运动有关[22]。但是心脏康复患者一般年龄偏大，适当进行伸展运动对于恢复日常生活，回归职业应该是有益的。

理想的骨骼肌功能要求患者的关节有足够大的运动范围。特别重要的是维持下背部和大腿后部的灵活性。这些区域的灵活性缺乏可能与慢性下背部疼痛进展的风险升高有关。因此，预防性和康复性运动程序应包括维持、促进灵活性的活动。老年人缺乏灵活性是普遍的，可导致实行日常生活活动能力的降低。因此，老年人运动程序应强调适当的伸展，尤其是上、下部躯干，颈部和臀部区域。骨骼肌灵活性训练运动处方组成见表4－3－10，它列出了常规骨骼肌灵活性训练的要素。如同耐力训练和力量训练一样，表中的处方要素应根据患者的需求和目标进行个体化。



表4－3－8 《美国心脏康复指南（第5版）》关于参与抗阻力训练程序（resistance training program，即力量训练 strength training）患者的选择标准[1]

| |
|---|
| 1. 急性心肌梗死或心脏手术后最少5周，包括连续4周参加有监护的CR/SP耐力训练程序<br>2. 经导管手术（PCI及其他导管手术）后至少3周，包括连续2周参加有监护的CR/SP耐力训练程序<br>3. 无证据显示有以下情况<br>• 急性充血性心力衰竭<br>• 未控制的心律失常<br>• 严重的瓣膜疾病<br>• 未控制的高血压；中度高血压（SBP＞160或DBP＞100 mmHg）患者应接受适当的治疗，虽然这些数值不是参与抗阻力训练程序的绝对禁忌证<br>• 不稳定症状 |

注：这里的抗阻力训练程序定义为患者能举起超过50%一次举起最大重量（1 RM）的重量。弹力条带，1～3 lb（0.45～1.3 kg）的手持重量（hand weights），如果无其他禁忌证，轻的重量可用于刚进入门诊程序时训练模式的开始。

表4－3－9 《美国心脏康复指南（第5版）》心脏病患者肌肉力量及其耐力（muscular strength and endurance）训练运动处方的组成[1]

| 成分 | 建议 |
|---|---|
| 强度 | • 抗阻力运动：允许重复～10～15次，而没有明显疲劳<br>• Borg量表11～13级<br>• 关节活动度运动：达到尽可能大度数的完整运动，通过用力期呼气，恢复期吸气避免呼吸憋气和竭力（Valsalva动作）<br>• 维持稳当的而不是过度紧握手柄或杆，以预防过度的血压反应<br>• RPP（心率×收缩压的乘积）不应超过心肺功能耐力运动的阈值 |
| 运动量 | • 每次运动至少一组<br>• 按通常方案增加2或3组/次，如果需要增加更大运动量的话，可以进行～8～10种上下身所有主要肌群的不同运动：胸部伸展（chest ptress）运动，哑铃肩部伸展（shoulder press），伸展肱三头肌，二头肌弯曲，高拉力（滑轮机）(lat pull-down）训练，下背部拉伸，仰卧起坐（abdominal crunch or curl-up），四头肌伸展，屈腿（腘绳肌，leg curls-hamstrings）和提踵（calf raise） |
| 频率 | • 每周不连续的2天或3天 |
| 类型 | • 变量：负重器械（free weights），重量机（weight machines），阻力带，重量滑轮（pulley weight），哑铃，较轻的腕或踝部负重<br>• 选择安全，有效和可以获得的器械设备 |
| 进展 | • 当患者可以舒适地达到处方重复次数的上限时，训练负荷可以增加～5% |

注：RPE为自感劳累程度量表；

改编自ACSM 2010；Williams et al. 2007。

表 4-3-10 《美国心脏康复指南（第 5 版）》心脏病患者骨骼肌灵活性（musculoskeletal flexibility）训练的运动处方组成[1]

| 成分 | 建议 |
| --- | --- |
| 强度 | • 保持关节活动度到轻度不适的姿势（但不疼痛）<br>• 应以缓慢，能控的方式进行运动，逐渐进展到更大的关节活动度 |
| 持续时间 | • 每次伸展逐渐增加到 30 s，如果可耐受的话，可延长到 90 s，正常呼吸<br>• 每个运动重复 3~5 次 |
| 频率 | • 每周不连续的 2 或 3 天 |
| 类型 | • 静态，主要强调下背部和大腿部分 |

注：改编自 ACSM 2010；Williams et al. 2007。

## 五、心脏康复/二级预防外的体力活动

如前所述，许多参加了心脏康复/二级预防（CR/SP）的患者并没有达到预期的能量消耗水平，特别是当他们只参加每周 2~3 个运动课时，通常消耗 < 300 kcal/课[24]。此外，大多数心脏病患者在不参加 CR/SP 的日子里所做的体力活动（physical activity，PA）更少[25,26]。重要的是要认识到参加 CR/SP 的大多数患者之前都是缺乏体力活动的。因此，他们面临着矫正生活方式（例如可能的戒烟，改变他们的饮食习惯以减轻体重、控制血糖或血脂，控制血压或控制抗凝）的挑战，以便能定期进行体力活动。用于改变体力活动（PA）行为的行为矫正原则涵盖在《美国康复指南》第三章[1]［包括制订 1 个体化程序，应该有短期、长期的、具体的、可衡量、实现的、为现实的和有时间的目标（specific，measurable，achievable，realistic/relevant，and time-framed goal SMART），患者要有积极性和自我监护的能力］。

虽然通常指导患者在不参加 CR/SP 的日子里要进行小于 30 min 的中等强度 PA，但很清楚的是许多患者可能需要更多支持或其他更加积极锻炼的方法。跟踪患者并记录他们在 CR/SP 以外的 PA 在增加 PA 方面是很有帮助的[27]。类似于之前提到的，体力活动评估仪器可以用于这一目的。理想的跟踪 CR/SP 外活动的方法对于患者是使用一种 PA 监测仪来客观地记录他们的 PA 习惯。计步器是价格最低的选件，且已经显示出可以帮助个体增加他们的 PA[28]。计步器的功能特点是从只有（需要手动记录的）每日测量，到可每周或更长时间的数据存储，而且存储数据可以下载到计算机上。虽然会稍微贵一些，有些计步器还包含了加速度计的机能（mechanism），使得患者既可以监测他们用于中—高强度 PA 上的时间和也可以监测没有运动的时间。一些 PA 监测器配置了电脑软件，使得患者可以储存他们的资料并产生各种类型的报告。CR/SP 人员可以检查这些来自患者的信息，从而向患者提供反馈，和帮助患者实现他们的 PA 目标。

另一种简单价廉的方法是让患者完成他们日常 PA 的每周日记，或使用像国际体力活动问卷（IPAQ）一样的每周回忆问卷。这可以由患者自己评估，如果需要的话可由 CR/SP 工作人员完成评估。可以给予患者能评价他们 PA 状态的，明确的活动目标（最低：每周 150 min 中等强度活动；最佳：每周 300 min 中等强度活动）。

另一个方法是让患者使用互联网来获取有关初始矫正他们生活方式，然后维持他们常规的 PA 行为的资源和支持。互联网网站有免费的，需要患者输入他们所有 PA 数据的（例如 www. supertracker. usda. gov），也有免费的，但需要购买一个计步器（例如 www. thepedometercompany. com/everystepcounts. html）或加速度计，允许直接从 PA 监测器（例如 www. theactigraph. com）下载数据，到需要一定费用支持获得资料或工作人员帮助的（例如 www. activeliving. info）。

为患者提供 PA 习惯的评估是非常重要的。这些评估可以回答患者是否达到了有重要健康获

益的 < 150 min/周（中等强度）或 > 75 min/周（高强度）的阈值。类似地，这些评估可以将缺乏活动（久坐时间）的信息告知患者和他们的临床医师。虽然对久坐时间没有明确的标准，但是越来越明确的是久坐时间有害健康，应该避免。

（刘江生、陈振强撰稿）

## 参考文献


[1] AMERICAN ASSOCIATIONOF CARDIOVASCULAR AND PULMONARY REHABILITATION. Guidelines for cardiac rehabilitaqtion and secondary prevention programs [M]. Fifth edition: United States ChampaignHuman kinetics, 2013: 20 - 28/45 - 88/109 - 122.

[2] MYERS J, PRAKASH M, FROELICHER V, et al. Exercise capacity and mortality among men referred for exercise testing [J]. NEJM, 2002, 346: 793 - 801.

[3] STAMATAKIS E, HAMER M, DUNSTAN D. Screen-based entertainment time all-cause mortality and cardiovascular events: population-based study witn ongioing mortality and hospital events follow-up [J]. J Am Coll Cardiol, 2011, 57: 292 - 299.

[4] US Department of Health and Human Services. physical activity and health: are port of the surgeon general [M]. Atlanta: National Center for Chrunic Disease Prevention and Health Promotion, 1996.

[5] THOMPSON P D, BUCHNER D, PINA I L, et al. AHA scientific statement: exercise and physical activity in the prevention and treatment of atherosclerotic cardiovascular disease [J]. Circulation, 2003, 107: 3109 - 3116.

[6] BENNETT DA, DU H, CLARKE R, et al. China kadoorie biobank study collaborative group. association of physical activity with risk of major cardiovascular diseases in chinese men and women [J]. JAMA Cardiol, 2017, 8.

[7] WENGER N K, HELLERSTEIN H K. Rehabilitation of the coronary patient [M]. 3rd Edition. New York: Churchill Livingstone, 1992: 367/581 - 590.

[8] American Association of Cardiovascnlar and Pulmonary Rehabilitation. Guidelines for cardiac rehabilitation programs [M]. 2nd ed. Champaign: Human Kinetics, 1995: 43 - 47.

[9] POLLOCK M L, SCHMIDT D H. Heart disease and rehabilitation [M]. 3rd ed. Champaign: Human Kinetics, 1995: 243 - 277.

[10] PASHKOW F J, DATOE W A. Clinical cardiac rehabil [M]. Baltimore (USA): Williams & Wilkins, 1993: 115 - 155.

[11] BALADY G J, ARENA R, SIETSEMA K, et al. Clinician's guide to cardiopulmonary exercise testing in adults: a scientific statement from the american heart association [J]. Circulation, 2010, 122: 191 - 225.

[12] 世界卫生组织专家组. 心血管康复——重点发展中国家 [M]. 吴兆苏, 译. 北京: 人民卫生出版社, 1994.

[13] WISLØFF U, STØYLEN A, LOENNECHEN J P, et al. Superior cardiovascular effect of aerobic interval training versus moderate continuous trainin g in heart failure patients: a randomized study [J]. Circulation, 2007, 115: 3086 - 3094.

[14] GERALD D. Thompson developing a personalized exercise program: prescription guidelines//TAMES A, PETERSON. the stair master fitness handbook [M]. Indianapolis: Masters Press, 1992: 109.

[15] 中国康复医学会心血管病专业委员会, 心血管康复医学杂志编辑委员会. 中国心肌梗塞康复程序参考方案（第四版试行稿）[J]. 心血管康复医学杂志, 2006, 15（增刊）: 89 - 119.

[16] WILLENHEIMER R, ERHARD T L, CLINE C, et al. Exercise training in heart failure improves quality of life and exercise capacity [J]. Eur Heart J, 1998, 19 (5): 774 - 781.

[17] 许娜. 高强度间歇有氧运动对慢性心衰患者干预治疗的研究进展 [J]. 心血管康复医学杂志, 26 (5): 578 - 560.

[18] HAMBRECHT R, NIEBAUER J, MARBURGER C, et al. Various intensities of leisure time physical activity in patients with coronary artery disease: effects on cardiorespiratory fitness and progression of coronary atherosclerotic lesions [J]. J AM Coll Cardiol, 1993, 22: 468 - 477.

[19] 刘江生. 解读与评论 2010 年欧洲心血管预防和康复协会心脏康复分会关于二级预防中心脏康复的意见 [J]. 心血管康复医学杂志, 2014, 23 (6): 591 - 596.

[20] MCCONNELL T R, KLINGER T A, GARDNER J K, et al. Cardiac rehabilitation without exercise tests for post-myocardial infarction and post-bypass surgery patients [J]. J Cardiopulm Rehabil, 1998, 18: 458 - 463.

[21] J LARRY DURSTINE, GEOFFREY E MOORE, MI-


4

CHAEL J LAMONTE, et al. 波洛克心血管康复医学教科书 [M]. 刘江生, 主译. 北京: 北京大学医学出版社, 2012: 153-161.
[22] POLLOCK M L, FRANKLIN B A, BALADY G J, et al. Resistance exercise in individuals with and without cardiovascular disease: benefits, rationale, safety, and prescription [J]. Circulation, 2000, 101: 828-833.
[23] American Association of Cardiovascular and Pulmonary Rehabilitation. Guidelines for cardiac rehabilitation and secondary prevention program [M]. 4th ed. Champaign, IL: Human Kinetics, 2003.
[24] ADES P A, SAVAGE P D, HARVEY-BERINO J. The treatment of obesity in cardiac rehabilitation [J]. J Cardiopulm Rehabil Prev, 2010, 30: 289-298.
[25] AYABE M, BRUBAKER P H, DOBROSIELSKI D, et al. Target step count for the secondary prevention of cardiovascular disease [J]. Circ J, 2008, 72: 299-303.
[26] STEVENSON T G, RIGGIN K, NAGELKIRK P R, et al. Physical activity habits of cardiac patients participating in an early outpatient rehabilitation program [J]. J Cardiopulm Rehabil Prev, 2009, 29: 299-303.
[27] AYABE M, BRUBAKER PH, KUMAHARA H, et al. Self-monitoring moderate-vigorous physical activity versus steps/day is more effective in chronic disease exercise programs [J]. J Cardiopulm Rehabil Prev, 2010, 30: 111-115.
[28] BRAVATA D M, SMITH-SPANGLER C, SUNDARAM V, et al. Using pedometers to increase physical activity and improve health: a systematic review [J]. JAMA, 2007, 298: 2296-2304.

# 第五篇

## 心理康复

# 第一章　压力与健康



## 第一节　绪论

### 一、健康的概念[1]

在不同历史时期，人类对健康的理解不尽相同。“健康就是没病”这是人们最初对健康的认识。但这种认识并不全面。实际上，健康和疾病是人体生命过程中两种不同的状态，从健康到疾病是一个过程中两种不同的状态，是一个由量变到质变的过程。而且健康水平也有不同的能级状态。

随着第二次世界大战的结束，人类的疾病与死亡谱发生了重大的变化，许多心身疾病，近年称为生活方式疾病，成为威胁人类健康的主要杀手之一。人们的不良生活方式、行为、心理、社会和环境因素成为影响健康的不可忽视的因素。因此，世界卫生组织（WHO）在其成立的1948年，向全世界提出了有关健康的重新认识，就是“健康，不仅仅是没有疾病和身体的虚弱现象，而是一种在身体上、心理上和社会上的完满状态”。因此，WHO向全世界的医务工作者提出了一个神圣的任务，就是“在医治人的躯体上健康问题的同时，还要注意从社会、心理等方面去干预，只有这样，人类的健康才能得到真正的维护”。

### 二、心理健康的标准

关于心理健康的标准[2,3]，许多专家提出了不同的看法，其中影响比较大的有马斯洛（Maslow）与米特尔曼（Mittleman）提出的十条标准，包括：有充分的适应力；充分了解自己，并对自己的能力作恰当的估计；生活目标能切合实际；与现实环境保持接触；能保持人格的完整与和谐；具有从经验中学习的能力；能保持良好的人际关系；适度的情绪发泄与控制；在不违背集体意志的前提下，能作有限度的个性发挥；在不违背社会规范的情况下，个人的基本需求能恰当满足。

我国的一些学者则对心理健康的标准提出以下几个重要条件：

1. 智力正常

智力水平的分布符合正态分布，因此智力等级的划分是按照该正态分布原则并结合日常经验和习惯进行的。但由于使用了不同的测量工具或划分标准的严格程度不同，因此有不同的等级划分，不过总体的趋势和范围是差不多的。一般认为智商（intelligence quotient，IQ）平均值为100，在智力测评中，高于平均数的程度越远，表明其智力水平越高，即智力超常。而低于平均数越多，则表明智力水平越低，即智力低常。但是由于测量工具、施测过程、评分以及受测者的情绪紧张状态和动机等因素的不同，可存在一定的误差。

2. 情绪良好

包括能够经常保持轻松、愉快的心情，善于从生活中寻求乐趣，对生活充满希望。一旦有了负性情绪，能够并善于调整过来具有情绪的稳定性。

3. 人际和谐

包括乐于与人交结，既有稳定而广泛的人际关系，又有知己的朋友；在交往中保持独立而完整的人格，有自知之明，不卑不亢；能客观评价别人，取人之所长补己之短，宽以待人，乐于助人等。

4. 适应环境

包括有积极的处世态度，并与社会广泛接触，对社会现状有清晰正确的认识，其心理行为能顺应社会改革变化的进步趋势，勇于改造现实环境，达到自我实现与社会奉献的协调统一。

5. 人格完整

心理健康的最终目标是培养健全的人格和保持人格的完整，包括人格的各个结构要素不存在明显的缺陷与偏差；且具有清醒的自我意识，不产生自我同一性混乱；以积极进取的人生观作为人格的核心，有相对完整的心理特征等。



## 第二节　生活事件与压力

生活事件（life events）就是生活中面临的各种问题，是造成心理应激并可能进而损伤躯体健康的主要刺激物，即应激源（stressor）。目前在心理应激研究领域，生活事件或应激源包括了生物、心理、社会和文化等方面的刺激，构成了心理压力[2,3]。

1. 工作问题

包括长期在高温、低温、噪音、矿井等环境中的工作；注意力高度集中和消耗脑力的工作；从事长期远离人群（远洋、高山、沙漠）、高度消耗体力、威胁生命安全、经常改变生活节律（无章可循）以及单调重复的流水线的工作；超出本人实际能力限度的工作；工作调动、转岗或离岗等。

2. 恋爱、婚姻和家庭问题

包括觅配偶、失恋、夫妻不和、分居、外遇和离婚；亲人亡故、患病、外伤、手术、分娩；子女管教困难、老人需要照料、住房拥挤以及家庭成员关系紧张等。

3. 人际关系问题

包括与领导、同事、邻里、朋友之间的意见分歧和矛盾冲突等。

4. 经济问题

包括经济上的困难或变故，如负债、失窃、亏损和失业等。

5. 个人健康问题

指疾病或健康变故给个人造成的心理威胁，如癌症诊断、健康恶化、心身不适等。

6. 自我实现和自尊方面问题

指个人在事业和学业上的失败或挫折，以及涉及案件、被审查、被判罚等。

7. 喜庆事件

指结婚、立功受奖、晋升等，需要个体做出相应心理调整。

这些生活事件不断地作用于我们，缠绕着我们，久而久之，我们的心理就会出现异常，行为就会出现偏差，进而出现身体不适、情绪不佳、心理不安的现象，也就是我们通常所说的压力。压力（stress）[3]是指理想与现实的差距产生的心理压力，压力可以是泛指任何造成生理或心理不正常的干扰；但通常是指精神压力。人们常说"有压力才有动力"，适当的压力对人是有好处的。适度的压力可使我们超水平发挥。它可以使我们心跳加快、呼吸加速、血压增加，加速血液循环，使我们能有效地对付或逃离危险。

但是，压力一旦超过一定的负荷，就会对人体造成以下几个方面的危害：

1. 压力过大的最大危害是会造成免疫系统紊乱[3]

研究表明，极端和长期的压力会降低血液中的血小板，从而使人容易受到疾病的困扰。如肺炎疫苗在长期压力下会失去免疫的效果。在一些患癌症的人群中，我们往往会发现一个奇特的现象：在被查出病之前往往经受过一次精神上的重大打击。有医学研究表明：精神压力会削减机体免疫机能，抑郁症使身体修补 DNA 的能力下降，从而使罹患癌症的概率明显提高。

2. 压力大会损伤大脑

压力大的人常常感到精神紧张或失眠，同时大脑无法正常运转，最终会出现剧烈的头痛、记忆力丧失等不良反应。因为随着激素浓度在身体里的急剧上升，会使人的大脑出现问题。

3. 压力大损害皮肤

因压力导致分泌异常的激素在通过皮肤表层释放时会引起粉刺、皮疹和发痒的斑点等现象。其中一些人的皮肤会变红，而另一些人的皮肤则会变白，在极端压力下，还可能诱发荨麻疹或牛皮癣，从而使皮肤的状况越来越糟。

4. 压力源的出现（例如猛兽）会首先刺激大脑进入警戒状态

之后，大脑会指挥分泌肾上腺素，增强呼吸，升高血压，同时抑制那些不影响处理紧急情况的身体系统（比如消化和免疫系统），同时刺激肝脏等器官为大脑指挥和肌肉运作提供额外的糖分。此外，肾上腺素还会刺激心脏，提高射血效率和血液流动的速度。

总之，压力是一种短期或长期存在的稳态失衡，最终会导致非稳态负荷。慢性压力涉及自主神经系统、内分泌功能和炎症反应之间的改变，导致了慢性疾病的心理应激，增加了心脏的代谢风险以及心血管疾病的发病率。长期慢性应激会增加心血管事件发生率，导致多种疾病，包括不同阶段的心血管问题，如动脉粥样硬化、亚临床的冠状动脉粥样硬化性心脏病和冠心病等。

## 第三节 心理行为因素与疾病的相关研究

研究心理行为因素与疾病发生发展和防治相关性的学科是心身医学。心身医学（psychosomatic medicine）是一门研究心理应激与人体健康和疾病相关性的学科[4]，心身医学主要研究情绪（心）与躯体疾病（身）的联系，重点是研究心身疾病的病因和发病机理，特别是心理行为因素与生理因素之间的相互作用，如情绪应激引起交感神经张力增高，儿茶酚胺释放增加，反复的情绪应激就可成为冠心病、高血压、心律失常、消化系统疾病、糖尿病等疾病的促发因素。心血管系统疾病在心身疾病中占的比例较大。心身疾病的主要诊断标准为：

（1）心理行为因素在疾病的发生发展中起主要作用或重要的促发作用；

（2）存在功能性或器质性病变；

（3）患者的症状和体征牵涉到由植物神经系统支配的某个器官系统，如只牵涉到骨骼肌的功能障碍（如心因性瘫痪）就不能属于心身疾病；

（4）心身疾病引起的生理改变与正常人遇情绪应激后引起的改变相似，但其反应程度较强烈而持久。

广义的心身医学除研究心身疾病外，尚应包含患躯体疾病后发生的心理行为障碍（身心障碍）。

心理行为障碍一般包括以下几种情况：

1. 焦虑性障碍

人群中焦虑性障碍的发生率约为 10%，这些焦虑患者中有 10%～14% 因心脏症状而求诊于心脏科。其中以惊恐发作和广泛性焦虑最为突出。惊恐发作的特征是有强烈的担忧或死亡的恐惧，并至少伴有下列症状中的四个：胸痛、气急、眩晕或晕厥、心悸或心动过速、震颤、出汗、胸闷或窒息感等；常突然起病。从第 1 个症状开始，在 10 分钟内迅速发展至高峰，在大约 1 个月之内存在数次严重焦虑（惊恐）反复发作，且：①发作出现在没有客观危险的环境；②发作不局限于已知的或可预测的情境；③发作间期基本没有焦虑症状。惊恐发作与冠心病某些并发症的症状相似，常易误诊为冠心病[5]。因此，心脏科医师接触到这些症状时须及时进行鉴别。广泛性焦虑与惊恐发作不同，常作为冠心病的一种并发症出现。

2. 情感性障碍

情感性障碍中以抑郁症较为常见，人群中抑郁症的发生率为 5%～10%，据上海市综合性医院的调查[6]结果表明，患者中抑郁状态的发生率为 23.58%，比正常人群高出许多。确定抑郁状态要求下列症状中至少具有 4 个症状，并持续两周以上：明显缺乏兴趣、食欲不振、睡眠障碍、负疚感、不想活或有自杀企图等。抑郁状态的患者特别是老年人常会否认自己有抑郁情绪，经常主诉胸痛或疲劳感，并常伴有焦虑或惊恐发作，有时临床表现可与冠心病的表现非常相似。

3. 躯体化障碍

躯体化障碍与冠心病康复的联系较密切，常表现为疑病症以及躯体化疼痛。躯体化障碍的诊断要求中较常见的是心血管和胃肠系统的症状，如气急、心悸、胸痛、眩晕、性功能障碍以及各种疼痛表现。疑病症是患者怀疑自己患了某种躯体疾病，但与实际检查结果不符，患者常反复就医，多数主诉反复胸闷、胸痛、心悸、头晕、头痛和气急等症状，常不易接受医师的合理解释，这些特征至少存在 6 个月以上。

5

# 第二章 心理障碍与心脏疾病

我们经常在临床上面对这样的患者，他反复向你倾诉他的胸闷、心悸，可是查心电图只有一些非特异性ST-T段改变，但是进一步检查也找不到其他支持器质性病变的证据，他对我们给他的安慰和解释显得不耐烦。也许你再深入了解，就会发现在他多年的求医道路上，有些医师说他心肌缺血，有些医师可能说他有心肌病，甚至某次因为其他疾病治疗时，医师让他签署了“有潜在心力衰竭，甚至威胁生命的知情同意书”，这一路走来，患者担心、失眠、碰到之前高兴的事情也难露出笑容，甚至有时候觉得自己已经是一个废人了，因为他得出结论“肥厚型心肌病最后多发展为心力衰竭，可能猝死”，于是更紧张了。加上他有间断胸闷、头晕、乏力等症状存在，更加让他对自己的情况深信不疑。

另外一些患者，我们怀疑他有器质性的心脏疾病，需要长期服用相关的药物，但是他可能由于因为明显的焦虑，甚至显得神经质，反复纠结一些旁枝末节的症状，而被我们打发去看精神科，告诉他：“你心脏的问题，我们看好了，给了相应的处理，剩下就是心理的问题了。”他去精神科就诊，服用些药物后确实整个精神状况明显缓解，以至于停掉心内科的随访，最后造成病情延误。

现在的医学越来越专科化，多数专科医师只能掌握在自己领域的知识，但是对于一些既有躯体症状或者体征，又有情感甚至是心理问题的患者来说，就需要医师了解一些跨专业的知识。

那么是患者太矫情、想多了，还是我们掌握的“武器”不够犀利？我们先来看看心理和心脏是如何相互影响的？我们都知道我们的心理和生理无时无刻不在维持一个动态的平衡，那么是一种什么样的原因，导致人们会出现这样、那样的问题。随着科学的发展，越来越多的证据表明心理上的症状和大脑皮质神经回路的功能异常相关，这种异常是遗传和环境相互影响造成的，我们不难理解，由于个体多基因和基因表达的多样性，使得我们每一个人作为一个独立的个体，既具有一定的家族遗传特点，又各不相同，受着环境的影响。而环境又是如何影响我们的大脑的神经回路呢？

## 第一节 心理应激导致心血管病的机制

在正常情况下，我们大脑里的神经回路对各种心理上的创伤会产生代偿反应。大脑会有效处理各种刺激而避免临床症状出现。在创伤刺激消失后，神经回路就又回复到初始状态。理论上应激可锻炼人们的神经回路，可以增长他们应付目前的应激和压力的能力，还能学到更多的应对能力。使得人类在不断的应激刺激下变得越来越坚强。

但是另外一些人由于遗传学上的原因，他们的相关神经回路可能更加容易被激活，在反复处于应激刺激时，就会使得神经回路持续激活，可引起“应激敏化”状态。此时的神经回路不但会变得敏感，而且在应激刺激消失后仍保持明显激动状态。虽然在发病前他的神经回路处于明显激动，但并无症状出现，可以认为这是一种精神疾病的前驱状态，这种状态无法从精神检查或患者主诉中加以识别，但可以通过对神经回路的功能性脑扫描来识别。在成长的路上，当遭遇应激或情绪性创伤，处于“应激敏化”的神经回路就会失去代偿能力，出现衰退或崩溃的迹象。然而这种早期的神经回路的衰退或者崩溃并不会导致明显的精神异常。

如同特异性免疫具有“记忆性”一样，Stephen M. Stahl 等精神病理学家们认为，随着时间的推移，我们的大脑的“长期记忆”会“识别、记住”这些无法有效地进行信息加工而失代偿的神经回路，再一次的应激会导致许多类似级联反应，从而放大这种失代偿，这就可能导致大脑的突触、树突和神经元丧失。于是“与神经元凋亡有关的，能兴奋递质或信号传递”的谷氨酸就可能在神经回路过度激活，产生级联反应，从而使得我们的大脑无法处理生物学或情绪性负荷，而持续不断地处于丧失信息处理能力的状态。这种神经回路中发生“学习”效应的环节可能难以恢复，或神经元丧失的环节几乎难以恢复。

人的生理和心理是一个整体，它们相互影响、相互作用。这种神经回路的异常是通过如下机制导致心血管疾病发生的[7,8,9]。

当个体面对威胁时，首先位于大脑海马体附近的杏仁核开始综合感觉和认知信息，尤其是杏仁核可能与调控情绪的前额叶中的眶额叶及前扣带回皮质中的信息相互连接，来调控“恐惧”这种情感体验。其次，通过激动杏仁核—下丘脑回路，从而触发了下丘脑—垂体—肾上腺皮质轴（hypothalamic pituitary adrenal axis，HPA），引起皮质醇水平的改变，从而伴随内分泌反应。当人面对短暂的威胁时，皮质醇的快速增多可提高其存活率。然而，当恐惧诱发 HPA 轴慢性持续激活时，则个体并发其他躯体疾病的概率增加。包括冠心病、2 型糖尿病及卒中。再者，恐惧反应也伴随着呼吸的改变，这部分是受到杏仁核与脑干的室旁核的神经联系所调控。恐惧的一个适应反应是在战斗/逃跑过程中加快呼吸频率以提高生存机会。然而，过度反应可导致不必要的症状，如呼吸短促、哮喘加重以及窒息的假象，另外一个有力的证据是，所有的这些症状都常见于焦虑障碍，尤其是惊恐发作这种急性严重焦虑发作。另一方面，在个体面临威胁时，肾上腺素等应激激素的分泌，会通过提高心率和血压，为个体的战斗/逃跑反应和生存提供基础。这些自主神经和心血管反应是通过杏仁核和蓝斑（即去甲肾上腺素能细胞体的大本营）的联络进行调节的。当自主神经反应被不断重复——更确切地说，作为焦虑障碍的一部分表现，自主神经系统被异常或持续激活时，就可最终导致罹患动脉粥样硬化、心肌缺血、高血压、心肌梗死的风险增加，甚至猝死。

当我们的躯体面对应激情况时，交感神经系统的活动就增强，内源性儿茶酚胺和其他应激激素在短时间内会大量分泌，促进循环的一磷酸腺苷相关钙超载和氧自由基的释放，直接导致心肌损伤顿抑，同时全身的血氧需求增加，心脏工作负荷增加，这进一步加重心肌损伤。它主要体现在以下三个方面：首先，人在焦虑、愤怒、抑郁或应激时，交感—肾上腺髓质系统被激活，产生“战斗或逃跑”反应。其病理生理变化主要为自主神经功能紊乱，交感神经末梢及肾上腺髓质释放大量儿茶酚胺入血，从而使心率加快，心脏搏动加强，外周血管收缩导致血压升高。动物实验结果显示，静脉滴注儿茶酚胺可致心肌肥厚。其次，生理情况下，下丘脑释放促肾上腺皮质激素释放因子，促使腺垂体产生促肾上腺皮质激素，而促肾上腺皮质激素则刺激肾上腺皮质分泌糖皮质激素。人在抑郁、应激时，下丘脑—垂体—肾上腺皮质轴（HPA）功能亢进，糖皮质激素对促肾上腺皮质激素负反馈抑制功能下降，同时皮质醇分泌昼夜节律也出现改变，晚间不能抑制自发性皮质醇分泌，最终可导致高皮质醇血症。最后，大量糖皮质激素使机体的糖代谢和脂肪代谢紊乱，引起血糖升高、糖耐量减退、高胆固醇血症和高甘油三酯血症。同时，儿茶酚胺氧化可产生大量氧自由基，与血浆中的低密度脂蛋白（LDL）反应生成 ox-LDL，有强烈的致动脉粥样硬化作用；而儿茶酚胺与血小板上的 α-肾上腺素能受体结合，可激活血小板，促使血小板聚集。

比如说，动脉粥样硬化是一种慢性炎症反应。焦虑、愤怒、抑郁、应激等状态下，糖皮质激素水平持续升高，慢性、持续、过多的糖皮质激素分泌诱发激素抵抗，表现为糖皮质激素对炎症的抑制作用减弱，促使炎症的发生，具体表现为患者血浆中急性期 C 反应蛋白（CRP）、肿瘤坏死因子 α（TNF-α）和白介素-6（IL-6）水平升高。炎症反应可导致动脉粥样硬化的发生发展，尤其是增加急性心血管事件的风险。又比如说，许多研究显示，Takotsubo 心肌病患者的血液中儿茶酚胺的浓度均显著升高，有的比正常值高出数十倍。有研究对 8 例 Takotsubo 心肌病患者进行了心肌活检，结果显示心肌病变高度符合儿茶酚胺水平过高所致的心肌改变[10]。

## 第二节 与心理因素相关的心脏症状

5

在临床中，我们经常会遇见这样一种类型的患者，患者常常会因一些躯体不适而反复就医，但是各种医学检查阴性和医师的解释，均不能打消其疑虑。即使偶尔患者确实存在某种躯体障碍，但不能解释其症状的性质、程度或患者的痛苦感觉。这些躯体症状被认为是心理冲突和个性倾向所致，但对患者来说，即使症状与应激性生活事件或心理冲突密切相关，患者常否认心理因素的存在。病程呈慢性波动性，常伴有焦虑或抑郁情绪。根据 DSM-5 美国《精神障碍诊断与统计手册（第 5 版）》(*Diagnostic and Statistical Manual of Mental Disorders*)，一般将其归入躯体症状障碍（somatic symptom disorder）中[11]。

## 第三节 常见的、以心血管症状为主诉的精神—心理表现

### 一、心悸（palpitation）

心悸是一种自觉心脏跳动的不适感或心慌感。当心率加快时感到心脏跳动、不适，心率缓慢时则感到搏动有力。心悸时，心率可快、可慢，也可有心律失常；心率和心律正常者亦可有心悸。

1. 生理性心脏收缩力增强

（1）健康人在剧烈运动、注意力集中或精神过度紧张时；

（2）饮酒、喝浓茶或咖啡后；

（3）应用某些药物，如肾上腺素、麻黄碱、咖啡因、阿托品、甲状腺片等以后。

2. 自主神经功能紊乱

自主神经功能紊乱在焦虑、情绪激动等情况下容易发生，多见于青年女性。临床表现除心悸外尚常有心率加快、心前区或心尖部隐痛，以及疲乏、失眠、头晕、头痛、耳鸣、记忆力减退等表现。在精神紧张，如应激时可发生 β-肾上腺素能受体反应亢进综合征，其表现除上述躯体症状也有心电图异常，如出现窦性心动过速、轻度 ST 段下移及 T 波平坦或倒置，易与心脏器质性病变相混淆。本病服用 β 受体阻滞剂，如普萘洛尔后心电图改变可恢复正常，说明心电图异常是功能性改变。

### 二、呼吸困难（dyspnea）

呼吸困难是指患者主观感到空气不足、呼吸费力，客观上表现呼吸运动用力，严重时可出现张口呼吸、鼻翼扇动、端坐呼吸、甚至发绀、呼吸辅助肌参与呼吸运动，并且可有呼吸频率、深度、节律的改变。

精神因素所致的呼吸困难，主要表现为呼吸频率快而浅，伴有叹息样呼吸或出现手足搐搦。如惊恐发作，患者可突然发生呼吸困难。其发生机制多为过度通气而发生呼吸性碱中毒所致，严重时也可出现意识障碍。

### 三、头痛（headache）

头痛是指额、顶、颞及枕部的疼痛。可见于多种疾病，大多无特异性，例如全身感染发热性疾病往往伴有头痛；精神紧张、过度疲劳也可有头痛。但反复发作或持续的头痛见于下述情况。

1. 焦虑抑郁患者可表现长期的，反复发作头痛或搏动性头痛，这点类似血管性头痛（如偏头痛），但血管性头痛患者可因咳嗽、打喷嚏、摇头、俯身加剧，而焦虑抑郁状态伴有的头痛一般伴有心悸、疲乏、失眠、头晕、头痛、耳鸣、记忆力减退等植物自主神经功能紊乱症状。

2. 青壮年常因一般生活事件出现焦急、情绪紧张而发生慢性头痛，此时多为肌收缩性头痛（或称肌紧张性头痛），多为重压感、紧箍感或钳

夹样痛，且无颅内压增高。

3. 由于职业因素所致慢性或职业性的颈肌痉挛引起的头痛，可因活动、按摩颈肌而逐渐缓解。颈肌急性炎症所致的头痛可因颈部运动而加剧。

### 四、其他

大部分患者还可能出现一些胸闷，头晕，乏力等非特异性躯体症状，上述症状一般有多个症状伴随出现，且症状容易变化不固定。

## 第四节　心理障碍的诊断

我们知道许多心血管疾病［如充血性心力衰竭、肺栓塞、心律失常（房颤等）］的症状表现包含焦虑，另外还有一些其他系统的疾病如呼吸系统疾病（如慢性阻塞性肺病、哮喘、肺炎），内分泌疾病（如甲状腺功能亢进、嗜铬细胞瘤、低血糖和肾上腺皮质功能亢进），代谢性障碍（如维生素 $B_{12}$ 缺乏、卟啉症），以及神经系统疾病（如肿瘤、前庭功能失调、脑炎、癫痫）也会出现焦虑问题。其诊断注意事项如下[11,12]：

1. 躯体疾病导致的焦虑

如果躯体疾病伴有焦虑，且躯体疾病先于焦虑发生，则考虑为躯体疾病所致的焦虑，当然有时仍需与一些功能性精神障碍相鉴别。要确定是否是躯体疾病所致的焦虑障碍，首先必须确定躯体疾病的存在。在病因学上躯体疾病通过某种生理机制可导致出现焦虑，其次，应该考虑躯体疾病所致焦虑有下述几种临床表现：

（1）焦虑症状的起病、加重或缓解，与该躯体疾病存在明确的相关性；

（2）与原发性焦虑障碍相比，存在一些非典型的特征（例如，非典型的起病年龄或病程）；

（3）在文献中，有已知的可导致焦虑的生理机制的证据。

此外，该障碍不能更好地用原发性焦虑障碍、物质/药物所致的焦虑障碍或其他原发性精神障碍（例如适应障碍）来解释。

2. 惊恐障碍

惊恐发作常见，可出现于任意一种焦虑障碍的背景下，也可出现于其他精神障碍（例如，抑郁障碍、创伤后应激障碍、物质使用障碍）中以及某些躯体疾病（例如，心脏病、呼吸系统疾病、前庭疾病、胃肠道疾病）之中。惊恐发作的特征是强烈的恐惧或不适感在几分钟内突然达到顶峰，期间出现至少 4 种下列症状：①心悸、心慌或心率加速；②出汗；③震颤或发抖；④气短或窒息；⑤哽咽感；⑥胸痛或胸部不适；⑦恶心或腹部不适；⑧感到头昏、脚步不稳、头重脚轻或昏厥；⑨发冷或发热感；⑩皮肤感觉异常（麻木或针刺感）；⑪现实解体（感觉真实）或人格解体（感觉脱离了自己）；⑫害怕失去控制或“发疯”；⑬濒死感。

惊恐障碍少见，需要反复出现不可预期的惊恐发作才考虑诊断惊恐障碍。

3. 广泛性焦虑障碍

在广泛性焦虑障碍中有自主神经过度觉醒的症状（例如，心跳加快、呼吸急促、眩晕），但不如其他心理障碍中的明显（例如，惊恐障碍）。该病的基本特征是患者对许多事件产生过度的焦虑和担心，患者难以控制担心的情绪、难以集中注意力、经常担心非常普通生活情况或一些很小的事情，例如常规工作任务、家务、自己及家庭成员的健康状况等，有广泛性焦虑障碍的儿童倾向于过分担心他们的能力或表现的水准，而且担心的焦点会在不同主题之间迁移。另外该病的躯体症状方面更多表现为与肌肉紧张感有关，如震颤、抽搐、感觉颤抖、肌肉酸痛等。当然也会伴随一些出汗、恶心、腹泻等躯体症状和过度的惊跳反射。

4. 躯体形式的植物神经功能紊乱

患者表现的症状似乎是由于主要或完全受植物神经支配与控制的器官或系统的躯体障碍所致，即：心血管系统、消化道系统、呼吸系统（泌尿生殖系统的某些方面也包括在内）。最常见最突出的情况是累及心血管系统（“心脏神经症”）、呼吸系统（心因性过度换气和咳嗽）和胃肠系统（“胃神经症”和“神经性腹泻”）。症状通常为两种类型，但任何一种都不能证明有关器官和系统存在躯体障碍。作为主要诊断依据的第 1 种类型症状的特点是，其主诉以植物神经兴奋的客观体

5

征为基础，如心悸、出汗、脸红、震颤；第2种类型症状的特点是更具个体特异性和主观性，而症状本身是非特异的，如部位不定的疼痛、烧灼感、沉重感、紧束感、肿胀感。患者把这些症状归于特定的器官或系统（与植物神经症状相同的系统）。本病的特征性临床表现就在于下述三者的结合：

（1）明确的植物神经受累；

（2）非特异性的附加主诉；

（3）坚持将障碍归咎于某一特定的器官或系统。

5. 抑郁障碍

虽然部分患者有心悸、胸闷等心血管症状，但该类患者一般伴有焦虑状态，除了心血管系统不适主诉外还有其他多种躯体不适感，更重要的是这些症状是在抑郁背景下，患者通常有心境低落、兴趣和愉快感丧失，导致劳累感增加和活动减少的精力下降。也很常见的症状还有稍做事情即觉明显的倦怠。其他常见症状是：

（1）集中注意和注意的能力降低；

（2）自我评价和自信降低；

（3）自罪观念和无价值感（即使在轻度发作中也有）；

（4）认为前途暗淡悲观；

（5）自伤或自杀的观念或行为；

（6）睡眠障碍；

（7）食欲下降。

一些个体抱怨身体不适（例如，躯体疼痛、痛苦），而不是抱怨悲哀的感受，很多个体报告或表现出激惹性增加（例如，持久的怒气。倾向于对待事情以愤怒爆发来回应或对他人多加指责，在小事上有较大的挫折感）。另外上述情绪症状必须在至少连续2周的时间内几乎每天都出现。

6. 分离焦虑障碍

部分分离焦虑障碍患者可出现心悸、头昏、眼花和感到眩晕。但分离焦虑障碍的基本特征是对离家或与依恋对象分离存在过度的害怕或焦虑。可能反复出现表达个体分离焦虑内容的噩梦（例如，火灾、谋杀或其他破坏家庭的灾难）、躯体症状（例如，头疼、腹部不适、恶心、呕吐），其在儿童身上常见，特别是当与主要依恋对象分离或预期分离时。另外该类患者的心血管症状，很少发生在较小的儿童身上，但可能发生在青少年和成年人身上。

7. 物质/药物所致的焦虑障碍

（1）应用某些药物，如酒精、咖啡因、大麻、苯环乙哌啶，其他致幻剂、吸入剂、兴奋剂（包括可卡因），以及其他（或未知）物质；

（2）与物质戒断有关，如酒精、阿片类物质、镇静剂、催眠药和抗焦虑药、兴奋剂（包括可卡因），以及其他（或未知）物质。

一些能够诱发焦虑症状的药物包括麻醉剂和镇痛剂，拟交感神经药物和其他支气管扩张药物，抗胆碱能药物，胰岛素，甲状腺制剂，口服避孕药，抗组织胺药物，抗帕金森病药物，皮质类固醇，抗高血压药物和心血管药物，抗癫痫药物，碳酸锂，抗精神病性药物和抗抑郁药物；还包括重金属和毒素（例如，有机磷杀虫剂、神经毒气、一氧化碳、二氧化碳、挥发性物质、如汽油和油漆）等。

医学并非完美的，无论患者的躯体症状是否能在现有的医学框架内得到有效的解释与帮助，围绕患病，多数患者及其家庭经过一段时间的适应，都可以转归为务实、接受和分寸把握良好的求助行为。这是人适应能力的体现。躯体症状障碍，恰恰是上述常态的对立面，其核心特征是围绕躯体症状的思维、情绪反应及患病行为异常。

国内外对躯体症状障碍的治疗进行了大量研究，有一些确定的结果令人鼓舞，但仍欠缺肯定的、疗效持久的、特异性的治疗方案。实施具体治疗之前要进行细致、全面的器质性和功能性的评估和诊断，以构成治疗计划的基础。本病的治疗应以心理治疗为主，药物治疗为辅。药物治疗主要是缓解焦虑、抑郁的情绪，改善睡眠。目前通常认为本病的焦虑、抑郁和睡眠障碍为继发性症状。因此，药物治疗是辅助性的、暂时性的措施。有些国外学者甚至视药物治疗为禁忌，他们认为，这类患者的意识里相信或认定他们的疾病是器质性的，药物治疗将会强化他们这种观念，不利于疾病的康复。因此，如施行药物等躯体治疗时应配合心理治疗，给躯体治疗赋予心理效应。

# 第三章　心脏病的心理康复

## 第一节　社会心理因素是心脏病的危险因素

我们知道，传统的危险因素（如吸烟、高血脂、糖尿病、高血压）并不能完全解释冠心病事件的发生；我们越来越认识到，心理社会因素在冠心病的发展和临床表现中起着重要的作用，有令人信服的证据表明，除了吸烟、饮食和运动习惯等生活方式因素外，人格因素和消极的情绪状态与发病危险和预后不佳相关，现就与心血管病有关的社会心理因素分述如下[13,14,15]。

### 一、抑郁

在所有已证实的，与冠心病有关的社会心理危险因素中，以抑郁症与健康者和心脏病患者的健康不良危险增加相关的证据最多。抑郁对于冠心病患者预后有许多重要的证据。据估计冠心病患者重度抑郁症（major depressive disorder，MDD）患病率高达25%，而轻度抑郁症（Mild Depression，mDD）或有抑郁症状倾向的患病率更是高达45%。最近1项共纳入11个针对健康人群前瞻性队列研究的荟萃分析表明，抑郁症对不良心脏事件（包括心肌梗死和心脏病死亡）的相对危险度为1.64～2.69，其中合并MDD者发生不良心脏事件的风险最大。弗朗明汉心脏研究表明临床抑郁症与传统的风险因素（如吸烟和血脂升高等）同样重要。

抑郁症还是冠心病患者病死率的重要危险因素。Frasure Smith N等[16]对222名心肌梗死患者进行了6个月随访，结果显示患有重度抑郁症者与无抑郁症者相比，心脏病死亡概率增加超过5倍。此外，还有几项荟萃分析均证实抑郁症可增加冠心病患者的发病率和病死率风险。Barth和他的同事[17]对20项针对有各种心理障碍表现的冠心病患者的前瞻性研究进行了荟萃分析，结果显示抑郁症状与冠心病的死亡风险相关，其OR（优势比）值为2.24。这些荟萃分析结果表明：抑郁或者显著抑郁症状的存在不仅显著增加冠心病发展的危险，而且也对预后产生影响，是稳定的冠心病患者未来发生心脏事件的危险因素，包括那些经历过冠状动脉旁路移植术（CABG）和充血性心力衰竭（CHF）的患者。

### 二、焦虑

有证据表明，对社区人群和心脏病患者来说，焦虑（尤其是恐怖性焦虑和惊恐障碍）是冠心病发病率和病死率的危险因素[18]。关于焦虑，最一致的证据是恐怖性焦虑和惊恐障碍。研究发现，在心脏病患者中焦虑症的患病率在升高，其中惊恐障碍患病率为10%～50%。惊恐障碍患者经常出现高度的恐慌发作，而且往往表现出对恐慌的行为的变化（例如回避）。来自三个社区的前瞻性调查结果为恐怖性焦虑症和心脏猝死的关系提供了有力证据。Januzzi等[18]发现，恐惧症焦虑与心脏病的死亡风险相关，相对危险度为3.8～6.1。持续6个月以上的过度忧虑是广泛性焦虑症（GAD）的特征性症状，也被公认是心脏事件的危险因素，也有证据支持忧虑和心肌梗死的风险相关，1项调查报告显示高度忧虑者心肌梗死的风险是轻度忧虑者的2.5倍[19]。

Strike等报道[20]对318例首次AMI患者（平均58岁）应用SCL-90量表检测急性心肌梗死后发生的心理应激与心血管事件发生的联系，平均随访3.4年，共发现有25起心血管事件的发作与心理应激有关，焦虑和敌意的风险比(HR)=3.01；95% CI=1.20～7.60，$P=0.019$，抑郁的HR=2.32，95% CI=1.04～5.18，$P=0.039$。

Hoffman等报道焦虑症患者在惊恐发作时激活了有丰富去甲肾上腺素能神经元的大脑蓝斑核区，引起交感张力亢进，儿茶酚胺释放过多，促发冠状动脉综合征（CAS），引起急性冠脉综合征(acute coronary syndrome，ACS)；并发现在高度焦虑和惊恐发作时，心源性猝死（SCD）的发生可增加4～6倍[15]。

Panapiotakos等报道对两组急性心肌梗死(AMI）患者的观察结果：甲组30例AMI伴有焦虑或惊恐发作患者，72 h未获控制；乙组50例AMI不伴有明显的焦虑症。两组AMI患者的心肌梗死范围和严重程度具有可比性：甲组82.4%患者不能忍受疼痛，1日需注射哌替啶3次以上，乙组仅29.6%患者不能忍受疼痛（$P<0.01$）；心肌梗死范围扩大患者甲组有30%，乙组为0；Holter监测合并复杂性心律失常患者甲组有86%，乙组为34%；病死率甲组为53%，乙组为4%，这表明AMI伴有显著的焦虑障碍患者，其预后显著更差[15]。这研究结果说明AMI伴有焦虑或惊恐发作患者忍受疼痛的能力显著降低，心肌梗死范围扩大患者显著增加，合并复杂性心律失常患者显著增多，病死率显著增加。

心理因素对心脏病患者康复回归工作有重大影响。

Boudrez H等[21]选择根特大学（Universiteit Gent）医院心脏康复中心连续227例患者［首次急性心肌梗死（AMI）后90例；首次冠状动脉旁路移植术（CABG）后137例］。所有患者年龄均小于60岁。住院期间，提供一套自行开发并经验证，可测量心理和社会变量的问卷。从医疗记录，收集医学资料。1年后，随访的调查问卷通过邮件发送，调查回归工作，不回归工作的原因、发病率和心理健康状况。在整个研究组回归工作的有83.3%(185/222)；其中AMI患者回归工作的为87.2%(75/86)，冠状动脉旁路移植术患者为80.8%(110/136)。返回工作的平均时间为14.8周（3月⁺）。一年后，重返工作岗位的患者，表现出更多的积极影响，较少负面影响，较少负面认知影响，较少躯体和认知投诉。这些更好的心理状况并不受发病率评分影响。主要的心理变量（信任、工作保障、有关回归的积极期望，没有压力，较少身体不适，较少的工作体力活动）有预测价值。认为如果充分重视回归工作，可以实现高的成功率。这应该包括在住院期间已经开始的心理策略。这份研究也说明冠状动脉旁路移植术后患者的复工率不比心肌梗死后的高，其原因可能是心理因素影响所致。

有研究称术前是否工作是术后复工的强有力预测因素。虽然多数报告冠状动脉旁路移植术后复工率不高，但是Liddle等（1982）的研究[22]：犹他州医师告诉所有接受冠状动脉旁路移植术的患者，手术的目的是恢复工作，结果413例65岁以下的患者，术前工作的只46%，而术后工作的增加到85%。说明心理因素、教育对提高这种手术后患者的复工率的重大意义。这再次说明心理因素是复工率的重大影响因素，对于冠状动脉旁路移植术患者要加强教育，提高他们的认识，促进回归工作有利于本人的健康，以及有利于家庭、工作和社会。

Karin Biering等[23]研究表明冠心病是劳动年龄人口的常见病。传统是用病死率和再住院率评价预后的，但仅有这些是远远不够的。工作能力是有临床和社会意义的另一结果。作者对1585例年龄小于67岁，在奥胡斯大学医院2006—2008年接受了经皮冠状动脉介入治疗（PCI）的患者进行了研究。临床信息由西丹麦心脏处提供，PCI 4周后给作者邮寄自测健康问卷（应答率83.5%)。结果：PCI前50%患者是工作的，PCI后4周其中25%，12周36%，1年后43%回归工作。PCI后1个月的自测健康问卷评分比其他变量包括在短期（12周）和长期（1年）的左室射血分数显著更好地预测回归工作。这再次说明心理因素对回归工作的重要性。

## 三、应激

对人体造成伤害的心理因素称为心理应激。心理应激共分7个等级：1级，表现为不高兴；2级，出现烦躁和忙乱；3级，发生轻度争吵；4级，中度争吵，音量提高；5级，大声争吵，紧握拳头；6级，极度愤怒，拍桌子，几乎失控；7级，狂怒，完全失控，乱扔东西，伤害他人或自伤。≥3级的心理应激就是有害的，≥5级的激怒可能促发心血管事件，甚至引起心源性猝死（SCD）[15]。

慢性应激和急性应激都与一系列心脏终点事件（预后）有关。在最广泛的的研究中工作压力是冠心病慢性应激源。研究表明，高度“工作紧张”，即身心高需求和低控制（即低决断度）的结合增加心脏病事件的风险[24]。

Behar报道急性心肌梗死患者中10%有诱发因素，主要为剧烈体力活动、心理因素；对于诱发急性心肌梗死，心理因素比剧烈体力活动相对危险性较小，但时间较长，急性心肌梗死常发生在出现心理诱发因素后2小时之内，剧烈体力活动后1小时之内[25]。

亲人的死亡是一种特殊形式的慢性应激，在亲人死亡的1个月内，男性和女性患者都有死亡风险[26]。如合并高度的生活压力和社会隔离均可使后续发生心脏病事件的风险增加两倍，当这些因素同时存在时则风险增加4倍[27]。

1项病例交叉试验以日记的方式通过48小时动态心电图监测发现，每天紧张和悲伤情绪使短暂心肌缺血的风险增加了2倍[24]。

研究也证明急性应激可引发心肌缺血，甚至心脏猝死。已有报道表明致死性和非致死性心肌梗死率的增高与许多应激有关，包括地震、战争、体育赛事。急性应激如公开演讲、心算、日常活动以及在日常生活中的消极情绪均可导致心肌缺血。Specchia让122例冠状动脉造影或运动试验阳性者做复杂的心算，Holter记录表明其中22例（18%）在心算时有心肌缺血。有严重冠状动脉病变者有40%~70%可由严重心理因素诱发心肌缺血[28]。所有这些研究结果都提示，急性消极情绪和慢性忧伤是冠心病患者发生心脏病事件的危险因素。

Vavra等让136例急性心肌梗死患者在出院前进行运动试验和心理应激试验，结果发现心理应激试验后有49.4%，运动试验后有34.5%发生室性心律失常[29]。100例猝死患者中，40例在发病前有心理因素诱因。

## 四、行为类型

20世纪70年代A型行为类型（type A behavior pattern，TABP）被认为是冠心病的危险因素，其特点是好胜、过度的工作投入、演讲风格（例如，讲话大声、语速快）、急躁和无定则的敌意。表现恬静、松弛、随和的人被定为B型行为类型。在该领域具有里程碑意义的研究是西方协作组研究[15]，其对旧金山湾区超过3154名中年男子的研究表明，A型行为者新发心脏病事件的风险是B型行为者的2倍，而心脏事件再发的风险是后者的4倍多。1981年1篇决定性综述的结论是A型行为是冠心病的一个重要危险因素，其风险程度与吸烟、高血压和高胆固醇相当[30]。我国杨菊贤教授在这方面也做了大量工作，具体可参见由中国科技出版社出版的《康复心脏病学》。

然而，随后的一系列研究未能支持A型行为类型是心脏事件结局的预测指标。由于这些研究的不支持结果，人们致力于查明A型行为的有害成分。A型行为中的某些成分可能较其他成分更具有伤害性。一系列的研究包括西方协作组研究的二次分析显示，高度的愤怒和敌意可能具有特别致病性。高度的敌意［用Cook-Medley Hostility（Ho）量表测定］与冠心病患者危险增加有关，并与各种人群包括中年男性和女性，以及律师、医师的冠心病发病率增加有关。Smith[31]指出，在8个前瞻性研究中，有6个研究显示敌意和愤怒是健康人群发生冠心病和冠心病患者今后发生心脏事件的有意义的预测指标。

杨菊贤教授在中国科技出版社出版的《康复心脏病学》中也引用：Friedman认为A型行为具有时间紧迫感以及过分竞争性和敌意“两个核心成分”。面对着个人竞争，A型人容易发生恼火（aggravation）、激动（irritation）、发怒（anger）和急躁（inpatience），Friedman称之为AIAI反应，构成了A型行为的问题。

乐观是另一种受到重视的人格品质，并可能与心脏病患者有关。积极的期望有助于冠状动脉旁路移植术患者术后更快地恢复和术后并发症的减少[32]。最近的1项调查发现，乐观可以延缓颈动脉内膜中层厚度的进展，而且较为乐观的妇女与较不乐观者相比，3 年期间显著减少疾病的进展[33]。

## 五、社会支持

社会支持的结构和功能都被认为对心脏病的发病率和病死率有影响。结构支持的定义是一个人的社会联系网络（人脉关系）的支持。功能支持包括标准的支持（接受到的支持，由社会网络提供的资源的类型和数量支持）和感受到的支持（针对支持的主观满意度，或如果需要就可得到支持的信心）。接受的和感受到的社会支持往往按类型进一步区分，包括帮助了解确实完成的工作，金融、信息、评估和精神上的支持。社会结构支持，包括婚姻状况和频繁的社会交往与冠心病较低的发病率有关；相反，社会隔离则增加健康人和已确定的冠心病患者的心脏病病死率。对于功能支持，感受到的支持可预测社区人群和冠心病患者心肌梗死的风险。因而综合的社会心理评估成为心脏康复程序的重要一环。

# 第二节 心理评估[34]

应该在进、出康复程序和定期随访中结合使用临床访谈和心理筛查工具来确定临床上有无心理社会障碍如抑郁，焦虑，社会隔离，愤怒或敌意等及其水平；针对有心理障碍者，进行心理医师的专业咨询，有助于缓解心理障碍；还要了解有无药物的依赖性，慢性或过度心理生理激励（arousal）能力：

（1）有无日常生活的能力？解决问题的能力；

（2）参加定期体育锻炼的能力；

（3）应激处理技能，包括放松和处理压力的能力（可以促进应对恐惧，焦虑和疼痛）；

（4）获得社会（包括家庭）支持的状况（较差的功能支持与病死率增加有关）；

（5）减少或戒除酒精，烟草或其他非处方精神药物（在冠状动脉事件后继续吸烟患者的死亡风险是戒烟者的两倍）。据估计，25% 的住院患者存在滥用酒精或有酒精依赖[20]。这是评估的一个重要领域；

（6）有无回归有意义的社会、职业回归和业余爱好的愿望。

心理评价包括问卷评价，例如，贝克抑郁量表（beck depressive inventory）、修订的症状检查表-90（symptom checklist-90-revised，SCL-90R），心境状态量表（profile of mood state）、流行病学（研究中心）抑郁量表（center for epidemiological studies-depression inventory，CES-D）、Spielberger 状态特质焦虑量表（spielberger state-trait anxiety inventory spielberger）。

评估的结果有助于确定患者的心理状况，确定干预水平。

关于特定的症状除第二章第四节提到的心理障碍以外，还需注意以下诊断：

1. 创伤后应激障碍（PTSD）

其症状和体征通常发生在有重大实际或威胁身体的伤害的创伤事件后。具有持续恐惧的记忆或想法，易受惊吓或出现睡眠障碍。

2. 愤怒和敌意

长期的过度愤怒和敌意与心脏病患者的预后不良有关。不像焦虑和抑郁的症状可与心脏病的症状重叠；有高度愤怒和敌意的患者可以表现为心情愉快的样子（特征被隐藏），直到他们生气或被激怒。

3. D 型人格

是以负面影响和社会抑制（D 型性格）为特征的常见不良应激模式，也会降低生活质量，使患者处于心血管疾病的发病和预后的危险中。事实上，这种模式，抑制表达痛苦的患者可以表现为很好调整的样子，使得评估更加重要。

4. 性功能障碍

在心脏病患者中相对常见。包括对性行为安全性的焦虑、抑郁症，以及药物不良反应（例如抗抑郁药、抗组胺药、抗高血压药）与绝经相关的激素变化、血管功能不全和慢性病等均可导致勃起功能障碍（erectile dysfunction，ED）或性欲低下（或两者均有）。特别要注意的是使用了缓解 ED 的处方药物，例如西地那非（伟哥）患者通常忽略 ED 药物和硝酸盐之间相互作用可导致的低血压。简短的教育或有助于患者成功恢复性活动。

# 第四章　心理治疗

随着人们对健康要求的提高，现代医学治疗的生物—心理—社会医学模式越来越深入人心，我们既要躯体治疗，也必须联合精神与心理治疗。

## 第一节　心理干预的效果

目前认为心理干预有如下效果[13]。

目前仅有少数随机对照试验（RCTs）研究了社会心理危险因素治疗对临床疗效的影响。Linden 研究表明，与标准的医疗保健和运动训练组相比，接受心理干预组在心理障碍、血压、心率和胆固醇水平等方面有更显著的改善；随访 2 年期间，接受心理干预患者与对照组相比，死亡风险减少了 40%、再发冠脉事件风险降低了 65%。2007 年 Cochrane 协作组对 36 个已发表的针对冠心病患者心理干预试验（共纳入 12 841 名患者）进行了荟萃分析，这些试验提供了应激处理训练（stress management training，SMT）或其他形式的心理干预，结果发现 SMT 和心理干预都能显著改善焦虑和抑郁症状；可是，只有有限的证据说明 SMT 或心理干预能够减少冠心病患者全因或心脏原因病死率，减少心肌梗死再发；但是在列入分析的研究中有 2 个最大的随机对照试验并不支持这个结论。

### 一、抑郁症

已发表的研究结果认为治疗抑郁症的目标是提高医疗结果。ENRICHD（加强冠心病患者康复）试验研究了认知行为治疗（CBT）对降低伴有严重抑郁症、轻度抑郁、心境恶劣或较低认知社会支持的心肌梗死后患者再发心肌梗死和死亡的风险的影响，结果发现心理干预组和常规治疗组无事件生存率并无显著性差异；尽管亚组分析显示，某些群体（即男性白色人种）从干预中受益，但接受 CBT 治疗的心理干预组和常规治疗组比较，总体病死率和非致死性心肌梗死率相当。

### 二、A 型行为模式和敌意

第一个也是最重要的验证 A 型行为矫正对医疗结果影响的随机对照试验是复发冠心病预防计划（recurrent coronary prevention project）。该项目患者参与 A 型行为咨询 + 心脏病咨询或仅参与心脏病咨询，而由那些因太忙无法参与咨询的患者组成了一个另外的非随机对照组，结果发现接受 A 型行为矫正的患者与仅参与心脏病咨询组和非随机对照组比较，其 A 型行为减少以及心脏病复发率降低（即非致死性心肌梗死和心脏病死亡），但 A 型行为矫正组和对照组在总病死率方面并无差别。

### 三、焦虑和应激

缺血性心脏病研究（ischemic heart disease study）对以家庭为基础的心理社会干预和对心肌梗死后男性的影响进行了调查，结果显示心理社会干预组 1 年后应激等级降低和心脏病病死率减少。然而，著名的 M-HART（蒙特利尔心脏病发作调整试验）采用更大的样本（包括妇女）来重复这一研究，发现各组间在再发心肌梗死率或心脏病全因病死率并无显著差异。Jones 和 West 在研究了由心理治疗、咨询、放松训练及应激管理训练组成的康复程序对心肌梗死后患者的影响之后，也报告了类似的阴性结果。由此看来干预不能有效地减少痛苦也没有减少冠心病的风险。

两个来自Duke研究小组的随机对照试验提供了较有希望的结果。在1项最初的半随机试验中，107例稳定的冠心病患者和运动诱发心肌缺血患者随机分为应激处理训练（SMT）组或运动训练组；生活区域离Duke太远，无法参与干预的患者组成了常规护理对照组。结果，参与试验的107例患者中有22例（21%）至少经历过1个事件（心脏病死亡、非致死性心肌梗死或血运重建，中位随访时间44个月），在SMT组只有9%的患者遭受1个事件，相比之下运动训练组有21%，常规护理组有30%。在对该样本进行较长期的随访发现，与常规护理组比较，SMT组随后的心脏事件（包括心肌梗死、冠状动脉旁路移植术、经皮腔内冠状动脉成形术和死亡）显著减少，而这些效益持续超过5年随访期。SMT干预也降低医疗费用。因此，SMT干预不仅可以改善心理状况，而且很大程度上影响长期的临床疗效和医疗支出。

在随后的完全随机对照试验中，Blumenthal和同事研究了运动训练干预与SMT对稳定的冠心病患者和运动诱发心肌缺血患者的影响。同他们的前期研究一样，相对于常规护理组，运动训练与SMT干预均可减轻抑郁和一般困扰；此外还表现在精神压力测试时左室射血分数减退较少和血流介导的血管舒张功能的改善；接受SMT的患者应激反射敏感性和心率变异性显著改善。

### 四、社会支持

尽管许多社会支持的干预措施已被证明是有效的，但没有确定的，治疗低社会支持的措施，也没有证据表明治疗低社会支持可改善临床结果。

### 五、运动对心理和冠心病的影响

普遍认为运动对于稳定的冠心病患者是安全的，是大多数心脏病康复程序的基石。运动有充分证明的心血管效益，正如本书其他章节的阐述。运动训练还与许多有益的生理变化有关，包括改善自主神经系统、下丘脑—垂体—肾上腺轴功能、血管内皮功能、高血压、血脂异常、胰岛素抵抗和炎症等。ENRICHD（加强冠心病患者康复）试验的数据显示，运动可以减少抑郁症以及致死性和非致死性心脏事件的危险。研究者对医学和人口统计学的变量进行控制后分析发现，急性心肌梗死后的患者运动训练6个月后心脏事件危险降低了接近50%，即使对疾病的严重程度和可能的混杂因素进行调整后，也是如此。

除了改善医疗效益之外，运动也是治疗社会心理危险因素如抑郁症的有效方法。针对该主题，1项大样本研究让156例成年重度抑郁症患者被随机分配至有监护的有氧运动训练或服用抗抑郁药物（舍曲林）治疗组，或运动和药物治疗相结合组，疗程4个月。研究结果显示，干预结束时运动训练治疗抑郁症的效果与服用抗抑郁药物同样有效。而且6个月的随访发现，那些继续运动训练的患者抑郁症复发的仅有不继续运动训练患者的一半。最近，1项安慰剂对照试验表明，运动训练治疗重症抑郁患者的效果与舍曲林治疗的类似，并且2种治疗结果均较安慰剂好。

## 第二节　常见的抗抑郁药物及其对心血管系统的影响

### 一、常用的抗抑郁药物[35,36]

常用的抗抑郁药物包括以下几类：

1．选择性5-羟色胺再摄取抑制剂（SSRIs）

主要有6种：S-西酞普兰、帕罗西汀、舍曲林、氟伏沙明、西酞普兰和氟西汀。

2．选择性5-羟色胺并去甲肾上腺素再摄取抑制剂（SNRIs）

主要包括文拉法辛、度洛西汀、米那普仑。

3．去甲肾上腺素和特异性5-羟色胺抗抑郁药（NaSSA）

共两种：米氮平和米安色林，前者常被称为“加州火箭燃料”。

4．选择性去甲肾上腺素再摄取抑制剂

瑞波西汀，但其疗效并不肯定。

5. 选择性多巴胺再摄取抑制剂

安非他酮，该药转躁狂风险低，但禁用于有精神性症状的抑郁。

6. 复方制剂

黛力新——为抗精神病药物氟哌噻吨和属于三环类抗抑郁药物美利曲辛的复合制剂。

7. 三环类（TCA）

常用的如丙咪嗪、阿米替林、多塞平、氯米帕明。也是早期抗抑郁制剂，由于不良反应较多，患者常难以耐受，临床越来越少选用。

8. 单胺氧化酶抑制剂（MAOI）

国内已不再选用该类品种，国外偶见吗氯贝胺作为二线用药仍在使用外，其他 MAOI 制剂已淘汰。

9. 四环类

有马普替林、米安色林和米氮平 3 种。马普替林因为较高的心血管不良反应而很少使用；后二者米安色林和米氮平因为化学结构、药理效应的相似性，已被归类于 NaSSA 类。

10. 褪黑素受体（MT-1、MT-2）激动剂和 5-羟色胺 2c 受体（5-$HT_{2c}$）阻滞剂

阿戈美拉汀，一种最新药理机制抗抑郁药，疗效和安全性尚需进一步临床验证。

11. 中医药制剂

如舒肝解郁胶囊等。

本文只介绍前面 6 种抗抑郁药对心血管系统的影响，后 5 种由于种种原因，也许对心血管系统的不良反应较大，也许上市时间短，疗效及不良反应都不确定，就不再详述。

## 二、与心血管系统关系密切的抗抑郁药

### （一）选择性 5-羟色胺再摄取抑制剂

自 20 世纪 80 年代 5-羟色胺再摄取抑制剂（SSRIs）被开发出来后，就逐渐使用，并已经成为临床上使用最广泛的一类抗抑郁药物，经典的 SSRIs 有 5 种俗称，分别是：氟西汀、帕罗西汀、舍曲林、氟伏沙明、西酞普兰；另外艾司西酞普兰作为西酞普兰的左旋体，近年也在临床上广泛使用。这类药物的药理作用相似，主要是选择性抑制突触前膜对 5-羟色胺（5-HT）的回收，对去甲肾上腺素（Norepinephrine，NE）影响很小，几乎不影响多巴胺（DA）的回收。另外 SSRIs 对肝脏细胞色素 P450 同工酶的抑制作用不明显，不增加心血管事件的危险性，心血管疾病患者可以安全地使用，Shapiro PA 等（1999 年）进行的大型开放式 SADHART 研究证实，舍曲林治疗急性心肌梗死或不稳定型心绞痛伴发的重性抑郁对心血管各项主要指标均无显著影响。它的不良反应分别叙述如下：

1. 5-羟色胺（5-HT）综合征

SSRIs 引起突触前神经元内 5-HT 转运体功能下降导致突触间隙的 5-HT 浓度增加，过度激动脑干和脊索的 5-$HT_{1A}$、5-$HT_2$ 和 5-$HT_3$ 受体，可引起 5-HT 综合征。

5-HT 综合征临床表现：早期表现为轻度认知损害、肌张力障碍和震颤。若出现 5-HT 综合征，早期不加处理，随着时间的推移，约数天到数周后显现精神、自主神经性和神经—肌肉系统障碍三联征的特征。表现精神症状：谵妄、激越、冷淡和昏迷；自主神经：高热、头晕、出汗、心动过速、血流动力不稳定、恶心、呕吐和腹泻；神经—肌肉系统：僵硬、震颤、抽搐、癫痫发作、反射亢进、肌阵挛、共济失调和姿态不稳。

治疗：

（1）停 5-HT 能药物：停药 24 小时内，半数症状减轻；

（2）给予：①赛庚啶 4 mg，3 次/d 治疗，有的患者服用 2～5 次症状即缓解；②普萘洛尔治疗震颤和心动过速；

（3）对癫痫发作、心律失常、弥漫性血管内凝血和肌肉僵直进行对症治疗；

（4）支持疗法可必要时使用。

预后：识别早，处理当，预后好，病死率 2.4%～12%。恢复后可再慎用 1 种 5-HT 能药物，起始量低，增量慢，密切观察症状和体征，老人尤宜小心。

2. 头痛

激动 5-$HT_3$ 受体，收缩脑血管，引起缺血缺氧，表现头痛和眩晕。另外氟西汀还有间接拟去

甲肾上腺素（NE）能作用，激动 $\alpha_1$ 受体，收缩血管，引起头痛。

3．心率减慢

激动 5-$HT_3$ 受体，从而可抑制 $\beta_1$ 受体，减慢心率，对常人无临床意义，但对窦房结疾病者可引发窦性心动过缓。

4．出血

强度阻断 5-HT 回收的药物罕见可引起异常出血。有凝血障碍史者服 5-HT 回收抑制剂（SRIs）期间，应做血小板凝集试验。服用非类固醇性抗炎药的患者再服 SSRIs，可增加手术中的失血。

5．传导阻滞

西酞普兰延长 QTc，可能导致心律失常潜在风险，特别超过 40 mg/d；氟西汀、帕罗西汀治疗不影响 QRS 或 QTc，罕见引起传导阻滞及相关死亡，即使引起，也是在极高剂量或联合其他药物时。

6．心肌收缩力

有报道称射血分数不足 50% 的心力衰竭患者服氟西汀治疗 2 周后，射血分数升高，剂量较高时进一步增加。

7．升血压

偶尔报告帕罗西汀能升高收缩压，可能是帕罗西汀的抗胆碱能和拟 NE 能作用增加心率，从而升高了收缩压。

8．心肌梗死

抑郁症增加交感神经张力，促进肾上腺素释放，肾上腺素激动血小板功能，收缩血管，促进冠状动脉粥样硬化；当粥样硬化斑块破裂后，血小板凝集，引起急性冠状动脉血栓，导致心肌梗死。SSRIs 强效阻断 5-HT 回收，降低血小板内 5-HT 浓度，抑制血小板功能，降低心肌梗死危险性。但另一方面，SSRIs 抑制血小板功能，又增加出血危险性，与心肌梗死后死亡相关联。目前认为，SSRIs 是治疗冠心病患者最安全的抗抑郁药，其中以舍曲林为最。

9．低钠血症

SSRIs 可能直接抑制垂体后叶的抗利尿素分泌，引起多尿、多饮和低钠血症。当 SSRIs 联合奥卡西平或用于老年患者时，易发生低钠血症。主要表现为精神症状（虚弱、思睡、意识模糊和昏迷）、神经症状（头痛、痛性痉挛和癫痫发作）、消化症状（恶心和呃逆），重者可致死亡。低钠血症一旦出现，可持续存在。所以当血钠 $<$ 130 mmol/L 时，应限制水摄入；以及尝试减少 SSRIs 用量。值得注意的是某些人使用典型抗精神病药和锂盐会引起烦渴，患者巨量饮水，从而引起低钠血症，甚至脑水肿。

### （二）5-羟色胺和去甲肾上腺素双回收抑制剂

1．文拉法辛

文拉法辛虽说是 5-HT 和去甲肾上腺素（NE）双回收抑制剂，但低剂量的文拉法辛（$<$150 mg/d）基本上还是 1 种 SSRIs，对 5-HT 的回收抑制效应是 NE 回收抑制效应的 30 倍，只有在高剂量（如 375 mg/d）时，对 NE 回收抑制效应才明显。可引起：

（1）5-HT 综合征

和 SSRIs 一样，文拉法辛也会引起神经突触间隙的 5-HT 浓度升高，引起 5-HT 综合征。

（2）头晕和思睡

文拉法辛既增加 NE 能，激动 $\alpha_1$ 受体，收缩脑血管，引起脑缺氧，又能阻断 $Na^+$ 通道可抑制谷氨酸释放，导致头晕和思睡。

（3）血压升高

文拉法辛低剂量时仅有 SSRIs 一样的效果，当增加剂量时，则出现抑制 NE 回收效应逐渐明显，NE 能升高在外周可引起口干、便秘、心率快、血压高。其中引起心动过速率为 $\geq$1/1000 和 $<$1/100；血压升高取决于剂量，并引起头晕。文拉法辛 75 mg/d 平均升高血压 1 mmHg，225 mg/d，375 mg/d 则依次升高血压 2 mmHg，7.5 mmHg。对原有高血压、肝功能损害、服西咪替丁或老年患者，应门诊监测血压，一旦血压升高，应减药或停药。

（4）QTc 延长

文拉法辛有阻断 $Na^+$ 通道效应，可延长复极化时间，导致 QTc 延长引起尖端扭转性室速，后者发生率为 $\geq$1/10 000 和 $<$1/1000；阻断 $Na^+$ 通道还可降低心肌收缩力，已有引起心力衰竭的报告。

2．度洛西汀[36]

（1）心脏不良事件

理论上讲，度洛西汀增加 NE 能，激动心脏 β

受体，增加心率、传导和收缩力。实际上，度洛西汀组确实比安慰剂组显著增加心率，增加 QTc 间期延长率（90% 比 0.3%），偶尔引起室上性心动过速（发生率 < 0.01%）。病例报告发现，度洛西汀 60 mg/d 联合环丙沙星（后者抑制 CYP1A2，升高度洛西汀血浓度），曾引起一过性心尖区球样膨胀心肌病。

（2）血压升高

度洛西汀增加 NE 能，激动心脏 β 受体，增加心率，升高收缩压 0.7 ~ 2.0 mmHg；激动血管上的 $\alpha_1$ 受体，收缩血管，升高舒张压 1 ~ 2 mmHg，罕见高血压危象（发生率 < 0.01%）（在说明书中是 0.001% < 发生率 < 0.01%），慎用于冠心病或脑出血患者，禁用于尚未控制的高血压患者。不过，度洛西汀 60 mg/d 引起的收缩压持续升高率比文拉法辛 150 mg/d 为少。

（3）直立性低血压

度洛西汀增加 NE 能，可能像甲基多巴一样，激动延髓心血管中枢的 $\alpha_2$ 受体，减少 NE 释放，引起直立性低血压（发生率 < 0.01%），可表现晕厥，特别是治疗第 1 周或增量第 1 周时；同时服 CYP1A2 酶抑制剂（抑制度洛西汀代谢，增加其血药浓度）或引起直立性低血压的药物（如丙咪嗪）时尤为明显。

（4）血管神经性水肿

当度洛西汀中枢性扩张静脉血管时，偶尔引起足背的血管神经性水肿。

### （三）去甲肾上腺素和多巴胺双回收抑制剂

1. 安非他酮[36]

（1）增加心率

安非他酮增加 NE → 心脏 $\beta_1$ 受体 ↑ → 心率 ↑。服安非他酮缓释剂的患者 11% 的心率增加 ≥ 10 次/min，不到 1% 的心率增加 ≥ 15 次/min 或增至 120 次/min。增加心率可增加心肌耗氧量，理论上加重冠心病，故冠心病者慎用。

（2）增加血压

安非他酮增加 NE → $\alpha_1$ 受体 ↑ → 收缩血管 → 血压 ↑。服安非他酮 300 ~ 600 mg/d 引起的高血压率是安慰剂的 2 倍（4% 比 2%）。与文拉法辛等比较：药物增加收缩压≥20 mmHg 的百分率依次为文拉法辛缓释剂（15%）> 安非他酮缓释剂（12%）> 安慰剂（11%）> 艾司西酞普兰（10%），增加舒张压 ≥ 15 mmHg 的百分率依次为文拉法辛缓释剂（13%）> 安非他酮缓释剂（12%）> 安慰剂（9%）> 艾司西酞普兰（8%）。安非他酮阻断 NE 回收为中度，故增压效应比文拉法辛略弱。焦虑是会升高血压的。艾司西酞普兰抗焦虑效应比安慰剂强，故增血压效应比安慰剂略弱。与尼古丁贴比较：引起高血压的百分率依次为安非他酮缓释剂联合尼古丁贴（6.1%）> 安非他酮缓释剂（2.5%）> 尼古丁贴（1.6%）。尼古丁激动交感神经的节后神经元，升高血压；尼古丁又激动副交感神经，降低血压。故单用尼古丁贴的增压效应不明显，而服安非他酮则增加 NE 能 → $\alpha_1$ 受体 ↑ → 血管收缩 → 增压效应。故服安非他酮期间，尤其是安非他酮联合尼古丁贴时，可升高血压，应监测血压。

（3）降心率和降血压

安非他酮增加 NE 能，在延髓心血管中枢激动 $\alpha_2$ 受体，像可乐定一样降低心率和降低血压。与可乐定比较，口服安非他酮缓释剂不到 1% 的患者，患者心率降低 ≤ 50 次/min 和降低 ≥ 15 次/min，不到 2% 的患者收缩压降低 ≤ 90 mmHg 和降低 ≥ 20 mmHg，或舒张压 ≤ 50 mmHg 和降低 ≥ 15 mmHg。因未与安慰剂对比，故该结果尚不能肯定是安非他酮缓释剂所致。

（4）心律变异性下降

Stranevameuse 等（2004 年）给 17 例抑郁症患者服安非他酮，比对照组降低了静止时心律变异性，即降低了窦性心律不齐的程度，提示迷走神经张力减退，此时易感室性期前收缩。短期服安非他酮后，还增加非快眼动（NREM）睡眠—快眼动（REM）睡眠的位相转换，破坏睡眠连续性，增加交感神经张力，增加心血管病发生率和病死率。

（5）冠心病

如有高脂血症，再加用安非他酮，增加 NE 能，可引起冠状动脉痉挛，增加急性心血管病风险。Vidovich 等报道 1 例抑郁症、惊恐发作和反复发作性冠状动脉痉挛的患者服安非他酮，恶化心绞痛发作。另有报道，1 例安非他酮联用红霉素和哌甲酯的患者发生心肌梗死。

（6）充血性心力衰竭

安非他酮增加 NE 能→$\beta_1$ 受体↑→心肌收缩力↑，理论上对充血性心力衰竭有利。稳定性充血性心力衰竭的抑郁患者（N＝36）服安非他酮耐受良好，仅两例因仰卧性高血压而不得不停药。

（7）安全性

2011 年，美国食品和药物管理局要求葛兰素史克公司对安非他酮戒烟药物开发试验中报告的心血管事件进行回顾性判断。对 19 个先前完成的临床对照试验进行了全面的回顾分析，其中 9479 名受试者，所有不良事件都被送往杜克临床研究所，由临床事件分类（CEC）内科医师评审员进行裁决。主要终点是主要心血管不良事件的复合：心血管死亡、非致命性心肌梗死（MI）和非致命性卒中。得出结论：安非他酮戒烟临床试验中的心血管事件并不常见，与安慰剂组相比，安非他酮组心血管事件无明显升高。

（8）非药物风险

抑郁本身就会恶化心脏病，证据是：①不服药的抑郁症女性比非抑郁对照者降低了心律变异性；②冠状动脉旁路移植术患者如果术前抑郁重，则预示术后半年疗效缺失；如果术前抑郁轻，则预示术后半年恢复较好；③不服药的抑郁患者增加了快眼动（REM）睡眠，而 REM 睡眠时心律变异性下降，增加心脏不良事件率。

### （四）选择性去甲肾上腺素回收抑制剂

1. 瑞波西汀[36]

（1）交感神经兴奋

瑞波西汀增加 NE 能，激动交感神经，表现瞳孔增大、恶心、心动过速、潮热和出汗，甚至诱发房性期前收缩（6%）和室性期前收缩（13%），见于治疗头几周，长期服用反而减轻。心率变异性分析发现，瑞波西汀 4 mg/d 在短期（首次服用）和中期（服用第 7 天）增加交感神经活性，长期治疗（服用第 120 天）则无显著改变。

（2）血压

从理论上讲，拟 NE 能会激动血管上的 $\alpha_1$ 受体、收缩血管、升高血压，故瑞波西汀避免与单胺氧化酶抑制剂合用；与麦角碱衍生物合用能升高血压。瑞波西汀在延髓心血管中枢升高 NE 水平，激动 $\alpha_2$ 受体，引起可乐定样降压效应，故有见低血压报告，所以瑞波西汀联合降压药时须谨慎。

（3）其他

拟 NE 能会加快心率，增加传导和心肌收缩力，增加心脏代谢，恶化心肌缺血，有心脏病史者慎用。

### （五）去甲肾上腺素和特异性 5-羟色胺能抗抑郁剂

1. 米氮平

（1）交感兴奋

米氮平的拟 NE 能可解释米氮平引起的癫痫、震颤、口干、心动过速和出汗不良等反应。鉴于米氮平可引起心动过速，增加心肌耗氧量，故心绞痛和心肌炎患者慎用。

（2）高血压

米氮平对于多数人不引起高血压：因为米氮平虽升高 NE 水平，但又阻断 $\alpha_1$ 受体，当阻断 $\alpha_1$ 受体＞增加 NE 释放时，就不引起高血压。但也有例外，当阻断 $\alpha_1$ 受体＜增加 NE 释放时，就引起高血压，当然，这种高血压效应比只增加 NE 释放而不阻断 $\alpha_1$ 受体的文拉法辛轻得多。

（3）直立性低血压

米氮平轻度抗 $\alpha_1$ 受体，引起全身静脉扩张，导致直立性低血压，诱发老年患者的脑梗死和心绞痛，甚至心肌梗死，增加跌倒率和股骨颈骨折率，骨折依次引起长期卧床、肺部感染、褥疮和死亡；下肢微静脉扩张可引起水肿。

（4）镇静

米氮平轻度抗 $\alpha_1$ 受体，成为镇静的原因之一。镇静可引起头昏、嗜睡、认知损害（如记忆损害）、心绪不良、精神运动性阻滞和驾驶技能下降。

### （六）复方抗抑郁药

1. 氟哌噻吨美利曲辛（黛力新）片

（1）心肌缺血

美利曲辛增加 NE 能，激动心脏的 $\beta_1$ 受体，加快心率，增加心肌耗氧量，故禁用于心肌梗死恢复早期，慎用于心律失常、冠状动脉缺血和甲状腺功能亢进患者。

（2）高血压

美利曲辛增加 NE 能，激动 $\alpha_1$ 受体，收缩血管，可引起高血压，但美利曲辛和氟哌噻吨又抗 $\alpha_1$ 受体和 $H_1$ 受体，预防高血压。尽管如此，黛力新还是要慎用于高血压，禁用于嗜铬细胞瘤患者。

（3）美利曲辛和氟哌噻吨均抗 $\alpha_1$ 受体，引起直立性低血压，故循环衰竭患者禁用。

（4）美利曲辛阻断 $Na^+$ 通道、抗胆碱能和抗 $\alpha_1$ 受体效应，均可引起或加重心脏传导阻滞；美利曲辛常用量较低（20 mg/d），一般无传导阻滞顾虑，但对已有传导阻滞者来说，可加重传导阻滞，故禁用于心脏传导阻滞患者。

## 第三节 心脏病的心理康复治疗

慢性心理压力应该被常规筛查和有效管理[7]。应激管理培训应该被纳入心脏康复的内容，对于心血管病患者群，有针对性地对患者进行心理疏导和健康教育，以减少慢性应激的影响，是十分重要而且必要的；在关注躯体健康的同时，要注重心理社会状况的影响，保持乐观心态，积极面对生活。Vizza[37]等提出：完整的生活方式干预包括应激处理及心理治疗，能够预防和改善心血管疾病的预后，有可能成为药物治疗的替代或补充。

首先要建立良好医患关系，既不要无原则迁就患者，也不要急于向患者进行解释，逐渐建立良好的医患关系。不同的患者可以选用不同的心理治疗方法，应该根据患者的不同情况灵活处理，另外专业的心理治疗专业性强，疗程长，有时甚至需要数年的时间才能重新塑造患者心理，建议和专业的心理治疗人员协同治疗。从事心血管专业的工作人员可采取以下措施[38]。

### 一、一般心理健康教育

可对患者进行以下心理健康教育：

（1）对自己的长处和短处都要有正确的定位，应该制定近期和远期的奋斗目标，但期望值要恰当，不宜过高；

（2）工作和生活压力不要太大，不适合长期上夜班，不能经常加班；工作时必须有短暂休息，休息时不宜过多用眼和脑，代之以工间操、爬楼梯等；

（3）交替使用人体的各个部位是消除疲劳的一个良方，如左利手休息时应多活动右侧的手和腿；伏案和电脑工作者，休息时宜活动颈腰部和四肢，眺望远处和绿色的植物；

（4）轻松的渐进性康复运动对冠心病患者同样适用，愉快而轻松的运动可以减少紧张焦虑情绪；

（5）减少夜生活，早睡早起，根据不同的年龄保证睡眠 6～8 h；

（6）开朗乐观，有自己的爱好，知足常乐，淡泊名利，忘却既往的怨恨和烦恼；

（7）下班或双休日应选择一种与工作无关，既能放松又有兴趣的活动，如郊游、唱歌、跳舞、种花、画画、钓鱼等；

（8）定期找心理医师或信得过的人倾诉烦恼，释放心理压力。

### 二、关于失眠患者的健康教育

不管患者有无心血管方面的主诉，首先要进行失眠卫生教育（WHO 睡眠卫生措施），医师要逐条告知患者，以确保其自然入睡。同时，要合并刺激、控制疗法，帮助患者打破卧室与失眠之间联系。操作时要告知患者，除了睡觉和性生活以外，其他时间不要待在床上。如果在床上 15 min 以后仍睡不着，必须离开床，在另外的房间做些放松的事情。只有在有了睡意时才上床。放松训练，如冥想、逐步放松、意向引导都是有助于睡眠的。无论有多困，患者都应该保持固定的起床时间，同时认知行为疗法有助于纠正功能不良性睡眠信念。

WHO 睡眠卫生措施[39]：

（1）在白天有规律的进食，晚饭不要太晚；

（2）睡眠的房间要暗和安静，要用“安静的噪音”（如运行的电风扇）来摆脱烦人的噪音；

（3）就寝前洗个长时间的热水澡；

（4）临睡前喝1杯热牛奶；

（5）避免白天小睡；

（6）每天在同一时间起床；

（7）每天晚上在同一时间睡觉；

（8）不要使用影响睡眠的物质，如咖啡因、酒精、尼古丁或兴奋剂；

（9）开始1个健身计划；

（10）避免晚上刺激；

（11）可以听广播或读书；

（12）床仅用来睡眠和性生活，上床15 min之后仍未睡着，应起床做些轻松的事情。



作者刘江生（2021年88岁）安眠的体验：

安眠是攸关情绪、免疫力、健康的大事。刘江生认为安眠的关键是保持心理平衡，不要有心事（悬念）。如果不能入睡，要针对当时的思想，进行相应的心理调整，如果想通了，能放下或解脱，也就入睡了。因此，在他的床头柜上有一套从实际践行睡眠总结的睡眠格言如下：

睡眠格言

| | |
|---|---|
| 心情放松，享受睡觉 | 累了困了，睡觉补觉 |
| 一切安妥，不用多想 | 啥都不想，就能睡着 |
| 知足常乐，自得其乐 | 保持心静，再睡一觉 |
| 沉着镇定，从容淡定 | 不急不躁，好好睡觉 |
| 大气放下，轻松解脱 | 抓大放小，知足常乐 |
| 放下越多，收获越多 | 小事糊涂，大局为重 |
| 因为看轻，所以快乐 | 因为看淡，所以幸福 |
| 已经尽力，随其自然 | 好事多磨，要有耐心 |
| 大度宽容，海纳百川 | 谅解别人，快乐自己 |
| 理智善调，乐观坚强 | 妥善应对，从容淡定 |

根据当时的心境采用或创造某一格言，配合气功（专心、反复数1～30），结果是长期能够自然入睡，保持心血管健康。

这些格言，谨供参考。读者可根据自己的心境采用或创造某一格言，对心理进行调整。

## 三、心脏康复专项心理治疗

早期干预是心理康复的关键。要尽可能早期进行心理干预。心理面貌是由认知、情感、意志和行为4方面组成的。心理干预首先要从转变患者的认知能力下功夫，做到晓之以理、动之以情、炼之以意、导之以行，才能有效地转变患者的认知偏差；此外，要使患者培养1种既有兴趣又能放松的活动（如绘画、书法、听音乐等），转移患者的注意力，并有1个放松的好心情，这是心理康复的基础。

心理治疗的方法很多，常见的心理治疗包括，精神分析疗法、支持性心理治疗、认知疗法、行为治疗、家庭治疗、森田治疗等等，但显然并不是所有的心理治疗都适合于心血管病患者，比如精神分析疗法，行为疗法中的系统脱敏、厌恶和冲击治疗、森田疗法等。现阶段比较肯定的是结合放松训练的生物反馈治疗，认知行为治疗、社会家庭支持等。

### 1. 结合放松训练的生物反馈治疗[40]

放松训练是指患者在引导下通过控制自己的肌肉和呼吸，使得身体和精神由紧张状态转向松弛状态的过程。生物反馈（biofeedback）技术[7]是一种传统的行为治疗方法，是把患者体内的生理信号（如肌电、脑电、心电、皮电、皮温等）用现代电子仪器予以描记，并转换为声、光、图像（通常是动画和音乐）等作为反馈信号，患者可根据反馈信号来调整自己的生理指标，通过操作性条件反射和放松训练，学习调节自己的主观功能，将深藏在无意识中的生理活动呈现在意识控制之下，从而达到防治心身疾病的目的。

（1）放松训练

Elliott等让68例急性冠脉综合征（ACS）伴有显著焦虑、抑郁等心理障碍的患者中38例作为第1组，应用轻音乐和心理疏导，进行系统的松弛训练（中等强度地进行性肌肉放松）4周，疗程结束后，胸痛和心理障碍症状获得显著缓解的有20例（52.6%），有效者11例（28.9%），近期有效率为81.5%；而对于其他30例ACS患者，作为第2组，进行传统的心血管药物治疗，不应用心理治疗方法，4周后显效5例（16.7%），有效10例（33.3%）；近期有效率为50%，两组比较有显著差异（$P<0.05$）。

（2）生物反馈治疗

Nolan等通过3个临床中心对冠心病伴有心理

障碍的患者进行以松弛为中心的生物反馈治疗，并以自我松弛治疗作为对照组，治疗的结果是与对照组比较，治疗组不仅可以缓解焦虑和抑郁，并可明显增加心率变异性，平衡自主神经系统，减少心电的不稳定和心室复极的离散度，缓解胸闷、胸痛，预防心律失常，明显降低冠心病的风险程度与心源性猝死（SCD）的发生率（$P=0.02$）。

2. 认知行为治疗

认知行为治疗（cognitive behavioral therapy, CBT）是由 A T Beck 在20世纪60年代开发的[41]，一种有结构、短程，旨在通过改变患者对自己的情绪和不良行为的认知，来促进其内心成长的一种心理治疗方法，是目前最常用的一种心理治疗。其原理是：在我们的一般认识中，事件（activating events，A）可直接引起反应（consequences，C）。事实上并非如此，在 A 与 C 之间有信念或想法（beliefs，B）的中介因素。A 对于个体的意义或是否引起反应受 B 的影响，即受人们的认知态度，信念决定。临床上心理医师应运用负性自动思维表等方法，通过“检验假设”“检查证据”，帮助患者寻找自己的“负性自动思维”，再共同建设“替代思维”，改善咨客（患者）的认知。

3. 社会、家庭支持，教育

开始为患者和家庭提供支持性咨询时，应该制定一种结构化的，按照初步评估细化的，教育和心理社会支持程序。应该强调积极倾听患者和家庭的关注，应该让患者放心，他们的问题和恐惧是正常的，而且应该接受实用建议，来处理与治疗有关的新的应激源。应鼓励适合的应对，并且可以通过回忆以往患者在应对其他生活挑战方面取得的成功而获得鼓励。家庭系统被看作是康复程序的一个组成部分时，将促进长期的行为变化。作为患者社会支持系统重要组成部分的家庭成员或朋友应该被邀请参加教育和咨询课，分析社会和家庭中不适应的现象，协调社会和家庭各成员间的人际关系，缓和社会和家庭矛盾，消除心理应激，清除心血管疾病的家庭环境因素。应关注有效的社会支持（如积极倾听，共同参与行为改变，积极巩固生活方式向健康的改变）和无效或甚至有害行为（即过度的监管、监控、指责、羞辱或批评）之间的差异[34]。

4. 矫正 A 型行为的冲动和匆忙做出反应

当您要发脾气时，为避免冲动，可以让舌头在嘴里转 30 个圈以后再发言，这样就能冷静下来处理问题；同时，不要随意打断他人的发言，发生一次，道歉一次，记录一次：此外。要学会对帮助过自己的人说感激的话，学会对认识的人微笑，直到能表达自然的微笑；当发生分歧并可能是自己有错时，应有认错的勇气，说一声“对不起，是我错了。”这在 A 型行为有 AIAI 反应的人来说是不易做到的；Friedman 认为通过早期干预，系统地矫正 AIAI 反应的训练，约有 75% 具有 A 型行为的心脏病患者可以完成转变，发生心血管事件和 SCD 的概率可以减少约 1/3[42]。

5. 开展心理咨询，促进心脏康复[15]

Friedman 的 1035 例急性心肌梗死（AMI）后存活 6 个月以上的患者被随机分成 3 组，第 1 组与第 2 组分别由心理科和心脏科医师进行定期的电话心理咨询，第 3 组为对照组，按传统方法门诊随访服药；经过 1 年的随访后发现，第 1 组心血管事件的发生率和病死率分别为 2.9% 与 0.9%，第 2 组为 4.2% 与 1.8%，而第 3 组则上升至 8.9% 与 4.8%，有心理咨询的第 1 组与第 2 组和对照组相比差异非常显著（$P<0.01$）；而第 1 组与第 2 组相比差异也非常显著（$P<0.05$）；结果表明心理咨询技术对于 AMI 的康复有显著效果，而心理医师的心理咨询效果更为显著。

6. 运动与心理康复

在 AMI 后进行康复运动的人群中，随机的康复运动并没有使病死率出现有意义的降低，而过度运动，尤其是紧张的竞争性运动有害无益，情绪激动和运动过度可引起严重的室性心律失常与猝死[43]，运动员猝死（athlete's sudden death）即其中之一。

但是，如果进行渐进性康复运动，加上松弛训练，效果就完全不同，Taylor 等[44]报道对于 AMI 后 6 个月的患者共 2 078 例，观察渐进性康复运动组与不运动组患者的预后，随访 4 年后有规律渐进性运动组的病死率（5.7%）明显低于不运动组（12.0%），结论是有规律的运动可明显缓解抑郁症状，可显著减少心血管事件的再发与病死率。Dixhoorn 等[45]报道 AMI 后 6 个月的患者参加渐进性有规律的康复运动锻炼，加上系统的健康教育和心理松弛治疗，其中男 1175 例（56.5%），女 905 例（43.5%），以运动组与不运动组分别对比观察，随访 2 年后发现，非致死性心肌梗死的发生率：运动组 6.5%，不运动组 10.5%（$P<0.01$）；2 年中有 187 例死于心血管事件，其中运动组的病死率为 5.1%，不运动组为 11.5%（$P<0.01$）；运动组患者心境良好，自信心增强、焦虑和抑郁症状明显缓解，生活质量提高，心血管事件的发生显著减少，病死率降低了 55%。Chipkin 等[46]报道心绞痛伴有代谢综合征的患者坚持运动十分重要，作者发现冠心病患者每天坚持自行车运动 60 min，可有效缓解心绞痛，改善心情，提高生活质量：该研究共纳入 101 例冠心病心绞痛患者，随机分成运动组和接受 PC1 支架植入组，结果在一年后未发生心血管事件者：运动组为 85%，而支架组仅 70%；运动组的运动耐力提高了 20%，而支架组未获提高；运动组的耗氧量较支架组改善了 16%；运动组中焦虑和抑郁症状比支架组减少了 50%。

7. 戒烟[34]

有近期吸烟史或其他形式烟草使用的患者应该接受关于需要戒烟的明确指导，向他们提供关于尼古丁对心肺系统影响的教育。医护人员应该接受关于适当处方尼古丁受体部分激动剂（例如，伐尼克林），尼古丁替代疗法（NRT）或安非他酮的咨询。最近的证据表明伐尼克林是特别有效的，虽然不良反应，主要是恶心，可能限制其充分依从性。不论使用何种特种药物，行为改变咨询都是药物干预治疗的重要辅助。

8. 其他[14]

心理调整方法还有：①说理疏导法；②暗示疗法；③自我控制疗法；④疏泻疗法；⑤移情疗法；⑥系统脱敏法；⑦音乐疗法等。

9. 出院计划[34]

出院计划最好同时提供给患者和其他重要有关人员。

（1）应该警告他们：可能会出现回家抑郁，焦虑，可尝试调整以适应疾病；

（2）应向患者主动提出：关注疾病和药物对性的影响，提供安慰和建议；

（3）应该针对涉及运动，饮食和吸烟变化的二级预防干预制定具体计划；

（4）确保药物治疗方案依从性，例如，提供书面服药日程表，指导使用药物说明书等；

（5）提供提问题的机会，并评估其对上述事项理解和愿意遵守的状况；

（6）尽可能在出院后第 1 个月内进行心理社会关注的简短电话随访，或发送包括在出院计划中的关键点的书面提醒通知单。

10. 门诊服务[34]

应鼓励所有患者及其家属参与适合他们需要的 CR/SP（心脏康复/二级预防）服务。二级预防的广泛干预可以以个人和团体形式提供。干预措施应尽可能个体化。典型主题包括：

（1）将行为改变任务（例如，增加运动以增强身体健康）链接到所期望的生活目标（例如，能回归工作、参与最喜爱的嗜好、与孙子们玩游戏）；

（2）矫正问题行为，如吸烟或暴饮暴食的策略；

（3）控制愤怒和抑郁的必要性及其方法；

（4）性调节以及心血管疾病、药物和不良身体健康对情绪和性反应的影响；

（5）一般应激处理策略，包括时间管理、放松技巧、积极的“自我谈话”和运动；

（6）给予和接受有效的社会支持；

（7）管理药物治疗；

（8）识别请求帮助。

最后，二级预防的心理社会部分的一个至关紧要，且经常被忽视的方面是随访。CR/SP 工作人员应在所有随访面谈、邮寄调查问卷或电话联系中包括有关心理社会调整的问题。应该就患者持续的心理社会障碍或对生活方式和医疗方案的依从性差等情况与主要治疗医师沟通。

## 四、展望

WHO 提出健康的四大基石[47]由八大板块构成：环境清新；起居规律；饮食合理；戒烟限酒；适量运动；心态积极；睡眠良好；定期体检。如果都做到，并养成习惯，就称为健康的生活方式，对于心血管疾病的防与治都是十分有效的。这里提一下著名的“木桶理论”：缺少了构成木桶的任何一块板都构不成木桶，任何1块板短了都盛不满水。“生命木桶”是由健康板块构成的，人们应努力找出自己的“健康短板”，经常维修“生命木桶”，才能使自己的“生命木桶”永远盛满健康之水，有效地防治心血管疾病的发生和发展。

# 附录　有关量表



## 一、焦虑量表[48]

### （一）焦虑自评量表（Self-Rating Anxiety Scale，SAS）

指导语：请仔细阅读每1条，把意思弄明白，然后根据您最近一星期的实际感觉，选择最适合您的答案（1：没有或很少时间；2：小部分时间；3：相当多时间；4：绝大部分或全部时间）。

| | | | | |
|---|---|---|---|---|
| 1. 我觉得比平常容易紧张和着急 | 1 | 2 | 3 | 4 |
| 2. 我无缘无故地感到害怕 | 1 | 2 | 3 | 4 |
| 3. 我容易心里烦乱或觉得惊恐 | 1 | 2 | 3 | 4 |
| 4. 我觉得我可能将要发疯 | 1 | 2 | 3 | 4 |
| 5. 我觉得一切都好，也不会发生什么不幸 | 1 | 2 | 3 | 4 |
| 6. 我手脚发抖打颤 | 1 | 2 | 3 | 4 |
| 7. 我因为头痛、颈痛和背痛而苦恼 | 1 | 2 | 3 | 4 |
| 8. 我感觉容易衰弱和疲乏 | 1 | 2 | 3 | 4 |
| 9. 我觉得心平气和，并且容易安静坐着 | 1 | 2 | 3 | 4 |
| 10. 我觉得心跳得很快 | 1 | 2 | 3 | 4 |
| 11. 我因为一阵阵头晕而苦恼 | 1 | 2 | 3 | 4 |
| 12. 我有晕倒发作，或觉得要晕倒似的 | 1 | 2 | 3 | 4 |
| 13. 我吸气呼气都感到很容易 | 1 | 2 | 3 | 4 |
| 14. 我的手脚麻木和刺痛 | 1 | 2 | 3 | 4 |
| 15. 我因为胃痛和消化不良而苦恼 | 1 | 2 | 3 | 4 |
| 16. 我常常要小便 | 1 | 2 | 3 | 4 |
| 17. 我的手脚常常是干燥温暖的 | 1 | 2 | 3 | 4 |
| 18. 我脸红发热 | 1 | 2 | 3 | 4 |
| 19. 我容易入睡并且一夜睡得很好 | 1 | 2 | 3 | 4 |
| 20. 我做噩梦 | 1 | 2 | 3 | 4 |

【项目和评定标准】

SAS共20个条目

SAS的主要评定依据为项目所定义的症状出现的频度，分4级：没有或少时间，少部分时间；相当多时间；绝大部分或全部时间。正向评分题，依次评为1、2、3、4分。反向评分题，则评分4、3、2、1分

【评定注意事项】

同抑郁自评量表（SDS）

### （二）汉密顿焦虑量表（Hamilton Anxiety Scale，HAMA）

请选择最适合患者情况的答案

（1：无症状；2：轻；3：中等；4：重；5：极重）

| | 评分 | | | | |
|---|---|---|---|---|---|
| 1. 焦虑心境：担心、担忧，感到有最坏的事情将要发生，容易激惹 | 1 | 2 | 3 | 4 | 5 |
| 2. 紧张：紧张感，易疲劳，不能放松，情绪反应，易哭、颤抖、感到不安 | 1 | 2 | 3 | 4 | 5 |
| 3. 害怕：害怕黑暗，陌生人，一人独处，动物，乘车或旅行及人多的场合 | 1 | 2 | 3 | 4 | 5 |
| 4. 失眠：难以入睡，易醒，多梦、梦魇，夜惊、醒后感疲倦 | 1 | 2 | 3 | 4 | 5 |
| 5. 认知功能：或称记忆、注意障碍。注意力不能集中，记忆力差 | 1 | 2 | 3 | 4 | 5 |
| 6. 抑郁心境：丧失兴趣，对以往爱好缺乏快感，忧郁、早醒、昼重夜轻 | 1 | 2 | 3 | 4 | 5 |
| 7. 肌肉系统症状：肌肉酸痛、抽动，不灵活，牙齿打颤，声音发抖 | 1 | 2 | 3 | 4 | 5 |
| 8. 感觉系统症状：视觉模糊，发冷发热，软弱无力感，浑身刺痛 | 1 | 2 | 3 | 4 | 5 |
| 9. 心血管系统症状：心动过速，心悸，胸痛，血管跳动感，昏倒感，心搏脱漏 | 1 | 2 | 3 | 4 | 5 |
| 10. 呼吸系统症状：胸闷，窒息感，叹息，呼吸困难 | 1 | 2 | 3 | 4 | 5 |
| 11. 胃肠道症状：吞咽困难，消化不良，肠动感，腹泻，体重感轻，便秘 | 1 | 2 | 3 | 4 | 5 |
| 12. 生殖泌尿系统症状：尿意频数，尿急，停经，性冷淡，阳痿 | 1 | 2 | 3 | 4 | 5 |
| 13. 植物神经系统症状：口干，潮红、苍白、易出汗、起“鸡皮疙瘩”、紧张性头痛、毛发竖起 | 1 | 2 | 3 | 4 | 5 |
| 14. 会谈时行为表现<br>（1）一般表现，紧张、面肌抽动、不宁顿足、手发抖、皱眉、肌张力高、叹息样呼吸、面色苍白；<br>（2）生理表现，吞咽、打呃、安静时心率快、呼吸快（20 次/分以上），腱反射亢进，震颤、瞳孔放大、眼睑跳动、易出汗、眼球突出。 | 1 | 2 | 3 | 4 | 5 |

【项目和评定标准】

HAMA 的 14 个项目采用 0 ~ 4 分的 5 级评分法，各级的标准为：

0 分表示无症状。

1 分表示轻。

2 分表示中等（有肯定的症状，但不影响生活与活动）

3 分表示重（症状重，需加处理或已影响生活活动）。

4 分表示极重（症状极重，严重影响其生活）。

【评定注意事项】

评定应由经过训练的专业人员进行。

由评定员采用交谈与观察相结合的方式，按量表内容对患者进行检查后评分。做一次评定需 10 ~ 15 分钟。

评定的时间范围：一般评定当时或最近一周的情况。也可根据需要设定评定间隔，如于治疗后 2 ~ 6 周再次评定，用以比较治疗前后症状和病情的变化。

除第 14 项需结合观察外，所有项目都根据患者的口头叙述进行评分，同时特别强调受检者的主观体验，这也是 HAMA 编制者的医疗观点。因为患者仅仅在有病的主观感觉时，方来就诊并接受治疗，故此可作为病情严重程度与是否改善的标准。

### （三）状态—特质焦虑问卷（State-Trait Anxiety Inventory，STAI）

指导语：下面列出的是一些人们常常用来描述他们自己的陈述，请阅读每一个陈述，然后在右边适当的圈上打钩，来表示你现在最恰当的感觉，也就是你此时此刻最恰当的感觉。没有对或错的回答，不要对任何一个陈述花太多的时间去考虑，但所给的回答是你现在最恰当的感觉。



| | 完全没有 | 有些 | 中等程度 | 非常明显 |
|---|---|---|---|---|
| 1. 我感到心情平静 | | | | |
| 2. 我感到安全 | | | | |
| 3. 我是紧张的 | | | | |
| 4. 我感到紧张束缚 | | | | |
| 5. 我感到安逸 | | | | |
| 6. 我感到烦乱 | | | | |
| 7. 我现在正烦恼，感到这种烦恼超过了可能的不幸 | | | | |
| 8. 我感到满意 | | | | |
| 9. 我感到害怕 | | | | |
| 10. 我感到舒适 | | | | |
| 11. 我有自信心 | | | | |
| 12. 我觉得神经过敏 | | | | |
| 13. 我极度紧张不安 | | | | |
| 14. 我优柔寡断 | | | | |
| 15. 我是轻松的 | | | | |
| 16. 我感到心满意足 | | | | |
| 18. 我感到慌乱 | | | | |
| 19. 我感觉镇定 | | | | |
| 20. 我感到愉快 | | | | |
| 21. 我感到愉快 | | | | |
| 22. 感到神经过敏和不安 | | | | |
| 23. 我感到自我满足 | | | | |
| 24. 我希望能像别人那样地高兴 | | | | |
| 25. 我感到我像衰竭了一样 | | | | |
| 26. 我感到很宁静 | | | | |
| 27. 我是平静的、冷静的和泰然自若的 | | | | |
| 28. 我感到困难一一堆集起来，因此无法克服 | | | | |

（续）

| | 完全没有 | 有些 | 中等程度 | 非常明显 |
|---|---|---|---|---|
| 29. 我过分忧虑一些事，实际这些事无关紧要 | | | | |
| 30. 我是高兴的 | | | | |
| 31. 我的思想处于混乱状态 | | | | |
| 32. 我缺乏自信心 | | | | |
| 33. 我感到安全 | | | | |
| 34. 我容易做出决断 | | | | |
| 35. 我感到不合适 | | | | |
| 36. 我是满足的 | | | | |
| 37. 一些不重要的思想总缠绕着我，并打扰我 | | | | |
| 38. 我产生的沮丧是如此强烈，以致我不能从思想中排除它们 | | | | |
| 39. 我是一个镇定的人 | | | | |
| 40. 当我考虑我目前的事情和利益时。我就陷入紧张状态 | | | | |

【注意事项】

STAI 是一种自评量表，由评定对象自行填写，适用于具有焦虑症状的成年人。可广泛应用于评定内科、外科、心身疾病及精神患者的焦虑情绪；也可用来筛查各种特定人群的有关焦虑问题；以及评价心理治疗、药物治疗的效果。

该问卷由受试者完成。与所有自评量表一样，填表前一定要介绍填表方法、条目和不同分级的含义，由受试者根据指导语作出独立的、不受他人影响的回答并圈录在记录纸上。特别要提醒受试者注意：该量表分两部分，S-AI 的 20 项按“此时此刻”的感觉评，T-AI 的 20 项按“一贯”或“平时”的情况评。受试者一般需具有初中文化水平。若受试者无法自行完成，可由测试者逐条念给他听并让他根据自己的体验，从 4 种情况（即分级标准）中选择合适的回答。填写结束后应检查填写是否完整，防止遗漏或重复。评定没有时间限制，一次评定需 10～20 分钟。

【结果分析】

STAI 的主要统计指标是两个分量表的总分：SAI 总分（1～20 项之和），反映受试者当前焦虑症状的严重程度；T-AI 总分（21～40 项之和）反映受试者一贯的或平时的焦虑情况。

## 二、抑郁量表[49]

### （一）抑郁自评量表（Self-Rating Depression Scale，SDS）

指导语：请仔细阅读每一条，把意思弄明白，然后根据您最近 1 星期的实际情况，选择最适合您的答案（1：没有或很少时间；2：小部分时间；3：相当多时间；4：绝大部分或全部时间）。

| | | | | |
|---|---|---|---|---|
| 1. 我觉得闷闷不乐，情绪低沉 | 1 | 2 | 3 | 4 |
| 2. 我觉得一天之中早晨最好 | 1 | 2 | 3 | 4 |
| 3. 我一阵阵哭出来或觉得想哭 | 1 | 2 | 3 | 4 |
| 4. 我晚上睡眠不好 | 1 | 2 | 3 | 4 |
| 5. 我吃得跟平常一样多 | 1 | 2 | 3 | 4 |
| 6. 我与异性密切接触时和以往一样感到愉快 | 1 | 2 | 3 | 4 |

| | | | | |
|---|---|---|---|---|
| 7. 我发觉我的体重下降 | 1 | 2 | 3 | 4 |
| 8. 我有便秘的苦恼 | 1 | 2 | 3 | 4 |
| 9. 我心跳比平时快 | 1 | 2 | 3 | 4 |
| 10. 我无缘无故地感到疲乏 | 1 | 2 | 3 | 4 |
| 11. 我的头脑跟平常一样清楚 | 1 | 2 | 3 | 4 |
| 12. 我觉得经常做的事情并没有困难 | 1 | 2 | 3 | 4 |
| 13. 我觉得不安而平静不下来 | 1 | 2 | 3 | 4 |
| 14. 我对将来抱有希望 | 1 | 2 | 3 | 4 |
| 15. 我比平常容易生气激动 | 1 | 2 | 3 | 4 |
| 16. 我觉得作出决定是容易的 | 1 | 2 | 3 | 4 |
| 17. 我觉得自己是个有用的人，有人需要我 | 1 | 2 | 3 | 4 |
| 18. 我的生活过得很有意思 | 1 | 2 | 3 | 4 |
| 19. 我认为如果我死了别人会生活得好些 | 1 | 2 | 3 | 4 |
| 20. 我平常感兴趣的事我仍然照样感兴趣 | 1 | 2 | 3 | 4 |

【项目和评定标准】

SDS 含有 20 个项目，按症状出现频度评定，分 4 个等级：没有或很少时间，少部分时间，相当多时间，绝大部分或全部时间。若为正向评分题，依次评为粗分 1、2、3、4 分。反向评分题，则评为 4、3、2、1 分。

【评定注意事项】

表格由评定对象自行填写，在自评者评定以前，一定要让他把整个量表的填写方法及每条问题的含义都弄明白，然后做出独立的、不受任何人影响的自我评定。

在开始评定之前先由工作人员指着 SDS 量表告诉他："下面有 20 条文字，请仔细阅读每一条，把意思弄明白，然后根据您最近一星期的实际情况，在适当的方格里画钩（√）。每一条文字后有 4 个方格，分别代表没有或很少（发生）、少部分时间、相当多时间或全部时间。"

如果评定者的文化程度太低，不能理解或看不懂 SDS 问题的内容，可由工作人员念给他听，逐条念，让评定者独自作出评定。一次评定可在 10 分钟内填完。

评定时注意：

1. 评定时间范围，强调评定的时间范围为过去 1 周。

2. 评定结束时，工作人员应仔细检查一下自评结果，应提醒自评者不要漏评某一项目，也不要在相同一个项目里打两个钩（重复评定）

3. 如用以评估疗效，应在开始治疗或研究前让自评者评定一次，然后至少应在治疗后或研究结束时让他再自评一次，以便通过 SDS 总分变化来分析该自评者的症状变化情况。在治疗或研究期间评定，其时间间隔可由研究者自行安排

4. 要让调查对象理解反向评分的各题，SDS 有 10 项反向项目，如不能理解会直接影响统计结果。为避免这类理解与填写错误，可将这些问题逐项改正为正向评分。具体改动例如：2. 我觉得一天中早晨最差；5. 我吃得比平常少等。

### （二）汉密顿抑郁量表（Hamilton Rating Scale for Depression，HRSD）

请选择最适合患者情况的答案：

1. 抑郁情绪

（1）无

（2）只在问到时才诉述

（3）在访谈中自发地表达
（4）不用言语也可以从表情、姿势、声音或欲哭中流露出这种情绪
（5）自发言语和非语言（表情、动作）表达几乎完全表现为这种情绪
2. 有罪感
（1）无
（2）责备自己，感到自己已连累他人
（3）认为自己犯了罪，或反复思考以往的过失和错误
（4）认为目前的疾病，是对自己错误的惩罚，或有罪恶妄想
（5）罪恶妄想伴有指责或威胁性幻觉



3. 自杀
（1）无
（2）觉得活着没有意义
（3）希望自己已经死去，或常想到与死有关的事
（4）消极观念（自杀念头）
（5）极度想自杀
4. 入睡困难（初段失眠）
（1）无
（2）主诉有入睡困难，上床半小时后仍不能入睡
（3）主诉每晚均有入睡困难
5. 睡眠不深（中段失眠）
（1）无
（2）睡眠浅，多噩梦
（3）半夜（晚 12 点钟以前）曾醒来（不包括上厕所）
6. 早醒（末段失眠）
（1）无
（2）有早醒，比平时早醒 1 小时，但能重新入睡（应排除平时的习惯）
（3）早醒后无法重新入睡
7. 工作和兴趣
（1）无
（2）提问时才诉述
（3）自发地直接或间接表达对活动、工作或学习失去兴趣，感到无精打采
（4）活动时间减少或成效下降，住院患者参加劳动或娱乐不满 3 小时/天
（5）因目前的疾病而停止工作，住院者不参加任何活动或需要他人帮助
8. 阻滞（指思维和言语缓慢，注意力难以集中，主动性减退）
（1）无
（2）精神检查中发现轻度阻滞
（3）精神检查中发现明显阻滞
（4）精神检查进行困难
（5）完全不能回答问题
9. 激越
（1）无

(2) 检查时有些心神不定
(3) 明显心神不定或小动作多
(4) 不能静坐，检查中曾起立
(5) 搓手、咬手指、扯头发、咬嘴唇
10. 精神性焦虑
(1) 无
(2) 问及时诉述
(3) 自发地表达
(4) 表情和言谈流露出明显忧虑
(5) 明显惊恐
11. 躯体性焦虑（指焦虑的生理症状，包括：口干、腹胀、心悸、头痛等）
(1) 无
(2) 轻度
(3) 中度，有肯定的上述症状
(4) 重度，上述症状严重影响生活或需要处理
(5) 严重影响生活和活动
12. 胃肠道症状
(1) 无
(2) 食欲减退，但不需他人鼓励便自行进食
(3) 进食需要他人催促或请求和需要应用泻药或助消化药
13. 全身症状
(1) 无
(2) 四肢，背部或颈部沉重感，背痛、头痛、肌肉疼痛，全身乏力或疲倦
(3) 症状明显
14. 性症状（指性欲减退、月经紊乱等）
(1) 无
(2) 轻度
(3) 重度
15. 疑病
(1) 无
(2) 对身体过分关注
(3) 反复考虑健康问题
(4) 有疑病妄想
(5) 伴幻觉的疑病妄想
16. 体重减轻（按病史评定或按体重记录评定）
(1) 无
(2) 可能有体重减轻或 1 周内体重减轻超过 0.5 公斤
(3) 肯定体重减轻或 1 周内体重减轻超过 1 公斤
17. 自知力
(1) 知道自己有病，表现为忧郁
(2) 知道自己有病，但归咎伙食太差，环境问题，工作过忙，病毒感染或需要休息

（3）完全否认有病
18. 日夜变化（症状分早晨或傍晚加重）
（1）无
（2）轻度变化
（3）重度变化
19. 人格解体或现实解体（指非真实感或虚无妄想）
（1）无
（2）问及时才诉述
（3）自然诉述
（4）有虚无妄想
（5）伴幻觉的虚无妄想
20. 偏执症状
（1）无
（2）有猜疑
（3）有牵连观念
（4）有关系妄想或被害妄想
（5）伴有幻觉的关系妄想或被害妄想
21. 强迫症状（指强迫思维和强迫行为）
（1）无
（2）问何时才诉述
（3）自发诉述
22. 能力减退感
（1）无
（2）仅于提问时方引出主观体验
（3）患者主动表示有能力减退感
（4）需鼓励，指导和安慰才能完成病室日常事务或个人卫生
（5）穿衣、梳洗、进食、铺床或个人卫生均需他人协助
23. 绝望感
（1）无
（2）有时怀疑“情况是否会好转”但解释后能接受
（3）持续感到“没有希望”但解释后能接受
（4）对未来感到灰心，悲观和失望，解释后不能解除
（5）自动地反复诉述“我的病好不了啦”诸如此类的情况
24. 自卑感
（1）无
（2）仅在询问时，诉述有自卑感（我不如他人）
（3）自动地诉述有自卑感
（4）患者主动诉述“我一无是处”或“低人一等”
（5）自卑感达妄想的程度，例如“我是废物”或类似情况

【项目和评定标准】

HRSD 多数项目采用 0 ~ 4 分的 5 级评分法。各级的标准为：0 分表示无；1 分表示轻度；2 分表示

中度；3 分表示重度；4 分表示极重度。少数项目采用 0 ~ 2 分的 3 级评分法，分级标准为：0 分表示无；1 分表示轻—中度；2 分表示重度。

【评定注意事项】

1. 适用于具有抑郁症状的成年患者。

2. 应由经过培训的评定者对患者进行检查。一般采用交谈与观察的方式。

3. 评定的时间范围：一般为前 1 周的情况，也可按需要另作规定。

4. HRSD 中的第 8、第 9 及第 11 项，依据对患者的观察进行评定，其余各项则根据患者自己的口头叙述评分，其中第 1 项需两者兼顾。另外，第 7 和第 22 项，还需向患者家属或病房工作人员收集相关资料；而第 16 项最好是根据体重记录，也可依据患者主诉及其家属或病房工作人员所提供的资料评定。

5. 有的版本为 21 项，即比 24 项量表少 3 项（第 22、第 23 和第 24 项）。最常用的版本是 17 项，即无第 18 ~ 24 项。

6. 一次评定需 15 ~ 20 分钟。这主要取决于患者的病情严重程度及其合作情况；如患者严重阻滞时，则所需评定时间将更长些。



## 三、其他

1. A 型行为类型问卷（Type A Behavior Pattern Scale，TABP）。

2. 90 项症状清单。

3. 艾森克个性测验（成人）。

4. 一般健康问卷（GHQ-12）。

5. BECK 抑郁自评问卷。

6. 简式心境状态量表（Profile of Mood States，POMS）。

7. 流调中心抑郁量表（CES-D）。

以上 7 个量表可从：张明园，何燕玲. 最新医院精神科评定量表实用全书［M］. 北京：人民卫生出版社，2015：157 - 161. 获取。

（林力、纪家武、刘江生撰稿）

## 参考文献


［1］熊波，娄振山. 飞行员社交回避及苦恼的心理社会因素研究［J］. 中国行为医学科学，2008，5：438 - 440.

［2］吕路线，李克勤. 医学心理与精神病学［M］. 北京：人民军医出版社，2004：95 - 110.

［3］姜乾金. 医学心理学［M］. 4 版. 北京：人民卫生出版社，2004：136 - 140.

［4］杨菊贤. 心身疾病临床应用的进展［J］. 中国社会医学，1994，1：45 - 47.

［5］魏太星，邱保国，吕维善. 现代老年学［M］. 郑州：河南医科大学出版社，2001：251.

［6］朱俊娟，陆峥，蔡军，等. 综合医院医学心理门诊医师对抑郁症的识别［J］. 上海精神医学，2005，6：339 - 342.

［7］朱彩凤，张敏. 慢性压力与冠心病的研究进展［J］. 心血管病学进展，2018，39（4）：611 - 614.

［8］李宁，叶兰仙. 躯体化障碍的发病机制及诊治的研究进展［J］. 精神医学杂志，2013，26（2）：152 - 153.

［9］张朝辉，张亚林. 躯体形式障碍临床研究进展［J］. 临床心身疾病杂志，2006，6：469 - 471.

［10］FILIPPO CREA，GAETANO A LANZA，PAOLO G CAMICI. 冠状动脉微血管功能障碍［M］. 曾定尹，孙英贤，主译. 上海：上海科学技术出版社，2017：79.

［11］张道龙. 精神障碍诊断与统计手册［M］. 北京：北京大学医学出版社，2016.

［12］EUGENE C TOY，DEBRA KLAMEN. 精神科案例集［M］. 5 版. 粟克清，郝伟，主译. 北京：人民卫生出版社，2016.

［13］J LARRY DURSTINE，GEOFFREY E MOORE，MI-

CHAEL J LAMONTE, et al. 波洛克心血管康复医学教科书［M］. 刘江生，主译. 北京：北京大学医学出版社，2012：229－239.
［14］刘江生. 冠心病患者的康复［J］. 心血管康复医学杂志，2006，15（增）：22－55.
［15］杨菊贤，卓杨. 心脏康复与心理的康复［J］. 心血管康复医学杂志，2006，15（增）：55－59.
［16］FRASURE-SMITH N，F LESPéRANCETALAJIC M. Depression following myocardial infarction：impact on 6-month survival［J］. JAMA，1993，270（15）：1819－1825.
［17］BLUMENTHAL JA，BABYAK MA，CARNEY RM，et al. Exercise，depression，and mortality after myocardial infarction in the ENRICHD trial［J］. Med Sci Sports Exerc，2004，36：746.
［18］JANUZZI J L J R，STERN T A，PASTERNAK R C，et al. The influence of anxiety and depression on outcomes of patients with coronary artery disease［J］. Arch Intern Med，2000，160：1913－1921.
［19］KUBZANSKY LD，KAWACHI I，SPIRO A III，et al. Is worrying bad for your heart? a prospective study of worry and coronary heart disease in the normative aging Study［J］. Circulation，1997，95：818－824.
［20］STRIKE P C，STEPTOE A. Behavioral and emotional triggers of acutecoronary syndrome［J］. Psychosomatic Med，2005，67（2）：179.
［21］H BOUDREZ，G DE BACKER. Recent findings on return to work after an acute myocardial infarction or coronary artery bypass grafting［J］. Acta Cardiologica，2000，55（6）：341.
［22］Smith H C. Return to work//WENGER N K，HELLERSTEIN H K. Rehabilitation of the Coronary Patient［M］. 3rd ed. New York：Churchill Livingstone，1992，5273（93）：221－222.
［23］BIERING K，NIELSEN T T，RASMUSSEN K，et al. Return to work after percutaneous coronary intervention：the predictive value of self-reported health compared to clinical measures［J］. PLoS One，2012，7（11）：49268.
［24］THEORELL T，KARASEK R A. Current issues relating to psychosocial job strain and cardiovascular disease research［J］. J Occup Health Psychol，1996，1：9－26.
［25］黄震华. 心理因素与心血管事件［J］. 国外医学心血管疾病分册，1997，24（3）：22.
［26］KAPRIO J，KOSKENVUO M，RITA H. Mortality after bereavement：a prospective study of 95，647 widowed persons［J］. Am J Public Health，1987，77：283－287.
［27］RUBERMAN W，WEINBLATT E GOLDBERG J D，CHAUDHARY B S. Psychosocial influences on mortality after myocardial infarction［J］. N Engl J Med，1984，311：552－559.
［28］ROSATI K G. Is all extremely low fat desirable for all coronary patients? in american association of cardiovascular and pulmollary rehabilitation［J］. Syllabus of 12th annual meeting，1997，456.
［29］刘江生. 杨菊贤，刘楠，等. 康复心脏病学［M］. 北京：中国科学技术出版社，1996：1－308.
［30］Review Panel on Coronary Prone Behavior and Coronary Heart Disease. Coronary prone behavior and coronary heart disease：a critical review［J］. Circulation，1981，63：1199－1215.
［31］SMITH T W. Hostility and health：current status of a psychosomatic hyposthesis［J］. Health Psychol，1992，11：139－150.
［32］SCHEIER M F MATTHEWS K A，OWENS J F，et al. Optimism and rehospitalization after coronary artery bypass graft surgery［J］. Arch Intern Med，1999，159：829－835.
［33］MATTHEWS K A，RAIKKONEN K，SUTTON-TYRRELL K，et al. Optimistic attitudes protect against progression of carotid atherosclerosis in healthy middle-aged women［J］. Psychosom Med，2004，66：640－644.
［34］American Association of Cardiovascular and Pulmonary Rehabilitation. Guidelines for cardiac rehabilitation and secondary prevention programs［M］. 5th ed. Champaign：Human Kinetics，2013：130－137.
［35］STEPHEN M STAHL. Stahl 精神药理学精要：神经科学基础与临床应用［M］. 司天梅，黄继忠，于欣，译. 北京：北京大学医学出版社，2011.
［36］喻东山. 精神科合理用药手册［M］. 3 版. 南京：江苏科学技术出版社，2016：217－263.
［37］王铭维，王培芝，张忠霞，等. 应激影响脑老化的相关学说与机制［J］. 医学与哲学（B），2014，35（4）：9－12，17.
［38］杨菊贤，史春志. 心理应激促发心律失常的机制及其干预［J］. 心血管病学进展，2007（6）：860－862.
［39］赵雅娟，符浩，王勇. 网络化认知行为治疗在睡眠障碍中的应用［J］. 上海交通大学学报（医学版），2018，38（5）：556－560.
［40］谭健烽，李鹤展，李上海，等. 生物反馈放松疗法对

5

冠心病疗效的临床研究［J］. 中国健康心理学杂志，2013，21（1）：44－46.
［41］李献云. 认知行为治疗在精神科的价值［J］. 神经疾病与精神卫生，2017，17（2）：77－81.
［42］FRIEDMAN M，ROSENMAN R H. Overt behavior pattern in coronary disease. detection of overt behavior pattern a in patients with coronary disease by a new psychophysiological procedure［J］. JAMA，1960，173：1320－1325.
［43］FABRE A，SHEPPARD M N. Sudden adult death syndrome and other non-ischemic causes of sudden cardiac death［J］. Heart，2006，92（3）：3I6－320.
［44］DE JONGE P，ORMEL J，VEN DEN BRINK R H，et al. Symptom dimensions of depression following myocardial infarction and their relationship with cardiovascular prognosis［J］. Am J Psychiatry，2006，163（11）：138－144.
［45］DIXHOORN J，WHITE A. Relaxation therapy for rehabilitation and prevention in ischemic heart disease［J］. Eur J Cardiovase Prev Rehabil，2005，12（3）：193－202.
［46］CHIPKIN S R，KLUGH S A，CHASAN T L. Exercise and metabolic syndromes［J］. J Cardiol Clin，2003，21（3）：489－499.
［47］李宁，叶兰仙. 躯体化障碍的发病机制及诊治的研究进展［J］. 精神医学杂志，2013，26（2）：152－153.
［48］卫生部疾病控制司，中国疾病预防控制中心精神卫生中心. 中国抑郁障碍防治指南［N］. 北京大学精神卫生研究所，2003. http://www. pkuh6. cn/Html/News/Articles/2307. html.
［49］吴文源. 焦虑障碍防治指南［M］. 北京：人民卫生出版社，2010.

5

# 第六篇

## 心脏康复程序

心脏康复程序起始于美国亚特兰大 Emory 大学的 Wenger 教授在 20 世纪 60 年代早期，为急性心肌梗死无合并症患者设计，并实施的急性心肌梗死（AMI）康复程序。该程序于 1973 年正式发表（14 步程序）。在 1980 年修改为 7 步程序。之后，学者根据各自医院及患者的情况，提出各自的康复程序。随着医疗、科学技术的发展，AMI 心脏康复程序又扩展应用于冠状动脉旁路移植术（CABG）等心脏手术后患者，并有与之配套的教育程序、降血压程序、心理调整等程序，以及其他程序，如减肥程序、戒烟程序等的出现。

# 第一章　概论



## 第一节　心脏康复程序的定义与分类

### 一、定义

心脏康复程序是有关心脏病患者恢复和保持理想的生理、心理、社会及职业状态的体力活动、日常生活、娱乐、康复教育、监护的日程安排。其主要内容包括运动（体力活动）、教育（帮助矫正冠心病危险因素）、心理 3 部分。

### 二、分类

1. 按病种可分为：①急性心肌梗死后康复程序；②经皮冠状动脉腔内血管形成术（PTCA）后康复程序；③冠状动脉旁路移植术（CABG）后康复程序；④其他康复程序。

2. 按功能区分：①运动程序；②教育康复程序；③戒烟程序；④降血压程序；⑤减肥康复程序；⑥其他程序。

3. 按疾病恢复期时间可分为一、二、三、四期康复程序[1]。住院期（一期）康复程序，因患者病情重、进展慢、安排细致，以及各医疗单位条件不同，故时间差距颇大：有短至 1 天的 1 天程序，长至 4 周的 4 周程序等。本章将重点叙述住院期康复程序，至如第二、第三、第四期康复程序就是各期的运动程序（运动程序）加上教育（冠心病危险因素矫正）程序、心理调整程序。

4. 按时间区分：①4 周程序；②3 周程序；③2 周程序；④1 周程序；⑤3 日程序等。

## 第二节　早期活动的基础、效益和安全性

### 一、早期活动的病理生理基础

传统的急性心肌梗死治疗要求患者绝对卧床休息 6 周。至今，国内大多数医师仍要求患者完全卧床休息 1 周。但长期的卧床休息会给患者带来一系列负效应。

1. 降低运动功能

卧床休息可引起心脏每搏输出量、心输出量减少，从而引起运动功能（$\dot{V}O_2max$）的减少。一组健康青年大学生的调查显示：在严格卧床休息 21 d 后，$\dot{V}O_2max$ 减少 20%～25%；恢复到卧床前状态，至少需要进行体力训练 3 周[2]。心肌梗死、心脏手术后患者，除卧床休息外，还有动脉硬化的病理生理改变，所以患者的运动功能明显降低，表现虚弱、疲劳等。这种运动功能的降低，主要是长期卧床休息所致，长期卧床休息对机体的影响超过了疾病本身所占的比例，试想一位 PTCA 手术患者，术前哪有严重的活动能力低下？其术后的活动能力低下，除动脉硬化、手术等因素外，主要是长期卧床休息所致。

2. 减少血容量

卧床休息 24 h 后，循环血容量开始减少。严格卧床休息 7～10 d，可减少循环血量 700～800 mL[2]。

再加上体位血管运动反射的减弱（由卧位转为直立位时），肢体静脉血管不能收缩，使血液淤积在静脉床内（站立位下肢静脉可贮存 300～800 mL 血液[2]），因而回心血量减少，左心室容量和充盈压降低，心脏每搏输出量下降，最后，心输出量下降，甚至出现体位性低血压，引起运动功能下降。让患者做间歇性的重力（体重）负荷（坐位，或站位）可减少运动功能的下降。即使坐在椅子上2～3 次/d，就可在一定程度上减少运动功能的下降。而这种坐椅子活动是绝大多数患者可以承受的。

3. 增加血液黏度、引起血栓形成

卧床休息后，血浆容量和血红细胞都减少，但血浆容量降低更多，故血液黏度增加。同时，因为腿部肌肉缺少收缩，肌肉泵的作用降低，血液淤滞在静脉内，共同促进静脉内血栓形成。利用放射性纤维素原的研究已经证明：大约 1/3 卧床心肌梗死患者下肢静脉内有血块形成。

4. 降低肺通气量

卧床休息可导致肺容量、肺活量的减少，从而引起肺通气量轻度下降。这对于合并有慢性肺部疾病的患者，可使肺部疾病导致的肺功能减退加剧，对患者产生不利影响。

5. 引起骨骼肌萎缩、收缩力下降

卧床的第 1 周骨骼肌收缩力量减少 15%，肌肉收缩效率降低。肌肉收缩力量降低的主要原因为肌肉氧化供能能力降低。收缩效率降低的肌肉承担同一负荷，比收缩效率未降低的肌肉需要更多的氧、更多的血流，从而增加心脏负担。

6. 卧床可降低消化功能

长期卧床可降低消化功能，发生负蛋白质平衡、负氮平衡。负氮平衡对于机体代谢、坏死心肌、手术创口的愈合都是不利的。

7. 长期卧床的心理影响

长期卧床可使患者产生消极悲观、忧郁、压抑的心理状态。

### 二、心脏康复程序的效益和安全性

国际范围内有大量对照的研究证明：经过适当选择的急性心肌梗死患者，在正确设计、有监护的早期活动中，没有增加住院和随访的心血管合并症（心绞痛、再次心肌梗死、心律失常、充血性心力衰竭、室壁瘤、心脏破裂、心脏性猝死等），但是明显减少了延期卧床休息的合并症（运动功能下降、低血容量、体位性低血压、静脉栓塞、肺膨胀不全、肌肉萎缩、肌力下降、焦虑和压抑等），缩短了住院时间，促进了患者回归家庭、社会、职业，降低了病死率，提高了生活质量，大大减轻了家庭、社会的经济和人力负担。

# 第二章 心脏康复程序设计

## 第一节 程序设计的要点与条件

### 一、成功设计康复程序的要点

1. 目的

确定康复目标（包括体力、心理目标，近期和远期目标）。要明确设计程序的目的是恢复或增加运动功能，还是减肥、心理调整。设计程序的目的不同，自然其程序就不同。如作为心肌梗死康复程序，就要加速恢复运动功能，缩短住院日，减少医疗费用。

2. 安全性

安全第一是康复医学的原则，是设计程序始终遵循的原则。康复程序强度要适当，进展速度要稳当，要有充分的监护（包括自我监测）。

3. 个体化

患者的病情、体力状况不同，设计的康复程序自然就不同。即要根据患者具体情况而设计程序，即设计程序要个体化，注意监护，尤其是对于老年和（或）有合并症的患者。

4. 加强教育程序

通过床边或课堂教育，使患者了解发病、治疗、康复的基本知识，让患者懂得和进行冠心病危险因素的矫正。患者是康复程序的主力军，只有发挥患者的主观能动性，才能成功实施程序，达到预期效果。

5. 康复程序要密切和临床医疗的配合

康复医学和临床医学是相辅相成的，设计康复程序时要注意与临床医疗的结合。

6. 实行康复程序的条件

设计康复程序要注意其实施的适当条件。即有合格的心脏康复工作人员；必要的监护、急救设备、训练器材和场地。

7. 设计时间表

为每一步康复活动设计具体的时间表。

## 二、设计、实行心脏康复程序的条件

### （一）心脏康复工作人员

心脏康复工作人员的素质和数量因单位条件有别而不同。心脏康复工作人员最少需要两类。一类是医师，另一类是康复程序的指导者。程序指导者可以由护士或运动学家担任。如果康复程序的指导者是运动学家等非医务人员，则必须还要有一名护士。有条件时，可将心脏康复队伍扩大，包括治疗师、作业疗法师、营养学家、心理学家、健康教育工作者、职业康复咨询人员等。作为从事康复的医师、程序指导者、护士的知识结构必须是综合性的，都必须具有现代心血管疾病的诊疗、护理、运动、监护、急救、预防、营养、心理和健康教育等知识；特别是要有心血管病康复的志向和经验，只不过知识和经验的侧重点不同而已。具体的要求请参阅表6－2－1心脏康复和二级预防专业人员的核心能力。

### （二）监护和急救的设施和设备

心脏康复所需要的设施和设备大致有下列几种。

1. 监护设备

除维持期外都需要心电图机，以能监视、打印的遥测心电图为理想设备。

2. 急救的设备、药品

康复训练要安全第一。凡是需监护的运动都必须有急救设备、药品作为后盾，即使是维持期的低危患者训练，也要有急救的安排。急救设备包括除颤起搏器、吸氧设备、气管插管、呼吸机、静脉输液器等设备。

### （三）训练器材、场地

具体的要求请参阅表6－2－2院内运动设施和设备及其后续的院外设施和设备。

1. 训练器材

（1）上肢训练：臂功率机、壁滑车、划船器、重量训练设备（哑铃等）。

（2）下肢训练：活动平板、功率计踏车、登梯机等。

2. 训练场地

有可供走步等训练的场地：足够的空间、面积，良好的环境；如果有游泳池，要有保证安全的安排。

3. 教育器材

如书籍、音像器材等。

4. 通信设备

有用于监护、指导、急救的电话、传呼机、移动电话等通信联络设备。具体的要求请参阅表6－2－2院内运动设施和设备及其后续的院外设施和设备。

# 第二节　《美国心脏康复指南（第5版）》关于心脏康复程序设计的论述

《美国心脏康复指南（第5版）》(2013年)[3]有许多可借鉴之处，今引用如下，供参考。

## 一、现代心脏康复形势

近年进入心脏康复程序患者的临床情况有改变：进入心脏康复/二级预防（CR/SP）患者年龄

更大、体重更加超重、更多患有糖尿病和高血压、健康情况更差，这对于当代 CR/SP 程序有重要意义。对于大多数现代 CR/SP 患者来说，康复的重点可能是要转变为对其行为的改变，辅导减轻体重和更有效的运动训练，例如高强度锻炼或长时间训练，以实现预期的临床结局。

近年康复运动的进展：

1. 运动量

长久以来，早期院外 CR 患者的标准是 1 h 的运动课程，每周 2 ~ 3 次。研究表明，应考虑到 > 250 min/周的体力活动量在明显减轻体重方面是最有效的[4]。实际上大多数参与早期院外和维持性 CR/SP 程序的患者，都没能在非 CR/SP 运动日里进行足量的活动[5]。这再次强调了 CR/SP 团队在提供帮助患者实现最佳结局的运动、体力活动程序和指导的重要性。

2. 阻力训练的重要性

阻力训练的重要性以及它在心血管病患者中的安全性和有效性，都已被充分证实[6]。因此，它应该是 CR/SP 程序运动训练核心成分之一。

3. 个体化

一种个体化的运动成分（即运动频率、强度、持续时间和模态的运动处方）可促进与循证建议一致的体力活动增加。

4. 峰值有氧能力

一个强有力的科学证据说明，在有或无心血管疾病对象中，峰值有氧能力的水平是死亡风险的一个非常强的指标[7]。

5. 应当持续评价程序的进展

应当持续评价操作的及时性、准确性、安全性和有效性，最大限度地给予患者监督与指导，以达到基于运动生理科学和行为矫正的临床结局。

## 二、心脏康复和二级预防专业人员的核心能力

心脏康复和二级预防专业人员的核心能力详见表 6 - 2 - 1[3]。

## 三、设施和设备

### （一）院内运动设施和设备

在目前住院时间短，即使患者接受一个基本的心血管疾病（CVD）风险评价的时间也十分有限的时代，特殊的院内运动设施和设备并不是院内心脏康复程序服务的必须组成。但是这些服务的环境应当保证安全简单的患者活动。运动服务可以在患者房间、医院走廊和楼梯间进行。在使用的时候，走廊里应当清除障碍物，可以使用扶手，且应当测量距离。设备需求视所给的服务而定，但应包括 1 ~ 3 磅（0.45 ~ 1.3 kg）哑铃或力量较低的阻力带、踏车测力计和有低速挡的跑步机。院内和院外程序空间应当遵守美国心脏康复指南 10.2 和 10.3（表 6 - 2 - 2）的要求。

### （二）院外设施和设备[3]

各设施应当为患者提供接待和等候、咨询与教育，运动，图表保密存储，重要物品保管的独立空间，以及方便使用的休息室，可包括淋浴设施。户外运动区域也可以包括在内。残疾参与者应当能加入符合残疾人法要求的 CR/SP 设施。院外设施应当提供以下内容：

（1）程序和安全信息应当在显著位置张贴，可让所有人都容易看到；

（2）流通空间为开放式的，没有盲角、不必要的门、无意义的隔墙以及其他会对使用者造成安全威胁的危险物品；

（3）有和体力活动空间分开的工作、存储和维护空间；体力活动区域的地面应当有适当的吸收能力和防滑能力，尽量减少与冲击或跌倒相关损伤的风险；

（4）运动地面应当有能安排有氧训练和阻力训练设备（每件 2.3 ~ 4.6 $m^2$）的面积，且要有充足的地方进行伸展活动；

（5）在体力活动时，活动场地通风好，空气流通，有良好的空气质量、室温和湿度；

（6）患者咨询区域，以及用来面谈、咨询、教学和体力测试的设施应有充足空间，能提供隐私保护；

表 6-2-1　心脏康复和二级预防专业人员的核心能力[3]

| 能力 | 知识 | 技能 |
|---|---|---|
| 患者评估 | 需要掌握的知识：<br>• 心血管解剖学、生理学和病理生理学<br>• 动脉硬化的过程和心血管病危险因素的发病机制<br>• 心律失常（例如复杂性 PVCs、房颤、SVT）以及它们对体力活动的影响和症状<br>• 心脏治疗设备（例如起搏器、除颤器和左室辅助装置）<br>• 心血管评估、糖尿病测试及其程序<br>• 心血管病的症状和体征<br>• 对于变化的症状、体征的适当应急反应<br>• 心血管病的相关危险因素和有效生活方式管理<br>• 心血管病的药物治疗方法和危险因素管理<br>• 限制或影响功能或治疗策略的合并症<br>• 药物治疗的不良反应<br>• 与心血管病相关的社会心理因素<br>• 成年人学习原则及行为改变、依从性、应对和疾病管理策略的理论模型<br>• 对治疗方案的依从性<br>• 与转诊来源和跨学科小组的有效交流，以促进医疗协调<br>• 结局评估和报告的原则和方法 | 施行以下操作的能力：<br>• 通过面谈、翻阅医疗记录和问卷调查来获取患者全面的病史、社会史和家族史<br>• 心血管系统体检（例如测量 HR、BP；听诊心、肺音；触诊检查四肢来确认是否有浮肿、搏动、深静脉血栓和外周动脉疾病的体征；检查外科手术创伤）<br>• 建立危险因素档案和降低心血管病风险策略<br>• 基本的检查和评估：12 导联心电图、血氧、血糖和血脂<br>• 获取患者喜好和目标的信息<br>• 通过共同决策来互动交流，与患者及其家属商量治疗计划<br>• 建立个体化治疗计划<br>• 记录并与医师、跨学科团队交流个体化治疗计划和进展的报告<br>• 通过参加程序前后的评估，以使患者结局评估定量化 |
| 营养顾问 | 需要掌握的知识：<br>• 膳食对心血管病进展的作用和影响以及危险因素管理<br>• 分析膳食组成，重点放在总卡路里摄入和影响危险因素的膳食成分（例如总脂肪、胆固醇、精制和加工的碳水化合物、钠）<br>• 非处方营养补充剂和饮酒的潜在风险和获益<br>• 为确定的危险因素和合并症设定膳食矫正和营养干预的目标（例如血脂异常、高血压、糖尿病、肥胖、心力衰竭、肾病）<br>• 基于常见的理论模型和成人学习策略的有效行为矫正策略 | 施行以下操作的能力：<br>• 进行膳食摄入评估，以预测总卡路里；饱和脂肪、反式脂肪、胆固醇、钠，水果蔬菜，全麦，纤维素和鱼的摄入量；进餐和零食次数；各部分比例大小；外出就餐的频率；饮酒情况<br>• 为达到设定的目标而进行特定的膳食矫正所需的教育和咨询<br>• 行为干预以促进膳食习惯上的依从性和自我管理技巧<br>• 在程序结束时测量并报告营养管理的结果 |
| 体重管理 | 需要掌握的知识：<br>• 超重、肥胖以及体重过轻的生理和病理作用<br>• 通过热量摄入与支出平衡进行体重管理的原则<br>• 了解时尚饮食和其对 CVD 患者可能的风险<br>• 目前健康体重和二级预防方面的指南和建议<br>• 提倡 3～6 个月内逐步、可持续减轻体重（5%～10%）的减重干预<br>• 减轻体重的药物治疗和外科手术<br>• 体重快速减轻以及周期性体重增加和体重减轻相关的营养和医学风险<br>• 了解体重减轻和维持体重通常是复杂和困难的，需要持续的膳食管理、体力活动和行为管理<br>• 在体重管理中有规律的体力活动，膳食模式的矫正，热量平衡的改变以及药物疗法的重要性和有效性<br>• 基于常见的理论模型和成人学习策略的有效行为矫正策略 | 施行以下操作的能力：<br>• 测量体重、身高和腰围<br>• 计算人体质量指数并确定其合适的类型：是正常、超重或肥胖<br>• 为超重或肥胖者制定短期和长期体重减轻目标<br>• 评估营养和膳食习惯，以及日常能量摄入与支出，以指导体重管理的个体化教育与咨询<br>• 进行行为干预以促进体重管理时的依从性和自我管理技巧<br>• 在程序结束时测量和报告体重管理的结果 |

6

（续）

| 能力 | 知识 | 技能 |
|---|---|---|
| 血压管理 | 需要掌握的知识：<br>• 高血压是动脉粥样硬化性血管疾病和可能的终末器官损害的危险因素<br>• 高血压和低血压的症状和体征<br>• 静息和运动中的正常血压范围<br>• 目前二级预防的血压目标<br>• 家庭血压监测在血压管理中的作用<br>• 抗高血压药物治疗和常见不良反应的课堂教学作用<br>• 体位性和运动后低血压<br>• 治疗高血压的终止高血压膳食疗法（DASH）的成分<br>• 不同血压计的测量和操作原则<br>• 了解血压控制常常是复杂而困难的，可能需要持续的抗血压药物调整、膳食管理、体力活动和行为管理<br>• 钠摄入限制、体重管理、体力活动与锻炼、戒烟、限酒和药物治疗在血压控制中的重要性和作用 | 施行以下操作的能力：<br>• 静息（坐位、仰卧和站立）和运动中准确测量血压<br>• 从预期的范围或结果中了解显著的血压偏差<br>• 评估对抗高血压药物治疗和管理方案的依从性<br>• 在康复程序结束时测量和报告血压管理的结果 |
| 血脂管理 | 需要掌握的知识：<br>• LDL-C、HDL-C、VLDL-C、TG 和非 HDL-C 的定义<br>• 在动脉粥样硬化疾病形成过程中血脂的生理学作用<br>• “治疗性生活方式矫正饮食”和“地中海饮食”的组成元素<br>• 包括非处方药和有不良反应的抗高血脂药物治疗的课堂教育作用<br>• 膳食脂肪和单一碳水化合物的类型以及它们对血脂水平的作用<br>• 目前二级预防血脂目标水平<br>• 在管理血脂过程中体重管理、体力活动和运动锻炼、戒烟、限酒和药物治疗的重要性和作用 | 施行以下操作的能力：<br>• 根据二级预防目标值解释 LDL-C、HDL-C、非 HDL-C、VLDL-C 和 TG 值<br>• 评估患者对抗高血脂药物治疗和管理方案的依从性<br>• 评估患者对血脂管理中生活方式干预的依从性<br>• 为患者提供有关血脂的教学信息<br>• 为血脂异常者制定降低风险计划并与患者及其家属沟通该计划<br>• 在康复治疗结束时测量并报告血脂调整结果 |
| 糖尿病管理 | 需要掌握的知识：<br>• 1 型和 2 型糖尿病<br>• 定义为低血糖和高血糖的空腹血糖和平时血糖值<br>• 建议的 HbA1c 目标值及其重要性<br>• 糖尿病相关的并发症：微血管和大血管疾病；自主神经和外周神经疾病；肾病；视网膜病变<br>• 与低血糖和高血糖有关的症状和体征<br>• 低血糖时碳水化合物的使用<br>• 降糖药物和胰岛素的作用<br>• 监测血糖值的重要性，特别是在运动前后<br>• 基于血糖值的运动禁忌证<br>• 对糖尿病药物治疗的依从性与饮食，体重和运动建议的重要性<br>• 认识并管理代谢综合征和相关心血管病危险因素的重要性<br>• 在血糖控制中，体重管理，体力活动和锻炼，限酒和药物疗法的重要性和有效性 | 施行以下操作的能力：<br>• 了解糖尿病相关并发症史，包括高血糖和低血糖的发生频率和诱因<br>• 了解血糖仪的校准和正确使用<br>• 评价高血糖和低血糖的症状和体征，并采取相应处理<br>• 为患者提供有关生活方式和药物治疗对血糖控制作用的教育<br>• 需要时，将患者转诊给糖尿病教育家或临床营养学家<br>• 在康复治疗结束时测量并报告血糖控制结果，包括运动中和运动后的低血糖和高血糖情况 |
| 戒烟 | 需要掌握的知识：<br>• 目前指南对吸烟的处理和二级预防目标<br>• 吸烟对心血管病的生化和生理影响<br>• 吸二手烟是心血管事件的危险因素<br>• 基于通常学说的有效行为矫正策略<br>• 可利用的戒烟服务（例如社区戒烟程序、辅导员、心理学家）<br>• 烟草成瘾的生理和心理方面知识<br>• 药物干预的有效性，包括风险和获益 | 施行以下操作的能力：<br>• 评估吸烟的分类：从不吸烟、曾经吸烟、近期吸烟或目前正在吸烟<br>• 促进戒烟和坚持长期不吸烟依从性的行为干预<br>• 在程序结束时测量和报告戒烟结果 |

（续）

| 能力 | 知识 | 技能 |
|---|---|---|
| 心理管理 | 需要掌握的知识：<br>• 社会心理因素对心血管病病理生理和治疗依从性的影响<br>• 抑郁及其与再发冠状动脉疾病事件、不良结局和治疗依从性的主要联系<br>• 影响治疗反应的其他心理学指标，例如焦虑、愤怒或敌意，以及社交孤立<br>• 药物和生活方式干预对心理困扰的作用<br>• 影响治疗依从性的社会经济因素，例如受教育或收入水平、缺乏资源或支持<br>• 可利用的增强心理干预的服务（例如心理学家、顾问、社会工作者、教士）<br>• 基于通常学术模式的和成人学习策略[17]的有效行为矫正策略 | 施行以下操作的能力：<br>• 有筛查并评估心理困扰，特别是抑郁、焦虑、愤怒或敌意；社交孤立；婚姻或家庭困扰；性功能障碍；以及药物滥用的能力<br>• 在需要时转诊为精神病或心理治疗，作为常规治疗外的范围<br>• 解决压力管理和应对策略的个人和群体的教育和咨询干预<br>• 在程序结束时测量和报告心理管理的结果[7,18] |
| 体力活动辅导 | 需要掌握的知识：<br>• 缺乏有规律的体力活动以及久坐的习惯是冠状动脉疾病的一个危险因素<br>• 了解长时间久坐对健康的不良影响<br>• 了解有关心血管病患者有规律的体力活动的强度、频率及持续时间的目前建议<br>• 可影响体力活动的原有的骨骼肌和神经肌肉问题<br>• 确认可增加不良心血管事件风险和增加环境风险的体力活动<br>• 了解不利于增加体力活动的因素<br>• 娱乐、职业和性活动的代谢要求<br>• 了解避免体力活动相关的骨骼肌损伤的建议<br>• 基于通常学术模式和成人学习策略的有效的行为矫正策略 | 施行以下操作的能力：<br>• 同时使用问卷和已有的活动监测设备来评估目前的体力活动水平<br>• 帮助患者为将来的体力活动设定切实可行的增量目标<br>• 有增加安全适当的每日体力活动和结构化运动水平建议的能力<br>• 有为日常生活、职业以及娱乐活动评估体力和代谢需要的能力<br>• 有改善规律体力活动依从性的交流和行为策略<br>• 在康复治疗结束时测量并报告体力活动训练的结果 |
| 运动训练评价 | 需要掌握的知识：<br>• 对运动的正常和异常反应，包括运动不耐受、心肌缺血、急性冠脉综合征和室性心律失常的症状和体征<br>• 对急性运动的生理反应，以及对长期运动的适应力<br>• 根据对患者评估和运动试验结果进行危险分层<br>• 掌握在广泛的心脏病患者中进行心血管耐力运动和阻力训练的运动处方方法学知识<br>• 掌握运动的绝对和相对禁忌证<br>• 掌握终止运动课程的绝对和相对适应证 | 施行以下操作的能力：<br>• 知晓威胁生命的心律失常、心肌缺血或梗死、低氧血症、低血压、低血糖，以及其他运动不耐受的症状和体征<br>• 有根据 AHA 和 AACVPR 标准对每位患者进行危险分层的能力<br>• 有制定个体化、安全有效的心血管耐力运动处方，包括模式、强度、持续时间、频率和进展<br>• 有为适当肌群的抗阻力训练制定个体化、安全有效的运动处方，包括负荷量、重复次数、频率以及进展<br>• 在运动处方中应包括热身、恢复以及灵活性和平衡的锻炼<br>• 如果需要的话，在运动处方中适应已有的合并症<br>• 为运动心电图遥测进行皮肤准备和电极放置<br>• 在康复治疗结束时测量并报告运动训练的结果 |

缩写：AACVPR，美国心肺康复学会；AHA，美国心脏协会；BP，血压；DASH，终止高血压的膳食方法；DVT，深静脉血栓；ECG，心电图；HbA1c，糖化血红蛋白；HDL-C，高密度脂蛋白胆固醇；HR，心率；ITP，个体化治疗计划；LDL-C，低密度脂蛋白胆固醇；PAD，外周动脉疾病；PVCs，室性期前收缩；SVT，室上性心动过速；TG，甘油三酯；VLDL-C，极低密度脂蛋白胆固醇。

表 6-2-2 院内和门诊运动设施和设备

| 《美国心脏康复指南》10.2 一般设施要求[3] |
|---|
| • 空间必须达到要提供的活动和服务要求。必须具备通往所有病区的紧急通道，地面必须容许人员和设备轻易通过。地面面积应为 3.7～4.2 平方米/患者<br>• 所有区域都应具备温度和湿度控制，以提供一个舒适的环境。湿度应当不高于 60%，温度在 68～72 ℉<br>• 声音大小应当保持在一个对所有参与者都感到舒适的水平<br>• 运动房间的层高应当能够保证患者能充分、无拘束地活动，最低高度为 3 m<br>• 水应能直接供应给所有运动区域的患者。食物和饮料不能放在运动或监测设备上面或其附近<br>• 所有设施都必须为患者记录和隐私保密<br>• 定期检测的电话或急救电话应配备在所有运动区域，且所有电话上都应有急救电话列表。所有运动区域都应具备基本的急救设备 |
| 《美国心脏康复指南》10.3 一般性设备注意事项[3] |
| • 设备要求需根据患者数量和人员培训情况进行改变<br>• 所有设备都应为商业级，且有严格的维护指南以保障患者安全<br>• 所有运动设备的维护和清理都应当作记录<br>• 运作不正常，或损坏且可能造成危险的设备应标记为暂停服务，直到维修工作完成<br>• 诸如活动平板或功率计踏车等设备应当定期校准，并根据生产商的建议进行维护<br>• 工作人员应接受关于使用所有设备的全面培训，生产商应给出正确使用和校准、故障排除的说明<br>• 区域内应配备一张椅子和一张考试用桌或适合仰卧和躺卧的车<br>• 患者评估设备包括一个质量好的听诊器、便携式血压计、心电图仪、脉搏血氧仪、便携式氧气瓶，且所有运动区域都应配备一张贴的、清晰可见的自感劳累分级（RPE）量表 |

（7）有独立休息室，可以包括淋浴设施；配备防滑地面，且有定期清洁和消毒的淋浴设施；

（8）在更衣室和淋浴室内配有定期检测的急救电话系统。

特殊的设备应当视个人程序偏好、可用空间和预算的情况而定。运动设备应能提供多种模式，以实现安全有效的有氧训练，例如有可以控制速度和等级的电动活动平板、经校准的直立或仰卧功率计踏车、经校准的上身测力计、划船机或能准确显示功率单位的训练机。其他可能的运动设备包括配有可调节长度的阻力训练设备、成对的个人哑铃以及弹力带。个体化的一步阶梯、地板垫和运动球可让患者做更多的活动。室内或室外，宽度足够的无障碍步行通道很受欢迎，且效果好。

其他的设施和设备（材料）建议包括（三）和（四）。

### （三）急救设备

1. 有醒目的自感劳累分级量表、心绞痛和其他疼痛分级量表，以及呼吸困难分级量表。

2. 有心率监测设备和带有秒针的钟，容易从所有运动区域看见。

3. 在服务对象有糖尿病患者的程序中，需准备血糖仪和葡萄糖补充剂（例如果汁和饼干）。

4. 有经校准的体重秤，测量人体构成（例如人体质量指数）或其他必须设备［例如自动体脂测量装置、皮层测量器（kinfold calipers）］或腰围测量卷尺。

5. 教学区域应配有舒适的椅子，最好有可上网的电脑、视听设备、资源库和解剖学模型或图。

### （四）负荷试验设施和设备[3]

用于运动试验的区域需符合《美国心脏康复指南》10.2、10.3（表 6-2-2）的要求。在试验设施中最常用的设备是要有可测量、可校准工作负荷的活动平板、单腿或臂—腿功率计踏车。

安全、费用和患者爱好会影响程序中使用何种设备。在选择设备时要考虑患者在维持性或健身环境中最需要的设备。鉴于达到长期依从性是早期院外 CR/SP 程序的一个主要目标，熟悉这些运动设备能促进患者此后运动的长期依从性。

# 第三章　心脏康复程序实践

## 第一节　运动（活动）程序

运动（活动）是康复程序的基础或关键。现将最新的关于运动的适应证和禁忌证论述介绍如下。

### 一、适应证和禁忌证

现代心脏康复开始于冠心病、心肌梗死患者的早期活动，通过几十年的努力，适应证现已扩展至有合并症的心肌梗死、无心肌缺血冠心病患者；合并心律失常、心功能不全患者；高血压、周围血管疾病、肺心病、心肌病、瓣膜性心脏病以及心脏手术后患者；起搏器安置者等。即排除了禁忌证的所有心血管病患者都可进行运动锻炼。

### 二、运动（活动）时各参数控制指标

活动时应严密监护，各参数允许指标[8]如下：

1. 心率 $<110$ 次/min，或比休息心率增加 $<15\sim20$ 次/min。

2. 无胸部不适、疼痛、心悸，或呼吸困难。

3. 无下述严重心律失常：①有症状的室上性心动过速；②室性心动过速；③运动引起的左束阻滞；④第 2 或 3 度传导阻滞；⑤R on T 室性期前收缩；⑥频繁的多形性室性期前收缩等。

表 6－3－1　运动训练的绝对和相对禁忌证[3]

| |
|---|
| 绝对禁忌证 |
| 1. 静息心电图有提示明显心肌缺血、心肌梗死或其他急性心脏事件的近期改变 |
| 2. 不稳定型心绞痛 |
| 3. 未控制的心律失常 |
| 4. 症状严重的主动脉狭窄或其他瓣膜病 |
| 5. 失代偿性症状性心衰 |
| 6. 急性肺栓塞或肺梗死 |
| 7. 可能影响运动功能或被运动加重的急性非心脏疾病（例如感染、甲状腺功能亢进症） |
| 8. 急性心肌炎或心包炎 |
| 9. 急性血栓性静脉炎 |
| 10. 妨碍达到安全和适当运动功能的身体残疾 |
| 相对禁忌证* |
| 1. 电解质异常 |
| 2. 心动过速或心动过缓 |
| 3. 高度房室传导阻滞 |
| 4. 心室率未控制的房颤 |
| 5. 静息峰值左室流出道压差 $>25$ mmHg 的肥厚性阻塞性心肌病 |
| 6. 已知的主动脉夹层 |
| 7. 严重的静息高血压（收缩压 $>200$ mmHg 且舒张压 $>110$ mmHg） |
| 8. 导致无法配合试验的精神障碍 |

注：＊如果收益大于运动风险，那么禁忌证可以忽略（让位）。

6

4. 心电图 ST 段缺血型下降≤0.1 mV，或上升 <0.2 mV。

5. 活动后收缩期血压下降 <10 mmHg，或无明显上升（收缩压 <200 mmHg，舒张压 <110 mmHg）。

6. 无明显疲劳。

如有不符以上指标，应停止活动。

## 三、运动（活动）程序构成

### （一）住院期运动（活动）程序

心脏康复医学通过几十年的发展，住院期已出现了许多康复程序（活动是康复程序的主要成分）。按时间分，有短至 1 天的 1 天程序（如 PTCA 后康复程序），也有长至 4 周，或更长时间的程序。各程序的活动日程安排是不同的。总的来说，是让血流动力学、心电稳定的患者开始活动，指导他们先做被动运动，然后主动活动肢体、坐起、下地、行走。Squires 等[9]设计了一种从第 1 天的使用床边便桶，到出院前分级运动试验的 6、9、12 天运动程序，即在 6 或 9 或 12 天内完成那样的一系列活动（程序）。

### （二）院外恢复初期（第二期）活动程序

患者出院后的运动（活动），可按照前述运动处方原则制定运动靶心率、运动频率。有学者，从便于患者掌握运动强度角度出发，制订了一些运动，或活动程序。Efraim[9]介绍了一种步行程序：出院后第 1 周步行距离 400 m，完成时间 5 min，2 次/d；第 2 周步行距离 800 m，完成时间 10 min，2 次/d；第 3 周步行距离 1200 m，完成时间 20 min，期间有数次 5 min 休息，1 次/d；第 4 周步行距离 1600 m，完成时间 20 min，1 次/d；第 5 周步行距离 2400 m，完成时间 30 min，1 次/d；第 6 周步行距离 3200 m，完成时间 35 ~40 min，1 次/d。

这个步行程序的要点是：

1. 步行距离和时间不是一定要达到的指标，只是参考指标。

2. 步行速度通常是患者自觉舒适的步伐。出院后第 1 ~2 周，运动后立即测定的心率不宜超过休息心率 +20 次/min。此后，当患者提高步行速度时，心率的增加程度不至于使患者感到强烈的冲击。

3. 运动强度，按自感劳累分级法通常是稍累。如果觉得太累（呼吸困难、大量出汗、疲劳、腿沉重），就减慢步行速度。

4. 在因胸痛，或疲劳停止步行后，不能立即恢复那种步行速度。要恢复此前一阶段、没有这些症状的步行速度。

5. 步行时适宜的征象是轻度出汗、呼吸较快、轻度疲劳，整个感觉是愉快的。

这里所指的出院后某一时间能从事的活动，系指一般情况而言。对于某一患者来说要个体化，即要根据他（她）的病情、运动功能、对运动的反应而定。如果从事某一活动的运动指标超过前述运动允许指标，就要退回到此前一运动强度较小的活动。

# 第二节 教育程序

## 一、教育的意义

知识是事件（疾病、医疗、康复等）、过程、现象等信息的综合体。当一个人有了知识后，对事件的发生及其过程便会有正确的理解，并做出正确反应，使事件向着有利的方向发展。知识又是信念和欲望的基础。知识是改变行为方式的重要条件。知识来源于教育和实践。因而教育是运动疗法、疾病危险因素（行为方式）矫正、心理调整，即心脏康复的重要组成部分。它对于心脏康复有着极为重要的意义，是心脏康复的主要目标之一。

针对一级、二级预防的教育可以帮助患者了解疾病的发生、发展过程以及医疗、药物的作用；了解如何配合医疗；了解疾病危险因素的意义、掌握矫正不良生活方式的方法；从而有助于缓解病情，尽快从心脏事件中恢复过来，延缓疾病（动脉硬化病变等）的进展，减少心脏事件的发生，甚至使疾病的进展发生逆转。

## 二、教育的任务

教育的任务是使患者了解疾病的发生、发展过程以及医疗、药物的作用，主要是促进行为方式（运动、饮食、应激处理、戒烟等）的改变，延缓疾病（动脉硬化等）的进展，甚至使之逆转。

社会学习学说，设想人们的行为方式来自于行为、认知、环境的相互作用。适当的教育可以使患者建立改变不良行为的信念，从而获得预期的效果。

## 三、教育的要点

教育中要充分注意下述要点。

1. 权威的作用：医师、护士、体疗师、营养医师等医务人员对患者是有权威的。他们的意见对于改变患者的行为方式具有重要的作用。

2. 榜样的力量：其他患者成功的经验对于患者不良行为方式的改变，具有鼓舞的作用。

3. 成功的经验：患者自身在康复程序中成功的经验，是对进行下一步程序的推动。例如，在心肌梗死后，成功地“下床”，对于下一步的“下地行走”就是一种鼓舞，要善于利用这些事例，对患者进行教育。

4. 成人教育原则的使用：①患者对受教育（不良行为方式的校正、稳定而平衡的心理状态）的正确认识，对于学习效果有重大意义，有学习动力者，则事半功倍；②成人教育要充分利用他们原有的经验、知识和理解能力；③成人教育要考虑他们不同的文化教育素质，采取相应的教育方法。

5. 患者的教育要与病情一致，即患者的教育不仅要有认识准备，还要有体力的准备。

6. 教育是长期的，通过教育，建立的合理生活方式，必须坚持终生。为维持长期合理的生活方式，教育也是长期的任务。

7. 教育的目的是防止发病（一级预防）和疾病复发、恶化（二级预防）。这些目的必须始终、紧密和教育内容相结合。

8. 所有与教育程序有关的人员（包括患者）必须努力、安全地完成和超过程序规定的日程。

9. 工作人员必须对教育程序负责，对患者热情，并与患者建立友谊。

10. 教育程序必须根据进行情况及时调整，长期坚持。

## 四、教育的方式、方法

1. 教育可以采取个别交谈、咨询解答、指导的方式；也可以采取集体课堂教学、小组讨论的方式。

2. 教育资料可以是小册子、书籍、视听产品（录音带、录像带）、电视及广播等资料。

3. 教育资料应采用国家和（或）专业学会制定的国家，或地区的标准、方案，例如，国家营养卫生学会制定的饮食卫生标准。这些标准、方案对于患者而言更有权威性，获得的教育效果更好。



## 五、教育的内容

心脏康复的教育内容列举如下，但不限于这些[1]。医师可根据患者的病情、生活状况、嗜好、要求，进行增减、调整。

1. 生理解剖、运动生理、病理生理

帮助患者了解以下这些基本常识。例如：

（1）动脉硬化过程，冠心病、心肌梗死、心绞痛的危险因素矫正和二次预防；

（2）正常、病理解剖；

（3）正常、异常运动反应；

（4）运动处方：运动强度、频率、持续时间、方式、进展和自感劳累强度；

（5）家庭运动的意义和方法；

（6）过度运动的警告性症状、体征。

2. 介入程序通过文字、图像等资料，帮助患者了解下述知识

（1）非损伤性试验：运动和非运动负荷试验。包括药物（如双嘧达莫、盐酸多巴酚丁胺）、心电图、超声心动图、核素心血管造影运动试验等；

（2）心脏导管检查；

（3）经皮冠状动脉腔内血管成形术（PTCA）、动脉硬化斑块切除（激光，或旋切术等）；

（4）手术：冠状动脉旁路移植术、瓣膜移

植、心脏移植、心脏除颤起搏器的置入等。

3. 症状和体征

（1）心绞痛和心肌梗死；

（2）充血性心力衰竭；

（3）晕厥，或晕厥前期征象；

（4）低、高血糖症；

（5）其他心血管手术和合并症的症状、体征；如：①心脏移植术；②瓣膜置换术；③心脏起搏器、除颤起搏器置入术；④心肌病手术；

（6）多种疾病的互相作用。

4. 有关心脏事件恢复期的知识

（1）活动、步行、关节运动范围；

（2）警告性症性、体征。



5. 自我评价技术

患者应该掌握以下知识：

（1）运动反应的评价（自感劳累分级、心率、血压）；

（2）症状和体征（见上）；

（3）心律失常的初步辨认；

（4）体重、肥胖、充血性心力衰竭的知识；

（5）排斥反应的症状；

（6）起搏器功能；

（7）轻度头痛、晕厥的处理。

6. 药物教育

（1）适当地给药；

（2）对处方药物的适应；

（3）食品、药物、运动、性功能、年龄的相互作用；

（4）药物不良反应的表现。

7. 糖尿病教育和咨询

（1）糖尿病的过程；

（2）体重控制；

（3）饮食指导；

（4）血糖监测和控制；

（5）运动/活动的效益和指导；

（6）低、高血糖的症状、征象和治疗；

（7）药物知识（口服降糖药、胰岛素，及与其他药物的相互关系）。

8. 危险因素

在所有矫正危险因素的程序中，必须利用证明有效的国家级行为和教育程序指南、资料。包括：

（1）戒烟；

（2）降脂；

（3）控制血压；

（4）减肥；

（5）坐位生活方式的改变等。

9. 运动指导

（1）运动处方：运动类型、强度、持续时间、频率、进展；自我感觉劳累强度；

（2）对运动的正常、异常反应；

（3）运动的效益。

10. 职业康复

（1）工作能力的评价；

（2）体力的评价；

（3）起始运动和工作的评价；

（4）推荐给职业康复系统。

11. 安全性

（1）心肺复苏训练；

（2）环境因素：温度、湿度、冷风、高度等。

12. 心理因素

A 型性格、忧郁及应激处理等。

13. 性生活。

对于某一疾病，教育的内容可以更具体。以心绞痛为例[2]，介绍如下。

心绞痛：

1. 定义：心肌不能接受充分的血液所发生的不适、疼痛或其他症状；又是心脏警告性症状之一。

2. 病因：①冠状动脉硬化；②冠状动脉痉挛。

3. 心绞痛分型：心绞痛可以发生在劳累或休息时。①稳定性心绞痛：心绞痛可由药物控制，或休息减轻。②不稳定性心绞痛：心绞痛不由药物控制。心绞痛的类型、持续时间和（或）频率发生了改变，应就医。心绞痛是暂时的，不引起心肌损害。

4. 部位：疼痛可以位于胸骨后、臂、颈、颌、肩、背部；可以有 1 个、2 个，或更多症状。

5. 表现：①沉重、压榨、疼痛，“像胸部被带子束缚，或胸部压一石块”；②烧灼感；③消化不良；④颈、颌、肩、臂部不适；⑤其他：呼吸短浅、出汗、恶心、呕吐等。

6. 治疗（立即进行）

（1）停止正在进行的活动，坐下休息；

（2）立即应用硝酸甘油，如果无效，按药物说明书，可再服 2 次硝酸甘油，2 次间休息 5 分钟，同时向急诊科请求帮助；

（3）向医生报告心绞痛类型的改变，如：①疼痛的程度、次数增加；②过去是劳累时心绞痛，现在休息时也发作；③在以前发生心绞痛的活动中，现在不发生心绞痛。

7. 合理的休息/活动习惯：①知道和避免诱发心绞痛的活动；②餐后休息，运动前至少要休息 1 h；③少食多餐；④避免饮酒、饱餐、应激和突然运动诸因素的结合；⑤形成规律的睡眠习惯，劳逸结合；⑥轻、重度活动交替进行：自我调节，为活动强度留有余地。

8. 家庭运动程序。

9. 服药：指导患者服药。

10. 如果通常的治疗不能缓解心绞痛，意味着可能在狭窄的冠状动脉形成了血栓，中断心肌的血液供应。应立即就医。

上述各项教学中的辅导材料，可见于心绞痛小册子、药物说明书、运动指导手册等资料。

这些是美国心脏康复程序指南介绍的范例。我们可参考其原则，在实际工作中根据各单位、患者的具体情况（文化素质、病情、接受教育的能力、教育资料等）灵活运用。

## 第三节 住院期（综合）心脏康复程序

住院期的康复目标是：早活动、早下床、早出院、回归家庭。

住院期（综合）心脏康复程序时间的长短，进行的速度，决定于医疗单位的条件、患者的病情、对运动的反应（即康复程序要个体化）。医疗单位的规模大，设备条件好；医务人员训练有素，富有经验，有心脏血管再造术的条件（如心血管专科医院）；患者年龄较轻、无合并症；则可采取 1 ~ 2 周康复程序，即在 7 ~ 14 天内完成程序，达到出院标准。如为一般医院，设备条件不理想，医务人员缺乏经验；患者为老年人，或有合并症者；则康复程序以 3 ~ 4 周程序为宜。我国心肌梗死患者康复起步时间不长，缺乏经验。无合并症者可以开展 2 ~ 3 周程序，有合并症者，或老年患者则以 4 周程序为妥。

心脏康复程序的特点：除有运动成分外，还综合包含了教育、心理调整内容。住院期早期活动配合教育、心理调整可解除患者忧虑，树立战胜疾病的信心，有利康复顺利进行。所以心肌梗死康复患者心情开朗、活跃乐观，一扫传统疗法时忧虑、沉闷的气氛。

现在分别介绍 6 个有代表性的国内、外住院期（综合）心脏康复程序。



### 一、Wenger 氏 7 步康复程序

Wenger 氏 7 步康复程序[2] 是 N K Wenger 等为急性心肌梗死住院期患者设计的。之后扩展应用于经皮冠状动脉腔内血管成形术、冠状动脉旁路移植术、心脏瓣膜置换术等心脏手术患者。近年还扩展至上述疾病有合并症（心衰、心律失常）的患者。整个程序分为 7 个阶段，从第 1 阶段的床上活动，到第 7 阶段的能上楼，每次走路 153 m，2 次/d。按完成 7 阶段的时间确定程序名称，即 1 周完成者为 1 周程序，2 周完成者为 2 周程序，每 3、4 周完成者，分别为 3 ~ 4 周程序。具体安排由设计程序的医师根据患者情况（即个体化）确定。

### 二、Michael L Pollock 等设计的住院期康复程序

M L Pollock 等[10] 对 Wenger 康复程序进行修改，分别提出急性心肌梗死患者住院期 10 步康复程序，和冠状动脉旁路手术后 8 步康复程序。一般 1 天进行 1 步。当然，康复运动要遵循个体化原则，具体进行速度视患者实际进展情况而定，对于高危患者和运动时有症状的患者，要慎重对待，不能冒进。这两个程序都包括三个部分：

①心脏康复/体疗：由康复工作人员对活动进行监护；②病房活动：由护士或患者本人监护活动的进行；③教育。

活动（包括体位）程序的共同规律是：

1. 体位

由平卧位→脚支持的坐位→坐位→坐椅子→下地行走。急性心肌梗死（AMI）康复程序是第三步（阶段）开始坐椅子，第五步（阶段下同）下床。冠状动脉旁路手术（CABG）程序是第一步就开始坐椅子，在扶持下步行。

2. 活动（运动）

（1）关节活动

由被动活动→主动活动。每组运动的反复次数由3～5次，逐步增加至10～15次。

（2）步行

由扶持下的步行→独立步行。走步距离逐步增加。AMI程序是于第六步开始扶持下的步行，程序结束（第十步）时，达到每日800 m；CABG程序是于第三步开始扶持下走步，程序结束（第八步）时，达到每日1140 m。

（3）运动强度

上述两康复程序于程序结束时运动强度均为3 METs，CABG程序比AMI程序一般缩短2步（d）。

2013年《美国心脏康复指南（第5版）》提出临床路径（程序）样本见表6－3－2。

这为我们提供了心脏康复程序的样本，其内容包括咨询、教育、活动和出院计划4个方面，时间分为4个阶段，循序渐进，因医院的条件（医务人员的心脏康复素质，和设备等）和患者的情况（即个体化）决定程序的总时间：1周程序，2周程序，3周程序，还是4周程序。

## 第四节 国内设计的住院期（综合）心脏康复程序

### 一、河北省医院1984年急性心肌梗塞康复医疗程序（3周程序）[11]

1984年河北省医院曲镭教授在国内首先设计了急性心肌梗塞康复医疗3周程序，从第1病日的卧床休息；第2病日的擦脸、被动活动，5 min/次，2次/d；第3病日的坐位洗漱进餐、床边便桶；逐日增加活动度，到第20病日的步行500 m/次，2次/d、下三层楼再上来；第21病日的踏车100 W，完成整个3周程序。

表6－3－2 2013年《美国心脏康复指南》提出临床路径（程序）[3]

| | 第1日 | 第2日 | 第3日 | 第4日 |
|---|---|---|---|---|
| 咨询 | | 心脏康复评价：<br>• 活动准备<br>• 学习准备 | | |
| 活动 | 卧床直至病情稳定，然后离床坐椅子，床旁洗脸 | 常规CCU活动，坐位热身，在室内走步 | 在室内站立，立位热身，在厅内行走5～10 min，2或3次/d（第1次要监护） | 室内站立，立位热身，在厅内行走5～10 min，3或4次/d，监护下上、下楼梯 |
| 教育 | 适应CCU，给予关于心脏事件和治疗的基本说明 | 评价对学习的准备；当患者准备后，讲授生存课，例如，症状和体征的辨认，预防药品硝酸甘油的应用，急救计划 | 评价对学习的准备，讨论安全，自我保健（self-care），家庭注意事项 | 复习生存课，讨论出院后计划<br>• 提供提问的电话号码<br>• 讨论CR/SP随访：何地，何时<br>• 讨论医师和专家随访 |
| 出院计划 | | | | 提供CR/SP的出院前巡诊，随访评价CR/SP服务：家庭，过渡设施，门诊 |

## 二、河北省医院急性心肌梗塞 1988 年 2 周康复医疗程序[12]

用于急性心肌梗塞无合并症患者。将整个程序时间缩短为 2 周：从第 1 步骤（病日）的卧床休息，第 2 步骤的床上起坐，活动肢体，10 min/次，2 次/d，逐日增加活动度，到第 13 步骤的步行 500 m，2 次/d，第 14 步骤（病日）的平板运动试验，完成整个 2 周程序。

## 三、中国康复医学会心血管病专业委员会制定的“心肌梗塞合并心功能不全 4 周康复程序”[13]

中国康复医学会心血管病专业委员会（刘江生、杨菊贤、张涤执笔）制定了在福建省老年医院实施的“心肌梗塞合并心功能不全 4 周康复程序”（表 6－3－3），用于急性心肌梗塞合并心功能不全患者。

表 6－3－3　心肌梗塞合并心功能不全 4 周康复程序[13]

| 程序日 | 身体活动 | 教育、心理调整 |
|---|---|---|
| 1 | 卧床休息 | 介绍监护，解除恐惧。简介心肌梗塞转归，解除忧虑，树立信心 |
| 2 | 擦脸、被动活动，5 min/次，2 次/d | |
| 3 | 床上刷牙 | |
| 4 | 活动上半身，3 min/次，2 次/d | |
| 5 | 深呼吸，3 min/次，2 次/d | 讲授冠心病及心肌梗塞发病、恢复知识，介绍康复程序 |
| 6 | 活动手脚，3 min/次，2 次/d | |
| 7 | 床上静坐，3 min/次，2 次/d | |
| 8 | 床上坐位洗脸 | 告知身体活动注意事项 |
| 9 | 床上坐位吃饭 | |
| 10 | 二次就餐，就餐中间坐椅子 | |
| 11 | 床边站立，5 min/次，2 次/d | |
| 12 | 就餐时坐椅子 30 min | 讲解冠心病危险因素及如何戒烟 |
| 13 | 床边走动 10 步/次，2 次/d | |
| 14 | 室内步行，20 步/次，2 次/d | |
| 15 | 室内步行，40 步/次，2 次/d | |
| 16 | 室内步行，80 步/次（50 m），2 次/d | |
| 17 | 步行，100 m，2 次/d | |
| 18 | 步行，150 m，2 次/d | |
| 19 | 步行，200 m，2 次/d | 介绍心脏急诊的自我处理 |
| 20 | 步行，250 m，2 次/d | |
| 21 | 步行，300 m，2 次/d | |
| 22 | 上午步行 350 m，下午下一层楼再上来 | 进行出院前教育：包括出院后有关药物、饮食、活动自我监测、心理调整、家庭、生活、职业回归等方面建议 |
| 23 | 步行 400 m，2 次/d | |
| 24 | 上午步行 450 m，下午下二层楼再上来 | |
| 25 | 步行 500 m，2 次/d | |
| 26 | 上午步行 500 m，下午下三层楼再上来 | |
| 27 | 步行 500 m，2 次/d | |
| 28 | 踏车 50～75 W（5 METs） | |

注：暂停康复活动指征有：（1）活动引起心前区不适；（2）心率＞110 次/min；（3）活动出现眩晕、头昏等脑缺血症状；（4）活动后收缩期血压下降＞10 mmHg 或血压明显上升（收缩压＞200 mmHg，舒张压＞110 mmHg）；（5）ECG：ST 段缺血型下降＞0.1 mV，上升≥0.2 mV；（6）出现严重心律失常；（7）明显疲劳。

## 四、北京心肺血管中心——安贞医院急性心肌梗塞、心脏双瓣膜置换、冠脉搭桥术后(三周)康复程序

北京心肺血管中心—安贞医院急性心肌梗塞、心脏双瓣膜置换、冠脉搭桥术后（三周）康复程序见表6－3－4。

6

## 五、中国经皮冠状动脉介入治疗后康复程序

中国康复医学会心血管病专业委员会、《心血管康复医学杂志》编辑委员会（刘江生等执笔）2006年制定了中国经皮冠状动脉介入治疗的康复程序（试用稿）[15]。

国内、外研究证明经皮冠状动脉介入治疗（PCI）后的患者是适合心脏康复的对象；PCI后患者经心脏康复医疗（教育、运动）较对照组可增加运动贮量，降低血脂水平[4]，显著改善心功能，减少心肌耗氧量，显著减少再狭窄，显著减少并发症。康复运动有效的机制可能是运动可显著减少血内皮素水平，提高血一氧化氮、降钙素基因相关肽水平，提高纤溶酶的活性，降低血小板的活性，抑制平滑肌细胞增生，从而扩张冠状动脉，增加运动贮量，减少冠脉血栓形成，减轻或逆转动脉硬化病变[2]。当时国内、外尚未见PCI后康复程序的报道。为使我国PCI后心脏康复治疗程序化，促进其发展；提高PCI的疗效，更好地为PCI患者服务，中国康复医学会心血管病专业委员会，《心血管康复医学杂志》编辑委员会（刘江生、戴若竹、程远植、郭兰执笔）制定本程序。

本程序包括两部分，即PCI后一周的康复程序，择期PCI后康复程序和PCI后的二级康复预防程序。

1. 急症PCI后的一周康复程序

康复成效是有关患者体力活动、日常生活、娱乐、康复教育、心理调整、监护的日程安排[10]。冠心病急性心肌梗塞（AMI）因为心肌损害严重，恢复时间延长，故冠心病AMI急症PCI后康复程序，为一周程序，见表6－3－5，即一周程序主要用于冠状动脉粥样硬化AMI急症PCI后。

2. 择期PCI后的康复程序

主要用于择期PCI后，因为心肌无急性损害，心功能、运动贮量（体力）无急速下降，住院时间短，甚至手术当日即出院。择期PCI后（1～3 d）康复程度见表6－3－6。手术当日或次日出院患者的康复教育及指导主要在出院后进行。

3. PCI后二级康复预防程序

（1）PCI后二级康复预防程序的安排

PCI虽然显著改善，甚至恢复了心肌的正常供血，解除了心绞痛等症状，但没有改变致动脉粥样硬化的基础，冠心病危险因素还在继续诱发动脉粥样硬化的过程；何况PCI和支架本身还可引起冠状动脉再狭窄。因此，PCI后的二级预防非常重要，是PCI能否取得疗效，尤其是远期疗效的关键。PCI患者出院后要在随访中积极参与PCI后二级康复预防程序，因为住院时间短，许多课程无法在院内进行。根据患者出院前心功能评定的结果制定其家庭康复计划，进入Ⅱ期康复程序。PCI患者出院后要通过门诊、随访、俱乐部等形式对他们进行二级预防的教育、指导，以改善预后。由于患者、医院的条件的不同、门诊，随访，二级预防的项目和内容不同。门诊最好在专科门诊，由专业工作人员接待、处理。二级预防的项目和内容也因人而异，包括教育和实际指导，例如运动强度的自测等。康复运动的主要形式为步行，亦可采取相当运动强度的其他训练形式，如爬楼梯、骑自行车等，均为非监测下的康复训练。出院2～3个月内每周应有一次门诊，进行随访和监测下的康复训练，半年后酌情延长。出院后半年内每2个月左右可进行一次运动试验，评定心功能，以调整下一步家庭康复训练方案，同时根据心功能评定结果、自感劳累分级法（RPE）的级别、有无心绞痛症状等辅助判断是否出现再狭窄，术后3～6个月可以重复冠状动脉造影，若无再狭窄则继续进行维持期的康复训练，若出现再狭窄应再次行介入性治疗。

表 6-3-4　北京心肺血管中心—安贞医院急性心肌梗塞、心脏双瓣膜置换、冠脉搭桥术后康复程序表[14]

| 发病日期 | 康复项目 | 宣传教育 |
|---|---|---|
| 1 | 卧床休息 | |
| 2 | 擦脸、被动活动（患者腕、肩、肘、膝关节），3 次/d，5 回/次 | 向患者介绍心脏康复的情况 |
| 3 | 坐位洗漱、进餐，床边马桶（患者做肩肘屈伸），2 次/d，3 回/次 | 向患者解释康复目的及方法等 |
| 4 | 床上静坐，2 次/d，5 min/次 | 介绍冠心病的易患因素及防治风湿病 |
| 5 | 床边静坐，2 次/d，5 min/次 | 介绍饮食控制因素 |
| 6 | 就餐时坐椅子，2~3 次/d，30 min/次 | 介绍新病房，准备转一般病房 |
| 7 | 床边站立 | 介绍精神与冠心病 |
| 8 | 床边走动 30 min，2 次/d | 介绍运动与冠心病及风心病 |
| 9 | 步行 50 m，2 次/d，有人帮助下可以洗澡 | 介绍吸烟与冠心病及风心病 |
| 10 | 步行 75 m，2 次/d | 介绍体疗室规章制度 |
| 11 | 坐位医疗体操，步行 100 m，2 次/d | |
| 12 | 坐位医疗体操，步行 200 m，2 次/d | |
| 13 | 医疗体操，步行 250 m，或踏健身车 5 min，2 次/d | |
| 14 | 医疗体操，上下一层楼（48 级），走廊步行 250 m，在可以忍受程度内活动 | |
| 15 | 医疗体操，步行 350 m，或踏健身车 10 min，2 次/d | |
| 16 | 医疗体操，步行 400 m，或二阶梯试验（1/2 量） | |
| 17 | 医疗体操，踏车 20 min，或步行 450 m，2 次/d | |
| 18 | 医疗体操，踏车 30 min，或步行 500 m，2 次/d | |
| 19 | 医疗体操，上、下二层楼（96 级），或踏车 2 次/d | |
| 20 | 踏车 75 W，或二阶梯试验（单程） | |
| 21 | 二阶梯运动试验（双倍），踏车 100 W | 准备出院 |

来源于：北京心肺血管中心—北京安贞医院。

注：（1）术后患者出监护室至能步行 100 m 前，康复训练均在外科病房及床边心电图监测下进行；

（2）术前 5~7 天请主管医师开出康复医疗申请单。

（2）PCI 后二级康复预防的项目和内容

今将冠心病二级预防的要点简述如下（PCI 手术有关用药，如抗血小板制剂等不包括在内）。

1）教育：教育是康复医学的重要一环。要让患者了解冠心病的发病原因、危险因素、不良生活方式及其矫正；以及二级预防的方法、目标，例如戒烟和运动的指导，让患者自觉和疾病作斗争，以达事半功倍之效；其作用已被公认，其重要性怎么强调也不为过。患者自觉和疾病作斗争的积极性和信心很重要，是医务人员无法替代的。患者在 PCI 后症状消失，常认为疾病“已愈”，故此时的教育对于获得远期疗效非常重要。教育的方法可以是集体授课、小组讨论或一对一咨询解答、交谈。教育资料可以是小册子、书籍、视听产品（录音、录像）、电视、广播等。教育课程的安排和进程因患者和医院的具体情况而异，由各医院相关科室、人员自行测定。健康教育内容主要包括心脏的解剖和生理、冠心病的危险因素、吸烟等不良行为对冠状动脉的影响；冠状动脉成形术的原理、并发症及其影响因素；康复治疗的目的和程序等。冠心病二级康复预防的其他内容大致如下：

表 6-3-5　急症经皮冠状动脉介入治疗（PCI）后的一周康复程序[15]

| | 第一阶段 | 第二阶段 | 第三阶段 | 第四阶段 | 第五阶段 | 第六阶段 |
|---|---|---|---|---|---|---|
| 时间 | 第 1 d | 第 2 d | 第 3 d | 第 4 d | 第 5 d | 第 6～7 d |
| 能量消耗 | 1～2 METs | 1～2 METs | 2～3 METs | 3～4 METs | 4～5 METs | 5～7 METs |
| 生活料理 | 绝对卧床，在护理人员帮助下进食 | 在床上自己进食，在护理人员帮助下洗脸、修指甲、梳头、擦浴、刷牙 | 可在床上坐 1～3 h，在床边擦洗 | 椅上自己进餐，可在椅上坐 1～3 h，在他人帮助下擦身，穿、脱衣服 | 可在椅上坐 3～4 h，自己擦身，穿、脱衣服 | 继续前述活动，可从事稍强于原来强度的活动 |
| 步行活动与锻炼 | 穿刺部位加压包扎 12 h，被动活动关节、大肌群 | 主动活动对侧肢体，穿刺侧制动 12 h 后，可床边用马桶 | 可下床站立，走到盥洗室，病房内走动 25～50 m | 允许在廊内慢行 75～100 m | 慢走 100～350 m 或上午踏车 50～75 W，下午可上、下一层楼 | 步行 400～500 m，每日 2 次，可上、下二层楼 |
| 娱乐 | 病情稳定后允许听收音机 | 允许看报 | 允许会客、谈话 | 允许看书、报、杂志 | 允许看电视 | |
| 宣传教育 | 介绍 CCU，解除顾虑 | 介绍心肌梗塞及心脏康复程序 | 介绍心脏解剖及冠心病发病机制 | 介绍冠心病易患因素（高血压、吸烟等） | 讲解药物，饮食，运动与监测，性生活 | 讲解随访事项，心理咨询及注意事项 |
| 其他 | 4～6 h 后拔除鞘管，下肢制动 12 h | 开始脱离 CCU 监护 | 有条件应行心电遥测监护 | 教会患者行脉率自测 | 亚极量运动试验 | |
| 注意事项 | 多饮水 | 每次活动后应休息 15～30 min | 每次活动后应休息 15～30 min | 各种活动都要在可耐受的情况下进行 | 各种活动的时间应控制在 15～30 min | 准备出院 |

注：本程序适用于冠心病急性心肌梗塞急诊 PCI 后：（1）本程序应个体化，根据患者对程序活动的反映，决定下一步的程序安排；住院时间可缩短或延长；（2）活动必须在监护下进行，应密切观察活动指标的变化；（3）本程序第 4 天起的步行距离适用于桡动脉穿刺者；而对于股动脉穿刺者要代之以上肢运动，如体操等，因一周内应避免穿刺部位关节（下肢）的大幅度运动；（4）暂停活动指标：活动中遇有下列情况应立即停止，然后视情况延长活动程序：①心率≥110 次/min；②出现心绞痛、胸闷、气短、心悸、眩晕、面色苍白、大汗等表现；（3）活动时 ST 下移≥0.1 mV，或上移≥0.2 mV；（4）收缩压上升至 200 mmHg，或下降≥10 mmHg；⑤出现严重心律失常。运动试验可早在 PCI 后一周进行，但更常见的是在 PCI 后 2～5 周进行，而且要在术后 3～6 个月至少再做一次，评价是否发生了再狭窄，这对于评价体力，制定运动处方也有作用。

2）心理康复：大量事实表明，心理冲突、行为因素与冠心病发病、病情、康复有关。1978 年美国国家心肺血液研究所宣布，确认 A 型行为是冠心病的危险因素之一。有研究表明，严重冠脉病变者 40%～70% 可由严重心理因素诱发心肌缺血；21% 经常发生的致命性心律失常系由情绪因素触发；一组 136 例急性心肌梗死患者在出院前进行运动试验和心理应激试验，结果：心理应激试验后有 49.4%，运动试验后有 34.5% 发生室性心律失常。PCI 后患者因种种原因，可有焦虑、忧郁等心理障碍。因此 PCI 后要进行心理调查、咨询，使转为健康心理，减少合并症。

3）糖尿病：多数文献认为糖尿病是 PCI 后再狭窄的重要危险因素。2 型糖尿病患者 PCI 后的预后与血糖控制程度显著相关。其理想控制目标是空腹血糖≤6.0 mmol/L，餐后 2 h 血糖≤8.0 mmol/L 或 HbA1c≤7.0%。控制血糖的方法是饮食疗法、运动、用药。运动可提高肌肉胰岛素受体活性，具有病因治疗意义。运动处方为：中等运动强度，即 60%～70% $\dot{V}O_2max$、70%～75% $HR_2max$。运动持续时间通常是每次 20～30 min，每周 3 次，以后增加至每次 30～40 min，每周 5 次以上。运动可以采取走步、慢跑、踏车、划船器等形式。监护：除监护心血管病变外还要监护糖尿病的病情变化。运动日的胰岛素用量一般要减少 15%～20% 或更多。上午运动者要减少或撤除胰岛素的注射，下午运动者要减少上午的中效胰岛素剂量，通常是减少胰岛素剂量的 50%。或增加运动前摄入（预计运动消耗热量的 50%）碳水化合物，例如预计跑步 30 min，需消耗热量 300 kcal，则需增加产热 150 kcal 的碳水化合物。口服降糖药者要参照胰岛素的减量，适当减少口服降糖药的用量，以避免出现低血糖症。其调节要个体化，根据监测，不断调整。通常要求在运动前和运动后 30 min，1～6 h 监测血糖水平，并根据监测情况适当调整碳水化合物的摄入量、胰岛素等降糖药的用量，胰岛素的注射部位（注射运动肌肉部位如臀部则吸收快）等，防止发生低血糖。

4）调脂：血脂异常是冠心病最重要的危险因素。PCI 患者绝大部分有血脂异常，因此 PCI 后长期调脂很重要。其降脂目标是总胆固醇（TC）<4.68 mmol/L；低密度脂蛋白胆固醇（LDL-C）<2.60 mmol/L（100 mg/dL），必要时可降至 <1.82 mmol/L（70 mg/dL）。饮食调节是基础，如未达标，这些患者多需将饮食中总脂肪占总热量由≤30% 降至≤20%，饱和脂肪占总热量由≤8% 降至≤7%，胆固醇由 <300 mg/d 降至 <200 mg/d。鼓励多吃鱼或以鱼油胶囊的形式增加 ω3 脂肪酸的摄入（1 g/d），治疗高甘油三酯血症时，通常需要更高剂量。减少反式脂肪酸的摄入。反式脂肪酸是在植物油的部分氢化作用过程中产生的，其反式结构中至少有一种双键的不饱和脂肪酸。它是半固体的脂肪，用于人造黄油、餐饮业及制造业，保存期长，高温煎炸时稳定性好。在美国，工业化生产的反式脂肪酸（见于高温煎炸的快餐食品、烘烤食品、带包装的食品、人造黄油和饼干等）年均消费量占总热量消耗的 2%～3%。自然生成的反式脂肪酸消费量很小（约占总热量消耗的 0.5%），主要来自如牛羊等反刍动物的肉类和奶制品。有证据表明摄入反式脂肪酸过量会增加冠心病的危险。美国膳食指导顾问委员会建议反式脂肪酸的摄入量应控制在总热量摄入的 1% 以下。

表 6-3-6　择期 PCI 后的（1～3 d）康复程序[15]

| 时间 | 第 1 d | 第 2 d | 第 3 d |
|---|---|---|---|
| 能量消耗 | 2～3 METs | 3～5 METs | 6～7 METs |
| 生活料理 | 股动脉穿刺大约需卧床 12 h，桡动脉穿刺者术后即时可以下床站立及慢步行走 | 可生活自理，自己进食，进行洗澡、擦身等活动 | |
| 步行活动与锻炼 | 穿刺部位加压包扎 12 h | 股动脉穿刺者下床站立及慢步行走；桡动刺者可慢走 200 m，或更多，上、下一层楼 | 200～500 m 或更多，上、下二、三层楼 |
| 娱乐 | 病情稳定后允许听收音机 | 允许会客、谈话，看书报、电视 | |
| 宣传教育 | 介绍 CCU，解除顾虑 | 介绍冠心病易患因素（高血压、吸烟等）及不良生活方式的矫正 | 出院前教育，包括随访事项、脉率等简易运动指标的自测，用药注意事项等 |
| 其他注意事项 | 多饮水 | 运动时间以 10～30 min 为宜，运动强度在 RPE 11（稍轻）～13（稍累）级，靶心率以休息心率 +20～30 次为宜 | 准备出院 |

注：RPE（自感劳累分级法）。由于穿刺伤口未痊愈，一周内应避免穿刺部位关节的大幅度运动，故本程序的第 2、第 3 天的步行距离仅适用于桡动脉穿刺者，对于股动脉穿刺者不宜下肢大的运动，应代之以上肢运动，如体操等。

他汀类药物不仅有降脂作用，而且有稳定斑块、改善内皮功能、消炎等非调脂作用。Young 报告急性心肌梗死 PCI 患者 200 例，术后随机分为辛伐他汀治疗组（106 例）和对照组（96 例），术后 12 个月，和对照组相比，辛伐他汀组的再狭窄率（8% 比 2%）、心性病死率（43% 比 26%）显著减少（$P<0.05$）。Mulder 等报道普伐他汀组 2 年再狭窄率较对照组显著降低（7% 比 29%），Walter 等的再狭窄率也较对照组显著降低（25.4% ：38.0%），故冠心病患者 PCI 后应使用他汀类药物，目前是未达调脂目标者。

6

5）高血压：高血压是心脑血管疾病及肾脏病的一种独立、证据确凿、强力、持续的危险因素。PCI 后有高血压的患者必须降压。血压应控制在 <140/90 mmHg（最好是降至 <120/80 mmHg）；同时患有糖尿病或肾脏病的患者血压应 <130/80 mmHg，24 h 尿蛋白 >1 g 者血压应控制在 <125/75 mmHg。

高血压的治疗包括：高血压的评价。根据：①危险因素；②靶器官损害；③并发症；④患者的个人情况，进行患者个体的心血管危险水平分层。低危者是最适合进行综合康复医疗的对象，运动锻炼无须监护。高血压的康复医疗（非药物治疗）：它是药物治疗的基础，包括：教育、心理调整、合理膳食［低盐：钠的摄入 <2.4 g/d（氯化钠 <6 g/d）］、适当补钾、补钙，坚持低脂、多吃蔬菜和水果、限制饮酒（啤酒不超过 720 mL/d，葡萄酒不超过 240 mL/d，女性应减半）、减肥、戒烟、运动疗法（运动可使收缩压/舒张压平均下降 8/5 mmHg）。高血压的药物治疗：血管紧张素转换酶抑制剂（ACEI）、血管紧张素受体阻滞剂（ARB）不仅有降压作用，还有抗动脉粥样硬化、抗心律失常，改善胰岛素抵抗作用，可预防或逆转左室肥厚。β 受体阻滞剂的作用也是多方面的，不仅有降压作用，还有降低心率、心肌收缩力、心肌耗氧量，抗心律失常，改善心肌缺血的作用。2 级以上高血压患者常需降压药联合应用。

6）减肥：已经明确肥胖是心血管病的重要危险因素。虽然我国人群的体质指数尚低于西方，但我国进行的 14 组人群近 2 万名 35 ~ 59 岁中年人的调查表明，随着体质指数从 <15 kg/m² 到 >29 kg/m² 的分级，收缩压、舒张压、血清总胆固醇、空腹血糖水平均显著递增，而高密度脂蛋白胆固醇则显著下降。10 组人群 24 000 余人的前瞻性研究结果表明：基线体质指数和冠心病的发病相对危险呈显著正相关。2002 年世界卫生组织公布亚洲人的体质指数健康标准：≥18 岁者 BMI 18.5 ~ 23 kg/m² 为正常，超过 23 kg/m² 为超重，肥胖的标准由各国自行确定。2001 年中国肥胖汇总分析报告建议：中国人 BMI≥24 kg/m²（美国 BMI 25 ~ 29.9 kg/m²）为超重，≥28 kg/m²（美国 BMI≥30 kg/m²）为肥胖。故建议体质指数控制在 24 kg/m² 以下。2006 年更新版的《美国冠心病二级预防指南》体重控制增加了腰围，男性 <40 英寸（101.6 cm），女性 <35 英寸（88.9 cm）。2004 年中国高血压防治指南（实用本）将腹型肥胖的标准定为腹围男性 ≥85 cm，女性 ≥80 cm，即腰围控制范围为男性 <85 cm，女性 <80 cm。肥胖冠心病患者要减肥，即便没有降到正常体重，只要体重下降，例如下降 5 kg 即可降低有关疾病的发病危险。减肥的原则是适当控制饮食，参加运动锻炼，形成轻度的热量负平衡，但热量负平衡不超过 500 ~ 1000 kcal/d。每周体重降低不超过 0.5 ~ 1 kg。减肥方法：①饮食：日总热量摄入不低于 1200 kcal。日总热量摄入低于 1800 kcal 时，可能有营养缺乏，应适当补充多种维生素/盐。夜食容易肥胖，必须停止；②运动：经过一段时间运动锻炼后，热量消耗每课至少要达到 250 ~ 300 kcal，一周 1250 kcal（包括增加的日常体力活动）。

7）戒烟：包括美国、欧洲国家在内主要的人群横向、纵向研究一致发现：吸烟的量与冠心病发病率、病死率有密切关系，特别是对于大量摄入饱和脂肪酸和胆固醇者。重度吸烟者（≥2 包/日）的冠心病事件、病死率分别是不吸烟者的 4 倍、2 倍。多数报告认为被动吸烟增加冠心病的危险。纸烟含有 4000 种以上的化学物质。其中损害心血管的主要是尼古丁和一氧化碳（CO）。有研究表明，冠心病患者戒烟能明显降低其后 2 ~ 4 年的病死率（20% ~ 90%）。戒烟方法中，教育、咨询很重要，要充分利用医院的环境动员戒烟。为加强监督可与戒烟者签约，逐渐减少吸烟数量直至停止。依靠增加与戒烟者的接触和次数，戒烟是可以实现的。对于烟瘾大的人、有撤除症状者，在系统安排戒烟措施情况下尼古丁替代治疗可增加戒烟成功率。运动对戒烟有辅助作用。它可改善心理状态，降低体重，使撤除症状降到最低，但是单独的运动训练对戒烟没有影响。

8）运动：1987 年美国一篇综述总结了 43 项流行病学研究。结论是：中等或剧烈活动减少冠心病的危险，不活动的人其冠心病危险性增加近 2 倍，其危险性与收缩压增高（2.1 倍）、吸烟（2.5 倍）、血浆胆固醇水平升高（2.4 倍）近似。其他纵向研究也都支持体力活动少是冠心病的一个主要独立危险因素。1995 年美国心脏学会（AHA）将高血压、高血脂、吸烟、活动少并列为冠心病的主要危险因素。运动可改善精神心理状态、运动功能、血脂、糖尿病病情、冠脉血流下降等症状，降低血压，增强心功能，减少心脏病事件和病死率。这在本程序前言 PCI 后心脏康复疗效引述的文献中都基本得到体现。已经证明对于绝大多数经过适当评价的心脏病患者运动是安全的。PCI 后患者几乎出院后即可开始运动训练，但腹股沟导管进入处伤口须愈合后才能开始下肢运动。运动适应证、禁忌证、方法参见《中国心肌梗死康复程序参考方案（第四版试行稿)》。关于运动处方简言之，心脏病患者运动量目前趋势是应用较低的运动强度，延长运动时间以满足需要。Winger 认为 60%～75% HRmax（最大心率）为靶心率，更加安全，可提高坚持率，达到满意效果。也可采用 Karvonen 氏法：靶心率为（症状限止运动试验峰值心率－基础心率）× 0.4～0.7＋基础心率；自感劳累分级法：11～15 级（稍轻～累)。运动持续时间 30 min/日，逐渐增加，最多可达 60 min（减肥者可延长至 60 min 以上)。运动频率 3～5 次/周（2006 年更新版的 AHA/ACC 冠心病二级预防指南认为应每天，至少每周 5 天进行 30～60 min 有适当强度的体力活动，如快走)。

以上介绍了国内外心脏康复 1～3 天至 4 周的程序。各单位可根据各自医院、患者的情况选择，制定各自的康复程序，并在实施中定期检查患者执行程序时的反应，根据患者的反应，对康复程序进行调整，以便安全地获得最好的效果。

# 第四章　心脏康复程序的适应性

## 第一节　程序适应性的定义与重要性

### 一、定义

康复（程序）的适应性（compliance）尚无公认的定义。通常它包括患者执行康复（程序）的程度和时间，常用指标为康复程序脱失率、出场率等。和康复程序正确设计一样，康复（程序）的适应性是康复疗法取得效果的关键因素。

### 二、康复（程序）适应的重要性

康复程序的成功至少与下述 4 个因素有关：①正常的诊断；②适当的康复（程序）计划；③患者对症状、病情的了解；④患者对康复（程序）的适应。

康复适应性取决于医务人员对康复程序的正确制订、教育、指导，和患者对康复程序的了解、实现程序的意愿和康复程序的充分利用。通常用康复程序的出场率、脱失率代表康复（程序）的适应性。1 年以上康复（程序）适应性的典型曲线（指 1 组患者）是一条下斜的出场率曲线，平均脱失率 3 个月是 25% ~ 30%，6 ~ 12 个月是 40% ~ 50%。就个别患者来说，适应者是出场锻炼（治疗）的次数超过总场次的 75% ~ 80%。脱失者是指患者缺席康复（程序）的次数超过总场次的某一百分率。

关于适应性的研究不多，多数来自综合康复的随机研究，结果不一致；有计划安排前瞻性研究的更少。心脏康复程序（降血脂、降血压、戒烟、减少冠心病倾向行为、增加规律运动）的适应性研究资料说明适应性较好的患者具得较好的效果。至少有 2 组随机临床试验的心血管造影证明：血低密度脂蛋白—胆固醇浓度升高的冠心病患者对降脂药适应性好者，动脉硬化进展速度减慢[16]。

康复程序适应性对疗效的影响不是单一的，还受其他因素的影响。例如，某一患者对某一运动程序的实施忠实于程序，但是因为运动程序（处方）制定不准确，结果效果不好，未达到增强运动耐量的目的。另一患者对某一运动程序的适应性差，超过了运动处方的运动强度，反而获得好的效果，是因为原来运动处方的运动强度偏低之故。

## 第二节 影响康复（程序）适应性的因素

有关影响康复（程序）适应性因素的论述有[16]：一般来说脱失率高的患者多见于：吸烟、体力劳动职业、无运动习惯、有冠心病症状（如心绞痛）患者，亲友、社会支持少，心理状态不佳（焦虑、忧郁、情绪障碍），缺乏参加康复程序动力患者等。康复程序脱失的原因可分为可避免的原因（工作人员、程序设计、指导不当等，约占 40%），和不可避免的原因（病情等，约占 60%）二类。长期康复程序（1 年以上）的脱失率可高至 90%，低至 5%。巨大的差异来自于适应性的定义不同，研究对象的社会经济状况、病情等个人特点和程序进行地所处位置、可利用的时间等状况的不同。但是康复（集体、监护）程序的丢失者并不一定完全放弃康复措施，例如患者脱离了集体（或监护）的运动程序，但个人仍参加部分非正规的运动。

## 第三节 加强康复程序适应性的措施

为提高未达到康复疗效患者对康复（程序）的适应性，应从医务人员、患者两方面加强工作，主要是加强医务人员的工作。

1. 医务人员

医师对患者的康复（程序）适应性进行检查以后，明确其适应性的水平，如果适应性好，应鼓励坚持原来的作法；如果适应性不佳，应进一步了解在正式康复程序以外，个人的康复活动如何？例如参与正式（集体，或监护）运动程序以外，个人有无参加非监护运动？或日常生活的活动状况如何。对于适应性不佳的患者应该明确其原因，并采取相应改进措施。

（1）病情不符

对适应性欠佳者应复查原来的诊断、心功能、运动功能，慎重考虑康复程序对患者是否确实有益。如果康复应该进行，但程序和病情不符，应进一步加强医疗，减轻病情；调整康复程序，如运动处方等，使与病情一致，以便达到康复医疗的目的。

（2）患者本身特点

妇女、吸烟、肥胖、体力劳动职业、缺少运动习惯的患者对于运动程序的适应性偏低，在具体分析、明确哪个特点是适应性欠佳的原因后，应对它采取相应措施，如戒烟、调整家务活动时间等。

（3）心理—社会因素

如果患者心理状态欠佳，忧郁、焦虑、缺乏参加康复（程序）的动力，或亲友、家庭对患者参与康复（程序）不支持，应加强教育和心理咨询工作。

对患者及其亲属进行教育是医务人员的基本

责任。医务人员应与患者建立互相理解、互相信任，密切、真诚、友好的关系，充分利用其影响力，热情、耐心、艺术地传授有关知识，加强患者对疾病、康复程序的认识，激发其参与康复程序的动力，使患者自己要求参加康复。而不是生硬的说教，和代替患者做出参与康复程序的决定。医务人员不仅要加强理论教育，提高患者及其亲属、单位负责人的认识；还要结合患者的具体情况，对矫正不良行为方式进行实际指导。

（4）康复监护、指导

如果患者脱离康复程序是因为监护、指导不够，应加强监护和指导。

2. 患者方面

（1）努力学习有关疾病及康复的知识

加深对疾病、康复的理解，树立战胜疾病、回归社会的信心，自愿参加康复程序，并确定康复目标。

（2）在医务人员的教育、指导下，做好亲友、工作单位负责人的工作

争取他们的支持。在他们的支持下，处理好与工作、家务活动的关系。参加康复运动者应安排好运动场所（交通方便、有适当监护设备等）和运动时间。

（3）配合医务人员

及时反映康复程序中的问题，及时进行有关处理。

（4）发挥主观能动性

主动处理康复程序中的有关问题，如参加康复运动者自己掌握测脉搏，自感劳累强度等运动强度指标的方法，能选择喜爱的运动类型，以便增加运动兴趣，长期坚持。

**（刘江生、刘丰撰稿）**

## 参考文献


[1] American Association of Cardiovascular and Pulmonary Rehabilitation. Guidelines for cardiac rehabil programs [M]. 2nd ed. Champaign: Human Kinetics, 1995.

[2] NANETTE K, WENGER, IN-HOSPITAL EXERCISE REHABIL. After myocardial infarction and myocardial revascularization: physiologic basis, methology and Results [M]//N K WENGER, H K HELLERSTEIN, REHABIL. of the coronary patient. 3rd ed. New York: Churchill Livingstone. 1992: 351 – 366.

[3] American Association of Cardiovascular and Pulmonary Rehabilitation. Guidelines for cardiac rehabilitation and secondary prevention programs [M]. Fifth edition. United States Champaign: Human kinetics, 2013: 41 – 71/193 – 209.

[4] DONNELLY J E, BLAIR S N, JAKICIC J M, et al. ACSM position stand. appropriate physical activity intervention strategies for weight loss and prevention of weight regain for adults [J]. Med Sci Sports Exerc, 2009, 41 (2): 459 – 471.

[5] SVAGE P D, ADES P A. Pedometer step counts predict cardiac risk factors at entry to cardiac rehabilitation [J]. J Cardiopulm Rehabil Prev, 2008, 28: 370 – 377.

[6] LEON A S, FRANKLIN B A, COSTA F, et al. Cardiac rehabilitation and secondary prevention of coronary heart disease: an American heart association scientific statement in collaboration with the American association of cardiovascular and pulmonary rehabilitation [J]. Circulation, 2005, 111: 369 – 376.

[7] KOKKINOS P, MYERS J, KOKKINOS J P, et al. Exercise capacity and mortality in black and white men [J]. Circulation, 2008, 117: 614 – 622.

[8] 中国康复医学会心血管病专业委员会，心血管康复医学杂志编辑委员会. 中国心肌梗死康复程序参考方案（第四版试行稿）[J]. 心血管康复医学杂志，2006（增刊）：89 – 110.

[9] EFRAIM BEN-ARI. Rehabil of the cardiac patient during hospitalization: inpatient programs//MICHAEL L POLLOCK, DONALD H SCHMIDT. Heart disease and rehabil [M]. 3rd ed. Champaigh (53A): Human Kinetics, 1995: 201 – 208.

[10] MICHAEL L, POLLOCK. Exercise prescription for cardiac rehabil [M]//MICHAEL L, POLLOCK, DONALD H SCHMIDT. Heart disease and rehabil. 3rd ed. Champaign (53A): Human Kinetics, 1995: 243 – 277.

[11] 曲镭. 心血管疾病的康复 [M]//卓大宏. 中国康复医学. 北京：华夏出版社，1990：917 – 943.

[12] 王茂斌，汪立，贾子善. 急性心肌梗死二周康复程序 [J]. 中国康复医学杂志，1992，7（1）：1.

[13] 中国康复医学会心血管病专业委员会. 中国心肌梗死康复程序参考方案 [J]. 中国心血管康复医学，

1994, 3 (2/3): 60.

[14] 孙雨明, 李平. 冠脉搭桥术后康复医疗 [J]. 中国心血管康复医学, 1995, 4 (3/4): 75.

[15] 中国康复医学会心血管病专业委员会, 心血管康复医学杂志编辑委员会. 中国经皮冠状动脉介入治疗的康复程序 (试用稿)[J]. 心血管康复医学杂志, 2006, 15 (增刊): 125 - 130.

[16] POLLOCK M L, SCHMIDT D H. Heart disease and rehabilitation [M]. 3rd ed. Champaign (53A): Human Kinetics. 1995: 393 - 404.

6

# 第七篇

# 营养、药物与心血管病的康复

# 第一章　营养与心血管病的康复

## 第一节　关于膳食结构的流行病学研究

饮食是心血管疾病（cardiovascular disease，CVD）防治及处理的基石之一。一些研究已证实健康的饮食方式在控制 CVD 发病风险方面的益处，无论是女性，还是男性。一种精心设计的饮食方式（其特征是水果、蔬菜及豆类，全谷类、鱼类及家禽类食物的摄入量大）与 CHD 发病的相对危险度低下相关（女性相对危险度为 0.70，而男性相对危险度为 0.76）。相反，那些按照西方饮食方式（其特征是红肉、经加工的肉类、精细谷类、甜食点心、煎炸食物及富含脂肪的乳制品摄入量高）进食的男性、女性 CHD 发病风险较高（女性相对危险度为 1.46，而男性相对危险度为 1.64）。另一项对参加弗雷明汉营养调查的女性人群开展的研究结果表明，与目前饮食指南和戒烟要旨相符的营养摄入与低颈动脉粥样硬化斑块发病率相关。与遵守饮食指南的不吸烟女性比较，那些不遵守饮食指南的吸烟女性的颈动脉粥样硬化的危险比值为 3.49[1]。

美国目前的健康现状是：饮食相关慢性疾病的发病率在持续上升，将近一半的美国人存在 1 种或多种与不良饮食生活习惯及缺乏运动相关的慢性疾病，包括心血管疾病、高血压、2 型糖尿病以及某些癌症和骨骼疾病；超过 2/3 的成年人和近 1/3 的儿童和青少年有超重或肥胖。美国卫生及公共服务部（HHS）和美国农业部（USDA）历时半年从全国范围内筛选确定 14 名来自营养、卫生和医学领域的专家学者，于 2013 年组建指南咨询委员会。14 名专家历时 2 年多，对最前沿的科学成果进行系统综述和循证研究，撰写了 580 页的科学报告。该报告于 2015 年提交给美国政府，美国政府先对报告进行公示，以征求各方公众的建议和意见，然后由美国 HHS 和 USDA 以美国政府的名义于 2016 年 1 月 7 日联合公布《2015—2020 美国居民膳食指南》[2]。

我国现阶段仍是发展中国家，国情与美国不完全一致，部分地区存在营养不良的状况，但随着我国经济的飞速发展，部分经济发达地区居民的饮食结构日趋西方化，肥胖、糖尿病和心脑血管疾病也越来越普遍[3]。

7

## 第二节　膳食结构与冠心病的发病危险

### 一、一级预防试验

一级预防试验是检验一种干预措施对那些未诊断患有某种特定疾病，但具有该病风险人群作用的试验[1]。

#### （一）Portfolio 膳食（降低 LDL-C 水平试验）

Portfolio 膳食方案的设计目的是：通过多种饮食干预措施来最大程度地降低 LDL-C 水平。Portfolio 膳食是一种素食性膳食，它富含豆类蛋白（21.4 g/1000 kcal）、植物固醇（1.0 g/1000 kcal）、整杏仁（14 g/1000 kcal）及主要来源于燕麦、大麦及蚤草等的黏性纤维（9.8 g/1000 kcal）；Portfolio 膳食中 22% 的热量来自蛋白质（其中 97% 的蛋白质为植物蛋白），51% 的热量来自碳水化合物，27% 的热量来自脂肪的总摄入（其中 4% 的热量由饱和脂肪酸提供，12% 的热量由单不饱和脂肪酸提供，10% 的热量由多不饱和脂肪酸提供），每 1000 kcal 热量中含 30.7 g 纤维；结果：

对高脂血症成人患者的效果为总胆固醇（TC）水平及低密度脂蛋白胆固醇（LDL-C）水平分别下降22%与29%（$P<0.001$），而高密度脂蛋白胆固醇（HDL-C）及甘油三酯（TG）的降低不显著，TC与HDL-C比值及载脂蛋白B（ApoB）水平分别降低20%及24%。其胆固醇降低的程度与低剂量的洛伐他汀处理组的TC及LDL-C水平分别降低23%及31%（$P<0.001$），TC/HDL-C比值及ApoB分别降低22%及27%（$P<0.005$）相近，而进食蔬菜丰富的对照膳食组TC及LDL-C水平则分别降低6%及8%（$P<0.001$）。上述饮食对HDL-C水平无影响。此外，在Portfolio膳食组和洛伐他汀处理组中，其C反应蛋白（CRP）水平均下降（分别为33%和28%）。传统的降胆固醇饮食建议着重于减少饱和脂肪，但目前的饮食建议则在此基础上扩展至包括富含纤维素、植物类醇、蔬菜类蛋白食物（豆类）及坚果类（杏仁）食物。在降低LDL-C水平方面，这些食物及其组分的作用近似于第一代他汀类降脂药物初始剂量的药效。

7

### （二）阻止高血压的膳食试验

阻止高血压的膳食（diet approaches to stop hypertension，DASH）试验的最初设计目的是比较3种饮食方式对血压的影响：

1. 对照饮食

富含饱和脂肪，少膳食纤维（15%的热量来源于蛋白质，52%的热量来源于碳水化合物，37%的热量来源于脂肪，其中13%的热量来源于饱和脂肪酸，14%的热量来源于单不饱和脂肪酸，7%的热量来源于多不饱和脂肪酸）。

2. 果蔬类膳食

具有与对照组相似的大量营养素食物构成，但膳食纤维含量高（每天29.9 g）。

3. DASH膳食

强调摄入水果（每天4～5份）、蔬菜（每天4～5份）及低脂牛奶（每天2～3份）[其中，18%的热量来自蛋白质，58%的热量来自碳水化合物，27%的热量来自脂肪（7%的热量来自饱和脂肪酸，10%的热量来自单不饱和脂肪酸，8%的热量来自多不饱和脂肪酸）]，每天纤维素的摄入量为29.7 g。

结果：与对照膳食组比较，DASH饮食组的收缩期及舒张期血压分别降低了5.5 mmHg和3.0 mmHg（$P<0.001$），而果蔬类膳食组则将收缩期及舒张期血压分别降低了2.8 mmHg（$P<0.001$）和1.1 mmHg（$P=0.07$）。进一步分析发现，与对照饮食组比较，DASH饮食组的TC、LDL-C及HDL-C水平显著降低（分别为7%、9%及8%，$P<0.0001$），而果蔬类膳食组却降低不显著（分别为2%、2%及小于1%）。DASH膳食人群中TC/HDL-C及TG的水平并无显著变化。

### （三）糖尿病预防方案试验

糖尿病预防方案（diabetes prevention program，DPP）试验是检验综合生活方式干预措施在预防或延缓糖尿病发病中作用的大型干预试验。超过3000例的有2型糖尿病发病风险的人（BMI ≥24 kg/m$^2$及空腹血糖在95～125 mg/dL或口服葡萄糖耐量试验中所测的血糖在140～199 mg/dL）随机分别接受下列三种干预措施的一种：

1. 遵循标准的生活方式并口服二甲双胍（850 mg/次，每天2次）。

2. 遵循标准的生活方式并口服安慰剂（每天2次）。

3. 接受一项强化生活方式矫正程序（强化生活方式干预）。

接受强化生活方式矫正程序的目标是达到并保持减重7%，这一目标是通过遵循低脂（总的脂肪提供的热量不超过25%）、低热卡（摄入的总热量为1200～1800 kcal）的膳食及每周至少进行150分钟中等强度的体育运动（如小跑）来实现。受试者的平均随访时间为2.8年。

结果：与安慰组的2型糖尿病发病率相比，强化生活方式干预组及二甲双胍药物治疗组的2型糖尿病发病率分别低了58%和31%（$P<0.001$）。而且，强化生活方式干预组的2型糖尿病发病率比二甲双胍药物治疗组低39%（$P<0.001$）。而且，强化生活方式干预组的体重减轻（−5.6 kg）比二甲双胍药物治疗组（−2.1 kg）及安慰组（0.1 kg）更显著（$P<0.001$）。

在DPP试验的随访研究中，研究人员评价了强化生活方式干预措施及二甲双胍药物对代谢综合征（metabolic syndrome，MS）的发病率及治疗的作用。在DPP试验的开始阶段，53%的受试者均达到了NCEP-ATP III指南定义的代谢综合征诊断标准。试验后3年，安慰对照组新患代谢综合征发病率为53%，而二甲双胍组及强化生活方式干预组，新发代谢综合征发病率分别为47%及38%。与安慰对照组及二甲双胍组比较，强化生活方式干预组新患代谢综合征发病率分别减少了41%（$P<0.001$）和29%（$P<0.001$）。因此，DPP试验的结果提示：生活方式强化生活方式矫正程序不仅可减少2型糖尿病的发病，也能极大地降低高危人群中代谢综合征的发病率。

### （四）地中海式饮食

地中海式饮食（Mediterranean-style diet）的特点已被广泛地研究，以确定这个地区的居民冠心病（CHD）发病率降低的原因。这一地区的饮食结构变化多样，但均趋向于强调水果、蔬菜、谷物、豆子、坚果、种子（如芝麻子）及面包、土豆、橄榄油等食物的摄入。地中海式饮食结构的其他特点包括进食乳制品（主要是乳酪及酸奶酪）、鱼类、家禽、少至中等量的饮酒，每周进食0~4次的蛋类，以及摄食少量的红肉。

一项近期临床试验的结果提示：地中海式饮食同样可有效地降低代谢综合征的发病率及相关的心血管病发病风险。在一项随机、单盲试验中，受试者被随机分为对照组和接受地中海式饮食的干预组。根据3天内的进食记录，制定出针对干预组受试者的个性化饮食干预建议。这一饮食干预措施包括50%~60%的碳水化合物、15%~20%的总脂肪（饱和脂肪小于10%），以及每天摄入钠小于300 mg。此外，干预组的受试者还被要求每天至少进食250~300 mg的水果、125~150 g的蔬菜、25~50 g的核桃及400 g的全谷类食物（豆类、米饭、玉蜀黍及小麦），并增加橄榄油的摄入。对照组接受关于如何选择健康食物的口头和书面建议，并被鼓励遵循与干预组受试者相似的饮食方式（50%~60%热量来源于碳水化合物、15%~20%的热量来源于蛋白质，总的脂肪提供的热量小于30%）。试验进行2年后，干预组的体重、BMI、腰围、稳态模式评估积分、血压、血糖水平、胰岛素、TC和TG水平均显著低于对照组受试者，而其HDL-C水平则显著高于对照组（$P$均$<0.05$）；此外，与对照组比较，干预组的血清炎症指标［如IL（白介素）-6、IL-7、IL-18、C反应蛋白（CRP）］水平均显著降低，而内皮功能积分则显著改善（$P=0.001$）。在随访的2年内，干预组内的90名受试者中仅有40人仍可被视为患有代谢综合征，而对照组90名受试者中仍有78人患有代谢综合征，两组有显著差异（$P<0.001$）。

### （五）理想的大量营养素食物摄入预防心脏病试验（optimal macronutrient intake trial to prevent heart disease，OmniHeart Trial）

已证实，膳食中饱和脂肪酸提高体内TC及LDL-C水平，并进而增加心血管病的风险。因此，减少心血管病的饮食策略应包括减少膳食中的饱和脂肪酸。然而，问题是替代饱和脂肪酸以减少心血管病风险的大量营养素有哪些。此试验的设计用于比较3种低饱和脂肪酸膳食（其大量营养素构成谱不同）对血脂及血压的作用。在这项跨越3个时期的交叉设计、对照研究中，处于高血压前期或高血压1期的受试者（$N=164$）被随机分组。每一时期的膳食维持6周，在2个膳食期的中间有2~4周的洗脱期。3种饮食是：

1. 富含碳水化合物的饮食组［总热量中58%为碳水化合物，15%为蛋白质，27%为总脂肪量（其中6%为饱和脂肪酸，13%为单不饱和脂肪酸，8%为多不饱和脂肪酸）］。

2. 富含蛋白质的饮食组（总热量中48%为碳水化合物，25%为蛋白质，27%为总脂肪（其中6%为饱和脂肪酸，13%为单不饱和脂肪酸，8%为多不饱和脂肪酸）。

3. 富含不饱和脂肪的饮食组［总热量中48%为碳水化合物，15%为蛋白质，37%为总脂肪量（其中6%为饱和脂肪酸，21%为单不饱和脂肪酸，10%为多不饱和脂肪酸）］。

同基线水平相比，在采用这3种饮食后，人们的血压水平、LDL-C水平及心血管病风险均显著降低。结果：与富含碳水化合物饮食组比较，富含蛋白质饮食组及富含不饱和脂肪饮食组正常血压者与高血压患者的平均收缩压分别降低1.4 mmHg（$P<0.01$）和3.5 mmHg（$P<0.01$），后2组对平均收缩压与平均舒张压的影响无显著差别。与富含碳水化合物饮食组比较，富含蛋白质饮食组的

7

LDL-C、HDL-C 及 TG 水平下降更显著，分别降低 3.3 mg/dL（$P=0.01$）、1.3 mg/dL（$P<0.05$）和 15.7 mg/dL（$P<0.001$）；富含不饱和脂肪酸饮食组的 LDL-C 水平并无显著变化，但可显著升高 HDL-C 水平（1.1 mg/dL，$P<0.05$），降低 TG 水平（−9.6 mg/dL，$P<0.05$）。与富含不饱和脂肪酸饮食组比较，富含蛋白质饮食组 TC 水平显著降低（−5.0 mg/dL，$P<0.001$），TG 水平显著降低（−7.1 mg/dL，$P<0.05$）。最后，与富含碳水化合物饮食组比较，富含蛋白质饮食组和富含不饱和脂肪酸饮食组均能显著降低估测的 10 年后心血管病发病风险。

## 二、二级预防试验

7

二级预防试验的目的在于评估一种干预措施对那些已诊断患有某种疾病患者的作用[1]。因而，二级预防中的有益效果提示这一干预措施可延缓、阻止或者逆转疾病的进展。

### （一）饮食与再梗死试验

饮食与再梗死试验（Diet and reinfarction trial，DART）评估 3 种饮食因素的效应：脂类食物的种类及数量；鱼类的摄入；纤维素的摄入。那些曾有过心肌梗死的患者（$N=2033$）在 2 年内随机接受这 3 种饮食因素中的一种。那些接受针对脂类食物的患者就诊后减少总脂肪摄入热量至 30%，并增加多不饱和脂肪酸（PUFA）/饱和脂肪酸（SFA）的比值至 1.0。那些接受鱼类食物的患者每周至少进食 2 次（200～400 g）含脂的鱼类（鲭鱼、鲱鱼、鲑鱼、沙丁鱼、大马哈鱼或腌熏鲱鱼）。而接受有关纤维素摄入的受试者被要求将谷类纤维的摄入增加至每天 18 g。尽管这三组患者干预后血清胆固醇水平没有显著差异，但那些接受有关含脂鱼类的患者总病死率（29%）及冠状动脉疾病所致病死率（33%）确实显著降低。DART 研究的一项随访调查提示，这些饮食建议并没有对长期生存带来实质性益处。尽管初期研究结果提示，接受有关鱼类食物建议的患者病死率降低，但其随后 3 年的病死率却增加。可是在这 3 年的随访期间，没有随访性的宣教及增加饮食依从的措施。

### （二）里昂（Lyon）膳食与心脏研究

里昂膳食与心脏研究（Lyon diet heart study）是一项随机、单盲的二级预防试验（$N=423$），它将西方饮食方式与富含 α-亚麻酸的地中海式饮食进行效应对比。这种地中海式饮食（30.5% 的热量来自脂肪总的摄入，其中 8.3% 热量来自饱和脂肪酸、12.9% 的热量来自单不饱和脂肪酸、3.6% 的热量来自多不饱和脂肪酸、0.81% 的热量来自 α-亚麻酸）富含全谷类、根菜类、绿色蔬菜、鱼类及水果（每天至少 1 次），而其红肉含量很低（被禽肉所替代）。这项试验中，将黄油和奶酪替换成具有与橄榄油相似外形的人造黄油（富含亚油酸和 α-亚麻酸），而油菜籽和橄榄油被用于色拉和食物中。两组受试者的总脂肪摄入量相当，即大约提供 31% 的热量。试验进行 2 年后，两种饮食方式受试者的 TC、LDL-C、HDL-C、TG、载脂蛋白（Apo）B、AI 水平均无显著变化。尽管两组的血脂、载脂蛋白水平，血压、人体质量指数（BMI）及吸烟情况均相似，但富含 α-亚麻酸的地中海式饮食方式受试者全因病死率（下降 56%）、心源性病死率（下降 65%）、非致死性心肌梗死发病率（下降 70%）及癌症发生率（下降 61%）均显著降低。地中海式饮食方案改善饮食结构中的许多其他方面，如脂肪酸构成、抗氧化性维生素、纤维素，而这些均有益于减少心血管病复发及癌症发病的风险。

### （三）有关生活方式的心脏试验

有关生活方式的心脏试验（lifestyle heart program）是一项二级预防试验，其研究对象（$N=28$）被随机分为常规护理组或强化生活方式组。强化生活方式组接受 1 种脂肪摄入量非常低而混杂碳水化合物成分量高的素食方式［蛋白质热量占 15%～20%、碳水化合物热量占 70%～75%、总脂肪热量占 10%（其中多不饱和脂肪酸/饱和脂肪酸比值 >1）］，同时进行中等强度的有氧运动、应激处理训练及戒烟，接受团队心理社会支持。1 年后受试者的 TC、LDL-C 及载脂蛋白（Apo）B 分别显著降低 28%、40% 和 23%（$P<0.005$），HDL-C 水平降低了 10%，而 TG 水平升高了 13%（无显著性差异）。当研究进行 5 年后，对两组研

究对象再进行评估时发现，强化生活方式组较对照组，平均冠脉狭窄百分比显著降低（－3% 比＋12%，$P=0.001$）、心绞痛频率显著降低（－91% 比＋186%，$P<0.001$），而心脏事件发生亦显著减少（25% 比 45%，$P<0.001$）。注意：此试验结果是由强化生活方式所致，而不仅仅是膳食结构改变所致。

## 第三节　合理的膳食

### 一、“饮食模式”的新概念

《2015—2020 美国居民膳食指南》（以下简称《美国居民膳食指南》）[2] 的第一条核心推荐即要“终身遵循健康的饮食模式”。饮食模式是指在一天、一周或一年的时间内，个人摄入的所有食物和饮料的总和。既往膳食指南主要集中在食物和营养素等个体膳食组成上。但是，人们日常摄入的食物并不是单个的食物和营养素，而是组合不同类型食物，并且这些组合的食物对健康有协同作用。如降高血压饮食模式（dietary proaches tostop hypertension，DASH）可有效降低高血压。因此，强调饮食模式的概念，是此版膳食指南的核心内容。

健康的饮食模式可以结合个体的文化、传统、信仰和食物环境而实施。但所有的健康饮食模式均有如下特征：

1. 适宜的能量水平

体质量是判断能量是否适宜的最好方法。

2. 健康饮食模式应包括和限制以下食物。

应包括以下食物：①水果：完整的水果，而非果汁；②蔬菜：深绿色、红色、橙色，豆类，淀粉类和其他蔬菜；③蛋白质：鱼虾、瘦肉、禽肉、蛋类、豆类；④乳品：脱脂或低脂乳制品，包括牛奶、酸奶、奶酪和（或）强化豆奶；⑤谷物：至少一半应该是全谷类；⑥油：包括芥花油、玉米油、橄榄油、花生油、红花油、大豆油、葵花籽油等。

应当限制：①饱和脂肪酸和反式脂肪酸；②添加糖；③钠。

关于饮食模式，《美国膳食指南》有一些新的观点，介绍如下。

1. 蔬菜和水果

《美国膳食指南》收集的证据显示：多摄入蔬菜和水果与许多慢性疾病（包括心血管疾病）的风险降低有关，并可能对某些类型的癌症有一定的防护作用。目前美国人群的蔬菜和水果摄入量低于推荐水平，因此提倡向“食用更多蔬菜和水果转变”。此外，还强调完整的水果比果汁好。果汁膳食纤维少，多喝容易能量超标。因此，推荐摄入的水果至少一半来自完整水果。而果汁饮料，其主要成分是水和添加糖，应认为是含糖饮料，而不是果汁。

《中国居民膳食指南（2016）》[3] 也指出：目前我国居民的日平均蔬菜摄入量（269.7 g）未达到推荐量（300～500 g）；2010—2012 年中国人的日平均水果摄入量为 40.7 g，也远未达到推荐量（200～350 g），因此推荐居民“餐餐有蔬菜，天天吃水果”。同时也指出“果汁不能代替鲜果”。

2. 谷物

全谷物（如小麦、糙米、燕麦等）含有整个谷粒，包括胚乳、麸皮和胚芽。精制谷物是指全谷物经过加工，去除麸皮和胚芽，在这个过程中，丢失了膳食纤维、铁和其他营养物质。美国居民膳食指南收集的证据表明：全谷物的摄入可能会降低心血管疾病的发生风险，并与低体质量有关。美国常见的全谷物食物有全麦面包、燕麦片、全谷意大利面、糙米等；精制谷类有白面包、白米、饼干、比萨皮等，以及以精制谷物为基础的甜点如蛋糕、曲奇等。目前美国的全谷物平均摄入量远低于推荐水平，而精制谷类则高于推荐量的最大值。该版指南推荐“向谷类摄入量一半来自全谷物转变”。

《中国居民膳食指南（2016）》[3] 也首次推荐全谷物和杂豆类的摄入应占谷薯类食物的 1/5～1/3，虽然较美国略少，但是也反映对全谷物摄入的重视。指南还指出：全谷物的血糖生成指数远低于精制米面，可降低糖尿病、肥胖、心血管疾病和结肠癌的发生风险。用全谷物代替精制谷物，对预防和治疗以上疾病有重要意义，应在全国推广。在 2017 年全民营养周活动中，中国营养学会选出了中国的十大好全谷物，包括：糙米、全麦面、玉米、燕麦、小米、荞麦、青稞、高粱米、薏米、藜麦，建议用这些取代白米饭、白面包、白面做的包子和馒头、蛋糕等精制谷物。

3. 海鲜

美国居民膳食指南[2]收集的多数高强度证据提示：饮食模式中包含海鲜能降低心血管疾病发生风险，中等强度证据表明还可以减少肥胖发生风险。海鲜推荐摄入量为8盎司（226 g）/周或更多（儿童减量），但是要注意“甲基汞”中毒的问题，鼓励选择二十碳五烯酸（EPA）和二十二碳六烯酸（DHA）含量丰富而甲基汞含量很低的海鲜，如：鲑鱼、凤尾鱼、鲱鱼等。

《中国居民膳食指南（2016）》[3]认为：增加鱼类摄入可降低心血管疾病和脑卒中的发生风险，我国近年来鱼虾的摄入有所减少，建议食用鱼280～525 g/周。我国还没有对鱼类污染的问题进行提醒。

7

4. 乳制品

美国居民膳食指南的健康饮食模式包括乳制品，如牛奶、酸奶、奶酪等和（或）强化豆奶。研究表明奶制品的摄入与改善骨骼健康有关，尤其是对于儿童和青少年。健康美式饮食模式对奶制品的推荐摄入量是依据年龄而非能量水平：2～3岁儿童2杯（473 mL）/d；4～8岁儿童2.5杯（591 mL）/d；9～18岁青少年和成年人3杯（708 mL）/d。为了降低饱和脂肪的摄入量，指南特别强调了要用脱脂、低脂奶来取代全脂奶。目前美国多数1～3岁幼儿的乳制品平均摄入量能达到推荐摄入量，但是其他年龄组则未能达到。

《中国居民膳食指南（2016）》[3]认为：奶类是钙和优质蛋白的重要来源，我国居民长期钙摄入不足，鼓励奶类摄入可极大增加钙的摄入量，多摄入可增加成年人骨密度。2010—2012年中国居民营养与健康监测结果显示，城乡居民平均每人奶类及其制品的摄入量为24.7 g/d，远不及《中国居民膳食指南（2016）》推荐量的1/10，推荐2～3岁儿童摄入500 g/d，4～6岁摄入350～500 g/d，7岁以上儿童、青少年及成年人摄入300 g/d（大致为0.5斤）。超重及肥胖者宜选用脱脂或低脂奶。

5. 肉类和禽类

《美国居民膳食指南》[2]收集的大量高强度证据显示：减少红肉类（牛肉、猪肉、羊肉、小牛肉、山羊和其他非鸟类野味）和加工的红肉类（热狗、香肠、火腿、午餐肉等）及禽类食物的饮食模式能降低成年人的心血管疾病发生风险。该版指南收集的中等强度证据表明：减少红肉类摄入可减少成年人肥胖、2型糖尿病和某些类型的癌症的发生风险。以2000 kcal/d热量（一般成年男性）为标准，健康美式饮食模式对肉类、禽类和蛋类的总推荐摄入量为26盎司（735 g）/周。目前美国此类的消费量超标，应适当减少。

《中国居民膳食指南（2016）》[3]指出：我国的肉类食品摄入量逐年增高，尤其畜禽肉（主要指猪肉）摄入量过高，可增加男性全因病死率、2型糖尿病和结直肠癌发生的风险，而常吃的烟熏肉可增加胃癌和食管癌的发生风险，推荐每周吃鱼280～525 g，畜禽肉280～525 g（优先选择禽类），蛋类280～350 g，平均每天摄入鱼、禽、蛋和瘦肉总量120～200 g。同时要“少吃烟熏和腌制类肉制品”。

《中国心血管病预防指南（2017）》[4]建议每人奶类300 g/d，蔬菜300～500 g/d，水果200～350 g/d，禽蛋类120～200 g/d（大致为0.3斤），谷薯类250～400 g/d，合理的膳食可以增加纤维素、维生素和钾等的摄入。

6. 脂肪

《美国居民膳食指南》[2]一个重要变化是取消了对每日脂肪摄入总量的限制，即不再推荐简单的低脂饮食，认为脂肪的类型比脂肪的总量更重要。这是一个非常重大的转变。指南收集的证据表明，用“碳水化合物”代替“饱和脂肪酸”会降低“血总胆固醇”和“低密度脂蛋白胆固醇”水平，但会增高“血三酰甘油”和降低“高密度脂蛋白胆固醇”的水平；用“碳水化合物”代替“总脂肪”或“饱和脂肪酸”，与心血管疾病发生风险降低无关。尽管未来需要更多的研究证明这种相关性在不同种类的碳水化合物中是否一致（如全谷与精制谷物，固有糖与添加糖）。但是考虑到目前人们进食的碳水化合物仍以精制米面为主，因此，不再推荐既往指南提倡的简单的低脂饮食模式。

该版指南收集的高强度证据还显示，用“不饱和脂肪酸”特别是“多不饱和脂肪酸”代替

"饱和脂肪酸"，与"血总胆固醇"和"低密度脂蛋白胆固醇"水平降低有关，并与心血管事件和心血管疾病相关死亡风险下降相关，因此，该指南重点强调了限制饱和脂肪酸的摄入（不超过总能量的10%），提倡用多不饱和脂肪酸（存在于葵花籽油、玉米油、大豆油、棉籽油、核桃、松子、芝麻、南瓜子和亚麻籽、鱼油中）与单不饱和脂肪酸（存在于橄榄油、菜籽油、花生油、红花油以及鳄梨、花生酱和大多数坚果中）来代替饱和脂肪酸（存在于椰子油、棕榈仁油、黄油、牛油、猪油、鸡油和棕榈油中）。美国居民目前"油（主要指植物油和鱼油）"的摄入不足，而饱和脂肪酸摄入量超标（占每日总能量的11%），因此，烹饪时要使用"植物油"取代"固体脂肪"(固体脂肪包括饱和脂肪和反式脂肪，如黄油、猪油、椰子油、人造奶油、酥油)。

《中国居民膳食指南（2016)》[3] 仍然提倡"少油"的饮食模式。根据2012年中国居民营养与健康状况监测结果显示：目前人均食用油的摄入量为42 g，植物油为37. 3 g，动物油为4. 8 g，油的推荐摄入量应为25～30 g/d，从控制脂肪总量的角度出发，建议减少每天的烹调用油（包括植物油和动物油)；《中国成人血脂异常防治指南(2016年修订版)》[5] 也建议每日摄入脂肪不应超过总能量的20%～30%，这些与美国膳食指南的推荐并不一致，可能是由于两国国情不一致所致(我国居民脂肪摄入以植物油为主，而美国居民动物油的摄入更多)。然而，在推荐"少摄入饱和脂肪酸，用多不饱和脂肪酸与单不饱和脂肪酸来代替饱和脂肪酸"方面是一致的，《中国成人血脂异常防治指南（2016年修订版)》[5] 也建议饱和脂肪酸＜总能量的7%。

值得警惕的是：如果在推荐"少油"的饮食模式过程中，还是推荐简单的低脂饮食，以精制碳水化合物（如白米、白面）来"代替"脂肪供能（简单地说是"少吃油多吃饭")，可能会重蹈美国旧版膳食指南造成的问题，也不能降低我国日益严重的心血管疾病和糖尿病发生风险。

7. 胆固醇

《美国居民膳食指南》[2] 的另一个重大改变是：取消了以往膳食指南中关于每日膳食胆固醇摄入量应该控制在300 mg以下的限制。指南认为：有关膳食胆固醇与血胆固醇水平的量化反应关系还需要进一步研究。一般来说，富含膳食胆固醇的食物，如肥肉和高脂乳品，也富含饱和脂肪酸，限制该类食品的摄入，其实也是限制了胆固醇的摄入。因此，该版指南不再单纯限制膳食胆固醇的摄入量。鸡蛋中蛋黄的胆固醇含量虽然比较高，但饱和脂肪酸的含量却不高，因此不必像限制肥肉那样限制鸡蛋，取消了以往指南中每日胆固醇限量在300 mg以下的建议（和每周鸡蛋限量的建议)。

《中国居民膳食指南（2016)》[3] 推荐"吃鸡蛋不弃蛋黄（胆固醇主要存在于蛋黄中)""适量食用动物内脏（胆固醇含量较高)，2～3次/月，25 g/次"，与美国膳食指南基本一致。这对于既往广泛宣传的"谈吃胆固醇色变"，严格限制高胆固醇食物摄入的推荐，是一个较大的改变。

可是《中国成人血脂异常防治指南（2016年修订版)》[5] 仍建议膳食胆固醇＜300 mg/d。这一问题有待继续观察。

8. 添加糖

在食品生产和制备过程中被添加到食品中的糖及糖浆被称为添加糖，包括：白砂糖、红糖、玉米糖浆、葡萄糖、果糖、转化糖、乳糖、麦芽糖等。水果或牛奶中的天然糖不属于添加糖。食物中的添加糖可增加该食物的能量密度，但却很少甚至没有人体必需的营养素或膳食纤维，导致过高的能量摄入和过低的膳食质量。美国膳食指南收集的高强度证据表明：含有较低添加糖的饮食模式与成年人心血管疾病的低风险相关；另有研究表明，这种饮食模式可降低成年人肥胖、2型糖尿病和某些类型的癌症、龋齿的发生风险。因此，该版膳食指南要求添加糖所提供的能量低于每日总能量的10%。目前美国居民膳食中添加糖的能量来源超过13%，主要的来源是软饮料，约占美国人添加糖消费量的一半；添加糖的另一个主要来源是零食和糖果，包括基于谷物的各种甜品如蛋糕、馅饼、曲奇、甜甜圈、冰激凌、布丁、糖果、果酱、糖浆等，因此要尽量限制这些食物的摄入。

《中国居民膳食指南（2016)》[3] 指出：我国

已成为世界主要的饮料生产国和消费国，人均饮料消费量快速上升，由 2010 年的 75 kg 上升到 2013 年的 110 kg，儿童、青少年糖的摄入量持续升高，已成为我国肥胖和慢性病发生发展的关键影响因素。因此指南首次提出：要“控制添加糖的摄入，每天不超过 50 g，最好控制在 25 g 以下”，主要的措施是“不喝或少喝含糖饮料，提倡饮用白开水和茶水”。

《中国成人血脂异常防治指南（2016 年修订版）》[5]建议添加糖的摄入不应超过每日总能量的 10%（对于肥胖和高甘油三酯血症者要求比例更低），与《美国膳食指南》是一致的。

9. 钠盐

美国居民膳食指南[2]收集的证据显示：钠盐摄入增加与成年人血压升高之间存在线性的量效关系，因此推荐成年人和年龄≥14 岁的青少年每天限制钠盐摄入，要低于 2300 mg（换算成食用盐为 5.8 g），目前美国的钠摄入量为 3440 mg/d（8.7 g 食用盐），应该减少盐的摄入。

《中国居民膳食指南（2016）》[3]指出：我国目前日均食盐的摄入量是 10.5 g，远高于 6 g 的推荐摄入量，高盐摄入可增加高血压、脑卒中和胃癌的发生风险，要“少盐饮食”。

尽管各指南有对各种营养素的摄入推荐量，但是正如所有干预一样，要个体化，参考体质指数，和血脂、血糖、电解质等的检验数据确定是否应调节何种营养素的摄入量。

## 二、实施指南的要点

### （一）高营养密度

美国居民膳食指南提出了高营养密度（nutrient dense）[2]概念：为了在限定的能量范围内，既能满足营养需求，又能满足限制饱和脂肪酸、添加糖、钠的摄入量的要求，要在所有的食物种类中选择高营养密度食物和饮料以取代不健康的膳食选择。高营养密度的食物和饮料是指：能提供维生素、矿物质和其他人体所需的、对健康有益的营养素，很少或几乎不含固体脂肪或额外的糖、精炼的淀粉或钠。这包括所有的蔬菜、水果、谷物、海鲜、蛋类、黄豆、豌豆、无盐的坚果和种子、无脂或低脂的奶制品，以及瘦肉或家禽，当其很少或几乎不含添加固体脂肪、糖、精制淀粉和钠时，这些食物可称为“高营养密度”的食物。如果人们摄入很多添加了“固体脂肪、糖、精制淀粉和钠”的“非”高营养密度的食物，容易热量超标，却还不能满足营养需求。要用高营养密度食物和饮料代替不健康的选择，而不是增加总摄入量。例如向食用更多蔬菜、水果转变；用全麦面包替换白面包、用糙米替换白米；用海产品替换肉禽蛋；用豆类或者坚果与种子的混合食物代替肉禽；用油替换固体脂肪；用水替换甜饮料以减少添加糖摄入；用脱/低脂奶、瘦肉代替全脂奶和肥肉以减少饱和脂肪的摄入；用香草和香料替换盐为食物调味；选择新鲜、冷冻食品替换加工肉类和家禽以减少盐的摄入。

### （二）社会生态

虽然吃什么和吃多少由个人决定，但社会生态学模型（图 7－1－1）显示，各种社会环境因素均强烈影响着人们的选择，因此需要健康专家、社会团体、商业和工业、组织机构、政府和其他社会领域的共同努力，支持个人和家庭在做饮食和进行身体活动的选择时，能与膳食指南保持一致。

这一概念强调社会环境因素对人们健康膳食和体力活动的影响，提示不仅要做好膳食指南和体力活动的宣传，更要重视团结各行各业的人士，从多个层面创造有利于居民选择健康饮食和体力活动的社会生态环境。正如美国居民膳食指南介绍：在创建和支持健康饮食模式的过程中，从家庭、学校、工作场合乃至社区中的每个人均能发挥自己的作用。

总之，美国居民膳食指南侧重推荐健康的饮食模式，包括多摄入蔬菜、水果、全谷类、低脂奶制品、坚果及海产品；减少红肉和加工肉制品、含糖饮料、盐和精制碳水化合物的摄入；强调脂肪的种类选择比限制摄入总量更为重要；取消了胆固醇的摄入上限；强调用高营养密度的食物取代不健康食物的选择；并强调各行业、多层面执行指南要求，创造一个有利于居民选择健康饮食的社会生态环境。这些新观点在专业和社会上引起了较大的反响，影响深远，对于我国居民膳食有较好的借鉴意义。

人的食物饮料的摄入和体力活动受下列因素的影响

社会、文化准则和价值观
- 信仰体系
- 习惯
- 传统
- 宗教
- 优先权
- 生活方式
- 体型

行业

**系统**
- 政府
- 教育
- 医疗
- 交通

**组织**
- 公共卫生
- 社区
- 宣传组

**工商业**
- 规划与发展
- 农业
- 食品与饮料
- 零售
- 娱乐
- 营销
- 媒体

环境
- 在家
- 早期护理和教育
- 学校
- 职场
- 社区中心
- 食品零售和食品服务
- 机构

其他社区环境

个人因素

**人口特征**
- 年龄
- 性别
- 社会经济状态
- 人种/种族
- 残障

**其他个人特征**
- 精神病
- 知识与技能
- 遗传与环境的相互作用
- 食物喜好

图 7－1－1　关于食物和身体活动决策的社会生态学模型
(Socio ecological model for food and physical activity decision)[2]

# 第二章　药物与心血管病的康复

## 第一节　冠心病的药物治疗

冠心病的治疗首先是处理可改变的危险因素。基本的治疗是增加体力活动、调脂、减肥、控制糖尿病、治疗高血压和戒烟。药物是心脏康复的另一重要方式[6]。治疗冠心病可应用下述各种保护心脏的药物[1]。

### 一、扼要介绍三类主要药物的作用

1. β 受体阻滞剂

①降低血压；②降低心率；③降低心肌收缩性；④降低心肌氧需求；⑤增加冠脉血流；⑥降低心肌重塑；⑦降低肾上腺素活性，对抗心律失常。

2. 他汀类

①调脂（降低血低密度脂蛋白，甘油三酯水平）；②降低炎症；③提升血管内膜功能；④增加动脉硬化斑块稳定性；⑤减少巨噬细胞；⑥减少氧自由基；⑦提升一氧化氮生物活性；⑧减少血管平滑肌细胞（VSMC）的增殖；⑨增加内皮祖细胞和培养的血管原细胞。

3. ACEIs/ARBs（血管紧张素转换酶抑制剂/血管紧张素受体拮抗剂）

①降低血压；②减少纤维蛋白溶解；③增加动脉硬化斑块稳定性；④增强动脉顺应性；⑤减少氧化应激；⑥降低炎症；⑦减少胶原基质；

⑧减少 VSMC（血管平滑肌细胞）增殖。

处理抑郁和孤独也是重要的，因为这些心理因素不予治疗，可能对改变生活方式有明显的阻碍。

## 二、分别介绍治疗冠心病的措施

### （一）戒烟

应该是强制性的，有研究表明：医师用不到 3 分钟的时间劝导患者戒烟可使戒烟率增加 30%[6]。最近来自英国医师 50 年的男性随访研究结果重申了戒烟的重要性。该研究表明在 60 岁、50 岁、40 岁和 30 岁戒烟分别使寿命延长 3 年、6 年、9 年或 10 年[7]。如果戒烟有困难可使用药物。伐尼克兰［Varenicline（Chantix）］是 2006 年 FDA（美国食品和药物管理局）认可的非常有效的非尼古丁戒烟药物。同样安非他酮（尼古丁替代产品）、咨询也能帮助戒烟，特别是联合应用时。

### （二）β 受体阻滞剂

能够降低慢性冠心病患者病死率，如无绝对禁忌证都应应用。这类药物应该逐渐增量，使休息时心率维持在 50～60 次/min 和收缩压大于 95 mmHg。

### （三）他汀类

他汀类（3 羟-3-甲基戊二酰辅酶 A 还原酶抑制剂）可以降低血脂和血液中的超敏 C 反应蛋白（hs-CRP）的水平，减少血栓形成，说明还能改善动脉斑块中的胶原和炎症成分，这是其在降低血清 LDL-胆固醇水平之外的抗血栓形成的特性。这些特性可以改善血流，减少心肌缺血，从而降低冠脉事件率[8]。他汀类药物还有一大特点，即可使冠状动脉疾病（CAD）患者冠状动脉壁病变的软斑变成硬斑，不易碎裂、脱落，形成栓子，导致脑卒中，或其他部位血管栓塞。

他汀类肯定能降低 CAD、心肌梗死、高脂血症、糖尿病或其他冠心病等危症患者的病死率和心血管事件发生率。心血管疾病病死率和 LDL-C 呈线性关系。对于冠心病、慢性心绞痛或曾有过心肌梗死的患者，理想的 LDL 目标值是小于 70 mg/dL[9]。为达到此目标可能需要他汀与胆汁酸螯合剂、烟酸或依折麦布联合应用。要注意他汀治疗可能引发骨骼肌线粒体功能障碍导致能量供应失衡和肌肉不适，降低患者的运动耐量和对运动训练的依从性[10]。

### （四）血管紧张素转换酶抑制剂/血管紧张素受体拮抗剂

1. 血管紧张素转换酶抑制剂（ACEIs）

肾脏球囊细胞分泌的肾素可将肝脏合成的血管紧张素原转变为血管紧张素（angiotension，AT），AT 在血管紧张素转换酶（ACE，又称激肽酶Ⅱ）的活化作用下转化成 ATⅡ。ATⅡ可在酶的作用下脱去门冬氨酸转化成 ATⅢ，ACE 还可促进缓激肽的分解。ATⅡ也可经非 ACE 的途径形成胃促胰酶（chymase）等将 ATⅠ转化成 ATⅡ，而组织蛋白酶等可直接将血管紧张素原转化为 ATⅡ、醛固酮。此外，脑、心、肾、肾上腺、动脉等多种器官组织可局部合成 ATⅡ、醛固酮，称为组织 RAA 系统。在 RAA 系统中最重要的活性成分是 ATⅡ，其病理生理作用主要是通过与受体结合，促使血管收缩，醛固酮分泌增加、水钠潴留，增加交感神经活力，导致血压上升等[11]。由此可见 ATⅠ转化成 ATⅡ不是只有血管紧张素转换酶作用一条途径，组织蛋白酶直接将血管紧张素原转化为 ATⅡ、醛固酮；多种器官组织可局部合成 ATⅡ、醛固酮。也就是说 ACEIs 不能完全抑止 ATⅡ的产生。

ACEIs 通过抑制 ATⅠ转化成 ATⅡ，不仅干扰 RAAS 系统，而且增加激肽活性及增加激肽介导的前列腺素（因为 ACE 被抑制，其促进缓激肽分解的作用被抑制，血中缓激肽水平上升）。1987 年发表的北欧依那普利生存率研究（CONSENSUS）是第一个证明 ACEI 降低心力衰竭病死率的临床试验，紧接着 FAMIS、CONSENSUSⅡ等大型临床研究也证实急性心肌梗死早期应用 ACEI 能减少梗死面积的延展和心室重构，有利于左心功能的恢复。迄今为止已有 40 多项临床试验证实 ACEI 可缓解心力衰竭的症状，使不同病因，不同程度的心力衰竭患者及伴有或不伴有冠心病的患者死亡危险性降低，从而奠定了其作为心力衰竭治疗基石的地位[11]。

肾素—血管紧张素—醛固酮系统（RAAS）抑制剂有益的证据包括对心室重构的良好作用，改善血流动力学，减少充血性心力衰竭等的实验和临床证据。在选择性试验中，通常有 20% 的死亡风险减少归功于 ACEI 治疗。ACEI 主要禁忌证：在足够前负荷情况下的低血压、过敏及妊娠。不良反应包括低血压以及长期用药后无法耐受的干咳；发生血管神经性水肿却非常少见[8]。ACEIs 适用于稳定型心绞痛同时伴有其他 ACEIs 适应证的患者，如伴高血压、左室功能障碍或既往有糖尿病等[11]。近来大规模临床研究发现 ACEIs 有助于改善恢复期心肌的重构，降低急性心肌梗死的病死率，减少充血性心力衰竭的发生，因此，除非有禁忌证所有 ST 段抬高心肌梗死（STEMI）患者都可选用 ACEI[8]。ACEIs 是急性冠脉综合征患者长期治疗中抑制肾素—血管紧张素醛固酮系统的首选药物，特别是对 LVEF≤40%、有充血性心力衰竭征象者；前壁心肌梗死以及节段性室壁运动异常者更应长期使用 ACEIs，以改善长期预后[11]。

ACEIs 治疗的禁忌证

①以往曾出现过威胁生命的不良反应（例如血管水肿，或无尿肾功能衰竭）或妊娠的患者应绝对禁用 ACEIs；②血压较低（收缩压低于 80 mmHg）、血清肌酐水平升高（高于 3 mg/dL）、双侧肾动脉狭窄或血钾升高（高于 5.5 mmol/L）时应当谨慎使用 ACEIs。

ACEIs 治疗的不良反应

①与血管紧张素抑制有关的不良反应：低血压、肾功能恶化，钾潴留；②与激肽激活有关的不良反应：如咳嗽和血管神经性水肿；③其他不良反应：如皮疹、味觉异常亦可发生[11]。

2. 血管紧张素受体拮抗剂（ARB）

与 ACEIs 不同，ARB 可阻断经 ACE 和非 ACE 途径产生的 AT Ⅱ和 AT Ⅰ与受体结合，因此，理论上 ARB 对 AT Ⅱ不良作用的阻断比 ACEIs 更直接，更完全。ARB 对缓激肽的代谢无影响，因此不能通过提高血清缓激肽浓度发挥可能对心力衰竭有利的作用，但也不会产生可能与之有关的不良反应。

VALIANT 研究（valsartan in acute myocardial infarction trial）显示心肌梗死后患者应用 ACEI（卡托普利）与 ARB（缬沙坦）的疗效相同。因此，作为 ACEI 的替补用药，ARBs 是 ACEIs 禁忌患者的绝对替代用药[8]。

**小结**

1. ACEIs

（1）适应证

高血压，冠心病，心肌梗死，心力衰竭。

（2）禁忌证

①绝对禁忌证：以往曾出现过威胁生命的不良反应（例如血管神经性水肿，或无尿肾功能衰竭）或妊娠的患者；②谨慎使用（相对禁忌证）：血压较低，（收缩压低于 80 mmHg），血清肌酐水平升高（高于 3 mg/dL）、双侧肾动脉狭窄或血钾升高（高于 5.5 mmol/L）时。

2. 血管紧张素受体拮抗剂

适应证

不适合使用血管紧张素转换酶抑制剂治疗的患者，可考虑使用其替代用药（如血管紧张素受体拮抗剂）。

### （五）阿司匹林

阿司匹林[acetylsalicylic acid，ASA（aspirin）]给血小板的环氧合酶（COX-1）加上乙酰基，从而阻断血栓素 A2 的合成和释放。一些临床研究证明，除了减少不稳定型心绞痛/无 ST 抬高心肌梗死（UA/NSTEMI）早期治疗过程中的不良临床事件，阿司匹林还在二级预防中发挥预防缺血事件再发的作用。在阿司匹林与安慰剂的随机试验中，阿司匹林的剂量从 75 mg/d 到 1300 mg/d，每个试验均显示死亡或心肌梗死降低 25%[8]。

### （六）硝酸甘油与硝酸酯[8]

硝酸甘油是治疗急性心绞痛和预防心绞痛的首选治疗方法。舌下含服避免了肝脏首过代谢，血液循环中迅速地出现短暂而有效的药物浓度。30～60 min 后，硝酸甘油被肝脏分解而丧失血流动力学和临床效果。通常舌下含服 0.3 ~ 0.6 mg，大多数患者于 5 min 内症状缓解。间歇服药很少出现药物耐受性问题。

服用硝酸酯的一个主要问题就是出现耐药性。无论采用何种方式，只要持续给药至血浆中达到相对稳定的药物浓度，就会发生耐药性，虽然硝酸酯耐药性出现迅速，但经短时间的无硝酸酯间歇以后，患者很容易恢复对该药的反应。

#### （七）对于慢性心绞痛患者 β 受体阻滞剂和钙拮抗剂的相对优势[8]

β 受体阻滞剂和钙拮抗剂比较试验的结果显示：二者在导致慢性心绞痛患者的死亡和心肌梗死的发生上不存在差异；部分研究提示 β 受体阻滞剂更有临床疗效，且因不良反应导致的停药率更低。鉴于急性心肌梗死患者长期服用 β 受体阻滞剂可以延长寿命，故稳定的冠心病患者更倾向于首先选用 β 受体阻滞剂。但是必须记住的是 β 受体阻滞剂可升高血清甘油三酯水平，并降低高密度脂蛋白胆固醇水平，且长期结果不明。另外，该药可导致疲劳、抑郁和性功能障碍。与之相比，钙拮抗剂没有这些不良反应，但是心肌梗死后长期服用钙拮抗剂不能提高生存率。可是地尔硫革可以有效地预防无 Q 波心肌梗死后严重心绞痛以及早期再梗的发生；维拉帕米也可以减少心肌梗死后再梗的发生。

## 第二节　运动与药物的协同作用

### 一、现有冠心病二级预防药物对运动功能的不同影响[10]

1. β 受体阻滞剂

尽管 β 受体阻滞剂在冠心病二级预防中有提高患者生存力、控制心律失常、预防心源性猝死及再梗等作用，但它阻断 $\beta_1$ 受体产生的负性心率、负性肌力会使心脏泵血能力减低，阻断 $\beta_2$ 受体产生的外周血管收缩，骨骼肌供血减少会影响骨骼肌运动能力，阻断 $\beta_2$ 受体产生的支气管平滑肌收缩会增加气道阻力影响肺通气换气能力[13]。

2. 钙拮抗剂（CCB）

其中仅地尔硫卓有延长运动时间和增加运动时最大心率血压乘积的作用[14]。另一项研究显示地尔硫卓可以使代谢当量（MET）增加 0.8[15]。

3. 他汀类药物

他汀治疗可能引发骨骼肌线粒体功能障碍，导致能量供应失衡和肌肉不适，降低患者的运动功能和对运动训练的依从性[16]。

4. 曲美他嗪

曲美他嗪选择性抑制 3-酮酰辅酶 A 硫解酶（3-KAT 酶），使心肌脂肪酸代谢途径转变为葡萄糖代谢途径，在氧耗较少时提供更多能量。研究显示，曲美他嗪可直接作用于心肌，增加心肌能量贮备达 33%，使心功能显著改善[17]；荟萃分析显示，曲美他嗪能显著降低心绞痛发作频率达 40%[18]；葛均波等进行的荟萃分析也显示，曲美他嗪可显著提高 LVEF 6.46%[19]。

另一方面，在曲美他嗪作用下，骨骼肌对葡萄糖的摄取和氧化可以显著增加导致运动能力增强，从而显著改善冠心病和外周动脉血管病变患者的运动能力[20]。

研究表明：β 受体阻滞剂及早联合曲美他嗪可使心绞痛频率显著下降 45%，代谢当量（MET）显著增加 1.1[21]。在地尔硫卓治疗基础上加用曲美他嗪可使每周心绞痛发作下降 4.8 次，代谢当量（METs）显著增加 1.4[22]。

运动用药协同可提高运动功能：意大利一项研究表明，冠心病患者运动训练联合曲美他嗪治疗 8 周，运动耐量可显著升高 25%，而二者单独干预只可提高运动耐量 15%，安慰剂则导致运动功能下降[23]。

### 二、康复运动与药物的协同作用[12]

运动训练是心脏康复的重要途径，患者可通过运动训练提高运动功能、生活质量和生存率。研究显示运动训练可改善心衰（HF）患者的运动负荷和峰值耗氧量，使交感神经活动和利钠肽水平下降[24]；另一项荟萃分析证实运动训练可使 HF 患者再住院率降低 28%，同时改善患者的生活质量[25]。

药物是心脏康复的另一重要方式。稳定性心绞痛患者行 β 受体阻滞剂联合曲美他嗪治疗可显著预防心绞痛发作，提高运动功能[26]。运动训练联合曲美他嗪治疗 8 周能进一步增加心血管病（CVD）患者的峰值耗氧量，提高运动功能[27]。

研究显示，曲美他嗪通过优化心肌和骨骼肌能量代谢可显著改善外周动脉病患者的运动能力[28]。运动康复及早联合曲美他嗪可协同提高近期的运动功能以及改善远期的预后。国际多中心回顾性队列研究显示常规心力衰竭治疗药物联合曲美他嗪可使心力衰竭患者全因死亡和心血管死亡显著降低 11.3% 和 8.7%[29]。

**（刘江生、郑伯仁、郑娟娟撰稿）**

## 参考文献


[1] J LARRY DURSTINE, GEOFFREY E MOORE, MICHAEL J LAMONTE, et al. 波洛克心血管康复医学教科书 [M]. 刘江生，主译. 北京：北京大学医学出版社，2012：169－181/268－269.

[2] 邓宇虹.《2015—2020 美国居民膳食指南》新观点介绍 [J]. 中国全科医学，2017，20（23）：2811－2815.

[3] 中国营养学会. 中国居民膳食指南（2016）[M]. 北京：人民卫生出版社，2016.

[4] 中国心血管病预防指南（2017）写作组，中华心血管病杂志编辑委员会. 中国心血管病预防指南（2017）[J]. 中华心血管病杂志，2018，46（1）：10－25.

[5] 中国成人血脂异常防治指南修订联合委员会. 中国成人血脂异常防治指南（2016 年修订版）[J]. 中华心血管病杂志，2016，44（10）：833－850.

[6] THE TOBACCO USE AND DEPENDENCE CLINICAL PRACTICE GUIDELINE PANEL, STAFF, AND CONSORTIUM REPRESENTATIVES. A clinical practice guideline for treating tobacco use and dependence: a US public health service report [J]. JAMA, 2000, 283: 3244－3254.

[7] DOLL R, PETO R, BOREHAM J, et al. Mortality in relation to smoking: 50 years' observation on male british doctors [J]. BMJ, 2004, 328: 1519－1533.

[8] 陈灏珠. BRAUNWALD 心脏病学 [M]. 9 版. 北京：人民卫生出版社，2016：1206－1215/1230－1292.

[9] NISSEN S E, TUZCU E M, SCHOENHAGEN P, et al. for the REVERSAL investigators. effect of intensive compared with moderate lipid-lowering therapy on progression of coronary atherosclerosis: a randomized controlled trial [J]. JAMA, 2004, 291: 1071－1080.

[10] 晓伟. 运动用药协同，提高生存质量—中国心脏康复学院（上海）高级培训会议纪要 [N]. 中国医学论坛报，2015-5-15. http://www.360doc.com/content/15/0515/15/20625606_470678602.shtml.

[11] 陈灏珠，林果为. 实用内科学 [M]. 13 版. 北京：人民卫生出版社，2010：1376－1377/1501－1525.

[12] 晓伟. 科学运动，合理用药，促进心脏康复—中欧专家面对面会议报道 [N]. 中国医学论坛报，2015-05-15. http://www.360doc.com/content/15/0505/13/20625606_468211363.shtml.

[13] LADAGE D, SCHWINGER R H G, BRIXIUS K. Cardio-selective beta-blocker: pharmacological evidence and their influence on exercise capacity [J]. Cardiovascular Therapeutics, 2013, 31 (2): 76－83.

[14] STONE P H, GIBSON R S, GLASSER S P, et al. Comparison of propranolol, diltiazem, and nifedipine in the treatment of ambulatory ischemia in patients with stable angina. Differential effects on ambulatory ischemia, exercise performance, and anginal symptoms. the ASIS study group [J]. Circulation, 1990, 82 (6): 1962－1972.

[15] HIRONORI T, YOSHINORI K, HIROSHI N, et al. Comparable effects of oral diltiazem and verapamil in the treatment of hypertrophic cardiomyopathy. Double-blind crossover study [J]. Jpn Heart J, 1986, 27 (5): 701－715.

[16] MIKUS C R, BOYLE L J, BORENGASSER S J, et al. Simvastatin impairs exercise training adaptations [J]. Journal of the American College of Cardiology, 2013, 62 (8): 709－714.

[17] ANAND D V, LIM E, HOPKINS D, et al. Risk stratification in uncomplicated type 2 diabetes: prospective evaluation of the combined use of coronary artery calcium imaging and selective myocardial perfusion scintigraphy [J]. European Heart Journal, 2006, 27 (6): 713－721.

[18] AGUSTíN CIAPPONI, PIZARRO R, HARRISON J. Trimetazidine for stable angina [J]. Cochrane Database of Systematic Reviews, 2005, 19 (4): 3614.

[19] ZHANG L, LU Y, JIANG H, et al. Additional use of


7

trimetazidine in patients with chronic heart failure: a meta-analysis [J]. Journal of the American College of Cardiology, 2012, 59 (10): 913-922.

[20] VITALE C, MARAZZI G, PELLICCIA F, et al. Trimetazidine improves exercise performance in patients with peripheral arterial disease [J]. Pharmacological Research, 2011, 63 (4): 278-283.

[21] SZWED H. Clinical benefits of trimetazidine in patients with recurrent angina [J]. Coronary Artery Disease, 2004, 15 (3): 17.

[22] MANCHANDA S C, KRISHNASWAMI S. Combination treatment with trimetazidine and diltiazem in stable angina pectoris [J]. Heart, 1997, 78 (4): 353-357.

[23] BELARDINELLI R, LACALAPRICE F, FACCENDA E, et al. Trimetazidine potentiates the effects of exercise training in patients with ischemic cardiomyopathy referred for cardiac rehabilitation [J]. European journal of cardiovascular prevention and rehabilitation: official journal of the European Society of Cardiology, Working Groups on Epidemiology & Prevention and Cardiac Rehabilitation and Exercise Physiology, 2008, 15 (5): 533.

[24] PASSINO C, SEVERINO S, POLETTI R, et al. Aerobic training decreases b-type natriuretic peptide expression and adrenergic activation in patients with heart failure [J]. Journal of the American College of Cardiology, 2006, 47 (9): 1835-1839.

[25] DAVIES E J, MOXHAM T, REES K, et al. Exercise training for systolic heart failure: cochrane systematic review and meta-analysis [J]. European Journal of Heart Failure, 2014, 12 (7): 706-715.

[26] SZWED H, SADOWSKI Z, ELIKOWSKI W, et al. Combination treatment in stable effort angina using trimetazidine and metoprolol: results of a randomized, double-blind, multicentre study (TRIMPOL II). TRIM etazidine in POLand [J]. European Heart Journal, 2001, 24: 2267.

[27] BELARDINELLI R, LACALAPRICE F, FACCENDA E, et al. Trimetazidine potentiates the effects of exercise training in patients with ischemic cardiomyopathy referred for cardiac rehabilitation [J]. European journal of cardiovascular prevention and rehabilitation: official journal of the European Society of Cardiology, Working Groups on Epidemiology & Prevention and Cardiac Rehabilitation and Exercise Physiology, 2008, 15 (5): 533.

[28] VITALE C, MARAZZI G, PELLICCIA F, et al. Trimetazidine improves exercise performance in patients with peripheral arterial disease [J]. Pharmacological Research, 2011, 63 (4): 278-283.

[29] SEÁN P BARRYA, SAMIR OUNZAINB JAMES, MCCORMICKB TIZIANO M, et al. Retraction notice to "Enhanced IL-17 signalling following myocardial ischaemia/reperfusion injury" [J]. Cardiol, 2013, 163: 326-334.

# 第八篇

# 祖国医学与心脏病康复

# 第一章　概论

## 一、前言

心脏病康复以冠心病康复为代表。冠心病在祖国医学中被称为“厥心痛”“真心痛”“卒心痛”。《灵枢·厥病》曰：“真心痛，手足青至节，心痛甚，旦发夕死，夕发旦死。”其病因多见于七情内伤，气机郁结；或年老体衰，阴阳不足；或饮食失节，痰湿内生。其病机为气血阴阳亏虚、瘀血、痰浊痹阻心脉。《素问·痹论》曰：“寒气积于胸中而不泻，不泻则温气去，寒独留则血凝泣，凝则脉不通”。《素问·举痛论》曰：“心痹者，脉不通……”。治宜恢复心主血脉的功能。除用药物芳香温通、宣痹通阳、豁痰通络、活血化瘀，扶正固本、益气养阴、滋阴补肾、温阳补气等补法外，还可以用针灸、推拿、气功、导引、食疗等综合康复调理。

## 二、传统康复疗法

在冠心病的祖国医学传统康复医疗过程中，心神宜静，形体宜动，既要注意调和七情（喜、怒、忧、思、悲、恐、惊），注意精神心理卫生，又要有适当的体力活动，注意饮食调节。

1. 运行真气

运行真气（元气也，运气，使元气活络，则真心痛自然缓解）是以气功、导引、推拿等方式促进真气运行，增强自我康复的功能。导引是类似于拳、操的运动，同时注意呼吸的调节。气功的基本处方以放松功和内养功为主，配合保健功。病情好转后，可练太极拳、鹤翔桩、行步功、形神桩、站桩功等。也可按五脏辨证练“六字诀”“小练形”“五行掌”等功法。合并心功能不全者宜多练静功，取盘腿式，或靠坐式。病情缓解后，可练《内功图说》中的床上十六段锦，或练保健功。

2. 动静结合、中合为度

患者练习的功法要动静结合，一切活动都要适中，不要不及，也不要太过。

3. 天人相应，起居有常

祖国医学认为：自然界的变化会直接或间接地影响人体的生理功能和病理变化。对心痛证进行康复时，应顺应春生、夏长、秋收、冬藏的自然规律，采取相应的生活制度。

4. 固摄阴精

心脏病患者宜节制情欲，避免阴精损耗，有利于康复。



# 第二章　现代科学对传统康复疗法的研究

传统康复疗法是祖国医学中一瑰宝，在我国几千年的医疗保健中发挥了重要作用。如何运用现代科学技术对它进行研究、发掘和提高是当代我国医务人员的责任。近年，我国学者对此进行了大量工作，今择要介绍如下。

## 第一节　太极拳

太极拳是我国传统的健身（养生）、康复（养病）运动。它动作柔和，能使人放松，既是一种健康人的健身运动，也是慢性病（包括心脏病）患者的一种放松性康复体操。近60年来欧美许多国家逐渐开展此项运动，受到世人瞩目。

卓大宏等于1982年首先应用自动气体分析及心电遥测装置对太极拳进行监测[1]。对象为11例健康男性青年，年龄平均为28.4（25～35）岁。太极拳为杨家老式太极拳，每套动作共108节，需时平均22（17.5～25）min。结果：峰值 $\dot{V}O_2$ 为（14.5±2.0）$mL\cdot kg^{-1}\cdot min^{-1}$（4.1 METs）、$\dot{V}CO_2$ 为（0.91±0.15）L/min、呼吸商（0.88±0.03）、通气量（24.61±4.1）L/min。太极拳结束时，心率（134±15）次/min、血压(147±16.73)/(86.03±8.18) mmHg。试验结果说明此老式太极拳的峰值心率（134次/min）比简化太极拳的峰值心率（105次/min）高，老式太极拳的运动强度大于简化太极拳；但是老式太极拳的峰值耗氧量仅为4.1 METs，所以它的运动强度不超过50% $\dot{V}O_2max$，是一种柔和的运动。即使是心脏事件（心肌梗死等）后院外恢复期也可以采用。

孙绪生等测定了28例练太极拳的健康老人和24例对照组的Y玫瑰花结数和百分率[2]。Y玫瑰花结在一定程度上反映机体体液免疫水平：体液免疫功能与Y玫瑰花结数成正比。结果是：锻炼组安静时Y玫瑰花结百分率显著低于对照组（$P<0.01$），练拳后对照组Y玫瑰花结数及百分率均非常显著上升（$P<0.01$）。说明太极拳可增强老年人的免疫功能。

## 第二节　气功

气功是中华民族传统的保健、康复疗法。它历史悠久、流传甚广，且种类甚多。近代，我国学者运用现代科技对它进行了大量研究。虽然它种类繁多，但总的来说，是通过“调心或调神（精神、心理）”“调身（身体运动）”“调息（呼吸）”三个环节达到调整心理、身体功能，发挥康复医疗的作用。通过“调心”消除杂念，可使大脑皮层处于主动性抑制过程（研究说明气功引起的耗氧量下降明显大于深度睡眠状态），减少向外周发放的交感紧张性冲动。“调身”使全身放松、肌肉适当活动，可提高运动功能。“调息”要求“心息相依”呼吸匀畅、气沉丹田，一方面有助于入静和放松，另一方面通过特殊的呼吸形式（自然、柔和、深长、细匀的腹式呼吸）可增强肺功能。总的来说，气功分为静功和动功2类。

### 一、静气功

练习静气功时，习者安静，没有形体运动，只用“气”的运行来调整机体的功能。静气功要求消除杂念，“入静”。“入静”时，机体耗氧量明显下降，甚于深度睡眠状态；心输出量比安静时减少21%（$P<0.001$）；血压、肺动脉压也可降低[3]。

### 二、动气功

练功时除要求消除杂念外，还要有一定的动作。其运动强度不超过40%～70% $\dot{V}O_2max$。

### 三、有关气功的报道

在20世纪50年代至80年代气功疗法曾广泛应用于临床，有关气功的报告不少，今介绍几篇报道如下，供参考。

#### （一）袁鸿江等报道对53例老年人（平均66.4岁）进行华山内养功训练的效果[4]

其方法如下。

1. 准备活动

采取坐式休息，时间5～10分钟，目的是使身心安静，呼吸自然。

2. 松功

可取卧位、坐位或任何体位，舒适即可。呼吸自然平静。意念活动可采取下述2种方法。

（1）松静诱导法

吸气时默想“静”字，呼气时默想“松”字。

（2）放松法

从头部、肩部、上肢、双手、胸部、腹部、背部、腰部、臀部、股部、腿部到双脚依次放松，全身放松，意守双脚，每放松1遍约5分钟。可反复进行。

3. 静功

在主观意识控制下，让“真气”在体内按一定经络线路运行。通常意领真气沿任脉向下到丹田。练功开始时，呼吸任其自然，逐步做到意领与呼吸配合，吸气时“气沉丹田”，呼气任其自然，逐步忘掉呼吸。

4. 动功

（1）踏步击腹

在踏步过程中，用双拳沿食物在体内的运行方向，即食道→胃→小肠、大肠，在腹部依次反复轻轻敲击，轻敲到哪，哪里就放松。

（2）云手扩肺

马步与左右弓步交替使用，先练左手，后练右手，反复交替。动作、呼吸和意念互相配合。双手练习的速度，以自己的呼吸为准。要有意识地做深呼吸。意守两脚涌泉穴。每次练习5 min左右，起开胸扩肺作用。

5. 整理活动采用慢跑，约5～10 min。

该组华山内养功每天练习30～60 min，锻炼期间停用一切降压、降脂药。经6个月锻炼后，50例老年人每搏输出量、心输出量显著增加（$P<0.01$、$P<0.05$），射血前期缩短显著、射血期显著延长（$P<0.05$）、射血前期/射血期比值降低非常显著（$P<0.01$）；39例高脂血症患者有13例血脂浓度恢复正常。20例高胆固醇患者的血胆固醇浓度下降非常显著（$P<0.001$）。31例高甘油三酯血症患者的血甘油三酯浓度下降也非常显著（$P<0.0005$）。17例高血压患者中有12例血压恢复正常。

### （二）刘怀冰等报道68例慢性病患者气功治疗对5-羟色胺（5-HT）的影响[5]

结果是血5-HT浓度下降非常显著（$P<0.001$），接近正常水平。5-HT为缩血管物质，可损伤血管内膜，增加通透性；它还增强白细胞对血管内膜的黏附，加速动脉粥样硬化。气功降低血5-HT浓度，提示气功可延缓动脉粥样硬化的进程。

### （三）周士枋等对气功进行了一系列研究

周士枋等[6]发现静气功锻炼2个月后，血前列腺环素（$PGI_2$）浓度增加，前列腺环素/血栓素（$PGI_2/TXA_2$）比值增加93.2%。周士枋等[7]还对91例冠心病患者以气功为主的体疗进行了观察。结果是气功训练3个月后，血总胆固醇浓度降低5.2%（$P<0.05$），血高密度脂蛋白（HDL）浓度升高19.2%（$P<0.001$），血甘油三酯（TG）浓度无显著改变；运动时间增加20.5%，在二项乘积不变的情况下，左室射血分数提高10%，每搏输出量提高16%，而药物对照组无显著改变。

简言之，对于冠心病患者，气功可：①改善血脂异常：降低血总胆固醇浓度，升高血高密度脂蛋白浓度；②加强心功能：增加每输出搏量、心输出量；③改善外周循环：升高血前列腺环素浓度，降低外周阻力和改善微循环。

应该说我国医务工作者在研究祖国医学宝库中气功治疗高血压的作用方面有突出和全面的辉煌成绩，无论是临床还是基础方面都做了大量的工作，尤其是上海高血压病研究所。气功可以降低，或有助于降低血压，并且对内分泌、神经介质、脑电活动、循环功能有积极的影响，不仅有助于降低高血压患者的血压，而且，对心血管病的危险因素有矫正作用，可以增强体质，促进心理平衡，改善生活质量。然而陈昌乐[8]指出：在20世纪50年代至80年代气功高潮时期，气功疗法曾广泛应用于临床，尤其是在辅助治疗原发性高血压方面取得了很多成绩；然而20世纪90年代以后，气功疗法几乎退出临床，而国外逐渐开展了许多气功临床相关研究。国外关于气功治疗高血压的研究从20世纪70、80年代至今持续不断，未出现明显的高潮与低潮。其主要特点如下：实验内容与方法与国内较为相似，集中在临床疗效观察，关于作用机制的研究则较少，主要集中在生理、心理研究方面。一项实验对比了气功练习组与空白对照的血去甲肾上腺素、肾上腺素、皮质醇浓度，发现气功练习组的以上指标均有显著降低，提示练习气功可以提高原发性高血压患者生活质量，调节激素水平[8]。另一项实验研究气功对原发性高血压患者血脂的影响，发现气功可以降低原发性高血压患者的血压，并调节他们的脂质代谢[8]。Lee 对原发性高血压患者气功治疗后皮质激素分泌的研究显示，气功可以通过降低血压与血儿茶酚胺浓度来稳定交感神经系统[8]。文章认为，气功是降低原发性高血压患者血压的有效非药物方法。

尽管过去国内有这些方面的成就，但是 2000 年以后，我国这方面的工作进度放缓。我们应该继续进行气功健身和治疗疾病，包括高血压的研究，发扬祖国医药宝库的作用。20 世纪 60 年代作者曾在短期气功学习班学习，几十年来，调心、调身、调息的原则一直在我的健身中发挥作用，是笔者至今年近 90 仍能坚持每日工作 7 个小时的重要原因。

## 第三节 八段锦

近年我国学术论坛出现许多关于八段锦的论文，在“中国知网”有涉及中老年人身体形态、生理机能及血脂影响、抗衰老研究、对老年人下肢稳定性影响等多方面的论文。今就《心血管康复医学杂志》《中西医结合心脑血管病杂志》《中医药导报》等刊物发表的有关八段锦与心血管病康复关系，有代表性的论文介绍如下。

### 一、对高血压的作用

何雪等[9]报道坐式八段锦对老年高血压患者血压的影响：研究对象为 2012 年 12 月至 2014 年 1 月期间该院门诊的老年高血压患者 84 例。所有患者符合 2005 年中国高血压防治指南血压水平判定标准，即在未服用任何抗高血压药物情况下，非同日 3 次测量舒张压介于 90 ~ 99 mmHg 和（或）收缩压介于 140 ~ 159 mmHg 的 I 级高血压患者；年龄为 59 ~ 74 岁；84 例患者按数字表法被随机分为常规护理组（给予常规药物及常规护理，包括饮食指导、生活起居、心理情志护理等）和八段锦组（在常规护理组基础上进行坐位八段锦锻炼），每组 42 例。两组患者性别、年龄、病程、体重及血压情况比较，差异无统计学意义（$P > 0.05$），具有可比性。

坐式八段锦练习方法：①宁神静坐：采用盘膝坐式，正头竖颈，两目平视，松肩虚腋，腰脊正直，两手轻握，置于小腹前的大腿根部。要求静坐 3 ~ 5 min。②手抱昆仑：牙齿轻叩 20 ~ 30 下，口水增多时即咽下，谓之“吞津”。随后将两手交叉，自身体前方缓缓上举，经头顶上方将两手掌心紧贴在枕骨处，手抱枕骨向前用力，同时枕骨向后用力，使后头部肌肉产生一张一弛的运动。如此进行 10 次呼吸。③指敲玉枕：接上式，以两手掩住双耳，两手的食指相对，贴于两侧的玉枕穴上，随即将食指搭于中指的指背上，然后将食指滑下，以食指的弹力缓缓叩击玉枕穴，使两耳有咚咚之声。如此指敲玉枕穴 10 次。④微摆天柱：头部略低，使头部肌肉保持相对紧张，以左右“头角”的颈，将头向左右频频转动。如此一左一右地缓缓摆撼天柱穴 20 次左右。⑤手摩精门：自然深呼吸数次后，闭息片刻，随后将两手搓热，以双手掌推摩两侧肾俞穴 20 次左右。⑥左右辘轳：接上式，两手自腰部顺势移向前方，两脚平伸，手指分开，稍屈曲，双手自胁部向上划弧如车轮形，象摇辘轳那样自后向前做数次运动，随后再向相反的方向前向后做数次环形运动。⑦托按攀足：接上式，双手十指交叉，掌心向上，双手作上托劲；稍停片刻，翻转掌心朝前，双手作向前按推劲。稍作停顿，即松开交叉的双手，顺势做弯腰攀足的动作，用双手攀两足的涌泉穴，两膝关节不要弯曲。如此锻炼数次。⑧任督运转：正身端坐，鼓漱吞津，意守丹田，以意引导内气自中丹田沿任脉下行至会阴穴接督脉沿脊柱上行，至督脉终结处再循任脉下行。

坐式八段锦运动处方：30 min/次，1 次/d，5 d/周，总共 3 个月 12 周的疗程。评价血压：以标准的水银柱血压计于干预前、干预后测量 1 次血压，以后每周选择 1 天（本次研究选择周四上午 8 点 ~ 10 点）测量 1 次血压，每次测两次，取平均值。结果：干预 3 个月后，两组收缩压与舒张压与干预前比较均显著降低（$P$ 均 $< 0.01$），且八段锦组收缩压显著低于常规护理组［(127 ± 6.72) mmHg 比 (132.82 ± 6.78) mmHg，$P < 0.01$］，舒张压降低两组差异不显著，无统计学意义（$P > 0.05$），说明长期坚持坐式八段锦锻炼，能显著地降低高血压患者的收缩压，详见表 8-2-1。

表 8-2-1　两组患者干预前后收缩压和舒张压比较（$\bar{x} \pm s$）[9]

| 组别 | 八段锦组 | 常规护理组 | r | P |
|---|---|---|---|---|
| 收缩压（mmHg） | | | | |
| 干预前 | 140.67 ±6.45 | 139.87 ±7.04 | 0.543 | 0.402 |
| 干预后 | 127.54 ±63.72 ** △△ | 132.82 ±6.78 ** | 3.585 | 0.001 |
| t | 0.135 | 4.675 | | |
| P | 0.001 | 0.001 | | |
| 舒张压（mmHg） | | | | |
| 干预前 | 81.23 ±7.72 | 81.77 ±8.02 | 0.314 | 0.472 |
| 干预后 | 75.67 ±6.31 ** | 76.97 ±7.40 ** | 0.866 | 0.362 |
| t | 3.614 | 2.851 | | |
| P | 0.001 | 0.001 | | |

注：与干预前比较 ** $P<0.01$；与常规护理组比较△△ $P<0.01$。

## 二、对2型糖尿病患者干预的效果

杨金禄等[10]报道八段锦锻炼对不同病程2型糖尿病患者空腹血糖（FPG）和糖化血红蛋白（HbA1c）的影响。方法：按照2007年《中国糖尿病防治指南》糖尿病诊断标准［①空腹血糖（FPG）≥7.0 mmol/L；②餐后2 h血糖≥11.1 mmol/L；③有糖尿病症状，且随机血糖≥11.1 mmol/L；④口服葡萄糖耐量试验中2 h血糖≥11.1 mmol/L］，对辖区内纳入社区慢病管理系统，病情稳定，没有严重的冠心病、高血压等合并症，生活能够自理，可以参加体育锻炼的108例糖尿病患者，参照《中国传统保健体育与养生》，并由经过上海市气功研究所培训的传统体育推广员指导，进行八段锦锻炼：每周5～7 d，每天2次，时间约35～40 min，疗程为6个月。所有病例按病程<5年，5～10年，以及≥10年分为3组。于干预前、干预3个月和干预6个月后测定患者FPG、HbA1c含量。结果：病程短的2型糖尿病患者FPG及HbA1c控制好于病程长的患者（Wald$\chi^2$ =59.95，$P<0.001$）；与干预前相比，干预后6个月患者HbA1c临床控制效果显著改善（Wald $\chi^2$ =8.26，$P=0.016$）。结论：八段锦锻炼能够显著改善2型糖尿病患者病情，但病程短的患者，疗效更显著。

## 三、八段锦和太极拳改善冠心病患者焦虑、抑郁情绪的作用

伍永慧等[11]研究了太极拳和八段锦改善冠心病患者焦虑、抑郁情绪的效果。2014年6月—2015年9月120例伴焦虑、抑郁的冠心病患者被随机均分为对照组、太极拳组、八段锦组、太极拳+八段锦组，每组30例。各组冠心病病程、冠心病可控危险因素以及焦虑、抑郁评分等无显著差异（$P>0.05$）。对照组给予冠心病二级预防药物治疗和心内科健康教育；太极拳组在对照组基础上给予简易24式太极拳运动训练，八段锦组在对照组基础上给予八段锦运动训练，太极拳+八段锦组在对照组基础上给予太极拳和八段锦运动锻炼，3组运动处方：频率均为每日1次，每次3遍，时间60 min，每周5次；运动量遵循由小到大、循序渐进、能耐受的原则，锻炼后心率基本达到个人最佳6 min步行距离后的心率。所有患者均在出院当天和出院3个月后采用焦虑自评量表（SAS）、抑郁自评量表（SDS）评价焦虑、抑郁情绪。

结果：与对照组比较：①干预前：太极拳组、八段锦组、太极拳+八段锦组的SAS，SDS得分

均无显著差异，$P$ 均 $>0.05$；②干预后：太极拳组、八段锦组、太极拳 + 八段锦组的 SAS，SDS 得分均显著降低，P 均 $<0.01$，但太极拳组、八段锦组、太极拳 + 八段锦组 3 组间的 SAS，SDS 得分均无显著差异，P 均 $>0.05$。说明太极拳组、八段锦组均能显著降低冠心病患者的焦虑和抑郁得分，改善心理状况。

## 四、对冠心病介入术后患者生活质量的影响

谷丰等[12]采用西雅图心绞痛量表（SAQ）评价八段锦对冠心病介入术后患者生活质量的影响。选择 2014 年 12 月至 2015 年 5 月在中国中医科学院西苑医院就诊的首次冠心病介入术成功后 3 个月至 1 年的冠心病患者 100 例，男 74 例，女 26 例，年龄 32 ~75 岁。病例符合冠心病心脏康复危险分层法的低危患者；运动时无心绞痛的症状或征象（ST 段下移）；无休息或运动引起的复杂心律失常，术后无合并症，血流动力学正常。排除标准：左主干病变介入治疗；有关狭窄血管介入治疗成功，仍有≥70% 血管病变未能治疗；介入术前和术后心功能为Ⅳ级［美国纽约心脏病协会（NYHA）分级］者；随机被均分为治疗组和对照组，对照组仅给予单纯中西医标准治疗治疗，治疗组在中西医治疗基础上练习八段锦，每日练习 1 次，每周 3 ~5 次。两组一般资料无显著差异（$P>0.05$），具有可比性。两组均治疗 12 周。采用 SAQ 对两组冠心病患者进行生活质量评估。SAQ 共 19 个项目，分为 5 大项：躯体活动受限程度（PL）、心绞痛稳定状态（AS）、心绞痛发作情况（AF）、治疗满意程度（TS）、疾病认识程度（DP）。将得分按下列公式转化成标准积分（百分制）：标准积分 =（该项目实际得分 - 该项目最低得分）/（该项目最高得分 - 该项目最低得分）×100%。

结果：治疗 12 周后，两组 SAQ 总评分及 5 个维度评分较治疗前均明显改善（$P<0.01$）；且治疗组心绞痛稳定状态和心绞痛发作情况方面评分优于对照组（$P<0.05$），躯体受限程度、治疗满意程度及疾病认知程度评分，两组比较无显著差异（$P>0.05$）。

结论：八段锦联合中西医治疗可改善冠心病介入术后患者的生活质量。

## 五、“坐式八段锦”对急性心肌梗死患者介入治疗术后心脏康复的效果

王家美等[13]研究了“坐式八段锦”对急性心肌梗死患者介入治疗术后心脏康复的影响。笔者选择在上海市长征医院心内科住院，2015 年 8 月—2016 年 12 月介入治疗术后病情平稳，无严重并发症，无肢体活动障碍，美国纽约心脏病学会（NYHA）心功能分级Ⅰ级、Ⅱ级的 150 例急性心肌梗死患者（PCI 术后）为对象，随机均分为对照组和试验组。

方法：对照组给予常规康复指导；试验组在此基础上联合由专业人员指导的“坐式八段锦”康复运动训练（患者上、下午各进行“坐式八段锦”锻炼 1 次，每次 40 min，每周进行 3 ~5 日）。具体做法是：患者进行康复运动前，明确 8 h 内无新发或再发胸痛、无明显心力衰竭失代偿征兆、无新发或再发心律失常等心电图改变，方可行“坐式八段锦”康复运动治疗。操作：①宁神静坐：采用盘膝坐式，正头竖颈，两目平视，松肩虚腋，腰脊正直，两手轻握，置于小腹前的大腿根部，要求静坐 3 ~5 min；②手抱昆仑：牙齿轻叩 20 ~30 下，口水增多时即咽下，随后将两手交叉，自身体前方缓缓上举，经头顶上方将两手掌心紧贴于枕骨处，手抱枕骨向前用力，同时枕骨向后用力，使后头部肌肉产生一张一弛运动，如此进行十数次呼吸；③指敲玉枕：接上式，以两手掩位双耳，两手食指相对，贴于两侧玉枕穴上，随即将食指搭于中指指背上，之后将食指滑下，以食指弹力缓缓叩击玉枕穴，使两耳有咚咚之声，如此指敲玉枕穴十数次；④微摆天柱：头部略低，使头部肌肉保持相对紧张，将头向左右频频转动，如此一左一右缓缓摆撼天柱穴 20 次左右；⑤手摩精门：自然深呼吸数次后，闭息片刻，随后将两

手搓热，以双手掌推摩两侧肾俞穴 20 次左右；⑥左右辘轳：接上式，两手自腰部顺势移向前方，两脚平伸，手指分开，稍屈曲，双手自胁部向上划弧如车轮形，如摇辘轳样自后向前进行数次运动，之后再按相反方向自前向后进行数次环形运动；⑦托按攀足：接上式，双手十指交叉，掌心向上，双手作上托劲，稍停片刻，翻转掌心朝前，双手向前按推劲，稍做停顿，即松开交叉的双手，顺势做弯腰攀足的动作，以双手攀两足的涌泉穴，两膝关节勿弯曲，如此锻炼数次；⑧任督运转：正身端坐，鼓漱吞津，意守丹田，以意引导内气自丹田沿任脉下行至会阴穴接督脉沿脊柱上行，至督脉终结处再循任脉下行。

患者进行该运动时医护人员全程跟踪，出院时护理人员将自拍的“坐式八段锦”视频光碟、自编“坐式八段锦”康复指导手册、患者运动康复记录本等发给试验组患者。

观察指标：比较两组患者出院 6 个月后左室射血分数（LVEF）、左室舒张末期内径（LVEDD）、左室收缩末期内径（LVSDD）、血浆 B 型脑利钠肽（BNP）及 6 min 步行距离（6 MWT）、再入院率和病死率。

结果：出院，干预 6 个月后试验组 LVEF、左室舒张末期内径、左室收缩末期内径、血浆 BNP、6 MWT 均有显著改善（$P<0.05$），且均显著优于对照组（$P<0.05$）；对照组出院 6 个月后上述各指标均无显著改善。与对照组比较，试验组出院 6 个月后再入院率（16.0% 比 5.3%）和病死率较对照组（9.3% 比 1.3%）显著降低（$P<0.05$）。

结论：急性心肌梗死介入治疗术后患者早期进行“坐式八段锦”康复运动可有效改善患者的心功能，提高生活质量，改善预后，降低病死率。

## 第四节　峨眉剑

夏芝等[14]以 50 例练习峨眉剑的高血压患者为练功组，50 例服复方降压片的高血压患者为对照组。3 个月后两组患者血压下降均非常显著（$P<0.01$），练功组血压下降发生在练功 4～6 周后，对照组血压下降出现在服药 1～3 周后。练功组收缩压由（167±18）mmHg 降至（148±16）mmHg，即平均下降 20/14 mmHg。说明单纯练习峨眉剑也有降压效果，下降时间虽慢，但效果稳定。

## 第五节　舞龙运动

陈玉凤[15]报道了舞龙运动对心脏功能的影响及其机理。方法：选择湖南吉首大学体育学院 20 名体育教育专业男大学生为研究对象，20 名男大学生（17～21 岁）被随机、均分为对照组（10 例，进行日常活动）及舞龙运动组（10 例，接受舞龙训练 16 周，运动强度：①1～4 周：心率 72～78 次/min；②5～8 周：心率 78～83 次/min；③9～12 周：心率 83～89 次/min；④13～16 周：心率≥89 次/min）。利用彩色多普勒超声仪在运动前后测试心脏功能各项指标。结果：训练 16 周后与对照组比较，舞龙组心率［(66.00±3.39）次/min 比（60.50±6.02）次/min］显著减慢，左室舒张早期峰值充盈速度 E［(82.4±10.17）cm/s 比（93.01±10.89）cm/s］、E/A（左室舒张晚期峰值充盈速度）比值［(1.89±0.24）比(2.29±0.47)］、每搏输出量［(65.5±10.61）mL 比(75.59±13.35）mL］、每搏输出量指数［(36.19±6.15）$mL/m^2$ 比（40.43±8.35）$mL/m^2$］、心脏指数［(2.39±0.47）$L\cdot min^{-1}\cdot m^{-2}$ 比（2.46±0.65）$L\cdot min^{-1}\cdot m^{-2}$］均显著升高（$P<0.05$ 或 $P<0.01$）。结论：舞龙运动训练能显著改善心脏功能。随后，陈玉凤等[16]又报道了舞龙运动对心脏结构的影响：作者以吉首大学体育学院 20 名体育教育专业男大学生为研究对象，10 人为常规训练组（进行常规运动训练），10 人为舞龙组（进行舞龙运动训练，每天上午舞龙 1 h，下午舞龙 2 h，共计 16 周）。利用彩色多普勒超声仪在运动前及运动 16 周后测试心脏形态各项指标。结果：与常规训练组比较，舞龙组训练后左室舒张末内径［(45.74±2.61）mm 比（49.12±1.90）mm］、左室舒张末后壁厚度［(10.35±0.83）mm 比(11.47±1.51）mm］、左室舒张末期容积［(98.18±7.44）mL 比（113.91±10.19）mL］、舒张末室间隔厚度［(9.39±0.64）mm 比（10.95±0.97）mm］、收缩末室间隔厚度［(14.75±1.84）mm 比

(16.78 ± 2.00) mm]、舒张末左室心肌重量 [(163.50 ± 15.17) g 比 (195.60 ± 26.05) g]、收缩末左室心肌重量 [(148.30 ± 26.51) g 比 (181.90 ± 41.06) g]、舒张末左室心脏重量指数 [(90.58 ± 8.84) $g/m^2$ 比 (106.15 ± 15.19) $g/m^2$] 均显著增加 ($P<0.05$ 或 $P<0.01$)。结论：舞龙运动能改善心脏结构，提高心脏功能。

这两项研究用许多有代表性的指标、充分的数据说明舞龙运动确实能显著改善心脏结构，增强心功能。

**（刘江生撰稿）**

## 参考文献


[1] 卓大宏. 练太极拳时心血管呼吸和代谢功能的改变 [J]. 中国康复医学杂志, 1987, 4 (6): 54-57.

[2] 孙绪生, 徐玉琪, 朱永刚. 太极拳锻炼者的 γ 玫瑰花结数检测 [J]. 中国康复医学杂志, 1987, 2 (2): 68.

[3] 励建安, 陈伟. 气功与心脏病康复 [J]. 中国康复医学杂志, 1993, 8 (5): 238.

[4] 袁鸿江, 李富蓉, 胡珉, 等. 我国传统健身术对老年人心血管功能及高血压、高脂血症康复的观察报告 [J]. 中国康复医学杂志, 1987, 2 (2): 63.

[5] 刘怀冰, 焦洁, 陈金珠, 等. 气功对慢性病患者血中单胺类神经递质的影响 [J]. 中西医结合杂志, 1990, 10 (4): 203.

[6] 周士枋, 曹国华, 金豫. 静气功对冠心患者 $PGI_2$-$TXA_2$ 平衡及心缩间期的影响 [J]. 中国康复, 1989, 44: 160.

[7] 周士枋, 曹国华, 金豫. 冠心病康复治疗疗效观察 [J]. 中国运动医学杂志, 1984, 3 (3): 164.

[8] 陈昌乐, 陆颖, 李洁. 气功防治原发性高血压研究进展 [A]. 世界医学气功学会. 世界医学气功学会第五届理事会第二次会议暨第八届学术交流会议论文集. https://kns.cnki.net/KCMS/detail/detail.aspx?dbcode=IPFD&filename=SJYX201406001056.

[9] 何雪. 老年高血压患者进行八段锦锻炼的康复疗效 [J]. 血管康复医学杂志, 2015, 24 (3): 252-254.

[10] 杨金禄, 何勇山. 八段锦锻炼对不同病程的 2 型糖尿病患者干预效果评价 [J]. 中医药导报, 2016, 22 (22): 60-62.

[11] 伍永慧, 陈偶英, 罗尧岳, 等. 太极拳和八段锦在改善冠心病患者焦虑、抑郁情绪中的应用 [J]. 中西医结合心脑血管病杂志, 2018, 30 (11): 4050-4052.

[12] 谷丰, 王培利, 王承龙, 等. 基于西雅图心绞痛量表评价八段锦对冠心病介入术后患者生存质量的影响 [J]. 中西医结合心脑血管病杂志, 2018, 16 (16): 2281-2283.

[13] 王家美, 梁春, 王蓓, 等. "坐式八段锦"对急性心肌梗死患者介入治疗术后心脏康复的影响 [J]. 中西医结合心脑血管病杂志, 2018, 16 (8): 1082-1085.

[14] 夏芝, 查学锋. 峨眉剑运动治疗中老年高血压 50 例观察 [J]. 中国康复医学杂志, 1991, 6 (2): 66.

[15] 陈玉凤. 舞龙运动对男大学生心脏结构的影响及机理（英文）[J]. 心血管康复医学杂志, 2013, 22 (3): 205-207.

[16] 陈玉凤, 李谋涛, 熊健. 舞龙运动对男大学生心脏结构的影响及其机理研究 [J]. 心血管康复医学杂志, 2013, 22 (4): 338-341.


8

# 第九篇

# 心血管病康复与生活质量、社会回归

# 第一章　生活质量

## 第一节　概况

### 一、定义

心脏病患者的生活质量是指心脏病患者疾病，体力，智力，情绪，参与日常、社会活动的状况及其感受的综合反映。

### 二、生活质量在康复心脏病学中的意义

发病率、治疗率及病死率是医学评定疗效的传统常用指标。但是对于慢性心脏病，例如冠心病等，它们并不能确切的反映疗效。首先，这些病是慢性病，很难治愈，治愈率不适用。其次，病死率也有局限性：对于一般冠心病患者来说，由于当代先进医疗技术，如冠状动脉溶栓术、心肌血管再造术，以及不断有新的药物出现，其他介入措施似乎很难明显改变病死率；对于病情严重、复杂的冠心病患者，因其心功能差，病死率居高不下，以至于任何介入措施也不能改变病死率，无法反映效果。在这些情况下，生活质量可用于评定疗效，甚至可能是最好的疗效判定指标之一。它不仅在康复心脏病学中有实用价值，而且对于临床心脏病学，也有广泛使用的前景。生活质量指标的意义还在于它具有重大的社会意义。心脏病患者的生活质量不单是反映病情的变化，还包括了患者和家庭、社会的相互影响，可更好地体现社会效应。

### 三、生活质量的内容

心脏病患者的生活质量主要包括如下几项。

1. 疾病状况

心悸、心绞痛、呼吸困难等症状的发生频率、程度，治疗的效果，患者的感受、认识及其对患者生活的影响。

2. 体力

主要由最大耗氧量或峰值耗氧量反映，表现为体力活动程度，如能从事何种日常活动，或社会活动等。患者对这种体力的满意程度，以及它对患者生活的影响。

3. 饮食、睡眠等一般状况

这些状况如何？对患者生活有何影响。

4. 社会—心理状况

包括智力、情绪等心理因素的状况，人际关系，患者对此的认识和满意程度，以及它对患者、家庭、社会的影响。

5. 职业状况

能否部分或完全恢复病前工作，患者对此的感受，以及它对生活的影响。

6. 娱乐活动

参加娱乐活动的兴趣、程度，患者对此的满意度，以及对生活的影响。

7. 性生活

性生活是健康状况的综合指标。患者性生活的保持也是生活质量的重要内容。

## 第二节　生活质量评价

目前国内、国外对于生活质量的研究都处于探索阶段，尚无统一的生活质量评价表。

### 一、国外

#### （一）一般生活质量评价表

常用的生活质量评价表有：①诺丁汉健康测

定表（Nottingham health profile）[1]；②健康质量分级（quality of wellbeing scale）[1]；③杜克活动状况指数（Duke activity status index）[2]；④健康调查简表（short form-36，SF-36）[2]。

这些生活质量评定表反映了患者的一般或总体的生活质量状况，但缺乏反映心脏病患者生活质量特性的内容。

### （二）心脏病患者（以冠心病为代表）生活质量评价表

1. 纽约心脏学会心衰患者心功能分级

按体力活动程度将心功能分为Ⅰ～Ⅳ级（NYHA Ⅰ～Ⅳ级），在临床医学中被广泛应用。

2. 特殊活动分级（specific activity scale，SAS）[1]。

3. 加拿大心血管学会分级（Canadian cardiovascular society classification，CCS）[1]。

4. 日本厚生劳动省日常活动强度分级

共分为4个级别[3]。

（1）轻度

职业：技术管理工作，不带婴幼儿的家庭生活；

活动时间（h）：睡眠，坐，立，步行，强烈肌肉运动分别为8，12，3，1，0。

（2）中度

职业：商业、制造、加工业工作，带婴幼儿的家庭主妇，强烈肌肉运动。

活动时间（h）：按上述次序依次为8，7～8，6～7，2，0。

（3）较重

职业：渔业、建筑业、农业、一般工作，强烈肌肉运动。

活动时间（h）：按上述次序依次为8，6，6，3，1。

（4）重度

职业：伐木、搬运业、农忙期劳动、运动员，强烈肌肉运动。

活动时间（h）：按上述次依次为8，4～5，5～6，4，2。

这些评价表虽然反映了心脏病患者的体力受限程度，但是缺乏疾病和症状影响活动的内容。为此，有的学者提出，按症状区分患者生活质量的评价表。例如以下2个量表：

5. 胸痛调查表（Rose Chest Pain Questionaire）[1]。

6. 西雅图心绞痛调查量表（Seattle Angina Questionaire，SAQ）[2]

该表包括5大项、19个问题，每个问题有5或6个答案。总分为100分，评分越高表示患者的生活质量越好。现摘要举例如下：

**活动受限程度**

问题（1）

过去4周内，由于胸痛、胸部紧榨感和心绞痛所致下列各项活动的受限程度：①自行穿衣；②室内散步；③淋浴；④爬小山或上1段楼梯（不停）；⑤户外活动或提携杂物；⑥轻快步行1条街段；⑦提起或移动重物；⑧剧烈运动（如游泳、打网球等）。

每种活动的答案有：①重度受限；②中度受限；③轻度受限；④稍受限；⑤不受限；⑥因其他原因受限。

**心绞痛稳定状态**

问题（2）

与4周前比较，作最大强度活动时，胸痛、胸部紧榨感和心绞痛的发作情况。

答案有：①明显增加；②轻微增加；③相同；④轻微减少；⑤明显减少。

**心绞痛发作情况**

问题（3）

过去4周内胸痛、胸部紧榨感和心绞痛的平均发作次数。

答案有：①≥4次/d；②1～3次/d；③≥3次/周；④1～2次/周；⑤<1次/周；⑥无发作。

问题（4）

过去4周内胸痛、胸部紧榨感和心绞痛服用硝基药物（如硝酸甘油）的平均次数。

答案：①≥4次/d；②1～3次/d；③≥3次/周；④1～2次/周；⑤<1次/周；⑥没使用。

**治疗满意程度**

问题（5）

因胸痛、胸部紧榨感和心绞痛遵守医嘱带来的烦恼。

答案有：①严重；②中度；③轻微；④无；⑤医生未治疗。

问题（6）

对治疗胸痛、胸部紧榨感和心绞痛的各种措施的满意程度。

答案有：①不满意；②大部分不满意；③部分满意；④大部分满意；⑤高度满意。

问题（7）

对医生就治疗胸痛、胸部紧榨感和心绞痛的解释满意程度；

答案有：①不满意；②大部分不满意；③部分满意；④大部分满意；⑤高度满意。

问题（8）

总的来说，对目前胸痛、胸部紧榨感和心绞痛的治疗满意程度。

答案有：①不满意；②大部分不满意；③部分满意；④大部分满意；⑤高度满意。

**对疾病认识程度**

问题（9）

过去4周内因胸痛、胸部紧榨感和心绞痛影响生活乐意的程度。

答案有：①严重；②中度；③轻微；④极少；⑤无影响。

问题（10）

在您未来的生活中，如果还有胸痛、胸部紧榨感和心绞痛，您会感觉怎样。

答案有：①不满意；②大部分不满意；③部分满意；④大部分满意；⑤高度满意。

问题（11）

对心脏病发作和突然死亡的担心程度。

答案有：①一直担心；②经常担心；③有时担心；④很少担心；⑤绝不担心。

这个调查量表不仅包括了体力活动的程度，还包括了心绞痛的发作状况、治疗效果及患者对疾病的认识，比较全面。但是冠心病无心绞痛者并不少见，尤其是老年人，所以此调查量表并不全面，更不用说其他心脏病患者不一定适用。可是，这个调查表包括的对症状程度的划分，患者对疾病、治疗的认识和感受等是有参考价值的，可作为我们制定新的生活质量评价表的参考。

## 二、国内

### （一）一般生活质量评价表

李凌江等制定了生活质量问卷（QOLI），调查不同职业群体的生活质量[4]。该问卷包括躯体功能、心理功能、社会功能、物质生活四个维度，共64个条目。主观、客观指标均以累积得分法正性记分，即评分越高，生活质量越好。

### （二）中国心血管患者生活质量评定问卷（CQQC）[5]

生活质量（quality of life，QOL）作为新的健康评价指标正逐渐被广泛应用于评价心血管病患者的健康状态。而量表又是测定生活质量的主要手段，为患者心理、躯体、社会等各方面的主观体验提供了表达模式。目前国外开发的生活质量量表多数只针对单一疾病，如冠心病、心力衰竭、外周血管疾病等，缺少一个能同时涵盖多种心血管疾病的量表，加之不同国家存在不同的国情和价值标准、所以急需一个适合我国心血管病康复需要的量表。中国康复医学会心血管病专业委员会，《心血管康复医学杂志》编委会为适应这种需要，于1996年由刘江生执笔制定了我国第一个心血管疾病普适性量表——中国心血管病患者生活质量评定问卷（China questionnaire of quality of life in patients with cardiovascular diseases，CQQC），2008年进行了修订[5]，并以CQQC与常用的健康调查简表（SF-36）对600例高血压、冠心病、心衰患者进行了比较调查，结果是与SF-36的信度（所有患者Cronbach'a = 0.76，各亚组Cronbach'a ≥0.70）相比，CQQC的信度更好（所有患者Cronbach'a = 0.91，各亚组Cronbach'a ≥ 0.76），二者的效度有较好的相关性（$r = 0.674$，$P < 0.01$）[6]。随后以中国康复医学会心血管专业委员会主任委员、《心血管康复医学杂志》主编刘江生为组长，马琛明为秘书，组织了全国的“中国心血管病患者生活质量评定问卷常模测定协作组”，包括：涂良珍，王瑛，郑伯仁，王福军，洪华山，郭兰，殷兆芳，李鹏虹，郑茵，翁向群，张勇，杨胜利，李莉，林明魁，丁家崇，郭克峰，刘青山，任

爱华，唐海沁，巢毅，郑直，翁志远，刘建，李筱雯，林锦祥，李寿霖，盛勇，戴若竹等全国30位专家，以CQQC为测评工具，采用整群、随机的方法，从2008年11月至2009年5月对我国各大地区：东北（长春，佳木斯）、华北（北京）、西北（乌鲁木齐，西安）、华中（长沙、郴州、吉首）、西南（昆明，成都）、华南（广州，海口）、华东（上海、杭州、合肥）、东南（福州、南平，建阳，泉州，龙岩）的20个城市29所医院的8627例对象的生活质量进行了随机抽样调查。

**调查对象的诊断标准** 高血压采用《中国高血压防治指南（2005年修订版）》的诊断标准：①血压≥140/90 mmHg；1级高血压140～159/90～99 mmHg；2级高血压160～179/100～109 mmHg；3级高血压≥180/110 mmHg；单纯收缩期高血压≥140/＜90 mmHg。②冠心病：冠状动脉造影证实冠状动脉有≥50的狭窄，或有心肌梗死史。③心力衰竭：NYHA心功能Ⅱ～Ⅳ级，同时具备超声心动图测定的左室射血分数（LVEF）≤40或B型利钠肽（BNP）＞400 ng/L（100～400 ng/L需排除肺梗死，慢性阻塞性肺部疾病）或N末端B型利钠肽原（NT-proBNP）为≤50岁：≥450 ng/L或＞50岁：≥900 ng/L。

调查前，按研究要求对各医院的参研人员进行了辅导，签署了“参加研究协议”和“问卷内容保密协议”。测量由参研人员具体实施，对被试者采用无记名填写问卷、统一指导语、统一测试方法和程序，完成后问卷内容统一收回。问卷不能阅读是唯一的排除标准。回收问卷8350份，淘汰无效问卷83份，最后的有效问卷为8267份，有效率为99.00。其中，男性5169人（62.53%），女性3098人（37.47%）；年龄：20～99（平均60.29±18.38）岁。其中，汉族7859人，维吾尔族142人，土家族91人，苗族69人，回族39人，哈尼族21人，朝鲜族11人，满族、蒙古族、彝族、白族、藏族、傣族分别有2～6人，此外，锡伯族、乌孜别克族、塔塔尔族、纳西族、柯尔克孜族、黎族，俄罗斯族、达斡尔族各1人。

**中国心血管患者生活质量评定问卷（CQQC）评分标准**

CQQC问卷[5]由中国康复医学会心血管病专业委员会、《心血管康复医学杂志》编委会制定（刘江生执笔）。它是参照世界卫生组织关于生活质量的定义，根据公认的生理、心理、社会三原则和国情制定的问卷，并适当参考了有关问卷[7～12]。问卷共分为体力（包括体力状况、有无参加康复运动2个问题）、病情（包括心绞痛、心悸、呼吸困难、疾病对生活的影响、对疾病的认识、生死观6个问题）、医疗状况（包括对治疗和医务人员的满意度2个问题）、一般生活（包括饮食、睡眠、自我感觉、娱乐、性生活5个问题）、社会心理状况（包括抑郁、焦虑、记忆力、智力、生活信心、亲人关系、夫妻关系7个问题），工作状况（包括工作能力，人际关系2个问题）等6个项目，24个条目（问题）。具体项目评分如下。

**第一项：体力状况**

问题1

你体力如何？

答案：

（1）较差（＜3 METs）

这一级别又分2个档次：①运动能力1个代谢当量（MET，下同），相当于NYHA心功能Ⅳ级：任何活动都可引起不适，只能卧床、坐位，阅读书报、看电视、进食或床边走动；②运动能力2～3 METs（相当于NYHA心功能Ⅲ级）：可以穿衣、澡盆洗澡、室内走动（53 m/min），或短时间打字、操作微机、写作。（得分：①0分；②4分）。

（2）尚可（≥3 METs）

这一级别运动能力相当于NYHA心功能Ⅲ级，一般的体力活动有轻度限制，可以通常速度走路。能够担任办公室工作（打字、微机操作），自动仪器、收音机/电视机修理，传达室工作，电工、领班、仓库保管员，甚至职员、商业人员、外科医师、控制仪器操作员、自动化工厂工人工作等。(8分)。

（3）良好（≥5 METs）

这一级别运动能力相当于NYHA心功能Ⅱ级，一般的体力活动有轻度限制，不引起心悸、心绞痛、心律失常，或呼吸困难。可以步行（6.4 km/h），从事乒乓球、绘画、跳舞（慢）、游泳（慢）等活动。可以承担比较轻松的家务，如洗刷、烹调、洗衣（洗衣机）、扫地、拖地板、擦洗窗户，以及中度工作，如机器操作（车床、钻机等）、安装工、维修工、监工等工作。（16分）。

（4）优良（≥7 METs）

这一级别运动功能属于正常心功能，相当于NYHA心功能Ⅰ级。体力活动不受任何限制，不会引起心绞痛、心律失常等症状。这一级别又分为2个档次：①≥7 METs可以锯木（软木），做手工艺、木工（轻）、焊工、石工、工厂流水线工作，手持沉重工具（如凿岩机、气锤等）工作，驾驶拖拉机犁地；②9～12 METs可以打排球，从事锻炼身体的任何体育活动，滑雪、骑马、游泳等。能担任伐木、挖沟、锯木（硬）等重体力劳动。心脏病患者很少能达到这个级别。（①32分；②64分）。

问题2

参加康复运动状况。

答案：①没有（0分）；②<1次/周（2分）；③1～2次/周（4分）；④3～5次/周（6分）。

**第二项：病情**

问题3

心绞痛状况。

答案：①≥1次/日（0分）；②≥1次/周（2分）；③<1次/月（4分）；④无发作（6分）。

问题4

心悸状况。

答案：①≥1次/日（0分）；②≥1次/周（1分）；③<1次/月（2分）；（4）无（3分）。

问题5

呼吸困难状况。

答案：①≥1次/日（0分）；②≥1次/周（2分）；③<1次/月（4分）；④无（6分）。

问题6

疾病对生活的影响。

答案：①严重（0分）；②中度（1分）；③轻微（2分）；④无（3分）。

问题7

对疾病的认识。

答案：①不了解（0分）；②了解不多（1分）；③比较了解（2分）；④了解（3分）。

问题8

生死观如何？对意外的担心程度。

答案：①经常担心（0分）；②有时担心（1分）；③很少担心（3分）；④不担心（5分）。

**第三项：医疗状况**

问题9

对治疗的满意程度。

答案：①不满意（0分）；②大体不满意（1分）；③大体满意（2分）；④满意（3分）。

问题10

对经常接触的医务人员满意程度。

答案：①不满意（0分）；②大体不满意（1分）；③大体满意（2分）；④满意（3分）。

**第四项：一般生活**

问题11

饮食状况。

答案：①极少进食（0分）；②进食减少（1分）；③基本正常（2分）；④正常（3分）。

问题12

失眠。

答案：①每晚（0分）；②每周（1分）；③有时（2分）；④无（3分）。

问题13

自觉健康（精力）状况。

答案：①不佳（0分）；②欠佳（1分）；③尚好（3分）；④良好（5分）。

问题14

性生活状况。

答案：①无（0分）；②很少（1分）；③偏少（2分）；④满意（3分）。

问题15

娱乐活动状况。

答案：①无（0分）；②很少（1分）；③偏少（2分）；④正常（3分）。

**第五项：社会、心理状况**

问题16

心情抑郁状况。

答案：①忧郁（0分）；②比较忧郁（1分）；③稍有忧郁（2分）；④无忧郁（3分）。

问题 17

心情焦虑状况。

答案：①焦虑（0 分）；②比较焦虑（1 分）；③稍有焦虑（2 分）；④无焦虑（3 分）。

问题 18

记忆力状况。

答案：①明显减退（0 分）；②减退（1 分）；③大致正常（2 分）；④正常（3 分）。

问题 19

智力状况。

答案：①明显减退（0 分）；②减退（1 分）；③大致正常（2 分）；④正常（3 分）。

问题 20

生活信心（乐趣）。

答案：①无乐趣（0 分）；②有些乐趣（2 分）；③基本有趣（4 分）；④有乐趣（6 分）。

问题 21

亲人关系。

答案：①不融洽（0 分）；②比较融洽（1 分）；③基本融洽（2 分）；④融洽（3 分）。

问题 22

夫妻关系。

答案：①不融洽（0 分）；②比较融洽或丧偶（1 分）；③基本融洽（3 分）；④融洽（5 分）。

**第六项：工作状况**

问题 23

工作能力。

答案：①不能工作（0 分）；②改做其他较轻工作（2 分）；③部分恢复病前工作或部分担任退休前工作（4 分）；④恢复病前工作或仍担任退休前工作；（6 分）。

问题 24

工作人际关系。

答案：①不融洽（0 分）；②比较融洽（1 分）；③基本融洽（2 分）；④融洽（3 分）。

受访者根据自己的情况进行相应回答，每个条目根据选项不同，给予不同的得分，然后累计得分为该员的得分，问卷得分范围 0 ~ 154，得分越高，意味着生活质量越好。0 份意味着所罗列的所有限制都出现，154 分意味着所罗列的所有限制都没有出现，但是这两个极端的得分值并不意味着完全健康或死亡。一份问卷完成时间约 4 min。

**常模测定的统计方法**

应用 SPSS 13.0 软件包对资料进行统计分析。组间对照用 t 检验，包括独立样本 t 检验和单因素方差分析（ANOVA）。$P<0.05$ 为差异有显著性。

**常模测定的结果**

这次 CQQC 测定的常模为：

（1）正常人平均得分为（93.93 ± 26.53）分；

（2）高血压患者平均得分为（76.61 ± 25.84）分，高血压 3 级患者生活质量（68.15 ± 21.85）得分，明显低于其他级患者（$P<0.01$）；

（3）冠心病患者的平均得分为（63.46 ± 21.4）分，其中不稳定型心绞痛患者的生活质量得分（55.38 ± 18.68）最差（$P<0.01$）；

（4）充血性心力衰竭患者的平均得分为（40.51 ± 17.16）分，显著低于高血压和冠心病患者（$P<0.01$）；

（5）影响因素：①性别、年龄：所有人的总体得分为（71.19 ± 27.66）分，男性得分非常显著高于女性（$P<0.001$），正常人生活质量男性得分（96.54 ± 28.15），显著多于女性（89.99 ± 23.35），$P<0.001$；正常人随着年龄增加，得分逐渐减少（$P<0.001$），除≥70 岁组，其他各年龄组男性得分显著高于女性（$P<0.05$ ~ $<0.001$）；高血压、冠心病、心衰 3 组除部分亚组（如单纯收缩期高血压，高血压 3 级，隐匿性冠心病，稳定性心绞痛）外，男性得分均显著高于女性（$P<0.05$ ~ $<0.001$）；②运动：参加运动者的得分（78.72 ± 25.49）非常显著高于未参加运动者（60.78 ± 27.16，$P<0.001$）；③心理：心理健康者的得分（86.53 ± 23.22）非常显著高于心理有障碍者（52.64 ± 20.26，$P<0.001$）；④其他：受教育程度越高，得分越高；家庭成员为 1 个人的得分明显 <2 人和≥3 人家庭的得分（$P<0.001$）。

可以认为：中国心血管患者生活质量评定问卷能反映年龄、性别、疾病、运动、心理、家庭、受教育程度对生活质量的影响，条目简短明了，可操作性好。这次常模测定样本量大，数据可靠，值得借鉴、引用。

## 第三节　活动程度评定

心脏病患者普遍关心的问题之一，是能否恢复各种日常、娱乐活动，甚至工作。参加各种日常、娱乐活动的程度是生活质量的重要标志。医务人员必须对此作出判断，并明确答复，让患者参加必要的活动，改善生活质量。

### 一、确定活动程度的原则

确定患者参加某种活动的总原则是该活动的运动强度要在患者的耐受范围以内，这样发生急性心脏事件的危险性最小，即使发生意外，也不会形成对他人的威胁。

### 二、活动程度的确定

对于心脏病患者参加某种日常、家务、娱乐活动的确定，必须综合性地考虑多方面的因素影响。

#### （一）病情

心脏病患者参加活动的危险性大小可参考冠心病患者心脏康复危险分层表（表9－1－1）。凡有心力衰竭、心肌梗死史，重度左室功能不全（LVEF＜40%），持续或反复心绞痛，运动时收缩压、心率不升或下降，运动贮量＜5 METs或有复杂室性心律失常之一，肌钙蛋白T或I水平升高者，均属高危患者，参加活动有高度危险，需慎重处理，并有监护、急救安排。

#### （二）个人特点

确定参加活动的程度还要考虑下述个人特点。

1. 性格

心理状态稳定者能够控制活动的节奏，以较小的能量完成较大程度的活动。有明显A型性格、缺乏控制节奏的人，容易失去对活动节奏的控制，浪费体力。

2. 体重

肥胖者因体重负荷大，参加活动要比正常体重者消耗更多的能量，活动效率下降。

3. 活动习惯

有活动习惯者，运动功能容易恢复，可参加较大程度活动。坐位工作者、无活动习惯者则相反。

#### （三）运动功能

从运动试验测定患者的运动功能是确定活动强度的重要因素。将测定的运动功能与各种活动能量消耗表（见附录）比较，可确定参加何种活动。但是必须注意下述7点。



表9－1－1　冠心病患者心脏康复危险性分层表[13]

| 低　　危 | 中　　危 | 高　　危 |
|---|---|---|
| • 运动或恢复期无症状，包括无心绞痛的症状或征象（ST）下移 | • 中度运动（5～6.9 METs）或恢复期出现包括心绞痛的症状或征象 | • 低水平运动（＜5 METs）或恢复期出现包括心绞痛的症状或征象 |
| • 无休息或运动引起的复杂心律失常 | | • 有休息或运动引起的复杂心律失常 |
| • 心肌梗死、冠脉旁路移植术、血管成形术或支架术等无合并症；心肌梗死溶栓血管再通 | | • 心肌梗死或心脏手术等合并有心源性休克、心衰等合并症 |
| • 运动或恢复期血流动力学正常 | | • 运动期血流动力学异常（特别是运动负荷增加时收缩压不升或下降，或心率不升） |
| | | • 猝死或心脏停搏的幸存者 |
| • 无临床抑郁 | | • 临床抑郁显著 |
| • 无明显左室功能不全(LVEF＞50%) | • 中度左室功能不全（LVEF40%～49%） | • 左室功能不全（LVEF＜40%） |
| • 运动功能≥7 METs | | • 运动功能＜5 METs |
| • 肌钙蛋白T或I水平：正常 | | • 升高 |
| **每一项存在时为低危** | **不符合典型的高危或低危设定为中危** | **任一危险因素存在时为高危** |

1. 各种活动能量消耗表的局限性

现在大多数活动能量消耗值取自21世纪60年代年轻健康人，大多为70 kg体重者的测定值。它和心脏病患者测定值的关系有待进一步研究。

2. 运动试验测定的峰值耗氧量也有一定的局限性

它和日常、娱乐活动中的能量消耗仍有一定的差距。运动试验的环境（温度、湿度、气氛、杂音）等是恒定的，测试者没有充分的热身运动，运动是分级、渐进、持续进行的，缺乏心理干扰，没有竞争性。而日常、娱乐活动的环境条件是难以控制的，活动是间歇进行的，有时有心理干扰，或带有一定程度的竞争性。这些区别促使我们比较患者的运动功能和某种活动的能量消耗，决定患者是否适宜该项活动时，应该留有余地。

3. 活动强度

活动强度可用耗氧量的绝对值代谢当量（METs），或相对值（% 功率贮量）表示。

（1）代谢当量（METs）

按表9－1－1，患者运动功能<4 METs为高危者，5～6.9 METs为中危者，>7 METs为低危者。

（2）功率贮量（work capacity，WC，即% $\dot{V}O_2max$，或% 峰值耗氧量）

同样的绝对值能量消耗，对于不同运动功能的心脏病患者，表示的是不同的相对能量消耗。例如，某一活动能量消耗是3 METs，对于有10 METs运动功能的患者来说，其活动强度是30% $\dot{V}O_2max$，是低活动强度；对于只有4 METs运动功能的患者来说，则其活动强度为75% $\dot{V}O_2max$，是中等活动强度。所以活动强度指标仍以% 功率贮量为佳。就活动强度的危险性而言，一般认为<50% 功率贮量为低危，50%～80% 功率贮量为中危，>80% 功率贮量为高危[14]。活动以低活动强度为宜。

（3）大多数活动的活动强度不是恒定的

例如网球比赛中不同动作的心率相差可达40次/min之多。因此必须对活动的能量消耗作具体分析，注意其平均能量消耗和最大能量消耗，最大能量消耗动作的持续时间等。

4. 运动类型

运动试验一般采取踏车或活动平板运动试验，为下肢的动态运动，它测定的耗氧量主要代表下肢的运动，不能无区别地用于衡量患者上肢的活动强度。上肢活动强度最好以上肢运动试验测定的耗氧量进行衡量。通常动态运动的耗氧量和心肌耗氧量呈线性关系，而等量的等长收缩（静态运动），则血压、心率相对升高，心肌耗氧量相对增加，心脏负担相对加重，但是另一方面，舒张压升高可提高心内膜下灌注压，改善心肌血液供应，因而静态运动或动—静态运动的心肌缺血发生率比设想的低。静态运动对心脏负担的影响取决于使用肌肉的总量、肌肉纤维类型、肌肉收缩的强度、速度和持续时间。握拳强度<20% 最大握力为低危，≥20% 最大握力为中危，≥30% 最大握力为高危。静态运动（等长收缩）的持续时间<30秒为低危，30秒～2分钟为中危，>2分钟为高危[14]。

5. 运动形式、位置的不同

患者不熟悉的活动耗氧量比较大。在不恰当的位置进行活动，其能量消耗要增加30%。

6. 环境因素

气温、湿度等环境因素也对活动的能量消耗产生影响。

（1）气温

气温高会引起皮肤血管扩张，回心血量减少，代偿性心动过速。在气温>24 ℃时运动，每增加1 ℃，心率增加1次/min[14]。因而增加心肌耗氧量，增加心脏负担。所以在高温环境中活动强度应该降低。寒冷环境中工作，因为衣服穿得多或寒战使耗氧量相对增加，或寒冷诱发血管痉挛可导致在较低活动水平出现心绞痛。一般认为室温10～24 ℃为低危，－1～10 ℃、24～29 ℃为中危，<－1 ℃、>30 ℃为高危[14]。

（2）湿度

湿度高排热比较困难，也可增加心脏负担。湿度增加时，气温24 ℃以上的运动，每增1 ℃，心率增加2～4次/min[14]。故在高湿度环境中活动，应该适当降低活动强度。

（3）其他

空气中其他化学、物理因素异常，如一氧化

碳（CO）、铅、镉、硝酸盐浓度升高时都会对活动产生影响。有报道 CO 浓度轻度升高可降低心肌缺血阈。但是这方面的研究报告还很少，有待今后加强。

（4）2 项与温度有关的日常活动

1）热水澡、桑拿浴

热水澡、桑拿浴是强烈的热负荷。如前所述，可增加心脏负荷，其程度相当于大运动强度的走步。据报道，1990 年美国有 158 人死于热水浴[14]。心脏病患者应避免过热、长时间的热水澡。

2）铲雪

对于北方居民来说，铲雪是 1 项日常的活动。雪的重量虽然很轻，但是部分融化的雪带有较多的水分，就比较重，而且地面还有融化雪水结成的冰，铲雪连同铲除与地面结合牢固的冰块就是 1 项比较重的运动。铲雪主要是上肢运动，可引起较高的心率—血压乘积。寒冷和寒风还可诱发血管痉挛、心绞痛。总的来说，铲雪是中度运动，对低危患者是安全的，但是也要注意：不要在饱餐后进行；要有充分的热身运动；把铲雪看成是一种运动，而不是一种工作；患者只能协助健康人铲雪，不要贯彻全过程；为减轻劳动强度，可用小铲，铲雪间多作休息。对于铲雪，中危患者应慎重对待；高危患者应该避免。

7. 医疗条件

活动现场有急救设备，或在距离有急救医疗条件的医院不远、交通方便的环境中活动，属于危险性较低的活动，相反则为高危活动，活动强度要适当降低。

总之，确定心脏病患者的活动程度必须全面、综合考虑各种主、客观条件，从而制定妥善的活动程序，以保证最大的安全与效益。

# 第二章　工作回归



## 第一节　概况

### 一、定义

工作回归是指：心血管病患者通过康复医疗，恢复功能，部分、完全地恢复工作。职业回归；即回归病前工作的职业，是心脏康复的重要目标之一。

### 二、工作回归的意义

冠心病患者在发生心脏事件后，经过康复能回归职业，将产生明显的经济、社会效益和心理效应。

#### （一）经济效益

患者回归职业既可以节约医疗费用，又可增加收入，产生巨大的经济效益。据报道[15~17]美国每年有心肌梗死存活者 100 万人，估计职业回归可每年节约 8 亿美元，其中包括节约患者医疗费用 1.6 亿，增加患者工作收入 6.75 亿美元。

我国尚未见心肌梗死患者回归工作得到经济效益的报道。但根据心肌梗死发病率推测，其职业回归的经济效益也是可观的。据世界卫生组织 1988 年死亡统计资料，按世界人口标化所得冠心病 34 ~ 74 岁病死率，在我国农村，男女分别为 40/100 000 与 28/100 000（平均为 34/100 000），城市约为农村的 2 倍（平均约为 68/100 000）[18]。35 岁以上人口粗略估计占人口总数的 50%，即为 6 亿；其中农村人口约为 80%，为 4.8 亿，城市人口约为 1.2 亿。因而每年冠心病死亡人数农村约为 16.32 万（34/100 000 × 4800），城市约为 8.16 万（68/100 000 × 1200），我国共计为 24.48 万。按心肌梗死病死率 20% 计，则存活率为病死率的 4 倍，故我国心肌梗死存活者约有 97.92 万，接近 100 万，大致与美国心肌梗死存活人数相等。因而我国心肌梗死存活者职业回归的经济效益与美国相似。

职业回归的经济效益还表现在心脏病患者服务的机关，事、企业单位法人可免除为替代他们工作而增加新员工的工资、培训费，以及新员工因技术、素质不理想而造成的工作、经济损失。因为冠心病患者大多在 35 岁以上。一般都有 10 年以上工龄，具有丰富的工作经验。

### （二）社会效益

心脏病患者因心脏事件未能回归职业而造成的损失，有的是无法用金钱计算的，譬如政治家、科研人员、技术专家、教师等的价值是难以用经济衡量的。

### （三）心理效应

工作是健康的指标。工作是生活质量的重要因素。有的人退休后，没有新的生活目标，缺少“工作刺激”，1 ~2 年就过早离世。心脏病患者经过临床医疗、康复疗法后，能够上班工作，回归职业，标志恢复了“正常”生活，疾病“基本痊愈”。这会给患者产生良好的心理效应，对生活产生信心、兴趣，对心理失衡起到治疗作用。对于已建立新生活目标的老年人、无经济压力者，不回归工作不形成心理压力，可不产生消极影响。

9

## 三、工作回归的可行性

心脏病患者还未治愈，甚至心功能还未恢复正常的时候，能恢复工作吗？实践证明：心脏病患者，其运动功能仅达 1.5 ~2 METs 时就可恢复工作。因此，大量的心脏病患者可以恢复一定的工作。随着科学技术的发展，工农业生产的机械化，特别是工业生产的高度机械化、自动化，工人、农民的劳动强度已大大降低，尤其是工人，因为生产自动化、程序化，生产呈循环式、间歇性的，每阵工作时间很少，仅维持 2 ~3 min，能量消耗是很少的。现在某些发达国家从事重体力劳动的人只有 5%。我国从事重体力劳动的人现在还比较多，但是随着生产机械化、自动化的发展，重体力劳动人口比例势必进一步减少，有利于心脏病患者恢复工作。

Hellerstein 等[15]曾配对研究了 500 例以上不同心脏病（主要是冠心病）、不同职业患者的工作能量消耗。所有患者均接受了医疗检查、多级运动试验、心理测验，如明尼苏达多相个性调查（MMPI），和工作历史调查。详细记录工作期间的每种工作时间、休息时间；在每种工作时收集患者 5 分钟的呼气作气体样品，测定耗氧量，同时记录呼吸次数，检测血压、心电图；记录工作环境的温度、湿度、空气流速。结果：①耗氧量：工厂工人，手术、麻醉医师，商业销售人员为 1.5 ~2 METs，钢铁厂工人为 3 METs；②心率：平均心率通常少于 100 次/min，工作峰值心率一般少于 120 次/min，仅钢铁厂工人、消防队员例外，二者分别为 158 次/min、140 次/min；③血压：收缩压一般在 140 mmHg 以下，仅钢铁厂工人为 153 mmHg，消防队员为 156 mmHg；舒张压：除消防队员为 108 mmHg 外，余均在 90 mmHg 以下；④心电图：除冠心病组工作时发生室性期前收缩外，心脏病组及对照组的心电图相似。说明一般工作人员的耗氧量仅为 1.5 ~2 METs，即使钢铁厂工人也只有 3 METs，劳动强度是不高的，大多数心脏病患者具有 2 ~5 METs 的运动功能，完全可以承受一般的工作，能够恢复工作。

作者的 1 例冠心病患者，行踏车试验：功率为 8 W、心率 113 次/min、耗氧量 4.8 METs 时 ST 水平下降 >0.2 mV，仍然正常从事 8 小时的行政管理工作（按上述 Hellerstein 等的研究行政管理工作的耗氧量仅为 1.5 ~2 METs，这是可以理解的）。也说明正确认识、妥善处理，心脏病患者是可以恢复工作的。

其次，虽然设想工作场所比家庭劳动负荷大，但是实际上工作时的耗氧量不一定比家务活动多，发生在工作场所的心血管合并症，不比发生在家庭的多。

因此，心脏病患者恢复一定的工作是可行的、安全的，但是一般不能恢复重体力劳动，也不宜恢复对他人安全形成威胁的工作，如驾驶员、交通警察等职业的工作，以免出现心脏合并症时失职，损害别人的健康、生命。

## 四、复工率

虽然对于冠心病的内科、外科治疗，康复医疗有很大进展，但是心脏事件后的工作回归进展不一。冠心病的复工率各家报道不一，其范围为35%～95%；美国心肌梗死后患者约70%～75%回归工作，无合并症的心肌梗死患者年龄在65岁以下者≥85%恢复工作[15]。大多数患者于急性心肌梗死后2～3个月内回归工作，由于①治疗技术的进展，冠状动脉内溶栓术，冠状动脉旁路移植术、经皮冠状动脉内血管成形术等相继出现；②低危险性的冠心病患者能够在无医生指导下，安全地进行运动锻炼，安全、迅速地改善运动功能，恢复病前的活动，包括有报酬的工作；③心理康复的重视和康复程序的改进；近年复工的时间是逐渐缩短的。1970年急性心肌梗死患者在心肌梗死后4个月恢复工作，到1987年时，复工时间已缩短至心肌梗死后的2个月[15]。

我国关于急性心肌梗死患者生活质量及职业回归的调查报告不多。对职业回归的研究更少。戴若竹等[19]问卷调查了福建省泉州市3所医院216例普通内科急性心肌梗死患者的生活质量和复工率。结果：恢复工作的占62.96%。其中：①恢复病前工作的占42.5%；②半年内恢复工作的占41.8%；③恢复性生活患者占77.94%。

与传统疗法复工率有对照的报告：贾子善[20]等问卷调查了河北省人民医院进行了3～4周康复程序的66例急性心肌梗死患者。结果是：复工率为65%。其中：①恢复病前工作的占76.7%；②半年内恢复工作的占80%；③恢复性生活的占94.2%。

上述2组复工率无明显区别，但康复疗法组恢复病前工作的患者，半年内恢复工作，以及恢复性生活的比例显著提高。

# 第二节　工作回归的影响因素

冠心病患者心脏事件（心绞痛、心肌梗死、心肌血管再造术）后的职业回归受病情、心理、社会因素、医师与单位领导态度等一系列因素的影响。今分述如下。

## 一、病情

冠心病患者的病情，如充血性心力衰竭、心律失常、持续心绞痛等对患者的职业回归具有确定的影响。多因素分析法证明除心力衰竭和心脏外的血管疾病（例如脑血管意外）是心脏事件后1年职业回归的独立预告因素外，其他病情因素，如左室射血分数、病变血管支数虽然是预告因素，但不是独立预告因素。因为患者回归职业受到心理、单位领导等多方面因素的影响。例如，Mark等[21]在心导管检查、多因素分析冠心病患者心脏事件1年后的职业回归率发现：对1年职业回归率能作出预测的，病情只占20%，而人口（年龄等）、社会经济因素占45%，体力、情绪因素占29%。

冠状动脉血运重建术前的疾病严重程度通常对术后的职业回归没有预测价值，因为手术明显改变了病变的程度。但是冠状动脉血运重建术后症状改善，左室射血分数、运动功能、运动最大心率增加者的职业回归率较高。

心绞痛减轻有利于回归工作。对于年纪轻的患者，心绞痛减轻预示有较大的复工率，而对于接近或超过退休年龄的患者，则预告意义不大。Anderson等[22]报道：在冠状动脉旁路移植术后心绞痛减轻患者中，50～54岁的患者复工率增加34%（由49%增至83%），而60～64岁患者复工率只增加9%（由33%增至42%）。

## 二、社会经济因素

社会经济因素如患者年龄、心脏事件前的工作状态、患者对复工的态度等对职业回归比病情和心功能更加重要。

### （一）年龄

公认年龄对职业回归有影响。60岁以上的患者，在急性心肌梗死，或冠状动脉旁路手术后，复工率很低。年龄与复工率的关系又受教育程度和国家、民族风俗的影响；如伊朗和斯堪的纳维亚半岛的患者在50岁或55岁以后出现冠心病事件，复工率就明显降低；文化教育程度较低的体力劳动者复工率明显降低，退休年龄也提前。

### （二）职业种类和教育水平

许多研究表明：体力劳动者复工率比脑力劳动者低。其可能原因是体力劳动：①要求体力负荷量较大；②事业目标多数是经济性质的；③经济收入较少；④所从事的职业在社会中的声望不那么高；⑤对工作条件，报酬等不那么满意；⑥工作的灵活性较差，要遵守严格的工作制度；对于复工缺乏决定权，不像雇主或管理人员自己有权决定复工；⑦心理压力较大。Almeida 等[23]研究表明：冠状动脉旁路移植术后的复工率，教授是 81%，管理者为 75%，办事员和销售人员占 61%，技术工人占 62%，半技术工人占 34%。

### （三）性别

关于性别对复工率影响的研究不多。初步资料显示，西方妇女在冠心病事件后复工率较低，恢复工作的时间较长。其原因可能是：

（1）妇女从业率比较低，病前就没有参加有报酬的工作；

（2）妇女接受教育、社会信息较少，对复工缺乏正确认识；

（3）妇女工作的经济收入占家庭经济收入比例较小，对家庭经济影响不大，缺乏工作的经济动力；

（4）妇女患冠心病年龄较大，达到或接近退休年龄的较多；

（5）妇女家务较多；

（6）焦虑和忧郁者较多等。我国情况如何？有待研究。

9

## 三、家庭因素

家庭成员的态度对于职业回归有重大影响。亲人的正确态度会促进职业回归。亲人的过分关心和漠不关心都不利于职业回归。更常见的是亲人的过分关心阻碍着患者的复工。因而，对患者亲属的教育在职业回归方面有重要的作用。

## 四、心理因素

冠心病患者心理学上的主要问题是焦虑和抑郁，它对于患者恢复病前活动、工作比体力下降具有更大的阻碍作用。情绪和心理问题（忧郁、焦虑、害怕、缺乏信心）在超过半数的冠心病患者中是回归工作的主要决定因素[15]。

精神压力是冠心病危险因素之一。形成精神压力的因素有：①工作任务重、紧急；②工作性质、任务改变；③人际关系不佳，包括工作单位、家庭人际关系；④考试、考核等。心理压力可引起心肌缺血，表现为心绞痛、心电图 ST 段明显下降。这时的心率—血压乘积低于运动负荷诱发心肌缺血的心率—血压乘积[14]。其机制可能是去甲肾上腺素分泌增加，有：①更为广泛的周围血管收缩；②血小板凝集等原因。心理压力既可以是冠心病的原因，也可以在复工后诱发心肌出血，使工作难以继续。

急性心肌梗死，或冠状动脉旁路移植术等心脏手术后的患者大约 1/3 有明显的情绪障碍。Stein 等[24]报道：甚至有 70% 的患者在冠心病事件 1 年后仍有明显的压抑。有的患者的情绪障碍是在急性冠心病事件前就存在，并持续到急性冠心病事件的恢复期。这种患者通常伴有不稳定的心绞痛、未控制的心律失常或糖尿病。对于冠心病患者职业回归来说，情绪比运动功能更加重要[15]。患者忧虑：①过去工作的繁忙或精神压力是自己患冠心病，或其他心脏病的原因；②自己的病情较重，不能胜任工作；③职业的状况、竞争性、领导的严厉要求，或患者自身的责任感等精神压力、心理因素使自己难以胜任工作；④已达到或接近退休年龄，不愿回归职业，恢复工作。Gutmann 等[25]发现 85% 的心脏病患者认为过去工作负荷过重是他们患病的原因。患者自己对健康和工作的耐受性对回归职业也有重大影响。

A 型性格、满意自己工作的人、认为工作是自己事业追求的人复工率就比较高。Fitzgerald 等[26]对 1 组 82 例经皮冠状动脉内血管成形术患者的前瞻性研究说明患者对工作的信心是术后 1 个月复工的有力预告因素。因而，应开展教育，加强患者的工作信心和对工作的积极态度。

## 五、工作单位负责人的作用

事、企业单位的法人对患者复工、减轻工作、变换工种等工作安排也有重大作用。应加强宣传，让他们了解至少60%心脏病患者可以工作到退休年龄，以便对心脏病患者的工作做合理安排。

## 六、医师的作用

医师对于患者回归工作起着主要的作用。医师是患者病情、体力、心理和职业的评价者，是能否承担某种工作的判定者和推荐人。医师关于职业的推荐具有法律责任，对于患者具有崇高的威信，巨大的说服力。例如Liddle等研究表明：美国犹他州的所有冠状动脉旁路移植术的患者被医生告知工作回归是该手术的主要目的。结果：413例65岁以下的患者，术前只有46%是工作的，可是术后有85%患者回归工作[15]。这既说明医师对于患者回归工作的作用，也说明心理因素在回归工作中的重大作用。

医师对患者职业回归的作用还表现在：当患者的体力、心理状况不能胜任某项工作时，医师要针对这些情况、患者的要求制定进一步医疗检查、治疗和康复医疗计划，并实施之，以达到减轻病情、改善功能，回归某项工作的目的。

## 七、工作因素

工作因素中除工作性质（脑力劳动或体力劳动，技术性的强、弱）；工作的报酬；工作环境；单位领导态度等工作因素外，还有下列工作因素对职业回归有影响。

1. 工作的安全性

工作时患者病情发生变化能否得到及时的医疗？包括现场抢救和转运到附近医疗中心。工作时病情发生变化能否对他人造成危害？如驾驶员、交警等职业。

2. 工作的人际关系

同事的态度是支持还是歧视、排斥对患者能否坚持工作会产生影响。

3. 病前是否工作对职业回归也有重要影响

在急性冠心病事件，或心脏手术前没有工作，或停止工作时间较长（半年以上）者，病后复工率较低。

# 第三节 工作评价

工作评价包括：患者病情的临床评价和职业评价。工作评价对于工作回归具有重要的意义。国外有的地方已建立职业康复机构，提供职业康复服务。希望回归工作的人可以申请职业康复服务。职业康复可以提供职业分析、职业模拟、职业锻炼、职业稳定、改变职业等服务。国内还未见到有关报道，但是随着我国改革的深入，人事制度的改革，今后职业康复也将受到重视，并有相应的发展。

## 一、临床评价

患者的临床评价包括整个病程，从入院到全康复程序过程中病情、自我感觉等的评价，例如住院期间发生充血性心力衰竭对将来的职业回归就有预测意义。除心脏病变、合并症、心脏功能外，要包括整个健康状况，其他疾病，特别是脑血管、周围血管疾病，以及本人对健康的自我感觉，还包括预后判断、回归工作所需要的进一步治疗，心理调整等。

## 二、职业评价

### （一）体力评价

1. 职业的体力需要

为了判断职业的体力（能量消耗）需要，可参考各种公布的职业能量消耗表，对要从事的职业活动的能量消耗，以及心理、环境影响作具体的分析。需分析的职业状况包括：

（1）职业的种类、工作形式及其转换。

（2）工作的活动主要是上肢，还是下肢；是动态运动，还是静态运动（肌肉等长收缩）。

（3）工作期间站、坐、走、登梯、弯腰的时间分配。

（4）工作的动作速度、节奏、休息间歇时间。

（5）工作周期：每小时几次，或每周几天。

（6）工作的技术水平。

(7) 工作的环境状况（温度、湿度等）。

(8) 患者对于工作的劳累感受。

分析、记录的方法可由职业康复人员观察、记录，或患者本人记录，还可以采用计步器、心率计，摄像机等先进设备收集图像、资料，进行人工或微机分析。

职业分析时要注意：现在使用的各种职业能量消耗表主要是1960年以前对健康人的研究结果，只是近几年才有Hellerstein HK等少数关于冠心病患者和普通人群的某些职业能量消耗的报告[15]。Hellerstein HK等[15]按工作能量消耗归类各种职业如下：

能量消耗（METs）平均1.0～1.2，峰值1.2～1.3的职业有：服务员；办事员；电工；领班；库房管理员；油漆工、画家；监工。

能量消耗（METs）平均1.3～1.6，峰值1.6～3.3的职业有：麻醉师；装配工；法官；商业人员、制盒工；职员；控制仪器操作员、钻机工人、工厂工人；守卫、领班；检查员；机器维修人员；机器操作员；监工；外科医师；磨工；仓库管理员。

能量消耗（METs）平均1.6～2.0，峰值1.8～3.4的职业有：家务（轻）；检查员；机器操作员（如车床工人、钻机工等）；安装工、维修工、钢铁厂工人、监工。

能量消耗（METs）平均2.0～2.5，峰值2.5～5.4的职业有：司炉工；领班；熔炉工人；看门人；焊工、维修工、监工。

职业能量消耗表大多数为持续几分钟以上的职业平均能量消耗，而现代工业劳动大多数是周期性的，每个周期少于1 min。职业活动的峰值能量消耗具有重要的意义，它是限制心脏病患者肌肉活动的主要因素。患者个人特征，如年龄、性别、健康状况、体重、骨科情况以及工作节奏、速度、效率等都对职业活动的能量消耗有影响。环境、心理因素也对职业能量消耗有影响，这些都是职业能量消耗表没有反映，也难以反映的问题，分析时要充分注意，作相应估测。

2. 运动试验

工作的体力负荷可分为动态运动（对于心脏主要是容量负荷）、静态运动（对于心脏主要是压力负荷）以及该二者不同程度的结合。它们的能量消耗都可通过分级运动试验测定。已经证明不同类型的运动试验在帮助医师为心脏事件后患者提出可靠的职业和非职业活动建议方面是有相当价值的。分级运动试验是职业评价最常应用的工作形式。对于某些患者还可采用动态心电图和模拟工作试验进行评价。患者出院前的低水平运动试验和心肌梗死、冠状动脉手术后4～8周的分级运动试验对于确定回归工作都有价值。其价值表现在：

(1) 测定峰值耗氧量

在测定峰值耗氧量以后，将患者的峰值耗氧量与职业能量消耗表做对照，确定患者能胜任哪些职业。通常推荐的职业：8小时工作日平均耗氧量不超过测定的患者峰值耗氧量的40%，峰值工作强度不超过测定的患者峰值耗氧量的70%～80%。大多数实验室不是直接测定运动试验中的耗氧量，而是从运动的功率推算耗氧量。患者进行这种运动试验时，手要尽量减少甚至完全不握活动平板的横杆。否则可引起推算的耗氧量明显偏高。

(2) 测定心血管反应

分级运动试验可测定血压、心率等心血管反应，作为预测患者发生另一次冠心病事件危险性的依据，是职业评价的重要依据。Weintrub等[14]报道：心肌梗死后运动引起ST下降≥0.2 mV者的复工率只有ST下降较少者的一半。峰值心率的测定更是职业评价、监测的重要指标，因为复工后心率、脉搏的测定简单易行，患者本人也可自测。

(3) 可用于患者的危险性分级

被确定为心脏事件危险性低的患者，回归工作不需要延长时间，在回归工作以前不需要作广泛的诊断检查。被确定为中度危险性的患者，在回归工作以前需要较多的检查和治疗。被确定为高危的患者不能回归工作。

(4) 检查结果的意义

1) 可消除患者及其亲友对回归工作的忧虑：满意的运动试验常常使患者及其亲属、单位领导、医师消除对回归工作的忧虑，增加回归工作的信心，提高复工率。

2）可用于制定个体化运动程序：这对于运动功能低下、回归工作暂时有困难，需要增强运动功能的患者特别有意义。

3. 心率（脉搏）测定

心率、脉搏可通过正式，或简易的动态心电图、脉率计，甚至人工检测。采取心率绝对值，或相对值（% 峰值心率，或 % 最大心率）为评价指标。因为患者可自测，或通过脉率计观测到脉率，进行自我评价，在实际工作中应用最多，是职业评价、监测的常用重要指标。

4. 自感劳累强度

在一定范围内，它与心率呈线性关系。同时它又是患者劳累的综合指标，受着心理因素等的影响，能更确切地反映患者劳累程度，是人们通常评价职业活动强度的指标。

### （二）心理评价

对于许多职业，如管理工作、科技工作主要是心理负荷，而不是体力负荷。心理负荷可明显增加心肌耗氧量，过度或长时间的心理负荷可增加心脏的危险。例如患者愤怒、惊恐、悲伤均可引起心脏骤停、心肌梗死等心脏病。职业回归前要评价的心理状况，包括智力（知识、记忆力、判断力等）、解决问题能力、性格、情绪、复工的动力、职业人际关系、对职业负荷的自我感受及调节、处理能力等。在进行心理负荷（包括心理测验）时可监测心电图、心率、血压等的心血管反应，判断职业心理负荷对心脏的影响。也可在职业锻炼（试用）期进行动态心电图、动态血压检测，实际测定职业对心理负荷的影响。

心理测验：现在应用的有快速心算试验（3～10 min 的快速系列加、减法等）、快速智力测验、快速心理运动功能测定等。Zotti[27]、Specchia[28]等研究表明：这些试验可引起大多数冠心病患者的适度心率（10～15 次/min）、血压（10～25/5～15 mmHg）增加；15%～44% 患者发生心肌节段性运动不良和心肌缺血（通常是隐性的），特别是有休息和运动性心肌缺血的患者更容易发生。和运动试验比较：心理测验的血流动力学反应比较轻，心率、血压上升幅度较小，相当于随便步行的心率、血压升高，但是舒张压升幅比较高。

心理测验的价值：心理测验引起的心血管变化较轻，而且比较多变，它主要取决于对测验的态度和测验表符号的认识。所以心理测验的预测危险性和职业评价的价值较小。

对于怀疑由精神压力、人际关系恶化引起明显心肌缺血和心律失常的患者，利用动态心电图、动态血压计监测工作时的心率、血压、心肌缺血是有意义的。Hellerstein[29]等观察到少数患者在情绪和智力负荷时，心率—血压乘积可达到活动平板运动 8～9 METs 运动强度的水平，说明对于这些患者的心理负荷监测有助于工作安排和调整。

## 第四节　心脏病患者的工作回归

### 一、心脏病患者的工作级别及其确定



近年研究证明许多职业所需能量不多，不仅低危，而且中危，甚至特殊情况下某些高危患者［分别相当于美国纽约心脏学会心功能分级（NYHA）Ⅰ、Ⅱ、Ⅲ级］的患者可安全回归其运动功能范围内的工作。美国社会保险保健部（U. S. Department of Health and Human Services，Social Security Administration）提出的心脏病患者工作级别和 NYHA 心功能分级是一致的。其分级如下[15]。

#### （一）繁重工作(heavy to very heavy work)

能担任这个级别工作的，是运动功能等于或超过年龄相当的健康者的心脏病患者。其运动功能≥7 METs（代谢当量），相当于 NYHA 心功能正常级。它又分为重度和极重度工作 2 个档次。

1. 重度工作（heavy work）

指患者运动功能 7～8 METs，能经常举起，或携带 23 kg，但不能一次举起 45 kg 重量物体。按照工作平均耗氧量不超过运动功能 40%，工作峰值耗氧量不超过运动功能 80% 的换算标准计

算，有7～8 METs运动功能的患者可以担任平均耗氧量低于2.8～3.2 METs，峰值耗氧量低于5.6～6.4 METs的工作。参考表3－2－9各种身体活动和运动的能量消耗水平，可担任司炉工、焊工、手工艺、石工、木工（轻）、手持沉重工具（凿岩机、气锤）等工作，能驾驶拖拉机犁地。

2. 极重度工作（very heavy work）

指的是能一次举起45 kg以上重量物体，运动功能相当于9～12 METs的患者，能担任工作峰值耗氧量低于7～9.6 METs的工作，如伐木、挖沟、锯木（硬木）、刨工（硬木）等工作。冠心病患者很少能达到这种体力，胜任这些工作。

### （二）中度工作

能胜任这个级别工作的体力为运动功能≥5 METs，相当于NYHA心功能Ⅰ级。一般活动没有限制，不引起心悸、心绞痛、心律失常，或呼吸困难。可以经常携带重11 kg以下的物体，但不能一次举起23 kg重的物体。能够站、走、爬、跪，弯腰，或伸臂过头，但要避免跑，为低危状态。可担任工作平均耗氧量<2 METs，工作峰值耗氧量<4 METs的工作，如家务（轻）、机器操作（车床、钻机等）、现代化钢铁厂工人、安装工、维修工、监工等工作（参阅表3－2－9各种身体活动和运动的能量消耗水平）。对于工作环境，无论是室内、室外，也无论是白班、夜班都能承受。可以胜任全日8 h工作，偶尔可以超过。

### （三）轻度工作

心脏病患者运动功能为3～4 METs，心功能为NYHAⅡ级者可担任轻度工作。这些患者一般体力活动有轻度限制，有时可引起心悸、心绞痛，属于中危状态。患者可以通常速度走路，登2层楼（3次/h），经常携带4.5 kg的物体；但不能跑，长期在寒冷，或过热的室外工作；可工作8 h，但不能超过此时间。这些患者可担任平均耗氧量1.2～1.6 METs，峰值耗氧量2.4～3.2 METs的工作。平均耗氧量<1.2 METs、峰值耗氧量<2.4 METs的工作有：办公室工作（打字、微机操作等），自动仪器、收音机/电视机修理、传达室工作，电工、领班、仓库保管员等工作。平均耗氧量<1.6 METs、峰值耗氧量<3.2 METs的工作有：职员、商业人员、法官、外科医师、质量检查员、机器检修人员、控制仪器操作员、领班、自动化工厂工人等。

### （四）坐位工作

按照美国社会保险机构的意见，运动功能2～3 METs（相当于NYHA心功能Ⅲ级）的心脏病患者可以做部分工作时间的坐位工作。这些人属于高危状态。休息时没有不适，但比一般活动轻的活动也可有疲劳、心悸、心绞痛、呼吸困难等症状，不能爬、跪、跑，只能站立10%时间，偶然登1～2层楼。要避免室外寒冷，炎热环境工作，实际工作时间也不宜超过10%工作时间。

运动功能只有1～2 METs，相当于NYHA心功能Ⅳ级，任何活动都可引起不适的心脏病患者不宜工作。

我国职业康复尚处于起步阶段，作者意见：对于运动功能3～4 METs，相当于NYHA心功能Ⅱ级的心脏病患者的回归工作要慎重对待，不一定强求回归工作。

## 二、不能回归职业的对策

如果患者不能恢复工作，其原因不外乎体力和社会心理因素两大类。其对策如下。

### （一）体力不足

如果体力（运动功能）不能满足病前职业需要，可采取下列措施：

（1）采取康复训练等措施，增强体力。

（2）减少工作任务或工作时间，部分恢复工作。

（3）改变职业，从事体力要求较低的职业。

（4）通过职业训练，提高工作技巧，降低工作能量消耗。

### （二）病情较重

通过内、外科治疗减轻病情（如心绞痛等）。

### （三）社会—心理因素

加强教育、心理介入，促进复工。

如果通过上述措施，仍不能复工，可在做好思想教育情况下，劝告暂不工作，或退休。

## 三、职业模拟

对于心功能不全（运动功能≤7 METs）、工作需要较多上肢肌肉等长收缩的患者，而且本人、家庭、单位负责人对恢复工作有疑虑者可以进行模拟工作试验。模拟工作试验是尽可能模拟工作所需要的体力和环境、心理等因素的影响。因为通常用于评价职业能力的是下肢动态运动试验，不能准确反映上肢的静态运动，所以体力模拟试验通常是静态，或静—动态运动试验。这些试验的终点和分级运动试验相同，除非在出现疲劳或症状以前已达到工作所需要的运动功能，运动中同样要进行心电图和血压检测。通常的体力模拟试验有下述两种。

### （一）携重试验

标准的方案是：患者手持（单手或双手）一定重量物体（哑铃、箱子等），在活动平板上步行。步速平均为 3.2 km/h。手持的重量起始为 9 kg，每 2 min 或更多时间增加 4.5 kg，直至 23 kg，工作特殊需要者，负荷重量可以进一步增加。国人的负荷重量可适当降低。在 2 级负荷间休息 3 min。在运动试验全过程中持续监测心电图。于每级携重结束时测定血压。

### （二）反复举重试验

标准试验是在 30 min 时间内反复举起 14～23 kg 物体。方法是整个试验分成 3 级，每级 8 min。2 级间休息 2 min。第一级是将 14 kg 的物体（箱子等）从地板提至桌面，工作人员或患者将物体拿回地面，如此反复进行。第二、三级时，物体重量分别增至 18、23 kg。如果患者的工作需要更大的负荷，或更长时间的负荷，则试验的负荷重量、运动时间可以相应增加。国人身高、体重比外国人偏低，负荷重量可以适当降低。运动的全过程持续监测心电图，在每级的 2、8 min 测定血压。这个模拟试验适用于评价卡车驾驶员、仓库保管员、石匠、农民等的工作。

这些运动试验的心血管反应是：

（1）血压升高幅度：顺序为携重试验、反复举重试验、动态运动试验；

（2）心率（耗氧量）升高幅度：顺序为动态运动试验、反复举重试验、携重试验；

（3）心律失常发生率：3 种运动试验相似。

模拟试验应在模拟工作的环境（气温、噪音等）中进行，使试验尽可能与实际工作情况相似。还要研究，提出更加准确、有效的模拟试验。

## 四、职业的试行和锻炼

职业评价，包括模拟试验在内，虽然考虑了多方面因素，但毕竟还是间接的，无论是患者的体力、工作强度、时间、环境因素影响等和工作实际情况仍有差距，甚至差距不少。为真正回归工作，可与原工作单位负责人协商，在原来单位现实环境试行工作，可完全恢复原来的工作；也可执行原来工作的部分工作，或部分时间参与工作，甚至改作其他工作量较小的工作，以适应因长期患病、没有工作而生疏的环境，然后逐渐增加工作量，以达到最佳效果。在此期间进行必要的心电图、血压、脉率、自感劳累强度监测。

## 五、职业稳定

在职业试行、锻炼达到最佳效果（部分或完全恢复原来的工作）以后，为巩固已取得的效果，可继续提供工作期间的监护（心电图等）、职业咨询和指导。时间需 3 个月或更多。

## 六、职业变更

当患者因为体力或社会因素不能恢复原来职业的工作时，可考虑改作要求体力较少，或其他方面更适应的职业。职业咨询机构接受申请后，要对患者进行全面的临床评价、职业评价，了解其工作历史，对新职业的设想、态度，帮助选择新的职业，进行必要的职业培训，推荐给相应的新工作单位。在与新单位负责人达成协议后，可在新单位进行试用，通过职业锻炼、职业稳定逐步达到新单位的工作理想要求。在职业转换过程中患者的社会—心理准备如动力、毅力等非常重要，新单位负责人的认识和态度也很重要，必须加强宣传和指导。

## 第五节　心肌梗死、冠状动脉血运重建术后患者复工的比较

### 一、心肌梗死

在工业化国家，心脏康复的开展比较普遍，因此存活者的复工率较高，美国为 70%～75%，无合并症患者的复工率则达 85% 以上。虽然国外心肌梗死后的复工率较高，但仍有报告 10%～20% 的心肌梗死患者没有恢复工作[30]。大部分的患者可在发病后 2～3 月内重返工作岗位。

国内有关复工的资料很少，上海学者毛国英[31]总结了国内部分文献中心肌梗死后恢复工作的情况如下。

中华内科学会心肾组（1965 年）：恢复工作的时间 6 个月（34.1%），7～12 个月（2.0%），≥12 个月（45.9%）。

福建省泉州市第一医院（1993 年）：恢复工作的时间 6 个月（41.2%），7～12 月（33.3%），≥12 个月（25.5%）。

冠心病北京协作组（1978 年）：恢复工作的时间 6 个月（45.6%），7～12 个月（24.5%）。

济南军区青岛第一疗养院（2002 年）：恢复工作的时间 3～4 个月（79%），恢复病前工作的有 25.5%～45.9%。

我国心肌梗死后患者恢复工作的自然情况[32]如下。

北京协作组（1978）1084 例　恢复：一般家务 27.2%，轻工半工 30.1%，病前工作 23.3%，合计 80.6%。

戴若竹等（1993 年）81 例　恢复：生活自理 9.88%，一般家务 25.93%，轻工半工 0.84% 病前工作 28.40%，合计 84.95%。

上海协作组（1984 年）167 例　长期卧床 3.39%；恢复：生活自理 26.07%，一般家务 45.0%，轻工半工 11.79%，病前工作 13.75%，合计 70.5%。

陈玉昆等（1982 年）664 例　恢复：一般家务 10.0%，病前工作 35.3%，其他 39.5%，合计 84.8%。

恢复病前工作的为 13.75%～35.3%；包括生活自理和一般家务，可达 70.5%～84.95%。

### 二、冠状动脉旁路移植术

冠状动脉旁路移植术（CABG）可以改善冠状动脉血流、心肌血液灌注，改善症状。人们曾设想此手术可改善患者的复工率，使比心肌梗死后复工率显著升高。可是许多学者报告冠状动脉旁路手术后的复工率比心肌梗死后患者还少。Oberman 和 Smith 等的 2 组报道[15]显示 2 组冠状动脉旁路移植术后的复工率相似，较低，分别为 65%、63%，而且和药物治疗组的复工率（分别为 65%、62%）无显著差别。说明在治疗方法之外，有更大影响复工率的因素存在。

Ville Hällberg 等[33]对连续的 569 例 CABG 患者（年龄小于 65 岁），随访 10 年。采用患者病情资料和补充了芬兰国家档案馆的信息的问卷调查。结果：多因素分析显示，恢复工作的最佳预测因素是年龄较轻，术前有工作，以及没有糖尿病或围手术期心脏损伤。年龄小于 60 岁，且术前未退休的患者几乎一半在 CABG 术后 1 年内回归工作。术后 5 年，年龄小于 60 岁的患者 85% 回归工作，而且一旦回归工作会持续工作。相应地，年龄小于 60 岁的，在 10 年随访期 75% 继续工作。结论：年龄较轻，术前有工作是成功回归工作的最重要预测因素。在 CABG 后一旦回归工作，其继续工作可比得上普通人群。

Boudrez H 等[34]选择 Gent 大学医院心脏康复中心连续 227 例患者（首次心肌梗死后 90 例；首次 CABG 后 137 例）。所有患者均小于 60 岁。住院期间，提供一套自行开发并经验证，可测量心理和社会变量问卷。从医疗记录收集医学资料。一年后，随访的调查问卷通过邮件发送，调查回归工作，不回归的原因，发病率和心理健康状况。在整个研究组回归工作的有 83.3%（185/222），其中 AMI 患者回归工作的为 87.2%（75/86），冠

状动脉旁路移植术患者为80.8%例（110/136）。返回工作的平均时间为14.8周（3月⁺）。一年后，重返工作岗位的患者，表现出更多的积极影响，较少负面影响，较少负面认知影响，较少躯体和认知投诉。这更好的心理状况并不受发病率评分影响。主要的心理变量（信任、工作保障、有关回归的积极期望，没有压力，较少身体不适，较少的工作体力活动）有预测价值。研究者认为如果充分重视回归工作，可以实现高的成功率。这应该包括在住院期间已经开始的心理调整策略。这份研究也说明冠状动脉旁路移植术后患者的复工率不比心肌梗死后的高，其原因可能是心理因素影响所致。

有研究表明术前是否工作是术后复工的强有力预测因素。虽然多数报告冠状动脉旁路移植术后复工率不高，但是Liddle等（1982）报告[15]犹他州医生告诉所有接受冠状动脉旁路手术的患者，手术的目的是恢复工作，结果413例65岁以下的患者，术前工作的只46%，而术后工作的增加到85%。说明心理因素、教育对提高这种手术后患者复工率具有重大意义，对于冠状动脉旁路移植术患者要加强教育，提高他们认识，促进回归工作，有利于患者的健康、家庭、工作和社会。

## 三、经皮冠状动脉内血管成形术（PTCA）

一般报告PTCA术前有工作、60岁以下的患者，PTCA术后就业率为88%～98%，比相同情况的心肌梗死、冠状动脉旁路移植术后就业率高。但是美国国家心肺血液研究所1984年报道[15]，2250例PTCA术后患者被分成3组：①PTCA术成功；②PTCA术失败，随以冠状动脉旁路移植术；③PTCA术失败，随以药物治疗。结果3组术后1.5年的复工率相似。PTCA术成功组的复工率并未提高。因而可能还是社会心理因素未予重视之故。对此，今后应加强PTCA术复工率的研究，探讨其原因，采取对策。

Karin Biering等[35]研究表明冠心病是劳动年龄人口的常见病。传统是用病死率和再住院评价预后的，但仅有这些是远远不够的。工作能力是有临床和社会意义的另一结局。作者对1585例年龄小于67岁，在奥胡斯大学医院2006—2008年进行了PCI治疗的患者进行了研究。临床信息由西丹麦心脏处提供，PCI 4周后作者邮寄：自测健康问卷（应答率83.5%）。结果：PCI前50%患者是工作的，PCI后4周其中25%，12周36%，1年后43%回归工作。PCI后一个月的自测健康问卷评分比其他变量包括短期（12周）和长期（1年）的左室射血分数显著更好地预测回归工作。这再次说明心理因素对回归工作的重要性。

总结以上几篇，包括近年的3篇国外关于心肌梗死、CABG、PTCA后患者复工的著作，可以归纳为术前有工作的患者中术后4周复工率为25%，平均复工时间为3月⁺，1年后复工率为50%～87.3%，术后5年为85%；预测复工的因素为年龄小于60岁，术前有工作，综合健康问卷（感受）评分（比左室射血分数更重要），几乎一致认为心理因素是影响复工和预测复工的重要因素。因而为了促进恢复、维持健康，有益家庭和社会，要对心肌梗死、CABG、PTCA后患者加强教育，提高认识，调整和维持心理平衡。遗憾的是这些著作没有提到心脏康复的作用，实际上心脏康复的运动、教育、调整和维持心理平衡是非常有益于复工的。

（刘江生撰稿）

## 参考文献

[1] WENGER N K. improvement of quality of life in the framework of coronary//Rehabilitation. PASHKOW F J, DAFOE W A. Clinical Cardiac Rehabil [M]. Baltimore (U3A): Williams & Wilkins, 1993: 143 - 155/523 - 543.

[2] 饶中和，袁志敏. 一种新的估测冠心病患者机体功能状态的调查表（原著英文）[J]. 国外医学老年医学分册，1996，17（1）：14.

[3] 户嶋裕德. 心肌梗塞リハビリテーションマニエアル [M]. 东京：第一法规株式会社，1992：99.

[4] 李凌江，杨德森，郝伟，等. 社区人群生活质量研究——职业差异及其影响因素 [J]. 中国行为医学科学，1995，4（2）：52-54.

[5] 中国心血管患者生活质量评定问卷常模测定协作组，刘江生，马琛明，等. 中国心血管患者生活质量评定问卷及其常模的测定 [J]. 心血管康复医学杂志，2012，21（2）：105－112.

[6] 刘江生，马琛明，刘文娴，等. "中国心血管患者生活质量评定问卷"的初步应用体会 [J]. 心血管康复医学杂志，2008，17（4）：309－312.

[7] BERNIE J，O BRIEN，MARTIN J，et al. Measuring. the effectiveness of heart transplant programmes：quality of life data and their relationship to survival analysis [J]. J Chron Dis，1987，40：137－153.

[8] SPERTUS J A，WINDER J A，DEWHURST T A，et al. Development and evaluation of the seattle angina questionnaire：a new funetional status measure for coronary artery disease [J]. J Am Coll Cardiol，1995，25（2）：333－341.

[9] 谢华，戴海崎. SCL-90 量表评价 [J]. 精神疾病与精神卫生，2006，6（2）：156－159.

[10] RECTOR T，KUBO S，COHN J. Patient's self-assessment of theircongestive heart failure. part2：content，reliability and validity of a new measure，the minnesota living with heart failure questionnaire [J]. Heart Failure，1987，3：198－209.

[11] RECTOR T，COHN J. Assessment of patient outcome with the minnesota living with heart failure questionnaire：reliability and validity during a randomized，double-blind，placebo-con trolled trial of pimobendan [J]. Am Heart J，1992，124：1017－1025.

[12] RECTOR T，KUBO S，COHN J. Validity of the minnesota living with heart failure questionnaire as a measure of therapeutic response to enalapril or placebo [J]. Am J Cardiol，1993，71：1106－1107.

[13] 中国康复医学会心血管病专业委员会，心血管康复医学杂志编辑委员会. 中国心肌梗塞康复程序参考方案（第四版）[J]. 心血管康复医学杂志，2006，15：89－118.

[14] PASHKOW F J，DAFOE W A. Clinical cardiac rehabilitation [M]. Baltimore：Williams & Wilkins，1993：126－133/227－243.

[15] WENGER N K，HELLERSTEIN H K. Rehabilitation of the Coronary Patient [M]. 3rd ed. New York：Churchill Livingstone，1992：523－543.

[16] DENNIS C，HOUSTON-MILLER N，SCHWARTZ R G，et al. Early to work after uncomplicated myocardial infarction [J]. JAMA，1988，260：214－220.

[17] PICARD M H，DENNIS C，SCHWARTZ R G，et al. Cost benefit analysis of early return to work after uncomplicated acute myocardial infarction [J]. Am J Cardiol，1989，16：1308－1314.

[18] 陶寿淇. 心血管病流行病学进展 [J]. 中华心血管病杂志，1993，21（6）：340.

[19] 戴若竹，郭炳章，吴德红，等. 心肌梗塞患者恢复性生活情况调查 [J]. 中国心血管康复医学，1992，1（1）：8.

[20] 贾子善，黄力平，汪立，等. 急性心肌梗塞患者生活质量的随访报告 [J]. 中国康复医学杂志，1987，7（1）：8.

[21] MARK D B，LAM L C，LEE K L，et al. Identification of patients with coronary diseases at high risk for loss of employment. a Prospective validation study [J]. Circulation，1992，86：1485－1494.

[22] KNAPP D，GUTMANN M C，TRISTANI F，et al. Returning the patient to work [M] //MICHAEL L POLLOCK，DONALD H SCHNRIDT. heart disease and rehabil. Champaign：Human Kinetics，1995：405－417.

[23] ALMEIDA D，BRADFORD J M，WENGER N K，et al. Return to work after coronary bypass surgery [J]. Cir，1983，68：205－213.

[24] STERN M J，PASCALE L，ACKERMAN A. Life adjustment post myocardial infarction：determining predictive variables [J]. Arch Inter Med，1977，137：1680－1685.

[25] GUTMANN M C，KNAPP D N，POLLOCK M L，et al. Coronary artery bypass patients and work status [J]. Cir，1982，66：33－42.

[26] FITZGERALD S T，BECKER D M，CELENTANO D D，et al. Return to work after percutaneous transluminal coronary angioplasty [J]. Am J Cardiol，1989，64：1108－1112.

[27] ZOTTI A M，BETTINARDI O，SOFFIANTINO F，et al. psychophysiological stress testing in post infarction patients [J]. Cir，1991，83：25－35.

[28] SPECCHIA G，FALCONE C，TRAVERSI E，et al. Metal stress as a provocative test in patients with various clinical syndromes of coronary heart disease [J]. Cir，1991，83：108－114.

[29] HELLERSTEIN H K. Prescription of vocational and leisure activites [J]. Cardiol，1978，24：105.

[30] 戴若竹. 急性心肌梗死患者的职业康复 [J]. 中国临床康复，2002，6（1）：78－79.

[31] 毛国英. 我国心肌梗死恢复工作的时间 [M] //戴瑞鸿. 心肌梗塞. 上海：上海科学技术出版社，1987：89.

[32] 戴若竹. 急性心肌梗塞的康复 [M] //戴若竹. 心脏康复. 广州：暨南大学出版社，1996：95 - 118.

[33] V HÄLLBERG, A PALOMÄKI, M KATAJA, et al. Return to work after coronary artery bypass surgery. A 10-year follow-up study [J]. Scandinavian Cardiovascular Journal, 2009, 43 (5): 277 - 284.

[34] BOUDREZ H, D E BACKER G. Recent findings on return to work after an acute myocardial infarction or coronary artery bypass grafting [J]. Acta Cardiologica, 2000, 55 (6): 341 - 349.

[35] BIERING K, NIELSEN T T, RASMUSSEN K, et al. Return to work after percutaneous coronary intervention: the predictive value of self-reported health compared to clinical measures [J]. PLoS One, 2012, 7 (11): 268.

9

# 第十篇

## 高血压病的康复

# 第一章　高血压发病率和高血压的危害

## 第一节　高血压发病率

高血压病是一种常见病。《美国心血管病康复和二级预防指南（2013 年）》显示美国高血压的发病率是：每 3 个成年人就有 1 人患有高血压（约为 33%），在≥65 岁的人群中 2/3 的人是高血压患者[1]。

从 1958 年至今，我国共完成了 4 次高血压发病率调查。结果：我国的高血压发病率从 1958 年的 5.1% 增长到 2012 年的 24%（估测全国高血压患者 2.7 亿）。我国高血压发病率呈进行性增长，与生活方式改变、城镇化和老龄化等因素有关[2]。

## 第二节　高血压的危害

高血压病是最常见的慢性病，也是心脑血管疾病最主要的危险因素，其脑卒中、心肌梗死、心力衰竭及慢性肾脏病等主要并发症的致残率、致死率高，给家庭、社会和国家造成沉重负担。

血压水平与心血管疾病发病和死亡的风险存在密切的因果关系。在全球 61 个人群（约 100 万人，40 ~ 89 岁）的前瞻性观察荟萃分析中，平均随访 12 年诊室收缩压（SBP）和舒张压（DBP）与脑卒中、冠心病事件的风险呈连续、独立、直接的正相关。血压从 115/75 mmHg 到 185/115 mmHg，SBP 每升高 20 mmHg 或 DBP 每升高 10 mmHg，心脑血管并发症的发生风险就倍增[3]。

在包括中国 13 个人群的亚太队列研究中诊室血压水平也与脑卒中、冠心病事件密切相关；而且亚洲人群血压升高与脑卒中、冠心病事件的关系比澳大利亚与新西兰人群更强，SBP 每升高 10 mmHg，亚洲人群脑卒中与致死性心肌梗死风险分别增加 53%、31%，而澳大利亚与新西兰人群分别为 24%、21%[3]。

具体地说：1984—1993 年我国多省市心血管病趋势及决定因素的人群检测（中国 MONICA 方案）表明男女两性脑卒中发病率、病死率均与舒张压水平呈显著正相关（$P < 0.01$）；男性冠心病事件发病率与收缩压、舒张压呈正相关（$P < 0.05$），男女两性冠心病病死率与收缩压水平呈显著正相关，与舒张压水平呈正相关[4]。我国 1998 年的脑血管病病死率在城市居民占第 2 位，在农村居民则占首位；其年均病死率分别为 138/100 000，113/100 000，全国每年因脑血管病死亡的患者超过 100 万，存活的患者 500 ~ 600 万；其中 75% 以上有不同程度的残疾，这给个人、家庭和社会带来沉重负担[5]。

经过不断努力。2012 年我国 18 岁以上人群高血压的知晓率、治疗率和控制率有了明显增高，分别提高到 46.5%、41.1% 和 13.8%[2]，与 21 年前的 1991 年普查显示的高血压知晓率：城市为 36.3%，农村为 13.7%；治疗率：城市为 17.4%，农村为 5.4%；控制率（经治疗收缩压 < 140 mmHg，舒张压 < 140 mmHg）：城市为 4.2%，农村 0.9%[5]都有了很大的提高，但是对于减轻家庭和社会的负担，还有很大的提升空间。

10

# 第二章　高血压发病的危险因素

国际上已经确定的高血压发病危险因素是：体重超重、膳食高盐和中度以上的饮酒。高血压发病的危险因素如下。

## 第一节　不良生活方式

### 一、高盐、低钾饮食

人群中钠盐（氯化钠）摄入量与血压水平和高血压发病率呈正相关，而钾盐摄入量与血压水平呈负相关；膳食钠/钾（Na/K）比值与血压的相关性更强。我国14组人群研究表明，膳食中如平均每人每日增加食盐2 g，则收缩压和舒张压均值分别增高2.0 mmHg、1.2 mmHg[6]。在盐与血压的国际协作研究（INTERMAP）中，反映膳食钠/钾比的24 h尿钠/钾比值，我国人群的钠/钾比值在“6”以上，西方人群为“2～3”[3]。

在膳食钙摄入量低于中位数的人群（钙摄入量平均156 mg/1000 kcal）中膳食Na/K比与血压水平呈显著正相关，而在膳食钙摄入量高于中位数的人群（钙摄入量平均328 mg/1000 kcal）中则这种相关不显著，表明膳食低钙可促进钠的升血压作用。14组人群研究表明人群平均每人每天摄入的动物蛋白质热量百分比（% kcal）增加1个百分点，收缩压及舒张压均值分别降低0.9 mmHg及0.7 mmHg，这提示动物蛋白质是中国人群血压的保护因素[7]。近年我国、美国、日本都证明膳食中增加鱼类，或其他动物蛋白质，或豆类蛋白可降低血压，降低脑卒中的发生率[8]。这与动物蛋白质中的硫氨基酸（蛋氨酸、牛磺酸）有抗高血压作用有关。

镁有激动Na/K泵的作用，故缺镁时细胞内钠浓度升高，钾浓度降低。有报道，实验性缺镁能升高大鼠血压。还有报道，高血压病患者红细胞镁离子降低，它和血压呈负相关；高血压患者钾代谢异常常伴有镁代谢障碍。以上研究说明膳食高盐是中国人群高血压发病的重要危险因素，而低钾（低镁）、低钙及低动物蛋白质的膳食结构又加重了钠对血压的影响。

### 二、饮酒

过量饮酒是高血压发病的危险因素，人群中高血压发病率随饮酒量增加而升高。虽然少量饮酒后短时间血压有所下降，但长期少量饮酒可使血压轻度升高。如果每天平均饮酒>3个标准杯（1个标准杯相当于12 g酒精），SBP、DBP分别平均升高3.5 mmHg、2.1 mmHg，且血压上升幅度随着饮酒量增加而增大。饮酒还会降低治疗的效果，过量饮酒可诱发脑出血或心肌梗死[3]。

如果以每周至少饮酒一次为“饮酒”，则我国中年男性人群的饮酒率约为30%～60%，女性为2%～7%。中美心血管病流行病学合作研究结果表明：每月酒精摄入量与高血压发病率呈正相关；男性持续饮酒者比不饮酒者，4年内发生高血压的危险增高40%[9]。

### 三、吸烟

采用偶测血压方法进行流行病学调查；结果：吸烟者的血压水平与不吸烟者的类似，无显著差异，甚至吸烟者血压低于不吸烟者。因此吸烟还未被明确定为高血压发生的危险因素。

Groppelli 等对正常血压的吸烟者在不吸烟和连续吸烟时进行动态血压检测；结果：发现吸烟期间血压高于不吸烟时期血压。Benowitzy 等有类似的发现。余振球等对 128 例（其中吸烟组 66 例，不吸烟组 62 例）正常血压的男性进行动态血压检测；结果：吸烟组 24 h 血压均高于不吸烟组，吸烟组与不吸烟组比较，白天血压及血压负荷有非常显著的差异（$P<0.005$），夜间则血压无显著差异；按目前动态血压的高血压病诊断标准［收缩压≥130 mmHg 和（或）舒张压≥80 mmHg］，则吸烟组、不吸烟组高血压患者分别为 16 例（24.2%）、4 例（6.5%），有显著差异（$P<0.01$）[10]；说明白天吸烟引起血压升高，吸烟组的高血压病患病率显著高于不吸烟组。上述动态血压检测结果初步说明吸烟是高血压发病的危险因素。

## 第二节　脂肪与肥胖

### 一、脂肪及脂肪酸

研究表明血浆饱和脂肪酸（S）/多不饱和脂肪酸（P）的比值在高血压病组明显升高，说明高饱和脂肪酸、高 S/P 饮食可升高血压。赵光胜等研究也发现 S/P 比值作为升压性影响因子，被选入某些人群组的血压回归方程；S/P 比值在高血压组也明显较高，表明高饱和脂肪酸、高 S/P 比值饮食可升高血压压。

Sack 总结了 11 项膳食脂质与血压关系的报道。结果：其中 5 个研究发现多不饱和脂肪酸与血压呈负相关，或饱和脂肪酸与血压呈正相关；多种危险因素干预试验（MRIFT）也发现膳食 S/P 与血压呈正相关。赵光胜等研究还发现，新疆的 3 民族合并组中高血压组（72 例）与正常血压者比较血清亚油酸（C18：2）含量显著降低（$P<0.01$）；在其他 5 个人群合并组中高血压组（103 例）血清亚油酸也比正常血压组（233 例）显著降低（$P<0.05$），C18：2 与血压呈负相关。在高血压病患者红细胞总磷脂中的 C18：2 也较低[11]。孙新甫等[12]等报道脂肪酸中的肉豆蔻酸（C：14-0）与收缩压和（或）舒张压呈显著的正相关（$P<0.01$ 或 $P<0.01$）。多不饱和脂肪酸的 ω-6 族：廿烷二烯酸（C：20-2）、廿烷三烯酸（C：20-3），ω-3 族的廿烷五烯酸（C：20-5）和单不饱和脂肪酸的神经酸（C：24-1）对血压有负向调节作用。结果提示肉豆蔻酸（酥油中的重要饱和脂肪酸）过多，ω-3、ω-6 族脂肪酸不足是拉萨的藏族人群平均血压和高血压患病率高的因素。摄取动物脂肪过多、植物食油和鱼类较少可能是上述营养成分结构失调的原因。因此，上述研究结果提示血浆饱和脂肪酸/多不饱和脂肪酸比值升高是高血压发病的危险因素。

### 二、体重超重和肥胖[9]

肥胖者患病率的增加往往伴随多种代谢紊乱，2005 年上海市高血压研究所分析 2274 例高血压患者，发现伴肥胖者占 76.2%。我国 24 万成年人横断面调查资料汇总显示，超重（$BMI\geq 24\ kg/m^2$）者发生高血压的风险是正常体重者的 3～4 倍，肥胖（$BMI\geq 28\ kg/m^2$）者中 90% 以上患者有高血压及糖脂代谢紊乱；腹型肥胖患者发生高血压的风险是腰围正常者的 4 倍多。

## 第三节　精神紧张与心理应激

长期精神过度紧张也是高血压发病的危险因素，长期从事高度精神紧张工作的人群高血压患病率增加[3]。

下述研究结果提示心理应激是高血压发病的危险因素：①城市人群高血压患病率显著高于农村人群。②脑力劳动者的高血压患病率明显高于体力劳动者。③农村临界高血压患病率猛增（31.6%）。④高血压患者中 A 型行为者多，杨菊贤等对原发性高血压病和健康对照组各 200 例的调查结果发现高血压病组 A 型行为者占 79.5%，而对照组中仅为 42%。A 型行为者遇到情绪应激时，A 型行为得到充分发展，容易引起高血压病。杨菊贤等用肌电生物反馈技术治疗原发性高血压病 246 例，近期有效率 78.6%，A 型行为人的有效率 83.1%[13]。⑤白大衣效应（white coat effect，WCE）、白大衣性高血压（white coat hypertension，WCH）的存在，WCH 的发生率随高血压病情的进展而递减（WCH 分别占第 1、第 2、第 3、第 4 级高血压的 33%、11%、3%、0），杨菊贤等以生物反馈技术治疗 WCE 效果显著（以皮温加肌电的生物反馈技术治疗 30 例 WCH。结果：28 例成功地解除了 WCH，2 例有一定进步）是心理应激为高血压发病危险因素的有力证明[14]。

## 第四节 胰岛素抵抗

胰岛素抵抗不仅是冠心病，也是高血压的独立危险因素，这是近年研究的重大进展之一。我国人群研究显示血清胰岛素水平与高血压、高甘油三酯、高总胆固醇、低密度脂蛋白胆固醇、高密度脂蛋白胆固醇、肥胖等心血管病的危险因素显著相关。随着胰岛素水平的升高，高血压的危险性增高。廖华等的 60 例高血压患者中Ⅰ期组 18 例，Ⅱ期组 22 例，Ⅲ期组 20 例；与正常对照组（23 例）相比：①空腹胰岛素（IS）水平：除Ⅰ期组的无显著差异外，Ⅱ期、Ⅲ期组的显著升高（$P<0.05$）。②服糖水后 1 h、2 h IS 水平：Ⅰ期组的显著升高（$P<0.05$），Ⅱ期、Ⅲ期组的升高非常显著（$P<0.001$）；Ⅱ期组与Ⅰ期组比较，1 h IS 升高显著（$P<0.05$），2 h IS 升高非常显著（$P<0.01$）；Ⅲ期组与Ⅱ期组比较，1 h、2 h IS 水平均显著升高（$P<0.05$）。③高血压病组的血胰岛素浓度与动态血压呈线性正相关。说明高血压患者胰岛素水平高于正常人，且与高血压病的程度呈线性正相关[15]。刘宏伟等测定 35 例高血压患者、32 例冠心病患者及 20 例健康人糖耐量试验前、后的血糖及胰岛素水平。结果是高血压、冠心病患者均存在胰岛素抵抗，且高血压病组的胰岛素抵抗比冠心病组更严重（$P<0.05$）[16]。于小红等测定 32 例轻中度高血压病患者（18 例伴高胰岛素血症，14 例胰岛素水平正常）和 18 例正常人的血压、血胰岛素、尿中儿茶酚胺水平。结果：高血压伴高胰岛素血症患者的动态昼夜血压明显高于未伴高胰岛素血症的高血压患者；伴高胰岛素血症高血压患者的尿中儿茶酚胺水平明显高于正常对照组及单纯高血压病组患者[17]。

## 第五节 其他

### 一、遗传因素

高血压的发病有较明显的家族遗传性，黑色人种比白色人种、黄色人种发病率高，高血压病患者的亲生子女比收养子女易患高血压。我国调查发现：与无高血压家族史者比较，双亲中一方有高血压者的高血压患病率高 1.5 倍，双亲均有高血压者则高 2～3 倍。分子遗传学研究已实验成功基因转移的高血压动物[18]。故大部分学者确认高血压发病有遗传因素存在，但在各高血压患者的发病中遗传因素作用的程度有所不同。这提示有高血压病家族史者应特别重视高血压的防治和监测。

### 二、年龄，性别[11]

全国血压抽样调查协作组 1991 年以统一的方法和标准对 15 岁以上的注册人口 1062011 人进行了调查，实际应答人口为 950356 人（男性 449350 人，女性 501006 人）。调查的年龄、性别与高血压患病率见表 10－2－1。

从表 10－2－1 可见，患病率随年龄增长而增加。35 岁以后增加幅度较快，30～34 岁，35～44 岁，45～54 岁，55～64 岁，65～74 岁以及≥75 岁的患病率分别为 8.22%，18.0%，29.4%，41.9% 和 51.2%。性别差异：44 岁以前男性高于女性，45～59 岁两性相似，60 岁以后则各年龄组的女性患病率高于男性。

表 10-2-1　年龄、性别组的高血压患病率（1991）[11]

| 年龄 | 男 | | 女 | | 合计 | |
|---|---|---|---|---|---|---|
| | 人数 | % | 人数 | % | 人数 | % |
| 15～ | 35482 | 3.00 | 35073 | 1.53 | 70555 | 2.17 |
| 20～ | 53339 | 4.85 | 58471 | 1.62 | 111810 | 3.16 |
| 25～ | 57309 | 5.07 | 65996 | 1.92 | 123305 | 3.38 |
| 30～ | 46768 | 6.90 | 54473 | 2.69 | 101241 | 4.64 |
| 35～ | 52709 | 8.74 | 60019 | 4.87 | 112728 | 6.68 |
| 40～ | 43704 | 11.56 | 49549 | 8.77 | 93311 | 10.08 |
| 45～ | 32318 | 15.51 | 36200 | 15.02 | 68527 | 15.25 |
| 50～ | 29260 | 20.52 | 32863 | 21.35 | 62123 | 20.96 |
| 55～ | 29701 | 26.39 | 32143 | 26.56 | 61844 | 26.48 |
| 60～ | 25321 | 32.67 | 26427 | 33.26 | 51748 | 32.97 |
| 65～ | 18460 | 38.28 | 19788 | 40.87 | 38248 | 39.62 |
| 70～ | 12939 | 42.68 | 14369 | 47.23 | 27308 | 45.07 |
| ≥75 | 11559 | 46.90 | 15063 | 54.48 | 26622 | 51.19 |
| 合计 | 448929 | 14.39 | 500441 | 12.84 | 949370 | 13.57 |



# 第三章　高血压的定义与分类

## 第一节　按患者的血压分类

《中国高血压防治指南（2010）》中关于高血压的定义[3]是：在未使用降压药物的情况下，非同日 3 次测量血压，按表 10-3-1 确定高血压及其分类。患者既往有高血压史，目前正在使用降压药物，血压虽然低于 140/90 mmHg，也诊断为高血压。根据血压水平又进一步分为 1 级、2 级和 3 级高血压，如表 10-3-1，这适用于 18 岁以上的成年人。

由于诊室血压测量次数较少，血压有明显波动性，需要在数周内多次测量来判断血压升高情况，尤其对于轻、中度血压升高者。如有条件，应进行 24 h 动态血压监测。

## 第二节　按患者的心血管危险水平分层

高血压患者的治疗和预后不仅决定于血压水平，还决定于：①心血管病其他危险因素存在的情况；②靶器官损害；③并发病，如糖尿病及心、脑、肾血管病；④患者的个人、医疗情况。WHO/ISH 指南委员会根据“弗明汉心脏研究”观察对象（年龄 45～80 岁，平均每年 60 岁）的 10 年心血管病死亡、非致死性脑卒中和非致死性心肌梗死资料，计算出某几项因素的合并存在对日后发生心血管事件危险的影响（表 10-3-2）[5]。

表 10－3－1 血压水平分类和定义[3]

| 分类 | 收缩压（mmHg） | | 舒张压（mmHg） |
|---|---|---|---|
| 正常血压 | <120 | 和 | <80 |
| 正常高值血压 | 120～139 | 和（或） | 80～89 |
| 高血压 | ≥140 | 和（或） | ≥90 |
| 1 级高血压（轻度） | 140～159 | 和（或） | 90～99 |
| 2 级高血压（中度） | 160～179 | 和（或） | 100～109 |
| 3 级高血压（重度） | ≥180 | 和（或） | ≥110 |
| 单纯收缩期高血压 | ≥140 | 和 | <90 |

注：当收缩压和舒张压分属不同级别时，以较高的分级为准。

表 10－3－2 高血压患者心血管风险水平分层[5]

| 其他危险因素 | 1 级高血压 | 2 级高血压 | 3 级高血压 |
|---|---|---|---|
| | SBP 140～159 mmHg 和（或） DBP 90～99 mmHg | SBP 160～179 mmHg 和（或） DBP 100～109 mmHg | SBP≥180 mmHg 和（或） DBP≥110 mmHg |
| 无 | 低危 | 中危 | 高危 |
| 1～2 个危险因素 | 中危 | 中危 | 很高危 |
| ≥3 个危险因素或有靶器官损害 | 高危 | 高危 | 很高危 |
| 临床并发症或合并糖尿病 | 很高危 | 很高危 | 很高危 |



1. 低危组

系男性年龄<55 岁，女性<65 岁，高血压 1 级、无其他危险因素患者，是最适合进行综合康复（包括运动疗法）治疗的对象，运动锻炼无须监护。典型情况下，10 年里患者发生主要心血管事件的危险<15%。临界高血压患者的危险更小。

2. 中危组

系高血压 2 级或 1～2 级同时伴有 1～2 个危险因素患者。这类患者综合康复措施仍是治疗的基础，应否给予药物治疗，需视康复治疗效果决定，如收缩压≥140 mmHg，或舒张压≥90 mmHg，应开始药物治疗。典型情况下，10 年里患者发生主要心血管事件的危险为 15%～20%，如患者属高血压 1 级，仅伴有一种危险因素，则 10 年内患者发生主要心血管事件的危险约为 15%。

3. 高危组

系：①高血压 3 级无其他危险因素；②或高血压 1～2 级同时伴有≥3 个危险因素；③高血压 1～2 级同时伴有靶器官损害患者。这类患者和很高危组患者的综合康复措施（饮食、心理调节，戒烟等）仍是治疗的基础，运动处方需根据患者具体情况决定；但从确定此级别危险程度起，就需开始药物治疗。典型情况下，这类患者 10 年里发生主要心血管事件的危险为 20%～30%。

4. 很高危组

系高血压 3 级伴有≥1 个危险因素，或高血压 1～2 级同时伴有临床并发症或合并糖尿病者。其治疗原则同高危组，运动锻炼需监护。典型情况下，他们 10 年内发生主要心血管事件的危险≥30%，危险程度最大，应迅速开始最积极的治疗。

根据以往我国高血压防治指南实施情况和有关研究进展，《中国高血压防治指南（2010）》对影响风险分层的内容进行部分修改（表 10－3－3），将糖耐量受损和（或）空腹血糖异常列为影响分层的心血管危险因素，将判定腹型肥胖的腰围标准改为：男性≥90 cm，女性≥85 cm；将估算的肾小球滤过率（eGFR）<60 $mL \cdot min^{-1} \cdot 1.73\ m^{-2}$、颈—股动脉脉搏速度≥12 m/s 和踝/臂血压指数<0.9 列为影响分层的靶器官损害指标界值。

表 10-3-3　影响高血压患者心血管预后的重要因素[3]

| 心血管的危险因素 | 靶器官损害 | 伴临床疾患 |
|---|---|---|
| • 高血压（1~3 级） | • 左心室肥厚（心电图：Sokolow-lyon >38 mm 或 Cornell >2440 mm·ms）；超声心动图 LVMI：男 ≥125 g/m²，女≥120 g/m² | • 脑血管：疾病脑出血，缺血性卒中，短暂性脑缺血发作（TIA） |
| • 男性 >55 岁，女性 >65 岁 | • 颈动脉超声 IMT≥0.9 mm，或有颈动脉粥样斑块 | • 心脏疾病：心肌梗死史，心绞痛，冠脉血运重建史，慢性心力衰竭 |
| • 吸烟 | • 颈—股动脉脉搏波速度≥21 m/s | • 肾脏疾病：糖尿病肾病，肾功能衰竭［血肌酐男性≥133 μmol/L（1.5 mg/dL）女性≥124 μmol/L（1.4 mg/dL）］ |
| • 糖耐量受损［餐后 2 h 血糖 7.8 ~ 11.0 mmol/L 和（或）空腹血糖受损 6.1 ~ 6.9 mmol/L］ | • 踝/臂血压指数 <0.9 | • 外周血管病 |
| • 血脂异常总胆固醇 >5.7 mmol/L（220 mg/dL）或低密度脂蛋白胆固醇 >3.3 mmol/L（130 mg/dL）高密度脂蛋白胆固醇 <1.0 mmol/L（40 mg/dL） | • eGFR < 60 mL·min⁻¹·1.73 m⁻² 或血清肌酐轻度升高：男性 115 ~ 133 μmol/L（1.3 ~ 1.5 mg/dL），女性 107 ~ 124 μmol/L（1.2 ~ 1.4 mg/dL） | • 视网膜病变：出息或渗出，视盘水肿 |
| • 腹型肥胖（腰围：男性≥90 cm，女性≥85 cm） | • 微量白蛋白尿：30 ~ 300 mg/24 h 或白蛋白/肌酐比：≥30 mg/g（3.5 mg/mmol） | • 糖尿病：空腹血糖≥7.0 mmol/L（126 mg/dL），餐后 2 h 血糖≥11.1 mmol/L（200 mg/dL），糖化血红蛋白≥6.5% |
| • 血同型半胱氨酸升高（≥10 μmol/L） | | |

注：BMI：体质指数；LVMI：左心室质量指数；IMT：颈动脉内中膜厚度；eGFR：估算的肾小球滤过率。

## 第三节　高血压病其他分类

还有将高血压病分为：白大衣高血压，肥胖型高血压，单纯舒张期高血压，直立性高血压，夜间高血压等[11]。下面就白大衣高血压、肥胖型高血压做简单介绍。

### 一、白大衣性高血压

Manicia[19]等 1983 年首先报道，在对 1 例患者进行动脉内血压监测时，当身穿白大衣的医师进入室内，患者血压突然升高，在 4 min 内达到最高值，平均升高 27/14 mmHg，其后 10 min 内血压逐渐回降，Manicia 将这种短暂的血压升高称为白大衣效应（white coat effect，WCE）或白大衣现象，由白大衣效应引起的血压升高达到高血压诊断标准时，称之为白大衣性高血压（white coat hypertension，WCH）。由于 WCH 患者在医院测压时均达到了高血压的诊断标准，故患者一般都被统计在原发性高血压的发生率中。

国内对 WCE 和 WCH 的报道很少，杨菊贤等于 1999 年对上海市的 1 个社区居民 2363 人检测了血压，就 WCE 进行了临床探索。其研究及结果如下。

#### （一）白大衣效应和白大衣性高血压的定义[20]

1. 白大衣效应

（1）符合下列条件

医院测得的血压值较家中自测血压，收缩压（SBP）升高≥20 mmHg，舒张压（DBP）升高≥

10 mmHg，为大致白大衣效应。Gosse 组[21]240 例高血压患者中最大升高值为 75/35 mmHg。

（2）医院测得的平均动脉压（MAP）

较日间动态血压 MAP 的差值≥14%，为白大衣效应。

2. 白大衣性高血压

白大衣效应的血压值达到高血压诊断标准者，即为白大衣性高血压。

## （二）心理行为测定[20,22]

1. 行为类型测定（TABP）

1987 年全国 A 型行为与心脑血管病协作组南宁会议根据 7687 人常模测定提出如下行为类型的评定标准：A 型 37～50 分，A⁻型 30～36 分，M 型 27～29 分，B⁻型 20～26 分，B 型 1～19 分。

2. 焦虑症自评量表（SAS）及紧张症量表（MTS）测定

患者自测后，再由专业医师进行评定记分，异常者为阳性。

3. 结果

（1）高血压患病率

按安静状态下 SBP≥140 mmHg，或 DBP≥90 mmHg 为高血压，并排除继发性高血压后，测得原发性高血压患者 280 人，高血压的患病率为 11.85%。

（2）白大衣效应

在 2363 人中有 418 人为大致白大衣效应者（17.69%），有 397 例为白大衣效应者（16.8%），占 418 例大致白大衣效应者的 94.97%。

（3）白大衣性高血压

397 例 WCE 者中，有 WCH 61 人（15.36%），男 32 人，女 29 人，年龄为（60.28±8.15）岁，占 280 例原发性高血压的 21.79%（61÷280≈21.79，故在原发性高血压的诊断中，必须考虑有无 WCH 的可能）。关于 WCH 占原发性高血压病的比例由于正常日间动态血压的设定值尚未统一，以及选择患者的标准不同，各家报道不一，一般为 12%～34%，多数报道是原发性高血压患者的 20%[23]。Verdecchia 等[24]监测未经治疗的 1333 例原发性高血压患者的日间动态血压，发现其中 252 名为 WCH，发生率为 18.9%；杨菊贤组的 WCH 发生率为 21.79%[20]，与文献报道基本一致。WCH 占人群的 2.58%（61/2363）。此 61 例 WCH 者的医院血压与日间动态血压的平均值为（161.35±27.46）/（106.24±23.16）mmHg、（135.21±21.65）/（90.63±19.48）mmHg，SBP 平均升高（26.14±9.64）mmHg，DBP 平均升高（15.61±6.17）mmHg，按此计算，医院测得的 MAP 较日间动态血压的 MAP 平均增加 18.41%。

（4）非 WCH 原发性高血压

患者 60 例（从 280 例原发性高血压患者中选取），男女各半，年龄（61.15±8.03）岁，医院血压与日间动态血压的平均值为（162.07±28.01）/（104.43±22.35）mmHg、（150.84±26.14）/（94.28±20.01）mmHg，SBP 平均升高（11.23±3.74）mmHg，DBP 平均升高（10.15±2.91）mmHg，按此计算，医院测得的 MAP 较日间动态血压的 MAP 平均增加 9.48%。WCH 者的医院与日间动态血压差值明显大于原发性高血压患者的（$P<0.01$）。

（5）WCH 患者

61 例中有 A 型行为 21 例，其中：A⁻型 27 例，M 型 2 例，B⁻型 6 例，B 型 5 例，即 A 型 48 例（78.69%），非 A 型 13 例（21.31%），A 型：非 A 型＝3.69：1；而健康对照组 60 例中 A 型行为 11 例，A⁻型 20 例，M 型 2 例，B⁻型 17 例，B 型 10 例；即 A 型 31 人（31.0%）；非 A 型 29 人（29.0%），A 型：非 A 型＝1.06：1。即 WCH 组的 A 型行为者明显增多（$P<0.001$）。

（6）心理检测

①焦虑症自评量表测定：WCH 组 61 例中阳性 46 例（75.4%），阴性 15 例（24.6%），而健康对照组 60 例中阳性 2 例（3.3%），阴性 58 例（96.7%）。②紧张症自评量表测定：WCH 组 61 例中阳性 58 例（95.1%），阴性 3 例（4.9%），而健康对照组 60 例中阳性 3 例（5.0%），阴性 57 例（95.0%）。表明 WCH 组有焦虑与紧张情绪的患者较对照组显著增多（$P<0.001$）。

4. WCH 的发生机制

Mancia 等[25]认为医师测压对患者具有“加压

素效应”，WCH 的升压作用可能与患者的应激反应（stress reaction）和警觉反应（alert reaction）有关。Weber 等[26]研究发现 WCH 者的血浆去甲肾上腺素，肾素和醛固酮的水平较高，表明体内的神经和肾素—血管紧张素—醛固酮（R-A-A）系统活性升高是 WCH 的病因。杨菊贤组 WCH 者 78.69% 具有 A 型行为，75.4% 具有焦虑感，95.1% 伴有紧张症[20]，提示 WCH 的发生与心理行为因素有关；但也不能认为诊所血压 > 日间动态血压的都是 WCH，因为究竟还有少数人没有心理行为因素，也可能是临界高血压所致。

## 二、肥胖相关性高血压[9]

### （一）概念

20 世纪 80 至 90 年代 Landsberg 等开始使用“obesity-related hypertension，obesity-induced hypertension，obesitya ssociated hypertension”来描述肥胖相关性高血压，并认为胰岛素抵抗和（或）高胰岛素血症是其重要机制。肥胖相关性高血压的特征为高血压的发生与肥胖密切相关。二者的关系可以是高血压继发于肥胖，也可以是血压升高先于肥胖。

### （二）肥胖与高血压的流行病学

中国成年人正常 BMI 为 18.5 ~ 23.9 kg/m$^2$，超重为 24 ~ 27.9 kg/m$^2$，肥胖为 ≥28 kg/m$^2$；腰围≥90/85 cm（男/女）可判定为腹型肥胖。中国健康与营养调查（China Health and Nutrition Surgey，CHNS）监测 9 个省市的人群显示，2009 年超重率和肥胖率分别达到 27.5% 和 8.7%，国家卫计委发布的《中国居民营养与慢性病状况报告（2015 年）》显示，年龄≥18 岁成人超重率为 30.1%、肥胖率为 11.9%，6 ~ 17 岁青少年超重率为 9.6%、肥胖率为 6.4%。

《中国居民营养与慢性病状况报告（2015 年）》报道，2012 年≥18 岁成人高血压患病率为 25.2%。另外，中国少年儿童高血压患病率已从 1991 年的 7.1%，上升到 2004 年的 14.6%。肥胖与超重显著增加了儿童高血压风险，2012 年中国 6 城市儿童血压调查显示，肥胖、超重和正常体重组的高血压患病率分别为 29.1%、17.4% 和 7.8%。

肥胖患病率的增加往往伴随多种代谢紊乱，2005 年上海市高血压研究所分析 2274 例高血压患者，发现伴肥胖者占 76.2%。中国 24 万成年人横断面调查资料汇总显示，超重（BMI≥24 kg/m$^2$）发生高血压的风险是正常体重者的 3 ~ 4 倍，肥胖（BMI≥28 kg/m$^2$）者中 90% 以上患者有高血压及糖脂代谢紊乱；腹型肥胖患者发生高血压的风险是腰围正常者的 4 倍多。

### （三）肥胖相关性高血压的病理生理机制

肥胖相关性高血压的机制复杂，肾脏、神经系统、血管内皮功能异常及脂肪病变均发挥了重要作用，但具体机制仍有待阐明。

### （四）肥胖相关性高血压的诊断及其风险评估

1. 肥胖相关性高血压的诊断

新近 AHA、ACC、美国疾病控制与预防中心（CDC）、JNC8、美国高血压学会（ASH）社区高血压管理指南都将肥胖相关性高血压的诊断切点定为≥140/90 mmHg，本共识采用这一标准。本共识肥胖相关性高血压的肥胖诊断切点为 BMI≥28 kg/m$^2$ 和（或）腰围≥90/85 cm（男/女）。计算机断层成像（CT）或磁共振成像（MRI）是目前测量脂肪分布及含量的“金标准”，一般以是内脏脂肪面积≥100 cm$^2$ 判断为内脏脂肪型肥胖。由于 CT 和磁共振成像费用高昂，不适合临床常规使用，有条件和必须时可以采用此方法判断。

2. 肥胖相关性高血压的风险评估

《中国高血压指南（2010）》根据血压水平和心血管危险因素将心血管病风险水平分为低危、中危、高危和很高危（表 10 - 3 - 2）。

1990 年以来，中国 13 项大规模流行病学调查的结果显示，肥胖程度不同，患者合并高血压、糖尿病、血脂异常和危险因素聚集的风险也不同。BMI 和腰围超标均与国人高血压及心血管病风险独立相关，二者均超标可进一步增加心血管病风险，见表 10 - 3 - 4。

表 10-3-4　中国成人体重和腰围与相关疾病风险的关系[9]

| 分类 | 腰围（cm） | | |
|---|---|---|---|
| | 男性 <85 或女性 <80 | 男性 85~95 或女性 80~90 | 男性≥95 或女性≥90 |
| 体重过低（BMI < 18.5 kg/$m^2$）* | | | |
| 体重正常（18.5~23.9 kg/$m^2$） | | 增加 | 高 |
| 超重（24.0~27.9 kg/$m^2$） | 增加 | 高 | 极高 |
| 肥胖（≥28.0 kg/$m^2$） | 高 | 极高 | 极高 |

注：相关疾病指高血压、糖尿病、血脂异常等；*体质指数过低可能预示其他健康问题；BMI：体质指数。

# 第四章　高血压病的临床评价

10

对高血压病患者的临床评价要求达到下述 5 个目的：①证实患者的血压确实长期增高，且明确其血压水平；②排除继发性高血压；③明确高血压及伴有的其他心血管病发病危险因素；④明确患者有无靶器官损害及其损害程度；⑤对高血压治疗的反应。

## 第一节　一般检查

### 一、全面了解病史

这对于了解患者的发病危险因素、病情、病程，对于鉴别诊断，对于了解高血压所致的靶器官损害及并存的临床情况等都十分必要。它包括：①病情、病程：患高血压的时间、血压水平，临床表现（包括高血压的靶器官损害及并存疾病的症状、功能障碍的表现，如心、脑、外周血管病，血脂异常，痛风，支气管痉挛，肾脏病，性功能异常等的表现），接受治疗的情况及其反应和不良反应；②提示继发性高血压的表现；③家族史：询问有无高血压及有关疾病，如糖尿病、肾脏病等的家族史；④生活方式：仔细了解饮食中脂肪、盐的含量，烟、酒嗜好，体力活动，体重变化情况；⑤心理社会因素：详细了解与高血压发病、病情、疗效有关的个人心理、社会和环境因素，包括家庭、工作情况及文化程度等；⑥药物：详细了解有无服用可能升高血压的药物如非固醇类抗炎药、肾上腺皮质激素、甘草、口服避孕药等。

### 二、体格检查

应行全面体检，以了解高血压的靶器官损害、并存疾病及其功能障碍的表现，包括测量血压、身高、体重，心、肺、眼底检查，颈、腹部、四肢血管检查等。

### 三、实验室检查

包括血、尿常规检查，血生化等化验检查及了解靶器官损害及并存疾病所必需的心电图，超声心动图、血管图、肾图，核素心脏检查，运动试验等特殊检查。

## 第二节　血压测量

由于血压的特点是有明显的波动性，故需要非同日的多次反复测量才能判定血压升高是否为持续性。目前使用以下 3 种方法评价血压水平。

## 一、诊所偶测血压

它是目前临床诊断高血压及对其分级的标准方法。按统一的规定，其要点如下：①被测量者在测量前至少安静休息了5 min，30 min内没有吸烟和饮有兴奋性的饮料（茶、酒、咖啡等），并排空膀胱；②被测量者取坐位，特殊情况下可取卧位或立位（老人、糖尿病患者及常出现体位性低血压者应测量立位血压，测量立位血压应在卧位改立位2 min后），不论被测者体位如何，血压计均应放在与心脏同一水平；通常测裸露的右上臂血压，如果怀疑有外周血管病，首诊时应测量双臂血压；③测压一般宜使用宽13～15 cm，长30～50 cm的袖带，肥胖者宜使用大于此规格的袖带，袖带气囊应包裹80%上臂；④袖带要平整、紧贴皮肤，不宜宽松，与皮肤间留有空隙，但亦不宜过紧施压；袖带下缘应在肘弯上2.5 cm；听诊器的探头置于肘窝肱动脉处；⑤血压计目前仍宜选用符合计量标准的水银柱血压计，如果使用机械式血压计或符合国际标准（BHS和AAMI）的电子血压计，需与水银柱血压计同时测量校正；⑥测压时气囊应快速充气，使其压力达到比使桡动脉搏动消失的压力还高30 mmHg，然后以恒定的速度（2～6 mmHg/s）缓慢放气，并注意听诊柯氏音；收缩压取柯氏音第Ⅰ时相时的水银柱高度读数，舒张压读数取柯氏音第Ⅴ时相（音消失），儿童、妊娠妇女、严重贫血、主动脉关闭不全或取柯氏音不消失者，取柯氏音第Ⅳ时相（变音）；⑦相隔2 min重复测压，取2次的平均值为测定值，如果2次的收缩压或舒张压相差>5 mmHg，则相隔2 min再次测压，取3次的平均值为测定值。

## 二、自我测压

自我测压是指受测者在家或其他非诊所环境里测量血压。自我测压可以避免患者因见到医护人员精神紧张所引起的高血压（即白大衣性高血压），比较准确。自我测压还有利于及时评价降压效应，使患者长期坚持治疗以及增强必然参与治疗的主动性，故自我测压是诊所偶测血压的重要补充。自我测压可以采用水银柱血压计，但为了方便起见，一般推荐使用符合国际标准（BHS和AAMI）的上臂式全自动或半自动电子血压计。自测血压也取2次的平均值，同时记录测压时间、地点和活动情况。自测血压一般低于诊所血压（较诊所血压日间收缩压低10～15 mmHg，舒张压低5～10 mmHg）。

## 三、动态血压监测

动态血压监测应使用符合国际标准（BHS和AAMI）的监测仪。一般监测24 h，测压间隔时间15～30 min。动态血压的国内正常值参考标准：24 h平均值<130/80 mmHg，白昼平均值<135/85 mmHg，夜间平均值<120/70 mmHg[3]。正常情况下夜间血压均值比白昼血压均值低10%～20%。因为受测者处于日常生活状态下的动态血压监测比诊所血压较敏感、客观地反映实际的血压水平，具有潜在的广泛应用前景。

# 第三节 运动试验



对于高血压患者运动试验可以测定耗氧量等气体参数、心血管反应（心电图、血压）、超声心动图等改变，以辅助诊断；了解患者的运动功能、运动心功能变化，指导康复运动。

## 一、辅助诊断

有些高血压患者安静血压和（或）运动的峰值血压可在正常范围，可是在运动试验或日常活动中会出现较高的血压。轻中度高血压患者动态运动时，心输出量增加，外周血管总阻力上升，收缩压、舒张压都升高（健康人运动时收缩压上升，舒张压不变或稍下降）。严重高血压患者外周血管阻力显著上升，收缩压、舒张压上升，但心输出量可能是下降的。高血压患者静态运动（等长肌肉收缩）时由于外周血管阻力上升，收缩压、舒张压都升高。也就是说，高血压患者无论是动态、还是静态运动，收缩压、舒张压都是显著上升的。超声心动图结合运动血压或动态血压测定研究显示，运动或日常活动引起的血压升高可引起左心室肥厚，而且增加形成持久性高血压的危险。故对于这些患者运动试验有早期诊断的作用。运动试验诊断高血压的标准通常是：

#### （一）下肢动态运动试验（活动平板等）

1. 50% $\dot{V}O_2max$ 运动强度

>180/80 mmHg 为轻度高血压，>190 mmHg 和（或）舒张压≥90 mmHg 为中度高血压。

2. 极量运动

≥210/80 mmHg 为轻度高血压，收缩压>220 mmHg 和（或）舒张压≥90 mmHg 为中度高血压。

#### （二）握力试验

50% 最大握力的运动强度：≥180/120 mmHg 为轻度高血压，收缩压>190 mmHg 和（或）舒张压≥130 mmHg 为中度高血压[27]。

### 二、评价心功能

何汝敏等[28]对 38 例 Ⅰ 期、Ⅱ 期高血压患者及 32 例正常人进行了超声心动图活动平板运动试验。结果是 Ⅰ 期、Ⅱ 期高血压患者和正常组比较：收缩功能（EF 等）无显著差异；舒张功能明显减退，除 E 峰速度下降为显著差异（$P<0.05$），其余指标均为非常显著差异（$P<0.01$，或 $P<0.001$）；运动功率、持续时间、代谢当量也下降非常明显（$P<0.001$），运动时间少于 10 min 组，较≥10 min 组左室舒张功能受损更为严重。

# 第五章　高血压病的预防

10

50 余年来国内、外的流行病学调查和临床研究说明，高血压病的预防很重要，没有预防，高血压病的问题就不会得到真正解决。高血压病的一级预防可显著降低高血压病的发病率，二级预防可延缓其病情进展，减少靶器官损害及有关脏器的功能减退，是药物治疗的基础。高血压病一级、二级预防的措施大致是相同的。现着重讨论高血压病的一级预防。

## 第一节　高血压病预防的意义

### 一、高血压综合防治的效果

国内、外的研究说明高血压病的发病除遗传、年龄原因外主要与生活方式有关。改变与高血压发病有关的生活方式可以实现高血压的一级、二级预防。业已证明，以健康生活方式为主要内容的一级预防可使高血压病的发病率下降 55%[29]。北京房山社区（农村）人群（10 万以上人口）3 年心血管病综合防治研究使干预区人群较对照组收缩压下降 1.2 mmHg（$P<0.05$），脑卒中发病率下降 13.5%（$P<0.01$），脑卒中病死率下降 12.9%[30]。首钢社区人群综合干预 20 年来脑卒中发病率由 1974 年的 137.9/100 000 下降至 1994 年的 89.8/100 000，下降了 34.9%，病死率则由 69.3/100 000 下降至 18.4/100 000，降低了 73.4%[31]。这说明通过教育、指导，生活方式的改变可减缓人群平均血压随年龄增长的速度，降低高血压病的发病率；加上必要的药物治疗可降低脑卒中的发病率、病死率。降低高血压病的发病率，脑卒中发病率、病死率可大幅度减少个人、社会的经济、社会负担。因为对于确诊高血压患者的治疗，即使精确地计划也要带来昂贵的费用和许多不良反应，而且即使进行充分的治疗，也不能将其危险度降到正常血压的范围。

## 二、血压超过最佳水平（120/80 mmHg）的典型心血管病患者

一部分典型的心血管病患者血压虽然超过最佳水平（120/80 mmHg），但未达到诊断和治疗的标准，降低其血压可降低这部分患者的心血管病的危险[32]。

# 第二节 高血压预防的措施

## 一、防治机构（一级、二级预防组织）

高血压的流行是一种群体现象，人群的疾病要应用人群的方法来防治。国内、外经验表明控制高血压的最有效方法是社区防治。社区防治实施：①“全人群策略”（一级预防），对象为全部人群，目的是在一般人群中预防高血压病的发生；②“高危人群策略”（二级预防），对象为高血压患者，目的是在高危人群中降低血压水平，提高高血压患者的管理率、服药率和控制率，减少并发症，降低病死率。我国社区防治的组织形式通常是由当地政府（乡、区、县）、主管部门（卫生局、医院）领导，专业医护人员参与、指导，基层社区组织（街道、村）和卫生人员具体组织实施的三结合防治网。医疗机构（医院、康复中心、门诊部等）是目前通常的一级、二级预防教育基地和二级预防实施场所。

## 二、健康教育

健康教育可传授健康知识，指导生活方式矫正，增强接受治疗的顺从性。健康教育主要内容包括：①高血压病的定义；②高血压有害健康，易引起脑卒中、冠心病，但经过适当治疗，病情常能得到控制；③高血压病在一定程度上可以预防；④大多数患者需要长期治疗。教育方式主要是利用媒体的全民教育和面对面（常用于高危人群）的教育两种。全民教育可利用广播、电视、文字资料进行，受益面大。面对面的教育听者可提问、交流，有针对性，效果更佳。教育资料应文字简练、通俗易懂、主题突出、深入浅出、寓教于乐、形式多样。健康教育的经费主要由卫生行政部门负责，也可取得企业家、社会团体支持。宣教资料也可按成本销售，补充经费不足。

## 三、人员培训

医护人员可通过高血压防治或包括高血压防治的学习班、研讨班、交流会等途径接受专业教育，更新知识。社区防治机构负责统筹安排，制定防治计划。包括防治目标、策略、干预活动、评估、经费筹集等的工作者，应接受这些方面的教育培训。

## 四、改变不良环境

不良环境是指对人们健康有害的生活空间环境（如污染）和社会环境（主要是不良生活方式，如吸烟、过度饮酒、脂肪和盐摄入过多、缺少运动和精神压力过大等）。改变不良环境有赖于政府的政策法令规范（如要求食品标明营养成分、香烟标示吸烟有害，鼓励食品工业开发低脂食品、无酒精饮料，出台公共场所禁止吸烟法规等）和个人改变不良生活方式。



## 五、疾病及危险因素的监测

要进行高血压病（主要是心、脑、肾并发症）及其危险因素水平监测，以便调整一级、二级预防措施。监测尽可能采用国际标准方法（如WHO-MONICA 方案）。社区是进行全面、系统、长期监测的地方。

## 六、高血压患者的检出、治疗和随访

高血压患者的检出主要有 3 种方法：①人群筛查：可较广泛、及时发现高血压患者，对社区中的成年人（主要是 35 岁以上）进行血压普查效果是肯定的，但不宜为了解患病率而进行普查；②医疗单位实施首诊测血压制度，以发现高血压患

者；③登记上级医院诊断的高血压患者。高血压患者应得到有效治疗，原则上要长期服药，但可根据情况调整用药。高血压患者的治疗应有完整记录，最好电脑存档，以便随访。社区基层医疗单位便于对所属患者进行随访是社区医疗的一大优势。

### 七、生活方式的指导

生活方式与大多数高血压病危险因素有关。矫正不良生活方式是预防高血压的主要环节，也是综合康复的主要措施。本文将于综合康复专题中介绍生活方式的矫正。

### 八、防治计划的评估

防治计划的评估就是对干预效果的评价。主要包括：①干预的次数、范围、质量和干预活动的参与率；②人群对高血压的认识和行为改变率；③高血压患者的知晓率、测压率、服药率、控制率，血压水平下降程度，降压药剂量的减少和患者随访管理率；④并发症（主要是脑卒中、冠心病）的发病率、病死率；⑤患者医疗费用的增减；⑥危险因素（主要是血脂、吸烟、体重和运动等）的监测结果。

# 第六章　高血压病治疗



## 第一节　治疗目标及策略

### 一、治疗目标

治疗高血压病的主要目的是最大限度地降低心血管病残废和死亡的危险性。心血管病危险与血压之间的相关性呈连续性，正常血压范围并无最低阈。《中国高血压防治指南》、2013 年《美国心脏康复指南（第 5 版）》、2014 年公布的《美国成人高血压指南（JNC8）》治疗高血压的目标都是将血压降到＜140/90 mmHg[1,3,33]。

HOT（Hypertension Optimal Treatment）研究是世界上的大样本抗高血压研究（1992—1997 年），涉及 26 个国家（包括中国），入选患者 18 790 人（舒张压 100～115 mmHg，平均 105 mmHg），随机等量分配至预设的 3 个不同舒张压组（≤90 mmHg、≤85 mmHg、≤80 mmHg），治疗以缓释非洛地平（波依定）5～10 mg 为基础，根据舒张压达标需要，酌情依次联合使用血管紧张素转换酶抑制剂、β 受体阻滞剂或利尿剂，平均随访 38 年。结果：①治疗后平均收缩压 138.5 mmHg 和平均舒张压 82.6 mmHg 时主要心血管事件的危险性最低，但血压降到此水平以下时，未见高血压患者（包括缺血性心脏病患者）的主要心血管病事件增多；②舒张压目标血压≤85 mmHg、≤80 mmHg 组较≤90 mmHg 组分别减少主要心血管事件 25%、28%；③大多数患者需要联合用药才能实现血压的满意控制[7]。

关于高血压伴糖尿病患者的收缩压目标值，JNC8 从＜130 mmHg 上调到＜140 mmHg[33]。

### 二、治疗策略[3]

治疗高血压措施总的来说，可分为康复治疗（非药物治疗）、药物治疗 2 种。何时开始药物治疗，治疗目标血压是多少，不仅取决于患者的血压水平，还取决于患者的心血管危险分层。

（1）高危及很高危患者

一旦确诊，立即开始对高血压及并存的危险因素和临床情况进行综合治疗。

（2）中危患者

先对患者的血压及其危险因素进行为期数周的观察，反复测量血压，尽可能进行 24 h 动态血压监测，或家庭血压监测，评估靶器官损害情况，然后决定是否及何时开始药物治疗。

(3) 低危患者

对患者进行较长时间的观察，反复测量血压，尽可能进行 24 h 动态血压监测，或家庭血压监测，评估靶器官损害情况，然后决定是否以及何时开始药物治疗。

## 第二节 综合康复医疗（非药物治疗）

综合康复医疗包括教育、矫正不合理生活方式、恢复良好心理状态、运动锻炼等降低血压、减少心血管病危险因素的措施。

### 一、康复教育

教育是康复医学的特色之一，也是康复医疗取得疗效的重要保证。只有患者对疾病、康复医疗有认识，并自觉参加到康复医疗中去，才能长期坚持，收到事半功倍的效果。

### 二、采用合理膳食

1. 减少钠盐

虽然人群中盐敏感者只占 1/3，其余的人摄盐多少对血压影响不大[29]，但流行病学调查证明钠摄入与血压显著相关。1 个对 17 篇高血压随机、对照试验论文的荟萃分析显示，尿钠每降低 95 mmol，则血压降低 6.3/2.2 mmHg[32]。故总的来说膳食仍要低钠。WHO 和我国相关卫生部门均建议每人每日钠盐摄入（氯化钠 <5 g）[3]。1997 年公布的美国降压饮食（DASH）研究显示：饮食中的钠越低，血压也越低，在典型的美国配餐和 DASH 配餐（富含蔬菜、水果，低脂食物）中都是如此；低钠食物和 DASH 配餐的结合取得最大降压效果；降压效果既见于高血压患者，也见于无高血压患者，无论是白色人种，还是黑色人种，也无论是男性，还是女性；能达到最大程度降压的钠摄入量为 1.2 g/d（WHO 推荐量的一半）[34]。Whelton 等对 975 例老年（60 ~ 80 岁）高血压患者（585 例为肥胖患者）进行为期 30 个月的研究。发现同未改变生活方式的患者相比，肥胖患者把食盐摄入量减至 1.8 g/d，体重减少 10 磅后，50% 的患者血压恢复正常，不需服用降压药（所有患者在研究开始时均在服 1 种降压药），发生卒中或心肌梗死的危险减少 50%[35]。

食盐的来源有三：①食物自身所含的盐；②烹调或餐桌上外加的盐；③腌制食物（如香肠等）。我国膳食中的钠约 80% 来自烹调，或含盐高的腌制食物，因此除减少烹调用盐外，还要少用含盐多的调味品，少食各种咸菜及盐腌食物。一般食物中含盐约 2.5 ~ 4.5 g/d，如按 WHO 的要求，限盐到 <5 g，则烹调加工用盐应少于 2 g/d。为减少盐的摄入，又保持菜肴的咸味，可选择大部分钠盐被钾、镁盐替代的“保健盐”或“低钠盐”。

2. 注意补充钾

《中国高血压防治指南（2010）》[3] 和《美国心脏康复指南（2013）》[1] 都主张增加含钾的食物。多危险因素干预试验（multiple risk factor intervention trial，MRFIT）资料表明钾与血压呈明显负相关，且在国际盐（TNTERSALT）研究中被证明。Sacks 等将 300 名平均年龄 39 岁，平均体重 63.56 kg，平均血压 116/73 mmHg 的女护士分为 5 组，分别为单独给予钾组、镁组、钙组，安慰剂组，联合给予钾、钙、镁组，结果每日补充 1.6 g 钾（1 杯橙汁或 1 支香蕉约含 400 mg 钾）可使收缩压平均下降 2 mmHg，舒张压平均下降 1.7 mmHg，而镁、钙的降压幅度无统计学意义。Sacks 称给高血压患者补钾可降压 4 ~ 5 mmHg[36]。一项对 2609 例患者 33 项研究的荟萃分析表明，每日从食物或补充剂中补充钾 2.34 g，与摄钾较少者比，收缩压平均下降 3.11 mmHg，舒张压下降近 2 mmHg，对临界高血压患者增加钾的摄入，则降血压 4.4/2.5 mmHg[37]。因此应保证钾的充分摄入（大约每日 90 mmol），多食富含钾的新鲜水果和蔬菜。

赵光胜等对国内 8 个人群（4 个地区和 4 个民族）共 745 位男性（40 ~ 59 岁）进行 24 h 尿电解质—血压的相关性分析，结果：高血压组尿钠含量显著高于正常组（$P<0.05$），尿钾含量显著低于正常组（$P<0.01$）尿钠/钾比值显著高于正

10

常组（$P<0.01$）；经多因子逐步回归分析，尿钠被选入舒张压和平均血压回归方程，与血压呈正相关，回归系数分别为0.02和0.01；尿钾被选入收缩压、舒张压和平均血压回归方程，与血压呈负相关，回归系数均为-0.06；血压水平明显较低的贵州威宁山区汉、彝族以富钾的马铃薯等为主食，尿钾高达80 mmol，为石家庄组的4倍[11]。

3. 膳食宜低脂

《美国心脏康复指南（2013）》也提出要维持正常体重和进食总脂肪、饱和脂肪酸含量低的食物[1]。

4. 多吃蔬菜和水果

素食者的血压比肉食者低，可能是进食蔬菜、水果、食物纤维和低脂肪饮食的综合作用所致。研究也证明增加蔬菜和水果的摄入，减少脂肪摄入可使收缩压、舒张压有所下降。

5. 限制饮酒

尽管有证据表明，少量饮酒可能降低冠心病的发病率，但是饮酒和血压水平、高血压发病率呈线性相关，而且可增加对降压药的抗药性，故提倡高血压患者戒酒。如饮酒，饮酒量应以不升高血压为准。《中国高血压防治指南（2010）》[3]建议所有患者均应限制饮酒，每日酒精摄入量男性不应超过25 g，女性不应超过15 g；不提倡高血压患者饮酒，如饮酒，则应少量；白酒或葡萄酒（或米酒）或啤酒的量分别要少于50 mL、100 mL、300 mL。

## 三、戒烟

吸烟是心血管病的重要危险因素之一，被动吸烟也会增加心血管病的危险。吸烟可导致血管内皮损害，显著增加高血压患者发生动脉粥样硬化疾病的风险，戒烟的益处十分肯定，医师应强烈建议并督促高血压患者戒烟，还要对戒烟成功者进行随访和监督，避免复发[3]。

## 四、心理调整，保持平衡心理

正如本章高血压病危险因素的心理应激中所述，精神紧张与抑郁是高血压发病原因之一，A型性格者容易引发高血压。心理不平衡便容易采用不健康生活方式，如吸烟、酗酒、熬夜等，也降低了高血压治疗的顺应性。故应开展心理教育、咨询工作，耐心帮助患者调整心理状态，包括转变性格，使保持平衡心理，预防或治疗高血压病，如心理失衡与工作有关，还要动员社会力量协助解决。丁品等[38]在药物治疗不变的情况下，使用心理咨询、教育、音乐、气功等治疗64例老年高血压患者，4周后，收缩压由（171.67±16.28）mmHg降至（153.6±12.38）mmHg，下降18 mmHg；舒张压由（95.85±6.67）mmHg降至（90.97±4.73）mmHg，下降4.88 mmHg。杨菊贤等[39]对40例老年高血压患者采用降压药（硝苯地平，Ⅰ组），降压药+行为干预（包括教育、行为矫正、体育运动等，Ⅱ组），降压药+行为干预+生物反馈（Ⅲ组）治疗。第1组为行为干预前的状况，后2组各治疗2个月。结果：有效率：Ⅰ组为67.8%，Ⅱ组为72.5%，Ⅲ组为92.5%，Ⅲ组比Ⅱ组疗效更好（$P<0.05$）。这说明具有心理治疗作用的生物反馈可增加降压作用。上述资料说明心理、音乐治疗有降压的作用，可以预防和治疗高血压病。

## 五、减肥

如果在人群中平均降低体重5 kg，高血压患者降低体重10%，则可使胰岛素抵抗、糖尿病、高脂血症和左心室肥厚改善，有利于预防和治疗高血压病，减少它的合并症。中国成年人正常BMI为18.5～23.9 kg/m²，超重为24～27.9 kg/m²，肥胖为≥28 kg/m²；腰围≥90/85 cm（男/女）可判定为腹型肥胖[9]。故建议体重指数控制在24 kg/m²以下。减肥的方法：一方面是减少总热量的摄入，尤其是要减少饱和脂肪酸的摄入；另一方面是参加运动锻炼，增加热量的消耗，使形成热量负平衡，但热量负平衡不超过500～1000 kcal/d。此外，还要积极控制其他危险因素，饮酒的超重者要戒酒。减肥应以渐进方式进行，每周降低体重不超过0.5～1 kg。

《中国高血压防治指南（2010）》[3]总结高血压非药物治疗措施及效果如表10-6-1。

表 10-6-1　高血压非药物治疗措施及效果[3]

| 内容 | 目标 | 措施 | 收缩压下降范围 |
|---|---|---|---|
| 减少钠盐摄入 | 食盐量/d 逐步降至 <6 g | 1. 日常生活中食盐主要来源为腌制、卤制、泡制的食品以及烹饪用盐，应尽量减少上述食品<br>2. 建议在烹调时尽可能用量具（如盐勺）称量加用的食盐<br>3. 用替代产品，如代用盐、食醋等。 | 2~8 mmHg |
| 体育运动 | 强度：中度，3~5 次/周，每次持续 30 min 左右 | 1. 运动形式可根据自己的爱好，灵活选择，步行、快走、慢跑、游泳、太极拳等<br>2. 应注意量力而行，循序渐进，运动强度可通过心率反映，可参考脉率公式<br>3. 目标对象为没有严重心血管病的患者 | 4~9 mmHg |
| 合理膳食 | 营养均衡 | 1. 食用油，包括植物油（素油）每天 <2.5 g/d<br>2. 少吃或不吃肥肉和动物内脏<br>3. 其他动物性食品也不应超过 50~100 g/d<br>4. 多吃素菜 400~100 g/d，水果 100 g/d<br>5. 每周可吃蛋 5 个<br>6. 适量豆制品或鱼类，奶类每日 250 g | 8~14 mmHg |
| 控制体重 | BMI < 24 kg/m$^2$，腰围：男性 < 90 cm，女性 <85 cm | 1. 控制总的食物摄入量<br>2. 增加足够的活动量<br>3. 肥胖者若非药物治疗效果不理想，可考虑辅助用减肥药 | 5~20 mmHg/减重 10 kg |
| 戒烟 | 彻底戒烟，避免被动吸烟 | 1. 宣传吸烟危害与戒烟的益处<br>2. 为有意戒烟者提供戒烟帮助。一般采用突然戒烟法，在戒烟日完全戒烟<br>3. 戒烟咨询与戒烟药物结合<br>4. 公共场所禁烟，避免被动吸烟 | |
| 限制饮酒 | 每日白酒 < 50 mL，或葡萄酒 < 100 mL 或啤酒 <300 mL | 1. 宣传过量饮酒的危害，过量饮酒易患高血压<br>2. 高血压患者不提倡饮酒<br>3. 酗酒者逐渐减量，酒瘾严重者，可借助药物 | 2~4 mmHg |

## 第三节　运动疗法

运动训练降低血压的研究开始于 20 世纪 60 年代，其结果是：虽然还有尚待解决的问题，但是大多数研究认为运动训练可以降低高血压患者的血压，而且有迹象提示它还可以降低高血压患者的病死率。因此，运动疗法是综合康复医疗的重要组成部分，在下面将进行专题论述。

### 一、运动疗法的效果

1. 动态运动

Hagberg（1991 年）[40]对 25 组高血压患者运动训练的纵向研究进行了变量分析，结果是收缩压、舒张压分别平均降低 10.8 mmHg、8.2 mmHg；女性、舒张压较高、体重较轻者似乎血压下降更多；收缩压、舒张压的降低和运动强度关系趋向反比。

还有学者荟萃分析了 1999—2004 年 5 篇有关高血压患者和血压正常人群的耐力训练试验资料，大多数试验的研究对象为白种男性，耐力训练持续时间为 16 周，每周进行 3 次，每次约 40 min，运动类型中：步行、慢跑、快跑占了约 2/3，骑车占了约 1/2。运动强度从中度（40% 到 60% $\dot{V}O_2max$）到重度（≥60% $\dot{V}O_2max$）不等。Fagard 发现高血压组血压平均下降 7.4/5.8 mmHg，而正常组下降约 2.6/1.8 mmHg。同样，Kelley 等也发现高血压组血压下降（6/5 mmHg）比正常组（2/1 mmHg）更多。然而这些研究并未考虑年龄、性别以及人种等因素的影响。虽然所有的荟萃分析均提示运动能降低血压，但是涉及不同个体时，运动对血压的影响却不尽相同。而且约有 25% 的高血压患者运动后血压并没有下降。其原因并不明确，可能与研究方法的不同和引起高血压因素的不同相关。对于运动使得血压下降的机制也知之甚少[41]。

綦广进等[42]让180例高血压患者随机分为常规治疗组（对照组，90例），康复治疗组（常规治疗+包括运动的综合康复治疗，90例）。综合康复治疗包括心理咨询、限盐（食盐1.5～3 g/d）、减肥、运动。运动采取运动量为轻、中度的走步、太极拳、气功、慢跑；运动持续时间20～30 min，运动频率3～4日/周。结果：康复组、对照组的2周、1年血压控制率，分别为83%：56%（$P<0.005$）、89%：67%（$P<0.005$），1年内出现心、脑、肾的衰竭率（4%：12%）无显著差异（$P>0.05$），长期适应日常工作率91%：72%（$P<0.005$），说明药物治疗+综合康复治疗可显著提高血压控制率，和适应工作率。

运动疗法一般是开始运动训练2周后，血压就明显下降。只要继续运动锻炼，血压下降就可维持数年，甚至更长时间。但是一旦停止运动锻炼，血压常常又恢复到运动前水平。值得注意的是较剧烈，或更频繁的运动锻炼似乎并没有更大的降压效果，甚至会使已获得的效果下降。有些研究未发现运动锻炼有降压作用可能就是运动强度过大的关系。Urata等[43]（1987年）观察到无氧阈水平运动强度的轻度运动可引起血压下降和血容量减少，没有激发肾素—血管紧张素—醛固酮系统，而剧烈运动可刺激交感神经和肾素—血管紧张素—醛固酮系统，抑制运动降压效果。但是，另外有些学者认为运动训练降压效果差是由于患者运动训练前血中肾素[44]、去甲肾上腺素浓度[45]、钠/钾比例较高，或心脏指数、外周血管阻力较高之故[46]。

研究运动训练降低高血压患者病死率的报告极少。Blair等对1832例男性高血压患者进行了调查，按活动平板运动试验测定运动耐量分为较低、良好两组，结果其年龄校正的全病因病死率每10 000人1年的病死率，按上述顺序二组分别为110.5人、24.8人[40]。这说明运动耐量好的高血压患者病死率较低，运动对降低病死率有积极意义。

2. 抗阻力运动

过去认为高血压患者禁忌进行阻力训练，因为阻力训练（肌肉等长收缩）可引起过分的血压反应。近年有一些研究显示对于轻度高血压患者，包括循环重量训练在内的阻力训练似乎是安全的。Hagberg等[27]发现青年高血压患者进行无固定重量或阻力变化器械的重量训练，3 d/周，可以使收缩压下降并维持之。Kelemen等[47]报道轻度高血压患者在30 min循环重量训练和20 min的慢跑以后，收缩压、舒张压都明显下降。

我国蒋小毛[48]对10例股四头肌萎缩的老年轻度高血压患者，采用渐进抗阻力训练，以10名年龄相当的正常老人为对照。结果：经过平均25次锻炼后，高血压患者的肌力、股部周径均增大（$P<0.05$）；即时血压未见显著变化；运动后心率比安静时明显增加（$P<0.05$），但与对照组无显著差异。说明对于老年轻度高血压患者，抗阻力训练是安全的，有增进肌力的作用。

目前，有关抗阻力运动对血压影响的研究还不多[41]。

3. 运动降低血压的机制

运动中血压下降的主要机制是外周阻力下降了。耐力运动产生的致外周阻力下降与神经介质、组织重构、增加血管对刺激物的反应有关，也可能是以上因素共同作用的结果。神经介质的改变包括交感神经兴奋性降低、肌肉收缩引起局部血管扩张增加和运动导致的肌肉血流增速。耐力运动的抗高血压作用还可能与遗传背景相关，特别是与肾素—血管紧张素—醛固酮系统有关。目前关于运动后血压下降的确切原因还不明确[41]。

## 二、运动前的评价

大家知道，运动期间随着运动负荷的增加，机体收缩压会迅速上升，高血压患者血压上升幅度加大。那么异常升高的血压会给患者带来严重后果，如猝死、脑血管意外等合并症吗？回答是：至今为止，还没有看到动态运动会增加患者这些危险的证据。为了保证最大的安全和疗效，运动前应进行医学评价。它包括：病史、生活习惯、运动爱好的了解；进行医疗检查，运动试验，核素心血管造影等特殊检查。运动试验应为有心电图、血压监测的分级运动试验，下述情况需作运动试验：

（1）≥40 岁的男性；

（2）≥50 岁的女性；

（3）伴有冠心病主要危险因素者（不限年龄、性别）；

（4）有提示心肺、代谢疾病的症状、体征，或被确诊为这些疾病的患者[40]。

无高血压危险因素、轻度高血压患者参加步行运动程序以前无需进行运动试验。对于参加阻力训练者，还需要进行肌肉等长收缩的运动试验。通常是采取 50% 最大握力的握力试验，时间 90 秒，在对侧肢体每隔 30 秒进行血压测定。

## 三、适应证、禁忌证

1. 适应证

年龄较轻或轻度高血压患者，而且对运动无过分血压反应者可参与非药物治疗的运动；对于年龄较大、血压较高、无运动禁忌证的高血压患者，应进行包括降压药、运动治疗的综合康复治疗。

2. 禁忌证

运动训练禁忌证如下：

（1）安静状态收缩压 >180 mmHg，或舒张压 >110 mmHg 者不宜参加运动锻炼；

（2）有靶器官损害，特别是有视网膜、肾脏改变，或左心室显著肥厚者；

（3）合并不稳定心绞痛、脑缺血，或未控制的充血性心力衰竭者。运动时及其恢复期如果：①血压 >225/100 mmHg[27]，或 >220/110 mmHg[40]；②运动引起心绞痛，或脑缺血；③运动出现低血压、心动过缓、肌肉无力、痉挛、支气管哮喘等症状，则应停止运动，并予以严密观察和妥善处理。

## 四、运动处方

1. 运动类型

主要采取动态的下肢，或合并上肢的运动。阻力运动试验中无血压过分升高（>180/120 mmHg）的患者也可结合耐力运动进行一些阻力运动。运动形式和其他心血管病患者相似，和患者的运动功能有关。例如，运动功能（体力）较差的人不能参加快速舞蹈、跑步。

2. 运动强度

运动强度应维持在中等程度以下，更强的运动似乎并不增加疗效，甚至使效果下降。有的学者主张靶心率为 40%～65% HRmax[40]，有的主张开始运动强度为 60%～70% 最大心率（相当于 55%～65% $\dot{V}O_2max$）[27]。Fagard 报道运动量在 40%～70% $\dot{V}O_2max$ 的耐力运动产生的降压效果类似。即较低的运动强度（40% $\dot{V}O_2max$，相当于 50% HRmax）足以降低血压[41]。

采取步行程序者的靶心率可定为安静立位心率 +25～30 次/min。使用 β 受体阻滞剂者为安静立位心率 +10～15 次/min。运动强度指标也可采用自感劳累程度（RPE），通常是 RPE 12～14 级（稍累）为宜。阻力训练应采取重量轻、反复次数多的程序。选择的重量，或阻力以 RPE 12～14 级能举起 10～15 次重量为宜。Keleman 主张以一次能举起的最大重量的 30%～50% 为训练重量[27]。

3. 运动持续时间

热身时间 5～10 min。这对于高血压患者特别重要，因为可促进肌肉血管扩张。达到处方运动强度的锻炼期应持续 30～60 min[41]。恢复期时间为 10 min。

4. 运动频率

运动训练应 3～5 d/周，或一周的大部分日子[1]。

## 五、运动的安全和监护

应当进行运动的安全教育，特别是对于合并有冠心病、脑动脉硬化等合并症的患者。在运动锻炼期间要进行必要的监护和指导。住院患者在康复运动中，如收缩压 >220 mmHg，或舒张压 >110 mmHg，应停止运动锻炼[40]。

# 第七章　气功疗法

气功治疗高血压病，不仅有运动训练的作用，还有调整心理平衡的作用，是一种独特的康复疗法，是祖国医学宝库中的瑰宝，今作专题论述如下[11]。

气功是通过“调心，或调神”(精神、心理)、“调身”(身体运动)、“调息”(呼吸) 3 个环节调节心理，增强运动功能，发挥康复医疗作用的。气功疗法分为静功、动功两大类。静气功“入静”时，机体耗氧量比深度睡眠还低，心输出量也比安静时减少 21%（$P<0.001$）[49]；即使是动气功也要求调神、调息，所以气功疗法不是单纯的运动疗法，有其独特之处。



## 一、气功疗法的效果

1. 气功疗法的即时效应

上海市高血压研究所曾对气功锻炼过程的降压效应进行了动态观察。30 例气功和休息对照观察的结果是：休息 20 min 前、后血压平均分别为：(156.12 ±8.76)/(95.86 ±7.12)mmHg，(147.96 ±9.14)/(92.95 ±6.43)mmHg；练习气功前血压平均值为(154.56 ± 8.59)/(96.16 ± 5.43)mmHg，练功 20 min 后降为(136.84 ± 8.78)/(84.64 ± 5.81)mmHg，即练习气功后 20 min 的血压较练功前的血压显著下降（$P<0.001$）。10 例气功和自然睡眠对照观察的结果是：自然睡眠时舒张压平均降低 10 mmHg，练功时舒张压平均降低 16 mmHg。这说明，气功的降压幅度较自然睡眠更显著降低。10 例气功和药物（阿米妥）睡眠对照观察的结果是：阿米妥试验时血压平均降低 36/12 mmHg，一般 2 ~ 3 h 降到最低水平；气功练功时平均降低 18/16 mmHg，练功 15 ~ 20 min 血压已降到最低水平；虽然气功练功的收缩压下降幅度没有阿米妥试验显著，但舒张压下降幅度却超过了阿米妥试验，而且练功 15 ~ 20 min 血压已降到最低水平，比阿米妥试验快。

2. 气功综合疗法疗效观察

20 世纪 60 年代初期我国各地应用气功综合疗法（包括降压药）治疗高血压取得良好效果。上海市高血压研究所将 135 例原发性高血压患者随机分为 2 组，即气功锻炼 + 降压药组（简称气功组，$n=68$），单纯降压药组（简称对照组，$n=67$），随访 4 年，舒张压下降 20 mmHg 为“显著有效”，气功组 4 年的显效率逐年依次为 70.6%、67.8%、64.1%、58.3%，对照组则为 29.9%、38.8%、31.7%、34.5%。气功组疗效显著优于对照组。在此基础上，该所总结 30 余年的经验，提出以“心静、体松、气和、动静结合、辨证施功、整体保健”为要领的高血压基本功法和实施方案。按此方案进行了 10 批总计 3819 例高血压病的分组对照观察，结果是：气功组（气功 + 降压药，$n=2764$）1 年降压稳定率为 85.0% ~ 90.2%，其中 40% 患者血压稳定且药物减量；对照组（降压药，$n=1055$）1 年降压稳定率仅为 65.0% ~ 70.0%，且其中 30% 患者血压波动上升且药物加量，两组有显著差异。北京市第二人民医院采用自控气功治疗高血压 200 例，分组（各 100 例）对照观察，结果是：3 个月疗程后气功组降压疗效为 74%，症状改善率为 93%，而对照组分别为 38%，60%。许华稀[50]等对 25 例高血压患者先用药物治疗，待血压稳定后（平均为 162.83/101.33 mmHg）用小周天、静气功治疗，3 个月后，血压降至 (120 ±13.5)/(78.83 ±7.2) mmHg（$P<0.01$），降低了 42.83/22.5 mmHg，9 例停服降压药，16 例降压药减量。另一组 33 例长期服降压药无效的高血压患者，进行上述康复治疗后，血压由

(163.8 ± 17.48)/(102.98 ± 17.33) mmHg 降至(127.73 ±15)/(84.23 ±15) mmHg，降低了36.08/18.83 mmHg。气功降低血压36.08/18.83 mmHg ~ 42.83/22.5 mmHg，比国外大样本运动疗法降低10/8 mmHg，或8/5 mmHg更为显著。从而有力证明气功治疗高血压确实有效。

3. 气功锻炼提高生活质量，延缓衰老[11]

(1) 症状改善

上海市高血压研究所采用量表答卷和客观指标测定相结合的方法对气功锻炼者进行观察。结果是：气功组（$n = 100$）治疗前症状积分为(17.1 ±4.9)，气功锻炼1年后降为（9.2 ±2.7），而对照组分别为（17.3 ±5.1），（15.6 ±4.7）。两组差异非常显著。

(2) 智能改善

气功组（$n = 50$）气功锻炼1年后瞬间记忆指数和记忆广度指数增加，复杂动作反应时间缩短；而对照组（$n = 50$）治疗前、后无明显改变，两组差异非常显著。

(3) 体能改善

气功组（$n = 50$）气功锻炼1年后相对肺活量增大，握力（反映肌力）提高；而对照组（$n = 50$）治疗前、后无明显改变。气功组明显优于对照组。

(4) 改善情绪

以答卷评分法检测疗程前、后生活满意度（包括精神状态、社会交往、经济状况、婚姻、住房及对未来希望）和健康愉快感（包括自我健康主观评价，如焦虑、抑郁和愉快感等6个方面）。气功组（$n = 50$）气功锻炼1年后生活满意度从（38.36 ±7.69）上升为（45.14 ±8.37），健康愉快感从（89.21 ±12.08）上升为（101.23 ± 11.08）；而对照组疗程前、后无显著差异。两组差异非常显著。

(5) 气功延缓衰老

上海市高血压研究所和有关单位协作研究发现，气功组（$n = 50$）锻炼1年后生物学年龄增加（4.5 ±1.2）岁，而对照组增加（7.0 ±1.3）岁，两组增龄的差异非常显著，说明气功能延缓衰老。

4. 气功对脑卒中、病死率的影响

上海市高血压研究所将有可比性的242例高血压患者随机分组，进行30年前瞻性对照随访研究[11]。结果：对照组脑卒中发生率为40.83%（49/120）、病死率32.50%（39/120），气功组分别为20.49%（25/122），15.57%（19/122）。气功组的脑卒中、病死率明显低于对照组，提示坚持气功锻炼有预防脑卒中、降低高血压病死率的作用。

## 二、气功防治高血压的作用机制

1. 气功增强人体调整控制功能

气功通过“意”和“气”的锻炼，调整、改善大脑皮层的功能。国内外脑电图检查发现在气功入静过程中：

(1) 脑电活动有序化增强：α 波周期延长、波幅增高；

(2) 左、右大脑 α 活动强度趋于平衡，不同区域脑电活动呈现同步现象；

(3) 运用电脑对脑电信号进行处理建立的脑电功率谱、传递函数研究表明，气功锻炼有改善因增龄和疾病导致的老年高血压患者脑功能衰退的作用；

(4) 改善高血压患者自主神经系统功能紊乱的作用：有报道1组（$n = 14$）患者气功锻炼后血浆去甲肾上腺素（NA）从（709.34 ±235.47) pg/L下降为（382.79 ±175.80）pg/L，而对照组休息前、后分别为（676.66 ± 172.94）pg/L、(562.34 ± 181.75) pg/L，两者差异非常显著($P < 0.01$)；

(5) 不少资料表明多巴胺羟化酶（DβH）与交感神经功能有关，因为它促使多巴胺在 β 位上羟化而形成去甲基肾上腺素（norepinephrine）。一组（$n = 26$）练功1年以上的高血压患者交叉对比自身对照研究结果为：练功后平均血浆DβH较练功前降低（1.47 ±0.69）U，而休息后较休息前上升（0.57 ±0.66）U，两者差异显著；

(6) MHPG（3-甲氧-4羟基苯乙二醇）是去甲基肾上腺素的主要代谢产物。尿MHPG特别是

10

$MHPG\text{-}SO_4$ 绝大多数来自中枢神经系统，可作为反映中枢交感活性的指标。TMN（外周代谢产物3甲氧去甲肾上腺素和3甲氧肾上腺素的总和）则反映外周交感活性的变化。研究发现练功后尿 $MHPG\text{-}SO_4$、TMN水平显著下降。

2. 气功锻炼对内分泌系统的影响

（1）气功对血浆去甲基肾上腺素、5-羟色胺，血浆皮质醇和尿17-酮类固醇排出量的影响

此类报道甚多。李建平等[51]的25例高血压患者进行气功+降压药治疗半年后，较对照组（单纯降压药）收缩压、舒张压均下降非常显著（$P<0.001$）；血浆去甲基肾上腺素、5-羟色胺较对照组也下降显著（$P$ 值分别 $<0.005$，$P<0.05$）。刘怀冰等[52]报道，68例慢性病患者气功治疗后5-羟色胺下降非常显著（$P<0.001$），接近正常水平。

（2）气功对性激素的影响

中西医结合研究资料提示性激素异常是一系列老年病共同的病理生理基础。血浆雌二醇（E2）/睾酮（T）比值升高可能是心血管病的重要危险因素。上海市高血压研究所对70例男性高血压患者的研究[11]发现，气功组（$n=42$）锻炼1年后，治疗前明显上升的血浆E2含量和E2/T比值显著下降，治疗前后分别为E2含量（257.34 pmol/L比175.09 pmol/L）；E2/T比值（13.77%比6.94%），且治疗后显著低于对照组，$P$ 均 $<0.01$；而对照组则无明显改变。绝经后老年高血压妇女血浆E2和T水平明显降低，E2/T略有上升，练功1年后血浆E2含量从（150.10±12.85）pmol/L上升到（189.56±12.85）pmol/L，血浆T含量从（0.88±0.06）pmol/L上升到（1.28±0.06）pmol/L，E2/T比值从（173.80±12.3）$\times10^3$ 下降为（138.20±7.30）$\times10^3$，疗程前、后有显著差异。表明男女患者气功锻炼可显著改善性激素分泌的异常。

3. 气功锻炼可改善血流动力学异常

（1）气功可改善心脏功能和结构异常

袁鸿江[53]等对53例老年人进行华山内养功训练。结果：50例老年人每搏量、心输出量明显增加（$P<0.05$），心脏收缩间期的射血前期（PEP）明显缩短（$P<0.05$）、射血期（LVET）明显延长（$P<0.05$）、PEP/LVET比例降低非常显著（$P<0.01$）；17例高血压患者中有12例（71%）血压恢复正常。彭丽岚等[54]对高血压患者、冠心病患者、脑动脉硬化患者进行的“导引养生功”训练，也获得和袁鸿江等相似的PEP、LVET结果，并且观察到外周血管阻力下降非常显著（$P<0.01$），脑血流图的流入容积速度明显增快（$P<0.05$ 或 $P<0.01$），阻力指数降低非常显著（$P<0.01$）。

（2）气功对体表红外辐射的影响

人体代谢过程中产生的热量通过体表以红外辐射方式向外发放。它主要受代谢和血液循环的影响。上海市高血压研究所[11]应用红外辐射测试仪对1组（$n=26$）气功锻炼者进行了检测。结果是：练松静功过程中手背红外热图像灰度由暗变亮，练功30 min，温度从常态的28.9 ℃升高到30.36 ℃，而对照组（$n=26$）则手背红外热图像灰度及温度均无明显改变。说明气功有改善代谢和血液循环的作用。

（3）气功对微循环障碍的影响[11]

1组原发性高血压患者（$n=46$）甲皱微循环异常率为67.34%，较正常人组（$n=43$）的20.93%明显升高；而坚持气功锻炼1年以上的原发性高血压患者甲皱微循环异常率降为31.11%，显著低于未练功的高血压组。

4. 气功锻炼矫正危险因素[11]

（1）改善血脂

上海市高血压研究所[11]让80例高血压患者随机均分为气功组（气功+降压药）和对照组（单纯降压药），6个月后气功组血总胆固醇及甘油三酯水平均显著降低，血高密度脂蛋白胆固醇水平则显著上升；血清载脂蛋白A（Apo A1）均值从117.98 g/L显著上升到133.58 g/L，血清载脂蛋白B（Apo B）均值从118.15 g/L显著下降到102.21 g/L（$P$ 均 $<0.01$），而对照组血脂水平未见明显改变。

（2）改善糖代谢

有报道对1组练功糖尿病患者在练功前、后测定血糖，结果练功后30次测定中29次血糖水平下降，平均下降幅度27.3%，上海市高血压研究所[11]对1组高血压患者于治疗6个月前后测定的血

糖浓度为 [(6.53±0.64) mmol/L 比(5.55±1.86) mmol/L]，血胰岛素水平为 [(19.80±5.13) U/L 比 (15.27±2.46) U/L]，治疗后均显著下降，提示气功锻炼能显著降低血糖和血胰岛素水平。

(3) 气功矫正血液流变学异常[11]

有报道气功治疗后高血压患者血黏度降低，血小板聚集性异常减轻，红细胞变形性改善；经6个月气功锻炼，血浆组织纤溶酶原激活物 (t-PA) 从 (1.52±0.24) U/mL 显著上升到 (2.66±0.73) U/mL，而血浆组织纤溶酶原抑制物 (PAI) 则从 (9.17±1.57) U/mL 显著下降到 (8.10±1.68) U/mL，抗凝血酶Ⅲ (ATⅢ) 浓度显著上升，$P$ 均 $<0.01$。

## 三、气功锻炼的基本要素和方法

1. 气功锻炼的基本要素

(包括高血压病的) 气功锻炼的基本要素有3项，即调心、调身、调息；三者应有机结合，协同进行，以达到心静、体松、气和。

(1) 调心

即炼意，锻炼时采用一些方法使思想入静，并进一步进行“意念”的调控、锻炼和运用，导入气功功能态，以达到心静、心身和谐。高级神经功能紊乱在高血压的发生、发展中起着重要作用。气功锻炼进入松静状态时，脑电活动趋于有序化（提高能量），可增强抗干扰和适应能力（缓解高血压患者对劣性刺激异常升高的反应），增进智能（改善记忆力等）、体能和心肺等功能。

(2) 调身

即练形，在“意念”主导下采取一定的姿势和形体动作，引出松弛效应，达到体松。流行病学调查和实验研究证明各种激惹因素可引起交感神经活动亢进，使机体产生警戒反应（交感神经兴奋、呼吸加快、骨骼肌紧张），能量消耗增加。多数高血压患者呈现交感神经活动亢进（表现头痛、易紧张等现象）。若进入松弛状态则交感神经活性降低（血中儿茶酚胺水平下降）、呼吸减慢、骨骼肌松弛，能量消耗减少，血流浓黏聚现象减轻，微循环障碍改善（气血流畅），有利于降压。

(3) 调息

即练气，是采用一些方法进行气息的调整和锻炼，使呼吸的节律、幅度和类型在“意念”主导下得到调整，以达到气和。动物实验揭示当注气入肺时通过黑白反射兴奋呼吸中枢，这种兴奋可扩散到副交感神经中枢，使副交感神经活动增强；而当从肺抽气时则引起吸气中枢兴奋，并扩散到交感神经中枢，使交感神经活动增强，提示呼吸运动与支配内脏活动的自主神经系统功能有密切联系。练功者调息就是运用伴有随意运动的呼吸调整机体内部功能活动的一项措施。它一方面是为躯体（随意运动）和内脏（不随意运动）之间建立了联系，另一方面是借助呼吸时胸腹腔的压力变化，起到按摩内脏，促进脏器血液循环的作用。所以高血压患者练功时当呼吸适当延长、肌肉松弛时，血压可能会下降。

2. 气功锻炼的方法

上海市高血压研究所在临床实践基础上，吸取各家所长，整理、编创了高血压患者气功锻炼的基础功法——祛病养生功[11]。它分2个阶段：①基础功法：按一定程序编排，使通过锻炼初步达到心静、体松、气和、心身和谐、气血流畅；②辨证施功：在调心、调身、调息3者协同锻炼的基础上，按照练功者的体质、病情，辨证施功。如站立位适合于肝阳上亢的高血压患者；意守丹田时气血下沉，血压下降；阴虚阳亢型高血压患者以练呼气为主；在功前和功后安排一些按摩功、健身操，不但使练功者易于达到松、静，而且有助于新陈代谢，练功后会感到手足灵便、精神倍增。其具体内容可参阅赵光胜主编的《现代高血压学》[11]。

应该说我国医务工作者在发挥祖国医学宝库中气功治疗高血压的作用方面有突出和全面的辉煌成绩，无论是临床还是基础方面都做了大量的工作，尤其是上海高血压研究所。气功可以降低或有助于降低血压，并且对内分泌、神经介质、脑电活动、循环功能有积极的影响，不仅有助于降低高血压患者的血压，而且，对心血管病的危险因素有矫正作用，可以增强体质，促进心理平衡，改善生活质量。然而陈昌乐[55]指出：在20世纪50年代至80年代气功高潮时期，气功疗法曾广泛应用于临床，尤其是在辅助治疗原发性高血压方面取得了很多成绩。然而20世纪90年代以后，气功疗法几乎退出临床，而国外逐渐开展了许多气功临床相关研究。国外关于气功治疗高血压的研究从20世纪70、80年代至今持续不断，未出现明显的高潮与低潮。其主要特点如下：实验内容与方法与国内较为相似，集中在临床疗效观察，关于作用机制的研究则较少，主要集中在生理、心理研究方面。一项实验对比了气功练习组与空白对照的去甲肾上腺素、肾上腺素、皮质醇水平，发现气功练习组的以上指标均有显著降低，提示习练气功可以提高原发性高血压患者生活质量、调节激素水平。另一项实验研究气功对原发性高血压患者血脂的影响，发现气功可以降低原发性高血压患者的血压，并调节他们的脂质代谢。Lee对原发性高血压患者气功治疗后皮质激素分泌的研究显示，气功可以通过降低血压与儿茶酚胺来稳定的交感神经系统。文章认为，气功是降低原发性高血压患者血压的有效非药物方法。

尽管这些方面的成就国内过去都曾取得，但是2000年以后我国这方面的工作太少了。我们应该继续进行气功健身和治疗疾病，包括高血压的研究，发扬祖国医药宝库的作用。作者20世纪60年代曾在短期气功学习班进行学习，几十年来，调心、调身、调息的原则一直在作者的健身中发挥作用，是作者至今年近90岁，仍能坚持每日工作7个小时的重要原因。

# 第八章　药物治疗



降压药可以有效地降低血压、心血管并发症的发病率和病死率，防止脑卒中、冠心病、心力衰竭和肾病的发生和发展，非常重要。

《中国高血压防治指南（2010）》[3]《中国高血压防治指南（2018修订版）》[56]有关高血压药物治疗的论述如下。

## 第一节　降压药物治疗策略

应全面评估患者的总体危险，并在危险分层的基础上做出治疗决策。高危、很高危或3级高血压患者应立即开始降压药物治疗。确诊的2级高血压患者应考虑开始降压药物治疗；1级高血压患者可在生活方式干预数周后，血压仍≥140/90 mmHg时再开始降压药物治疗。

《中国高血压防治指南（2018修订版）》[56]进一步根据高血压危险等级决定单药起始治疗，还是联合用药起始治疗，其程序如图10－8－1。

## 第二节　药物治疗实施

### 一、降压药物应用的基本原则

降压药物应用应遵循4项原则：即小剂量开始，优先选择长效制剂，联合应用及个体化。

1. 小剂量

初始治疗时通常应采用较小的有效治疗剂量，并根据需要，逐步增加剂量。

2. 优先应用长效制剂

尽可能使用1次/d给药，且有持续24 h降压作用的长效药物，以有效控制夜间血压与晨峰血压，更有效预防心脑血管并发症的发生。如使用中、短效制剂，则需每天2～3次用药，以达到平稳控制血压的目的。

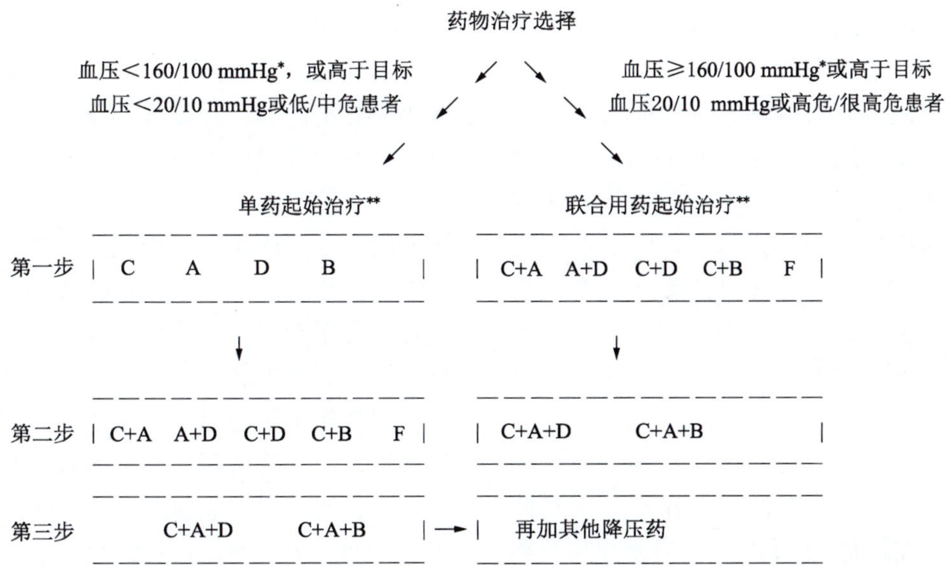


图 10－8－1　选择单药或联合降压治疗流程图

注：A 为 ACEI 或 ARB；B 为 β 受体阻滞剂；C 为二氢吡啶类 CCB；D 为噻嗪类利尿剂；F 为固定复方制剂。* 对血压≥140/90 mmHg 的高血压患者，也可以起始小剂量联合治疗；** 包括剂量递增到足剂量。

3. 联合用药

可增加降压效果，又不增加不良反应，在低剂量单药治疗疗效不满意时，可以采用两种或多种降压药物联合治疗。事实上，对于 2 级以上高血压，为达到目标血压常需联合治疗。对血压≥160/100 mmHg、高于目标血压 20/10 mmHg 或高危及以上患者，起始即可采用小剂量两种药联合治疗，或用固定配比复方制剂。

4. 个体化

根据患者具体情况和耐受性及个人意愿或长期承受能力，选择适合患者的降压药物。

## 二、常用降压药物的种类和作用特点

常用降压药物包括钙通道阻滞剂（CCB）、血管紧张素转换酶抑制剂（ACEI）、血管紧张素Ⅱ受体拮抗剂（ARB）、利尿剂和 β 受体阻滞剂 5 类，以及由上述药物组成的固定配比复方制剂。此外，α 受体阻滞剂或其他种类降压药有时亦可应用于某些高血压人群。

该指南建议 5 大类降压药物均可作为初始和维持用药，应根据患者的危险因素、亚临床靶器官损害以及合并临床疾病情况，合理使用药物，优先选择某类降压药物，有时又可将这些临床情况称为强适应证。

1. 钙通道阻滞剂（CCB）

包括二氢吡啶类 CCB 和非二氢吡啶类 CCB。已证实，以二氢吡啶类 CCB 为基础的降压治疗方案可显著降低高血压患者脑卒中风险。此药尤其适用于老年高血压，单纯收缩期高血压，伴稳定性心绞痛、冠状动脉或颈动脉粥样硬化及周围血管病患者。二氢吡啶类 CCB 没有绝对禁忌证，但心动过速与心力衰竭患者慎用。急性冠脉综合征患者一般不推荐使用短效硝苯地平。

2. 血管紧张素转换酶抑制剂（ACEI）

通过抑制血管紧张素转换酶，阻断肾素—血管紧张素系统发挥降压作用，对于高血压患者有良好的靶器官保护作用和心血管终点事件的预防作用，对糖脂代谢无不良影响，尤其适用于慢性心力衰竭、心肌梗死伴心功能不全、心房颤动预防、糖尿病肾病、非糖尿病肾病、代谢综合征、蛋白尿或微量蛋白尿患者。长期应用有可能导致血钾升高，应定期监测血钾和血肌酐水平。禁忌证为双侧肾动脉狭窄、高钾血症及妊娠妇女。这类药有卡托普利等普利类药物。

3. 血管紧张素Ⅱ受体拮抗剂（ARB）

可降低有心血管病史患者心血管并发症的发生率和高血压患者心血管事件的危险。其不良反应少见，长期应用可升高血钾，应定期监测血钾和血肌酐水平。尤其适用于左心室肥厚，心力衰竭、心房颤动预防、糖尿病肾病、冠心病、代谢综合征、蛋白尿或微量蛋白尿患者，以及不能耐受 ACEI 的患者。禁忌证为双侧肾动脉狭窄、高钾血症及妊娠妇女。适应证、禁忌证与 ACEI 相似，但不良反应比 ACEI 显著减少。氯沙坦、缬沙坦为其代表药物。

4. 利尿剂

主要通过利尿排钠、降低高血容量负荷发挥降压作用。用于控制血压的利尿剂主要是噻嗪类利尿剂。小剂量噻嗪类利尿剂（如氢氯噻嗪 6.25 ~ 25 mg）对代谢影响很小，与其他降压药（尤其 ACEI 或 ARB）合用可显著增加后者的降压作用。尤其适用于老年和高龄老年高血压，单纯收缩期高血压，或伴心力衰竭患者。可引起低血钾，长期应用者应定期监测血钾，并适量补钾；痛风者禁用。对高尿酸血症，以及明显肾功能不全者慎用，如需使用，应使用襻利尿剂，如呋塞米等。

5. β 受体阻滞剂

主要通过抑制过度激活的交感神经活性，抑制心肌收缩力，减慢心率发挥降压作用。既可降压，也可保护靶器官，降低心血管事件风险，尤其适用于伴快速心律失常、冠心病、慢性心力衰竭患者。不良反应较少。可减慢心率，故二度及三度心脏传导阻滞、哮喘患者禁用。慢性阻塞性肺疾病、运动员、周围血管病或糖耐量异常者慎用。糖脂代谢异常时一般不首选 β 受体阻滞剂，必要时可慎用高选择性 β 受体阻滞剂。

如果高血压患者合并冠心病心肌缺血，使用 β 受体阻滞剂对康复运动是有利的。因为：①阻滞 $\beta_1$ 受体可降低心率、心肌收缩力，减少心肌耗氧量；②运动训练提高高密度脂蛋白胆固醇等有利作用超过 β 受体阻滞剂的消极作用。这时宜使用选择性 $\beta_1$ 受体阻滞剂。非选择性 β 受体阻滞剂因为降低心输出量和骨骼肌血流，抑止脂肪、葡萄糖的利用，降低运动贮量，提前出现疲劳；可能引起运动性支气管痉挛，所以不适用于参与运动锻炼的高血压病患者。

6. α 受体阻滞剂

选择性阻滞血管平滑肌突触后膜 $\alpha_1$ 受体，舒张小动脉小静脉，降低外周阻力，心输出量略升高或不变。长期应用可改善血脂代谢，降低总胆固醇、甘油三酯、低密度脂蛋白胆固醇，升高高密度脂蛋白胆固醇；对糖代谢无影响；不用于一般性高血压患者。能减轻前列腺增生患者的排尿困难。适用于高血压伴前列腺增生患者，也用于难治性高血压患者。主要不良反应为体位性低血压。因为初次用药后第 1 个小时常见明显体位性低血压，故开始给药应在入睡前，以预防体位性低血压，使用中注意测量坐、立位血压，最好使用控释剂。体位性低血压者禁用，心力衰竭者慎用。派唑嗪为其代表。

7. 肾素抑制剂

为一类新型降压药，可显著降低高血压患者的血压水平，但对心脑血管事件的影响尚待大规模临床试验评估。

8. 中枢性抗高血压药

可乐定（clonidine）等通过兴奋血管中枢的 α 受体（对交感神经激动的输出起抑制作用），减少交感神经传出冲动，抑制肾素、醛固酮分泌，从而降低血压。有轻度减慢心率的作用。可引起轻、中度嗜睡，口干（注射剂的口干不良反应轻微），但对能量代谢和最大耗氧量无明显影响。可用于参加康复运动的高血压患者，以注射剂为佳[29]。

9. 血管扩张剂

如肼屈嗪（hydralazine）、米诺地尔（minoxidil）等，可直接松弛小动脉的平滑肌，扩张血管，降低外周血管阻力，降低血压。由于小动脉扩张，通过压力感受器的反射引起交感神经兴奋，可加快心率、增强心肌收缩力，从而增加心输出量、心肌耗氧量。可用于参加康复运动的高血压患者。但是和钙阻滞剂一样，必须注意，血管扩张作用可导致某些患者发生体位性低血压；普遍血管扩张所导致的“盗血”现象[27]，使血液流向非运动肌肉，提前出现疲劳。

10. 高血压治疗的其他用药

如前所述，高血压病的治疗目标不仅是要降

低血压，还要降低总的心血管病危险。因此，对于并存的血脂异常，糖尿病，心、脑血管疾病等要积极予以处理，包括药物治疗。关于抗血小板治疗，已被证明可减少心、脑血管病的致死性与非致死性心、脑血管事件的危险性。如果血压已得到严格控制，或者是高危的高血压患者，且没有胃肠道和其他部位的出血危险，可推荐较小剂的阿司匹林治疗。

## 三、降压药的联合应用

联合应用降压药物已成为降压治疗的基本方法。为了达到目标血压水平，许多高血压患者需要应用≥2 种降压药物。

1. 联合用药的适应证

2 级高血压、高于目标血压 20/10 mmHg 和（或）伴有多种危险因素、靶器官损害或临床疾患的高危人群，往往初始治疗即需要应用 2 种小剂量降压药物，如仍不能达到目标水平，可在原药基础上加量或可能需要 3 种，甚至 4 种以上降压药物。

2. 联合用药的方法

二药联合时，降压作用机制应具有互补性，同时具有相加的降压作用，并可互相抵消或减轻不良反应。例如，在应用 ACEI 或 ARB 基础上加用小剂量噻嗪类利尿剂，降压效果可以达到甚至超过将原有的 ACEI 或 ARB 剂量翻倍的降压幅度。同样的，加用二氢吡啶类钙通道阻滞剂也有相似效果。

3. 固定配比复方制剂

是常用的一组高血压联合治疗药物。通常由不同作用机制的 2 种小剂量降压药组成，也称为单片固定复方制剂。与随机组方的降压联合治疗相比，其优点是使用方便，可改善治疗的依从性，是联合治疗的新趋势。对 2 级或 3 级高血压或某些高危患者可作为初始治疗的药物选择之一。应用时注意其相应组成成分的禁忌证或可能的不良反应。

我国传统的固定配比复方制剂包括：①复方利血平（复方降压片）；②复方利血平氨苯蝶啶片（降压 0 号）；③珍菊降压片等。以当时常用的利血平、氢氯噻嗪、盐酸双屈嗪或可乐定为主要成分。此类复方制剂组成成分的合理性虽有争议，但仍在基层广泛使用。

新型的固定配比复方制剂：一般由不同作用机制的两种药物组成，多数每天口服 1 次，每次 1 片，使用方便，可改善依从性。目前我国上市的新型固定配比复方制剂主要包括：血管紧张素转换酶抑制剂（ACEI）+ 噻嗪类利尿剂；血管紧张素Ⅱ受体阻滞剂（ARB）+ 噻嗪类利尿剂；二氢吡啶类钙通道阻滞剂 + ARB；二氢吡啶类钙通道阻滞剂 + β 受体阻滞剂；噻嗪类利尿剂 + 保钾利尿剂等。

降压药与其他心血管治疗药物组成的固定配比复方制剂有二氢吡啶类钙通道阻滞剂 + 他汀、ACEI + 叶酸；此类复方制剂使用应基于患者伴发的危险因素或临床疾患，需掌握降压药和相应非降压药治疗的适应证及禁忌证。

## 四、减药

高血压患者一般须终生治疗。但是对于血压已长期控制，尤其是正认真进行生活方式矫正的患者，可在密切检测下小心、逐步地减少服药次数或剂量。

## 五、随访

患者高血压一旦确诊，就应进行观察、血压检测，在生活方式矫正和治疗阶段都应注意随访，同时进行康复教育，包括：①告知患者病情；②生活方式矫正的必要性及方法；③药物治疗者一般须终生治疗，要按要求服药；④随诊间隔时间：若血压仅为正常高值或 1 级，未服药或服 1 种药物的低、中危患者可每 6 个月随诊 1 次；高危或很高危患者可每 3 个月随诊 1 次；经治疗后，血压降低达目标，其他危险因素也得到控制，可减少随诊次数。若治疗 6 个月，血压降低仍未达到目标，应考虑将患者转至高血压专科门诊。

# 第九章　高血压特殊人群的治疗

## 第一节　白大衣效应和白大衣性高血压的治疗

关于白大衣效应（WCE）和白大衣高血压（WCH）是否需要治疗，目前有不同意见。多数学者认为降压药对 WCH 的效果不大，而应激处理可降低血压，降低儿茶酚胺浓度和肾素血管紧张素醛固酮（R-A-A）系统的活性，具体方法有瑜伽、生物反馈治疗和松弛训练等。

## 第二节　老年高血压病

10

我国 60 岁以上人群高血压患病率为 49%。老年高血压病常与多种疾病并存，并发症多。其临床特点：①收缩压（SBP）升高，脉压增大，老年单纯收缩期高血压占高血压的 60%。老年人脉压与总病死率及心血管事件呈显著正相关；②血压波动大，血压“晨峰”现象增多，合并体位性低血压（改变体位为直立位的 3 min 内 SBP 下降 >20 mmHg 或 DBP 下降 >10 mmHg，同时伴有低灌注的症状，如头晕或晕厥），餐后低血压者（餐后 2 h 内每 15 min 测量 1 次血压，餐后 SBP 下降 >20 mmHg 或餐前 SBP >100 mmHg，餐后 <90 mmHg，或餐后血压仅有轻微降低，但出现心脑缺血症状）增多；③常见血压昼夜节律异常；④白大衣高血压增多。

治疗：老年高血压试验汇总分析表明，降压治疗可使脑卒中减少 40%，心血管事件减少 30%。老年高血压患者血压应降至 150/90 mmHg 以下。常用的 5 类降压药物均可选用。对于合并前列腺肥大或使用其他降压药而血压控制不理想者，α 受体阻滞剂也可以应用，但同时要注意防止体位性低血压等不良反应。

## 第三节　高血压急症

高血压急症的血压应加强检测，每 15 ~ 30 min 测压 1 次。需立即进行降压治疗以阻止靶器官进一步损害。应视临床情况的不同使用短效静脉降压药物：硝普钠，拉贝洛尔，尼卡地平等。治疗的最初目标是使平均动脉血压下降，但在数分钟至 1 h 内不要超过 25%。在 2 ~ 6 h 内血压控制在 160/100 mmHg 左右，避免血压过快下降而导致脑、肾、冠状动脉缺血。一旦达到初始靶目标血压，可以开始口服药物，静脉用药逐渐减量至停用。度过危险期后，仍需继续进行高血压的非药物治疗和药物治疗。对于血压在短期内降至安全水平的患者，可在 24 ~ 48 h 内将血压逐渐降至正常水平，以改善患者的预后。

## 第四节　高血压合并症

### 一、妊娠高血压综合征（pregnancy induced hypertension，PIH）

1. 定义

妊娠高血压综合征指的是妊娠 20 周后，孕妇发生高血压，不伴有明显蛋白尿。

2. 分类

（1）妊娠高血压：仅有高血压，伴或不伴有水肿，但无明显蛋白尿；

（2）先兆子痫：母体有多系统（肝、肾、脑、凝血系统等）受累。轻度：有高血压，并伴有蛋白尿（≥3 g/24 h）；重度：血压≥160/110 mmHg；眼底有痉挛、渗出，或出血；有肝、肾功能异常或凝血机制异常及相关症状；

（3）子痫：妊娠高血压综合征的孕产妇发生了抽搐。

3. 妊娠高血压综合征的处理

妊娠高血压综合征如得不到适当处理，胎儿可发生宫内生长迟缓、胎死宫内，或出生时发生新生儿窒息；孕妇可发生胎盘早期剥离导致弥漫血管内凝血和（或）急性肝功能衰竭；心衰、肺水肿；HELLP 综合征（溶血性贫血，肝酶升高、血小板减少、肝包膜下出血、肝破裂）。子痫抽搐可发生脑水肿抽搐、脑出血及脑疝。故妊娠高血压综合征必须得到及时、正确的处理。降压治疗的策略：非药物措施（限盐、富钾饮食、适当活动、情绪放松）安全、有效，是药物治疗的基础，因为所有降压药对胎儿的安全缺乏严格的临床验证。妊娠期间降压药的使用不要过于积极，治疗的目的是保证母子安全及妊娠的顺利进行。在接受非药物治疗后血压≥150/100 mmHg 时应开始药物治疗，目标是将血压控制在 130～140/80～90 mmHg。常用的静脉降压药物有拉贝洛尔和硫酸镁，口服药物包括 β 受体阻滞剂或 CCB 等。硫酸镁是治疗严重先兆子痫的首选药物。妊娠期间禁用 ACEI 或 ARB（可引起胎儿生长迟缓、羊水过少、新生儿肾衰、胎儿畸形），利尿剂（可进一步减少血容量，使胎儿缺氧加重）也不宜使用。除 ACEI，ARB 或外，其他 3 种降压剂（即 CCB，利尿剂和 β 受体阻滞剂）均可根据病情应用（上文谈到利尿剂也不宜使用，那可用的就只有 CCB 和 β 受体阻滞剂 2 种了），但必须注意 β 受体阻滞剂长期应用有引起胎儿生长迟缓的可能。

中止妊娠。轻度妊娠高血压综合征：在严密的母婴检测下，如妊娠至 37 周病情仍不见好转，可终止妊娠。重度妊娠高血压综合征：胎龄＜35 周者促胎儿成熟后，终止妊娠。胎龄＞37 周者，及时终止妊娠。

## 二、合并血脂异常

高血压病常伴随血脂异常。高血压患者合并血脂异常则加大心血管病的危险，也增加了高血压病治疗的复杂性。关于降压药的选择是：ACEI、血管紧张素Ⅱ受体拮抗剂、钙拮抗剂、α 受体阻滞剂和咪唑啉受体激动剂等对血脂无影响，可以应用；小剂量的利尿剂不会影响血脂，可以应用；β 受体阻滞剂尽管能一过性增高血甘油三酯水平并降低高密度脂蛋白胆固醇水平，但仍能降低猝死、总病死率，防止再次心肌梗死，故仍可使用，尤其是心肌梗死后患者。关于血脂异常的调整请参阅血脂异常的防治章节。

## 三、高血压病合并糖尿病

糖尿病患者发生高血压的是非糖尿病患者的 1.5～2 倍，糖尿病患者大约 50% 合并高血压。故高血压是糖尿病的常见合并症。糖尿病又是冠心病、脑卒中、心衰的危险因素，其危害性不可忽视。1 型、2 型糖尿病患者经长期严格控制血糖均可改善血脂，减少大、中血管动脉粥样硬化发病率。

1. 糖尿病患者控制血糖的目标

空腹血糖：5.1～6.1 mmol/L（91～110 mg/dL）；餐后血糖：7.0～7.8 mmol/L（126～140 mg/dL）；糖化血红蛋白（HbA1c）：6.0%～7.0%。

2. 降低血压的目标

降低血压的目标是＜130/80 mmHg。老年或伴有严重冠心病的糖尿病患者降低血压的目标是＜140/90 mmHg。

3. 降压药的选择

SBP 在 130～139 mmHg 或 DBP 在 80～90 mmHg 时可进行不超过 3 个月的非药物治疗，当血压≥140/90 mmHg 时要立即开始药物治疗，首先考虑使用 ACEI 或 ARB，需要联合用药时应以 ACEI 或 ARB 为基础，联合应用利尿剂、β 受体阻滞剂，或应用二氢吡啶类钙通道阻滞剂；利尿剂和 β 受体阻滞剂宜小剂量使用。合并高尿酸血症时慎用利尿剂。有前列腺肥大，且血压控制不佳的患者可使用 α 受体阻滞剂。血压达标通常需要≥2 种药物。

## 四、代谢综合征

成人代谢综合征诊断标准：腰围，男性≥

90 cm，女性≥85 cm；血压≥130/85 mmHg，或没有高血压病史；甘油三酯≥1.70 mmol/L；高密度脂蛋白胆固醇<1.04 mmol/L；空腹血糖≥6.10 mmol/L，糖负荷 2 h 血糖≥7.80 mmol/L，或有糖尿病史。满足上述 3 项者即可诊断。

代谢综合征中以腹型肥胖合并高血压及低高密度脂蛋白胆固醇者发生心血管风险最高（5.25 倍），如在此基础上合并高血糖，则其脑血管风险增加 16.58 倍。血压控制目标：<130/85 mmHg，如合并肾脏损害要求更严：空腹血糖<6.10 mmol/L；甘油三酯<1.70 mmol/L；高密度脂蛋白胆固醇>1.04 mmol/L；腰围，男性<90 cm，女性<85 cm。降压药物主要推荐 ACEI 或 ARB，也可应用二氢吡啶类钙通道阻滞剂和保钾利尿剂，慎用 β 受体阻滞剂和噻嗪类利尿剂。

## 五、肥胖相关性高血压[9]

肥胖相关性高血压的综合干预有：

1. 干预原则与控制目标

肥胖相关性高血压的干预应将控制肥胖及相关代谢紊乱与降低血压并重，并体现个体化治疗。措施包括医学营养治疗、运动、认知行为干预、药物治疗及手术治疗。

（1）目标血压

2013 年美国高血压学会（ASH）、美国肥胖协会（TOS）要求目标血压应<140/90 mmHg。年龄>60 岁的老年患者降压目标可放宽至<150/90 mmHg。

（2）目标体重

应在 6 个月内下降 5%，严重肥胖者（BMI>35 kg/m$^2$）减重应更严格，BMI 应降至<28 kg/m$^2$。

（3）其他代谢指标的目标值

血脂、血糖、血尿酸和血同型半胱氨酸等代谢指标可参考中国相关疾病治疗指南。

2. 生活方式干预

医学营养治疗、运动治疗是最主要的生活干预方式。

（1）医学营养治疗

原则是控制能量平衡。蛋白质、碳水化合物和脂肪三大营养素供能比例应分别为总能量的 15%～20%、55%～60% 和 25%～30%。减少钠摄入，食盐摄入量<5 g/d，增加钾摄入，通过蔬菜、水果摄入钾>3.5 g/d，可适当选择高钾低钠盐。控制饮酒量，酒精摄入量不应超过 25 g/d（男性）、15 g/d（女性），白酒、葡萄酒（或米酒）和啤酒的量应<50 mL/d、<100 mL/d 和<300 mL/d。

使体重下降 3%～5% 即可明显改善糖脂代谢，体重下降越多，血压改善越明显，体重下降 5% 可使收缩压和舒张压分别下降 3.0 mmHg 和 2.0 mmHg。

近年国内外人群和基础研究表明膳食辣椒素有控制体重和血压、改善糖代谢及降低心血管病风险的作用。

（2）运动治疗

运动治疗包括有氧运动、抗阻运动和柔韧训练。单纯中等强度的有氧训练 6～12 个月只能减重 1.6 kg，结合其他干预方式则可加强减重效果。有氧运动可使动态血压下降 3.0/2.4 mmHg（收缩压/舒张压），或使使诊室血压下降（3.9～4.1）/（1.5～3.9）mmHg。

运动处方：中等或中低强度有氧运动以步行为主，根据个人情况，可选择其他运动类型 30～60 min/d，每周累计 250～300 min，或每周运动消耗能量≥2000 kcal。

抗阻力运动 2～3 d/周，每天 8～12 套动作，每套动作做 3 组，每组重复 10～15 次。可选择二头肌弯举、肩上推举、深蹲等运动，过度肥胖者应避免承重运动，可选择游泳、固定自行车、上肢运动等非承重运动；柔韧训练每天做，特别是在抗阻训练前、后。

3. 药物治疗

（1）降压药物

1）血管紧张素转换酶抑制剂（angiotension converting enzyme inhibitor，ACEI）和血管紧张素受体拮抗剂（angiotension receptor blocker，ARB）

循证研究证实 ACEI、ARB 不仅能拮抗肾脏、血管、心脏等脏器和脂肪组织的肾素—血管紧张素系统（renin angiotension system，RAS）的激活，降低血压，还可改善胰岛素抵抗，激活代谢性核受体，改善糖代谢，减轻脂肪病变。

欧美多个学会，以及《中国高血压防治指南

(2010)》均推荐 ACEI、ARB 为高血压合并代谢综合征或糖尿病患者的一线用药，为首选用药。

2）钙拮抗剂

最常用，对糖脂代谢无不良影响，但无明显减重作用，可作为肥胖相关性高血压的联合治疗用药。

3）利尿剂

①噻嗪类、袢利尿剂：较常用，尤其国人摄盐量明显超标，可减轻水钠潴留和容量负荷，但长期大剂量使用应注意低血钾、高尿酸血症和糖耐量异常；②醛固酮抑制剂：对糖、脂代谢无明显影响，治疗难治性高血压时慎与 ACEI 和 ARB 联合应用。

4）β 受体阻滞剂

β 受体阻滞剂可拮抗交感神经系统激活，但长期大剂量使用可能对糖代谢有不良影响，但兼具 α/β 受体双重阻断剂（卡维地洛、阿罗洛尔等）对糖脂代谢的影响较小，可以考虑应用。肥胖相关性高血压患者合并心肌梗死、心力衰竭或明显交感神经系统激活时可考虑应用 β 受体阻滞剂。

5）α 受体双重阻滞剂

对血脂异常有改善作用，可以应用，但应注意体位性低血压的发生，一般不作为首选。

6）中枢性降压药

对糖、脂代谢无明显影响，于治疗难治性高血压时联合使用。

（2）减肥药

对于生活方式干预无效的肥胖相关性高血压患者，可考虑用减肥药。多数减肥药有不同程度的神经及心血管系统不良反应，临床使用很受限。

目前比较安全的，可减轻体重的降糖药物有二甲双胍、肠促胰素（incretin）类药物［胰高血糖素样肽 1（glucagon-like peptide 1，GLP-1）激动剂、二肽基肽酶 4（dipeptidyl peptidase-4，DPP-4）抑制剂］等。国外的荟萃分析和临床研究显示：二甲双胍在非糖尿病患者中具有减肥、改善代谢和内皮功能以及降低血压的作用。国内研究也发现：二甲双胍在非糖尿病的肥胖相关性高血压患者中显示出良好的减肥、改善代谢和降压协同作用。另一项荟萃分析则显示，钠葡萄糖协同转运蛋白 2（sodium-glucose cotransporter 2，SGLT2）抑制剂除降低血糖外，也有一定的减肥和降压作用。上述改善代谢的药物联合降压药可用于肥胖相关性高血压的治疗，但对于合并糖尿病的患者，应在专科医师指导下使用，以避免发生不良反应。

4. 手术治疗

（1）代谢手术

对于生活方式干预和药物治疗均不理想的难治性肥胖相关性高血压患者（BMI ≥ 30 kg/m$^2$），手术治疗是获得长期减肥效果和改善心血管病预后的重要手段。目前最常用的术式有腹腔镜 Roux-en-Y 胃旁路术和袖状胃切除术等。手术的多余体重减少百分比（percentage of excessweight loss，%EWL）约为 70%，高血压缓解及改善率可达 75%。

（2）经皮肾动脉交感神经射频消融术

是用于治疗难治性高血压的方法之一，但 SYMPLICITY HTN-3 试验阴性结果提示其消融策略、疗效和安全性尚需进一步探索。此方法是否适用于肥胖相关性高血压的治疗也尚需进一步明确。

## 六、合并冠心病



前瞻性研究表明：血压在 115/75 mmHg 至 180/115 mmHg 范围内冠心病的危险呈持续上升趋势，且每增加 20/10 mmHg，冠心病危险增加 1 倍。建议冠心病、心肌梗死患者目标血压一般为 <130/80 mmHg，但要个体化，年龄 >65 岁或冠状动脉硬化病变严重时 DBP 要尽量维持在 60 mmHg 以上。对于：

1. 稳定性心绞痛患者

（1）重视非药物治疗和危险因素处理

如无禁忌，需应用他汀类药物和阿司匹林。

（2）β 受体阻滞剂是治疗稳定性心绞痛患者的基石

如 β 受体阻滞剂有禁忌，可代之以二氢吡啶类钙通道阻滞剂（如氨氯地平，非洛地平等）或长效的非二氢吡啶类钙通道阻滞剂（如维拉帕米或地尔硫䓬）。

2. 伴不稳定性心绞痛或非 ST 段抬高心肌梗死患者

常需用综合治疗方案，包括静脉给予硝酸酯

类药物，吗啡，以及在无禁忌证、低血压和心力衰竭状况下使用β受体阻滞剂，非二氢吡啶类钙通道阻滞剂；伴前壁心肌梗死、糖尿病患者应加用 ACEI 或 ARB。利尿剂也是必需的。

3. 伴 ST 段抬高心肌梗死

治疗同伴不稳定性心绞痛或非 ST 段抬高心肌梗死患者，但溶栓治疗、直接 PCI 以及控制心律失常可能更重要，更紧迫。早期应用 ACEI、ARB 可显著降低发病率和病死率。CCB 一般不宜使用，除非有应用β受体阻滞剂禁忌证，或伴有严重的梗死后心绞痛、室上性心动过速等，且应用其他药未能有效控制者。

## 七、合并左心室肥厚

左心室肥厚是高血压最重要的合并症。限盐、降低体重可以减轻左室肥厚。除肼苯哒嗪和长压定外，各种降压药都可减轻左室肥厚，但以利尿剂 + ACEI 的组合为最佳。

## 八、合并心力衰竭的治疗

大型临床试验结果表明，降压治疗可降低高血压患者心力衰竭的发生率，也可减少伴心力衰竭患者的心血管事件，降低病死率和改善预后。

对于高血压或伴左室肥厚，或有心力衰竭症状和体征的患者目标血压均为 < 130/80 mmHg。药物选择：阻断 RAAS 药物：ACEI 或 ARB、醛固酮受体阻滞剂（螺内酯、依普利酮），以及交感神经系统阻滞剂和β受体阻滞剂均有益；常需联合 2 ~ 3 种降压药。在应用利尿剂后，使用β受体阻滞剂加 ACEI 或 ARB 可发挥协同作用，称之为优化组合。要注意的是 RAAS 阻滞剂和β受体阻滞剂均应从极小量开始，约为通常的 1/8 或 1/4 量，且应缓慢地增加，直至目标剂量或最大耐受量；最终剂量往往显著高于血压治疗中的剂量。

## 九、合并脑血管病

对于病情稳定的脑卒中患者：一项包括 7 项随机对照研究，15 527 例的系统评价表明，抗高血压治疗能使复发性脑卒中、非致死性脑卒中、心肌梗死和总心血管事件显著减少。血压目标一般应达到 < 140/90 mmHg。常用的 5 种降压药物都可用。急性脑卒中患者的血压处理：缺乏足够的临床证据，只提供了参考建议，详细可阅读《中国高血压防治指南（2010）》[3]。

## 十、合并肾脏损害

1. 高血压致肾脏损害的治疗

高血压患者如出现肾功能损害的早期表现，如微量白蛋白或肌酐水平的轻度升高，应积极控制血压，在可耐受情况下将血压降至 < 130/80 mmHg，必要时可联合应用 2 ~ 3 种降压药，其中应包括 1 种 RAAS 阻滞剂（ACEI 或 ARB）。

2. 高血压伴慢性肾脏病的治疗

尤其对伴肾功能不全者，饮食及血压控制最为重要，严格控制血压是延缓肾脏病变进展和预防心血管事件发生的关键。目标血压可控制在 < 130/80 mmHg。ACEI 或 ARB 为首选。如不能达标可加用长效 CCB 和利尿剂，如肌酐 > 3 mg/dL，宜首先用二氢吡啶类钙通道阻滞剂；噻嗪类利尿剂可改用襻利尿剂（如呋塞米）。

3. 终末期肾病的治疗

未透析者一般不用 ACEI 或 ARB 及噻嗪类利尿剂，可用襻利尿剂等进行降压治疗。对肾透析者，应密切监测血钾和肌酐水平，目标血压为 < 140/90 mmHg。

# 第五节　难治性高血压

定义：在改善生活方式的基础上，应用了足量，且合理联合的 3 种降压药物（包括利尿剂）后，血压仍在目标水平之上，或至少需要 4 种药物联用才能使血压达标时，称为难治性高血压。注意事项如下。

1. 难治性高血压原因筛查

是否为：①测压方法不当；②白大衣高血压。

2. 寻找难治性高血压的影响因素

是否用药顺从性差，还是降压药选择不当，未改变不良生活方式，伴慢性疼痛或长期焦虑？

是否为继发性高血压？

3. 处理原则

①多与患者沟通，提高用药依从性；②选择适当的联合方案，先采用3药联合方案，如仍不理想，可再加1种，如螺内酯、β受体阻滞剂、α受体阻滞剂以及交感神经抑制剂（可乐定）；③如上述方案无效，可在严密观察下，重启另一种治疗方案。

**（刘楠、刘江生撰稿）**

## 参考文献


[1] American Association of Cardiovascular and Pulmonary Rehabilitation. Guidelines for cardiac rehabilitaqtion and secondary prevention programs [M]. Fifth edition. United States Champaign: Human kinetics, 2013, 106 - 109.

[2] 雷寒，黄玮. 高血压的发展历史、进展现状及未来预测 [J]. 中华心血管病杂志，2017，45（8）：697 - 700.

[3] 中国高血压防治指南修订委员会. 中国高血压防治指2010 [J]. 中华心血管病杂志，2011，39（7）：579 - 615.

[4] 吴兆苏，姚崇华，赵冬，等. 中国多省市心血管病趋势及决定因素的人群检测（中国MONICA方案）[J]. 中华心血管病杂志，1998，26（2）：85.

[5] 中国高血压防治指南起草委员会. 中国高血压防治指南（试行本）[J]. 高血压杂志，1999，8（1）：94 - 102.

[6] 周北凡. 膳食与心血管病 [M]//周北凡，吴锡桂. 心血管病流行病学及人群防治. 北京：人民卫生出版社，1993：49 - 60.

[7] 胡大一，许玉韵. 高血压最佳治疗（HOT）国际性研究及其临床意义 [J]. 中华心血管病杂志，1998，26（6）：483.

[8] 陈灏珠，戎卫海，朱仪. 我国廿年心血管病研究的进展 [J]. 中华心血管病杂志，1993，21（6）：343.

[9] 中华医学会心血管病学分会高血压学组. 肥胖相关性高血压管理的中国专家共识 [J]. 中华心血管病杂志，2016，44（3）：212 - 220.

[10] 余振球，杨丽玫，李晓佳，等. 吸烟对正常血压者24小时动态血压的影响 [J]. 中华心血管病杂志，1998，26（5）：34.

[11] 赵光胜. 现代高血压学 [M]. 北京：人民军医出版社，1999：37 - 90/323 - 329/557 - 582.

[12] 孙新甫，庄建国，YAMORI Y，等. 拉萨藏族血清脂肪酸及胆固醇与血压的关系 [J]. 中国心血管康复医学，1994，3（4）：1.

[13] 刘江生. 康复心脏病学 [M]. 北京：中国科学技术出版社，1996：172 - 175.

[14] 杨菊贤，陈启稚. 白大衣性高血压及其防治 [J]. 心血管康复医学杂志，1999，8（4）：86.

[15] 廖华，赵佩，陆履佩. 胰岛素抵抗与高血压病的相关性 [J]. 心血管康复医学杂志，1999，8（2）：60.

[16] 刘宏伟，王加玑. 高血压病和冠心病患者胰岛素抵抗与血管紧张素Ⅱ及内皮素的关系 [J]. 中华内科杂志，1996，35（8）：520.

[17] 于小红，张克智，祝玉成，等. 高胰岛素血症、高血压病患者交感活性的研究 [J]. 心血管康复医学杂志，1999，8（2）：11.

[18] 刘国仗，陈孟勤，周北凡. 我国高血压病研究的主要成就 [J]. 中华心血管病杂志，1999，27（4）：248.

[19] MANICIA G, BERTINIERI G, GROSSI G, et al. Effects of blood pressure measurements by the docter on patient's blood pressure and heart rate [J]. Lancet, 1983, 11: 695 - 698.

[20] 杨菊贤. A型行为冠心病高血压的作用 [J]. 老年医学与保健，1999，5：57 - 59.

[21] GOSSE P, PROMAX H, DNRANDET P, et al. White coat hypertension [J]. Hypertension, 1993, 22: 766 - 768.

[22] 汪向东. 心理卫生评定量表手册 [J]. 中国心理卫生杂志，1993，8（增刊）：33 - 36.

[23] GOSSE P, BOUGALE BM, EGLIFF P, et al. Clinical significance of white coat hypertersion [J]. J Hypertens, 1994, 12: 43 - 45.

[24] VERDECCHIA P, SCHILLACI G, BORGOPNIC, et al. White coat hypertension and white coat effect [J]. Am J Hypertens, 1995, 8: 790 - 793.

[25] MANICA G, PARATI G, POMIDOSSI G, et al. Altering reation and rise in blood pressure during measurement by physician [J]. J Hypertension, 1987, 9: 209 - 211.

[26] WEBER M A, NEUTEL J M, SMITH D N, et al. Diagnosis of mild hypertension by ambulatory blood pressure monitoring [J]. Circulation, 1994, 90: 2291 - 2295.

[27] HANSON P. Hypertension [M]//POLLOCK MI, SCHMIDT DH. Heart disease and rehabilitatin. 3rd ed. Champaigh (USA): Human kinetics, 1995: 343 - 356.

[28] 何汝敏，于金德，张娟瀛，等. 高血压病、肥原性心肌病、冠心病患者左室舒张功能与运动耐量的关系

［J］. 中华心血管病杂志, 1994, 22（1）: 62.
［29］洪昭光. 高血压的一级预防［N］. 中国医学论坛报, 1999-12-22.
［30］顾东风, 吴锡桂, 李景周, 等. 北京房山社区人群心血管病综合防治研究［J］. 中华心血管病杂志, 1998, 26（2）: 105.
［31］高玖鸣, 吴锡桂, 朱燕, 等. 钢铁厂男性工人高血压及其危险因素综合性干预效果的初步评价［J］. 中华心血管病杂志, 1998, 26（2）: 101.
［32］美国国家健康研究所, 美国国家心、肺和血液研究所. 美国预防、检测、评估与治疗高血压全国联合委员会第六次报告（JNC Ⅵ）［J］. 中国医药导刊, 1999（2）: 30－32.
［33］孙宁玲. 回眸高血压领域 2014 年的争议与共识［J］. 中华心血管病杂志, 2015, 43（4）: 291－294.
［34］刘佩文. 美国心脏学会 2000 年十大研究进展［N］. 中国医学论坛报, 2001-02-08.
［35］梦溪. 老年高血压患者可从改变生活方式获益［N］. 中国医学论坛报, 1998-05-28.
［36］李振波. 钾可使血压降低［N］. 中国医学论坛报, 1998-06-18.
［37］燕生. 钾可减低血压［N］. 中国医学论坛报, 1997-07-24.
［48］丁品, 邴洁. 心理治疗对 64 例老年高血压病人康复的影响［J］. 心血管康复医学杂志, 1999, 8（2）: 16.
［39］杨菊贤, 朱健, 吴恒举, 等. 提高原发性高血压患者疗效的一种新方法［J］. 心血管康复医学杂志, 2000, 9（1）: 7.
［40］GORDON NF. Exercise and hypertension［M］//Pashkow FJ, Dafoe WA. Clinical cardiac rehabilitation. Baltimore: Williams & Wilkins, 1993: 164－169.
［41］J LARRY DURSTINE, GEOFFREY E, MOORE, et al. 波洛克心血管康复医学教科书［M］. 刘江生, 主译. 北京: 北京大学医学出版社, 2012: 185－192.
［42］綦广进, 金泽光, 张淑华. 高血压康复医疗 90 例报告［J］. 心血管康复医学杂志, 1998, 7（4）: 99.
［43］URATA H, TANABE Y, KIYONAGA A. Antihypertensive andvolume depleting effects of mild exercise on essential hypertension［J］. Hypertension, 1987, 9: 245－252.
［44］KIYONAGA A, ARAKAWA K, TANAKA H, et al. Blood pressure and hormonal response to aerobic exercise［J］. Hypertension, 1985, 7: 125－131.
［45］DUNCAN J J, FARR J E, UPTON J, et al. The effects of aerobic exercise on plasma catecholamines and blood pressure in patients with mild essentialhypertension［J］. JAMA, 1985, 254: 2609－2613.
［46］KINOSHITA A, URATA H, YOHICHI. What types of hypertensives respond better to mild exercise therapy?［J］. Hypertension, 1988, 6（4）: 631－633.
［47］KELEMEN M H, EFFRON M B, VALENTI S A, et al. Exercise training comined with Antihypertensive drug therapy effects on lipids, blood pressure, and left ventricular mass［J］. JAMA, 1990, 263: 2766－2771.
［48］蒋小毛. 静力性渐进抗阻练习在老年高血压病人群中的作用［J］. 中国心血管康复医学, 1995, 4（2）: 3.
［49］励建安, 陈伟. 气功与心脏病康复［J］. 中国康复医学杂志, 1993, 8（5）: 238.
［50］许华稀, 史云峰, 吴汉松, 等. 康复治疗干预冠心病易患因素的初步探讨［J］. 中国康复医学杂志, 1992, 7（4）: 159.
［51］李建平, 周士枋, 金豫. 气功对高血压病患者降压及改善预后之机理［J］. 中国康复医学杂志, 1993, 8（1）: 25.
［52］刘冰怀, 焦洁, 陈全珠, 等. 气功对慢性病患者血中单胺类神经递质的影响［J］. 中西医结合杂志, 1990, 10（4）: 203.
［53］袁鸿江, 李富蓉, 胡珉, 等. 我国传统健身术对老年人心血管功能及高血压、高脂血症康复的观察报告［J］. 中国康复医学杂志, 1987, 2（2）: 63.
［54］彭丽岚, 于文江. 气功对老年心脑血管病的脑血流图、心功能、球结膜微循环的影响［J］. 中国康复医学杂志, 1993, 8（5）: 220.
［55］陈昌乐. 气功防治原发性高血压研究进展. 世界医学气功学会第五届理事会第二次会议暨第八届学术交流会议［C］. 北京, 2014. https://www.zhangqiaokeyan.com/academic-conference-cn_meeting-40769_thesis/020222441602.html.
［56］《中国高血压防治指南》修订委员会. 中国高血压防治指南 2018 修订版［J/OL］. 心脑血管病防治, 2019, 19（1）: 28.

10

# 第十一篇

## 肺心病的康复

肺源性心脏病（pulmonary heart disease）简称肺心病，是肺组织、胸廓、肺血管病变或呼吸调节功能异常损伤肺组织的结构和功能，导致肺动脉高压，引起右心室肥厚的一种心脏病。各种不同病因最终均导致肺循环阻力增加、肺动脉高压、右心室负荷增加，进而右心室扩张和肥厚，形成肺心病，可伴或不伴右心功能不全。根据起病缓急和病程长短，可分为急性肺心病和慢性肺心病两类，临床上慢性肺心病多见，本章节主要讲述以慢性阻塞性肺疾病（chronic obstructive pulmonary disease，COPD）所致的慢性肺心病。

# 第一章 概论

## 第一节 流行病学

慢性肺源性心脏病（chronic pulmonary heart disease）简称慢性肺心病，在我国属常见病、多发病。我国于20世纪90年代对北京、辽宁、湖北三地农村地区15岁及以上的人群调查中发现COPD肺心病平均患病率为3%[1]。通常情况下，在吸烟人群广泛，空气污染严重，慢性支气管炎和肺气肿发病率较高的地区，肺心病发病率也相应较高。东北、华北、西北为其高发地区，并随年龄增长而增加。男性多于女性，这可能和吸烟者中男性比例较高和男性相对更长时间暴露于空气污染中有关[2]。

## 第二节 病因

慢性阻塞性肺疾病是慢性肺心病最常见的原因，约占全部病因的80%～90%，其他还有支气管哮喘、支气管扩张症、尘肺、肺结核、胸廓运动障碍性疾病和肺血管疾病等，后两者较少见。

吸烟是慢性肺病的重要原因之一。由于吸烟的普遍程度以及香烟烟雾导致肺部出现症状和功能障碍之间的显著滞后时间（通常为几十年），而且，慢性阻塞性肺疾病（COPD）等慢性肺病除非达中度至重度，通常不会被检测到，使吸烟成为慢性肺病的重要原因，多达20%的患者进入心脏康复/二级预防（CR/SP）程序时出现可能与肺部疾病相关的症状。因此，对于正在进入CR/SP程序的患者，特别是那些有吸烟史（超过20年）或呼吸困难、有咳嗽症状，或有呼吸道黏液出现的患者，应考虑有慢性肺病存在的可能性[3]。

张叶钦等报道了早期慢性阻塞性肺疾病的情况[4]，值得注意。该文称：

1. 慢性阻塞性肺疾病的情况

随着吸烟人数增加以及人口老龄化，慢性阻塞性肺疾病（以下简称慢阻肺）患病率呈逐年上升趋势，已成为我国部分地区第三大死亡原因[5]。我国流行病学资料[6]显示：40岁以上人群慢阻肺的患病率为8.2%，其中男性12.4%，女性5.1%。确诊的慢阻肺患者中大部分是早期患者。

2. 早期慢性阻塞性肺疾病

有文献总结指出[7]，早期慢阻肺［是指按肺功能分级中的轻中度的慢阻肺，目前大部分研究依据慢性阻塞性肺疾病全球倡议（The Global Institative for Chronic Obstructive Lung Disease，GOLD），将吸入支气管扩张剂后 $FEV_1/FVC<0.7$，且 $FEV_1\geqslant50\%$ 预计值，定为GOLD 1～2级，为早期慢阻肺］在希腊和波兰约占慢阻肺的82%，在西班牙、挪威和日本约为94%。我国早期慢阻肺占慢阻肺患病人群达70.7%[8]，这是因为早期慢阻肺患者呼吸道症状少，或自认为症状由衰老、吸烟所致，就诊率很低，且就诊者肺功能检查率严重不足，导致早期慢阻肺患者漏诊、漏治情况严

重。一项来自重庆市的慢阻肺流行病学研究证实[9]，该市慢阻肺患者 GOLD 1 级者 42.3% 无症状，GOLD 2 级者 28.6% 无症状，而 GOLD 3～4 级者绝大多数均存在明显症状。早期慢阻肺患者的最早症状是因气短造成的活动耐量下降，即使是轻度慢阻肺，在递增式运动中 Borg 指数已明显高于健康人，并出现通气储备指标下降，因而运动心肺功能试验较常规肺功能对早期慢阻肺诊断敏感[8]。

## 第三节　发病机制

慢性阻塞性肺疾病的特征为持续气流受限，致肺通气功能障碍，随着病情进展，产生肺气肿，导致毛细血管受挤压，致使肺毛细血管大量减少，产生通气与血流比例失调，肺泡及毛细血管大量丧失，导致弥散面积减少。通气与血流比例失调与弥散功能障碍共同作用，导致换气功能发生障碍。通气和换气功能障碍可引起缺氧和 $CO_2$ 潴留，发生不同程度的低氧血症和高碳酸血症，引起呼吸性酸中毒。其中缺氧是肺动脉高压形成最重要的因素。缺氧导致收缩血管活性物质增多，血管收缩，肺血流阻力增加；长期缺氧还可引起代偿性红细胞增多症，使血液黏滞度增加，肺血流阻力进一步增加，引起并加重肺动脉高压，从而形成肺心病。肺动脉高压会加重右心室负荷；肺动脉高压早期右心可发挥其代偿功能，以克服升高的肺动脉阻力，而发生右心室肥厚。随着病情的进展，肺动脉压持续升高，同时缺氧和酸中毒又使右心室肌肉收缩功能减退，终于不能正常地输出血量，右心功能代偿不全，发生右心衰竭。

## 第四节　病理

慢性肺心病的病理表现包括肺部基础病变、肺动脉病变和心脏病变等。

1. 肺部基础病变

其基本病理变化为支气管黏膜柱状上皮细胞变形、坏死、增生、再生或鳞状化生，纤毛粘连倒伏、脱落，杯状细胞明显增生，黏液腺肥大、增生。炎症过程同时累及细支气管，导致柱状细胞增生，炎症细胞浸润管壁，管腔内黏液栓塞，平滑肌增多，管壁周围纤维组织增生，支气管扭曲。

2. 肺动脉病变

慢阻肺主要肺动脉病理改变是中膜增厚，远端肺动脉增殖性内膜闭塞，肺气肿导致不同程度血管床破坏和纤维化。

3. 心脏病变

其主要表现为心脏重量增加，右室肥大，室壁增厚，心腔扩大，肺动脉圆锥膨隆，心尖圆钝，心脏顺钟向转位。通常以肺动脉瓣下 2 cm 处右心室前壁肌层厚度超过 5 mm（正常约 3～4 mm）作为诊断肺心病的病理形态标准。

## 第五节　诊断

一般认为凡有慢性广泛性肺、胸部病变者，一旦发现有肺动脉高压、右心室肥厚，同时排除了引起右心增大的其他心脏疾病可能时，即可诊断为肺源性心脏病[10]。

1. 胸部 X 光检查

可发现 COPD 患者的肺过度充气或膈肌扁平。

2. 胸部计算机断层扫描（CT）扫描

在 COPD 的情况下，可用于诊断间质性肺病，包括肺纤维化以及支气管扩张。

3. 血氧测定

动脉血气测定有助于确定潜在的低氧血症、高碳酸血症或两者的存在。脉搏血氧仪测量的动脉血氧饱和度有助于确定是否可能存在（静息或运动时）氧饱和度下降。如果在 6 min 步行试验中使用手指血氧计，手持式血氧计应放在小袋或腰包中，以避免影响患者步行的步伐。

4. 超声心动图

可检测肺动脉高压，右心室肥厚，这是首选的非侵入性筛查试验。当然，右心导管检查是准确诊断肺心病的金标准。

5. 调查问卷

已经开发了几个调查问卷，可以帮助确定患者是否存在 COPD 的风险，并且有助于对接受二级预防的患者进行初步评估。

# 第二章 肺心病的功能评定

肺心病患者的功能评定包括：肺功能评定；膈肌功能评定；运动心肺功能评定；生活质量评定。

## 第一节 肺功能评定

肺功能测试是诊断 COPD 的工具。肺功能测试可以帮助确定肺部疾病的存在、类型（例如阻塞性的 COPD 或哮喘，或限制性间质性肺病肺纤维化）和严重程度[3]。它包括通气功能和换气功能的评定。

### 一、肺通气功能的评定

包括静态肺容量测定和动态肺容量测定，临床常用的静态肺容量测定内容有肺总量（TLC）、肺活量（VC）、残气量（RV）和功能残气量（FRC）。

1. 肺总量（total lung capacity，TLC）

是指最大程度吸气后肺内所含气量。正常成人参考值：男性约为 5020 mL，女性约为 3460 mL。

2. 肺活量（vital capacity，VC）

是指尽力吸气后缓慢而又完全呼出的最大气量。正常成人参考值：男性为（4217 ±690）mL，女性为（3105 ±452）mL，实测值占预计值的百分比 <80% 为减低。

3. 残气量（residual capacity，RV）

是指最大呼气末肺内所含气量。正常成人参考值：男性为（1615 ±397）mL、女性为（1245 ±336）mL。正常情况下，RV/TLC ≤35%，超过 40% 则提示肺气肿。

4. 功能残气量（functional residual capacity，FRC）

是指平静呼气末肺内所含气量。正常成人参考值：男性约为（3112 ±611）mL，女性约为（2348 ±479）mL。

5. 动态肺容量

是指单位时间内随呼吸运动进出肺的气量和流速，包括每分钟静息通气量（VE）、最大自主通气量（MVV）、用力肺活量（FVC）等。

（1）每分钟静息通气量（minute ventilation，VE）

指静息状态下每分钟呼出气的量。正常成人参考值：男性约为（6663 ±200）mL，女性约为（4217 ±160）mL。

（2）最大自主通气量（maximal voluntary ventilation，MVV）

是指 1 分钟内最大的呼吸幅度和最快的呼吸频率呼吸导致的通气量。正常参考值：男性约为（104 ±2.71）L，女性约为（82.5 ±2.17）L。

（3）用力肺活量（forced vital capacity，FVC）

是指深吸气至肺总量位后以最大力量、最快速度所能呼出的全部气量。

6. 第 1 秒用力呼气容积（forced expiratory volume in one second，$FEV_{1.0}$）

是指最大吸气至肺总量位后，开始呼气第 1 秒钟内的呼出气量。FVC 正常成人参考值：男性约为（3179 ± 117）mL，女性约为（2314 ± 48）mL；$FEV_{1.0}$/FVC 小于 80% 提示异常，$FEV_{1.0}$/FVC 是慢阻肺的一项敏感指标，可检出轻度气流受限。患者吸入支气管舒张剂后 $FEV_{1.0}$/FVC <70%，可以确定为持续存在气流受限。

### 二、换气功能测定

通常是用通气与血流比率测定，为每分钟肺泡通气量/每分钟肺脏血流量比例，正常每分钟肺

11

泡通气量约4 L，每分钟肺脏血流量约5 L，其比值通常为0.8。

## 第二节　膈肌功能评定

膈肌是主要的呼吸肌，可以反映呼吸努力程度。膈肌功能检测包括膈肌肌力和膈肌肌电的评价。由于人体膈肌肌力很难直接测量，通常用吸气压力作为膈肌肌力的指标。膈肌肌力可通过最大口腔压、最大吸鼻鼻腔压、最大吸鼻食管压及最大跨膈压等进行检查。

1. 压力测定

(1) 最大吸气口腔压

是反应呼吸肌力量的一个指标。当膈肌肌力严重下降，最大口腔压会变小。其正常值变化范围较大，一般男性为：$< -70\ cmH_2O$，女性为：$< -40\ cmH_2O$。

(2) 最大吸鼻鼻腔压

是指在功能残气位时快速用力吸鼻产生的鼻腔压。如果鼻腔吸鼻压 $< -60\ cmH_2O$ 可认为吸气肌力正常或接近正常。

(3) 最大食管压

是指患者在功能残气位时做最大用力吸气或做快速用力吸鼻所测得的食管压。它是反应吸气肌力量的最好指标之一。食管压 $< -80\ cmH_2O$（男性）或 $< -70\ cmH_2O$（女性）提示吸气肌正常或接近正常。

(4) 最大跨膈压

是反映膈肌功能最特异的指标之一。测量方法是：通过1个气囊放置于食管而另1个气囊放置于胃内，分别测量食管压和胃压及两者之差，即跨膈肌压。正常值：男性 $> 100\ cmH_2O$，女性 $> 70\ cmH_2O$。

(5) 颤搐性跨膈压［Pdi(t)或TwPdi，(twitch transdiaphragmatic pressure)］

是患者处于功能残气量时经电刺激双侧膈神经诱发膈肌收缩所产生的跨膈压，为评价膈肌力量和诊断膈肌疲劳最可接受的方法。

2. 膈肌肌电图

是膈肌活动过程中产生的电信号构成的图形，能有效反映膈肌功能。膈肌肌电图可通过表面电极、针电极及食道电极测量。因针电极是一种侵入性测量方法，一般人无法耐受，常可用表面电极和食道电极测量膈肌肌电图反映膈肌功能。

## 第三节　运动心肺功能评定

详细可参阅本书第三篇心脏负荷试验。

### 一、心肺运动仪工作原理

心肺运动仪主要配件有气体分析仪和心电图仪。气体分析仪主要由氧、二氧化碳传感器，气体流量计构成。空气中的氧、二氧化碳浓度是恒定的，已知的。受检者运动试验时吸入空气，呼出气体；呼出的气体通过流量计被测定流量，通过氧、二氧化碳传感器测定氧、二氧化碳浓度。计算空气和呼出气体中的氧、二氧化碳浓度差，乘以气体流量即可获得耗氧量（$\dot{V}O_2$）、二氧化碳排出量（$\dot{V}CO_2$）。利用电子计算机程序可绘成 $\dot{V}O_2$、$\dot{V}CO_2$ 及由其导出的各参数曲线；并且与配制的心电图仪测定的心电参数结合成新的参数（如氧脉搏）以反映受检者的心、肺功能。

### 二、心肺运动仪可测定的气体代谢参数及其意义

心肺运动仪可测定的参数有

1. 气体代谢指标

(1) $\dot{V}O_2$（oxygen consumption，耗氧量）。

(2) MET（metabolic equivalent，代谢当量）。

(3) $\dot{V}O_2max$（maximum oxygen consumption，最大耗氧量）。

(4) $\dot{V}CO_2$（carbon dioxide emissions，二氧化碳排出量）。

(5) BF（breath frequency，呼吸频率）。

(6) RER（respiratory exchange rate，呼吸交换率），是 $\dot{V}CO_2/\dot{V}O_2$ 的比值，当运动中 RER $>$ 1.0 说明 $\dot{V}CO_2$ 显著增加，无氧代谢占优势，患者已进入无氧阈，若 $> 1.5$ 表示患者达到最大运动量。

(7) $\dot{V}E$（pulmonary ventilation，通气量）。

(8) $\dot{V}Emax$（maximum minute ventilation，最大通气量）。

(9) $EQO_2$（oxygen-ventilation equivalent，$\dot{V}E/\dot{V}O_2$ 氧通气当量）。

(10) $EQCO_2$（carbodioxide-ventilation equivalent，$\dot{V}E/\dot{V}CO_2$，二氧化碳通气当量，正常：26～30，运动时 $EQCO_2$ 上升，处于无氧阈时 <34，最大运动时 <36）[11]。

(11) $FO_2$（end-expiratory oxygen content，呼气末氧含量）。

(12) $FCO_2$（end-expiratory carbodioxide content，呼气末二氧化碳含量）。

(13) $^{\Delta}FO_2$（吸入气—呼气末氧浓度差，Fi-f$O_2$）。

(14) AT（anaerobic threshold，无氧阈）。

(15) VR［ventilatory reserve，呼吸贮量或通气贮备 = $\dot{V}Emax$ - 静息通气量/MVV（maximal ventilatory volume，最大通气量）。正常：30%～85%，(72±15)%］。VR 降低是原发性肺部疾病导致患者通气受限的特点，而心脏病患者 VR 通常是升高的[11]。

(16) VD/VT（physiological dead space/tidal volume，生理死腔/潮气量），与运动负荷成负相关。正常：休息时为 0.30～0.35，运动时，成年人可降至 0.25，老年人为 0.28。

(17) Oxygen partial pressure：氧分压。

2. 肺功能指标

肺容量，肺通气功能指标。

3. 心功能参数

最大心率、心率贮备（heart rate reserve，HRR = 最大心率预计值 - 最大心率实测值，正常 <15 次/min）[11]、心律、ST 段改变、血压等。

4. 功率指标

W（watts，瓦）。

5. 组合指标

$\dot{V}O_2/HR$［氧脉搏，正常女性 >8，男性 >12，$\dot{V}O_2/HR$ 下降时为 (9±2.5)］。

6. $P_{(A-a)}O_2$

$P_{(A-a)}O_2$（肺泡—动脉氧分压差，正常为 < 21 mmHg）等。

## 三、肺部疾病的气体代谢

1. 慢性阻塞性肺疾病（chronic obstructive pulmonary disease，COPD）

COPD 的病理生理特点是慢性支气管炎等引起气流梗阻、肺泡弹性回缩能力减退，使 $\dot{V}E/\dot{Q}$（通气量和血液灌注量比例）降低、VD/VT 增大，随之而来的是血氧饱和度下降，血 $CO_2$ 分压升高，通气量增加，而产生呼吸困难。为克服气道阻力，呼吸肌做功，进一步增加了对氧的需要，加剧了氧的供需矛盾，促进呼吸困难的产生。

COPD 的运动试验气体代谢特点如下。

(1) 运动开始后，$\dot{V}O_2$ 上升迅速，$\dot{V}E$ 上升也较快。

(2) 和其他疾病相比，相同功率（瓦）的运动，COPD 的 $\dot{V}O_2$ 更多，提示用于呼吸肌做功使 $\dot{V}O_2$ 增加。

(3) $\dot{V}O_2max$（峰值 $\dot{V}O_2$）显著下降。因为气道阻力和肺泡弹性回缩能力减退，迅速出现呼吸困难而停止运动。

(4) 无氧阈不出现，或在接近 $\dot{V}O_2max$（峰值 $\dot{V}O_2$）处出现（即不提前出现）。常因呼吸困难，在酸中毒前停止运动。

(5) 静息 VD/VT 可升高，运动 VD/VT 通常不下降，$\dot{V}E/\dot{V}O_2$ 升高。

(6) 呼吸贮量下降。

(7) $P_aO_2$ 因病情程度而异，静息时可下降；运动时，病情轻者不变或轻度上升，病情重者则较安静时下降。Johns（1966 年）将 COPD 分为以肺气肿为主（A 型）和以慢性支气管炎为主（B 型）两种，探讨运动时血液气体变化。结果：运动时 A 型患者的 $P_aO_2$ 降低，$P_{(A-a)}O_2$ 加大，B 型患者的 $P_aO_2$ 不变或上升，$P_{(A-a)}O_2$ 降低。

(8) 心率逐渐上升。

(9) 支气管哮喘患者，尤其是儿童，几乎所有患者都可由运动诱发支气管痉挛。由口吸入干燥的冷空气，比鼻吸入含水蒸气的暖空气容易诱发发作。

2. 弥漫性肺疾病（肺纤维化、肺泡病变）

这类病变以肺实质病变为主，通气障碍少见。Kazemi（1976 年）认为在疾病早期就常有肺弥散功能降低，但 $P_aO_2$ 仍属正常。Comroe 认为即使弥散功能降低到预计值的 50% ~ 75% 时，静息 $P_aO_2$ 仍可正常。运动可使 $P_aO_2$ 明显降低。Risk（1984 年）研究[12] 168 例肺间质病变后认为，临床所见与静态功能检测有出入时，尤其是弥散量小于 70% 时应测运动 $P_{(A-a)}O_2$，该病运动呼吸图形特点是呈低潮气、浅而快的呼吸。

该研究肺间质性病变组患者的运动气体代谢特点如下。

（1）呼吸频率明显增加，潮气量降低，主要是肺顺应性减退所致。呼吸可达 50 次/min 以上。

（2）运动开始后，$\dot{V}O_2$ 上升缓慢。

（3）无氧阈提前出现。

（4）呼吸贮量下降。

（5）$EQO_2$（氧通气当量）增高，表示换气效率差。

（6）VD/VT 升高。

（7）静息 $P_aO_2$ 平均为 80 mmHg，运动后几乎全部病例 $P_aO_2$ 下降，平均为 69 mmHg，仅 3 例运动后 $P_aO_2$ 上升。Crystal 报道[13] 安静时 $P_aO_2$ 正常者轻度运动负荷即引起 $P_aO_2$ 下降。

（8）运动后，$P_{(A-a)}O_2$ 增加。

（9）心率增加缓慢。HRmax、$HR_{AT}$（AT 时的心率）均低于其他病种。

（10）做功量降低，最大功率（瓦）仅为预计值的 2/3。

所以，运动试验（轻度运动引起 $P_aO_2$ 下降，$P_{(A-a)}O_2$ 升高等）可作为早期诊断肺纤维化等病的依据。

3. 肺血管疾病

Kanarek（1986 年）报道肺血管造影证实的肺栓塞患者运动试验结果，总结其气体代谢特征为：

（1）静息状态 VD/VT 升高，运动后并不下降甚至更高。

（2）$\dot{V}E$ 很高。

（3）很早出现 AT。

（4）静息 $P_{(A-a)}O_2$ 升高，运动后更高。

（5）$P_aO_2$ 静息时可下降，运动后更下降[13]。

（6）$\dot{V}O_2max$ 降低。

（7）心率升高。

Burki（1986 年）认为若无限制或阻塞肺功能障碍，VD/VT > 40% 提示有肺栓塞的可能，VD/VT < 40% 肯定可以排除肺栓塞[12]。运动时 VD/VT 的变化可作为肺血管疾病的早期筛选指标。

虽然不需要对每个进入 CR/SP 程序的患者进行这种运动试验，但对于同时患有心脏病和肺部疾病的患者来说，帮助确定运动受限的主要原因并确定有效运动处方是非常有益的[3]。

## 第四节 生活质量评定

中国康复医学会心血管病专业委员会、心血管康复医学杂志编委会制订（刘江生执笔）了《中国心血管患者生活质量评定问卷》（CQQC）[14]。该问卷共分为 6 个项目，24 个条目（问题）如下：体力（包括体力状况和有无参加康复运动 2 个问题）、病情（包括心绞痛、心悸、呼吸困难、疾病对生活的影响、对疾病的认识、生死观 6 个问题）、医疗状况（包括对治疗和医务人员的满意度 2 个问题）、一般生活（包括饮食、睡眠、自我感觉、娱乐、性生活 5 个问题）、社会心理状况（包括抑郁、焦虑、记忆力、智力、生活信心、亲人关系、夫妻关系 7 个问题），工作状况（包括工作能力，人际关系 2 个问题）。受访者根据自己的情况进行相应回答，每个条目根据选项不同，给予不同的得分，然后累计得分为该人员的得分，问卷得分范围为 0 ~ 154，得分越高，意味着生活质量越好。可按照《中国心血管患者生活质量评定问卷》评定肺心病患者的生活质量。

11

# 第三章　肺心病的康复疗法与效果

2013 年，美国胸科医师学会和欧洲呼吸学会将肺康复定义为一项综合治疗措施[15]，包括对患者的个体化评估、健康教育、运动训练、行为改善、社会心理支持、营养干预等，并注重多学科协作，其中运动训练是整个肺康复方案中的核心内容。肺康复的主要目的是最大限度地减轻患者症状，提高患者的活动能力、生活自理能力及改善生活质量，减轻医疗负担[16]。故肺心病的康复主要是通过呼吸训练、全身运动训练、排痰训练、长期家庭氧疗、营养支持、健康教育和心理及行为干预等措施，以减少症状，提高疗效和生活质量。

## 第一节　慢性阻塞性肺疾病、肺心病的康复效果

因为欧美将肺心病康复列入呼吸系统疾病康复，所以 Pashkow 和 Dafoe 等的《临床心脏康复》(*Clinical Cardiac Rehabilitation*) 和 Pollock，Schmidt 的《心脏病和康复》(*Heart Disease and Rehabilitation*) 第三版的专著中没有肺心病康复的专论，只是 Pashkow 等《临床心脏康复》的冠心病合并慢性肺部疾病部分对肺病康复略有论述[17]。现主要就国内学者对肺心病康复所作出的贡献介绍如下。

### 一、慢性阻塞性肺疾病（chronic obstructive pulmonary disease，COPD）

慢性阻塞性肺疾病是肺心病最常见原因。近 80% 的 COPD 患者可并发肺心病[18]。单纯 COPD 的病死率约为 45%，并发肺心病者可高达 60%[2]。

对患有慢性肺病患者的最佳治疗包括药理学和非药物学治疗。对于继续吸烟的患者，戒烟应作为其管理过程的第一步。对于 COPD 患者，药物的最佳选择是治疗的重要基石。对于吸入性支气管扩张剂，通常使用一种或多种长效药物治疗，包括 β 受体激动剂或长效抗胆碱能药物。短效作用支气管扩张剂通常用于抢救或急性加重期间。吸入皮质类固醇治疗通常用于严重 COPD 伴有频繁发作或持续性哮喘患者[3]。当然，预防和治疗感染是非常重要的，怎么强调也不为过。

如前所述，肺心病的发生发展过程中，肺功能减退、缺氧是决定性因素。如果 COPD 的康复治疗有效，势必可以减轻肺心病病情，延缓病程发展，提高患者生活质量。美国胸科医师学会 1974 年对肺疾患的康复下了定义并提出了包括运动疗法在内的多种康复措施。20 世纪 80 年代以后，仍认为这些康复措施是有价值的，并且这些康复措施不断被丰富、充实。



肺心病的康复措施主要包括：①对患者和家属进行有关教育；②控制感染，消除呼吸道刺激；③使用支气管扩张剂、体位引流、胸部震荡等方法排痰、清除呼吸道分泌物；④进行呼吸肌锻炼（包括使用呼吸肌增强器、膈肌起搏）；⑤全身运动锻炼（同时应用或不用辅助氧气治疗）；⑥矫正不当生活方式，戒烟、注意营养等。

王力军等[19]对 30 例慢性阻塞性肺部疾病患者（肺气肿 27 例）进行 2 ~ 3 周的综合康复治疗，获得良好疗效。

其康复程序包括：

（1）心理康复及有关 COPD 的知识教育。

（2）腹式呼吸及缩唇呼气训练，并逐渐成为患者经常的呼吸方式。

（3）呼吸肌锻炼，每日 3 次，并逐渐提高吸

气及呼气负荷。

（4）全身耐力锻炼：每天2个单元，每个单元包括步行1 km（正常速度），上下2层楼梯2次，踏车锻炼2次，每次40 min。运动强度（靶心率）根据患者症状调整。靶心率＝休息心率＋（亚极量运动试验峰值心率－休息心率）×0.6。

（5）低流量吸氧（≤1 L/min）。

结果：

（1）与对照组比较，综合康复组咳嗽、咯痰、呼吸困难明显改善（$P<0.01$），运动负荷显著增加（$P<0.01$），功率提高了（6.4±3.69）W。

（2）综合康复组的潮气量（VT）、肺活量（VC）、肺总量（TLC）、用力肺活量（FVC）、第1秒呼气量（$FEV_{1.0}$）、最大呼气流速（0EF2）治疗后有显著改善（$P<0.01$），而对照组无显著改变（$P>0.05$）。

（3）按照ST-George呼吸问题调查表进行的生活质量调查，综合康复组在康复治疗后，总分及各部分的分值都显著改善（$P<0.01$）；而对照组除症状分显著改善（$P<0.01$）外，其他两部分的分值及总分均无显著改变（$P>0.05$）。

王大兰等[20]将55例慢性阻塞性肺疾病患者分成治疗组（30例）和对照组（25例）。治疗组用深慢腹式呼吸配合阻力呼吸的方法进行呼吸肌锻炼。腹式呼吸8～9次/min。阻力呼吸是通过吸气肌增强器上6个大小不同的孔径增加吸气时阻力。吸气肌增强器是一个双孔口含器。1～6个气孔的直径由0.45 mm逐渐减小至0.2 mm。锻炼时夹上鼻夹，吸气时只能由设定的1个小孔进气，以增加吸气阻力，每周缩小1个孔径，直至最小孔径，从而逐渐增加阻力，锻炼呼吸肌的肌力和耐力；呼气时，气流通过2个孔呼出，但仍能起到缩唇作用，减少小气道的早期闭合。对照组仅进行深慢腹式呼吸。

结果：在6周锻炼后，治疗组的肺活量、用力肺活量、最大呼气流速、残气量、残气量/肺总量有显著改善（$P<0.05$，或$P<0.01$），运动耐力亦有提高，平均多上1层楼；对照组肺功能仅有轻度改善，运动耐力仅12例（48%）平均多上1层楼。说明深慢腹式阻力呼吸改善COPD患者通气功能比单纯深慢腹式呼吸更有效。

李玉明，陈庭贵，张涛，等[21]用膈肌起搏器对42例慢性阻塞性肺疾病进行治疗。结果：改善了肺通气功能，降低$PaCO_2$，增加最大跨膈压（Pdimax，反映膈肌收缩力）。

## 二、肺心病

孙银香等[22]将肺心病患者201例、COPD患者123例，随机分成呼吸体操锻炼组（166例）、对照组（159例）。锻炼组做“缩唇—膈式呼吸”为主的呼吸体操训练。根据患者具体情况教练卧式、坐式、立式以及行走、登梯时腹式呼吸。每天2次，每次30 min。继之将日常生活活动亦调节成这种呼吸形式。

结果：在呼吸体操训练1～20个月后，锻炼组：①最大跨膈压升高65.67%（对照组仅升高9.22%）；②最大口腔吸气压（MIP）、最大口腔呼气压（MEP）分别升高30.45%、32.10%（对照组仅升高6.75%、2.80%）；③肺功能：用力肺活量、第1秒呼气量、第1秒呼气量%、最大呼气流速明显改善（$P$均$<0.05$）；④血气分析：动脉血$CO_2$分压（$P_aCO_2$）、动脉血氧分压（$P_aO_2$）和动脉血氧饱和度（$S_aO_2$）均明显改善（$P$均$<0.05$）；⑤生活质量：劳动能力（METs）等明显改善（$P<0.05$）。

以上各参数锻炼前后差异显著（$P$均$<0.05$），除$PaO_2$、$S_aO_2$外，其他参数和对照组比较，差异显著（$P$均$<0.05$）。说明“缩唇—膈式呼吸”可改善肺通气功能，甚至可提高动脉血氧分压、血氧饱和度，降低动脉血二氧化碳分压，改善生活质量。

杜薇等报道无创正压通气（BjPAP）治疗肺心病合并Ⅱ型呼吸衰竭的疗效[23]：124例肺心病急性加重合并Ⅱ型呼吸衰竭的患者被分为两组：常规治疗组64例，BiPAP组60例（给予常规治疗的同时加用BiPAP无创通气）。

结果：BiPAP组治疗后6 h，动脉血氧分压（$PaO_2$）即有显著上升，动脉血二氧化碳分压（$PaCO_2$）显著下降（$P<0.05$）；治疗后24 h，血pH上升，与治疗前比较有显著差异，且优于对照组（$P$均$<0.05$）。而常规治疗组治疗24 h后

$PaO_2$ 有显著上升（$P<0.05$），但 pH、$PaCO_2$ 均无显著改善（$P>0.05$）。

结论：对于肺心病合并Ⅱ型呼吸衰竭的患者，BiPAP 无创通气是一种有效的治疗手段，可以较快地改善动脉血气状况。

陈云山等[24]以体外膈肌起搏治疗肺心病合并呼吸衰竭患者 20 例。经 10～20 次起搏治疗后，症状、紫绀减轻，$P_aO_2$ 上升非常明显（$P<0.001$），$PaCO_2$ 下降显著（$P<0.01$）。对照组（20 例）症状无缓解，血气指标仅 $PaO_2$ 上升明显（$P<0.05$），$PaCO_2$ 无显著下降。

## 第二节　肺心病的康复疗法

肺心病的康复疗法是通过教育、心理调整、控制感染、气道分泌物引流、呼吸肌及全身运动锻炼等措施，稳定或逆转肺心病患者的病理生理、精神状态，改善肺功能，提高生活质量，回归家庭与社会。康复疗法虽然目前不能根本消除肺心病已存在的肺、心病变，但是可以减轻肺部病变，改善肺功能，减少、消除缺氧，减轻对心脏的损害，从而减轻、延缓，甚至逆转肺心病的病程，提高生活质量，产生巨大的社会效益和经济效益。

### 一、教育

进行有关肺心病发生、转归、预防（矫正不当生活方式）及心理调节的教育对于肺心病的康复治疗有重要意义。久病缠身难免情绪压抑、悲观。心跳、气短会使对疾病缺乏认识的患者精神紧张、恐惧、焦急，加重呼吸困难，耗氧量更大，并形成恶性循环。教育可使患者情绪放松，有助于改变恶性循环。

### 二、改变不当生活方式

多数肺心病患者有吸烟的不良嗜好。戒烟可明显、迅速减少对支气管、肺的刺激，明显缓解症状。病重时患者常自行停止吸烟，但病情好转后，又恢复吸烟。应于病情较重时加强教育，促进戒烟，消除后患。

### 三、控制感染

急性呼吸道感染是诱发肺心病急性加重的主要因素。因此要指导患者避免感染，例如气温变化时及时增减衣物，避免受凉，还要防止过劳等感冒诱因；流感流行期间要减少去公共场所的次数，避免传染流感。对于存在的感染，应用有效的中、西药物控制肺部感染是制止、延缓病情发展的重要手段。

### 四、消除气道内分泌物

气道内分泌物潴留可影响气体交换，加剧微生物繁殖、感染。应采用祛痰、引流等排痰方法清除气道内分泌物，消除其不良影响。祛痰除使用祛痰剂外，应注意多饮水，防止痰液黏稠，不易咳出。

排痰训练：基本方法包括体位引流、胸部叩击、震颤及直接咳嗽等。

（1）体位引流

体位引流是根据肺段解剖位置的不同，通过适当体位，利用重力作用促使肺叶内特别是肺段气道内的分泌物引流，配合有效咳嗽将分泌物排出。

（2）胸部叩击、震颤技术

通常是治疗者手掌呈空心状，叩击患者胸背部，叩击拍打后手按住患者胸壁部加压，此时嘱患者做深呼吸，在深呼气时做颤摩震动，再做叩击，如此重复 2～3 次，再嘱患者咳嗽以排痰。

（3）直接咳嗽

正确做法为：先缓慢深吸气，吸气后屏气片刻，快速打开声门，用力收腹将气体迅速排出，引起咳嗽。

### 五、呼吸训练

健康人安静时的呼吸模式通常为胸腹联合呼吸，随着活动强度的增加，胸式呼吸成分逐渐增多。慢性阻塞性肺气肿患者胸廓扩张，弹性减退，肋间肌被牵拉过长，收缩力减弱；同时，肺气肿使膈肌下降、变平，收缩力下降。支气管阻力增加，胸部呼吸肌、膈肌收缩力减退共同降低了呼吸效率，于是机体动用辅助呼吸肌增强呼吸。结果呼吸肌本身的耗氧量可从安静时的 4 ~ 10 mL/min 增至 30 ~ 150 mL/min，增高 10 倍以上，占总耗氧量之比，从安静时的 2% 增至 50%[25]。病变的持续发展，使膈肌因缺氧、能量供应不足而萎缩。膈肌的萎缩和疲劳导致呼吸功能进一步恶化，形成恶性循环，最终引起呼吸衰竭。呼吸训练是指导患者通过正确的呼吸练习，最大程度地增进呼吸功能，增强呼吸肌的肌力和耐力，进而增强日常生活能力。通过呼吸训练，使患者建立有效呼吸形态，预防和减少由于缺氧、二氧化碳潴留等原因造成的肺功能损害，缓解呼吸困难，促进患者康复[18]。研究证明呼吸肌同躯体其他骨骼肌一样，通过运动锻炼，可以增加肌力和耐力。锻炼呼吸肌有如下方法。

### （一）腹式呼吸法

腹式呼吸吸气时胸腔负压加大，肺组织扩张，腔静脉回心血量、肺血容量增加，呼气时肺内血容量减少，肺静脉回心血量增加。腹式呼吸可增加肺通气量，膈肌升高每增加 1 cm，肺通气量增加 250 ~ 300 mL[22]。腹式呼吸还促进肺血循环。肺血循环的加强有减轻肺瘀血、肺水肿，防止肺泡萎陷和肺不张等治疗作用。周士枋的 1 组 COPD 患者在腹式呼吸 3 个月后，膈肌活动范围增加了 3 cm[25]。腹式呼吸的目的是增强膈肌的收缩能力和效率，使患者的胸式呼吸变为腹式呼吸并协调膈肌和腹肌在呼吸运动中的活动，从而增加吸气时最大吸气量和呼气时的潮气量，改善肺泡气体分布，同时减少呼吸做功，减少氧耗，改善气促[26]。

方法：可采用卧、坐、立位，以及行走、登梯的腹式呼吸，逐渐将患者日常活动的呼吸转变成这种形式的呼吸[22]；双手放于腹部；呼气时，手随腹部下陷并轻轻加压以增高腹压推动膈肌上抬；吸气时，经鼻做深吸气同时上腹部对抗手所加压力徐徐向上隆起腹部；吸呼气时间比例为 2∶4，目的是使肺内气体有效排出。深慢腹式呼吸，如果每天 2 次，每次 30 min，则效果更好[20]。为增加腹肌肌力，进一步增强腹式呼吸的效果，还可采取腹部加压呼吸法，即用 5 ~ 10 kg 沙袋置于下腹部，以后沙袋位置可逐渐上移至上腹部，逐渐加强腹肌力量。加压呼吸每次 30 min，1 日 2 次[25]。指导患者腹式呼吸时要心情松弛、自然；循序渐进，有适当间歇期，避免过度通气综合征。

### （二）缩唇呼吸法（pursed-lip breathing，PLB）

慢性肺心病患者由于慢性炎症对支气管壁的侵袭，破坏支气管壁纤维环和软骨环，其抗压能力减退，因此在呼气时不能对抗胸内压的改变，而过早塌陷、闭塞，缩唇呼吸可提高气道内压。它平均增加支气管内压力 5 cm 水柱。Petty 发现当支气管内压力增加 <6 cm 水柱时已可使支气管内径增大，达到 10 cm 水柱则可获得理想效果[27]。气道内压提高可防止气道过早陷闭而有利于肺内残气排出，有利于氧气的吸入，从而可明显降低动脉血二氧化碳分压，增加动脉血氧分压，是肺心病患者最容易学会的呼吸锻炼技术。具体方法：患者全身放松，闭嘴经鼻深吸气，然后缩唇吹口哨样缓慢呼气 4 ~ 6 s，所以又称为吹笛呼气法；呼气时缩唇大小程度由患者自行调整，以呼出气流能使离口唇 15 ~ 20 cm 处的蜡烛火焰倾斜而不熄灭为宜。

### （三）完全呼吸法

王芳等对老年慢性阻塞性肺病稳定期患者运用完全呼吸法训练并观察其疗效[17]，患者被分为干预组（运用完全呼吸法）和常规组，进行为期 1 年的观察。结果发现干预组干预后第 1 s 用力呼气容积（$FEV_1$），用力肺活量（FVC），6MWD 和 10 m 最大步行速度均显著增加，而常规组干预前后上述指标无显著改变。表明完全呼吸法可改善 COPD 患者呼吸困难症状，改善肺功能，提高运动耐量，改善生活质量。完全呼吸法是一种把腹式和胸式呼吸结合起来，完成正确而自然的呼吸方式。具体步骤：先将气体慢慢吐尽，然后再缓慢地吸气，感觉腹部慢慢鼓起，空气开始充满胸部区域的下半部分，再让空气充满胸部的上半部分，尽量将胸部吸满空气而扩张到最大程度，双肩略微抬起，吸气吸到双肺成最大容量，腹部向内微收。呼气时，缓慢地呼气，先放松胸的上半部分，再放松胸的下半部和腹部，最后收缩腹肌，用收缩腹部肌肉的方法来结束呼气。

### （四）吸气肌训练

呼吸肌的收缩和舒展引起的节律性呼吸运动是肺通气的原动力。主要的吸气肌为膈肌和肋间外肌，主要呼气肌是肋间内肌和腹肌。平静呼吸时，吸气运动是吸气肌收缩所致，是一个主动过程，平静呼吸是由吸气肌舒展所致，是一个被动过程，因此更强调吸气肌的训练。吸气肌训练主要有 3 种类型[28]。

1. 阻力负荷训练（Resistive Loading）

这个方法需要患者通过一个变径孔进行呼吸，给予既定的气流量。其原理是通过改变吸气孔径大小来调节压力大小，孔径越小压力越大。王大兰等[20]采用一种简易的双孔口含阻力呼吸器，前端为单向活瓣，保持气体单向呼出，侧面有 6 个不同口径小孔供吸气之用，1 ~6 孔的直径由 0.45 cm 逐渐缩小至 0.2 cm。吸气时只能由侧壁的小孔进气，以增加吸气阻力，孔径越小，阻力越大。锻炼可每次 15 min，每周缩小 1 个孔径，或根据锻炼情况调整时间。经 4 ~8 周锻炼可使患者最大运动负荷增加 37% 。

2. 阈值压力负荷训练（pressure threshold loading）

这种方法需要患者产生足够的负压克服特定器材的负荷吸入气体。负荷的大小即所需的压力大小可精确调节。这种方法可以提高肌力、肌肉缩短率、最大输出量和肌肉耐受力。

3. 二氧化碳过度通气训练（voluntary normocapnic hyperpnea）

这种方法需要患者以较高的通气量进行呼吸训练。训练时患者至少要在 70% ~90% 最大分钟通气量的水平维持呼吸 30 min，每周 3 ~5 次。鉴于这种训练方法要有为防止低碳酸血症所需设备的复杂性，因此这种方法仅在医院或实验室实施，难以推广。

### （五）体外膈肌起搏法（external diaphragm pacing，EDP）

在 COPD 状态下膈肌低平，活动幅度减小，肺泡通气量下降，导致缺氧或二氧化碳潴留。研究表明 COPD 患者膈神经动作电位波幅降低，可能与肺功能减退、膈肌疲劳有一定关系[29]。体外膈肌起搏器可通过脉冲电流刺激膈神经，使膈肌收缩力增强，膈肌下移速度加快，吸气动作加大，潮气量增加，使缺氧症状得到改善。体外膈肌起搏器虽然结构简单，操作方便，无创伤，但其电极难以定位精确，疗效差异较大，易引起膈肌疲劳，应予以注意[30]。

### （六）无创正压通气（NPPV）

无创正压通气是肺康复策略之一。其原理主要为克服气道阻力、对抗内源性呼气末正压，进而减少呼吸做功，使疲劳的呼吸肌得到充分休息，是运动锻炼的辅助康复策略。梁国鹏等[31]将符合 COPD 诊断标准的 180 例患者随机分为观察组（89 例）和对照组（91 例），观察组每天在常规治疗基础上给予双水平气道正压（BiPAP）无创通气治疗，48 h 后用心率（HR）、呼吸频率（RR）、动脉血气和肺功能进行疗效判定。结果表明：观察组总有效率显著高于对照组。也有分析表明无创正压通气可降低稳定期重度 COPD 患者的 $PaCO_2$，增加患者的运动耐力[32]，改善患者的生活质量，且长期 NPPV 可延缓肺功能恶化，降低患者病死率。



## 六、运动训练

运动训练是肺康复环节不可缺少的重要一步。因慢性肺心病患者通气障碍使患者出现呼吸困难，日常活动量减少，进而引起骨骼肌萎缩，加重患者通气障碍，而运动训练能增强肌力，降低患者呼吸困难的程度，提高活动耐力，最大程度恢复患者自主功能状态。但运动训练的强度、时间及频率对结果有一定程度的影响。

下肢运动训练是肺康复的强制性内容，是肺康复的重要组成部分，包括步行，上、下楼梯，慢跑，爬山，功率自行车等有氧运动训练为主的训练。

在患有慢性肺病的患者中经常发现上肢无力。上肢训练已被证明可以提高日常生活活动功能。包括特定阻力训练的上身运动应该包含在这些患者的运动方案中[3]。上肢运动训练包括上肢功率计法、举重法等，例如举轻量物体（0.5～2 kg），每组10次，连续1～2 min，休息2～3 min[25]。经上肢训练后，不仅可减轻上肢活动后出现的呼吸短促等症状，还可改善呼吸功能。

这种患者运动功能差，运动容易出现疲劳、呼吸困难。运动持续时间应较短，间歇时间应较长。可每阵运动5～10 min，休息一段时间后再次开始运动，一次累计运动20 min[33]。随着运动功能的增强，逐渐延长每阵运动时间，缩短休息时间，持续运动时间可达30 min。频率为2～5次/周。研究表明：进行6～12周的肺功能训练能改善多种功能，而这种改善作用在12～18周后逐渐开始减弱[34]。欧洲心血管预防和康复协会心脏康复分会认为所有COPD患者都能从以运动为基础的心脏康复程序获益，建议慢性阻塞性肺疾病，有适度阻塞的患者在运动前使用支气管扩张剂测试，根据使用支气管扩张剂后的$FEV_1$确定运动处方：①$FEV_1$ >75%，患者可以参加通常的心脏康复运动训练方案；②$FEV_1$ <75%且>50%，患者从事的耐力运动量应减少10%～15%；③$FEV_1$ <50%，建议患者参加低强度耐力/间隔踏车训练，以及体操（Borg呼吸困难量表分值≤5，呼吸频率≤20次/min）[35]。采取哪种方式，必须遵循个体化原则，循序渐进，量力而行，持之以恒。

## 七、长期氧疗

肺心病患者因长期缺氧可引起代偿性红细胞增多症，使血液黏滞度增加，肺血流阻力增加，右心负荷加重。长期氧疗（long-term oxygen therapy，LTOT）可以纠正低氧血症，提高血氧分压及脉搏氧饱和度（$SpO_2$），减轻因缺氧及二氧化碳潴留对心肺功能的影响，缓解肺动脉高压，延缓肺心病进展、提高生存率、改善患者生活质量。慢性阻塞性肺疾病缓解期患者休息状态下$PaO_2$≤55 mmHg，肺心病患者休息状态下$PaO_2$≤59 mmHg即可推荐氧疗。《美国心脏康复指南（第5版）》认为：对于氧饱和度降至90%以下的人（无论休息或运动）应给予氧疗[3]。患者可每日鼻导管低流量吸氧至少15 h以上，夜间应持续吸氧。通常先从（1～2 L/min）低流量开始，然后调节氧流量，睡眠时可适当增大流量，吸氧流量要调整到使$PaO_2$调高至65 mmHg或$SaO_2$调高至90%。此外，应注意避免$CO_2$潴留的加重和对呼吸的抑制。

## 八、营养支持

肺心病患者由于心肺负荷加重，长期处于慢性消耗状态，易导致营养不良，呼吸肌无力，机体免疫防御功能减弱；故要指导患者科学膳食，改善营养，提高免疫力，以降低肺部感染和肺心病急性加重的发生率。方法：保证患者的每日总热量供给，给予高蛋白、高热量、富含维生素、易消化食物，忌辛辣刺激饮食，并注意电解质和微量元素的补充。

## 九、心理和行为干预

老年肺心病患者心理承受能力较差，容易受外界不良刺激的影响，加上本病迁延不愈和反复发作，易有悲观失望情绪，需做好心理和行为关怀，给予患者疏导和鼓励，提高患者战胜疾病的信心，让患者以正确的心态对待疾病；同时指导患者进行积极的放松训练。坚持长期的综合肺康复训练可收到效果，同时可改善COPD患者焦虑、抑郁。

（陈丽敏撰稿，刘江生校对）

## 参考文献

[1] 谢俊刚，徐永健. 国内外COPD流行病学进展［J］. 中国实用内科杂志，2006，26（18）：1401－1403.
[2] 乔翠霞，李素云. 慢性阻塞性肺疾病的流行病学研究现状［J］. 中国老年学杂志，2010，30（11）：1618－1621.
[3] American Association of Cardiovascular and Pulmonary Rehabilitation. Guidelines for cardiac rehabilitation and secondary prevention programs［M］. Fifth edition. United States Champaign：Human kinetics，2013：189－191.
[4] 张叶钦，胡晓芸，侯飞飞，等. 早期慢性阻塞性肺疾

病诊治进展［J］. 临床肺科杂志，2018，23（3）：547－550.

［5］ZHOU M，WANG H，ZHU J，et al. Cause-specific mortality for 240causes in China during 1990—2013：a systematic subnational analysis for the Global Burden of Disease Study 2013［J］. Lancet，2016，387（15）：251－272.

［6］ZHONG N，WANG C，YAO W，et al. Prevalence of chronic obstructive pulmonary disease in China：a large，population-based survey［J］. Am J Respir Crit Care Med，2007，176（8）：753－760.

［7］DECRAMER M，MIRAVITLLES M，PRICE D，et al. New horizons in early stage COPD-improving knowledge，detection and treatment［J］. Respir Med，2011，105（11）：1576－1587.

［8］钟南山. 早发现、早诊断和早干预应是我国慢性阻塞性肺疾病防治的主要研究方向［J］. 中华结核和呼吸杂志，2012，35（4）：243－245.

［9］赖富华. 慢性阻塞性肺疾病早期干预的再认识［J］. 重庆医学，2013，42（12）：1415－1417.

［10］樊冰，周达新. 肺源性心脏病［M］//陈灏珠，林果为主编. 实用内科学. 13 版. 北京：人民卫生出版社，2010：1595－1611.

［11］唐熠达，赵惠英，方丕华. 心肺运动试验［M］//方丕华主编. 阜外心电图运动试验. 北京：人民卫生出版社，2009：466－467.

［12］赵连云. 运动试验，肺功能测定原理与临床应用［M］. 北京：北京医科大学，中国协和医科大学联合出版社，1992：172.

［13］水野 康，福田市藏. 循环器负荷试验法—理论と实际［M］. 东京：诊断と治疗社，1991：233－249.

［14］中国心血管患者生活质量评定问卷常模测定协作组. “中国心血管患者生活质量评定问卷”及其常模的测定［J］. 心血管康复医学杂志，2012，21（2）：105－112.

［15］SPRUIT M A，SINGH S J，GARVEY C，et al. An official american thoracic society/european respiratory society statement：key concepts and advances in pulmonary rehabilitation［J］. Am J Respir Crit Care Med，2013，188（8）：13－64.

［16］MORGAN M，CALVERLEY P，CLARK C J，et al. Pulmonary rehabilitation：british thoracic society standards of care subcommittee on pulmonary rehabilitation［J］. Thorax，2001，56（11）：827－834.

［17］王芳，陈丽丽，李晓敏，等. 完全呼吸法对老年慢性阻塞性肺病稳定期患者运动耐量的影响［J］. 心血管康复医学杂志，2016，25（5）：508－511.

［18］刘志强，吴凯，刘长庭，等. 慢性阻塞性肺疾病的呼吸训练方法［J］. 中国临床康复，2002，6（3）：312－313.

［19］王力军，张景隆，曲镭. 慢性阻塞性肺疾病患者短期康复疗效观察［J］. 中国康复医学杂志，1995，10（5）：198.

［20］王大兰，李青，刘勇立. 深慢腹式阻力呼吸改善 C/OD 患者肺功能的研究［J］. 中国康复医学杂志，1995，10（5）：201.

［21］李玉明，陈庭贵，张涛，等. 体外膈肌起搏与慢性阻塞性肺疾病的治疗［J］. 中国康复医学杂志，1992，7（4）：171.

［22］孙银香，阎启英，李长深，等. 呼吸体操在肺心病和 C/0D 缓解期的应用研究［J］. 中国康复医学杂志，1996，11（1）：1.

［23］杜薇，刘建德，赵蕴伟. 无创正压通气治疗肺心病合并Ⅱ型呼吸衰竭临床分析［J］. 心血管康复医学杂志，2009，18（3）：275－277.

［24］陈云山，纪树森，陈妙天，等. 体外膈肌起搏治疗肺心病合并呼吸衰竭的临床观察［J］. 中国心血管康复医学，1992，1（1）：48.

［25］周士枋. 慢性阻塞性肺疾病患者康复锻炼进展［J］. 中国康复医学杂志，1993，8（1）：46.

［26］张萍，史晓红，张浩，等. 腹式呼吸训练作用机制及临床应用［J］. 现代中西医结合杂志，2012，21（2）：221－223.

［27］周士枋. 呼吸系统疾病患者的康复［M］//卓大宏主编. 中国康复医学. 北京：华夏出版社，1990：954－966.

［28］郭佳宝，朱毅. 吸气肌训练的临床研究进展［J］. 中国康复医学杂志，2014，29（9）：888－892.

［29］MOHAMED HUSSEIN A A，HAMED S A，ABDEL HAKIM N. Cerebral cortical dysfunction in chronic obstructive pulmonary disease：role of transcranial magnetic stimulation［J］. Int J Tuberc Lung Dis，2007，11（5）：515－521.

［30］李冰，张红璇. 膈肌起搏的临床应用及研究进展［J］. 中国呼吸与危重监护杂志，2013，12（4）：423－426.

［31］梁国鹏，曾奕华，王鹏，等. 无创正压通气治疗老年慢性阻塞性肺病临床疗效观察［J］. 中国老年学杂志，2012，32（4）：705－706.


11

[32] 唐琴，秦光梅. 长期无创正压通气对重度稳定期COPD患者疗效的系统评价［J］. 中南大学学报（医学版），2016，41（3）：319－327.

[33] PASHKW F J, ASSOCIATED MEDICAL, CONDITIONS PART C. Patients with peripheral vascular and Chronic Lung Disease［M］//PASHKOW F J, DAFOE W A. Clinical Cardiac Rehabilitation. Baltimore：Williams & Wilkins，1993：179－180.

[34] RIES A L. Pulmonary rehabilitation：summary of an evidence-based guideline［J］. Respir Care，2008，53（9）：1203－1207.

[35] 刘江生. 解读与评论2010年欧洲心血管预防和康复协会心脏康复分会关于二级预防中心脏康复的意见［J］. 心血管康复医学杂志，2014，23（6）：591－596.

11

# 第十二篇

## 冠心病的康复

# 第一章　冠心病概况

## 第一节　定义

冠状动脉粥样硬化性心脏病（coronary atherosclerotic heart disease）简称冠状动脉性心脏病或冠心病（coronary heart disease，CHD），有时被称为冠状动脉病（coronary artery disease，CAD）[1]［冠状动脉粥样硬化性心脏病也可缩写为 CAD（coronary atherosclerotic heart disease，CAD）］，是冠状动脉粥样硬化导致管腔狭窄、阻塞，引起心肌缺血、缺氧的心脏病。因其基本病变是心肌供血不足，故又称为缺血性心脏病，世界卫生组织公布二者为同义词。

冠状动脉性心脏病或冠心病的命名目前虽被普遍应用，但未表达出动脉粥样硬化这一病因。可以导致心肌缺血的冠状动脉疾病，除冠状动脉粥样硬化外，还有炎症（风湿性、梅毒性、川崎病和血管闭塞性脉管炎等）、痉挛、栓塞、结缔组织疾病、创伤和先天性畸形等多种。但由于绝大多数（95%~99%）由冠状动脉粥样硬化引起，因此用冠状动脉性心脏病或冠心病一词代替冠状动脉粥样硬化性心脏病，虽然不甚确切，但在临床上还是可行的[1]。

## 第二节　流行病学

因为冠心病的诊断比较复杂，用现有的诊断方法调查冠心病难以准确反映实际患病率，故近年来开展大规模冠心病患者人口普查的国家不多。目前，主要是通过急性心肌梗死发病率和病死率来反映冠心病的发病情况。

冠心病是工业发达国家的流行病，它已成为欧美国家最多见的心脏病病种。冠心病是西方发达国家的主要死因，其年死亡数可占到总死亡数的 1/3 左右。但由于对冠心病二级预防的加强和干预措施的得力，自 1968 年后冠心病病死率开始下降，特别是 1976—1985 年下降了 48%。

作为发展中国家，我国目前冠心病的发病率和病死率仍处于较低国家的行列，然而和其他发展中国家一样，近 30 年来有升高趋势。从 1984 年至 1988 年我国城市冠心病病死率升高 13.5%，为 41.88/100 000，农村升高 22.5%，为 19.17/100 000。1996 年城市冠心病病死率为 64.25/100 000，在 8 年内升高 53.4%，农村为 26.92/100 000，升高 40.4%。2000 年城市冠心病病死率达 71.3/100 000，农村为 31.6/100 000，并继续升高。此外，在住院心脏病患者中冠心病所占比例也随年代不断增加，以上海两所大型综合性医院的资料为例，20 世纪 50 年代占 6.78%，60 年代占 15.71%，70 年代占 26.03%，80 年代占 26.80%，90 年代占 39.18%，可见其于 20 世纪 80 年代和 90 年代均已成为第一常见的心脏病病种[1]。



## 第三节　病理

冠状动脉有左、右 2 支；左冠状动脉有 1~3 cm 长的总干，然后分为前降支和回旋支，故合称为冠状动脉的 4 支。正常动脉壁由内膜、中膜和外膜三层构成。内膜由单层内皮细胞、结缔组织和有孔的内弹力板组成，内皮细胞和弹力板之间称内皮下层。中膜由平滑肌细胞、胶原、弹力纤维等构成，中膜与外膜间分隔着一层不连续的外弹力板。外膜包含成纤维细胞、平滑肌细胞、胶原、糖蛋白等结构。发生动脉粥样硬化时，动脉壁出现脂质条纹、纤维斑块和复合病变三种变化。

1. 脂质条纹病变

它是早期病变，局限于动脉内膜，内膜出现肉眼可见的细小黄色斑点或条纹。其内在变化是内膜下少数平滑肌细胞呈灶性积聚，细胞内外有脂质沉积，脂质成分主要是胆固醇。细胞内如充满较多的脂质，则细胞质呈泡沫状，称之为泡沫细胞。这种变化在幼儿中就可见到，到青春期逐渐增多。

2. 纤维斑块病变

随着病变的进展，脂质沉积及泡沫细胞越来越多，较大病灶中心部发生细胞坏死、崩解，刺激周围的结缔组织增生及慢性炎症反应，形成纤维斑块，向内扩展使内膜面隆起，而突入管腔内，引起管腔狭窄。因为病灶中心坏死的细胞及脂质，呈淡黄色粥样，故称为“粥样硬化”。这是动脉粥样硬化的典型病变。

3. 复合病变

包括粥样硬化斑块的出血、坏死、溃疡、钙化和附壁血栓形成。

当冠状动脉因粥样硬化发生轻度狭窄（<50%）时，心肌的供血未受影响，患者无症状，各种心脏负荷试验无心肌缺血表现。这时虽有冠状动脉粥样硬化，还不能诊断为冠心病。当冠状动脉发生重度狭窄（50%～75%）时，心肌供血不足，发生缺血，才能诊断为冠心病。

12

当冠状动脉因粥样硬化病变，发生严重狭窄或阻塞，其供血区域心肌严重、持久缺血时，可发生心肌坏死，是为心肌梗死。急性心肌梗死时心肌呈片状灶性坏死。以后坏死心肌纤维逐渐溶解、吸收，并纤维化。于第4～6周形成瘢痕而愈合。

在我国，不仅冠心病的病死率远低于西方国家，而且病理研究表明我国冠心病发病年龄较西方人晚10岁，同样程度的动脉硬化病变较西方人约晚发10年[2]。可是，随着我国经济的发展，饮食、生活习惯的改变，我国冠心病的心肌梗死发生率和病死率呈上升趋势。而且1949—1979年间近1万例动脉粥样硬化病例的病理检查结果显示，与1949年以前资料对比，同等程度的病变要早发10年左右；斑块最早见于12岁男性，50～59岁者半数以上有斑块，20～29岁有冠状动脉狭窄>50%者接近1%。因而我国迫切需要加强冠心病的预防工作，而且从青少年就要开始。

## 第四节　病因及发病机理

冠心病是冠状动脉粥样硬化所致，其病因尚未完全清楚。大量研究表明动脉粥样硬化的形成是动脉壁细胞、细胞外基质、血液成分（特别是单核细胞、血小板及低密度脂蛋白）、局部血流动力学、环境及遗传学等多因素参与的结果。流行病学研究发现，与动脉粥样硬化相关的重要危险因子为血脂蛋白异常、高血压、糖尿病、吸烟、肥胖、血同型半胱氨酸水平升高、体力活动减少、高龄和男性等[1]；其中血脂异常、血胆固醇水平升高是基本的危险因素，尤其是氧化低密度脂蛋白（LDL），近年被认为是动脉粥样硬化的启动因素。

动脉粥样硬化发生的现代观点：LDL（低密度脂蛋白）通常运送60%～70%胆固醇给外周组织[2]。LDL相对较小，能穿过动脉内膜。当血浆LDL浓度增高时，透过动脉内膜的LDL超过其清除率，过多的LDL聚积在动脉壁[3]。在动脉内膜因各种原因（包括病毒感染、毒素、儿茶酚胺、化学物质、营养障碍、机械损伤、缺氧、免疫复合物及过敏反应、血流动力学、高血压、高胆固醇血症等）受到损伤的情况下，LDL很易渗入内膜下层。过多的LDL积聚内膜下和内膜受损使LDL产生脂质过氧化作用，形成氧化LDL，改变了LDL的分子结构。氧化LDL吸引血循环中的单核细胞、T细胞穿透动脉内膜，吞噬脂质形成泡沫细胞；刺激动脉壁平滑肌细胞增生，由中膜移至内膜下，并分泌胶原纤维、弹性蛋白等纤维斑块的基本成分。这些物质带负电荷，LDL带正电荷，更促使LDL在动脉壁中沉积下来。改变了结构的LDL分子容易被巨噬细胞和平滑肌细胞吞噬。巨噬细胞吞食LDL而引起的附着及因内膜损伤而引起的胶原纤维外露可引起血小板凝聚，以及一系列变化，它的产物前列环素（PGI2有血管扩张作用）、血栓素A2（TXA2有收缩血管及进一步促进血小板黏附的作用）失去平衡，TXA2超过PGI2，促进血栓形成。血管内皮细胞功能失调导致内皮细胞产生的血管舒张因子（NO）减少，也促进血管收缩、血栓形成。上述因素的综合作用，逐渐形成动脉粥样硬化，其中胆固醇尤其是 LDL 起着基本的致病作用。

至于冠状动脉之所以易于发生粥样硬化，可能是：①该动脉内膜和部分中膜的血供由管腔直接供给，血中的氧和营养物质直接透入内膜和中膜，因而脂质亦易于透入。②该动脉与主动脉的交角几乎成直角，其近端及主要分支的近端受到的血流冲击力大，因而，内膜易受损伤[1]。

# 第二章 冠心病的危险因素

冠心病危险因素有如下 3 类[4]。

1. 生物因素：①年龄；②性别；③绝经期；④生物钟；⑤遗传因素。

2. 解剖、生理、代谢因素：①血脂异常；②高血压；③肥胖；④左心室肥厚；⑤体力下降；⑥葡萄糖、胰岛素动力学异常；⑦血液流变学和血液凝固因素异常。

3. 行为因素：①饮食习惯；②吸烟；③体力活动少；④饮酒；⑤冠心病倾向行为；⑥口服避孕或非避孕雌激素；⑦有可卡因瘾。

冠心病危险因素也可分为无法改变的因素（如年龄、性别等）和可改变的因素（饮食习惯、吸烟等）两大类。其中高血脂、高血压、吸烟、体力活动减少于 1995 年被美国心脏学会（AHA）列为“冠心病可被改变的主要危险因素”。随着科学技术的发展，对人类的冠心病危险因素的认识不断加深，今分述如下。

## 第一节 年龄

据尸检病理解剖证实动脉粥样硬化过程可开始于儿童期，随着年龄增加，动脉硬化病变的严重性逐渐增加。在临床上，35 岁以后，冠心病的发病率逐渐增多。在美国 35 岁以上人群中，冠心病是 10 个主要死因之一；60 岁以上的人，每 5 人有 1 人患冠心病（20%）。有报道认为 70 岁以上的老人几乎都有冠状动脉粥样硬化。有前瞻性研究证明年龄是冠心病的独立危险因素，即使其他危险因素处于“正常范围”[4]。但是年龄与冠心病的关系受其他危险因素的影响。例如一个 55 岁有高度危险因素水平的人在 6 年内发生临床冠心病的可能性是 55%，而同样年龄只有低度危险因素水平的人发生临床冠心病的可能性只 4%。矫正可改变的冠心病危险因素将减少冠心病的发病率和病死率。

## 第二节 性别

女性的冠心病发病率低于男性，发病年龄比男性晚 10 年，绝经期后则冠心病发病率显著增加[4]。如前所述，按世界人口标化所得冠心病 35～74 岁病死率，在中国农村，男女分别为 40/100 000 与 28/100 000，城市约为农村的 2 倍。女性年轻时冠心病发病率较低的部分原因可能是合并的冠心病危险因素水平较低。例如女性 50 岁以前，高血压、血脂异常（总胆固醇、低密度脂蛋白、甘油三酯升高，高密度脂蛋白降低）通常少于男性，吸烟率也较低。

女性口服避孕药（含有不同比例雌激素、黄体酮）可明显增加冠心病发生的危险，特别是吸烟者。这可能是含有不同比例雌激素、黄体酮的避孕药损害了对葡萄糖的耐受，产生高胰岛素血症、升高血甘油三酯和总胆固醇水平、降低高密度脂蛋白（HDL）的水平。通常是雌激素增加、黄体酮降低 HDL 的水平。另一方面，大多数研究说明：自然或手术绝经期后的替代性雌激素治疗

（剂量通常比避孕药小得多），不影响冠心病的危险性，或有降低其危险性、冠心病和全病因病死率的作用。少数报道持相反观点。因而在推荐雌激素用作常规替代治疗以前还需要进一步的研究，包括排除引起子宫内膜和乳腺癌的作用。

## 第三节 遗传因素

冠心病的遗传影响已被充分证明了。如家庭一级亲属（父母或兄弟姐妹）有冠心病，那么他（她）的冠心病危险性就增加。危险性增加的程度可以不同，有的达到无家庭遗传者的5倍。一级亲属在55岁以前患冠心病者的冠心病危险性最高。家庭遗传除遗传因素外，实际上还包括家庭的生活环境、教育影响，例如饮食习惯、体力活动、爱好等。所以人们怀疑家庭遗传是否真的是冠心病危险因素。但是Framingham研究的多因素（年龄、性别、收缩压、血浆总胆固醇、葡萄糖耐量、体重和其他危险因素）分析证明父亲死于冠心病者仍是男性的独立危险因素[5]。女性可能因为经期的原因，冠心病发病率较低，家庭遗传不是独立危险因素。

## 第四节 血脂异常

12

在各种可改变的冠心病危险因素中血脂异常对冠状动脉粥样硬化的发病关系最明确，证据最有力。其他危险因素在引发冠心病的机制中除其本身作用外，也往往牵连血脂问题。因此，血脂异常是动脉粥样硬化的基本病因。为充分了解其作用，先简单介绍脂质代谢的概念。

### 一、脂质代谢

血脂包括胆固醇、甘油酯、磷脂、游离脂肪酸、脂溶维生素以及固醇类激素。脂质不溶于水，血清中游离脂肪酸与血清血蛋白结合，甘油三酯、游离胆固醇、胆固醇酯和磷脂与不同的载脂蛋白（APO）结合成水溶性的脂蛋白（LP），以便在血液中运转。脂蛋白是以脂类（甘油三酯和胆固醇酯）为核心，外覆以亲水的磷脂、载脂蛋白和游离胆固醇。根据Alaupovic推荐的ABC系统命名法，主要载脂蛋白有A、B、C、D、E、F等几十种，A又分为AⅠ、AⅡ、AⅢ、AⅣ等亚组，B又分为B45、B100两组。因为脂蛋白分子大小、密度的不同，用超速离心法可将脂蛋白分为乳糜微粒（CM）、极低密度脂蛋白（VLDL）、低密度脂蛋白（LDL）和高密度脂蛋白（HDL）4种。采用超速离心、电泳等技术还可将各种脂蛋白细分成很多亚组分子。例如，LDL有7种以上的亚组分，HDL有HDL1、HDL2a、HDL2b和HDL3等亚组分[3]。脂蛋白中以LDL和HDL与动脉粥样硬化关系最密切。

1. 低密度脂蛋白（LDL）

有大量证据说明氧化LDL-C是动脉粥样硬化的启动因素。仅1993年相关文献就有120多篇。其主要根据是：不仅动脉粥样硬化病变内有氧化LDL-C，而且还有相应的抗体，给予药物防止LDL-C氧化，能明显延缓动脉粥样硬化进展。

2. 高密度脂蛋白（HDL）

HDL被认为是一种抗动脉粥样硬化的脂蛋白。因为HDL的基本功能是从外周组织细胞表面收集多余的胆固醇，运送至肝脏，再利用，或变为胆酸经胆汁排出。

3. 总胆固醇

因为血胆固醇的60%～70%由LDL携带，它与血LDL的浓度密切相关，所以血总胆固醇通常用作代表血LDL的指标[4]。

### 二、低密度脂蛋白与冠心病的危险性

LDL和冠心病的关系可从流行病学、尸检病理检查、动物实验、临床等方面进行观察。

1. 流行病学调查

包括西方6国和日本的20组以上大样本前瞻性研究证明血总胆固醇（TC）、低密度脂蛋白胆固醇（LDL-C）和冠心病的发病率有直接关系，当TC＞200 mg/dL，或LDL-C＞130 mg/dL时，冠心病的发病率显著增加。TC＞200 mg/dL时，每增加1%，则6年内冠心病发生率约增加2%。西

方6国和日本的大样本研究还证明饮食是血胆固醇升高的主要原因。饱和脂肪和胆固醇的摄入可解释16个研究人群大约90%的平均血胆固醇水平的差异[4]。移民的血胆固醇水平和冠心病发病率关系也证明冠心病的发生主要是饮食习惯，而不是遗传因素的关系。例如日本人、犹太人等从摄入饱和脂肪较少、血胆固醇水平、冠心病发病率较低的国家移居到冠心病发病率高的国家，饮食习惯、生活方式改变以后，他们的冠心病发病率就上升，和接纳国的人群相似。

2．尸检

包括国际动脉硬化研究，涉及15个国家、31 000例尸体病理检查在内的世界许多地区、各种年龄的尸检证明：各人群动脉硬化的程度有明显的差异，动脉硬化的广泛程度和严重性与生前的血总胆固醇、LDL-C水平和其他危险因素密切相关[4]。尸检还说明欧洲战争引起食物缺乏，特别是饱和脂肪摄入减少时伴随着动脉硬化病变的进行性地减少。

3．遗传

遗传性高胆固醇血症等血脂异常一般伴有早期出现、进行性的动脉硬化，也证明血脂异常和冠心病的密切关系。

4．动物实验

差不多所有种类的动物都可通过高胆固醇和饱和脂肪的摄入引起高胆固醇血症和冠心病[4]。这样引起的猴子严重冠状动脉硬化可因饮食或药物所致血总胆固醇和LDL-C浓度下降而逆转。

尽管20世纪50年代开始的Framingham前瞻性队列研究证实了胆固醇与冠心病的关系，然而20世纪90年代初，降胆固醇治疗在减少冠心病的风险的作用一直存在争议。尽管有证据表明，高胆固醇水平与冠心病的死亡相关，但是降胆固醇治疗可以减少冠心病的发病率仍然没有得到证实。几十年来，通过药物治疗降低冠心病病死率都未能取得令人信服的证据。降低胆固醇的饮食干预往往被证明的无效的，这样的结果使胆固醇作为治疗目标的有效性受到挑战[6]。

然而最近关于胆固醇在动脉粥样硬化中作用的认识终于有了惊人的突破。使用羟甲戊二酰辅酶A（HMG-CoA）还原酶抑制剂（他汀类药物）的临床试验为胆固醇假说提供了确凿的证据。一系列大规模临床试验已证实他汀类药物在几乎所有主要研究人群有降低总体病死率的作用；与安慰剂对照试验显示，他汀类药物能使低密度脂蛋白胆固醇水平降低20%~60%，5年内冠脉事件减少1/3，同时没有增加非血管病死率[6]。

最后，在大规模临床试验中，各种降低低密度脂蛋白胆固醇水平的干预措施（如胆汁酸结合树脂、肠绕道手术、他汀类药物）均能降低心血管事件。因此，低密度脂蛋白胆固醇完全符合柯赫氏（Koch's postulates）法则，成为动脉粥样硬化的致病因子[6]。

## 三、高密度脂蛋白与冠心病的危险性

1．流行病学调查

一些前瞻性和横向流行病学调查提示，冠心病的发病率和高密度脂蛋白胆固醇（HDL-C）的水平呈相反关系，即HDL水平越低，冠心病发病率越高。Stampfer等1991年的研究也证明在排除其他危险因素以后，冠心病的病死率与HDL-C水平呈相反关系[7]。

Framingham研究说明HDL-C每增加1 mg/dL，则独立地降低冠心病事件3.1%[8]。与Stampfer等的发现：HDL-C每增加1 mg/dL，心肌梗死的危险减少3.5%一致。但是HDL-C水平下降引发冠心病的证据不如LDL-C降低与冠心病发病关系的充分。而且Finnish组的7个国家研究结果是相反的：动脉硬化进行性加重时，HDL-C浓度是升高的。

2．临床证据

与低密度脂蛋白胆固醇相同，众多的前瞻性队列研究都提示高密度脂蛋白（HDL）胆固醇和血管风险之间存在强烈的负相关。经造影证实的冠状动脉疾病患者，往往更多存在高密度脂蛋白胆固醇水平降低的情况。与低密度脂蛋白胆固醇不同的是我们目前没有证据表明，增加HDL-C水平能够降低冠心病风险。然而，不管是横断性，还是前瞻性研究其观测数据均一致，都高度支持高密度脂蛋白水平作为一种逆相关的危险因素纳入成人治疗小组（adult treatment panel，ATPⅢ）的指南。ATPⅢ意识到，这一并不符合柯赫氏（koch's postulates）法则的生物标志物，在临床实践中却有着重要意义[6]。

## 四、载脂蛋白和其他血脂亚组

一些研究者认为，与测量 HDL-C 和 LDL-C 相比，在临床实践中测量载脂蛋白 AI 和 B100 能够更好地预测心血管病的风险。2005 年的两个前瞻性队列研究在成年男性和女性中证实了上述观点。而且这两个研究还发现，非高密度脂蛋白胆固醇（总胆固醇含量减去高密度脂蛋白胆固醇含量）的临床风险预测价值与载脂蛋白 AI 和 B100 一样。此外，这些研究发现，总胆固醇/HDL-C 比值也是一个非常强的风险预测指标，甚至优于载脂蛋白 B100/载脂蛋白 AI 的比例。有证据表明小的低密度脂蛋白颗粒可能比大颗粒更易引起动脉硬化，特别是糖尿病合并血脂异常患者[6]。

## 五、甘油三酯与冠心病的危险性

与 LDC-C 在动脉粥样硬化的因果作用方面取得令人信服的证据相比，甘油三酯的作用仍然存在争议。它涉及：①甘油三酯与 HDL-C 呈负相关，最近的一项荟萃分析表明，经 HDL-C 校正后，甘油三酯水平对冠心病的校正风险从正数第三的 2.0 下降至倒数第三的 1.5。②目前指南仍然建议甘油三酯应在空腹状态下进行测量，但大部分的血浆甘油三酯水平的预后价值取决于餐后水平。最近有两个重要的队列研究提示，非空腹甘油三酯水平能够独立于传统的危险因素预测血管事件，但空腹甘油三酯水平却不能。最近还发现，非空腹甘油三酯水平能够预测卒中事件，而空腹甘油三酯水平则不能。因此，目前的指南还未建立一个甘油三酯的目标值[6]。

《中国成人血脂异常防治指南（2016 年修订版）》[9]称：有部分国外新发表血脂异常诊疗指南不推荐设定调脂目标值，其理由是尚无随机对照研究证据支持具体的血脂治疗目标值是多少，也不知道何种血脂目标值能带来 ASCVD（动脉粥样硬化心血管疾病）危险最大幅度的降低；可是若取消调脂目标值会严重影响患者服用调脂药的依从性，只有在设定调脂目标值后医师才能更加准确地评价治疗方法的有效性，提高患者服用调脂药的依从性。在中国 ASCVD 一级预防人群血脂合适水平和异常分层标准中设定了血脂适合水平和异常分层标准，包括 TG 的目标值（表 12－2－1）。

治疗时 TG 的调脂目标值纳入非-HDL-C 值，经他汀类药物治疗后如非-HDL-C 值［mmol/L（mg/dL）］仍不能达到目标值［低/中危＜4.1（160），高危＜3.4（130），极高危＜2.6（100）］，可在他汀类基础上结合应用贝特类、高纯度鱼油制剂；对于严重高 TG 血症患者，即空腹 TG≥5.7（500）患者，应首先考虑使用主要降低 TG 和 VLDC-C 的药物（如贝特类、高纯度鱼油制剂或烟酸）。

表 12－2－1　中国 ASCVD 一级预防人群血脂合适水平和异常分层标准［mmol/L（mg/dL）］[9]

| 分层 | TC | LDL-C | HDL-C | 非-HDL-C | TG |
|---|---|---|---|---|---|
| 理想水平 | | ＜2.6(100) | | ＜3.4(130) | |
| 合适水平 | ＜5.2(200) | ＜3.4(130) | | ＜4.1(160) | ＜1.7(150) |
| 边缘升高 | ≥5.2(200)，且<br>＜6.2(240) | ≥3.4(130)，且<br>＜4.1(160) | | ≥4.1(160)，且<br>＜4.9(190) | ≥1.7(150)，且<br>＜2.3(200) |
| 升高 | ≥6.2(240) | ≥4.1(160) | | ≥4.9(190) | ≥2.3(200) |
| 降低 | | | ＜1.0(40) | | |

注：ASCVD，动脉粥样硬化心血管疾病，TC，总胆固醇；LDL-C，低密度脂蛋白胆固醇；HDL-C，高密度脂蛋白胆固醇；TG，甘油三酯。

符合下列条件者，可直接列为高危或极高危人群

极高危：ASCVD 患者

高危：（1）LDL-C≥4.9（190）mmol/L 或 TC≥7.2 mmol/L

（2）糖尿病患者［LDL-C 在 1.8～4.9 mmol/L（或 TC 3.1～7.2）mmol/L，且年龄≥40 岁］

↓不符合者，评估 ASCVD10 年发病危险

血清胆固醇水平分层（mmol/L）

| 危险因素（个） | | 3.1≤TC＜4.1 或 1.8≤LDL-C＜2.6 | 4.1≤TC＜5.2 或 2.6≤LDL-C＜3.4 | 5.2≤TC＜7.2 或 3.4≤LDL-C＜4.9 |
|---|---|---|---|---|
| 无高血压 | 0～1 | 低危（＜5%） | 低危（＜5%） | 低危（＜5%） |
| | 2 | 低危（＜5%） | 低危（＜5%） | 中危（5%～9%） |
| | 3 | 低危（＜5%） | 中危（5%～9%） | 中危（5%～9%） |
| 有高血压 | 0 | 低危（＜5%） | 低危（＜5%） | 低危（＜5%） |
| | 1 | 低危（＜5%） | 中危（5%～9%） | 中危（5%～9%） |
| | 2 | 中危（5%～9%） | 高危（≥10%） | 高危（≥10%） |
| | 3 | 高危（≥10%） | 高危（≥10%） | 高危（≥10%） |

↓ ASCVD 发病为中危，且年龄＜55 岁者，评估余生危险

具有以下任意 2 项及以上危险因素者，定义为 ASCVD 高危人群

收缩压≥160 mmHg 或≥100 mmHg

非 LDL-C≥5.2 mmol/L（200 mg/dL）

HDL-C＜1.0 mmol/L（40 mg/dL）

BMI≥28 kg/m$^2$

吸烟

危险因素包括：吸烟、低 HDL-C 及男性≥45 岁或女性≥55 岁；慢性肾脏疾病患者的危险评估及治疗请参见特殊人群血脂异常的治疗。

图 12－2－1 ASCVD 总体发病危险评估流程图[9]

不过，上述文献[6]关于甘油三酯的论述还是应该引起注意，尤其是关于非空腹甘油三酯水平能够独立于传统的危险因素预测血管事件的论述应该积极探索。

近 30 年来，中国人群的血脂水平逐步升高，血脂异常患病率明显增加。2012 年全国调查结果显示：成人血清总胆固醇平均值为 4.50 mmol/L，高胆固醇血症的患病率为 4.9%；甘油三酯平均值为 1.38 mmol/L，高甘油三酯血症的患病率为 13.1%；高密度脂蛋白胆固醇平均值为 1.19 mmol/L，低水平高密度脂蛋白胆固醇血症的患病率为 33.9%。中国成人血脂异常总体患病率高达 40.4%，较 2002 年大幅上升[9]。

《中国成人血脂异常防治指南（2016 年修订版）》[9]主要根据血脂异常情况，参考其他危险因素，提出了动脉粥样硬化性心血管疾病（atherosclerotic cardiovascular disease，ASCVD）总体发病危险评估流程图：①第 1 步，评定极高危、高危人群。②第 2 步，对于不符合上述条件者，评估 ASCVD 10 年发病危险（分为低危，中危和高危）。③第 3 步，对 ASCVD 发病为中危，且年龄＜55 岁者，评估余生危险，具有所列任意 2 项及以上危险因素者，定义为 ASCVD 高危人群。如此分层，将有利于治疗和康复。具体见图 12－2－1。

那么对于心血管病高危人群该如何治疗呢？霍勇[10]指出：现行国内外指南均推荐 LDL-C 作为防控 ASCVD 风险的首要调脂目标，但对于心血管病高危人群，药物治疗的 LDL-C 目标值有些差异。《中国成人血脂异常防治指南（2016 年修订版）》[9]认为 LDL-C 治疗目标：极高危患者的应控制在 1.8 mmol/L 以下，高危患者的应控制在 2.6 mmol/L 以下，这与欧洲心脏病学会和欧洲动

脉硬化学会（ESC/EAS）相似。美国内分泌医师协会和美国内分泌学会认为LDL-C水平越低，获益越多。在极高危、高危人群（目标值与我国相同），设立极端风险人群，其LDL-C目标值定为<1.4 mmol/L。霍勇指出：相较于欧美人群，中国人群基线胆固醇水平低，对他汀敏感性高、耐受性差，适用于欧美人群的强化他汀疗法可能并不适用中国人群。CHILLAS研究[11]证实对中国ACS患者强化他汀治疗效果并不优于常规剂量他汀，而且强化他汀组心血管终点事件（心源性死亡、非致命性心肌梗死、血管重建）发生率还高于常规剂量组。如果他汀治疗不能使LDL-C值达标，可联合应用其他调脂药物。在IMPROVE-IT研究，纳入18 144例ACS患者，依折麦布+瑞舒伐他汀组较他汀类单药组进一步降低LDL-C水平（1.4 mmol/L比1.8 mmol/L），且显著减少心血管事件发生率（32.7%比34.7%）。PCSK9抑制剂被认为是继他汀类药物后的新一代降脂药物，包括单克隆抗体alirocumab等。美国国家脂质学会（NLA）专家组指出稳定性ASCVD，进展性ASCVD及极高危，且他汀不耐受的患者均可推荐使用PCSK9抑制剂。ODYSSEY OPTIONS Ⅱ研究结果显示，对LDL-C水平未达到1.8 mmol/L或2.6 mmol/L的心血管病高危患者，alirocumab+瑞舒伐他汀降低LDL-C水平明显高于依折麦布+瑞舒伐他汀（50.6%比14.4%，$P<0.0001$），且组间安全性、耐受性均相当。最后，作者强调，尽管他汀类药物治疗重要，仍需充分强调生活方式治疗的重要性。



## 第五节　高血压

收缩压和舒张压的升高都是冠心病的独立危险因素。它并发的左心室肥厚独立地增加心脏事件、心力衰竭和猝死的危险性。

### 一、流行病学调查

主要的前瞻性流行病学调查一致发现男女性的收缩压、舒张压与冠心病呈显著的正相关，是持续的独立危险因素。血压和冠心病呈对数线性关系。血压越高，冠心病的危险性越大。对于冠心病的危险性，血压没有阈值。不是在某些血压以下对冠心病就没有影响。例如，Framingham关于45～74岁男人因冠心病死亡和脑卒中的18年相对危险性研究结果是：舒张压80～89 mmHg者的危险性是舒张压低于80 mmHg者的1倍；舒张压≥105 mmHg者的危险性比<80 mmHg者>4倍[4]。

《中国高血压防治指南（2010）》[12]指出，我国人群50年来高血压患病率仍呈增长趋势，每10个成年人中就有2人患高血压。我国人群高血压流行有2个显著的特点：从南方至北方高血压患病率递增；高钠、低钾膳食是我国大多数高血压患者的主要危险因素之一。高血压是我国人群脑卒中及冠心病发病及死亡的主要危险因素。血压水平与脑卒中、冠心病的风险呈连续、独立、直接的正相关；与舒张压相比，收缩压与心血管风险的关系更为密切。在美国，每3个成年人就有1人患高血压，在≥65岁的人群中，2/3的人是高血压[13]，说明美国的高血压患病率比我国的还高。

### 二、移民

研究也证明移民对高血压和冠心病的影响。南太平洋Polynesian岛的居民传统上高血压、冠心病的发病率低，年龄增加时血压无明显改变。当移民到新西兰这些高血压和冠心病发病率高的国家以后，血压随增龄而增加，冠心病的危险性也增大。

### 三、尸检

有长期高血压史的患者尸检通常都有冠状动脉硬化的发现。Master等一组500例心肌梗死的尸检中男性50%、女性80%有高血压的历史[14]。在动脉硬化病死率高的人群中，高血压似乎是全病程动脉硬化的加剧因素，并促使心肌梗死患者发生心衰。

## 四、高血压增加冠心病危险的机制

目前的解释是严重的高血压损伤大、中动脉的内膜，使产生和释放有收缩血管作用的内皮素，减少血管舒张因子（NO），促使冠状动脉痉挛，形成血栓，发生动脉粥样硬化病变。高血压引起的小冠状动脉张力增强和平滑肌肥厚会减少冠状动脉血流贮备。高血压和左室肥厚还会增加心肌耗氧量。这些都有助于解释高血压患者，甚至缺乏大冠状动脉硬化的时候出现心绞痛，或隐性心肌缺血。

高血压作为一个危险因素，收缩压和脉压可能比舒张压更重要，这与数十年的临床医疗相悖。单纯收缩期高血压似乎代表一个独特的病理生理状态，血压升高反映了动脉弹性降低，并非外周阻力或平均动脉压的增加。脉压定义为收缩压和舒张压之差，能够独立地预测心血管事件，特别是心功能不全；还能预测首次和反复心肌梗死的发生[6]。

## 五、高血压的诊断性评估

1. 确定血压水平及其他心血管病危险因素。
2. 判断高血压的病因。
3. 寻找靶器官的损害。

## 六、血压水平分类和定义

血压水平分类和定义详见表 12－2－2。

高血压患者心血管病风险水平分层见表 12－2－3。

高血压的治疗不仅要按低危、中危、高危等危险级别，采取不同治疗，还要考虑诸多影响预后的许多重要因素，给予必要的干预，详见表 12－2－4。

表 12－2－2 血压水平分类和定义[12]

| 分类 | 收缩压（mmHg） | | 舒张压（mmHg） |
|---|---|---|---|
| 正常血压 | <120 | 和 | <80 |
| 正常高值血压 | 120～139 | 和（或） | 80～90 |
| 高血压 | ≥140 | 和（或） | ≥90 |
| 1 级高血压（轻度） | 140～159 | 和（或） | 90～99 |
| 2 级高血压（中度） | 160～179 | 和（或） | 100～109 |
| 3 级高血压（高度） | ≥180 | 和（或） | ≥110 |
| 单纯收缩期高血压 | ≥140 | 和 | <90 |

注：当收缩压和舒张压分属于不同级别时，以计较高的分级为准。

表 12－2－3 高血压患者心血管风险水平分层[12]

| 其他危险因素和病史 | 1 级高血压 | 2 级高血压 | 3 级高血压 |
|---|---|---|---|
| 无 | 低危 | 中危 | 高危 |
| 1～2 个其他危险因素 | 中危 | 中危 | 很高危 |
| ≥3 个其他危险因素或靶器官损害 | 高危 | 高危 | 很高危 |
| 临床并发症或合并糖尿病 | 很高危 | 很高危 | 很高危 |

表 12-2-4　影响高血压患者心血管预后的重要因素[12]

| 心血管危险因素 | 靶器官损害 | 伴临床疾患 |
| --- | --- | --- |
| • 高血压（1～3级）<br>• 男性＞55岁；女性＞65岁<br>• 吸烟<br>• 糖耐量受损［餐后2 h血糖7.8～11.0 mmol/L和（或）空腹血糖受损6.1～6.9 mmol/L］<br>• 血脂异常<br>TC≥5.7 mmol/L（220 mg/dL）或LDL-C＞3.3 mmol/L（130 mg/dL）或HDL-C＜1.0 mmol/L（40 mg/dL）<br>• 早发心血管病家族史（一级亲属发病年龄男性＜55岁，女性＜65岁）<br>• 腹型肥胖（腰围：男性≥90 cm，女性≥85 cm）或肥胖（BMI≥28 kg/m²） | • 左心室肥厚<br>心电图：Sokolow-Lyon＞38 mm或Cornell＞2440mm·ms；超声心动图LVMI：男≥125 g/m²，女≥120 g/m²<br>• 颈动脉超声IMT≥0.9 mm或动脉粥样斑块<br>• 颈—股动脉脉搏波速度≥12 m/s<br>• 踝/臂血压指数＜0.9<br>• eGFR降低（＜60 mL·min⁻¹·1.73 m⁻²）或血清肌酐浓度轻度升高<br>男性115～133 μmol/L(1.3～1.5 mg/dL)<br>女性107～124 μmol/L(1.2～1.4 mg/dL)<br>微量白蛋白尿：30～300 mg/24 h或白蛋白/肌酐比：≥30 mg/g（3.5 mg/mmol） | • 脑血管病<br>脑出血，缺血性脑卒中，短暂性脑缺血发作<br>• 心脏疾病<br>心肌梗死史，心绞痛，冠状动脉血运重建史，慢性心力衰竭<br>• 肾脏疾病<br>糖尿病肾病，肾功能受损，血肌酐：<br>男性≥133 μmol/L(1.5 mg/dL)<br>女性≥124 μmol/L(1.4 mg/dL)；<br>蛋白尿（≥300 mg/24 h）<br>• 外周血管疾病<br>• 视网膜病变<br>出血或渗出，视乳头水肿<br>• 糖尿病：空腹血糖≥7.0 mmol/L（126 mg/dL），餐后2 h血糖≥11.1 mmol/L（200 mg/dL），糖化血红蛋白≥6.5% |

注：TC，总胆固醇；LDL-C，低密度脂蛋白胆固醇；HDL-C，高密度脂蛋白胆固醇；BMI，体质指数；LVMI，左心室质量指数；IMT，颈动脉内中膜厚度；eGFR，估算的肾小球滤过率。

表 12-2-5　治疗高血压的生活方式矫正[13]*

| 矫正 | 建议 | SBP降低近似值，范围 |
| --- | --- | --- |
| 降低体重 | 维持正常体重（BMI＝18.5～24.9 kg/m²） | 5～20 mmHg/减重10 kg |
| 采用DASH膳食方案 | 进食富含水果，蔬菜和低脂乳制品，且饱和和总脂肪含量低的食物 | 8～14 mmHg |
| 减少膳食中钠的摄入 | 减少饮食中的钠摄入量至不超过100 mEq/L（2.4 g钠或8 g氯化钠）。 | 2～8 mmHg |
| 体力活动 | 参加定期有氧运动，如快步走（一周中大部分日子，至少30 min/d） | 4～9 mmHg |
| 饮酒节制 | 对大多数男性，酒摄入量应限制到不超过2杯/d（1 oz或30 mL乙醇；例如24 oz啤酒，10 oz葡萄酒或3 oz 80度威士忌）；对女性和体重轻的人群，饮酒应每天不超过1杯。 | 2～4 mmHg |

注：*适用于总的心血管风险降低，戒烟。实施这些矫正的效果是剂量和时间依赖性的，对某些人可能效果更好。

SBP，收缩压；BMI，人体质量指数＝体重(kg)/身高(m)²，kg/m²，亚洲人的正常体质指数为18.5～23 kg/m²；DASH，停止高血压的膳食方法。

经允许，转载自美国胆固醇教育计划，2003，"Executive Summary of the third report of the Expert Panel on Detection, Evaluation and Treatment of High Blood Cholesterol in Adults (Adult Treatment Panel III)," JAMA, 289 (19): 2560-2572[13]。

## 七、高血压的治疗

1. 生活方式矫正

生活方式矫正是高血压治疗的基础（表12-2-5[13]）。生活方式矫正在许多随访的患者能有效降低血压，同时能降低提早发生CVD的其他危险因素，虽然它们降低患病率或病死率的能力还无结论性证明；但是它能以低廉的费用和最低风险提供很多效益。即使它们本身不足以控制高血压，也能减少抗高血压药物的种类和剂量[13]。

《中国高血压防治指南（2010）》[12]对生活方式矫正做了如下的阐述：

（1）减少钠盐的摄入

世界卫生组织推荐每日钠盐的摄入应少于5 g。我国各地居民的钠盐的摄入量普遍显著高于世界卫生组织的推荐量。因此所有高血压患者均应采取各种措施尽可能减少钠盐的摄入量，并增加食物中钾盐的摄入量；尽可能减少烹调用盐，减少味精、酱油含盐的调味品，少食或不食含钠盐量高的加工食品，如咸菜、香肠等，增加蔬菜水果的摄入量，肾功能良好者可使用含钾的烹调用盐。

（2）控制体重

对于BMI≥28 kg/m$^2$的肥胖患者，或腰围≥90/85 cm（男/女）的患者要减肥：控制能量的摄入和增加体力活动，能量的消耗。适当控制高热量食物和主食（碳水化合物的摄入）。有规律的中等强度有氧运动是控制体重的有效方法。减肥的速度因人而异。通常以每周降低0.5～1.0 kg为宜。对于非药物措施减肥效果不理想的重度肥胖患者，应在医师的指导下使用减肥药物，控制体重。

（3）不吸烟

吸烟是心血管疾病和癌症的主要危险因素之一。吸烟可损害血管内皮，显著增加高血压患者发生动脉粥样硬化性疾病的风险。戒烟的益处十分肯定，而且任何年龄戒烟均能获益。医师应强烈建议并督促高血压患者戒烟，并指导患者寻求药物辅助戒烟（使用尼古丁替代品、安非他酮缓释片和伐尼克兰等），同时也应对戒烟成功者进行随访和监督，避免复发，因为其复吸率很高。

（4）限制饮酒

长期大量饮酒可导致血压升高。所有患者均应控制饮酒量，每日酒精摄入量男性不应超过25 g，女性不应超过15 g，白酒、葡萄酒（或米酒）、啤酒的量分别少于50 mL、100 mL、300 mL。

（5）体育运动

定期的体育锻炼对高血压患者可产生重要的治疗作用：可降低血压、改善糖代谢等。建议每天进行适当的体力活动（每天30 min左右），每周应有3次以上的有氧体育锻炼，如步行、慢跑、骑车、游泳等。

（6）减轻精神压力，保持心理平衡

长期、过度的心理反应，尤其是负性心理反应会显著增加心血管风险。精神压力增加的主要原因包括过度的工作和生活压力以及病态心理，包括抑郁症、焦虑症、A型性格（一种以敌意、好胜和妒忌心理及时间紧迫感为特征的性格）、社会孤立和缺乏社会支持等。应采取各种措施帮助患者预防和缓解精神压力以及纠正和治疗病态心理，必要时建议患者寻求专业心理辅导或治疗。

2. 药物治疗

（1）治疗目的

通过降低血压[收缩压(SBP),舒张压(DBP)]，有效控制高血压的进程，预防高血压急症、并发症（脑卒中、心肌梗死、心力衰竭、肾功能不全等）的发生。以DBP(≥90 mmHg）为入选标准的降压治疗试验显示：DBP每降低5 mmHg（SBP降低10 mmHg），可使脑卒中和缺血性心脏病的风险分别降低40%和14%；单纯收缩期高血压（SBP≥160 mmHg，DBP＜90 mmHg）降压治疗试验显示：SBP降低10 mmHg，DBP降低4 mmHg可使脑卒中和缺血性心脏病的风险分别降低30%和23%。故应及时将血压降到上述目标血压水平，但并非越快越好。大多数高血压患者，应根据病情在数周至数月内将血压逐渐降至目标水平。年轻、病程较短的高血压患者，可较快达标，老年患者病程较长，或已有靶器官损害或并发症的高血压患者，降压速度宜适度缓慢。有研究显示，冠心病患者DBP降低到＜60 mmHg时，可导致脑供血不足，心血管的风险可能会增加。

（2）降压药物治疗时机

高危、很高危或3级高血压患者应立即开始降压治疗。确诊的2级高血压患者应考虑开始药物治疗；1级高血压患者，可在生活方式干预数周后，血压仍≥140 mmHg时，再开始降压药物治疗。

（3）降压药物应用的基本原则

应遵循4项原则：①小剂量（初始时采用小剂量，以后根据情况逐步增加剂量）；②优先应用长效制剂（尽可能使用有持续 24 h 降压作用，1 次/d 用药的长效药物）；③联合用药（2 级以上高血压为达到目标血压常需联合应用降压药）；④个体化（根据患者具体情况选择适合患者的降压药物）。

（4）降压药的联合应用

联合用药方案：我国临床主要推荐应用的优化联合治疗方案是：①噻嗪类利尿剂 + ACEI（血管紧张素转换酶抑制剂）或 ARB（血管紧张素受体阻滞剂）：ACEI 和 ARB 可使血钾水平略有上升，能拮抗噻嗪类利尿剂长期应用所致的低血钾等不良反应。②二氢吡啶类 CCB（钙通道阻滞剂）+ ACEI 或 ARB：CCB 有直接扩张动脉的作用，ACEI 或 ARB 既扩张动脉，又扩张静脉，两药合用有协同作用，二氢吡啶类 CCB 常见的不良反应为踝部水肿，可被 ACEI 或 ARB 抵消。③CCB + 噻嗪类利尿剂：可降低高血压患者发生脑卒中的风险。④二氢吡啶类 CCB + β 受体阻滞剂：CCB 具有的扩张血管和轻度增加心率的作用，恰好抵消 β 受体阻滞剂的收缩血管及减慢心率的作用。

多种药物的联合应用：①三药联合应用：在上述各种药物联合应用的基础上增加另一种降压药物便构成三药联合方案，其中吡啶类 CCB（钙通道阻滞剂）+ ACEI 或 ARB + 噻嗪类利尿剂最常用。②4 种药联合方案：在上述三药联合基础上加用第 4 种药物，如 β 受体阻滞剂、螺内酯、可乐定或 α 受体阻滞剂等。

12

（5）相关危险因素的处理

1）调脂治疗

高血压伴有血脂异常显著增加心血管病危险。ASCOT［英国—斯堪的纳维亚心脏事件试验（the Anglo-Scandinavian cardiac outcomes trial）是近年来欧洲最大规模（入选 19 342 例患者）的前瞻性、随机、双盲、对照、国际多中心降压联合降脂的终点研究］等研究显示，作为一级预防和二级预防分别使高血压患者脑卒中风险降低 15%、30%。国内外研究证明对冠心病合并高血压的患者他汀类药物治疗能使二级预防显著获益。因此对高血压合并血脂异常的患者应同时积极进行降压治疗和适度的调脂治疗。对于高血压合并动脉粥样硬化的患者也要使用他汀类药物，即使血脂水平无异常，也要使用他汀类药物，因为他汀类药物可使动脉壁的斑块硬化，不易脱落，避免形成血管栓塞，发生脑血管意外。

2）抗血小板治疗

阿司匹林在心脑血管疾病二级预防中的作用有大量临床研究证据支持。高血压合并心脑血管疾病的患者须应用小剂量阿司匹林（100 mg/d）进行二级预防；如合并血栓急性发作，应按相关指南的推荐使用阿司匹林，通常在急性期可予负荷量（300 mg/d），而后应用小剂量（100 mg/d）作为二级预防。

3）血糖控制

高血压合并糖尿病患者心血管疾病发生危险更高，高于正常的空腹血糖或糖化血红蛋白水平者，且与心血管疾病危险增高有相关性。治疗糖尿病的理想目标是空腹血糖 ≤6.1 mmol/L 或 HbA1c≤6.5%，但对于老年人尤其是并发症多、自我管理能力差的糖尿病患者，血糖控制不宜过于严格，可空腹血糖 ≤7.0 mmol/L 或 HbA1c≤7.0%。

4）并发心房颤动

所有高血压并发心房颤动的患者应进行血栓栓塞的危险评估，并按照现行指南进行抗凝治疗。

5）综合干预多种危险因素

高血压患者往往同时存在多个心血管病危险因素，应强调综合干预，常用的有降压、调脂和抗栓治疗。有资料提示高同型半胱氨酸血症与脑卒中发生危险有关，而补充叶酸降低血同型半胱氨酸可降低脑卒中发生风险。因此，对伴有高同型半胱氨酸水平升高的高血压患者，在降压的同时，补充叶酸也是综合干预的措施之一。

## 第六节 吸烟

### 一、流行病学调查

与高龄一样，吸烟是冠状动脉疾病的一个最重要的独立危险因素。全球有近 1 亿人吸烟。在美国，每年吸烟导致的死亡人数超过 40 万，35%～40% 与吸烟有关的死亡是由缺血性心脏病所导致的。另外，还有8%可归因于吸入二手烟。在中国，每年有超过67万人死于吸烟。在印度，2010年有93万成人可能死于与吸烟有关的疾病[6]

包括美国、加拿大、英国、以色列、新西兰和欧洲大陆在内主要的人群横向、纵向研究一致发现：吸烟的量与冠心病发病率、病死率呈密切关系，特别是对于大量摄入饱和脂肪酸和胆固醇者。在高危人群每日吸烟≥20支者比不吸烟的人心脏事件的发生率高2倍，病死率高70%，猝死率高3倍。重度吸烟者（≥2包/d）的冠心病事件、病死率分别是不吸烟者的4倍、2倍。用统计学处理其他危险因素后，吸烟对冠心病的危险性仍无明显改变，说明吸烟是冠心病的独立危险因素。2013年《美国心脏康复和二级预防指南》[13]指出：在美国，吸烟持续是可预防的死亡的主要原因。因心血管疾病死亡的患者1/5归因于吸烟。在冠心病患者中戒烟可降低全死因病死率危险的36%。因为戒烟后数周，甚至数年的高度复发率，故2000年公布和2008年更新的《美国公共卫生署处理烟草使用和依赖的临床实践指南》(*the US Public Health Service Clinical Practice Guideline on Treating Tobacco Use and Dependence*)建议：从现在起，必须考虑依赖烟草是一种需要反复干预的慢性病状态[13]。

每日吸烟≥20支者冠心病的风险增加2~3倍。除心肌梗死外，吸烟还直接关系到猝死、主动脉瘤形成、症状性周围血管疾病和缺血性卒中的风险增加[6]。

关于被动吸烟与冠心病的关系研究结果不一。多数报道认为被动吸烟会增加冠心病的危险，例如Svendsen等报道被动吸烟的丈夫（妻子吸烟）的冠心病事件是无被动吸烟丈夫的2倍[15]。Celermajer等对78名15~30岁健康人进行肱动脉扩张试验，结果发现历时3年以上每天被动吸烟最少1 h者肱动脉扩张率平均为3.1%（轻度被动吸烟者为4.1%，中度被动吸烟者为3.1%，重度被动吸烟者仅1.8%），而无被动吸烟者为8.2%；且发现此为烟中部分毒素损害血管内皮细胞，使血管舒张因子（NO）产生减少所致。从而证明被动吸烟可使年轻健康人动脉内皮细胞受损，引发冠心病。人群调查还说明摄入饱和脂肪、胆固醇多，血胆固醇水平高的人，吸烟对冠心病危险的影响更明显。这说明像高血压一样，吸烟也是冠状动脉硬化的加剧因素，饮食和血脂异常才是冠心病的本质因素。

女性较男性吸烟率低，然而，这种差距已明显缩小。由于口服避孕的反向协同作用，应用口服避孕的年轻女性吸烟者有着较高的冠心病和卒中风险。此外，吸烟对已患糖尿病的妇女有着特别危害[6]。

## 二、尸检

大多数尸检显示，吸烟量和冠状动脉硬化病变呈正相关，随着吸烟量增加，动脉硬化病变就进行性加重。

## 三、可能的致病机理

纸烟含有4000种以上的化学物质。其中损害心血管的主要是尼古丁和一氧化碳（CO）。学者设想吸烟增加冠心病危险的机理如下。

1. 尼古丁的肾上腺素能兴奋效应

尼古丁通过刺激交感神经系统、肾上腺髓质和激动主动脉、颈动脉体化学感受器，增强肾上腺素能效应，收缩血管、升高血压、加快心率，增加心肌耗氧量。

2. 一氧化碳（CO）毒性

纸烟的有机物燃烧不完全会产生CO。吸一支烟可使肺毛细血管血液接触400 ppm的CO。CO的毒性作用如下：

（1）降低血液携氧能力

CO对血红蛋白（Hb）的亲和力是氧对Hb亲和力的245倍。因而CO从$HbO_2$中取代$O_2$，迅速形成HbCO（一氧化碳血红蛋白），减少$HbO_2$（氧合血红蛋白），降低携氧能力。

（2）血HbCO的增加，使氧离解曲线左移，减少心肌的氧供。

（3）CO和细胞的细胞色素氧化酶结合，损害心肌细胞的有氧代谢。

（4）损伤冠状动脉内膜。

由于心肌氧供减少，有氧代谢降低和心肌耗

氧量的增加，使心肌氧的供、耗关系失调，形成心肌缺氧。引起：①心绞痛，甚至心肌梗死。②心肌收缩力下降，出现心衰。③室颤阈下降，出现室颤，甚至猝死。

3. 尼古丁和CO对动脉硬化的联合效应

（1）降低血浆HDL-C浓度。

（2）增加血小板的黏附性和形成血栓的倾向。

吸烟还通过其他几个机制减少心肌供氧，影响动脉粥样硬化的进程。长期吸烟可能会增加低密度脂蛋白胆固醇的氧化和损害冠状动脉内皮依赖性血管舒张。吸烟还有促凝和促炎的不利影响和引发自发性血小板聚集的作用。与不吸烟者相比，吸烟者冠状动脉痉挛的发病率增加，室性心律失常的阈值降低[6]；从而吸烟可在高胆固醇血症的情况下，升高LDL-C浓度；损伤血管内膜，加速脂质沉积到内膜下；诱发血小板黏附、崩解等一系列反应，加速动脉硬化病变的形成和发展，加重心脏损害，诱发心脏事件。

## 四、戒烟[6,13]

通过任何措施戒烟均能改善健康状况，尤其是与包括锻炼和控制饮食在内的生活方式改变同时进行。总的来说，与继续吸烟的人相比，戒烟能够使冠心病的病死率减少36%。这一效果不因年龄、性别或国籍而改变。戒烟带来的35%～40%风险降低等于或超过其他冠心病二级预防干预措施，包括使用阿司匹林、他汀类药物、β受体阻滞剂、血管紧张素转换酶抑制剂带来的风险降低。

社会网络的研究表明，在配偶协助下的戒烟率达到了67%，而在兄弟姐妹、朋友和同事的协助下，戒烟率只达到25%～36%。

戒烟有明显的好处，但如果仅仅是减少吸烟，似乎只有边缘效应。低尼古丁含量的香烟也能减少较少心肌梗死的风险。

研究证明：戒烟干预力度越强，戒烟率越高；增加个体治疗课时间的长度和治疗课的次数≥4课（共计>30 min时间）更有效。主动拨打电话和个体或集体咨询是有效的戒烟模式；社会支持能显著改善戒烟结果。联合治疗比单一药物更有效，药物治疗增加戒烟率，应该得到鼓励。

戒烟前的工作：①在人群中识别吸烟者。②对于愿意戒烟和社区中不愿意戒烟者提供强烈的关于需要戒烟的劝告和宣传资料（如视频资料、小册子），可及时改变他们对于戒烟的观点，提高戒烟参与率。③如果他们有戒烟的意愿，可进行有关询问。

戒烟的实施：对于有意戒烟者可采取以下措施。

1. 应该提供行为咨询，进一步提高对戒烟的认识。

2. 在1～2周内安排戒烟日，使他们戒烟的意愿不衰退。

3. 通常提供超过10～12周的行为技能训练，这对于持续戒烟是重要的。

4. 开始实施

（1）必须决定是否突然戒烟，或逐渐戒烟，例如在戒烟前，转换烟的牌子或减少吸烟的数量。

（2）为戒烟日做准备，要求移去所有烟灰缸和烟的产品。

（3）应用生活方式改变（如放松等）和运动治疗支持戒烟，限制每日吸烟的支数。

（4）戒烟的困难在于其常伴随着饮酒，对于那些有较多不良行为的人，例如过分的赌博、肥胖、酗酒者要注意同时矫正，并且其复发预防已有很成功的事例。

（5）提供家庭和社会支持，整合社会支持网。

（6）积极矫正其他心血管病危险因素［例如，给予血管紧张素转换酶抑制剂（ACEI）、血小板药物、β受体阻滞剂、他汀类和降压药］。

（7）鼓励进行药物干预：有撤除症状是药物治疗的重大需要。7种一线的药品的提示可帮助准备戒烟的吸烟者，包括：丁氨苯丙酮（安非他酮）SR（sustained release tablet，缓释片），伐尼克兰（瓦伦尼克林）和5种尼古丁替代品（尼古丁口香糖、尼古丁空气过滤器、尼古丁糖锭、尼古丁喷鼻剂和尼古丁贴片）。个人的喜好和以前的应用经常指导药剂的选择。近年的资料显示，伐尼克兰在心血管病患者作为有效的药剂已显示其效益。应用这些药剂时下述情况是重要的：①对于高度依赖的吸烟者 4 mg 尼古丁口香糖比 2 mg 的更有效。②对于有抑郁病史的吸烟者，安非他酮 SR 特别有效。大多数患者应用一种药剂 8～12 周可以获益，小部分患者需要治疗 24 周。此外，最近证据提示联合用药更好，例如，伐尼克兰、尼古丁贴片和安非他酮 SR。必须指出，美国食品及药物管理局（FDA）在 2011 年中期公布了一个安全通知：要公众注意，帮助戒烟的伐尼克兰在心血管病患者可能伴随一定的心血管负面事件。

（8）监视其戒烟效果。

5. 防止吸烟复发

（1）识别可能引起复发的高危状态。

（2）吸烟复发通常与情绪有关，例如有挫折感，厌倦、抑郁，和家庭成员、朋友同事有人际矛盾或有社会压力；吸烟复发也与不良行为有关，要帮助人们处理有关事宜。

6. 随访：由于容易复发，应随访所有戒烟患者。

关于所有药品 CR/SP 专家应该提供适当的教育和咨询。教育可通过开发用于支持这些药品的书面指导而加强。通过探视、电话联系和 e-mail 的随访可增加戒烟干预的成功率。研究提示使用 4 个或更多的联系渠道用于随访冠心病患者时可增加戒烟率。电话联系是一种方便、有效地提供正面增强效果的方法。

## 第七节　肥胖

### 一、肥胖与心血管病的关系

1. 刘江生关于肥胖与心血管病关系的论文[16]

（1）流行病学调查

已经明确肥胖是心血管病的重要危险因素。估计美国成年人有 4700 万人体重超重，在心脏康复大样本的资料中肥胖的发生率大约是 50%。加拿大中年男性体质指数（BMI）平均为 26.5～27.3 kg/m²，女性为 25.2～26.9 kg/m²，因而肥胖是一个普遍、严重、顽固影响健康的问题。我国中年男性体质指数均值在 20.81～24.6 kg/m²，女性为 20.9～25.1 kg/m²。按世界卫生组织标准，以体质指数 >25 kg/m² 为超重，>30 kg/m² 为肥胖，则我国 20～45 岁人群的超重率城市男性为 13.3%，女性为 16.3%，农村男性为 5.8%，女性为 10.5%；至于肥胖率，无论城市农村都 <2%。但地区变异大，如 35～59 岁人群的超重率变异男性在 2.7%～45.4%，女性在 6.30%～49.7%，而且，超重率呈上升趋势，1982 年、1989 年、1992 年 3 次调查的超重率：城市男性分别为 9.7%、12.0%、14.9%，农村人群为 6.0%、7.5%、8.4%，逐年上升。自 20 世纪 80 年代初到 90 年代初 10 组样本人群年龄校正的体质指数也都呈上升趋势，其中 8 组呈显著上升，其体质指数上升幅度在 0.5～2.5 kg/m²。

（2）肥胖与冠心病的关系

1）流行病学资料

虽然我国体质指数尚低于西方，但我国 14 组人群近 2 万名 35～59 岁中年人的调查表明，随着体质指数从 <15 kg/m² 至 >29 kg/m² 的增加，收缩压、舒张压、血清总胆固醇、空腹血糖水平均显著递增，而高密度脂蛋白胆固醇水平则显著下降。体质指数从 <12 kg/m² 至 ≥27 kg/m²，则危险因素 ≥2 种的百分率男性从 2.7% 升高到 20.4%，女性从 2.7% 升高到 16.3%。10 组人群 24 000 余人的前瞻性研究结果表明，基线体质指数和冠心病的发病相对危险呈显著正相关，单因素分析显示，按体质指数的 5 分位分组由低到高，冠心病事件的年龄校正发病率（x/1000）分别为：2.5、2.6、3.4、3.9、6.0；多因素 Cox 回归分析结果是：在控制了血压、总胆固醇、吸烟、饮酒等要素后体质指数每相差 2 kg/m²，冠心病事件发病的相对危险相差 23%。

12

2）减轻体重可降低心血管病的危险因素

大量文献证明肥胖是心血管病的危险因素。

前文的流行病学资料和减轻体重可降低心血管病危险因素的资料充分说明，肥胖是我国冠心病发病的独立危险因素。

3）体重的评估

作为心脏康复常规体检的一部分，要测量身高、体重，确定体质指数[BMI = 体重(kg)/身高(m)²]。

此外，还要通过皮褶厚度、围长、腰臀比例、水下体重测定等测定身体构成详见表 12－2－6。

表 12－2－6　体质指数和身体构成[17]

| 体质指数（$kg/m^2$） | 男 | 女 |
|---|---|---|
| 理想 | 21～25 | 21～25 |
| 肥胖 | ≥27.8～30 | ≥27.3～30 |
| 显著肥胖 | >30～40 | >30～40 |
| 病态肥胖 | >40 | >40 |
| 腰臀比例* | | |
| 理想 | <0.9 | <0.8 |
| 危险水平 | >0.95 | >0.85 |
| %身体脂肪** | | |
| 理想 | 12～18 | 18～25 |

注：*，腰围在脐水平最宽处测量，臀围在臀中部最宽处测量；**，可用皮褶厚度测量计、DEXA、生物阻抗分析法测定。

静水力学、X 线计算机体层摄影、核磁共振成像、双重 X 线吸收测定（dual-energy X-ray absorptiometry，DEXA）测重虽然最准确，但在二级预防并不实际。皮下脂肪厚度和（或）周径测量，$kg/m^2$ 测定容易，而且对于确定肥胖和身体脂肪的代谢障碍可提供准确依据。表 12－2－6 是美国心肺康复学会提供的体质指数和身体构成分级，是西方人的标准，仅供参考。2002 年世界卫生组织在新加坡专门为亚洲人修订的体质指数健康标准：≥18 岁的亚洲人 BMI 在 18.5～23 $kg/m^2$ 者为正常，超过 23 $kg/m^2$ 为超重，肥胖的标准由各国自行确定。2001 年公布的 20 世纪 90 年代中国肥胖汇总分析报告（分析数据包括 21 个省市和台湾的 24 万人）建议：中国人 BMI≥24 $kg/m^2$ 为超重，≥28 $kg/m^2$ 为肥胖。

2. 陈灏珠关于肥胖与心血管病的关系的译著[6]

虽然 2014 年出版的《Braunwald's 心脏病学——心血管内科学教科书》原著[6]认为肥胖本身是否是一个真正的危险因素仍然存在争议，但是中年肥胖强烈预示冠心病的住院率和未来并发症，即使是那些很少或根本没有其他主要危险因素的人群。从流行病学角度来看，肥胖本身与血管风险升高相关，腰/臀（向心性或腹型肥胖的生物标志物）能够独立预测女性和老年男性的血管风险。因此，控制体重必须在所有预防心脏病的实践中发挥根本性的作用。在妇女健康研究（woman's health study）中，与体力活动相比，高水平体质指数与不良心血管生物标志物具有更强的相关性，然而，在体质指数类别内，体力活动直接影响风险的总体水平。如此说来该作者还是倾向认为以腰/臀为标志的肥胖是冠心病的危险因素。

3.《波洛克心血管康复医学教科书》[18]关于肥胖的论述

（1）导致体重增加的状况和药物

1）生活方式

过度热量摄入，久坐的生活方式，失眠。

2）心理

抑郁症，焦虑症，暴食症，季节性情感障碍。

3）内分泌因素

柯兴氏综合征，丘脑下部性肥胖，多囊卵巢综合征，甲状腺功能减退，生长激素缺乏，性腺功能减退（症）等。

4）遗传

Laurence-Moon-BiedL 综合征、Prader-Willi 综合征、瘦素缺乏症等。

5）药物

安眠/抗精神病药物，抗抑郁药，抗惊厥药，抗糖尿病药，抗 5-羟色胺药，β 受体阻滞剂，

α 受体阻滞剂，类固醇激素，抗组胺药。

6）其他

戒烟、睡眠呼吸暂停、夜食综合征等。

（2）肥胖与心血管病的关系

肥胖与心血管病以及各种原因引起的病死率增加有关。男性腰围＞102 cm（40 英寸）和女性＞89 cm（35 英寸）与心血管病发病率和病死率增加有关。

（3）体质指数（BMI）

成人肥胖是根据体质指数（BMI）进行分类的，后者根据体重和身高来计算，即：

体质指数＝体重(kg)/身高(cm)$^2$ ×10 000 或体质指数＝体重(英磅)/身高(英寸)$^2$ ×703

按广泛收集的身高、体重、BMI 数据，该文献制成 BMI 列线图，可以帮助临床医师、患者快速评估肥胖程度。

尽管 BMI 是最广泛接受的，测定超重和肥胖的指标，但也存在一定的局限性，必须谨慎解释。表现在：①BMI 无法区分脂肪量和肌肉量：因此，一个有大量肌肉的人会因为 BMI 的计算被定为体重超重或肥胖，但实际上可能脂肪很低，这种现象虽然罕见，但偶尔出现于专业运动员。②未考虑种族的影响：关于腰围、BMI 与疾病危险之间关系的数据主要来源于高加索人群。有证据表明，相同 BMI 的不同种族的人，身体脂肪百分比有显著性差异。例如，亚洲人往往比同样 BMI 的高加索人身体脂肪含量更高，而非裔美国人则比相同 BMI 的高加索人身体脂肪含量较低。因此，在某些种族，尤其是亚洲和印第安人 BMI 为 22～25 kg/m$^2$ 可以伴随腹部肥胖，其危险与其他种族质量指数＞30 kg/m$^2$ 时的危险相同。

（4）腰围

腰围的测量是将软尺放在恰好髂骨上水平面测量[14,19]。腰围是腹部脂肪量相当可靠的指标，以及实用的心血管危险评估工具。腰围的正常值因为有关组织的数据及测定时间，认识的进展而不同，而被修改。在欧洲心脏病学会和其他学会的第四届联合学会上腰围的目标为男性＜102 cm，女性＜89 cm，而国际糖尿病联合会的建议是欧洲男性＜94 cm，女性＜80 cm。欧洲心血管预防和康复协会心脏康复分会关于二级预防中心脏康复的意见则建议肥胖患者（BMI≥30 kg/m$^2$，或腰围为男性＞102 cm，女性＞89 cm）减肥，超重患者（BMI≥25 kg/m$^2$，或腰围为男性＞94 cm，女性＞80 cm）考虑减轻体重，特别是伴有多种危险因素时。这意味着欧洲的标准男性正常值：是 BMI＜25 kg/m$^2$，或腰围为男性＜94 cm，女性＜80 cm。我国的腰围标准：正常腰围是＜90/85 cm（男/女）[12]。下述为关于国外关于腰围处理的论述，可以参考，但是对于国人腹型肥胖患者的减肥处理切记都要结合我国的腰围标准，盲目套用国外标准是不妥的。

可根据腰围对疾病的危险性作进一步分类。美国国家心肺和血液研究所（NHLBI）《肥胖分类指南》(表 12－2－7）表明，高血压、2 型糖尿病和心血管病发生的危险随腰围增加而增大[19]。然而，当 BMI 为 30 kg/m$^2$ 时，腰围评估心血管病危险的作用就降低了，因为当一个人的 BMI 超过 30 kg/m$^2$ 时，就进入肥胖服务，其腰围几乎普遍超过正常范围。

表 12－2－7　按照人体质量指数（BMI）和腰围所作的超重和肥胖分类及其疾病危险性[19]

| | | | 疾病危险性<br>腰围 | |
|---|---|---|---|---|
| | BMI（kg/m$^2$） | 肥胖分级 | 男＜102 cm（＜40 英寸）<br>女＜89 cm（＜40 英寸） | 男＞102 cm（＞40 英寸）<br>女＞89 cm（＞40 英寸） |
| 低体重 | ＜18.5 | | | |
| 正常体重 | 18.5～24.9 | | | |
| 超重 | 25.0～29.9 | | 增加 | 高 |
| 肥胖 | 30.0～34.9 | Ⅰ | 高 | 很高 |
| | 35.0～39.9 | Ⅱ | 很高 | 很高 |
| | ＞40 | Ⅲ | 极高 | 极高 |

12

4. 美国心肺康复学会《心脏康复和二级预防指南（第5版）》[13]关于肥胖与心血管病关系的论述

肥胖是冠心病一个独立危险因素。过度肥胖使患者趋向伴有冠心病的其他危险因素。

类似于BMI，腰围是一个识别从减肥干预获得效果个体的有效手段。对于成年人，超重是定义为BMI 25.0～29.9 kg/m$^2$；肥胖是定义为BMI ≥30 kg/m$^2$。超重和肥胖都是发生、发展代谢综合征的危险因素。通常处于危险的人们包括BMI ≥25 kg/m$^2$ 和腰围男性 >40 英寸（102 cm）和女性 >35 英寸（88 cm）的人们。

总之，从以上引用的中外文献论述来看，一致认为肥胖与心血管病风险升高相关，是冠心病的危险因素，对于肥胖和超重者应该减轻体重，减少或避免心血管病合并症。

## 二、减肥[13,16,18]

1. 减肥前评估

（1）BMI评定

BMI是最广泛接受的，超重和肥胖的指标。减肥前要测定BMI，评定其危险性（可参考表12－2－8，但要注意不能照搬：中国人是BMI≥24 kg/m$^2$ 为超重，≥28 kg/m$^2$ 为肥胖）。

（2）了解病史

包括家族肥胖史和个人肥胖史，基础代谢异常疾病（如甲状腺功能低下，Cushing氏病等）史，以及导致肥胖的因素。

（3）饮食评价

它是控制体重的重要成分，包括日摄入总热量、脂肪、胆固醇和饮食习惯（每日进餐次数、时间，各餐分配比例）。

（4）评估维持人体的能量需要

维持人体的能量需要是用12乘基本体重（磅）估计的。这样，对于200磅的人来说，每日的维持的能量需要是2400 kcal；如果体重换算成kg，200磅 = 91 kg（1 kg = 2.20磅），2400 kcal/91 = 26.37，也就是说维持的能量需要，以体重kg为标准，则等于26.37乘体重kg数。

（5）体力活动水平

包括：在家庭、工作、休闲、运动中的热量消耗。

（6）筛选肥胖合并症，评估与肥胖有关的健康危险

包括：卒中，阻塞性肺睡眠呼吸暂停综合征，高血压、高脂血症等心血管病危险，代谢综合征，肝脂肪变性，骨关节炎等合并症。

（7）评估可能影响治疗的症状和疾病（例如严重的膝骨性关节炎，因为疼痛可能会严重限制或阻止负重运动）。

（8）评估当前社会对减肥的支持和患者减肥的心理压力。

（9）评价接受减肥干预的动机和准备。

实验室检查包括促甲状腺激素，空腹血脂、血糖、胰岛素，肝脏的酶和高敏C反应蛋白。所有患者都要测量血压，还要考虑检查心电图，特别是有其他心血管病危险因素或症状的患者。心脏负荷试验适用于有心肌缺血症状或高度危险的患者，例如糖尿病患者计划开始激烈运动（>60%最大摄氧量）以前。用于筛选阻塞性睡眠呼吸暂停综合征的多导睡眠图适用于BMI >45 kg/m$^2$ 的所有男性，有呼吸间歇停止的打鼾者和有严重的白天嗜睡者。

2. 减肥的实施

（1）减肥的适应证

按照美国国家心肺和血液研究所（NHLBI）《成年人超重和肥胖循证临床指南》，推荐对BMI为25.0～29.9 kg/m$^2$ 的患者，大腰围以及存在两个或更多危险因素的患者进行治疗。危险因素包括：冠心病或其他动脉粥样硬化疾病、高血脂、高血压、2型糖尿病和空腹血糖受损、早发冠心病家族史（≤55岁的男性一级亲属或≤65岁的女性一级亲属）、睡眠呼吸暂停、年龄（男性≥45岁、女性≥55岁或绝经后）。对于BMI≥30 kg/m$^2$ 的患者，不管其危险因素如何，也推荐治疗。

（2）减肥的效果

一些前瞻性研究已证实，实施减肥的健康效益包括：各种原因、心血管疾病、糖尿病和癌症病死率的减少；减肥10%～15%通常可以改善与肥胖相关的疾病，如血脂异常、高血压和糖尿病。即使不能通过减肥使其BMI达到 <25 kg/m$^2$，但

12

减少15%以上的初始体重，并维持该体重也意味着成功。稳定和逐步减肥直至体重正常可能需要几年时间。对于那些愿意、准备采取积极生活方式并致力于长期采取健康饮食和养成体力活动习惯的患者，体重恢复正常，改善或治愈肥胖合并症是可能的。

（3）减肥的具体实施[13,16]

总的能量消耗分成3个部分：①休息代谢率（占总的能量消耗的60%~75%）。②食物的热量效应（占总的能量消耗的10%）。③体力活动（占总的能量消耗的15%~30%）是3个成分中最多变化的成分，而且可以按人们意愿通过生活方式改变而校正的。

减肥程序必须使能量摄入减少，通过体力活动使能量消耗增加，形成热量负平衡。减肥程序3个标准成分是行为矫正，饮食类型和运动，体力活动。行为矫正包括改变与饮食和运动有关的环境，减少热量摄入，增加运动和体力活动，制定减肥目标和减少复发的措施。

减肥行为程序的目标是：产生导致持久减肥的饮食和运动行为的终生改变。通过综合的行为方法在4~6个月的时间使患者减少体重10 kg，或原先体重的11%，但是每周体重降低不超过0.5~1 kg，而且完成这目标的时间必须个体化。饮食：长时间的减肥程序应该由一个营养学家管理。维持的能量需要是用12乘基本体重（磅）估计的。这样，对于200磅的人来说，每日维持的能量需要是2400 kcal；如果体重换算成kg，200磅=91 kg（1 kg=2.20磅），2400 kcal/91=26.37，也就是说维持的能量需要，以体重kg乘26.37即可。目标是大约相当于比估计的每日维持的能量需要，减少500~1000 kcal，也就是是每日热量摄入在1400（-1000）~1900（-500）kcal。减少500 kcal/d（3500 kcal/周）常可使每周减重0.45 kg，但个体不一样，取决于遗传，年龄和肌肉含量，老年人减肥速度比年轻人慢，因为每10年代谢率下降约2%；肌肉比值较大者消耗更多能量，因此减肥的速率更快。

1）饮食

对于饮食校正的合理个体化建议必须考虑合理目标和顺应的可能性。鼓励患者消耗含较少脂肪的饮食（特别是饱和脂肪酸和反式脂肪要少）和有大量不同营养素成分的食物，着重全谷物、蔬菜和水果，总的目标是减少热量摄入，而且消耗的食物必须适合长期坚持。日总热量摄入不低于1200 kcal。日总热量摄入低于1800 kcal时，可能有营养缺乏，应适当补充多种维生素/盐。夜食容易肥胖，夜食的习惯必须逐渐改变，直至完全纠正。配偶或生活伴侣参与营养调节对于合理饮食习惯的形成、坚持是重要的。

替代食品[18]：商业包装的、控制成分的膳食和零食替代品（混合饮料，棒状食品、汤类和主菜可能是有效减肥的膳食），尤其适用于BMI大于30 kg/m$^2$，和饮食控制减肥成功率小的人。已经证明膳食替代减肥的方式有利于肥胖患者短期和长期的减肥，以及降低心血管病的危险因素。一项随访4年的，前瞻性随机对照试验发现，膳食替代品减肥比低热量全粮食膳食有更好的效果。2006年，另一项随机试验证实，膳食替代减肥达到更好的效果，且与长寿生物标志物改善有关[20]。尽管膳食替代饮食的平均长期减肥效果比全粮食膳食好，但程度不大，最多为8.4%，可是这种减肥程度与持续改善空腹血糖、胰岛素、甘油三酯水平和血压有关。当患者的减肥采用全部或大部分替代膳食时，应由有经验的医师进行监督。采用膳食替代食品时的某些医疗危险，如胆结石形成、低血糖、急性肾功能不全和电解质紊乱，可以通过适当的药物调整，患者教育，和有经验医师的监测、指导而减少。

2）运动

正式的运动课要求应用大肌肉群的运动，最大限度地消耗热量，并持续实施。除正式的运动课外，还要增加他们整个的日常活动。经过一段时间运动后热量消耗每课至少要达到250~300 kcal，1周要消耗1200 kcal（包括增加的日常体力活动）。运动诸要素如下。

运动强度：开始，运动强度应该是大约峰值心率的60%~70%，相当于轻度和中等强度（自我感知运动强度11~12级）。随着进展，首先增加运动持续时间，随之增加运动强度。

运动频率：开始，推荐运动隔日一次。几周后，训练频率要增加到5~7 d/周。而且，必须强调增加总的日常活动的重要性。

运动类型：只要有可能，就要采用走步和通过机械的走步，例如活动平板行走等承重的活动，提供最大的热量消耗，这比臂或腿功率机运动更有效。如果承重的活动有困难，应该选择应用大肌肉群的运动，例如应用上、下肢的直立或背靠踏车，或游泳等运动。

运动持续时间：推荐运动持续时间逐渐增加，从 30 min 到超过 45 ~ 60 min。对于在运动持续时间或运动强度受限者可采取间歇运动。

还应该密切监护和提问有关过度运动的征象。

生活活动：除正式的，处方运动外。减肥或维持减肥所需要的体力活动的量要加大。

从开始推荐的 150 min/周进展到 250 ~ 300 min/周（ > 2000 kcal/周）。许多家庭活动，例如：锄草、庭院劳动、家务工作都增加总的热量消耗。指导和鼓励尽量减少坐的时间；避免省力的活动，如以登梯代替乘电梯，以走路或骑脚踏车作为运输的替代模式。

3）药物[18]

对于那些通过适当减少热量摄入、运动和行为矫正仍无法减轻体重的患者，使用减肥药可能有效，这些药物应与肥胖的综合治疗相结合。美国食品和药物管理局（FDA）批准的减肥药的适应证包括：BMI≥30 kg/m$^2$ 或 BMI≥27 kg/m$^2$，且存在其他危险因素者。已经获得批准的减肥药物分为两类：抑制食欲药和脂肪酶抑制剂。

令人失望的是，Haddock 等对 100 多个减肥药物临床试验进行荟萃分析发现，尽管能比安慰剂体重轻度减轻，直到 4 kg，但其效果不能持续。药物治疗要在经过充分训练，并对这些药物使用有经验的医师仔细监护下才能应用。

## 第八节　糖尿病

大部分糖尿病患者可归纳为两大发病机制。一类（1 型）为胰岛素分泌绝对缺乏，另一类（2 型）为胰岛素抵抗和（或）胰岛素分泌障碍所致[1]。

胰岛素抵抗（insulin resistance，ISR）是指机体对正常胰岛素的反应减弱，即组织对胰岛素敏感性下降。当出现胰岛素抵抗，血浆葡萄糖不能充分利用时，刺激胰岛 β 细胞释放胰岛素，导致高胰岛素血症。当 β 细胞无力维持足以保持正常葡萄糖代谢的高胰岛素状态时，即发生明显的高血糖、糖尿病。大量流行病学调查表明胰岛素抵抗、高胰岛素血症是心血管病的一个重要独立危险因素。

2010 年，美国糖尿病控制和预防中心（Centers for Disease Control and Prevehtion，CDC）报告约有 2500 万美国人有诊断或未诊断的糖尿病。据估计约有 7900 万美国人（≥20 岁的占 35%）有糖尿病前期（说明有糖尿病前期的人是糖尿病患者的 3 倍多）：一种血糖水平升高的状态，它增加 2 型糖尿病的危险。2 型糖尿病的特点是：常伴有肥胖，高血压，血脂异常和影响血液凝固，内皮功能和其他代谢功能的亚临床水平炎症。大约 90%~95% 糖尿病患者是 2 型糖尿病[13]。

高胰岛素血症常与 ISR 共存，但二者不完全相同。血胰岛素水平除受 ISR 影响外，还与胰岛素清除率和 β 细胞分泌功能有关，如后二个因素正常，则血胰岛素水平确切反映 ISR 的程度。如果 ISR 非常严重，且 β 细胞功能衰竭，则血胰岛素水平不高，甚至低于正常。

研究表明 ISR 的发生主要与胰岛素受体，受体前、后组织异常有关。胰岛素受体异常主要表现在受体结构异常、数目减少与抗胰岛素受体自身抗体等三个方面。受体前组织主要是指肌肉、脂肪等组织。肌肉毛细血管密度、Ⅰ型肌纤维（慢肌纤维）与胰岛素敏感性呈正相关，Ⅱ型肌纤维（快肌纤维）与胰岛素敏感性呈负相关。受体后组织异常主要指胰岛素受体自身磷酸化缺陷[14]。

### 一、糖尿病的流行病学[18,21]

1. 流行病学调查

糖尿病是当前威胁全球人类健康的最重要的非传染性疾病（noncommunicable diseases，NCD）之一，根据国际糖尿病联盟（IDF）统计，2011 年全球糖尿病患者人数已达 3.7 亿，其中 80% 在发展中国家，估计到 2030 年全球将有近 5.5 亿糖尿病患者。2011 年全球共有 460 万人死于糖尿病。

糖尿病可导致严重的多种疾病发病和过早死亡，其长期并发症常常罹及眼睛、肾脏和神经，而且使心脏病、卒中及周围血管疾病的危险增加。糖尿病患者并发心、脑和周围血管疾病的危险是非糖尿病患者的2~8倍，而且其心肌梗死、心力衰竭、心肌病和无症状心肌缺血的发生更早，更频繁，往往更严重。20%的糖尿病患者死于心肌梗死。住院的心力衰竭患者中糖尿病患者占33%以上，糖尿病患者合并心力衰竭通常是致命的。采用敏感的多普勒技术检测早期和轻度心脏舒张功能不全的研究发现，50%以上的2型糖尿病患者存在糖尿病性心肌病。糖尿病患者猝死更常见。糖尿病患者的寿命比非糖尿病患者短12年以上[18]。

糖尿病还会增加很多疾病的易感性，糖尿病患者患肺炎和流感的预后往往不如非糖尿病患者。糖尿病患者的情感和社会影响以及治疗的需求可能会导致患者及其家人的严重心理社会障碍。糖尿病患者的离婚、抑郁和自杀率都有增加。重度抑郁症使合并不稳定型心绞痛或近期心肌梗死的糖尿病患者的心脏死亡的危险增加1倍以上。

糖尿病已被视为心血管病的一项重要独立危险因素。由于存在心血管病和其后心脏事件的高度危险，美国心脏协会将糖尿病定为“心血管病的等危症”，即糖尿病患者与已确诊的心血管病患者具有相同的心血管病危险等级。

糖尿病的动脉粥样硬化发病机制与以下因素有关[18]：

（1）代谢因素

糖尿病状态下的高血糖、胰岛素缺乏或过量、胰岛素抵抗、游离脂肪酸过多和血脂异常。

（2）内皮功能障碍

糖代谢异常导致一氧化氮生成减少与内皮素Ⅰ和血管紧张素Ⅱ产生增加，进而损害血管功能和结构。

（3）氧化

在氧化应激状态下，高血糖引起细胞蛋白的非酶糖化和氧化，产生晚期糖化终末产物。

（4）炎症

晚期糖化终末产物在内皮细胞构成有害的促炎症反应机制。过量的脂肪组织产生的细胞生长因子，刺激平滑肌细胞的增殖和迁移，进而导致动脉粥样硬化的形成和斑块的不稳定。

（5）血栓前状态

高血糖导致异常的血小板活化和聚集、血液凝固性增强、纤溶活性降低，从而导致血栓形成和持续存在。

近30年来，我国2型糖尿病患病率显著增加（表12-2-8）。年度糖尿病患病率依次分别为1980年（0.67%），1986年（1.04%），1994年（2.28%），2002年（城市4.5%，农村1.8%），2007年~2008年（9.7%）[21]。



表12-2-8　我国5次全国性糖尿病流行病学调查情况汇总[21]

| 调查年份（诊断标准） | 调查人数（万） | 年龄（岁） | 糖尿病患病率（%） | IGT患病率（%） | 筛选方法 |
|---|---|---|---|---|---|
| 1980[a]（兰州标准） | 30 | 全人群 | 0.67 | — | 尿糖+馒头餐2 h PG筛选高危人群 |
| 1986（WHO1985） | 10 | 25~64 | 1.04 | 0.68 | 馒头餐2 h PG筛选高危人群 |
| 1994（WHO1985） | 21 | 25~64 | 2.28 | 2.12 | 馒头餐2 h PG筛选高危人群 |
| 2002（WHO1985） | 10 | ≥18 | 城市4.5 | IFG 2.7 | FPG筛选高危人群 |
| | | | 农村1.8 | 1.6 | |
| 2007~2008（WHO1999） | 4.6 | ≥20 | 9.7 | 15.5[b] | OGTT一步法 |

注：WHO，世界卫生组织；IGT，糖耐量减低；IFG，空腹血糖受损；2 h PG，餐后2小时血糖；FPG，空腹血糖；OGTT，口服葡萄糖耐量试验；1 mmol=18 mg/dL；[a]，诊断标准为FPG≥130 mg/dL或（和）2 h PG≥200 mg/dL或（和）OGTT曲线上3点超过诊断标准[0’125、30’190、60’180、120’140、180’125 mg/dL，其中0’、30’、60’、120’、180’为时间点（分），30’、60’为1个点]；血糖测定为邻甲苯胺法，葡萄糖为100 g；[b]，糖尿病前期，包括IFG、IGT或兼而有之（IFG/IGT）；—：无数据。

胡大一，潘长玉主持的“中国住院冠心病患者糖代谢异常研究——中国心脏调查”[22]于2005年6月1日至2005年9月30日对52家三级甲等医院3513例冠心病，未确诊为糖尿病的患者进行口服葡萄糖耐量试验（OGTT），以判断糖代谢状况的调查发现：①中国冠心病患者的糖代谢异常患病率（包括糖尿病前期和糖尿病）约为80%，高于西方人。②中国冠心病患者负荷后高血糖的比例更高。③冠心病患者单纯检测空腹血糖会漏诊75%的糖尿病前期和糖尿病患者。

下肢动脉病变是外周动脉疾病（PAD）的一个组成成分，表现为下肢动脉的狭窄、闭塞。下肢动脉病变的患病率随年龄的增加而增加，同时糖尿病患者发生下肢血管病变的危险性较非糖尿病患者增加2倍；根据踝肱指数（ABI）检查，我国50岁以上糖尿病患者的下肢动脉病变的患病率高达19.47%～23.80%。糖尿病患者下肢截肢的相对危险是非糖尿病患者的40倍。大约85%的截肢是由足溃疡引发的，约15%的糖尿病患者最终会发生足溃疡。

糖尿病视网膜病变是导致成人失明的主要原因。在2型糖尿病的成人患者中，20%～40%出现视网膜病变，8%出现视力丧失。

糖尿病肾病是造成慢性肾衰竭的常见原因。2001年我国住院患者的回顾性分析显示，2型糖尿病并发肾病的患病率为34.7%。

糖尿病诊断后10年内常有明显的临床糖尿病神经病变，其发生率与病程相关。神经功能检查发现，60%～90%的患者有不同程度的神经病变，其中30%～40%的患者无症状。2001年国内住院患者调查发现，61.8%的2型糖尿病患者并发神经病变。在吸烟、年龄超过40岁以及血糖控制差的糖尿病患者中神经病变的患病率更高。

2. 我国糖尿病的流行情况特点

（1）在我国患病人群中，糖尿病发病率以2型糖尿病为主

在我国患病人群中，以2型糖尿病为主，占90.0%以上；1型糖尿病约占5.0%，其他类型糖尿病仅占0.7%；城市妊娠糖尿病的患病率接近5.0%。

（2）经济发达程度与糖尿病患病率有关

在1994年的调查中，高收入组的糖尿病患病率是低收入组的2～3倍。最新的研究发现发达地区的糖尿病患病率仍明显高于不发达地区，城市仍高于农村。

（3）未诊断的糖尿病比例高于发达国家

2007年～2008年全国调查20岁以上成人糖尿病患者中，新诊断的糖尿病患者占总数的60%，尽管较过去调查有所下降，但远高于发达国家（美国约为48%）。

（4）男性、低教育水平是糖尿病的易患因素

在2007年～2008年的调查中，在调整其他危险因素后，男性患病风险比女性增加26%，而文化程度在大学以下的人群糖尿病发病风险增加57%。

（5）表型特点

我国2型糖尿病患者的平均体质指数（BMI）约为25 $kg/m^2$，而高加索人糖尿病患者的平均BMI多超过30 $kg/m^2$；餐后高血糖比例高，在新诊断的糖尿病患者中，单纯餐后血糖升高者占近50%。

（6）国内缺乏儿童糖尿病的流行病学资料

临床发现，近年来20岁以下人群中2型糖尿病患病率显著增加。

（7）糖尿病合并心脑血管疾病常见

由于我国糖尿病患者平均病程短，特异性并发症如糖尿病视网膜病变和糖尿病肾病是未来巨大的挑战。

3. 我国糖尿病流行的可能原因

在短期内我国糖尿病患病率急剧增加可能有多种原因，例如：①城市化：近年中国的城市化进程很快。中国城镇人口占全国人口比例已从2000年的34%上升至2006年的43%；②老龄化：中国60岁以上老年人的比例逐年增加，2000年为10%，2006年增至13%。2007年～2008年调查中60岁以上的老年人糖尿病患病率>20%，比20～30岁人群患病率高10倍。在调整其他因素后，年龄每增加10岁，糖尿病的患病率提高68%。

## 二、糖尿病的诊断与分型[21]

1. 本书采用WHO（1999年）糖代谢状态分类、糖尿病诊断标准（表12-2-9，表12-2-10）。

表 12-2-9　糖代谢状态分类[21]

| 糖代谢分类 | 静脉血浆葡萄糖（mmol/L） | |
|---|---|---|
| | 空腹血糖 | 糖负荷后 2 h 血糖 |
| 正常血糖 | <6.1 | <7.8 |
| 空腹血糖受损（IFG） | 6.1～<7.0 | <7.8 |
| 糖耐量减低（IGT） | <7.0 | 7.8～<11.1 |
| 糖尿病 | ≥7.0 | ≥11.1 |

注：IFG 和 IGT 统称为糖调节受损，也称糖尿病前期。

表 12-2-10　糖尿病的诊断标准[21]

| 诊断标准 | 静脉血浆葡萄糖水平（mmol/L） |
|---|---|
| （1）典型糖尿病症状（多饮、多尿、多食、体重下降）加上随机血糖检测（或加上） | ≥11.1 |
| （2）空腹血糖检测（或加上） | ≥7.0 |
| （3）葡萄糖负荷后 2 h 血糖检测，无糖尿病症状者需改日重复检查 | ≥11.1 |

注：空腹状态指至少 8 h 未进食热量；随机血糖指不考虑上次用餐时间，一天中任意时间的血糖，不能用以诊断空腹血糖受损或糖耐量减低。

糖耐量减低（IGT）是空腹血糖 6.1 至 < 7.0 mmol/L，而且糖负荷后 2 h 血糖 7.8 至 < 11.1 mmol/L。建议已达到糖调节受损的人群，应行口服葡萄糖耐量试验（OGTT），以降低糖尿病的漏诊率。

此诊断标准要求有典型糖尿病症状：①典型糖尿病症状 + 随机血糖检测≥11.1 mmol/L。②典型糖尿病症状 + 空腹血糖检测≥7.0 mmol/L。如果空腹血糖检测仅≥7.0 mmol/L 或 + 葡萄糖负荷后 2 h 血糖≥11.1 mmol/L，但无糖尿病症状者，需改日重复检查。

2. 关于采用 HbA1c 诊断糖尿病的问题

HbA1c 较 OGTT 试验简便易行，结果稳定，变异性小，且不受进食时间及短期生活方式改变的影响，患者依从性好。2010 年美国糖尿病学会（ADA）指南将 HbA1c≥6.5% 作为糖尿病诊断标准之一。2011 年 WHO 也建议在条件具备的国家和地区采用这一切点诊断糖尿病。鉴于 HbA1c 检测在我国尚不普遍，检测方法的标准化程度不够，测定 HbA1c 的仪器和质量控制尚不能符合目前糖尿病诊断标准的要求。本书仍不推荐在我国采用 HbA1c 诊断糖尿病。对于采用标准化检测方法，应有严格质量控制，HbA1c 正常参考值为 4.0%～6.0% 的医院，HbA1c≥6.5% 可作为诊断糖尿病的参考。

3. 糖尿病的分型

本书采用 WHO（1999 年）的糖尿病病因学分型体系。主要根据病因学证据将糖尿病分为 4 大类：即 1 型糖尿病、2 型糖尿病、妊娠糖尿病和特殊类型糖尿病（后二者本文略）。

1 型糖尿病病因和发病机制尚不清楚，其特征是胰岛 β 细胞数量显著减少和消失所导致的胰岛素分泌显著下降或缺失。2 型糖尿病的病因和发病机制目前亦不明确，其显著的特征为胰岛素调控葡萄糖代谢能力的下降（胰岛素抵抗）伴随胰岛 β 细胞功能缺陷所导致的胰岛素分泌减少（或相对减少）。妊娠期糖尿病是在妊娠期间被诊断的糖尿病或糖调节异常，不包括已经被诊断的糖尿病患者妊娠时的高血糖状态。特殊类型糖尿病是病因学相对明确的高血糖状态。随着对糖尿病发病机制研究的深入，特殊类型糖尿病的种类会逐渐增加。

如何区别 1 型和 2 型糖尿病？血糖水平不能区分 1 型和 2 型糖尿病。即使是被视为 1 型糖尿病典型特征的糖尿病酮症酸中毒（DKA），有时在2型糖尿病也会出现。在患者起病初期进行分类有时的确很困难。目前诊断1型糖尿病主要根据临床特征。1型糖尿病具有以下特点：①发病年龄通常<30岁；②起病迅速；③中度至重度的临床症状；④明显体重减轻；⑤体型消瘦；⑥常有酮尿或酮症酸中毒；⑦空腹或餐后的血清C肽浓度明显降低或缺如；⑧出现自身免疫标记，如谷氨酸脱羧酶抗体（GADA）、胰岛细胞抗体（ICA）、人胰岛细胞抗原2抗体（IA-2A）等。

如果不能分类诊断，可先做一个临时性分类，用于指导治疗。然后依据对治疗的初始反应以及追踪观察其临床表现再重新评估、分型。血清C肽和GADA及其他与1型糖尿病相关的自身免疫标志物的检测有助于鉴别诊断，但不作为建立诊断的必要证据。

## 三、糖尿病防治中的三级预防[21]

1. 关于2型糖尿病防治中的三级预防概念

一级预防的目标是预防2型糖尿病的发生；二级预防的目标是在已诊断的2型糖尿病患者中预防糖尿病并发症的发生；三级预防的目标是延缓已发生的糖尿病并发症的进展、降低致残率和病死率，并改善患者的生活质量。

2. 关于2型糖尿病防治中一级预防的策略

（1）2型糖尿病的危险因素

2型糖尿病的发生风险高低主要取决于危险因素的数目和危险度，有些因素不可改变，另一些是可改变的（表12-2-11）。

（2）高危人群的糖尿病筛查

2型糖尿病的一级预防应按照高危人群和普通人群的不同进行分级管理。高危人群的发现主要依靠机会性筛查（如在健康体检中或在进行其他疾病的诊疗时）。在条件允许时，可针对高危人群进行糖尿病筛查。

成年人中糖尿病高危人群的定义：在成年人（>18岁）中，具有下列任何一项及以上的糖尿病危险因素者为糖尿病高危者：①年龄≥40岁。②有糖调节受损史。③超重（BMI≥24 kg/m$^2$）或肥胖（BMI≥28 kg/m$^2$）和（或）中心型肥胖（男性腰围≥90 cm，女性腰围≥85 cm）。④久坐生活方式。⑤一级亲属中有2型糖尿病家族史。⑥有巨大儿（出生体重≥4 kg）生产史或妊娠糖尿病史的女性。⑦高血压［收缩压≥140 mmHg和（或）舒张压≥90 mmHg］或正在接受降压治疗。⑧血脂异常［HDL-C≤0.91 mmol/L（≤35 mg/dL）、甘油三酯≥2.22 mmol/L（≥200 mg/dL）］或正在接受调脂治疗。⑨动脉粥样硬化性心脑血管疾病患者。⑩有一过性类固醇糖尿病病史者。⑪多囊卵巢综合征（PCOS）患者。⑫长期接受抗精神病药物和（或）抗抑郁药物治疗的患者。

在上述各项中，糖调节异常患者是最重要的2型糖尿病高危人群，每年有1.5%~10.0%的糖耐量减低（IGT）患者进展为2型糖尿病。

糖尿病筛查的年龄和频率：对于成年人的糖尿病高危人群，不论年龄大小，宜及早开始进行糖尿病筛查，对于除年龄外无其他糖尿病危险因素的人群，宜在年龄≥40岁时开始筛查。首次筛查结果正常者，宜每3年至少重复筛查1次。在具备实验室条件的医疗机构中，宜对就诊和查体的高危人群进行糖尿病筛查。

表12-2-11　2型糖尿病的危险因素[21]

| 不可改变的危险因素 | 可改变的危险因素 |
|---|---|
| 年龄 | 糖尿病前期（糖耐量减低或合并空腹血糖受损，最重要的危险因素） |
| 家族史或遗传倾向 | 代谢综合征 |
| 种族 | 超重、肥胖、抑郁症 |
| 妊娠糖尿病史或巨大儿生产史 | 饮食热量摄入过高、体力活动减少 |
| 多囊卵巢综合征 | 可增加糖尿病发生风险的药物 |
| 宫内发育迟缓或早产 | 致肥胖或糖尿病的社会环境 |

12

糖尿病筛查的方法：空腹血糖检查是简单易行的糖尿病筛查方法，宜作为常规的筛查方法，但有漏诊的可能性。条件允许时，应尽可能行OGTT（口服葡萄糖耐量试验，查空腹血糖和糖负荷后2 h血糖）。

（3）普通人群的糖尿病筛查

对于普通人群，应根据糖尿病风险程度进行有针对性的糖尿病筛查。

（4）强化生活方式干预预防2型糖尿病（一级预防，预防IGT人群转变为糖尿病）

多项随机对照研究显示，IGT人群接受适当的生活方式干预可延迟或预防2型糖尿病的发生。中国大庆研究的生活方式干预组推荐患者增加蔬菜摄入量、减少酒精和单糖的摄入量，鼓励超重或肥胖患者（BMI > 25 $kg/m^2$）减轻体重，增加日常活动量，每天进行至少20 min的中等强度活动；生活方式干预6年，可使以后14年的2型糖尿病累计发生风险下降43%。芬兰糖尿病预防研究（DPS）的生活方式干预组推荐个体化饮食和运动指导，每天至少进行30 min有氧运动和阻力锻炼，目标是体重减少5%，脂肪摄入量 < 总热量的30%；该研究平均随访7年，可使2型糖尿病发生风险下降43%。美国预防糖尿病计划（DPP）研究的生活方式干预组推荐患者摄入脂肪热量 <25%的低脂饮食，如果体重减轻未达到标准，则进行热量限制；生活方式干预组中50%的患者体重减轻了7%，74%的患者可坚持每周至少150 min中等强度的运动；生活方式干预3年可使IGT进展为2型糖尿病的风险下降58%。随访累计达10年后，生活方式干预组患者体重虽然有所回升，但其预防2型糖尿病的益处仍然存在。此外，在其他国家的IGT患者中开展的研究也同样证实了生活方式干预预防2型糖尿病发生的有效性。本书建议，糖尿病前期患者应通过饮食控制和运动降低糖尿病的发生风险，并定期随访，给予社会心理支持，以确保患者的良好生活方式能够长期坚持；定期检查血糖；同时密切关注其他心血管疾病危险因素（如吸烟、高血压、血脂紊乱等），并给予适当的干预措施。具体目标为：①使超重或肥胖者BMI达到或接近24 $kg/m^2$，或体重至少减少5%~10%。②每日饮食总热量至少减少400~500 kcal（1 kcal = 4.184 kJ）。③饱和脂肪酸摄入占总脂肪酸摄入的30%以下。④中等强度体力活动，至少保持在150 min/周。

运动锻炼可提高肌肉细胞胰岛素受体的敏感性，提高血胰岛素的效率，增加肌肉细胞线粒体糖代谢酶的能力，改善糖的利用，降低血糖浓度[16]。

本书暂不推荐药物干预的手段预防糖尿病。

3. 关于2型糖尿病防治中二级预防的策略[21]

关于2型糖尿病的二级预防，是在一级预防的生活方式干预的基础上妥善处理以下问题。

（1）血糖控制

糖尿病控制与并发症试验（DCCT）、英国前瞻性糖尿病研究（UKPDS）等强化血糖控制的临床研究结果提示：在处于糖尿病早期阶段的糖尿病患者中，强化血糖控制可以显著降低糖尿病微血管病变的发生风险；它与长期随访中糖尿病微血管病变、心肌梗死及死亡的发生风险下降相关。因而，本书建议，对于新诊断和早期2型糖尿病患者，采用严格控制血糖的策略以降低糖尿病并发症的发生风险。

（2）血压控制、血脂控制和阿司匹林的使用

UKPDS研究显示，在新诊断的糖尿病患者中，采用强化的血压控制不但可以显著降低糖尿病大血管病变的发生风险，还可显著降低微血管病变的发生风险。高血压优化治疗试验（HOT）以及其他抗高血压治疗临床试验的糖尿病亚组分析也显示，强化的血压控制可以降低无明显血管并发症的糖尿病患者发生心血管病变的风险。

英国心脏保护研究—糖尿病亚组分析（HPS-DM）、阿托伐他汀糖尿病协作研究（CARDS）等大型临床研究显示，采用他汀类药物降低低密度脂蛋白胆固醇（LDL-C）的策略可以降低无明显血管并发症的糖尿病患者发生心血管病变的风险。

在具有心血管疾病危险因素的2型糖尿病患者中，阿司匹林对心血管具有一定的保护作用。

本书建议，在没有明显糖尿病血管并发症，但具有心血管疾病危险因素的2型糖尿病患者中，采取降糖、降压、调脂（主要是降低LDL-C）和应用阿司匹林治疗，以预防心血管疾病和糖尿病微血管病变的发生。

4. 关于2型糖尿病防治中三级预防的策略

已有充分的临床研究证据表明，在已经发生过心血管疾病的2型糖尿病患者中，无论是采用单独的降压、调脂或阿司匹林治疗，还是上述手段的联合治疗，均能够降低2型糖尿病患者再次发生心血管疾病和死亡的风险。在糖尿病肾病患者中，采用降压措施，特别是使用ACEI或ARB类药物，可以显著降低糖尿病肾病进展的风险。

本书建议，对于年龄较大、糖尿病病程较长和已经发生过心血管疾病的2型糖尿病患者，应在个体化血糖控制的基础上，采取降压、调脂（主要是降低LDL-C）和应用阿司匹林的措施，以降低心血管疾病反复发生和死亡的风险，并且降低糖尿病微血管病变的发生风险。

## 四、糖尿病的康复医疗及组织实施

### （一）康复医疗管理及有关医疗问题的处理[21]

1. 康复医疗管理

糖尿病是一种慢性疾病，需要持续的医疗管理以及广泛的患者自我管理。为有效的医疗管理，应组织一个医师协调小组，包括医师、糖尿病教育工作者、医师助理、护士、营养师、运动生理学家、药剂师和心理卫生专业人员等[3]。心脏康复人员对团队的发展方向起重要作用，不仅要着眼于患者特有的心脏问题，还要预防和减少糖尿病急性和长期并发症的风险。医疗处理计划的每个方面都应该被医疗小组理解，并取得卫生保健人员和患者的同意。运动课为有关糖尿病以及饮食、运动和药物治疗效果的教育提供了极好的机会。

2. 血糖急症的处理[18]

心脏康复人员应熟悉如下的血糖急症的症状与体征：

（1）低血糖

血糖 < 70 mg/dL（3.9 mmol/L），焦虑，大汗，饥饿，行为异常（无原因的大笑或哭泣），平衡协调性下降、蹒跚，心悸，震颤，麻痹、发麻，认知功能障碍，癫痫发作。

（2）糖尿病酮症酸中毒

血糖 > 250 mg/dL（13.9 mmol/L），动脉血pH < 7.3，血碳酸氢盐 < 15 mEq/L，恶心，呕吐，腹痛，快而深的呼吸（kussmaul样呼吸），呼吸水果味，皮肤干燥或是潮红，脱水，嗜睡，极度口渴。

（3）高血糖高渗状态

血糖 > 600 mg/dL（33.3 mmol/L），血清总渗透压 > 330 mosm/kg（mosm：毫渗克分子），无严重的酮症酸中毒，有神经系统定位体征（偏瘫、偏盲），癫痫发作，困倦，意识错乱，发热高于38.3 ℃，皮肤干燥无汗，极度口渴。

对此，应准备采取适当的处理。应对急症必需的设备和用品必须处于备用状态，包括血糖监测设备和用品、治疗低血糖用品（包括含糖的零食或液体，葡萄糖片，葡萄糖凝胶）、胰高糖素注射包、检测尿酮设备和用品以及急救电话号码。注射器和采血针必须灭菌处理。

低血糖最常见于接受胰岛素或磺脲类药物治疗患者的运动过程中。如果餐后运动，它也可能因葡萄糖苷酶抑制剂或促进短效胰岛素分泌而发生。运动性低血糖更可能发生在运动程序的初期。所有的运动课中和运动前、后发现任何低血糖症状时均应监测血糖。建议服用降糖药物的患者要警惕地自我监测运动后血糖，如果肌糖原充足，降糖药会使降糖效果持续24 h以上。

如果确实发生低血糖而且患者还有意识，最好是首先给予20 g口服葡萄糖，15 ~ 20 min后如果症状没有改善，或监测的血糖水平仍然很低，应该重复给予葡萄糖。然而，血糖对口服葡萄糖的反应是短暂的，通常短于2 h。因此，通常建议血糖浓度提高后不久进餐或小吃。如果患者没有意识，或不能，或不愿意（神经性低血糖症）口服葡萄糖，有必要使用胰高血糖素注射治疗。

3. 药物疗法与营养

糖尿病的有效管理涉及与生活方式干预和自我保健教育相结合的药物和非药物措施的适当选择。我们的目标是达到最佳的血糖控制，防止或尽量减少急性和长期并发症。其治疗与糖尿病类型有关。1型糖尿病患者的血糖控制需要胰岛素替代以及营养摄入和体力活动的平衡，而2型糖尿病可以有多种选择，例如改善胰岛素抵抗或增加胰岛素分泌或提供外源性胰岛素。

所有患者应接受营养治疗指导[10]。我们的主要目标是实现包括血糖、糖化血红蛋白水平，低密度脂蛋白胆固醇、高密度脂蛋白胆固醇和甘油三酯水平，血压和体重的最佳代谢结果。所有糖尿病患者应接受由熟悉糖尿病护理各个方面的营养师提供的个体化营养治疗。

注射胰岛素的效果很大程度上取决于其皮下部位的吸收动力学。大多数患者可能需要1天皮下注射胰岛素一至数次，或者连续皮下输注胰岛素（即胰岛素泵治疗）。目前在临床使用的胰岛素有许多制剂。不同的给药方式可出现几个与饮食有关的胰岛素高峰，或患者可以每日多次注射，以提供基础胰岛素剂量。对胰岛素泵进行编程，可以提供不同的基础剂量，还可以为患者提供与进食有关的，或纠正意外高血糖时所需的增加剂量。

皮下注射胰岛素的吸收取决于使用的制剂、注射量和注射的深度，以及可以改变皮下血流量的因素：如温度、按摩、注射部位和身体活动水平。运动很有可能加速胰岛素的吸收，导致运动期间或运动后不久胰岛素水平过高而出现低血糖。任何为糖尿病患者提供运动疗法的人均应熟悉低血糖的症状，并随时准备采取适当的行动。

如果生活方式干预无效，应给予药物治疗。2型糖尿病的治疗药物应包括减少心血管疾病危险的药物以及控制血糖的药物：胰岛素、口服降糖药或联合治疗。胰岛素对2型糖尿病来说是一种控制血糖的有效治疗，但它的使用也有一些风险，包括低血糖和高胰岛素血症。

对2型糖尿病治疗有效的口服制剂也可通过增加胰岛素的分泌或功能，或通过降低葡萄糖吸收来改善血糖控制。磺酰脲和氯茴苯酸类是胰岛素分泌促进剂。两类药物的主要区别是胰岛素分泌的速度和时间不同。氯茴苯酸类每餐用餐前30 min口服，旨在控制餐后高血糖。任何促胰岛素分泌剂都有发生低血糖的风险，但是最常见于服用氯茴苯酸类制剂患者的餐后运动时。双胍类及噻唑烷二酮类是胰岛素增敏剂。当这些药物单独使用时极少或没有低血糖风险。阿卡波糖和吡格列酮抑制葡萄糖的吸收。使用这些药物并进行餐后运动时有轻微低血糖风险。

血糖控制的药物选择取决于成本和效益、潜在不良反应和治疗的其他目标，如减少心血管疾病的危险（血脂异常，高血压和血小板异常）和控制体重。其他可用于减少心血管疾病风险的药物包括他汀类药物和其他降脂药、血管紧张素转换酶抑制剂、血管紧张素受体阻滞剂、β受体阻滞剂、利尿剂、钙通道阻滞剂和阿司匹林。这些药物可单独使用或联合应用，应当特别考虑到药物对心血管和血糖的影响，特别是在进行运动疗法时。

4. 康复运动训练的影响

体力活动是糖尿病治疗的基础之一。众所周知，运动训练可以改善血糖控制，降低胰岛素抵抗、控制体重，并通过改善2型糖尿病患者高血压、血脂异常与心功能而减少心血管疾病危险。运动训练已被美国糖尿病协会[4]和中华医学会糖尿病学分会[21]建议用来治疗和预防或延缓2型糖尿病进展。

虽然运动训练对大多数糖尿病患者有可观的效益，但也有发生急性并发症的危险。体力活动可能使任何接受胰岛素或促胰岛素分泌治疗的患者出现低血糖，甚至高血糖等现象以及以下的运动的危险：①心血管危险：由缺血性心脏病（隐匿性心肌缺血）引起的心功能不全和心律失常。②由自主神经病变引起的血压和心率过分的增加或减少，以及运动后和体位性低血压。③代谢危险：使用胰岛素或大多数口服降糖药患者可出现低血糖或高血糖的加剧。④骨骼肌和创伤危险：包括足溃疡（特别存在外周神经病变时）或与外周神经病变有关的创伤。⑤微血管危险：在有增生性糖尿病视网膜病的患者，涉及拉紧、跳跃或Valsalva样动作，以及有氧运动是禁忌的。

5. 糖尿病患者运动前的评价和试验[13]

为了获取运动最大效益，使其危险最小，对糖尿病患者的运动，有必要进行运动前评价和试验，包括：①了解胰岛素和口服降糖药以及所有其他药物的作用、不良反应和药物间的相互作用。②最近的规律体力活动的水平。③血糖的我监测能力。④自主神经或周围神经病变的情况，如前增殖期或增殖性视网膜病变和黄斑水肿。例如，严重周围神经病变患者在负重运动前后应该为他们的脚进行创伤检查，他们也许需要穿特制的鞋。

因为糖尿病患者的无症状冠心病的发病率增加，劝告进行正式的运动试验。打算开始比日常生活活动程度更强的活动（≥5 METs）可以从运动前的运动试验获益。但是在计划参与低强度运动，如走步，可临床判断决定是否介绍运动负荷试验。

糖尿病的合并症，包括：外周神经病变，严重的自主神经病变和视网膜病对于一些活动也是禁忌的。运动前的评价应包括：任何体力活动的限制以及对糖尿病合并症的检查。

糖尿病患者运动负荷试验的常规指征：

（1）年龄 >40 岁

年龄 >30 岁，而且有下述任一条件者：①1 型或 2 型糖尿病持续 >10 年。②高血压。③吸烟。④血脂异常。⑤视网膜病增殖期或增殖前期。⑥肾病，包括微量白蛋白尿。

（2）不拘年龄

有下述任一条件者：①已知或怀疑冠状动脉疾病（CAD）、脑血管病，或外周动脉病（PAD）。②自主神经病变。③发展的肾病，有肾功能衰竭。

实施运动负荷试验必须注意评价心肌缺血、心律失常和血压。试验结果提供关于处方运动开始的运动强度（心率等）和运动特有的注意事项。

为了长期保持血糖控制在目标水平，运动治疗前后监测血糖水平是非常重要的，可发现低或高血糖的状况，而且在运动给以 β 受体阻滞剂时是特别重要，因为它可以掩盖即将发生的胰岛素反应。运动时监测血糖水平还可以提供对运动效果的反馈，是运动处方调整和进展的依据。这特别重要，因为运动是糖尿病治疗的基础。

6. 糖尿病患者运动的常规注意事项

（1）在血糖适当控制前避免剧烈的运动。了解低血糖，高血糖的征象、症状和处理；在晚上的运动可以增加夜间低血糖的危险。

（2）一些药物（包括 β 受体阻滞剂、利尿剂、钙通道阻滞剂和华法林）可掩盖或加重与运动有关的低血糖、高血糖。

（3）适当注意

①总是携带碳水化合物食物。②避免在胰岛素作用峰值时间运动，运动时间在餐后 1 ~ 2 h，选择在运动前 30 min 用碳水化合物快餐，或在运动前减少胰岛素的量。③经常试验血糖；每个人，一天天的反应可以不同。④在天热时运动要小心。一些糖尿病患者体温调节可能受损。⑤携带说明有糖尿病及急症联系人的个人身份证，备有移动电话。⑥不要在活动的肌肉注射胰岛素。⑦有神经病变的糖尿病患者：对于运动可有异常的心率和血压反应，直立体位性低血压的危险增加；测脉搏可能有困难，须有其替代品：心率监视器或使用自感劳累分级器；应该常规照料他们的手和脚。

糖尿病患者在运动开始，血糖一般应高于 100 mg/dL（5.6 mmol/L）且低于 250 mg/dL（13.9 mmol/L）。一些患者可能需要不同的运动前血糖指标，这些应该由糖尿病专科医师提供，并与之讨论在运动课前是否需要减少胰岛素或其他药物。

运动前要评价患者低血糖的可能性（用药，用餐的时间和食品）；制订对于血糖≤100 mg/dL（5.6 mmol/L）的策略（包括与运动有关的胰岛素剂量调整）；运动前可通过进餐或零食 15 g 碳水化合物（有一些脂肪和蛋白质，例如一汤勺花生酱和 6 块咸饼干）维持适当的血糖水平。

这些患者应在运动前后监测血糖（低血糖在运动后可持续 24 ~ 48 h），如果运动中出现任何低血糖症状应随时监测血糖。出现低血糖（<70 mg/dL）时应快速给予速效碳水化合物，这些措施包括葡萄糖片、葡萄糖凝胶、果汁、运动饮料或者无食物的软饮料，这些单纯的碳水化合物将更快消化和吸收［使用 α 糖苷抑制剂（阿卡波糖或米格列醇）的人只能用葡萄糖］；通常补充碳水化合物开始的剂量为 15 ~ 20 g，并在 15 min 内观察治疗效果［所谓“快速摄入 15 g 碳水化合物，等待 15 min”规律，即给以快速摄入 15 ~ 20 g 碳水化合物（新鲜水果汁，或普通软饮料 1/2 杯或 120 mL，或牛奶 1 杯或 240 mL，15 g 葡萄糖片）］，如果治疗 15 min 后仍持续显示为低血糖，应该重复治疗；一旦血糖恢复到正常，患者应该进食 1 餐或 1 次零食，预防低血糖复发。

通常每进行 30 ~ 60 min 体力活动要吃 1 份 15 ~ 30 g 的碳水化合物零食。在血糖升高到安全水平以前，患者不应该被允许离开运动场地，尤其是驾车者。

患者应该避免在血糖水平控制很差的时候进行运动。运动有可能使血糖水平更差，特别是 1 型糖尿病患者的高血糖（≥300 mg/dL）或 2 型糖尿病患者处于高渗状态时。这时通常建议避免运动。有人建议如果 1 型糖尿病患者感觉良好，尿液或血液酮体是阴性的，没有必要仅仅根据血糖水平而推迟运动。2 型糖尿病患者餐后血糖可能大于 300 mg/dL（16. 7 mmol/L），仍然需要注意他们运动中的血糖水平改善。如果 2 型糖尿病患者感觉良好，最近没有感染，没有高渗状态的体征或症状，高血糖本身不应妨碍其身体活动。对是否可以进行运动有疑问的病例，可以谨慎地监测运动 10 ~ 15 min 后的血糖，了解葡萄糖对运动的反应[18]。

运动后高血糖的治疗：如果治疗不足，或体力活动是高强度的，糖尿病患者可能出现血糖水平升高，这是由于对此强度运动的增强的儿茶酚胺反应，导致葡萄糖过度释放所致。除非运动前刚刚进餐所致，应遵循《高血糖治疗指南》进行治疗[13]。已经证明运动训练可以减少 2 型糖尿病的胰岛素抵抗，改善其血糖控制，还可以减少 1 型和 2 型糖尿病心血管病的危险。在运动强度 50% ~ 60% $\dot{V}O_2max$，每周 3 ~ 4 次，每次 30 ~ 60 min 的有氧训练的研究发现，糖化血红蛋白的改善是一致的[5]。糖化血红蛋白（HbA1c）的改善在轻度 2 型糖尿病和重度胰岛素抵抗的患者最明显。抗阻力训练影响 2 型糖尿病患者血糖水平的资料不多，但最近几个研究表明，抗阻力训练可以减少血 HbA1c 含量，而且美国糖尿病协会和美国运动医学会已经把抗阻力训练纳入运动建议[18]。

没有证据证明运动训练能有效地降低 1 型糖尿病患者的 HbA1c 水平，虽然可以提高人体对胰岛素的敏感性。1 型糖尿病患者的血糖水平控制取决于替代胰岛素、营养治疗和身体活动的平衡。对于 1 型糖尿病患者运动训练程序的挑战是要适当调节胰岛素和营养疗法，让患者安全地参与运动。1 型糖尿病患者参加运动训练的好处主要是减少心血管病的危险。心血管康复程序通过提供与行为方式矫正相结合的运动程序和营养教育程序，全面显著减少心血管病的危险因素。运动训练可以极为有效地减少糖尿病患者心血管病的主要危险因素：高血压、腹部肥胖、血脂异常、和心肺功能降低。一直证明运动训练中的血压处于正常或降低状态，在胰岛素治疗中这些影响似乎更明显。已经证明运动训练可以减少 2 型糖尿病患者的腹部肥胖，有助于中等程度的减肥，体重减少 10% ~ 15% 可以改善胰岛素抵抗，有助于实现关于代谢的目标。2 型糖尿病患者常常停止运动训练，往往在运动中无法消耗足够的热量，以达到甚至中等程度的减肥。因此，大多数患者的营养治疗应结合体力活动，以减轻体重[18]。

心肺功能低下和缺乏体力活动是 2 型糖尿病的共同特征，并被认为是 2 型糖尿病全死因的独立预测因子。这强调参与心脏康复的糖尿病患者通过运动加强心肺功能的重要性。Wexler 等[18]报道对于矫正心血管病危险因素的积极治疗，女性糖尿病患者接受的治疗比男性糖尿病患者少。虽然过去 30 年美国总人口及男性糖尿病患者的冠心病病死率下降，但同一时期女性糖尿病患者的冠心病病死率却增加了。由于女性糖尿病患者心脏病病死率危险性相对更大，大约比没有糖尿病的妇女高 10 倍以上。所以，心血管疾病需看作是女性糖尿病患者严重威胁生命的并发症之一，应尽力采取措施，减少过度的心血管疾病危险，包括进行运动训练[18]。



自我监测血糖（self-monitoring of blood glucose，SMBG）[21]：SMBG 最常用的方法是采用便携式血糖仪进行毛细血管血糖检测，有利于随时监测（包括运动前、后测定）血糖水平，是调整血糖达标，和减少低血糖风险的重要手段。

SMBG 的指导和质量控制：开始 SMBG 前应由医师或护士对糖尿病患者进行监测技术和监测方法的指导，包括如何测血糖、何时监测、监测频率和如何记录监测结果。医师或糖尿病管理小组每年应检查 1 ~ 2 次患者 SMBG 技术和校准血糖仪，尤其是 SMBG 结果与 HbA1c 或临床情况不符时。

7. 2 型糖尿病的运动治疗[21]

规律运动可增加机体对胰岛素的敏感性，有助于控制血糖，减少心血管危险因素，减轻体重，治疗疾病，改善生活质量，所以其对 2 型糖尿病患者很重要；而且对糖尿病高危人群一级预防效果显著。流行病学研究结果显示，规律运动 8 周以上可将 2 型糖尿病患者 HbA1c 降低 0.66%；坚持规律运动 12～14 年的糖尿病患者病死率显著降低。2 型糖尿病患者运动时应遵循以下原则：

（1）必要的评估

运动前应在医师指导下进行必要的评估，特别是运动负荷试验，加强运动前、后血糖监测。

（2）有下述情况禁忌运动

当空腹血糖 >16.7 mmol/L、反复低血糖或血糖波动较大、有酮症酸中毒等急性代谢并发症，合并急性感染、增殖性视网膜病、严重肾病、严重心脑血管疾病（不稳定型心绞痛、严重心律失常、一过性脑缺血发作）等情况下禁忌运动，病情控制稳定后方可逐步恢复运动。

（3）运动参数

成年糖尿病患者每周至少进行 150 min（如每周运动 5 天，每次 30 min）中等强度（50%～70% HRmax）的有氧运动。研究发现，即使一次进行短时的体育运动（如 10 min），累计 30 min/d，也是有益的。

（4）抗阻力运动

如无禁忌证，每周最好进行 2 次抗阻力运动，锻炼肌肉力量和耐力。联合进行抗阻力运动和有氧运动可获得更大程度的代谢改善。

（5）个体化

运动项目要与患者的年龄、病情及身体承受能力相适应，并定期评估，适时调整运动程序。

## 五、糖尿病的并发症

### （一）下肢动脉粥样硬化病变（lower extremity arterial disease，LEAD）[23]

与非糖尿病患者相比，糖尿病患者发生 LEAD 的危险性增加 2 倍，LEAD 的患病率随年龄的增长而增加。因调查方法和调查对象的不同，LEAD 的患病率报道不一。在我国根据踝/肱指数（ankle-brachial index，ABI；正常比值 >1）检查，50 岁以上患者中 LEAD 的患病率高达 6.9%～23.8%。LEAD 患者中只有 10%～20% 有间歇性跛行的表现，大多数无症状。

1. 糖尿病性 LEAD 的筛查

对于 50 岁以上的糖尿病患者，应常规进行 LEAD 筛查。伴有 LEAD 发病危险因素（如合并心脑血管病变、血脂异常、高血压、吸烟或糖尿病病程 5 年以上）的糖尿病患者应每年至少筛查 1 次。对于有足溃疡、坏疽的糖尿病患者，不论其年龄，应进行全面的动脉病变检查及评估。

2. 糖尿病性 LEAD 的诊断

（1）如果患者静息 ABI≤0.90，无论患者有无下肢不适症状，应诊断 LEAD。

（2）静息 ABI≥0.90 的患者，如运动时出现下肢不适，且踏车平板试验后 ABI 下降 15%～20%，应诊断 LEAD。

（3）如果患者静息 ABI <0.40，或踝动脉压 <50 mmHg，或趾动脉压 <30 mmHg，应诊断严重肢体缺血。

3. 糖尿病性 LEAD 的治疗

其规范化治疗包括三部分：①一级预防：防止或延缓 LEAD 的发生。②二级预防：缓解症状，延缓 LEAD 的进展。③三级预防：血运重建，降低截肢和心血管事件发生风险。

（1）一级预防

严格控制导致糖尿病患者发生 LEAD 的危险因素，即纠正不良生活方式，如戒烟，限酒，控制体重，严格控制血糖、血压、血脂等。血糖控制目标为餐前血糖 4.4～7.2 mmol/L，餐后血糖 <10.0 mmol/L，HbA1c <7.0%；血压控制目标为 <140/80 mmHg；血脂控制目标为 LDL-C <2.1 mmol/L。年龄 50 岁以上的糖尿病患者，尤其是合并多种心血管危险因素者，如无药物禁忌证，都应口服阿司匹林以预防心血管事件。对于阿司匹林过敏者或合并溃疡者，可口服氯吡格雷。

（2）二级预防

在一级预防的基础上，对于有症状的 LEAD 患者，建议应用小剂量阿司匹林（75～100 mg/d）；同时，指导患者进行运动康复锻炼，以及相应的他汀类调脂治疗、降压药物及抗凝药物治疗。

12

（3）三级预防

最终目的是减轻缺血引起的疼痛、促进溃疡愈合、避免因肢体坏死而导致的截肢、提高生活质量。在内科保守治疗无效时，须行各种血管重建手术，包括外科手术治疗和血管腔内治疗，可明显降低截肢率，改善生活质量。血管腔内治疗具有微创、高效、可同时治疗多平面病变、可重复性强等优点，是目前 LEAD 的首选治疗方法。特别适用于高龄、一般情况差、没有合适的可供移植的自体血管以及流出道条件不好的 LEAD 患者。

### （二）糖尿病患者足合并症[13]

1. 足合并症

足合并症在糖尿病患者是常见的。它最常发生在腿和足有外周神经病变的患者血流被连累时。足合并症包括：极度干燥的皮肤，可以剥落和破裂；老茧可以溃疡；特别在踝骨或大脚趾的根部发生足溃疡。所以，足的治疗是一重要事项。除常规检查他们的脚还必须评价外周神经病变和脉搏。

2. 脚卫生[13]

有足合并症的患者要特别注意脚卫生。

（1）每天洗脚和仔细擦干，特别注意脚趾间，不要浸泡脚；避免在极端温度时沐浴。

（2）在沐浴和擦干手脚后擦婴儿润肤油可以减轻皮肤干燥。

（3）修剪脚趾甲；不要剪或伤及鸡眼，不要以化学药剂处理鸡眼和硬结。

（4）每日检查脚有无水泡，切、割伤，并向卫生人员报告。家庭成员可协助检查患者的脚。

（5）不要在脚上用有黏性的带子。

（6）购买舒适的运动鞋，它为脚提供了保护作用和使脚保持干燥；每天检查鞋的内部和鞋底，有无粗糙或不一致的磨损；每天有两双运动鞋交替使用。不穿凉鞋，因脚趾间有皮带，容易磨损皮肤；不要赤脚走路，特别在热的地面。

（7）袜：穿适合的合成材质或毛织的短袜，连裤袜等，每天更换；避免使用缝补的或有缝合的长袜，那可对脚产生刺激；晚上如果感觉脚冷，可穿上短袜。

# 第九节　体力活动减少

## 一、体力活动与冠心病的危险性

大量资料使人们普遍接受适当体力活动可以增强体质，减少冠心病危险的观点。1987 年美国一篇综述总结了 43 项流行病学研究，得出如下结论：中等或剧烈活动减少冠心病的危险，不活动的人冠心病危险性增加近 2 倍，其危险性与收缩压增高（2.1）、吸烟（2.5）及血浆胆固醇升高（2.4）近似[23]。Morri 等报道 7820 名英国中年行政管理人员按照休闲时间参加剧烈活动（>7.5 kcal/min）的时间（次/4 周）被分为 4 组（分别为 0、1～3、4～7、≥8 次/4 周），随访 9 年。结果：冠心病患病率依次分别为 6.3%、5.1%、3.6%、2.0%。体力活动最少者的冠心病发病率是体力活动最多组的 3.15 倍[24]。其他纵向研究均支持体力不活动是冠心病的一个强而独立的危险因子[23]。

1986 年美国冠心病死亡归因于无或不规则体力活动者 205 254 例，超过吸烟（148 879 例）、高血压（171 121 例），略低于高胆固醇（253 194 例）[23]。1995 年美国心脏学会（AHA）将不爱活动的行为与吸烟、高血压及高脂血症并列为“冠心病可被改变的主要危险因素”[25]。

《美国医学会心血管病杂志》(*JAMA Cardiology*) 2017 年发表一项大规模人群研究的论文[26]，该研究由英国牛津大学、北京大学、中国医学科学院研究人员共同协作，对从中国 10 个地区的无任何心血管病史近 49 万余名成年人（平均年龄 51 岁）进行了 7 年半的随访，期间共新发生冠心病 5000 余例、缺血性脑卒中 2.5 万余例、脑出血 5200 例、心血管病死亡 8400 例；主要发现：①男性、年龄较轻，来自农村、受教育水平较低的人平均体力活动水平较高，相对更健康（例如糖尿病和高血压患病率较低，血压、心率、体质指数较低），来自农村的人体力活动主要不是休闲时间的体育运动，说明只要是体力活动都有益于健康。

②与体力活动水平最低（5 分位）者比较，体力活动水平最高组的主要心血管病事件（冠心病和脑卒中的总和）的发生风险降低 23%。③每天快走约 1 h，冠心病、脑卒中发病及心血管病总死亡的风险分别降低 9%，6% 和 12%。④体力活动水平与心脑血管疾病的关联强度在城乡不同地区及不同性别组间均相似，但在高血压患者中这种关联的强度较弱，尤其对脑卒中。

## 二、运动锻炼

详见本书第四篇运动疗法和运动处方。

1. 健身的运动锻炼和运动处方

（1）热身期

运动强度为 25%～40% $\dot{V}O_2max$ 或比锻炼期靶心率少 20 次/min[7]。时间一般为 10～15 min。

（2）运动锻炼期（有氧训练期）

1）运动类型

有动态（有氧）运动、力量训练、伸展（灵活）运动三种基本类型。动态运动是改善心血管系统功能，提高运动功能，最普遍的运动形式，也是最好形式。

2）运动强度

大多数人的运动强度为 60%～80% $\dot{V}O_2max$（70%～85% HRmax）；自感劳累分级法（rating of percieved exertion，RPE）：RPE15 级法的 12～13 级（稍累），大约相当于 60% $\dot{V}O_2max$；16 级（累）大约相当于 80%～85% $\dot{V}O_2max$。因此给大多数健康成人推荐的运动强度，RPE 是 12～16 级（稍累—累）。

3）运动持续时间

运动持续时间指的是保持适当运动强度的时间多少（min），不包括热身期、恢复期的时间。一般锻炼期要持续 20～30 min 以上。

4）运动频率

开始每周 3～5 d，以后可每周可锻炼 5～7 d。

5）运动进展的速度

①开始锻炼期：一般是持续 4～6 周，这期的运动强度又称为开始水平。学者们建议这期的运动强度为低于估测 40%～85% $\dot{V}O_2max$（相应为：50%～90% HRmax）的 1 个 MET。譬如某运动者估测运动最大耗氧量为 10 METs，40%～85% $\dot{V}O_2max$ 为 4～8.5 METs，那么其目标运动强度为 3～7.5 METs。②增强锻炼期：此期持续 12～20 周。这时运动功能加强最快。一般每 2 周增加 1 次运动强度，运动强度由 40% $\dot{V}O_2max$ 可增加到 80% $\dot{V}O_2max$（心率由 50% HRmax 增加到 85% HRmax）。运动持续时间每 2～3 周就可增加 1 次。这一期持续的时间和参与运动者的体力、健康状况有关。健康的青、中年人约持续 12 周即结束，转入下一期。老年人约持续 18 周。③维持锻炼期：当达到希望的运动强度，或运动强度不能再增加时，即进入维持锻炼期。健康人通常在运动训练 5～6 个月后进入维持锻炼期。此期锻炼的目的是维持已达到的运动功能。运动程序由健身转向有兴趣的运动，以便长期进行下去。

（3）恢复期（cool-down period）或称凉身期

此期一般持续 3～10 min。

2. 心脏病患者的心脏康复运动

因为对象是心脏病患者，运动就要保证安全，充分了解病情、进行必要的检查和运动试验，明确该患者是否是适应证，或禁忌证及其危险分层和监护。其运动处方建议如下：

（1）运动强度（$\dot{V}O_2$）

运动强度的大小决定于患者的病情，运动功能如何；例如，研究证明：对于大量前壁心肌梗死患者、左室功能不全的患者，70% $\dot{V}O_2max$ 的运动强度可引起左室功能恶化。对于一个体力很差、刚开始运动的患者来说，20% $\dot{V}O_2max$ 的开始运动强度就是一个合适的、超过日常体力活动的强度。此外，还要考虑环境、气候、情绪的影响，因而运动强度必须个体化，因人而异。心脏病患者康复运动锻炼期的起始水平是 40%～60% $\dot{V}O_2max$，以后随着锻炼可逐渐增至 40%～85% $\dot{V}O_2max$。2013 年美国心脏康复指南第 5 版对近期进行了心肺运动试验的患者运动处方建议采用 40%～80% HRmax 或相应的 % $\dot{V}O_2$。按心率，心脏病患者的运动强度一般为 60%～75% HRmax。心脏病患者的 RPE 运动强度为 15 级（6～20 级）法的 11～15 级[9]，大多数心脏病患者，更适合的 RPE 为 12～14 级。

（2）运动类型

心脏病患者因为体力差，病情较重、变化快，对运动反应的个体差异大，需要采取易于控制运动强度、能量消耗个体变异小的运动形式，即可以采取走步、慢跑、踏车等运动形式，不宜采取竞争性体育运动（如篮球，足球等运动）。

（3）运动持续时间

锻炼期持续时间的长短取决于运动锻炼的目标、患者的能力和兴趣、爱好。一般要求持续15 ~ 60 min。

（4）运动频率

一般也是每周锻炼3 ~ 5天。

（5）运动进展的速度

运动处方中最难制定的成分是进展的速度。锻炼期运动量的增加速度取决于患者的年龄、健康状况、以前运动的历史和爱好、运动锻炼的目的、运动程序开始时运动量的水平、对运动的适应等。心脏病患者的运动锻炼期也分为开始期（一般是4 ~ 6周），增加锻炼期（一般持续8 ~ 12个月，少数患者可持续到2年[13]）和维持期。

## 第十节 心理因素和心血管病风险

有关心理因素与心血管病风险的文献[16,27]有如下论述。

1959年美国的Friedman和Rosenman提出“A型行为的人易患冠心病”这一学说。1960年起他们用了8年半的时间，对3154名年龄在39 ~ 59岁之间的健康男子进行了前瞻性随访研究。结果表明：在A型行为的人群，冠心病和心肌梗死的患病率和病死率明显高于非A型行为人群。1978年美国心肺和血液研究所宣布确认A型行为是引起冠心病的危险因素之一，并且是独立于其他危险因素的一个主要危险因素。

Friedman认为A型行为具有“时间紧迫感以及过分竞争性和敌意”两个核心成分。A型人不断地挣扎，要在少而又少的时间内完成多而又多的事情。面对着个人竞争，A型人容易发生恼火（aggravation）、激动（irritation）、发怒（anger）和急躁（inpatience），Friedman称之为AIAI反应，这些AIAI反应形成了A型行为的问题。B型行为的主要特征有：恬静、松弛、容易相处、抱负较少、缺乏主见、顺从、沉默、深思、声音低、节奏慢等。

### 一、行为类型的评定方法

比较实用的评定方法有：

1. 詹金斯活动量表（jenkins activity survey，JAS）

这是一种美国通用的量表，是一种自陈式问卷，共有52题，测定A型行为所占据的百分比，以≥50%表示具有A型行为的程度。由于应用本法费用低，可作为大规模研究的评定工具，其准确性低于结构式会谈法，但与结构式会谈法有相当的一致性。

2. 日常生活量表（common life scale，CLS）

这是一种日本通用的量表，共有11题，从日常生活的角度测定A型行为的倾向。人群的正常值为（43 ±9.16）分，以得分 >52分提示具有A型行为，得分越大提示A型行为的倾向越明显。

3. 行为类型问卷

在我国，1984年成立了全国A型行为与心脑血管病协作组，参考JAS和CLS，结合我国国情，制定了“行为类型问卷”，该问卷共有60题，包括3个分量表：①“TH”有25题，表示时间匆忙感（time hurry）等特征。②“CH”有25题，表示争强好胜（competition），怀有戒心或敌意（hostility）等特征。③“L”，有10题，为真实性校正（即测谎题）。计算方法：每题的回答与标准答案相符者计1分，首先计算“L”量表，如积分达7分者表示真实性不大，就剔除它，不予统计。“L”量表 <7分者进一步统计其他两个量表的计分。行为类型的评定标准：计算TH + CH量表的总分。1987年，全国A型行为与心脑血管病协作组南宁会议根据7687人的常模测定结果作如下修改：A型，37 ~ 50分；A⁻型，30 ~ 36分；M型，27 ~ 29分；B⁻型，20 ~ 26分；B型，1 ~ 19分。

为验证A型行为与冠心病的相关性，上海第二医学院杨菊贤教授等应用中、美、日三种A型行为量表，对按 WHO 标准确定的 100 例冠心病患者和健康对照组各 100 例进行测定，以验证我国设计的行为类型问卷、美国通用的詹金斯活动量表（JAS）和日本通用的日常生活量表（CLS）之间的相关性。结果：行为类型问卷与 JAS 之间的相关系数（$r$）在冠心病组与对照组中分别为 0.569 与 0.78，$P$ 均 $<0.001$。行为类型问卷与 CLS 之间的 $r$ 在冠心病组与对照组中分别为 0.556 与 0.74，$P$ 均 $<0.001$。这提示：行为类型问卷与 JAS 或 CLS 之间的相关性，不论在冠心病组或对照组，都是良好的。

## 二、A 型行为与冠心病的相关性

1. 1983—1984 年杨菊贤等应用 Friedman 量表和 Herman 标准在上海市进行了调查

他们对 657 名大学教工、1223 名农民以及 481 名工人，共 3361 人进行行为类型与冠心病流行病学的相关性调查。结果：在 3361 人中发现冠心病患者 239 例，患病率为 7.11%（A 型与 B 型之比为 3.12∶1）；在 A 型人群中冠心病的患病率（9.76%）明显高于 B 型人群（3.84%）。在非冠心病患者群（3122 人）中 A 型与 B 型的比例为 1.16∶1。结果提示：A 型人易患冠心病。

2. 1985—1986 年，杨菊贤等按我国 1984 年制订的行为类型问卷进行调查

调查冠心病患者与健康对照组各 200 例。结果：冠心病组 A 型占 48.5%，$A^-$ 型占 27.0%，M 型占 5.0%，$B^-$ 型 16.5%，B 型 3%，健康对照组 A 型占 10.0%，$A^-$ 型占 32.5%，M 型占 1.5%，$B^-$ 型 39.5%，B 型 16.5%。两组比较：$\chi^2=42.49$，$P<0.001$。

3. 杨菊贤等还对冠状动脉造影证实的冠心病患者 100 例进行行为类型的相关性分析

结果：在 100 例冠心病患者中，A 型行为占 83%，非 A 型为 17%，A 型与非 A 型之比为 4.88∶1。

4. A 型行为的矫正对冠心病的影响

Friedman 对患过急性心肌梗死而抢救成活的 1035 例患者随访观察了 1 年，将患者随机分成三组，第一、第二组分别由心理专科和心脏专科医师定期进行心理咨询，第三组为对照组，按传统方式进行门诊治疗。1 年后发现约有 75% 急性心肌梗塞患者的 A 型行为完成了转变。进行心理咨询的第一、第二组中，并发症的发生率分别为 2.9% 与 4.2%，病死率分别为 0.9% 与 1.8%；而非心理咨询组（第三组）的并发症发生率与病死率则为 8.9% 与 4.8%，表明通过系统定期的心理咨询，是可能转变 A 型行为中不利于健康的 AIAI 反应，而保留其高效率、快节奏以及有竞争性等现代社会需要的性格的；还表明通过心理咨询，矫正 A 型行为不利于健康的一面以后，可明显减少心肌梗死患者康复期的并发症和病死率。

国外研究[6]表明，精神应激增加心肌耗氧需求，加重心肌缺血。精神压力也会导致冠脉血管收缩，尤其是动脉粥样硬化的冠状动脉，从而影响心肌氧供。与自然灾害相关的急性应激被公认是急性冠脉事件的危险因素。工作相关的应激（分工作压力，努力—回报不平衡）已被认为是血管病的危险源，使心肌梗死和卒中的风险约增加一倍。其他心理学指标：愤怒和敌意也与血管病风险升高相关。一项研究表明，与常规护理相比，减少情绪困扰能更显著改善血管病风险的生物标志物水平。

抑郁症的患者罹患冠状动脉疾病的风险显著升高。抑郁症发生于 1/5 的冠状动脉疾病的门诊患者和 1/3 的心力衰竭患者。虽然抑郁症能增加高血压、吸烟、缺乏体力活动的发生，但是校正这些这些问题和其他传统危险因素后，抑郁症对冠状动脉疾病的整体风险仍然存在。因此，抑郁症是一个独立的事件预测因素。

《美国心脏康复指南（第 5 版）》[13]对心理障碍有如下论述：

1. 临床抑郁症

有证据表明抑郁症是心脏病发展和随后不良预后的危险因素。其表现包括：①烦躁。②一直努力控制情绪或维持足够的能量以应付日常压力。③贯注恐惧，后悔，不安全感和有想死的考虑。④失去享受先前愉快活动的能力。⑤睡眠和饮食

习惯的变化。⑥性欲降低。⑦反复出现被当前压力压倒的感觉。⑧激动，易怒和沮丧。⑨自责，悲观和绝望。⑩精神运动性阻滞。⑪注意力不集中和记忆力差。⑫不能与他人进行有支持作用的互动以减轻抑郁症状。

2. 焦虑

一般体征和症状如下：①神经过敏，激动，易怒。②忧虑。③虚弱，麻木和疲劳。④头痛，肌肉紧张或疼痛。⑤反胃。⑥呼吸急促。⑦视力模糊。⑧感到无法应对。⑨头晕。⑩心悸。⑪颤抖。⑫麻痹的感觉。⑬出汗。⑭头胸有压力。⑮感觉事情不是真的。这些症状可有任何组合，但害怕死亡、晕厥，发疯、心脏病发作、失去控制，惹事，无法回到一个安全的环境（如家庭）的症状可能是最值得注意的。此外，一些心脏病患者出现与这些恐惧一致的内脏或身体的反馈。

王海珍等报道[28]：采用焦虑自评量表（SAS）和抑郁自评量表（SDS）对接受 PCI 手术的 90 例患者进行评定，按照评分结果分为单纯抑郁组（28 例，31. 11%）、单纯焦虑组（22 例，24. 44%）、焦虑合并抑郁组（25 例，27. 78%）和正常组（15 例，16. 67%）。对患者进行 12 个月的随访，Logistic 回归结果显示：抑郁、焦虑、焦虑合并抑郁是主要不良心脏事件（MACE）的危险因素（$OR=2.16$、1. 49、3. 28，95% $CI=1.32\sim3.53$、$1.08\sim2.06$、$3.28\sim6.15$，$P=0.002$、0. 015、0. 001）

3. 创伤后应激障碍（PTSD）

其症状和体征通常发生在有重大实际或威胁身体的伤害的创伤事件后。具有持续恐惧的记忆或想法，易受惊吓或出现睡眠障碍。

4. 愤怒和敌意

长期的过度愤怒和敌意与心脏病患者的预后不良有关。不像焦虑和抑郁的症状可与心脏病的症状重叠；愤怒和敌意是长期存在的模式，但有高度愤怒和敌意的患者可以表现为心情愉快的样子（特征被隐藏），直到他们生气或被激怒。

5. D 型人格

是以负面影响和社会抑制（D 型人格模式）为特征的常见不良应激模式，在抑制痛苦表达的同时，有发生痛苦的倾向，也会降低生活质量[6]，使患者处于心血管疾病的发病和死亡的危险中[6]。这种模式：事实上，抑制表达痛苦的患者可以表现为调整很好的样子，使得评估更加重要。

## 三、常用的心理行为检测方法

在心理行为理论研究和临床实践中，常常需要对群体或个体的心理和社会现象进行观察，并对观察结果以数量化方式进行评价和解释，这一过程称为评定（rating）。而评定决非漫无目的，需要按照标准化程序来进行，这样的程序便是量表（scales）。评定量表是以自然观察为基础的，因此评定量表可以看成是自然观察的延伸。但是，评定不是现场观察的直接记录，而是较长时间的纵向观察印象的综合，包含了解释和评价的意义，因此收集的资料更接近实际情况。评定量表的使用，使心理检测工作比较快速和简便，研究结论更具科学性。

评定量表按其性质可分为自评和他评量表。①自评量表：量表的填表人为受评者自己，受评者对照量表的各项目陈述选择符合自己情况的答案并作出程度判断；量表实施方便，但要求受评者有一定的阅读和理解能力。②他评量表：量表填表人为评定者，一般由专业人员担任。评定者既可根据自己的观察，也可询问知情者的意见，或者综合这两方面情况对受评者加以评定。评定者要具有与所使用量表内容有关的专业知识，并且需要接受严格的训练。

常用的量表有（△由美国心脏康复指南第 5 版提到的量表）：①行为类型问卷。②艾森克个性问卷。③ SCL-90 量表［症状检查表-90 修订（SCL-90R）△］。④疑病症测定量表。⑤癔症测定量表。⑥紧张症测定量表。⑦抑郁症评定量表（贝克抑郁量表△）。⑧焦虑症评定量表（Spielberger 状态特质焦虑量表△）。⑨日常生活能力量表。⑩社会功能缺陷筛选量表。⑪心境状态量表△。⑫流行病学（研究中心）抑郁量表（CES-D）△。

量表具体内容见本书第五篇——心理康复。

## 四、心血管病患者常用的心理行为治疗方法[29]

心理面貌是由认知、情感、意志、行为四方面组成的，心理障碍是这四方面发生了偏差。一般说来，认知是起点，行为是归宿，情感和意志是中介。由于认知是行为的先导，因此首先要从转变患者的认知方面下功夫，做到“晓之”处理。行为是归宿，也是心理结构的核心，要根本解决患者的心理障碍，就要导之以行。情感和意志是中介，因此，为了使心理行为治疗卓有成效，就要动之以情，炼之以意。常用的心理行为治疗方法有如下几种。

1. 说理疏导法

医务人员用劝导、启发、同情、支持、消除顾虑等方法，帮助患者认识问题，改善心境，提高信心，促进康复。说理疏导法的核心是说理，是满怀热情的说理，这是心理行为治疗最基本的一种治疗方法。

2. 暗示疗法

语言和行为对患者都具有较强的暗示作用，消极的暗示可以引起或增加患者的心理障碍，积极的暗示则可以促进患者的康复，这是一种被医务人员普遍应用的治疗方法。

3. 认识疗法（cognitive the rapy）

这是一种通过调整矫正患者的曲解认知，来达到缓解或消除心理障碍和躯体症状的治疗方法，首先要建立良好的医患关系，通过挖掘、暴露患者的心理障碍，启发患者放弃不良的认识，培养患者的应付能力，并逐步巩固疗效，预防复发。认知心理治疗特别适用于心血管疾病伴有抑郁、焦虑状态和惊恐发作的患者。由于认知治疗疗程短，操作简便，效果显著，容易巩固，受到医务人员和患者的欢迎。

4. 自我控制疗法

本法包括对环境的控制和对个人行为的调节两个内容。各种自我控制技术都能产生一定的行为矫正作用，以自我奖励的效果最好。

5. 松弛疗法

Benson 推广一种简便易行的松弛疗法。它包括：①舒适安静的环境和轻装静坐闭目；②排除杂念和保持深慢呼吸；③主动放松全身肌肉；被试者每次松弛训练 15 ~ 20 min，每天 1 ~ 2 次，一般应坚持训练 3 ~ 6 个月。Benson 发现，经过一段时间的训练后，被试者可出现一种愉快感、轻松感或发热感，对躯体各部分的功能康复有效，除了降低血压，还表现为氧耗量、心率、呼吸频率和动脉血中乳酸含量下降，骨骼肌的血流量增加。这些变化与普通静坐或睡眠的变化不同。经过长期训练，还能使外周交感递质的活性下降，表现在血浆多巴胺 β 羟化酶的水平下降。松弛治疗可用于多种功能和器质性疾病的康复治疗，也可用于矫正职业性紧张焦虑。

6. 轻松疗法

通过学习书法、雕刻、绘画，种花、草，养鱼、鸟，或者看喜剧、听相声、练气功等方法达到怡养心情、松弛的目的。

7. 疏泄疗法

通过使患者倾吐积聚已久的内心抑郁情绪，使心情变得平静安定，达到心身平衡。

8. 移情疗法

当患者心情抑郁或焦虑时，说服患者学习或培养一种情趣，如学钓鱼、织毛衣等，使患者的注意力逐渐转移到该兴趣方面，以抑制原来的心理障碍。

9. 系统脱敏法

常用于克服某些焦虑和惊恐症状，开始时使患者体验仅能引起低度焦虑的情景，同时进行放松训练，至不再引起焦虑或惊恐症状时，开始接触高一级的焦虑情景，如此反复进行，直至症状完全消失。

10. 厌恶疗法

应用厌恶条件反射，利用痛苦的条件刺激，代替不良行为的快感。本法适用于戒烟、戒酒、戒毒和某些特殊的焦虑和强迫状态，如在烟或酒中放入某些催吐物质，使嗜烟或嗜酒者的快感消失，并逐渐产生厌恶感，从而达到戒烟、戒酒、戒药瘾或戒毒的目的。

12

11. 行为矫正治疗

A 型行为是冠心病发生和发展的一个重要危险因素；A 型人遇到挫折时易发生 AIAI 情绪反应。通过兴奋交感，过分释放儿茶酚胺，可引起多种心血管并发症。行为矫正治疗是通过系统的行为训练，达到既保持 A 型人高效率、快节奏的优点，又可矫正其 AIAI 反应。例如针对好激动、易发怒，有意识训练其耐心程度，针对敌意和好胜心过强，要求患者学会向所有认识的人微笑，对帮助过自己的人说感激的话。据统计，已患过心肌梗死的患者，通过训练，其 A 型行为中的 AIAI 反应有 75% 得到了矫正。

12. 音乐治疗

1992 年，上海的叶明教授等通过将小鼠放在水浴恒温振荡器上振荡，建立应激模型，50 天后反映免疫功能的小鼠 NK 细胞活性和淋巴细胞增殖反应明显下降，分别为 17.64 ±2.34 和 22.1 ±3.5，而安静对照组则分别为 42.91 ±4.38 和 44.8 ±6.6，$P$ 均 <0.001。接着选用两种不同性质的乐曲进行音乐治疗。第一组（$n$ =30）选用春江花月夜乐曲，每次 30 min，每日 2 次；第二组（$n$ =30）选用“重摇滚”乐曲，方法同上。50 天后发现，第一组小鼠的 NK 细胞活性和淋巴细胞增殖反应明显上升，但仍低于安静对照组；而第二组小鼠的上述两个指标不但不回升，反而进一步降低，与第一组结果的差异十分显著。这个实验结果说明了两个问题：①心理行为应激可引起免疫功能的下降；②优美抒情的乐曲可以恢复受损的免疫功能，而噪音大的摇滚乐曲对免疫功能无益。

13. 生物反馈治疗

这是 20 世纪 60 年代在实验心理学领域里发展起来的一种行为治疗技术。它借助于现代化的电子仪器放大我们通常观察不到的身体内部的生理信息，这些放大了的生理信息，通过视觉（灯光颜色）和听觉（声音）的形式显示出来；通过系统训练以后，可使人们随意地控制和矫正异常的生理反应，包括血压、心跳等。20 世纪 70 年代初，Benson 应用生物反馈技术治疗原发性高血压有效，1971 年 Miller 用以治疗室性期前收缩有效。20 世纪 80 年代以来，我国应用生物反馈仪治疗的报道日益增多，杨菊贤等曾应用电生物反馈仪监测、治疗 400 例心身疾病，其中冠心病 157 例，对 A 型行为组 126 例的近期有效率为 84.13%，非 A 型行为则为 25.8%，结果表明生物反馈仪作为治疗手段，对于 A 型行为患者的效果最明显。另一组应用心率生物反馈仪监测、治疗多种情绪性心律失常 144 例，发现对伴有紧张、疑病、抑郁、焦虑等情绪障碍患者的心律失常的显效率为 56.5%。

《美国心脏康复指南》关于心理社会问题处理有以下论述：[13]

包括 CR（心脏康复）/SP（二级预防）工作人员的处理，到需要转诊给专业人员的处理。

1. 压力处理和放松

可以促进应对恐惧，焦虑和疼痛。

2. 社会支持

功能支持不佳与病死率增加有关。所以对整体社会支持系统和功能的评估和加强支持是重要的。

3. 精神需求和咨询

许多患者在二级预防过程中经历了精神危机。表现为与精神信仰分离的焦虑。可加强有关的教育。

4. 专业咨询的需要

对于针对心理社会问题处理的简短干预无反应者，或抑郁、焦虑、敌意或物质滥用的心理测量高分者要进行心理医师的专业咨询，可能需要心理治疗、精神药物治疗或精神上的咨询。CR/SP 专业人员应尽可能保持与咨询专家的沟通。

5. 药物需要

虽然仍不清楚心理障碍的药物治疗能否降低总病死率，但有证据表明它可以降低心理障碍，正如使用选择性 5-羟色胺再摄取抑制剂（SSRIs）治疗抑郁症一样。

## 五、运动治疗[29]

Taylor 等报道，对于 AMI 后 6 个月的患者共 2078 例，观察渐进性康复运动组与不运动组患者的预后，随访 4 年后有规律渐进性运动组的病死率（5.7%）明显低于不运动组（12.0%），结论是：有规律的运动可明显缓解抑郁症状，可显著减少心血管事件的再发与病死率。其原因除了运动改善心肌血供，促进侧支循环的建立，减少冠脉血栓形成的危险之外，主要还与好心情有关，松弛的愉快的运动可显著降低交感张力，减少儿茶酚胺的释放，提高心率变异性，降低心律失常的易感性，从而避免严重室性心律失常的发生。

## 六、心理障碍的药物治疗[29]

1. 干预焦虑

Honderick 等报道，对急性冠脉综合征（ACS）伴有严重胸痛的患者 27 例，应用罗拉西泮（lorazepam）加用硝酸甘油，或单纯应用硝酸甘油作为对照进行观察，结果发现，合并应用有抗焦虑作用的罗拉西泮患者，胸痛缓解的速度与止痛效果均显著优于单用硝酸甘油的患者（$P<0.01$）。Boyer 等应用肾上腺素能和 5-羟色胺（5-HT）双通道再摄取抑制剂文拉法辛（怡诺思）治疗伴有广泛性焦虑的患者，在应用不同剂量的怡诺思（75 mg，150 mg），8 周与 24 周治疗后，治疗组抗焦虑与缓解胸闷、胸痛症状的效果显著大于对照组，并且症状与功能的恢复是与剂量成正比的。

12

2. 干预抑郁

Carney 等应用舍曲林（SSRI 类的一种）治疗 ACS 伴有抑郁的患者 16 周。结果是：汉密尔顿抑郁量表分在轻型抑郁患者平均降低 9.8 分，重型抑郁患者平均降低 12.3 分；应用 24 周时，对于轻型与重型抑郁患者的有效率分别为 67% 与 78%，表示舍曲林治疗 ACS 伴有抑郁者有效，而且对于重型者效果更佳。

王福军等[30]报道：冠心病伴焦虑抑郁患者 128 例，随机被均分为氟哌噻吨美利曲辛片（黛力新）组（给予抗心肌缺血药物联合黛力新治疗）和常规治疗组（单纯抗心肌缺血治疗）。疗程 4 周时观察临床症状、心电图及焦虑自评量表和抑郁自评量表评分的变化；结果：黛力新组心绞痛和心电图总有效率分别为 92.2% 和 84.4%，明显高于常规治疗组的 79.7% 和 68.88%（$P$ 均 $<0.05$），黛力新组焦虑自评量表和抑郁自评量表评分在治疗后显著下降（$P$ 均 $<0.01$），且显著优于常规治疗组［焦虑评分量表 39.65 ± 7.22 分比 53.30 ± 8.50 分，抑郁评分量表 42.23 ± 8.92 分比 57.47 ± 9.50 分，（$P$ 均 $<0.013$），常规治疗组治疗前后无显著变化（$P$ 均 $>0.05$）］，说明黛力新治疗冠心病伴焦虑、抑郁患者效果颇好。

3. 其他的药物治疗

（1）抗焦虑

佳静安定对冠状循环有类似硝酸甘油的作用，减少心肌氧耗，并有降低交感张力，拮抗儿茶酚胺促发冠脉痉挛的作用。

（2）抗抑郁

三环类抗抑郁药物的抗胆碱能作用可使心率增加 10 次/min 左右，心绞痛和心衰患者慎用；四环类抗抑郁剂有马普替林、阿莫赛平和氟氯西丁等，疗效较好。

# 第十一节　传统冠心病危险因素的局限性

尽管对于冠心病，血脂异常是基本的危险因素，但 50% 的心肌梗死患者发生心肌梗死时没有明显的高脂血症。在 1 项对健康的美国女性进行的前瞻性研究中，77% 的心血管事件发生在低密度脂蛋白胆固醇（LDL-C）水平低于 160 mg/dL 的人群，46% 的心血管事件发生在 LDL-C 水平低于 130 mg/dL 的人群。虽然应用诸于 Framingham 研究采用的全球预测模型可以在很大程度上增加对心脏疾病风险的检出，但仍有 20% 的人没有任何传统的血管危险因素，但却发生心血管事件。这对目前危险因素的筛查及疾病的防治程序提出了挑战，越来越多的临床数据提示仅仅依赖传统的危险因素是有风险的，因此目前急需改进对血管危险因素的探索和检测[6]。

# 第三章　冠心病一级预防

45 年前芬兰等国开展以社区为单位，预防心血管病的综合预防计划，措施包括戒烟、降压、改变饮食习惯、降低胆固醇、采用健康的生活方式（包括运动）等。结果：芬兰经校正的冠心病病死率，男性从 1972 年的 54/(万人·年)（芬兰东部的心肌梗死病死率在全世界是最高的）降至 1982 年的 30/(万人·年)，女性冠心病病死率由 8/(万人·年) 降至 4/(万人·年)。20 年间因心脏病而死亡的人数下降了 50%[31]。今就矫正各危险因素的预防冠心病效果介绍如下。

## 第一节　改善血脂异常

1. 脂肪酸的研究

在介绍脂肪酸研究以前先简单介绍脂肪酸有关知识。脂肪酸是化学式为 R-COOH 的一类化合物，式中的 R 为由碳原子所组成的烷基键。可按键上碳原子数来分类，2～4 个碳原子为短键，6～10 个、12～16 个碳原子分别为中、长键脂肪酸。脂肪酸有饱和及不饱和之分。饱和脂肪酸的烃键没有双键。不饱和脂肪酸含有一个或多个双键。含有一个不饱和键的称为单烯酸，或单不饱和脂肪酸，具有≥2 个不饱和键的称为多烯酸或多元不饱和脂肪酸。脂肪酸分子上碳原子的编号定位通常有三种系统。Δ 编号系统的碳原子编号从羧基碳原子算起，也就是羧基碳原子为 1 号碳原子。n 或 ω 编号系统的碳原子编号则从离羧基最远的碳原子（ω 碳原子）算起。

$CH_2$-$CH_2$-$CH_2$-$CH_2$-$CH_2$-$CH_2$-$CH_2$-$CH_2$-$CH_2$-COOH 羧基端

| | | | | | | | | | | |
|---|---|---|---|---|---|---|---|---|---|---|
| Δ 编号系统： | 10 | 9 | 8 | 7 | 6 | 5 | 4 | 3 | 2 | 1 |
| n 或 ω 编号系统： | 1 | 2 | 3 | 4 | 5 | 6 | 7 | 8 | 9 | 10 |
| 字母编号 | ω | $\omega^{-1}$ | $\omega^{-2}$ | $\omega^{-3}$ | | | δ | γ | β | α |

字母编号系统是用希腊字母表示各个碳原子位置。α 碳是指邻结羧基的碳原子，ω 是指离羧基最远的碳原子。Δ 编号系统双键位置只列出双键部位的第一个碳原子。n 编号系统只标出第一个双键。$\omega^{-3}$ 多不饱和脂肪酸指的是它的第一个双键的第一个碳原子为 $\omega^{-3}$ 碳原子。

从 20 世纪 50 年代起进行了一系列食物脂肪酸的研究。结果发现：有 12～16 个碳原子的饱和脂肪酸升高总胆固醇和 LDL-C 的作用最强。摄入等热量的 $\omega^{-6}$ 族多不饱和脂肪酸（主要是亚油酸、亚麻酸，大量存在于某些植物油中）则可降低饱和脂肪酸升高胆固醇幅度的一半。而油酸，一种单不饱和脂肪酸有或无降胆固醇的作用，但是没有 $\omega^{-6}$ 族多不饱和脂肪酸通常具有的降低 LDL-C 的作用。饮食中的胆固醇含量对胆固醇的影响不如饱和脂肪酸显著[6]。

二种长键 $\omega^{-3}$ 多不饱和脂肪酸：20 碳戊酸和 decosahexaenoic 酸（存在于鱼及海产品中）有明显降低血甘油三酯的作用，但对于 LDL-C 的作用很不一样，可以降低、升高或没有作用。设想 $\omega^{-3}$ 族多不饱和脂肪酸降低冠心病的危险性是因为它有抗血栓效果，某些动物实验和大量流行病学调查资料支持这种观点。爱斯基摩、日本、我国渔民的冠心病发病率都很低。因而美国心脏学会（AHA）建议每周吃几次鱼[4]。

某些水溶性纤维素可促进胆固醇以胆酸和中性类固醇形式从粪便排出，有降低血 LDL-C 的作用。

2. 血脂改善对于冠心病的一级预防

自 20 世纪 60 年代起进行了许多饮食干预试验，对冠心病进行一级预防。其中最著名的是美国脂质一级预防冠心病试验和赫尔辛基心脏研究。

（1）脂质一级预防冠心病试验（lipid research clinics coronary primary prevention trial）[32]

大约4000名中年高胆固醇者被随机、双盲地安排到二组，均接受美国心脏学会（AHA）推荐的降胆固醇饮食；其中治疗组接受消胆胺（cholestyramine），对照组接受安慰剂。结果：①7.4年内，治疗组的初次冠心病事件明显减少（19%）；②血胆固醇浓度每降低1%，冠心病的危险减少2%，即血胆固醇浓度减少25%，则冠心病事件减少50%。

（2）赫尔辛基心脏研究（Helsinki heart study）[33]

将4000名以上有各种血脂异常的中年人随机分到治疗组（吉非贝齐，gemfibrozil）和对照组，随访5年。结果：①血浆LDL-C降低9%，甘油三酯降低35%，HDL-C增加8%；②主要冠心病事件减少34%。

以这二组为代表的大样本、长时间、对照、随机试验一致说明饮食结合降脂治疗确实可以降低血胆固醇、LDL-C水平，升高HDL-C水平，降低冠心病危险性。

3. 中国动脉粥样硬化心血管疾病（ASCVD）一级预防人群血脂合适水平和异常分层标准详见表12-3-1[9]。

4. 高脂血症的一级预防[9]

首选的控制血脂水平方法是饮食疗法+运动锻炼。

（1）控制血脂的基本原则及各项饮食成分控制目标

基本原则是控制热量、脂肪、胆固醇的摄入，食品中有丰富的谷物、豆类、蔬菜和水果；增加热量消耗，每天至少参加30 min的中等强度体育活动，消耗200 kcal的热量，如快步走、跳舞、园艺劳动等。各项饮食成分控制目标如下。

1）日总热量

25～30 kcal/kg体重，以维持理想的体重或减轻体重为准。

2）脂肪的摄入

占总热量的20%～25%[34]，饱和脂肪酸<总热量7%。饱和脂肪酸与不饱和脂肪酸比例为1∶2左右，不饱和脂肪比例过低，易升高血胆固醇水平，而过高则易致肿瘤[34]。

3）每日膳食胆固醇的摄入

为<300 mg/d。

4）碳水化合物

占总热量的50%～65%。选择使用富含膳食纤维和低升糖指数的碳水化合物，每日饮食应包括25～40 g膳食纤维（其中水溶性膳食纤维7～13 g/d）。碳水化合物摄入以谷类、薯类和全谷物为主，其中添加糖摄入不应超过总能量的10%（对于肥胖和高甘油三酯血症患者要求比例更低）。食物添加剂如植物固醇/烷醇（2～3 g/d），水溶性/黏性膳食纤维（10～25 g/d）有利于血脂控制，但应长期监测其安全性。

5）蛋白质

占总热量的15%左右，优质蛋白应占一半。瘦肉、黄豆等完全蛋白质含所有人体必需的氨基酸，是优质蛋白。Hachey报道富含大豆蛋白的饮食比高动物蛋白的饮食降低血脂、胆固醇浓度更明显（分别下降17%、12%）。

表12-3-1　中国ASCVD一级预防人群血脂合适水平和异常分层标准［mmol/L（mg/dL）］[9]

| 分层 | TC | LDL-C | HDL-C | 非-HDL-C | TG |
|---|---|---|---|---|---|
| 理想水平 | | <2.6（100） | | <3.4（130） | |
| 合适水平 | <5.2（200） | <3.4（130） | | <4.1（160） | <1.7（150） |
| 边缘升高 | ≥5.2（200），且<6.2（240） | ≥3.4（130），且<4.1（160） | | ≥4.1（160），且<4.9（190） | ≥1.7（150），且<2.3（200） |
| 升高 | ≥6.2（240） | ≥4.1（160） | | ≥4.9（190） | ≥2.3（200） |
| 降低 | | | <1.0（40） | | |

注：ASCVD，动脉粥样硬化心血管疾病；TC，总胆固醇；LDL-C，低密度脂蛋白胆固醇；HDL-C，高密度脂蛋白胆固醇；TG，甘油三酯。

（2）控制体重

血脂代谢异常是肥胖的重要危险因素。血脂代谢紊乱的超重或肥胖者的能量摄入应低于身体能量消耗，以控制体重增长，并争取逐渐减少体重至理想状态。减少每日食物总能量（减少300～500 kcal/d），改善饮食结构，增加身体活动，可使超重和肥胖者体重减少10%以上。维持健康体重（BMI：20.0～23.9 kg/m$^2$），有利于血脂控制。

（3）身体活动

建议每周5～7 d、每次30 min中等强度代谢运动。对于动脉粥样硬化心血管疾病（ASCVD）患者应先进行运动负荷试验，充分评估其安全性后，再进行身体活动。

（4）戒烟

完全戒烟和有效避免吸入二手烟，有利于预防ASCVD，并升高HDL-C水平。可以选择戒烟门诊、戒烟热线咨询以及药物来协助戒烟。

（5）限制饮酒

中等量饮酒（男性每天20～30 g乙醇，女性每天10～20 g乙醇）能升高步HDL-C水平。但即使少量饮酒也可使高TG血症患者TG水平进一步升高。饮酒对于心血管事件的影响尚无确切证据，提倡限制饮酒。

高脂血症者的血脂理想控制水平为达到中国ASCVD一级预防人群血脂合适水平，即分别为：血浆总胆固醇＜200 mg/dL、LDL-C＜130 mg/dL、HDL-C＞40 mg/dL。甘油三酯＜150 mg/dL[4]。

饮食与非药物治疗者，开始3～6个月后应复查血脂水平，如血脂控制达到建议目标，则继续非药物治疗，但仍须每6个月至1年复查，长期达标者可每年复查1次。

如血脂控制未达到建议目标，对于心血管病高危人群可应用他汀类药物进行一级预防，因为目前他汀类在心血管病高危人群一级预防中的作用已得到肯定。

最后，报道有关《美国2015—2020年膳食指南》的有关资料。该指南与此前指南相比，更加强调少糖、少盐及饱和脂肪的控制，放宽了对胆固醇的限制。该指南第一次对添加糖含量作出了限制，指南建议人们在每天的热量摄入中，添加糖（不含食物中的自然糖含量，比如水果等）不要超过10%的热量，10%的热量约为50克糖。2015年3月美国膳食指南咨询委员会发表了一份声明，建议适当放宽对胆固醇及脂肪的限制，并放弃了每日热量摄入中脂肪摄入量限制在35%以下的建议。新的膳食指南采纳了咨询委员会的建议，取消了以往指南中每日胆固醇限量在300 mg以下的建议。新的膳食指南虽然取消对胆固醇的限制，但依然建议“个人应该尽可能少吃胆固醇”，因为胆固醇含量较高的食物比如肥肉和高脂乳制品等中的饱和脂肪含量也较高，而膳食指南是要求限制饱和脂肪的摄入量的。鸡蛋中蛋黄的胆固醇含量虽然比较高，但饱和脂肪含量却不高，因此不必像限制肥肉那样限制鸡蛋。

《中国成人血脂异常防治指南（2016年修订版）》[9]对于国外新发表的血脂异常诊疗指南不推荐设定调脂目标值的看法是，我国仍然设定调脂目标值，理由是尚无随机对照研究证据支持具体的血脂治疗目标值是多少，认为只有在设定目标值后医师才能更加准确地评价治疗方法的有效性，有利于随访，提高患者治疗依从性。

中国ASCVD一级预防人群血浆总胆固醇脂合适水平为：＜200 mg/dL，已经很低，从而我国指南与美国新的膳食指南精神是一致的，而且指标毫不逊色，可操作性强。



## 第二节　降低血压对冠心病一级预防的作用

生活方式矫正是高血压治疗的基础（见表12－3－2）。生活方式矫正在许多随访的患者能有效降低血压，同时能降低提早发生心血管病（CVD）的其他危险因素，虽然它们降低患病率或病死率的能力还无结论性证明；但是它能以低廉的费用和最低风险提供很多效益。即使它们本身不足以控制高血压，也能减少抗高血压药物的种类和剂量[13]。

表 12-3-2 治疗高血压的生活方式矫正*[13]

| 矫正 | 建议 | SBP 降低近似值，范围 |
|---|---|---|
| 降低体重 | 维持正常体重（BMI = 18.5 ~ 24.9 kg/m²）。 | 5 ~ 20 mmHg/减重 10 kg |
| 采用 DASH 膳食方案 | 进食富含水果，蔬菜和低脂乳制品，且饱和和总脂肪含量低的食物 | 8 ~ 14 mmHg |
| 减少膳食中钠的摄入 | 减少饮食中的钠摄入量至不超过 100 mEq/L（2.4 g 钠或 8 g 氯化钠）。 | 2 ~ 8 mmHg |
| 体力活动 | 参加定期有氧运动，如快步走（1 周中大部分日子，至少 30 min/d） | 4 ~ 9 mmHg |
| 饮酒节制 | 对大多数男性，酒摄入量应限制到不超过 2 杯/d（1 oz 或 30 mL 乙醇；例如 24 oz 啤酒，10 oz 葡萄酒或 3 oz 80 度威士忌）；对女性和体重轻的人群，饮酒应每天不超过 1 杯。 | 2 ~ 4 mmHg |

注：* 适用于总的心血管风险降低，戒烟。实施这些矫正的效果是剂量和时间依赖性的，对某些人可能效果更好。SBP：收缩压；BMI：人体质量指数 = 体重(kg)/身高(m)²，kg/m²；DASH：停止高血压的膳食方法。须注意：此表来自美国[13]，其正常体重是美国标准。2002 年世界卫生组织为≥18 岁的亚洲人修订的正常体重（BMI）是 18 ~ 23 kg/m²。

《中国高血压防治指南（2010）》[12]对生活方式矫正做了如下的阐述：

（1）减少钠盐的摄入

世界卫生组织推荐每日钠盐的摄入应少于 5 g。因此所有高血压患者均应采取各种措施，尽可能减少钠盐的摄入量，包括尽可能减少烹调用盐，减少味精、酱油等含盐的调味品，少食或不食含钠盐量高的加工食品，如咸菜、香肠等，增加蔬菜水果的摄入量；并增加食物中钾盐的摄入量：肾功能良好者可使用含钾的烹调用盐。

（2）控制体重

对于 BMI≥28 kg/m² 的肥胖患者，或腰围≥90/85（男/女）的患者要减肥：控制能量的摄入和增加体力活动，能量的消耗。适当控制高热量食物和主食（碳水化合物的摄入）。有规律的中等强度有氧运动是控制体重的有效方法。减肥的速度因人而异。通常以每周降低 0.5 ~ 1.0 kg 为宜。

（3）不吸烟

吸烟是心血管病和癌症的主要危险因素之一。吸烟可导致血管内皮损害，显著增加高血压患者发生动脉粥样硬化性疾病的风险。戒烟的益处十分肯定，而且任何年龄戒烟均能获益。医师应强烈建议并督促高血压患者戒烟，并指导患者寻求药物辅助戒烟（使用尼古丁替代品、安非他酮缓释片和伐尼克兰等），同时也应对戒烟成功者进行随访和监督，避免复发，因为其复吸率很高。

（4）限制饮酒

长期大量饮酒可导致血压升高。所有患者均应控制饮酒量，每日酒精摄入量男性不应超过 25 g，女性不应超过 15 g，白酒或葡萄酒（或米酒）或啤酒的量分别少于 50 mL，100 mL 和 300 mL。

（5）体育运动

定期的体育锻炼对高血压患者可产生重要的治疗作用，有降低血压，改善糖代谢等作用。建议每天进行适当的体力活动（每天 30 min 左右），每周应有 3 次以上的有氧体育锻炼，如步行、慢跑、骑车、游泳等。

（6）减轻精神压力，保持心理平衡

长期、过度的心理反应，尤其是负性心理反应会显著增加心血管风险。精神压力的增加主要原因包括过度的工作和生活压力以及病态心理，包括抑郁症、焦虑症、A 型性格（一种以敌意、好胜和妒忌心理及时间紧迫感为特征的性格）、社会孤立和缺乏社会支持等。应采取各种措施帮助患者预防和缓解精神压力以及纠正和治疗病态心理，必要时建议患者寻求专业心理辅导或治疗。

## 第三节 戒烟对冠心病一级预防的作用

吸烟是冠心病的独立危险因素。戒烟通常是冠心病一级预防综合措施之一，很难说明其单独的效果。英国 Whitehall 的戒烟预防冠心病研究是不多见的试验之一。结果是：干预组比对照组，主要冠心病事件减少 21%。吸烟的危害是多方面的，不仅贻害心脏，而且可引起呼吸道损害。

1979 年世界卫生组织吸烟与健康协会技术委员会发表的权威结论是：65 岁以下的人群中，90% 的肺癌、75% 的慢性气管炎、25% 的冠心病死亡是由吸烟引起的[35]。因此应该大力提倡、推动戒烟。

戒烟前的工作[13]：

1. 在人群中识别吸烟者。

2. 对于愿意戒烟和社区中不愿意戒烟者提供强烈的关于需要戒烟的劝告和宣传资料，例如视频资料，小册子，可及时改变他们对于戒烟的观点，提高戒烟参与率。

3. 如果他们有戒烟的意愿，进行有关询问。

戒烟的实施[13]（对于有意戒烟者）：

1. 应该提供行为咨询，进一步提高对戒烟的认识。

2. 在 1 ~ 2 周内安排戒烟日，使他们戒烟的意愿不衰退。

3. 通常提供超过 10 ~ 12 周的行为技能训练，这对于持续戒烟是重要的。

4. 戒烟的具体实施

（1）必须决定是否突然戒烟，或逐渐戒烟，例如在戒烟前，转换烟的牌子或减少吸烟的数量。

（2）为戒烟日做准备，要求移去所有烟灰缸，和烟的产品。

（3）应用生活方式改变，如放松，意象和运动治疗支持戒烟，限制每日吸烟的支数。

（4）戒烟的困难伴随着饮酒，对于那些有较多不良行为的人，例如，过分的赌博，肥胖，酗酒者要注意同时矫正，并且其复发预防已很成功。

（5）提供家庭和社会支持，整合社会支持网。

（6）积极矫正其他心血管病危险因素，[例如血管紧张素转换酶抑制剂（ACEI），血小板药物，β 受体阻滞剂，他汀类，降压药]。

（7）鼓励进行药物干预：有撤除症状是药物治疗的重大需要。7 种一线的药品被提示可帮助准备戒烟的吸烟者，包括：丁氨苯丙酮（安非他酮）缓释片（sustained-release tablets，SR）、伐尼克兰（瓦伦尼克林）和 5 种尼古丁替代品（尼古丁口香糖、尼古丁空气过滤器、尼古丁糖锭、尼古丁喷鼻剂和尼古丁贴片）。个人的喜好和以前的应用经常指导药剂的选择。近来的资料显示，伐尼克兰在心血管患者作为有效的药剂已显示其效益。应用这些药剂时下述情况是重要的：①对于高度依赖的吸烟者 4 mg 尼古丁口香糖比 2 mg 的更有效；②对于有抑郁病史的吸烟者，安非他酮 SR 特别有效。大多数患者应用一种药剂 8 ~ 12 周可以获益，小部分人需要治疗 24 周。此外，最近证据提示联合用药更好，例如，伐尼克兰、尼古丁贴片和安非他酮 SR。必须指出，美国食品及药物管理局（FDA）在 2011 年中期公布了一个安全通知，要公众注意，帮助戒烟的伐尼克兰在心血管患者可能伴随一定的心血管负面事件。

（8）监视其戒烟效果。

（9）防止吸烟复发：①识别可能引起复发的高危状态；②吸烟复发通常与情绪有关，例如有挫折感、厌倦、抑郁和家庭成员、朋友同事有人际矛盾，或有社会压力；也与不良行为有关，要帮助人们处理有关事宜。

（10）随访：由于容易复发，应随访所有戒烟患者。

## 第四节 体力活动对冠心病一级预防的作用



体力指标为运动试验达到的最大耗氧量（$\dot{V}O_2max$），它是体力活动（运动）强度的指标。Paffenbarger 等综合美国有氧活动中心对 10 244 名中年男性随访 8 年的心血管病病死率资料，研究对象按体力活动最大功率被分为低、中、高三组，结果心血管病病死率分别依次为 24.6/(万人·年)、7.8/(万人·年)、3.1/(万人·年)，体力水平低者的病死率为体力水平高者的 7.9 倍[27]。这研究充分说明体力活动对冠心病有一级预防作用。

《美国医学会心血管病杂志》(*JAMA Cardiology*) 2017 年发表一项大规模人群研究的论文[26]，该研究由英国牛津大学、北京大学、中国医学科学院研究人员共同协作，对从中国 10 个地区的无任何心血管病史近 49 万余名成年人（平均年龄 51 岁）进行了 7 年半的随访，期间共新发生冠心病 5000

余例，缺血性脑卒中 2.5 万余例，脑出血 5200 例，心血管病死亡 8400 例，主要发现：①男性、年龄较轻，来自农村、受教育水平较低的人平均体力活动水平较高，相对更健康（如糖尿病和高血压病患病率较低，血压、心率、体质指数较低），来自农村的人体力活动主要不是休闲时间的体育运动，说明只要是体力活动都有益于健康；②与体力活动水平最低（5 分位）者比较，体力活动水平最高组的主要心血管病事件（冠心病和脑卒中的总和）的发生风险降低 23%；③每天快走约 1 h，冠心病、脑卒中发病及心血管病总死亡的风险分别降低 9%，6%。和 12%。

健身的运动锻炼和运动处方（详见本篇冠心病危险因素体力活动减少）：

（1）热身期

运动强度为 25% ~ 40% $\dot{V}O_2max$，时间一般为 10 ~ 15 min。

（2）运动锻炼期（有氧训练期）

1）运动类型

有动态（有氧）、力量训练、伸展（灵活）三种基本类型。动态运动是改善心血管系统功能，提高运动功能，最普遍的运动形式，也是最好形式。

2）运动强度

大多数人的运动强度为 60% ~ 80% $\dot{V}O_2max$（70% ~ 85% HRmax）；自感劳累分级法（Rating of Percieved exertion，RPE）：RPE 15 级法的 12 ~ 13 级（稍累）大约相当于 60% $\dot{V}O_2max$。16 级（累）大约相当于 80% ~ 85% $\dot{V}O_2max$。因此给大多数健康成人推荐的运动强度，RPE 是 12 ~ 16 级（稍累一累）。

3）运动持续时间

运动持续时间指的是保持适当运动强度的时间多少（min）。一般锻炼期要持续 20 ~ 30 min 以上。

4）运动频率

开始每周 3 ~ 5 d，以后可每周可锻炼 5 ~ 7 d。

5）运动进展的速度

①开始锻炼期：一般是持续 4 ~ 6 周，这期的运动强度又称为开始水平。学者们建议这期的运动强度为低于估测 40% ~ 85% $\dot{V}O_2max$（相应为：50% ~ 90% HRmax）的 1 个 MET。譬如估测某运动者最大耗氧量为 10 METs，40% ~ 85% $\dot{V}O_2max$ 为 4 ~ 8.5 METs，那么其目标运动强度为 3 ~ 7.5 METs；②增强锻炼期：此期持续 12 ~ 20 周。这时运动功能加强最快。一般每 2 周增加一次运动强度，运动强度由 40% $\dot{V}O_2max$ 可增加到 80% $\dot{V}O_2max$（心率由 50% HRmax 增加到 85% HRmax）。运动持续时间每 2 ~ 3 周就可增加 1 次。这一期持续的时间与参与运动者的体力、健康状况有关。健康的青、中年人约持续 12 周即结束，转入下一期。老年人约持续 18 周；③维持锻炼期：当达到希望的运动强度，或运动强度不能再增加时，即进入维持锻炼期。健康人通常在运动训练 5 ~ 6 个月后进入维持锻炼期。此期锻炼的目的是维持已达到的运动功能。运动程序由健身转向有兴趣的运动，以便长期进行下去。

（3）恢复期（或称凉身期，cool-down period）

此期一般持续 3 ~ 10 min。

关于运动锻炼的有关事项，如运动前检查、运动处方等请参阅第四篇。

## 第五节　减肥[13]

肥胖是冠心病一个独立危险因素。一些前瞻性研究已证实，实施减肥的健康效益包括：各种原因、心血管疾病、糖尿病和癌症病死率的减少；减肥 10% ~ 15% 通常可以改善与肥胖相关的疾病，如血脂异常、高血压和糖尿病。

总的能量消耗分成 3 个部分：①休息代谢率（占总的能量消耗的 60% ~ 75%）；②食物的热量效应（占总的能量消耗的 10%）；③体力活动（占总的能量消耗的 15% ~ 30%）；是 3 个成分中最多变化的成分，而且可以按人们意愿通过生活方式改变校正的。

减肥程序必须使能量摄入减少，通过体力活动使能量消耗增加，形成热量负平衡。通过综合的行为方法在 4 ~ 6 个月的时间使患者减少 10 kg，或原先体重的 11%，但是每周体重降低不超过



12

0.5～1 kg，而且完成的时间必须个体化。

饮食：饮食的个体化建议必须考虑合理目标和顺应的可能性。鼓励患者消耗含较少脂肪的饮食（特别是饱和脂肪酸和反式脂肪要少）和有大量不同营养素成分的食物，着重全谷物，蔬菜和水果，总的目标是减少热量摄入，而且消耗的食物必须适合长期坚持。日总热量摄入不低于1200 kcal。日总热量摄入低于1800 kcal时，可能有营养缺乏，应适当补充多种维生素/盐。夜食容易肥胖，夜食的习惯必须逐渐改变，直至完全纠正。配偶或生活伴侣参与营养调节对于合理饮食习惯的形成、坚持是重要的。

运动：除正式的运动课外，还要增加他们整个的日常活动。经过一段时间运动后热量消耗每课至少要达到250～300 kcal，一周要消耗1200 kcal（包括增加的日常体力活动）。运动诸要素如下：①运动强度：开始，运动强度应该是大约峰值心率的60%～70%，相当于轻度和中等强度（自我感知运动强度11～12级）。随着进展，首先增加运动持续时间，随之增加运动强度。②运动频率：开始，推荐运动隔日1次。几周后，训练频率要增加到5～7 d/周。而且，必须强调增加总的日常活动的重要性。③运动类型：只要有可能，就要采用走步和通过机械的走步，例如活动平板行走等承重的活动，提供最大的热量消耗，这比臂或腿功率机运动更有效。④运动持续时间：推荐运动持续时间逐渐增加，从30 min到超过45～60 min。对于在运动持续时间或运动强度受限者可采取间歇运动。

还应该密切监护和提问有关的过度运动的征象。

生活活动：除正式的，处方运动外。减肥或维持减肥所需要的体力活动的量要加大。从开始推荐的150 min/周进展到250～300 min/周（>2000 kcal/周）。许多家庭活动，例如：锄草、庭院劳动、家务工作都增加总的热量消耗。指导和鼓励尽量减少坐的时间；避免省力的活动，如以登梯代替乘电梯，以走路或骑脚踏车作为运输的替代模式。关于减肥的方法，请参阅第四篇减肥的运动锻炼部分。

## 第六节 糖尿病

糖尿病已被视为心血管病的一项重要独立危险因素。美国心脏协会将糖尿病定为“心血管病的等危症”，即糖尿病患者与已确诊的心血管病患者具有相同的心血管病危险等级。

2型糖尿病的一级预防应按照高危人群和普通人群的不同进行分级管理。高危人群的发现主要依靠机会性筛查（如在健康体检中或在进行其他疾病的诊疗时）。

成年人糖尿病高危人群的定义[21]：在成年人（>18岁）中，具有下列任何1项及以上的糖尿病危险因素者为糖尿病高危者：①年龄≥40岁；②有糖调节受损史；③超重（BMI≥24 kg/m$^2$）或肥胖（BMI≥28 kg/m$^2$）和（或）中心型肥胖（男性腰围≥90 cm，女性腰围≥85 cm）；④静坐生活方式；⑤一级亲属中有2型糖尿病家族史；⑥有巨大儿（出生体重≥4 kg）生产史或妊娠糖尿病史的女性；⑦高血压［收缩压≥140 mmHg和（或）舒张压≥90 mmHg］，或正在接受降压治疗；⑧血脂异常［HDL-C≤0.91 mmol/L（≤35 mg/dL）、甘油三酯≥2.22 mmol/L（≥200 mg/dL）］，或正在接受调脂治疗；⑨动脉粥样硬化性心脑血管疾病患者；⑩有一过性类固醇糖尿病病史者；⑪多囊卵巢综合征（PCOS）患者；⑫长期接受抗精神病药物和（或）抗抑郁药物治疗的患者。

在上述各项中，糖调节异常患者是最重要的2型糖尿病高危人群，每年有1.5%～10.0%的糖耐量减低（IGT）患者进展为2型糖尿病。

对于成年人的糖尿病高危人群，不论年龄大小，宜及早开始进行糖尿病筛查，对于除年龄外无其他糖尿病危险因素的人群，宜在年龄≥40岁时开始筛查。首次筛查结果正常者，宜每3年至少重复筛查1次。糖尿病筛查的方法：空腹血糖检查是简单易行的糖尿病筛查方法，宜作为常规的筛查方法，但有漏诊的可能性。条件允许时，应尽可能行口服葡萄糖耐量试验（OGTT，检测空腹血糖和糖负荷后2 h血糖）。对于普通人群，应根据糖尿病风险程度进行有针对性的糖尿病筛查。

2 型糖尿病的一级预防（预防 IGT 人群转变为糖尿病）：多项随机对照研究显示，IGT 人群接受适当的生活方式干预可延迟或预防 2 型糖尿病的发生。中国大庆研究的生活方式干预组推荐患者增加蔬菜摄入量、减少酒精和单糖的摄入量，鼓励超重或肥胖患者（BMI > 25 kg/m$^2$）减轻体重，增加日常活动量，每天进行至少 20 min 的中等强度活动；生活方式干预 6 年，可使以后 14 年的 2 型糖尿病累计发生风险下降 43%。芬兰糖尿病预防研究（DPS）的生活方式干预组推荐个体化饮食和运动指导，每天至少进行 30 min 有氧运动和阻力锻炼，目标是体重减少 5%，脂肪摄入量 < 总热量的 30%；该研究平均随访 7 年，使 2 型糖尿病发生风险下降 43%。美国预防糖尿病计划（DPP）研究的生活方式干预组推荐患者摄入脂肪热量 <25% 的低脂饮食，如果体重减轻未达到标准，则进行热量限制；生活方式干预组中的 50% 患者体重减轻了 7%，74% 患者坚持了每周至少 150 min 中等强度的运动；生活方式干预 3 年使 IGT 进展为 2 型糖尿病的风险下降 58%。随访累计达 10 年后，生活方式干预组患者体重虽然有所回升，但其预防 2 型糖尿病的益处仍然存在。此外，在其他国家的 IGT 患者中开展的研究也同样证实了生活方式干预预防 2 型糖尿病发生的有效性。

12

《中国 2 型糖尿病防治指南》[21] 建议：糖尿病前期患者应通过饮食控制和运动降低糖尿病的发生风险，并定期随访，给予社会心理支持，以确保患者的良好生活方式能够长期坚持；定期检查血糖；同时密切关注其他心血管疾病危险因素（如吸烟、高血压、血脂紊乱等），并给予适当的干预措施。具体目标为：①使超重或肥胖者 BMI 达到或接近 24 kg/m$^2$，或体重至少减少 5% ~ 10%；②每日饮食总热量至少减少 400 ~ 500 kcal（1 kcal = 4.184 kJ）；③饱和脂肪酸摄入占总脂肪酸摄入的 30% 以下；④中等强度体力活动，至少保持在 150 min/周。《美国 2015—2020 年膳食指南》建议添加糖（不含食物中自然糖）不要超过 10% 热量，约 50 g。

运动锻炼可提高肌肉细胞胰岛素受体的敏感性，加强血胰岛素的效率，增加肌肉细胞线粒体糖代谢酶的能力，改善糖的利用，降低血糖浓度[16]。

虽然运动训练对大多数糖尿病患者有可观的效益，但也有发生急性并发症的危险。体力活动可能使任何接受胰岛素或促胰岛素分泌治疗的患者出现低血糖，甚至高血糖等现象以及以下的运动的危险：①心血管病危险：由缺血性心脏病（隐匿性心肌缺血）引起的心功能不全和心律失常；②由自主神经病变引起的血压和心率过分的增加或减少，以及运动后和体位性低血压；③骨骼肌和创伤危险：包括足溃疡（特别存在外周神经病变时）或与外周神经病变有关的创伤；④微血管危险：视网膜病，在有增生性糖尿病视网膜病的患者，涉及拉紧，跳跃或 Valsalva 样动作，以及有氧运动是禁忌的。

为了获取运动最大效益，使其危险最小，对糖尿病患者的运动，有必要进行运动前评价和运动负荷试验。

糖尿病患者运动的常规注意事项[13]：

（1）在血糖适当控制前避免剧烈的运动

还要了解低血糖，高血糖的征象、症状和处理；在晚上的运动可以增加夜间低血糖的危险。

（2）了解药物对运动的影响

包括 β 受体阻滞剂，利尿剂，钙通道阻滞剂，和华法林，可掩盖或加重与运动有关的低血糖，高血糖。

（3）适当注意

①总是携带碳水化合物食物；②避免在胰岛素作用峰值时间运动，运动时间在餐后 1 ~ 2 h，选择在运动前 30 min 用碳水化合物快餐，或在运动前减少胰岛素的量；③经常试验血糖；每个人每天的反应可以不同；④在天热时运动要小心。一些糖尿病患者体温调节可能受损；⑤携带说明有糖尿病及急症联系人的个人身份证，备有移动电话；⑥不要在活动的肌肉注射胰岛素；⑦有神经病变的糖尿病患者：对于运动可有异常的心率和血压反应，直立体位性低血压的危险增加；测

脉搏可能有困难，需有其替代品（心率监视器或使用自感劳累分级器）；应该常规照料他们的手和脚。

糖尿病患者在运动开始时，血糖一般应高于100 mg/dL（5.6 mmol/L），且低于250 mg/dL（13.9 mmol/L）。一些患者可能需要不同的运动前血糖指标，这些应该由糖尿病专科医师提供，并与之讨论在运动课前是否需要减少胰岛素或其他药物。

运动前要评价患者低血糖的可能性（用药、用餐的时间和食品）；制定对于血糖≤100 mg/dL（5.6 mmol/L）者的策略（包括与运动有关的胰岛素剂量调整）；运动前可通过进餐或零食15 g碳水化合物（有一些脂肪和蛋白质，例如一汤勺花生酱和6块咸饼干）维持适当的血糖水平[13]。

这些患者应在运动前后监测血糖（低血糖在运动后可持续24～48 h），如果运动中出现任何低血糖症状应随时监测血糖。出现低血糖（<70 mg/dL）时应快速给予速效碳水化合物，这些措施包括葡萄糖片、葡萄糖凝胶、果汁、运动饮料或者无食物的软饮料。这些单纯的碳水化合物将更快消化和吸收［使用α糖苷抑制剂（阿卡波糖或米格列醇）的人只能用葡萄糖］；通常补充碳水化合物开始的剂量为15～20 g，并在15 min内观察治疗效果［所谓“快速摄入15 g碳水化合物，等待15 min”规律，即给以快速摄入15～20 g碳水化合物（新鲜水果汁，或普通软饮料1/2杯或120 mL或牛奶1杯或240 mL，15 g葡萄糖片），如果治疗15 min后仍持续显示为低血糖，应该重复治疗；一旦血糖恢复到正常，患者应该进食1餐或1次零食，预防低血糖复发］。通常每30～60 min体力活动要吃1份15～30 g的碳水化合物零食。在血糖升高到安全水平以上前患者不应该被允许离开运动场地，尤其是驾车者[13]。

患者应该避免在血糖水平控制很差的时候进行运动。运动有可能使血糖水平更差，特别是1型糖尿病患者的高血糖（≥300 mg/dL），或2型糖尿病患者处于高渗状态时。这时通常建议避免运动。有人建议如果1型糖尿病患者感觉良好，尿液或血液酮体是阴性的，没有必要仅仅根据血糖水平而推迟运动。2型糖尿病患者餐后血糖可能大于300 mg/dL（16.7 mmol/L），仍然需要注意他们运动中的血糖水平改善。如果2型糖尿病患者感觉良好，最近没有感染，没有高渗状态的体征或症状，高血糖本身不应妨碍其身体活动。对是否可以进行运动有疑问的病例，可以谨慎地监测运动10～15 min后的血糖，了解葡萄糖对运动的反应[18]。

2型糖尿病患者运动时应遵循以下原则：①如前所述，运动前应在医师指导下进行必要的评估，特别是运动负荷试验，加强运动前、后血糖监测；②空腹血糖>16.7 mmol/L、反复低血糖或血糖波动较大、有酮症酸中毒等急性代谢并发症、合并急性感染、增殖性视网膜病、严重肾病、严重心脑血管疾病（不稳定型心绞痛、严重心律失常、一过性脑缺血发作）等情况下禁忌运动，病情控制稳定后方可逐步恢复运动；③成年糖尿病患者每周至少150 min（如每周运动5 d，每次30 min）中等强度（50%～70% HRmax）的有氧运动。研究发现即使1次进行短时的体育运动（如10 min），累计30 min/d，也是有益的；④如无禁忌证，每周最好进行2次抗阻运动，锻炼肌肉力量和耐力。联合进行抗阻力运动和有氧运动可获得更大程度的代谢改善；⑤运动项目要与患者的年龄、病情及身体承受能力相适应，并定期评估，适时调整运动计划。

## 第七节　心理康复

1983年～1984年杨菊贤等应用Friedman量表和Herman标准在上海市对1657名大学教工、1223名农民以及481名工人，共3361人进行行为类型与冠心病流行病学的相关性调查[29]。结果：在3361人中发现冠心病患者239例，患病率为7.11%（A型与B型之比为3.12∶1）。杨菊贤等还对冠状动脉造影证实的冠心病患者100例进行行为类型的相关性分析，结果：在100例冠心病患者中，A型行为者占83%，非A型者为17%，A型与非A型者之比为4.88:1。这充分说明A型行为者容易患冠心病。Friedman认为A型行为具有“时间紧迫感以及过分竞争性和敌意”两个核心成分。“A型人不断地挣扎，要在少而又少的时间内完成多而又多的事情。面对着个人竞争，A型人容易发生恼火（aggravation）、激动（irritation）、发怒（anger）和急躁（inpatience）”，Friedman称之为AIAI反应，“这些AIAI反应形成了A型行为的问题”。Lown等将实验狗分成两组，第1组狗在笼内不受骚扰，第2组狗悬于巴甫洛夫吊带上，并在每天实验结束时给予经胸轻度电击，持续3天，在第4和第5天比较这两种条件对狗的反复期前收缩阈值的影响，结果发现第2组狗表现为不安、多涎、窦性心动过速、平均动脉压升高；同时，反复期前收缩阈值比第1组下降41%。这一结果提示：情绪应激可显著降低心肌电生理的稳定性，有增加心脏室颤的倾向。反之，也提示减少刺激可升高期前收缩阈值。

Rosenman为此制订了A型人矫治AIAI反应的自我训练措施。例如针对匆忙症的训练方法之一是：建立一个新的习惯，每天定时记录自己的匆忙事例，并检查出现匆忙的原因，每周小结1次，以便找出克服匆忙的方法。放弃同时思考多个问题或同时完成几件事的习惯，要记住即使是爱因斯坦，当他系鞋带时也只是想着怎样“打结”而已。针对敌意和好胜心过强的训练方法之一是：学会向所有认识的人微笑，开始可能很不习惯，但必须逐渐锻炼得很自然，一旦能做好自然的微笑，表明自己存在的敌意感减轻。除了心理咨询方法外，各种松弛方法如练习书画、栽培花草、听音乐、养鱼鸟、练气功、练拳法和其他适度的运动治疗，对于冠心病康复和矫治A型人的AIAI反应是有益的。心理行为治疗方法虽有许多，但是主要的方法是：提高对问题的认识，进行相应的暗示、减压、放松，进行行为矫正，和得到社会和家庭的支持。详情请参阅本篇冠心病危险因素心理因素和心血管病风险部分。

## 第八节 饮酒

大量报道显示适量饮酒可降低心血管病危险。Gaziano报道[36]：尽管许多文章称红葡萄酒比其他含酒精的饮料对心脏更有好处，但是他对340名心脏病患者及健康对照组的研究结果是每天喝相当于1~2杯葡萄酒的人，心脏病发病危险比不饮酒者低一半，但与喝什么酒无关。饮适量葡萄酒、啤酒、白酒均能使心脏有益。Gaziano[36]还发现适量饮酒使HDL水平升高10%；但是医师一般不主张用饮酒保护心脏，因为大量饮酒会增加高血压、中风、心脏病、肿瘤的危险性，引起意外事故。美国政府最新膳食建议承认，适量饮酒对健康有益。适量饮酒指的是妇女每天饮酒不超过1杯（相当于1罐含3.5%酒精的啤酒360 mL），男子不超过2杯[37]。

《中国心血管病预防指南（2017）》[38]报道：全球每年因长期过量饮酒或偶尔大量饮酒导致死亡的高达300万。过量饮酒是200余种健康问题的重要危险因素。我国建议每日摄入酒精量：男性<25 g，女性<15 g。

酒精摄入量的计算方法为：酒瓶显示的酒精含量（% v/v）×饮用的毫升数/100×0.8。比如，饮用1个易拉罐啤酒（330 mL），酒精含量标示为3.5% v/v，实际酒精摄入量为3.5×330/100×0.8=9.24 g酒精。

应提醒高血压患者、肝肾功能不良、心房颤动、怀孕，或青少年个体不得饮酒。长期过量饮酒或偶尔大量饮酒都会严重影响健康。

《中国成人血脂异常防治指南》[9]认为应限制饮酒：中等量饮酒（男性每天20~30 g乙醇，女性每天10~20 g乙醇）能升高步HDL-C水平。但即使少量饮酒也可使高甘油三酯（TG）血症患者TG水平进一步升高。饮酒对于心血管事件的影响尚无确切证据，提倡限制饮酒。

# 第四章　冠心病患者的二级预防和康复治疗

冠心病的二级预防和康复治疗指的是冠心病患者预防病情的进一步发展和发生并发症。其办法是在矫正不良生活方式基础上进一步减少或消除冠心病危险因素，并使用药物治疗，以防止或减轻并发症，改善预后。

## 第一节　改善血脂异常

二级预防改善血脂的步骤：按上述冠心病一级预防要求进行3个月的饮食治疗，同时进行运动锻炼，每月复查血脂1次。如血脂水平仍未达到要求，可将饮食中摄入的饱和脂肪酸降低至7%，胆固醇降低至<200 mg/d。75%的高胆固醇血症者通过饮食疗法、运动锻炼可达到改善血脂的目的。如采取饮食疗法6个月，血总胆固醇仍在240 mg/dL以上可并用药物治疗。如果高脂血症者同时合并有冠心病，则降脂治疗的开始水平更低，治疗目标更高。《中国成人血脂异常防治指南（2016年修订版）》认为，按动脉粥样硬化性心血管疾病（atherosclerotic cardiovascular disease，ASCVD）总体发病危险评估：极高危患者的LDL-C治疗目标应控制在1.8 mmol/L（70 mg/dL）以下，高危患者的应控制在2.6 mmol/L（100 mg/dL）以下。

《中国成人血脂异常防治指南（2016年修订版）》[9]对调脂治疗药物的最新评价如下。

调脂治疗药物大体上可分为两大类：①主要降低胆固醇水平的药物。②主要降低TG水平的药物。其中部分调脂药物既能降低胆固醇，又能降低TG。对于严重的高脂血症，常需多种调脂药联合应用，才能获得良好疗效。

### 一、主要降低胆固醇的药物

这类药物的主要作用机制是抑制肝细胞内胆固醇的合成，加速LDL分解代谢或减少肠道内胆固醇的吸收，包括他汀类、胆固醇吸收抑制剂、普罗布考、胆酸螯合剂及其他调脂药（脂必泰、多廿烷醇）等。

1. 他汀类

他汀类（statins）亦称3-羟基3-甲基戊二酰辅酶A（3-hydroxy-3-methyl glutaryl-coenzyme A，HMG-CoA）还原酶抑制剂，能够抑制胆固醇合成限速酶HMG-CoA还原酶，减少胆固醇合成，继而上调细胞表面LDL受体，加速血清LDL分解代谢。此外，还可抑制VLDL合成。因此他汀类能显著降低血清TC、LDL-C和Apo B水平，也能降低血清TG水平和轻度升高HDL-C水平。他汀类药物问世在人类动脉粥样硬化性心血管疾病（ASCVD）防治史上具有里程碑式的意义。4S临床试验[39]首次证实他汀类可降低冠心病病死率和患者的总病死率，此后的CARE[40]、LIPID[41]、LIPS[42]等研究也证实这类药物在冠心病二级预防中的重要作用。HPS[43]研究表明，在基线胆固醇不高的高危人群中，他汀类治疗能获益。强化他汀治疗的临床试验主要有PROVE-IT、A to Z、TNT、MIRACL和IDEAL等试验，与常规剂量他汀类相比，冠心病患者强化他汀治疗可进一步降低心血管事件，但降低幅度不大，且不降低总病死率。ASTEROID试验[44]证实他汀类药物治疗可逆转冠状动脉粥样硬化斑块。CARDS[45]、JUPITER[46]等研究将他汀类应用从ASCVD患者，扩展到一级预防和更广泛的人群。目前他汀类在心血管病高危人群一级预防中的作用已得到肯定，但在心血管病低危人群中的应用效果有待于进一步研究。

他汀可在任何时间段每天服用1次，但在晚上服用时，LDL-C降低幅度可稍有增多。他汀应用取得预期疗效后应继续长期应用，如能耐受应避免停用。有研究提示，停用他汀有可能增加心血管事件的发生。如果应用他汀类后发生不良反应，可换用另一种他汀或减少剂量、隔日服用，也可以换用非他汀类调脂药进行对应处理。

胆固醇治疗研究者协作组（CTT）分析结果表明，在心血管危险分层不同的人群中，他汀治疗后，LDL-C 每降低 1 mmol/L，主要心血管事件相对危险减少 20%，全因病死率降低 10%，而非心血管原因引起的死亡未见增加[47]。现有研究反复证明，他汀降低 ASCVD 事件的临床获益大小与其降低 LDL-C 幅度呈线性正相关（中等强度每日剂量可降低 LDL-C 25%～50%，高强度每日剂量可降低 LDL-C≥50%）。

血脂康胶囊的调脂机制与他汀类似，系通过现代 GMP 标准工艺，由特制红曲加入稻米生物发酵精制而成，主要成分为 13 种天然复合他汀，系无晶型结构的洛伐他汀及其同类物。常用剂量为 0.6 g，2 次/d。中国冠心病二级预防研究（CCSPS）[48]及其他临床研究证实，血脂康胶囊能够降低胆固醇，并显著降低冠心病患者总病死率、冠心病病死率以及心血管事件发生率，不良反应少。

绝大多数人对他汀的耐受性良好，其不良反应多见于接受大剂量他汀治疗者，常见表现如下：

（1）肝功能异常

主要表现为转氨酶升高，发生率约 0.5%～3.0%，呈剂量依赖性。血清丙氨酸氨基转移酶（alanine aminotransferase，ALT）和（或）天（门）冬氨酸氨基转移酶（aspartate aminotransferase，AST）升高达正常值上限 3 倍以上及合并总胆红素升高患者，应减量或停药。对于转氨酶升高在正常值上限 3 倍以内者，可在原剂量或减量的基础上进行观察，部分患者经此处理后转氨酶可恢复正常。失代偿性肝硬化及急性肝功能衰竭是他汀类药物应用禁忌证。

（2）他汀类药物相关肌肉不良反应

包括肌痛、肌炎和横纹肌溶解。患者有肌肉不适和（或）无力，且连续检测肌酸激酶呈进行性升高时，应减少他汀类剂量或停药。

（3）长期服用他汀有增加新发糖尿病的危险

发生率约 10%～12%，属他汀类效应。他汀类对心血管疾病的总体益处远大于新增糖尿病危险，无论是糖尿病高危人群还是糖尿病患者，有他汀类治疗适应证者都应坚持服用此类药物。

（4）其他

他汀治疗可引起认知功能异常，但多为一过性，发生概率不高。荟萃分析结果显示：他汀对肾功能无不良影响。他汀类药物的其他不良反应还包括头痛、失眠、抑郁以及消化不良、腹泻、腹痛、恶心等消化道症状。

2. 胆固醇吸收抑制剂

依折麦布能有效抑制肠道内胆固醇的吸收。IMPROVEIT 研究[49]表明急性冠脉综合征（ACS）患者在辛伐他汀治疗基础上加用依折麦布能够进一步降低心血管事件。依折麦布推荐剂量为 10 mg/d。依折麦布的安全性和耐受性良好，其不良反应轻微且多为一过性，主要表现为头疼和消化道症状，与他汀联用也可发生转氨酶增高和肌痛等不良反应，禁用于妊娠期和哺乳期。

3. 普罗布考

普罗布考通过掺入 LDL 颗粒核心中，影响脂蛋白代谢，使 LDL 易通过非受体途径被清除。常用剂量为每次 0.5 g，2 次/d。主要适用于高胆固醇血症，尤其是家族性高胆固醇血症（FH）的纯合子型（HoFH）及黄色瘤患者，有减轻皮肤黄色瘤的作用。常见不良反应为胃肠道反应等；极为少见的严重不良反应为 QT 间期延长。室性心律失常、QT 间期延长、血钾过低者禁用。

4. 胆酸螯合剂

胆酸螯合剂为碱性阴离子交换树脂，可阻断肠道内胆汁酸中胆固醇的重吸收。用法：考来烯胺每次 5 g，3 次/d；考来替泊每次 5 g，3 次/d；考来维仑每次 1.875 g，2 次/d。与他汀类联用，可明显提高调脂疗效。常见不良反应有胃肠道不适、便秘和影响某些药物的吸收。此类药物的绝对禁忌证为异常 β 脂蛋白血症和血清 TG＞4.5 mmol/L（400 mg/dL）者。

## 二、主要降低甘油三酯（TG）的药物

主要降低 TG 的药物有 3 种：贝特类、烟酸

类和高纯度鱼油制剂。

1. 贝特类

贝特类通过激活过氧化物酶体增殖物激活受体α（peroxisome proliferator activated receptor-α，PPARα）和激活脂蛋白脂酶（lipoprotein lipase，LPL）而降低血清TG水平和升高HDL-C水平。常用的贝特类药物有：非诺贝特片，每次0.1 g，3次/d；微粒化非诺贝特，每次0.2 g，1次/d；吉非贝齐，每次0.6 g，2次/d；苯扎贝特，每次0.2 g，3次/d。常见不良反应与他汀类药物类似，包括肝脏、肌肉和肾毒性等，血清肌酸激酶和ALT水平升高的发生率均<1%。临床试验结果荟萃分析提示，贝特类药物能使高TG伴低HDL-C人群心血管事件危险降低10%左右，以降低非致死性心肌梗死和冠状动脉血运重建术危险为主，对心血管病死亡、致死性心肌梗死或卒中无明显影响。

2. 烟酸类

烟酸也称作维生素B3，属人体必需维生素。大剂量使用时具有降低TC、LDL-C和TG以及升高HDL-C的作用。调脂作用与抑制脂肪组织中激素敏感脂酶活性、减少游离脂肪酸进入肝脏和降低VLDL分泌有关。烟酸有普通和缓释2种剂型，以缓释剂型更为常用。缓释片常用量为每次1～2 g，1次/d。建议从小剂量（0.375～0.500 g/d）开始，睡前服用；4周后逐渐加量至最大常用剂量。烟酸无论是单用还是与其他调脂药物合用均可改善心血管病预后，心血管事件减少34%，冠状动脉事件减少25%。由于在他汀基础上联合烟酸的临床研究提示与单用他汀相比，无心血管保护作用，欧美多国已将烟酸类药物淡出调脂药物市场。

3. 高纯度鱼油制剂

鱼油主要成分为n-3脂肪酸即ω-3脂肪酸。常用剂量为每次0.5～1.0 g，3次/d，主要用于治疗高TG血症。不良反应少见。早期有临床研究显示高纯度鱼油制剂可降低心血管事件，但未被随后的临床试验证实。

## 三、新型调脂药物

近年来在国外已有3种新型调脂药被批准临床应用。

1. 微粒体TG转移蛋白抑制剂

洛美他派（lomitapide，商品名为Juxtapid）于2012年由美国食品药品监督管理局（Food and Drug Administration，FDA）批准上市，主要用于治疗纯合子家族性高胆固醇血症（homozygous familial hypercholesterolemia，HoFH）。可使LDL-C降低约40%。该药不良反应发生率较高，主要表现为转氨酶升高或脂肪肝。

2. 载脂蛋白B100合成抑制剂

米泊美生（mipomersen）是第2代反义寡核苷酸，2013年FDA批准可单独或与其他调脂药联合用于治疗HoFH。作用机制是针对Apo B信使核糖核酸（messenger ribonucleic acid，mRNA）转录的反义寡核苷酸，减少VLDL的生成和分泌，降低LDL-C水平，可使LDL-C降低25%。该药最常见的不良反应为注射部位反应，包括局部红疹、肿胀、瘙痒、疼痛，绝大多数不良反应属于轻中度。

3. 前蛋白转化酶枯草溶菌素9/kexin 9型（PCSK9）抑制剂

PCSK9是肝脏合成的分泌型丝氨酸蛋白酶，可与LDL受体结合并使其降解，从而减少LDL受体对血清LDL-C的清除。通过抑制PCSK9，可阻止LDL受体降解，促进LDL-C的清除。PCSK9抑制剂以PCSK9单克隆抗体发展最为迅速，其中alirocumab、evolocumab和bococizumab研究较多。研究结果显示：PCSK9抑制剂无论单独应用或与他汀类药物联合应用均明显降低血清LDL-C水平，同时可改善其他血脂指标，包括HDL-C、Lp(a)等。欧盟医管局和美国FDA已批准evolocumab与alirocumab两种注射型PCSK9抑制剂上市。初步临床研究结果表明：该药可使LDL-C降低40%～70%，并可减少心血管事件。至今尚无严重或危及生命的不良反应报道。此药国内尚处于临床试验阶段。

## 四、调脂药物的联合应用

调脂药物联合应用可能是血脂异常干预措施的趋势，优势在于提高血脂控制达标率，同时降低不良反应发生率。由于他汀类药物作用肯定、不良反应少、可降低总病死率，联合调脂方案多由他汀类与另一种作用机制不同的调脂药组成。针对调脂药物的不同作用机制，有不同的药物联合应用方案。

1. 他汀与依折麦布联合应用

两种药物分别影响胆固醇的合成和吸收，可产生良好协同作用。联合治疗可使血清 LDL-C 在他汀治疗的基础上再下降 18% 左右，且不增加他汀类的不良反应。IMPROVE-IT[50] 和 SHARP[51] 研究分别显示 ASCVD 极高危患者及慢性肾脏病（CKD）患者采用他汀与依折麦布联用可降低心血管事件。对于中等强度他汀治疗胆固醇水平不达标或不耐受者，可考虑中/低强度他汀与依折麦布联合治疗（Ⅰ类推荐，B 级证据）。

2. 他汀与贝特联合应用

两者联用能更有效降低 LDL-C 和 TG 水平及升高 HDL-C 水平，降低 sLDL-C 水平。贝特类药物包括非诺贝特、吉非贝齐、苯扎贝特等，以非诺贝特研究最多，证据最充分。非诺贝特适用于严重高 TG 血症伴或不伴低 HDL-C 水平的混合型高脂血症患者，尤其是糖尿病和代谢综合征时伴有的血脂异常，以及高危心血管疾病患者他汀类治疗后仍存在 TG 或 HDL-C 水平控制不佳者。由于他汀类和贝特类药物代谢途径相似，均有潜在损伤肝功能的可能，并有发生肌炎和肌病的危险，合用时发生不良反应的机会增多，因此，他汀类和贝特类药物联合用药的安全性应高度重视。

3. 他汀与 PCSK9 抑制剂联合应用

他汀与 PCSK9 抑制剂联合应用已成为欧美国家治疗严重血脂异常，尤其是家族性高胆固醇血症患者的联合方式，可较任何单一的药物治疗带来更大程度的 LDL-C 水平下降，提高达标率。家族性高胆固醇血症（familial hypercholesterolemia，FH）又称家族性高 β 脂蛋白血症，尤其是 HoFH（纯合子家族性高胆固醇血症）患者，经生活方式加最大剂量调脂药物（如他汀 + 依折麦布）治疗，LDL-C 水平仍 > 2.6 mmol/L 的 ASCVD 患者，加用 PCSK9 抑制剂，组成不同作用机制调脂药物的三联合用。

## 五、特殊人群血脂异常的管理

1. 家族性高胆固醇血症（familiar hypercholesteremia，FH）

FH 属常染色体显性遗传性胆固醇代谢障碍，发生机制主要系 LDL 受体的功能性遗传突变，少数是由于 Apo B 或前蛋白转化酶枯草杆菌蛋白酶 Kexin-9［PCSK9（Proprotein convertase subtilisin kexin type 9）］的功能突变产生，新近发现 LDL 受体调整蛋白基因突变也是其发生的原因之一。其突出的临床特征是血清 LDL-C 水平明显升高和早发冠心病（心肌梗死或心绞痛）。根据显性遗传特点，FH 的临床表型分为纯合子型（HoFH）和杂合子型（Heterozygous familial hypercholesterolemia，HeFH；杂合子家族性高胆固醇血症），按胆固醇水平甄别，HeFH 的血清 TC 水平常 > 8.5 mmol/L（328 mg/dL），而 HoFH 的血清 TC 水平常 > 13.5 mmol/L（521 mg/dL）。如果未经治疗，HeFH 患者常常在年过 40 岁（男）或 50 岁（女）罹患心血管疾病，而 HoFH 则多于幼童时期就发生严重心血管疾病，其青年时期心血管疾病病死率较非 FH 患者增高 100 倍以上。

FH（家族性高胆固醇血症）治疗的最终目的是降低 ASCVD 危险，减少致死性和致残性心血管疾病发生。HoFH 和 HeFH 患者均须采取全面的治疗性生活方式改变：饮食、运动和行为习惯（戒烟，减轻体重）。同时强调防治其他危险因素，如高血压和糖尿病。其次，FH 患者从青少年起即应开始长期坚持他汀类治疗，可显著降低 ASCVD 危险。调脂治疗的目标水平与心血管疾病高危者相同。LDL 受体低下的患者接受他汀类治疗后 LDL-C 降低 25%，而无 LDL 受体的患者仅降低 15%。事实上，FH 患者常需要两种或更多种调脂药物的联合治疗。心血管疾病极高危患者，经联合调脂药物治疗，胆固醇水平仍未达到目标水平，尤其是疾病处于进展中的患者，可考虑接受脂蛋白血浆置换作为辅助治疗。

2. 高龄老年人

≥80 岁高龄老年人常患有多种慢性疾病，需服用多种药物，要注意药物间的相互作用和不良反应；高龄患者大多有不同程度的肝、肾功能减退，调脂药物剂量的选择需要个体化，起始剂量不宜太大，应根据治疗效果调整调脂药物剂量并严密监测肝、肾功能和肌酸激酶。现有研究表明，高龄老年高胆固醇血症合并心血管疾病或糖尿病患者可从调脂治疗中获益。

## 第二节　降低血压

1. 降压药物治疗时机

1 级高血压患者，在生活方式干预数周后，收缩压（SBP）仍≥140 mmHg 时，应开始降压药物治疗。确诊的 2 级高血压患者应考虑开始药物治疗；确诊为高危、很高危或 3 级高血压患者应立即开始降压治疗。

2. 药物治疗

（1）治疗目的

通过降低血压，有效控制高血压的进程，预防高血压急症、并发症（脑卒中、心肌梗死、心力衰竭、肾功能不全等）的发生。以舒张压（DBP）(≥90 mmHg）为入选标准的降压治疗试验显示，DBP 每降低 5 mmHg（SBP 降低 10 mmHg），可使脑卒中和缺血性心脏病的风险分别降低 40% 和 14%；单纯收缩期高血压（SBP≥160 mmHg，DBP＜90 mmHg）降压治疗试验显示，SBP 降低 10 mmHg，DBP 降低 4 mmHg 可使脑卒中和缺血性心脏病的风险分别降低 30% 和 23%。应及时将血压降到上述目标血压水平。大多数高血压患者，应根据病情在数周至数月内将血压逐渐降至目标水平。年轻、病程较短的高血压患者，可较快达标，老年人病程较长，或已有靶器官损害或并发症的高血压患者，降压速度宜适度缓慢。有研究显示，冠心病患者 DBP 降低到＜60 mmHg 时，心血管的风险可能会增加，因为届时脑供血可能减少。

（2）降压药物应用的基本原则

应遵循 4 项原则：①小剂量（初始时采用小剂量，以后根据情况逐步增加剂量）；②优先应用长效制剂（尽可能使用有持续 24 h 降压作用，1 次/d 用药的长效药物）；③联合用药（2 级以上高血压为达到目标血压常需联合应用降压药）；④个体化（根据患者具体情况选择适合患者的降压药物）。

（3）降压药的联合应用

联合用药方案：我国临床主要推荐应用的优化联合治疗方案是：①噻嗪类利尿剂＋ACEI（血管紧张素转换酶抑制剂）或 ARB（血管紧张素受体阻滞剂）：ACEI 和 ARB 可使血钾水平略有上升，能拮抗噻嗪类利尿剂长期应用所致的低血钾等不良反应。②二氢吡啶类 CCB（钙通道阻滞剂）＋ACEI 或 ARB：CCB 有直接扩张动脉的作用，ACEI 或 ARB 既扩张动脉，又扩张静脉，两药合用有协同作用。二氢吡啶类 CCB 常见的不良反应为踝部水肿，可被 ACEI 或 ARB 抵消。③CCB＋噻嗪类利尿剂可降低高血压患者发生脑卒中的风险。④二氢吡啶类 CCB＋β 受体阻滞剂：CCB 具有的扩张血管和轻度增加心率的作用，恰好抵消 β 受体阻滞剂的缩血管及减慢心率的作用。

多种药物的联合应用：①三药联合应用：在上述各种药物联合应用的基础上增加另一种降压药物便构成三药联合方案，其中吡啶类 CCB（钙通道阻滞剂）＋ACEI 或 ARB＋噻嗪类利尿剂最常用；②4 种药联合方案：在上述三药联合基础上加用第 4 种药物，如 β 受体阻滞剂、螺内酯、可乐定或 α 受体阻滞剂等。

（4）相关危险因素的处理

1）调脂治疗

高血压伴有血脂异常显著增加心血管病危险。ASCOT［英国—斯堪的纳维亚心脏事件试验（the Anglo-Scandinavian cardiac outcomes trial）是近年来欧洲最大规模（入选 19 342 例患者）的前瞻性、随机、双盲、对照、国际多中心降压联合降脂的终点研究］等研究显示，作为一级和二级预防分别使高血压患者脑卒中风险降低 15% 和 30%。国内外研究证明对冠心病合并高血压的患者他汀类治疗能使二级预防显著获益。因此对高血压合并血脂异常的患者应同时积极进行降压治疗和适度的调脂治疗。对于高血压合并动脉粥样硬化的患者也要使用他汀类药物，即使血脂水平无异常，也要使用他汀类药物，因为他汀类药物可使动脉壁的斑块硬化，不易脱落，避免形成血管栓塞，发生脑血管意外。

2）抗血小板治疗

阿司匹林在心脑血管疾病二级预防中的作用有大量临床研究证据支持。高血压合并心脑血管疾病患者须应用小剂量阿司匹林（100 mg/d）进行二级预防，如合并血栓急性发作，应按相关指南的推荐使用阿司匹林，通常在急性期可予负荷量（300 mg/d），而后应用小剂量（100 mg/d）作为二级预防。

3）血糖控制

高血压合并糖尿病患者心血管病发生危险更高，高于正常的空腹血糖或糖化血红蛋白水平者，且其与心血管病危险增高有相关性。治疗糖尿病的理想目标是空腹血糖≤6.1 mmol/L 或 HbA1c≤6.5%，但对于老年人尤其是并发症多，自我管理能力差的糖尿病患者，血糖控制不宜过于严格，可空腹血糖≤7.0 mmol/L 或 HbA1c≤7.0%。

4）并发心房颤动

所有高血压并发心房颤动的患者应进行血栓栓塞的危险评估，按照现行指南进行抗凝治疗。

5）综合干预多种危险因素

高血压患者往往同时存在多个心血管病危险组分，应强调综合干预，常用的有降压、调脂和抗栓治疗。有资料提示高同型半胱氨酸血症与脑卒中发生危险有关，而补充叶酸降低血同型半胱氨酸可降低脑卒中发生风险。因此，对伴有同型半胱氨酸水平升高的高血压患者，在降压的同时，补充叶酸也是综合干预的措施之一。

## 第三节　戒烟

吸烟是冠状动脉疾病的一个最重要的独立危险因素。与继续吸烟的人相比，戒烟能够使冠心病的病死率减少 36%。这一效果不因年龄、性别或国籍而改变。戒烟带来的 35%～40% 风险降低等于或超过其他冠心病二级预防干预措施，包括使用阿司匹林、他汀类药物、β-肾上腺阻滞剂、血管紧张素转换酶抑制剂带来的风险降低。

研究证明：戒烟干预力度越强，戒烟率越高；增加个体治疗课时间的长度，和治疗课的次数到≥4 课（共计＞30 min 时间）更有效。主动拨电话和个体或集体咨询是有效的戒烟模式；社会支持能显著改善戒烟结果（在配偶协助下的戒烟率达到了 67%，而在兄弟姐妹、朋友和同事的协助下，戒烟率达到了 25%～36%）。联合治疗比单一药物更有效，药物治疗增加戒烟率，应该得到鼓励。

戒烟的实施（对于有意戒烟者）：

1. 应该提供行为咨询，进一步提高对戒烟的认识。

2. 在 1～2 周内安排戒烟日，使他们戒烟的意愿不衰退。

3. 通常提供超过 10～12 周的行为技能训练，这对于持续戒烟是重要的。

4. 戒烟的实践：

（1）必须决定是否突然戒烟，或逐渐戒烟，例如在戒烟前，转换烟的牌子或减少吸烟的数量。

（2）为戒烟日做准备，要求移去所有烟灰缸和烟的产品。

（3）应用生活方式改变，如放松，利用意象和运动治疗支持戒烟，限制每日吸烟的支数。

（4）戒烟的困难伴随着饮酒，对于那些有较多不良行为的人，例如，过分的赌博，肥胖，酗酒者要注意同时矫正，并且预防复发已有很成功的事例。

（5）提供家庭和社会支持，整合社会支持网。

（6）积极矫正其他心血管病危险因素，例如，采用血管紧张素转换酶抑制剂（ACEI），血小板药物，β 受体阻滞剂，他汀类，和降压药等。

（7）鼓励进行药物干预：有撤除症状是药物治疗的重大需要。7 种一线的药品被提示可帮助准备戒烟的吸烟者，包括：丁氨苯丙酮（安非他酮）SR（缓释片）、伐尼克兰（瓦伦尼克林）和 5 种尼古丁替代品（尼古丁口香糖、尼古丁空气过滤器、尼古丁糖锭、尼古丁喷鼻剂和尼古丁贴片）。个人的喜好和以前的应用经常指导着药剂的选择。近来的资料显示，伐尼克兰在心血管病患者作为有效的药剂已显示其效益。应用这些药剂时下述情况是重要的：①对于高度依赖的吸烟者4 mg尼古丁口香糖比2 mg的更有效；②对于有抑郁病史的吸烟者，安非他酮SR特别有效。大多数患者应用一种药剂8～12周可以获益，小部分人需要治疗24周。此外，最近证据提示联合用药更好，例如，伐尼克兰、尼古丁贴片和安非他酮SR。必须指出，美国食品及药物管理局（FDA）在2011年中期公布了一个安全通知，要公众注意，帮助戒烟的伐尼克兰在心血管患者可能伴随一定的心血管负面事件。

（8）监视其戒烟效果。

5. 防止吸烟复发

（1）识别可能引起复发的高危状态。

（2）吸烟复发通常与情绪有关，例如有挫折感，厌倦，抑郁和家庭成员，朋友同事有人际矛盾，或有社会压力；吸烟复发也与不良行为有关，要帮助人们处理有关事宜。

6. 随访

由于容易复发，应随访所有戒烟患者。

关于所有药品：CR/SP专家应该提供适当的教育和咨询。教育可通过开发支持这些药品效应的书面指导而加强。通过探视，电话联系，和e-mail的随访可增加戒烟干预的成功率。研究提示使用4个或更多的联系方式用于随访冠心病患者时可增加戒烟率。电话联系是一种方便，有效地提供正面增强效果方法。

## 第四节　减肥

大量国内外文献都认为肥胖与心血管病风险升高相关，是冠心病的危险因素。

减肥的实施：

1. 减肥的效果

一些前瞻性研究已证实，实施减肥的健康效益包括：各种原因、心血管疾病、糖尿病和癌症病死率的减少；减肥10%～15%通常可以改善与肥胖相关疾病的病情，如血脂异常、高血压和糖尿病。

2. 减肥的适应证

按照美国国家心肺和血液研究所（NHLBI）《成年人超重和肥胖循证临床指南》，推荐对BMI为25.0～29.9 kg/m$^2$的患者，大腰围（即超重者），以及存在两个或更多危险因素的冠心病患者进行治疗。对于BMI≥30 kg/m$^2$（肥胖）的患者，不管其危险因素如何，也推荐治疗。中国人的标准是冠心病患者BMI≥24 kg/m$^2$为超重，≥28 kg/m$^2$为肥胖，故中国人BMI≥24 kg/m$^2$为相对适应证，而≥28 kg/m$^2$为绝对适应证。

3. 减肥的具体实施

见本篇一级预防部分。

## 第五节　糖尿病

糖尿病已被视为心血管病的一项重要独立危险因素。

关于2型糖尿病防治中二级预防的策略[21]：是在一级预防的生活方式干预的基础上妥善处理以下问题。

1. 血糖控制

英国前瞻性糖尿病研究（UKPDS）[52]等强化血糖控制的临床研究结果提示：在处于糖尿病早期阶段的糖尿病患者中，强化血糖控制可以显著降低糖尿病微血管病变的发生风险；与长期随访中糖尿病微血管病变、心肌梗死及死亡的发生风险下降相关。因而，该指南建议，对于新诊断和早期2型糖尿病患者，采用严格控制血糖的策略以降低糖尿病并发症的发生风险。

2. 血压控制、血脂控制和阿司匹林的使用

UKPDS研究显示，在新诊断的糖尿病患者中，采用强化的血压控制不但可以显著降低糖尿病大血管病变的发生风险，还可显著降低微血管病变的发生风险。

阿托伐他汀糖尿病协作研究（CARDS）[45]等大型临床研究显示，采用他汀类药物降低低密度脂蛋白胆固醇（LDL-C）的策略可以降低无明显血管并发症的糖尿病患者发生心血管病变的风险。

在具有心血管疾病危险因素的2型糖尿病患者中，阿司匹林对心血管具有一定的保护作用。

《中国2型糖尿病防治指南》[21]建议：在没有明显糖尿病血管并发症，但具有心血管疾病危险因素的2型糖尿病患者中，采取降糖、降压、调

脂（主要是降低 LDL-C）和应用阿司匹林治疗，以预防心血管疾病和糖尿病微血管病变的发生。

关于糖尿病患者个康复疗法的实施参见本篇糖尿病患者的一级预防。

## 第六节 心理康复

杨菊贤等的心脏康复与心理的康复[29]就心理康复做如下阐述：

Friedman 对患过急性心肌梗死而抢救成活的 1035 例患者随访观察了 1 年，将患者随机分成三组，第一、第二组分别由心理专科和心脏专科医师定期进行心理咨询，第三组为对照组，按传统方式进行门诊治疗。1 年后发现约有 75% 急性心肌梗死患者的 A 型行为完成了转变。进行心理咨询的第一、第二组中，并发症的发生率分别为 2.9% 与 4.2%，病死率分别为 0.9% 与 1.8%；而非心理咨询组（第三组）的并发症发生率与病死率则为 8.9% 与 4.8%，表明通过系统定期的心理咨询，是可能转变 A 型行为中不利于健康的 AIAI 反应，而保留其高效率、快节奏以及有竞争性等现代社会需要的性格的；还表明通过心理咨询，矫正 A 型行为中不利于健康的一面以后，可显著减少心肌梗死患者康复期的并发症和病死率。这是典型的心理康复二级预防事例。

心理康复的方法见本篇冠心病一级预防。

12

## 第七节 运动疗法

### 一、运动疗法的效果

活动（运动）是人类生存发展的基本要素之一。我国早在战国、南北朝时期就已认识到健身运动的意义，《吕氏春秋·古乐篇》就提到用舞蹈来治疗“气郁阏而滞着”之症、《内经》更有“导引”“按摩”等康复治疗方法的专论。现代康复医学中运动疗法占据着关键的位置。

通过几十年的努力，国内、外已经确认运动疗法对于冠心病患者有治疗作用。1995 年美国心脏学会（AHA）公布的指导心脏病患者锻炼的建议包括：心脏病患者参加计划锻炼可以安全地增加肌力 22%～29%。没有关于心脏病康复期参加轻至中等度锻炼发生意外的报道。20 世纪 90 年代发表的美国心肺血液研究所的《临床实践指导——心脏康复》(综合 334 篇有充分科学价值的报告)、美国心脏学会（AHA）小组报告《预防冠心病发作和死亡》、美国心脏病协会（ACC）的建议《采取与冠心病事件危险性相应强度的危险因素处理》《欧洲心脏病学会的工作建议》以及欧洲动脉粥样硬化学会和欧洲高血压病学会的《冠心病的临床预防》等 7 篇重要文献都认为：心脏康复在矫正危险因素方面可产生显著效益，包括改善运动贮量、血脂、社会心理健康，减少吸烟和精神紧张水平。此外，已充分证明心脏康复可改善病理生理过程，使病变进展延缓、消退，减轻症状，降低病死率。中国康复医学会心血管病专业委员会的《中国心肌梗塞康复程序参考方案》[41]也肯定了心脏运动康复的效果。现分述如下。

1. 改善运动功能

体力活动能力，包括日常生活，职业、娱乐活动，运动训练，应付意外状况等的体力是心脏病患者生活质量的基本要素。传统的观点是有病就要休息。患者一旦被诊断为冠心病，就忧心忡忡地唯恐给心脏增加负担，不敢活动，体力活动严重受限，发生心肌梗死以后，更被要求绝对卧床休息。有报道，即使健康的青年人，严格卧床休息 21 天，最大耗氧量（$\dot{V}O_2max$）减少 20%～25%，恢复至卧床休息前水平，至少需要体力训练 3 周。因而冠心病患者，特别是心肌梗死后患者体力活动的减少，心功能的减退使运动功能明显，甚至极度下降。急性心肌梗死（AMI）后患者，如果没有运动训练，在 AMI 后 3 个月内运动功能可自发改善。但是要进一步增加运动功能（峰值耗氧量）就只有依赖运动训练了。冠心病患者运动训练可增加峰值耗氧量≥10%～30%[54]，Kasch 等（1969 年）报道[55]一组缺血性心脏病患者，运动训练 6 个月后，$\dot{V}O_2$ 由 19.9 mL·kg$^{-1}$·min$^{-1}$ 增加至 30.6 mL·kg$^{-1}$·min$^{-1}$，增加了 54%。峰值 $\dot{V}O_2$ 改善的幅度（%）和运动前运动功能成反比。运动前运动功能较低，运动训练改善的幅度就较大。虽然有的学者采用高达 70%～90%

$\dot{V}O_2max$ 的运动强度，但是近年趋向于使用较低运动强度。Blumenthal 等[56]让心肌梗死后患者随机分配至传统运动强度（65%～75% $\dot{V}O_2max$）和低运动强度（<45% $\dot{V}O_2max$）2 组，运动持续时间 30～45 min，3 次/周，共计 3 个月。结果：$\dot{V}O_2max$，传统运动强度组增加 11%，低运动强度组增加 14%。Clausen 报道[57]：运动训练后骨骼肌线粒体的体积和数目都有增加。Ferguson 等（1982 年）报道[58]心绞痛患者在运动训练后线粒体酶的活性增强，运动训练的 $\dot{V}O_2max$ 增加与心功能关系不密切。因而，运动训练后，运动骨骼肌血流增多，毛细血管密度增加，线粒体数目、体积、活性增加，及其导致的骨骼肌氧利用率、动—静脉氧差增大等被认为是运动训练最大耗氧量增加的主要机制，即所谓外周机制。

运动训练后最大耗氧量（$\dot{V}O_2max$）增加的意义是：可使某一亚极量运动的 % $\dot{V}O_2max$ 水平下降，以一较低的 % $\dot{V}O_2max$ 完成运动前相同负荷量的工作，可以做运动强度更大的活动，从而提高生活质量水平。例如，运动前某患者完成某一工作的 $\dot{V}O_2$ 是 3 METs，最大耗氧量是 6 METs，该工作的运动强度是 50% $\dot{V}O_2max$，运动训练后，最大耗氧量提高至 8 METs，那么，其工作运动强度降低为 37.5% $\dot{V}O_2max$（3/8）。

有研究对那些明确有冠心病的男女患者，进行以运动为基础的心脏康复，并分别随访了平均 7.9 年和 6.1 年。在踏车时直接测量耗氧量（$\dot{V}O_2$），结果是每增加 $\dot{V}O_2$1 mL/(kg·min)，心因性病死率在女性降低 10%，男性降低 9%[18]。另一个振奋人心的报道，应用 AMI 规范的急诊冠状动脉血管成形术（PAMI-2）资料库的资料分析发现，对那些进行过 PCI 的 ST 段抬高 AMI 患者，运动能力更能准确预测病死率，要比左室射血分数早 2～5 年[18]。

2. 增加肌力

研究证明适当的循环重量训练可以增强有选择的心脏病患者的肌力 22%～29%，而且是安全的。如果没有禁忌证，低水平的阻力训练可开始于急性冠心病事件后 7～8 周[59]。肌力的增加，使患者可以用较小的 % 最大肌力去完成某种工作，心率、血压也相应降低，从而可以做更多的工作。

3. 改善症状

许多冠心病患者在运动锻炼后，劳力性心绞痛、呼吸困难、疲劳、跛行的症状得到改善。刘乐芝等[60]对 130 例急性心肌梗死恢复期、90 例冠心病患者，分批进行院内 12～16 周，院外 2～9 年的运动锻炼，并与对照组 90 例（急性心肌梗死后 60 例、冠心病 30 例）进行比较。以 65%～80% $\dot{V}O_2max$ 为运动强度。结果：①症状基本消失者：锻炼组为 92%，对照组为 40%；②耗氧量（METs）：急性心肌梗死锻炼组为 7.2±1.2 METs，对照组为 3.9±2.1 METs（$P<0.01$），冠心病锻炼组为 8.2±1.3 METs，对照组为 4.9±1.9（$P<0.01$），锻炼组较对照组均有非常显著的升高（$P=0.001$）；③心电图：锻炼组转为正常者为 25%，对照组无 1 例恢复正常。冠心病患者运动锻炼后症状减少或消失，无疑可大大提高生活质量。

4. 改善冠状动脉血流

有氧运动锻炼能否增加冠状动脉血流，改善心肌供氧是人们经常考虑的焦点之一。冠状动脉血流改善可由冠状动脉腔径的增大、侧支循环的形成、血液流变学异常的改善等体现。心率×收缩压的二项乘积（RPP）是心肌耗氧量的优良间接指标。

（1）冠状动脉硬化病变

动物实验有运动延缓动脉硬化进行，甚至使之消退的诱人材料。Haslam 等[61]1982 年报道动物运动训练引起冠状动脉口径扩大。Gould 等（1992 年）[62]发现动脉硬化病变的改善，除动脉管腔狭窄减轻外，还包括动脉硬化病变结构的改变，转变为斑块不易破裂的形态。大幅度改变生活方式的综合康复（包括运动锻炼）不仅可以减慢动脉硬化病变的进展，甚至可以使病变逆转，使综合康复和损伤性手术（冠状动脉旁路移植术/经皮冠状动脉腔内成形术）一样有效，可以“治愈”冠心病，因而出现新的术语“二级预防”。这是非常鼓舞人心的。动脉硬化病变是一个慢性过程，要确定动脉硬化病变的演变，需要长期的观察和血管造影的定量评价技术。过去有的学者未观察到运动训练对动脉硬化病变的改善，可能与未满足这两项条件有关。长期观察大样本人群进行单纯运动疗法确非易事，故前述资料多来自综合康复疗法。为最终明确运动训练与动脉硬化病变的关系，还需要作进一步研究。

张宝慧等[63]对39例冠心病患者进行PTCA术和支架术，术后21例进行规律的康复运动和体力活动（运动组），18例未紧坚持康复运动（对照组）。术后6～12月冠脉造影结果显示：冠脉阻塞>70%的，运动组有3例（14.3%），对照组有12例（66.7%），$P<0.01$。说明康复运动能显著减少冠脉再狭窄。

（2）冠状动脉侧支循环形成

无论是动物实验还是人的冠状动脉造影或是放射性核素心血管显像，都未发现运动可促进冠状动脉侧支循环形成。

（3）冠状动脉血流（coronary blood flow，CBF）

运动训练可减少心脏病患者休息和亚极量运动时的CBF。Ferguson等[64]用热稀释法测定10例冠心病患者运动训练6个月前后的冠状动脉窦血流（CSBF）。结果：运动训练后，症状限制运动试验耗氧量增加38%；CSBF：①休息时，由95 mL/min降至90 mL/min；②亚极量负荷（400 kg·m$^{-1}$·min$^{-1}$）时，自163 mL/min降至135 mL/min。运动锻炼后CBF的减少意味着：同样负荷量时，心输出量、CSBF、心肌耗氧量下降，贮备功能增加，是有益的。

12

应用放射性同位素检查心肌灌注的研究情况是：虽然早期报告运动训练后心肌灌注没有改善。但是Froelicher[65]等报道有明显心肌缺血的冠心病患者在运动训练后，有铊扫描证实的心肌灌注改善。此外，运动训练还对内分泌产生影响。袁家齐[66]、袁公亮[67]等分别报道运动训练可使健康人前列环素/血栓烷（$PGI_2/TXA_2$）比例增加。这些内分泌改变也促使微小血管舒张，心肌灌注改善。上述运动训练后铊心肌灌注改善等改变，结合运动锻炼可使正常人冠脉血流量增加4倍（参阅本书第二篇），可以说运动训练是有改善冠脉血流作用的。

二项乘积（收缩压×心率，RPP）是间接检测心肌耗氧量的良好指标，可以代表冠状动脉血流。运动训练可以增加最大RPP，提高RPP缺血阈，降低患者休息及同量亚极量负荷时的RPP。Froelicher（1984年）等[65]报道运动训练可提高最大RPP。这意味着运动训练可使冠状动脉最大血流增加。Laslett[68]等报道运动训练可使RPP缺血阈上升。进一步提示运动锻炼可增加冠状动脉血流。此外，运动训练还使安静、与运动锻炼前等量的亚极量运动的RPP下降。例如：刘乐芝[60]报道冠心病、心肌梗死后患者运动训练后RPP下降非常显著（$P<0.01$）。同量亚极量运动负荷RPP下降，以及心肌缺血阈RPP的上升可使冠心病患者劳累性心绞痛显著减少，甚至消失，能从事更多的活动，更好地回归社会，明显提高生活质量。

（4）增强心功能

运动疗法能否改善冠心病患者心功能各家报道不一。William[69]等综述8组运动疗法对心功能影响的报道，结果是：训练后①休息时心率均下降，每搏量、心输出量基本无变化；②相同的亚极量运动时心率普遍下降，约半数每搏量增加，少部分心输出量下降。这时的心输出量下降可能是骨骼肌氧化能力加强，训练肢体血流量减少，心率下降的结果。这种心输出量下降可减轻心脏负担，有助于提高运动功能，对于继发性增强左心功能是有益的。如心输出量明显下降，低于正常值，则对机体不利，应认真分析，区别对待。

运动训练对冠心病患者心功能的影响和患者运动前的心功能状况有关。Ehsani A A等[70]（1986年）让心功能正常的冠心病患者进行比传统运动强度大的长时间运动锻炼。其方法为在3个月传统训练强度（50%～70% $\dot{V}O_2max$，30～40 min/次，每周3次）后，逐渐将运动强度增加到70%～90% $\dot{V}O_2max$，每次60 min，每周5次。时间1年，其中9例延长至7年。结果：①$\dot{V}O_2max$平均增加40%（是传统训练强度效果的2倍），在有选择的，积极活动的人群中这种耗氧量的增加可长期维持；②心功能获得改善，表现在：在35%～65% $\dot{V}O_2max$运动强度时，每搏量平均增加18%；运动时左室射血分数增加；超声心动图的左室周径平均缩短速度增加。

刘江生等[71]1997年在国际上首次报道对老年急性心肌梗死合并心衰的患者13例进行康复运动治疗，将对心衰的康复在国际范围首次扩展至老年，该组对象年龄 60 ~ 80（68 ± 5.94）岁，左室射血分数 33% ~ 50%（40.61% ± 6.23%）采用康复医疗，10 例采用福建省老年医院的 4 周康复程序，3 例采用泉州市第一医院的 2 周康复程序。程序结束时 7 例完成踏车试验（功率 50 ~ 100 W），2 例活动平板运动试验达到 Bruce 3 级，4 例能上、下 3 层楼或步行 300 m。提示：急性心肌梗死合并心衰（心衰基本控制，左室射血分数在 33% 以上）的老年患者在严密监护下进行康复医疗是安全、有益的。

总之，运动疗法对心功能的影响与原有心功能程度、运动强度、运动量有关，心功能尚好、运动强度适当（心功能不全者运动强度应偏小）者运动锻炼有增强心功能的作用。

5. 减少冠心病危险因素

2013 年《美国心肺康复学会心脏康复和二级预防指南（第 5 版）》提出：大量研究显示缺乏体力活动的心血管病风险独立于其他心血管病危险因素（吸烟、高血压、高脂血症）[15]。体力活动预防冠心病的机制为：控制体重、增加葡萄糖耐量和胰岛素敏感性、降低血压、改善冠脉血流量、增加高密度脂蛋白（HDL）水平。

Morris 等[24]报道，7820 名英国中年行政管理人员按照休闲时间参加剧烈活动（ >7.5 kcal/min）的时间（次/4 周）被分为 4 组（分别为 0、1 ~ 3、4 ~ 7、≥8 次/4 周），随访 9 年。结果：冠心病发病率依次分别为 6.3%、5.1%、3.6% 和 2.0%。体力活动最少者的冠心病发病率是体力活动最多者的 3.15 倍。其他纵向研究也都支持体力活动少是冠心病的一个强而独立的危险因素。

2017 年《美国医学会心血管病杂志》(*JAMA Cardiology*) 发表一项大规模人群研究的论文[26]。该研究由英国牛津大学、北京大学、中国医学科学院研究人员共同协作，对从中国 10 个地区的无任何心血管病史近 49 万余名成年人（平均年龄 51 岁）进行了 7 年半的随访，期间共新发生冠心病 5000 余例，缺血性脑卒中 2.5 万余例，脑出血 5200 例，心血管病死亡 8400 例，主要发现：①男性、年龄较轻，来自农村、受教育水平较低的人平均体力活动水平较高，相对更健康（例如糖尿病和高血压病患病率较低，血压、心率、体质指数较低），来自农村的人体力活动主要不是休闲时间的体育运动，说明只要是体力活动都有益于健康；②与体力活动水平最低（5 分位）者比较，体力活动水平最高组的主要心血管病事件（冠心病和脑卒中的总和）的发生风险降低 23%；③每天快走约 1 h，冠心病、脑卒中发病及心血管病总死亡的风险分别降低 9%，6% 和 12%；④体力活动水平与心脑血管疾病的关联强度在城乡不同地区及不同性别组间均相似。

Hambrechf R 等（1993 年）[72]让 60 例冠心病患者随机分为实验组和对照组。给予所有患者低脂、低胆固醇饮食，有氧运动的教育，不予降脂药。实验组进行监护或家庭运动程序，对照组做通常护理。在运动程序开始前和运动锻炼 1 年后进行定量心血管造影。动脉硬化病变进展的，对照组为 45%，实验组为 10%；病变无变化的，对照组为 49%，实验组为 62%；动脉硬化病变逆转（即向好的方向转化）的，对照组是 6%，实验组为 28%。动脉硬化病变逆转只出现在体力活动每周平均消耗热量 2200 kcal（每周大约中等强度运动 5 ~ 6 h）的患者。

一篇 43 项流行病学研究总结[33]得出如下结论：中等或剧烈活动减少冠心病危险。不活动的人的冠心病发病危险性增加近 2 倍［相对危险度（relative risk，RR）= 1.9］，其危险性与收缩期血压增高（2.1）、吸烟（2.5）、血浆胆固醇（2.4）近似。关于运动锻炼（体力活动）和冠心病危险因素、预后的研究多来自于包括运动疗法、饮食治疗、戒烟、降脂等的综合康复措施多因素分析。因为很难只进行长期、大量、单独的运动锻炼。

运动锻炼，特别是运动持续时间长的运动要消耗大量的脂肪，故运动可以降低血甘油三酯、LDL-C、总胆固醇水平，减肥。如果适当控制热量摄入，形成轻度热量负平衡（每日不超过 500 ~ 1000 kcal），则减肥效果更加明显。例如，吕国良等[73]让 130 例冠心病患者分为运动组（70 例）、非运动组（60 例），随访时间 6.3 年。结果：运动组和非运动组相比：①病情显著好转者增多（$P < 0.01$），病情加重与死亡者分别为 18.6% 对 53.3%；②体重超重者减肥的为 25.5% 对 10.8%；③血压降低者为 80.8% 对 45.5%（$P$ 均 $< 0.01$）；

④高脂血症者血脂下降为66.6%对33.3%。

近年研究指出不仅糖尿病是冠心病危险因素，而且糖耐量降低、胰岛素抵抗也与冠心病发病有关。我国50岁以上人群糖耐量降低的发生率平均为2.96%，冠心病患者糖耐量降低的发生率约为其10倍。运动可提高肌肉细胞胰岛素受体的活性，提高肌肉组织对胰岛素的敏感性，增强肌肉细胞线粒体糖代谢酶的能力，改善糖的利用，降低血胰岛素、血糖浓度。

高血压被公认为冠心病主要独立危险因素。关于运动锻炼和高血压降低的关系，国内、外已进行了大量的研究。Harberg综述了25组纵向有氧运动降压研究[74]，多因素分析证明运动训练后患者静息收缩压和舒张压分别下降10.8 mmHg、8.2 mmHg。张文阁等[75]让224例原发性高血压患者随机分成综合康复组（包括运动疗法）和药物治疗对照组。随访5年，结果：康复组治愈率22.3%，病死率0.9%；对照组治愈率3.6%，病死率6.3%。二组有显著差异。因而，运动锻炼已被广泛看作最有效的非药物抗高血压疗法[74]。但是要注意：运动疗法降低血压幅度有限。有研究报道，只有大约2/3报告证明运动疗法可以降低血压[54]。

6. 减少心脏事件和病死率，改善预后

研究已经确定规律的体力活动可减少原发和复发冠心病事件[59]。因为难以长期、大量观察单一运动训练的效果，故结果大多来自多因素分析、研究。据报道[23]，美国1986年冠心病死亡归因为无或不规则体力活动的，有205 254人，稍低于死于高胆固醇者（253 194人），超过肥胖（190 456人）、高血压（171 121人）、吸烟（148 879人）者。美国国家运动和心脏病科研项目中，651例心肌梗死后患者，3年累积病死率对照组为7.3%，运动组为4.6%（比对照组下降37%）；心肌梗死复发率对照组为7.0%，运动组为5.3%（比对照组下降24%）[59]。我国齐有信[76]对80例心肌梗死后患者进行11年综合康复疗法（包括适当运动、生活规律、心理调整、药物治疗）；结果：发生再次心肌梗死者5例（6.3%），而对照组54例中，再次心肌梗死者14例（27.4%）。吕国良等[73]的冠心病患者运动组（70例）、非运动组（60例）随访6.3年，加重与死亡者分别为18.6%、53.3%。这些报道都说明包括运动疗法的综合康复可以降低冠心病事件（致命性心肌梗死等）的发生率、总病死率、心性病死率。

包括运动疗法的综合康复降低冠心病事件发生率的机制为通过改善血脂（降低血胆固醇、LDL水平，升高血HDL水平）、控制体重、降低血压、增加胰岛素敏感性、改善运动功能等控制或逆转冠状动脉的动脉硬化病变，增加冠状动脉血流，从而减轻心肌缺血，改善心功能，降低室颤阈，减少再次心肌梗死和病死率。

近年《波洛克心血管康复医学教科书》[18]再次肯定通过体力活动和改善心肺功能多种机制使耐力运动的抗动脉硬化［调整心理状态（缓解抑郁、紧张），改善血脂，降低血压，减肥：提升对胰岛素的敏感性］、抗缺血（增加冠脉血流，提升内皮功能，降低心肌氧需量）、抗血栓（降低血液黏度、纤维蛋白原浓度、血小板黏附，增加纤维蛋白溶解）和抗心律失常（降低肾上腺素活性，提升迷走神经张力）可以降低再发心血管事件；并引用20世纪70年代和80年代早期公布的4个对照临床试验（样本量分别为4347例，4554例，5022例，8940例）荟萃分析表明：基于运动的心脏康复可以使心肌梗死后总病死率和心脏血管病死率降低20%～40%（单独运动只降15%）。

恶性室性心律失常是冠心病常见死亡原因之一。冠心病患者因为心肌缺血所致的室颤阈降低是猝死的主要机制。心肌缺血可由冠状动脉病变、冠状动脉痉挛，或血小板凝聚、栓子引起。规律的运动锻炼可减少冠心病患者血小板凝聚，增加纤维蛋白溶解活性[54]。Blackburn等[77]让196例有冠心病危险因素的中年人随机分配到试验组（运动训练18个月，每周3次，每次45～60 min）、对照组；结果：运动训练后，①两组室性期前收缩发生率没有显著差别，但试验组有室性期前收缩者，每人室性期前收缩数明显少于对照组；②训练前有室性期前收缩者，试验组9人，对照组15人；运动训练后，试验组降为4人，减少55%，对照组降为13人，减少13%，有显著差别。提示运动训练有一定程度的抗心律失常作用。运动锻炼减少心律失常是其降低心肌梗死患者病死率原因之一。

7. 改善精神心理状态

研究说明运动锻炼能维持和改善心理健康状态。在心绞痛、心肌梗死、心脏手术以后，患者对于病情、预后、未来生活、工作的考虑难免产生焦虑、压抑，甚至对生活失去信心。通过心肌梗死、心脏手术后的早期活动、冠心病患者的运动锻炼，恢复运动功能、减少症状、改善生活质量、早日回归家庭、社会，可显著减轻焦虑、压抑，恢复自信心，产生良好的心理效应。综合康复疗法（包括运动锻炼、教育、心理咨询）对心理影响的报道甚多，国内开展急性心肌梗死康复疗法的学者普遍认为康复疗法一扫过去传统疗法时患者的忧郁情绪，患者普遍乐观，对病情恢复，回归社会具有信心。运动改善心理状态的机制可能是运动分散注意力，产生内腓肽增加。内腓肽有“吗啡样”作用，减轻疼痛，产生欣快感，减少焦虑，对抗压抑（参阅第二章运动与心理部分）。研究单纯运动疗法对冠心病患者心理影响的报告不多。Taylor（1986 年）等随机将无合并症的心肌梗死后患者随机分配到运动训练和对照组，结果是运动训练组比对照组，压抑和焦虑有显著改善[54]。

**小结**

随着科学技术的发展，心血管病康复工作经验的积累，参加康复运动的冠心病患者越来越多，适应证在不断扩展。综上所述，运动锻炼对冠心病患者有如下效果：①改善运动功能；②增加肌力；③改善症状，减少心绞痛、呼吸困难等；④增加心肌血液灌注，减少心肌缺血；⑤部分患者有增强心功能的作用；⑥减少冠心病危险因素；⑦可减慢动脉硬化病变进展，甚至使之逆转；⑧有改善血小板功能的作用；⑨可能有减少室性心律失常的作用；⑩降低交感神经系统对精神、体力负荷的反应；⑪减少压抑、焦虑；⑫减少发病率、病死率。

## 二、运动疗法的安全性，合并症的预防和急救[27]

1. 安全性

心肌缺血患者参加运动锻炼是有一定危险性的。冠心病运动康复的心脏合并症有不稳定性心绞痛、心律失常、心源性休克、肺水肿、心肌梗死、肺梗死、心搏骤停等，但都不常见。美国 167 个随机选择的院外监护运动程序报道共有 51 303 名患者，运动总时间超过 200 万个小时。发生心脏停搏 21 例（其中复苏成功 18 例，死亡 3 例），非致死性心肌梗死 8 例，心肌梗死是 1 例/293 900 小时。心脏停搏为 1 例/111 996 小时，死亡为 1 例/783 976 小时。这相对的安全性来自于高标准地筛选患者，对患者的教育，合理的运动处方，训练有素工作人员的监护和有效的急症处理。为减少实施运动康复程序的心血管合并症，建议如下。

为减少运动康复程序的心血管合并症，建议如下：

（1）对所有参加运动锻炼者要保证有准确的医疗诊断，尽可能进行随访评价。

（2）要有与运动相适应的环境，现场有必要的医学监护、急救设备和药品。

（3）加强警告性症状、体征的教育。

（4）有急诊计划。

（5）要根据患者运动康复的危险性大小进行相应的监护（持续性或间歇性心电图监护）。

（6）强调有适当的运动热身期和恢复期。

（7）运动处方要个体化。运动程序开始时的运动强度要低，一般为 40%～60% $\dot{V}O_2max$，高危患者的运动强度要更低。随后，逐渐增加运动强度和运动量。

（8）坚持运动处方的运动强度。心血管病患者，尤其是高危患者，超过处方运动强度的运动容易产生合并症。运动强度指标以自感劳累强度（RPE）结合心率为佳[67]。

（9）减少运动的竞争性到最低限度。

2. 急救

急救的合理安排是预防合并症，减轻合并症

影响的重要条件。除充分准备，定期检查急救设备和药品外，要加强警告性症状和体征的教育。

警告性症状和体征：是即将发生心血管急症的症状和体征。通常包括以下现象。

（1）心绞痛

在胸骨后、咽部、肩、臂、背部出现疼痛，或压迫、紧束感。

（2）心律失常

出现脉搏过快、不规则，或突然变慢。

（3）循环衰竭的征象

脸色苍白、口唇发紫、大汗、突然运动不协调、头昏、眩晕等。

（4）心功能不全的早期征象

出现呼吸困难、下肢浮肿等。

（5）肌肉、骨与关节损伤

肌肉、骨与关节突然出现疼痛。

（6）过度疲劳

在等量负荷情况下提前出现疲劳，恢复缓慢或运动后不能入睡。

## 三、适应证

现代心脏病康复开始于冠心病心肌梗死后患者的早期活动，通过几十年的努力，适应证的对象除有、无心肌缺血冠心病患者外，现已扩展至有合并症：心肌梗死、心律失常、高血压、周围血管疾病、肺心病、心肌病、瓣膜性心脏病或轻、中度心功能不全（LVEF≥35%）的患者，安置起搏器患者以及经皮冠状动脉腔内血管成形术、心脏手术、心脏移植后患者等。即排除了禁忌证的所有心血管病患者都可进行运动锻炼。

## 四、禁忌证

1. 绝对禁忌证[13]

（1）静息 ECG 有提示明显心肌缺血，心肌梗死或其他急性心脏事件的近期改变。

（2）不稳定型心绞痛。

（3）未控制的心律失常。

（4）症状严重的主动脉狭窄或其他瓣膜病。

（5）失代偿性症状性心衰。

（6）急性肺栓塞或肺梗死。

（7）可能影响运动功能或被运动加重的急性非心脏疾病（例如感染，甲状腺功能亢进症）。

（8）急性心肌炎或心包炎。

（9）急性血栓性静脉炎。

（10）妨碍安全和适当运动功能的身体残疾。

2. 相对禁忌证[13]*

（1）电解质异常。

（2）心动过速或心动过缓。

（3）高度房室传导阻滞。

（4）心室率未控制的房颤。

（5）静息峰值左室流出道压差 >25 mmHg 的肥厚性阻塞性心肌病。

（6）已知的主动脉夹层。

（7）严重的静息高血压（收缩压 >200 mmHg，且舒张压 >110 mmHg）。

（8）导致无法配合试验的精神障碍。

* 如果收益大于运动风险，那么禁忌证可以忽略。

改编自 J. Gibbons et al., 2002, ACC/AHA 2002 guideline update for exercise testing. A report of the American College of Cardiology/American Heart Association Task Force on practice guidelines (Committee on Exercise Training) (Bethesda, MD: American College of Cardiology)。可从以下网站获取：http://my.americanheart.org/idc/groups/ahaecc-internal/@wcm/@sop/documents/downloadable/ucm_423807.pdf。

## 五、注意事项[27]

1. 心绞痛

心绞痛患者参加运动锻炼，必须心绞痛症状稳定，有规律；让靶心率或目标运动强度控制在心绞痛阈以下。如果发生新的心绞痛，或心绞痛症状类型发生改变，运动训练必须停止，直至明确诊断，或症状得到控制。

2. 室性心律失常

在休息或低水平运动时有严重室性心律失常（二联律、三联律、多形性、R on T 室性期前收缩、短阵室性心动过速等）的患者，或运动使室性期前收缩增多、加重的患者暂时不能进行运动锻炼，待这些症状得到控制后，才能进行运动。

3. 充血性心力衰竭

非代偿性充血性心衰患者不能参加康复运动。

当充血性心力衰竭得到控制，病情稳定时，有选择的患者可以参加适当的康复运动。

4. 糖尿病

严重的糖尿病（血糖 250～300 mg/dL）患者通常伴有酮症、酸中毒，病情可因运动而重，不宜进行运动锻炼，须待病情控制后才能进行运动锻炼。轻—中度糖尿病患者可以参加运动，因为可提高外周胰岛素受体对胰岛素的敏感性，是糖尿病的病因治疗；但是使用胰岛素或其他降血糖药物的患者，运动时要减少降血糖药的剂量，以免出现低血糖，并应定时、及时检查血糖、尿糖、酮体，以便调整运动处方、降糖药剂量。

需要专门注意的病症还有：

（1）明显肥胖（超过标准体重 50%）。

（2）水、电解质失去平衡。

（3）二尖瓣病变：狭窄、关闭不全或脱垂。

（4）控制的心律失常。

（5）心脏传导障碍：①左束支传导阻滞；②双束支阻滞；③预激症状群。

（6）安置固定频率起搏器者。

关于危险分层和监护，运动时患者的自我监护和处理，请参阅本书等四篇运动疗法和运动处方。

## 六、运动处方

冠心病患者病情、心功能因人而异。有的临床上没有症状，有的有稳定或不稳定心绞痛，有的是心肌梗死患者、心脏手术后患者，甚至还有心律失常；关于心功能、运动功能有人处于正常水平，有人则处于极差水平。再加上运动锻炼的目的、个人对运动的爱好以及运动条件的不同，对运动的反应也不同。所以冠心病患者的运动处方必须个体化，为每个人制订符合上述情况的运动处方。心肌梗死、心脏手术是急性心血管事件，具有一定的特殊性，将辟专节叙述，这里所讲的运动处方主要指的是无症状，或门诊冠心病患者的运动处方。这部分冠心病患者的运动处方大体上和第四篇心脏病患者运动处方相同，本章仅叙述其不同之处或作适当补充。

1. 运动类型

（1）走步

在平地上走步，运动强度因走步速度不同而异，一般在 3～8 METs 之间（参见本书第三篇表 3-2-4 各种身体活动和运动的能量消耗水平）。对于大多数冠心病患者都适合，是冠心病患者基本的运动型式。上坡、登梯则运动强度、热量消耗都明显增加，只适用于运动功能较好的患者。

（2）慢跑

热量消耗比走步多，一般为 8～16 METs。特点是运动强度比走步大，可以增强有氧运动功能锻炼效应，缩短达到最大效应的时间。缺点是出现心脏和骨与肌肉合并症的机会较多，尤其是病情较重者，或老年人。

（3）游泳

游泳需要的能量是 4～8 METs 以上。消耗能量多少，和游泳的技术有很大关系，某些运动功能很差的冠心病患者即使较慢的游泳也可以达到或接近最大耗氧量、最大心率水平。因而对于冠心病患者的游泳要加强指导和监护，特别是不会游泳，或开始游泳锻炼的人。除游泳以外，水中走步和其他水中有氧运动也可采取，而且运动强度容易掌握。

（4）踏车运动

踏车运动的能量消耗范围为 3～8 METs。踏车的速度（转次/min）可用节拍器调节，冠心病患者最好采用有功率计的踏车，便于掌握运动强度。无论是室外，还是室内的踏车，其座位高度应调节到最低位置的踏板处于膝呈轻度弯曲部位。

（5）舞蹈

有氧运动舞蹈的能量消耗范围是 6～9 METs。因为它的运动强度取决于对方，受情绪影响较大，所以能量消耗波动范围颇大。只适用于有中、高度体力的冠心病患者。

2. 动态运动

（1）运动强度

运动强度的大小决定于患者的病情，运动功能如何？例如，研究证明：对于大量前壁心肌梗死患者、左室功能不全的患者，70% $\dot{V}O_2max$ 的运动强度可引起左室功能恶化。对于一个体力很差、刚开始运动的患者来说，20% $\dot{V}O_2max$ 的开始运动强度就是一个合适的、超过日常体力活动的强度。此外，还要考虑环境、气候、情绪的影响，因而运动强度必须个体化，因人而异。对于心脏病患者来说，有氧活动的强度是运动处方的最重要部分。心脏病患者康复运动锻炼期的起始水平是运动功能的 40% ~ 60%（40% ~ 60% $\dot{V}O_2max$），以后随着锻炼可逐渐增至 40% ~ 85% $\dot{V}O_2max$。虽然 Ehsani 等以 70% ~ 90% $\dot{V}O_2max$ 的高强度运动 1 年，使经过慎重选择的心肌梗死后患者最大耗氧量平均增加 40%，运动每搏量平均增加 18%，但是那种剧烈运动只适用于经过慎重选择，冠状动脉血流贮备、左心功能好的患者。盲目采用高强度运动锻炼是危险的。对于心脏病患者现在的趋势是应用较低的运动强度，延长运动持续时间。Winger[59] 就认为以 60% ~ 75% HRmax 为靶心率，更加安全、舒适，可增加兴趣，提高坚持率，达到满意的效果。2013 年《美国心脏康复指南（第 5 版）》[13] 对近期进行了心肺运动试验患者的运动处方建议采用认为 40% ~ 80% HRmax 或相应的 % $\dot{V}O_2$，比 Winger 提倡的目标心率还低，即总的趋势是倾向于采取较低的运动强度。因此对于近期进行了运动试验的患者要根据运动试验测定的运动功能制定运动处方（参阅本书第四篇运动疗法和运动处方）。

按照无氧阈水平心率确定运动强度，是一安全、可靠的运动强度确定方法。最好是利用心肺运动仪确定无氧阈。如无直接测定无氧阈条件，可采用估测方法。冠心病患者无氧阈处心率，一般占 60% ~ 70% HRmax。体力活动少、运动功能低的患者，无氧阈心率约为 60% HRmax，或更低。有较多体力活动、运动功能较好的冠心病患者，无氧阈处心率约为 70% HRmax。冠心病患者的运动靶心率应在 90% 无氧阈心率以下。

（2）运动持续时间[13]

锻炼期持续时间的长短取决于运动锻炼的目标、患者的能力和兴趣、爱好。一般要求持续 15 ~ 60 min。如果要增加热量消耗，或降低运动强度，则要延长运动持续时间。

对于运动功能差、身体衰弱，或有间歇跛行的人，可能无法坚持改善运动功能的必要运动持续时间，可实行间歇，或分阶段运动程序，即将应有的一次运动持续时间分几次进行。让患者运动到出现症状（跛行、疲劳、呼吸困难等）或接近出现症状（参照运动试验出现症状，或前次运动出现症状的心率）时停止运动，休息一段时间后，再次开始运动，反复进行，直至达到目标心率的运动时间累积等于处方的运动持续时间。分阶段运动程序还可用于不同运动强度的交替。譬如，某患者运动功能为 10 METs，运动强度定为 65% ~ 75% $\dot{V}O_2max$，即为 6.5 ~ 7.5 METs，这对于 5 km/h 的慢跑（消耗 8.6 METs/min）来说，体力不够，就可以采取 5 km/h（8.6 METs）的慢跑和 3 km/h 的走步（3.3 METs/min），交替进行的运动。5 km/h 慢跑 3.5 min（$8.6 \times 3.5 = 30.1$ METs）和 3 km/h 走步 1.5 min（$3.3 \times 1.5 = 4.95$ METs）交替进行运动的平均耗氧量（运动强度）为 7.01[$(30.1 + 4.95) \div 5 = 7.01$] METs，在处方的运动强度之内。目前，慢性心衰患者的运动训练多选择比较传统和常见的干预方式，即中低强度有氧运动。

许娜[78] 报道，近年来多项研究结果显示，高强度间歇有氧运动（high intensity aerobic interval training，HIIT）对慢性心衰患者的干预治疗和传统的中低强度有氧运动一样是安全可靠的，且在改善慢性心衰患者各项生理功能、增加运动耐力、提高生活质量上优于中低强度有氧运动。还有研究显示，慢性心衰患者先开始中低强度有氧运动，稍后联合 HIIT，干预效果更为显著。HIIT 是指进行多次、短暂、高强度有氧运动训练（> 85% $\dot{V}O_2max$），每两次高强度有氧训练之间穿插短暂较低强度的运动训练或完全无负荷运动。在 HIIT 中，运动组数被较短时间（如 10 s ~ 1 min）的低强度运动或是完全休息所间隔，允许受试者进行不完全的恢复，使得受试者身体能够得到多次重复的有氧刺激，且有氧刺激（运动）强度比中低强度运动更大。对于慢性心衰患者而言，目前有研究将 HIIT 定义为：进行 3 ~ 6 组、每组 2 ~ 5 min 高强度有氧运动训练，该运动强度以 75% ~ 90% $\dot{V}O_2max$ 为标准，在每两组高强度训练之间以较低强度的运动（50% ~ 70% $\dot{V}O_2max$）或完全休息作为间歇期。HIIT 的高强度的特点在于运动强度达到最大或接近最大的运动能力，但高强度运动时间相对较短暂，并可通过间歇期避免不适症状的出现。Willenheimer 等人对 49 例轻中度缺血性心力衰竭患者给予 16 周 HIIT 训练，发现 $\dot{V}O_2max$ 明显改善且训练过程安全可靠。WislØff 等人进行的一项随机对照试验中，对心衰患者分别给予 12 周 HIIT 训练和中等强度有氧训练，结果显示：HIIT 训练比中等强度有氧训练更能提高 $\dot{V}O_2max$（46% 比 14%，$P<0.001$）。Haykowsky 等人完成的一项荟萃分析也显示：HIIT 训练在提高 $\dot{V}O_2max$、运动能力上优于中等强度有氧训练，但两者在提高左室射血分数上无明显差别[79]。HIIT 的运动训练值得探讨。

（3）运动频率[13]

冠心病患者运动的频率通常是每周 3～5 次。每周 3 次是最低的必要频率。Hellerstein 等报道 254 例冠心病患者参加每课运动时间 60 min 的锻炼，结果：平均每周≥2.2～3.0 次者的有氧运动功能，比每周少于 2 次者，明显增加；平均 3.5～5 次/周者，比 2.2～3.0 次/周者，则运动功能无明显改善。说明一般冠心病患者的康复运动，每周 3 次是理想的频率[74]。如果运动持续时间短（每次 <20 min），或运动强度小（<60% HRmax，或<60% 心率贮备），则运动频率可增至 5 次/周。

（4）进展速度[15]

运动处方中最难制定的成分是进展的速度。锻炼期运动量增加的速度取决于患者的年龄、健康状况、以前运动的历史和爱好、运动锻炼的目的、运动程序开始时运动量的水平、对运动的适应等。心脏病患者的运动锻炼期也分为开始期（一般是 4～6 周），增加锻炼期（一般持续 8～12 个月，少数患者可持续到 2 年）和维持期。

运动程序开始时（运动开始期），运动强度心率指标要低于靶心率 10%，运动持续时间和频率也要处于下限。心脏病患者的康复活动，要注意将此开始的运动水平纳入日常的生活活动。随着运动锻炼的进行，患者对运动的适应，体力的改善，包括自我感觉劳累程度（RPE）、心率、症状等运动强度指标的改善，可逐渐提高运动水平。增加运动量首先是增加运动持续时间，或运动频率，然后才考虑增加运动强度。

如果运动锻炼开始时，运动持续时间少于 15 min，那就要根据患者状况的改善，逐渐将运动持续时间增加到每次 20～40 min。对于无症状的患者来说，运动程序开始时每周，或每 2～3 周增加运动持续时间 1 次，每次增加运动持续时间的 10%～30%。

在活动（运动）中患者可能出现心绞痛，或跛行的患者可能长期达不到 15 min 的持续活动。对于这些患者，在整个运动程序中可能都需要阶段活动，持续时间增加速度很慢。

当运动锻炼期的运动持续时间达到 20～40 min 后，就可以逐渐增加运动强度。运动功能改善最快、最多的时期是程序开始后的第 4～6 个月。以后，运动功能、运动量增加明显减慢，以至于进入平台，不再增加，进入维持期。维持期的康复运动目标是维持已达到的运动功能。

3. 肌肉抗阻力训练

请参阅本书第四篇运动疗法和运动处方有关部分。

4. 运动训练和心血管药品[27]

冠心病患者在治疗的过程中，要接受许多种药品，例如扩血管药、降压药、降脂药、抗心律失常药等。这些药品对于运动训练会产生影响。因而必须了解心血管药品对运动的影响，才能科学制定运动处方、正确分析运动反应、适时调整运动程序。

（1）运动负荷试验和心血管药品

心脏运动负荷试验用于诊断目的时，应暂时停用影响心肌缺血诊断的心血管药品，而运动负荷试验用于判断患者对运动的反应、制定运动处方时，最好是在继续服药的情况下，进行运动试验。

在运动程序进行过程中，如果要增加，或停止某种有改变运动功能的药品时，应进行运动负荷试验，监护患者的心率、血压、心电图、RPE 等改变，确定合理的运动强度。

（2）运动训练和心血管药品：

1）硝酸酯制剂

它是冠心病患者应用最广的药品之一。硝酸脂制剂的抗缺血效果主要是由于它有扩张冠状动脉，增加冠状动脉血流和氧的供应；扩张外周动脉，降低其阻力，减轻心脏后负荷；扩张静脉减少回心血量，减轻心脏前负荷，减少心肌耗氧量的作用。从而，它可缓解心脏氧的供需矛盾，减轻心肌缺血，减少甚至消除心绞痛。所以许多心绞痛患者使用长效硝酸酯制剂以预防心绞痛发作。正因为硝酸酯制剂有增加冠状动脉血流、血氧供应，和减少心脏前、后负荷，降低心肌耗氧量的作用，所以同一患者，相同的亚极量运动负荷，使用硝酸酯制剂较未使用硝酸酯制剂时，心率、收缩压均较低。而且，出现心绞痛时，二项乘积（RPP）较未服用硝酸酯制剂时升高。因而可以提高患者的心绞痛阈，在心绞痛以前完成较大的运动量，提高运动功能，做更多工作。因为长时间使用硝酸酯制剂不改变患者出现心肌缺血前的心率和 RPE（自感劳累强度）间的相互关系，所以制定运动处方通常不需要改变硝酸酯剂量。

硝酸酯制剂的不良反应：开始应用硝酸酯治疗时，偶尔可引起体位性低血压，出现眩晕、无力，和（或）一时性意识丧失等症状。在汗多、过量使用利尿剂，或进液少等情况下使用硝酸酯出现血容量降低时，比较容易出现体位性低血压。出现这些情况时应注意随时调整硝酸酯制剂的剂量及运动处方。

2）钙通道阻滞剂

这类药品通过抑制钙离子进入心脏、骨骼肌、平滑肌细胞内，降低细胞内钙离子浓度，抑制心肌细胞兴奋—收缩耦联中钙离子的利用。从而降低心肌张力，减弱心肌收缩力，扩张冠状动脉，及体循环的小动脉，降低后负荷。所以也有降低心肌耗氧量，增加冠状动脉血流、血氧供应的作用。可以提高冠心病患者的运动耐量。但是这类药品对心率的作用不同。在常用的 4 种钙通道阻滞剂中：硝苯地平（Nifedipine）、尼卡地平（Nicardipine）升高心率，地尔硫卓（Diltiazem）、维拉帕米（Verapamil，异搏定）降低心率。因而以心率作为运动强度指标时，要考虑钙通道阻滞剂对心率的影响。最好是在用药情况下进行运动试验，据运动试验结果确定靶心率，如在运动程序中变更药品或剂量时，运动强度要作适当调整。

钙通道阻滞剂的不良反应：这些药的不良反应通常是轻度的。地尔硫卓最常见不良反应是胃肠道不适、水肿、皮疹，但是它和维拉帕米可以引起传导障碍，特别是房室传导障碍，从而对心率产生影响。

3）血管紧张素—转换酶抑制剂

这类药使血管紧张素Ⅰ不能转换为血管紧张素Ⅱ，从而扩张小动脉、抑制醛固酮的分泌，降低血压。它还促进有扩血管作用的前列腺素释放，抑制激肽酶Ⅱ，使激肽降解减少，造成激肽贮积，引起血管扩张、血压下降。这类药还可使高血压患者的左室肥厚减退，改善左室舒张功能，没有促进糖代谢异常的作用。常用于高血压、心力衰竭、心肌梗死后患者。常用制剂有甲巯丙脯酸（卡托普利、Captopril）、苯脂丙脯酸（依那普利，Enalapril）和 Lisinopril。它们有扩张小动脉，降低血管外周阻力、心脏后负荷，增加心脏排出量的作用。研究证明在用药几周后有逐渐增加运动耐量的作用。从而可以减少症状，提高生活质量。不良反应是：运动后有时可降低血压，应予注意。

4）β 受体阻滞剂

它是高血压、心绞痛、心肌梗死后患者的常用药品。它可以降低血压、缓解心绞痛、减少心肌梗死后心脏性病死率。降低血压的机制是抑制去甲肾上腺素的释放；降低心肌收缩力、心率，从而降低心输出量。因而有降低最大耗氧量和心肌耗氧量的作用。β 受体阻滞剂分为选择性和无选择性阻滞剂两种。根据它是否合并有内源拟交感神经作用活性（intrinsic sympathomimetic activity，ISA），而分为合并 ISA 和不合并 ISA 的 β 受体阻滞剂。但是这 4 种 β 受体阻滞剂，在动态、静态运动中，降低血压的幅度相同。

冠心病心绞痛患者服用 β 受体阻滞剂后，因为降低心率、血压，减少心肌耗氧量，所以能增加运动耐量。在出现心绞痛以前达到更高的运动强度、更大的运动量（运动量 = 运动强度 × 时间），可以做更多的活动、完成更多的工作。心肌梗死患者在发病 4 ~ 28 d 内开始用药，在第 1 年内减少再梗死率 35% ~ 40%，降低猝死率 18% ~ 39%。18 000 例心肌梗死后患者随访证明服用 β 受体阻滞剂后平均减少猝死约 30%[80]，它对最大耗氧量（$\dot{V}O_2max$）的影响各家报道不一，有的报

12

道可以降低 $\dot{V}O_2max$ 4%~18%，有的则认为它对 $\dot{V}O_2max$ 没有作用。似乎运动锻炼前的 $\dot{V}O_2max$ 水平是一个重要的因素。对高血压患者的研究显示：治疗前 $\dot{V}O_2max$ 大的患者似乎容易受其影响而下降。用药前 $\dot{V}O_2max$ 处于平均水平或其以下者，$\dot{V}O_2max$ 通常不因 β 受体阻滞剂而减少。此外，许多学者报道 β 受体阻滞剂还可提高运动锻炼的 $\dot{V}O_2max$。例如 Mehta 等[81] 1983 年报道，β 受体阻滞剂增加冠心病患者运动锻炼的 $\dot{V}O_2max$ 12%~36%，年轻人服 β 受体阻滞剂者，运动锻炼只增加 $\dot{V}O_2max$7%~21%。接受 β 受体阻滞剂的冠心病患者运动锻炼也明显增加氧脉搏（反映心脏每搏量）。

β 受体阻滞剂可降低心率，但不改变 %$\dot{V}O_2max$ 和自感劳累程度（RPE）的相互关系。因而可像未服 β 受体阻滞剂者一样，用 RPE 作运动强度指标。

5）洋地黄

洋地黄是临床应用广泛、历史悠久，也是心血管医师最熟悉的药品之一。因为它有抗心衰、抗心律失常的作用，所以可提高运动的耐量。它有降低心率的作用，所以确定靶心率时，应予注意。

6）利尿剂

利尿剂是治疗高血压、心力衰竭常用药品之一。它们对休息和运动时的心率没有影响，对运动训练的效果也没有影响，无须因使用利尿药而对运动处方作修改。

利尿剂的不良反应是：过量时引起过多水分排出，引起循环血量减少、血压下降。噻嗪类（氢氯噻嗪、环戊甲噻嗪等）、袢类（呋喃苯氨酸、利尿酸钠等）和碳酸酐酶抑制剂（乙酰唑胺）等利尿剂大量排钾，可以引起低钾血症，从而产生肌肉疲劳、心电图异常。噻嗪类利尿剂还增加血胆固醇、血糖浓度，应予注意。

**（刘江生撰稿；张晓梅、刘玉芳参与本篇糖尿病的撰写，李寿霖参与本篇血脂异常的撰写；浦混对本篇的版式调整进行了校正）**

## 参考文献


[1] 陈灏珠，林果为. 实用内科学［M］. 13 版. 北京：人民卫生出版社，2009：1018－1067/1494－1522.

[2] 陈灏珠. 我国二十年心血管病研究的进展［J］. 中华心血管病杂志，1993，21（6）：343.

[3] 戴自英. 实用内科学［M］. 9 版. 北京：人民卫生出版社，1993：1104－1131.

[4] LEON A S. Scientific rationale for preventive practices in atherosclerotic and hypertensive cardiovascular disease. heart disease and rehabilitation［M］. 3rd ed. Champaign：Human Kinetics，1995：113－143.

[5] STOKES J，CARDIOVASCULAR RISK FACTORS，IN FROHLICH ED，et al. Preventive aspects of coronary heart disease. cardiovascular clinics［M］. Philadelphia：Davis，1990：3－20.

[6] BONOW R O，MANN DOUGLAS P，ZIPES D L，et al. Braunwald's 心脏病学—心血管内科学教科书［M］. 陈灏珠，译. 北京：人民卫生出版社，2016：933－955.

[7] STAMPFER M J，SACKS F M，SALVINI S，et al. A Prospective study of cholesterol，apolipoproteins，and the risk of myocardial infarction［J］. N Engl J Med，1991，323：373－381.

[8] CASTELLI W P，GARRISON R J，WILSON P W F，et al. Incidence of coronary heart disease and lipoprotein cholesterol levels：the Framingham Study［J］. JAMA，1986，256：2835－2838.

[9] 中国成人血脂异常防治指南修订联合委员会. 中国成人血脂异常防治指南（2016 年修订版）［J］. 中华心血管病杂志，2016，44（10）：833－850.

[10] 霍勇. 中国心血管患者高危人群强降脂策略［J］. 中华心血管病杂志，2018，46（2）：83－86.

[11] ZHAO S P，YU B L，PENG D Q，et al. The effect of moderate-dose versus double-dose statins on patients with acute coronary syndrome in China：Result of the CHILLAS trial［J］. Atherosclerosis，2014，233（2）：707－712.

[12] 中国高血压防治指南修订委员会. 中国高血压防治指南 2010［J］. 中华心血管病杂志，2011，39（7）：579－615.

[13] American Association of Cardiovascular and Pulmonary Rehabilitation. Guidelines for cardiac rehabilitaqtion and secondary prevention programs［M］. Fifth edition. United States Champaign：HHuman kinetics，2013：57－71/90－95/106－109/122－142.

[14] MASTER A M，DACK S，JAFFE H L. Age sexand hypertension in myocardial infarction due to coronary oc-


12

clusion [J]. Arch Intern Med, 1939, 64: 767 - 780.

[15] SVENDSEN K H, KULLER L H, MARTIN M J. Effects of passive smoking in the multiple risk factor intervention trial [J]. Am J Epidemiol, 1987, 126: 783 - 795.

[16] 刘江生. 冠心病患者的康复 [J]. 心血管康复医学杂志, 2006, 15 (增刊): 52 - 55.

[17] American Association of Cardiovascular and Pulmonary Rehabilitation. Guidelines for cardiac rehabilitaqtion and secondary prevention programs [M]. 3rd edition. United States Champaign: HHuman kinetics, 1999: 1 - 130.

[18] J LARRY DURSTINE, GEOFFREY E MOORE, MICHAEL J LAMONTE, et al. Pollock's textbook of cardiovascular disease and rehabilitation. 波洛克心血管康复医学教科书 [M]. 刘江生, 主译. 北京: 北京大学医学出版社, 2012: 193 - 212/263 - 274.

[19] National Institutes of Health, Nationalheart Lung and Blood Institute. Clinical guidelines on the identification, evaluation, and treatment of overweight and obesity in adults-the evidence report [J]. Obes Res, 1998, 6 (2): 51 - 209.

[20] HEILBRONN L K, DE JONGE K, FRISARD M, et al. Effect of 6-month calore restriction on biomakers of longevity, metabolic adaption, and oxidative stress in overweight individuals [J]. JAMA, 2006, 295: 1539 - 1548.

[21] 中华医学会糖尿病学分会. 中国2型糖尿病防治指南 [J]. 中国医学前沿杂志 (电子版), 2015, 7 (3): 26 - 89.

[22] 胡大一, 潘长玉. 中国住院冠心病患者糖代谢异常研究——中国心脏调查 [J]. 中华内分泌代谢杂志, 2006, 22 (1): 13 - 16.

[23] 余国膺. 体力活动与冠心病 [N]. 中国医学论坛报, 1995, 3: 16.

[24] MORRIS J N. Exercise and the incidence of coronary heart disease. In: Exercise-heart-health [M]. London: The Coronary Prevention Group, 1987: 21 - 34.

[25] 人中. AHA公布指导心脏病患者锻炼建议 [N]. 中国医学论坛报, 1995-03-23.

[26] BENNETT D A, DU H, CLARKE R, et al. China kadoorie biobank study collaborative group. association of physical activity with risk of major cardiovascular diseases in chinese men and women [J]. JAMA Cardiol, 2017, 2 (12): 1349 - 1358.

[27] 刘江生. 康复心脏病学 [M]. 北京: 中国科学技术出版社, 1996: 169 - 193/257 - 265.

[28] 王海珍, 江庆, 伍万仕. 负性情绪对冠心病PCI手术患者预后的影响 [J]. 心血管康复医学杂志, 2015, 24 (2): 130 - 133.

[29] 杨菊贤, 卓杨. 心脏康复与心理的康复 [J]. 心血管康复医学杂志, 2006, 15 (增): 55 - 59.

[30] 王福军, 石翔, 向红菊. 黛力新对冠心病伴焦虑抑郁患者治疗效果和生活质量的影响 [J]. 心血管康复医学杂志, 2012, 21 (3): 300 - 303.

[31] 董宗俊. 芬兰预防计划使心血管病病死率降低 [N]. 中国医学论坛报, 1995-08-10.

[32] LIPID RESEARCH CLINICS OROGRAM. The lipid reseach clinics coronary primary prevention trial results. Ⅱ. the relationship of reduction in incidence of coronary heart disease to cholesterol lowering [J]. JAMA, 1984, 251: 365 - 374.

[33] FRICK M H, ELO O, HAAPA K, et al. Helsinki heart study: primary prevention trial with gemfibrozil in middle aged men with dyslipidemia. safety of treatment changes in risk factors, and incidence of coronary heart disease [J]. N Engl J Med, 1987, 317: 1237 - 1245.

[34] 俞国瑞, 郑道声. 冠心病 [M]. 郑州: 河南科技出版社, 1992: 134.

[35] 范仲鲁. 吸烟的危害及其对策研究 [J]. 中国行为医学科学, 1995, 4 (1): 5.

[36] 人中. 适量饮含酒精的饮料对心脏有益 [N]. 中国医学论坛报, 1996-02-01.

[37] 大可. 饮食健康准则 [N]. 中国医学论坛报, 1996-06-13.

[38] 中国心血管病预防指南 (2017) 写作组, 中华心血管病杂志编辑委员会. 中国心血管病预防指南 (2017) [J]. 中华心血管病杂志, 2018, 46 (1): 10 - 25.

[39] PEDERSEN T R, KJEKSHUS J, BERG K, et al. Scandinavian simvastatin survival study group. randomized trial of cholesterol lowering in 4444 patients with coronary heart disease: the scandinavian simvastatin survival study (4S) [J]. The Lancet, 1994, 344: 1383 - 1389.

[40] SACKS, FRANK M, PFEFFER, et al. The effect of pravastatin on coronary events after myocardial infarction in patients with average cholesterol levels [J]. New England Journal of Medicine, 1996, 3: 335.

[41] LIPID, A TONKIN. The long-term intervention with

12

pravastatin in ischaemic disease (LIPID) study [J]. Atherosclerosis, 1998, 136 (1): 39 - 39.

[42] PATRICK W J C SERRUYS, PIM DE FEYTER, CARLOS MACAYA, et al. Fluvastatin for prevention of cardiac events following successful first percutaneous coronary intervention: a randomized controlled trial [J]. Jama the Journal of the American Medical Association, 2002, 287 (24): 3215 - 3222.

[43] PANTOJA, TOMÁS, LETELIER, et al. Análisis crítico de un artículo las estatinas reducen la morbi-mortalidad en pacientes de alto riesgo cardiovascular: heart protection study collaborative group (HPS) [J]. Lancet, 2002, 360: 7 - 22.

[44] NISSEN S E, NICHOLLS S J, SIPAHI I, et al. Effect of very high-intensitystatin therapy on regression of coronary atherosclerosis: the ASTEROID trial [J]. JAMA, 2006, 295: 1556 - 1565.

[45] COLHOUN H. Primary prevention of cardiovascular disease with atorvastatin in type 2 diabetes in the Collaborative Atorvastatin Diabetes Study (CARDS): multicentre randomised plabebo-controlled trial [J]. Lancet, 2004, 364: 685 - 696.

[46] PAUL M, RIDKER, ELEANOR, et al. Rosuvastatin to prevent vascular events in men and women with elevated C-reactive protein [J]. The New England journal of medicine, 2008, 359: 2195 - 2207.

[47] Cholesterol Treatment Trialists (CTT) Collaboration. Efficacy and safety of more intensive lowering of LDL cholesterol: a meta-analysis of data from 170000 participants in 26 randomised trials [J]. Lancet, 2010, 376: 670 - 1639.

[48] 血脂康调整血脂对冠心病二级预防的研究课题协作组. 中国冠心病二级预防研究 (CCSPS) [J]. 中华心血管病杂志, 2004, 32 (12).

[49] CANNON C P, BLAZING M A, GIUGLIANO R P, et al. Ezetimibe added to statin therapy after acute coronary syndromes [J]. New England Journal of Medicine, 2015, 372 (25): 2387 - 2397.

[50] CANNON C P, BLAZING M A, GIUGLIANO R P, et al. Ezetimibe added to statin therapy after acute coronary syndromes [J]. New England Journal of Medicine, 2015, 372 (25): 2387 - 2397.

[51] GROUP S C. Study of heart and renal protection (SHARP): randomized trial to assess the effects of lowering low-density lipoprotein cholesterol among 9, 438 patients with chronic kidney disease [J]. American Heart Journal, 2010, 160 (5): 785 - 794.

[52] GROUP U P D S. Tight blood pressure control and risk of macrovascular and microvascular complications in type 2 diabetes: UKPDS 38 [J]. Bmj British Medical Journal, 1998, 317 (7160): 703 - 713.

[53] 中国康复医学会心血管病专业委员会, 心血管康复医学杂志编辑委员会. 中国心肌梗塞康复程序参考方案 [J]. 心血管康复医学杂志, 2006, 15 (增): 89 - 119.

[54] MICHAEL L, POLLOCK, DONALD H S. Heart disease and rehabil [M]. 3rd edition. Champaign (53A): Human Kinetics, 1995: 243 - 277.

[55] KASCH F W, BOYER J L. Changes in maximum work capacity resulting from six months training in patients with ischemic heart disease [J]. Med Sci Sports, 1969, 1: 156 - 159.

[56] BLUMENTHAL J A, REJESKI W J, WALSH RIDDLE M. Comparison of high and low intensity exercise training earley after AMI [J]. Am J Cardiol, 1988, 61: 26 - 30.

[57] 水野 康, 福田市藏. 循环器负荷试验法, 理论と实际 [M]. 东京: 诊断と治疗社, 1991: 749.

[58] FERGUSON R J, TAYLOR A W, COTE P, et al. Skeletal muscle and cardiac changes with training in patients with angina pectoris [J]. American Journal of Physiology, 1982, 243 (5): 830 - 836.

[59] WENGER N K, HELLERSTEIN H K. Rehabil of the coronary patient [M]. 3rd ed. New York: Churchill Livingstone, 1992: 367.

[60] 刘乐芝, 巩晓兴, 李颖, 等. 长期康复锻炼对急性心肌梗塞和冠心病患者防治疗效的综合评估 [J]. 中国心血管康复医学, 1994, 3 (4): 29.

[61] HASLAM R W, COBB R B. Frequency of intensive, prolonged exercise as a determinant of relative coronary circumference index [J]. Int J Sports Med, 1982, 3: 118 - 121.

[62] GOULD K L, ORNISH D, KIRKEEIDE R. Improved stenosis geometry by guantitative coronary arteriography after vigorous risk factor modification [J]. Am J Cardiol, 1992, 69: 845 - 853.

[63] 张宝慧, 李筱雯, 王晓红. 规律运动和体力活动对冠心病 PTCA 术后冠脉再狭窄的影响 [J]. 心血管康复医学杂志, 2006, 15 (增): 130 - 132.

[64] FERGUSON R J, COTE P, GAUTHIER P, et al.

Changes in exercise coronary sinus blood flow with training in patients with angina pectoris ［J］. Circulation, 1978, 58: 41－47.

［65］FROELICHER V, JENSEN D, GENTER F, et al. a randomized trial of exercise training in patients with oronary heart disease ［J］. JAMA, 1984, 252: 1291－1297.

［66］袁家齐. 定量踏车运动对正常人及早期高血压患者血浆血栓烷及6-酮前列腺素 F1a 浓度的影响 ［J］. 中国康复医学杂志, 1988, 3 (4): 153.

［67］袁公亮, 赵淮北. 长跑对老年人血浆 PGI2, TXA2, LPO 及脂蛋白的影响 ［J］. 中国康复医学杂志, 1993, 8 (3): 109－111.

［68］LASLETT L J, PAUMER L, AMSTERDAM E A. Increase in myocardial oxygen consumption index by exercise training at the onset of ischemia in patients with coronery artery disease ［J］. Circulation, 1985, 71: 958－962.

［69］WILLIAM L H. Mechanisms by which physical activity may enhance the clinical status of cardiac patients ［M］// MICHAEL L P, DONALD H S, DEAN T M. Heart disease and Rehabilitation. 2nd ed. john wiley and sons, 1986: 303.

［70］EHSANI A A, BIELLO D R, SCHULTZ J, et al. Improvement of left ventricular contractile function by exercise training in patients with coronary artery disease ［J］. Circulation, 1986, 74 (2): 350.

［71］刘江生, 张宏元, 戴若竹, 等. 老年急性心肌梗塞合并心衰的康复 ［J］. 中国康复医学杂志, 1997, 12 (1): 13－15.

［72］HAMBRECHT R, NIEBAUER J, C MARBURGER, et al. Various intensities of leisure time physical activity in patients with coronary artery disease: Effects on cardiorespiratory fitness and progression of coronary arterosclerotic lesions ［J］. New York: J Am Coll cardiol, 1993, 22: 468－477.

［73］吕国良, 范玉杰, 王化文, 等. 医疗体育对中、老年冠心病患者的康复及预后的影响 ［J］. 中国康复医学杂志, 1988, 3 (1): 25.

［74］PASHKOW F J, DAFOE W A. clinical cardiac rehabil ［M］. Baltimore: williams & wilkins, 1993: 164.

［75］张文阁, 齐有信, 贾印霞. 高血压病系统康复医疗对预后的影响 (附 224 例随访观察)［J］. 中国心血管康复医学, 1994, 3 (4): 15.

［76］齐有信, 李子秀. 心肌梗塞的康复, 附 80 例跟踪系统治疗体会 ［J］. 中国心血管康复医学, 1994, 3 (4): 22.

［77］BLACKBURN H, TAYLOR HL, HAMRELL B. Premature ventricular complexes induced by stress testing: Their frequency and response to physical conditioning ［J］. Am J Cardiol, 1973, 31: 441－449.

［78］许娜. 高强度间歇有氧运动治疗慢性心衰患者研究的进展 ［J］. 心血管康复医学杂志, 2017, 26 (5): 578－580.

［79］HAYKOWSKY M J, TIMM ONS M P, K RUGER C, et al. M eta-analysis of aerobic interval training on exercise capacity and systolic function in p atients w ith heart failure and reduced ejection fractions ［J］. A m J Cardiol, 2013, 111 (10): 1466－1469.

［80］陈在嘉. 应加强对心肌梗塞后的二级预防 ［J］. 中华心血管病杂志, 1993, 21 (2): 67.

［81］MEHTA J, FELDMAN RL, MARX J D. Systemic, pulmonary, and coronary hemodynamic effects of labetalol in hypertensive subjects ［J］. Am J Med, 1983, 75: 32.

12

# 第十三篇

## 急性心肌梗死的康复

急性心肌梗死（acute myocardial infarction，AMI）是冠心病的一种严重后果。新中国成立以来，特别是20世纪80年代之后，我国的冠心病、心肌梗死的发病率有逐年增高的趋势。2014年8月由国家心血管病中心、中国心血管报告编写组发布的《中国心血管病报告（2013）》再度郑重宣布[1]：中国心血管病患病率、死亡率持续上升，成为居民首位死因，占居民疾病死亡构成的40%以上。报告显示，估计全国已有心血管病患者2.9亿，农村已成为心、脑血管病重灾区。随着我国社会经济的发展，国民生活方式发生了深刻的变化，尤其是人口老龄化及城镇化进程的加速，中国心血管病危险因素流行趋势呈明显上升态势，导致了心血管病的发病患者数持续增加。今后10年心血管病患者数仍将快速增长。目前，心血管病死亡原因占城乡居民总死亡原因的首位，农村为44.8%，城市为41.9%。心血管病的疾病负担日渐加重，已成为重大的公共卫生问题。加强政府主导下的心血管病防治工作刻不容缓。

由于AMI的预后严重，所以加强它的防治很重要。心肌梗死的康复是国外心脏康复医学中发展最快、进展较多的一部分，我国自20世纪80年代初到现在已有不少单位开展了AMI的康复治疗，积累了一定的经验。AMI康复在降低患者的致死率、致残率、减少住院费用、缩短住院时间等方面，国外已取得了重大的令人瞩目的成果，而我国虽然起步较晚，但自从1991年在福建省老年医院成立中国康复医学会心血管专业委员会之后至2012年12月，国内已有20个省、直辖市的数十家医疗单位开展了AMI的康复[2]。1991年后河北省医院及福建省泉州市第一医院通过开展两周甚至一周的康复程序，接近发达国家的水平。刘江生于1992年在福建省老年医院开展老年急性心肌梗死合并心衰康复医疗获得成功[3]，随后，刘江生等[4]报道了"对于13例老年急性心肌梗塞合并心衰的康复"，为在国际范围内首先对急性心肌梗塞合并心衰的康复扩展到老年的报道[5]。随着康复医学知识的普及和临床医师的重视、协作，目前心脏康复已逐渐被国内的医疗单位所接受，相信会逐渐地把AMI的康复治疗作为常规治疗的必要手段之一。

# 第一章　概论



## 第一节　历史回顾

急性心肌梗死康复疗法历史回顾资料[6~10]如下。

### 一、卧床休息

1939年Mallory等的心肌梗死形态学研究报告认为，梗死心肌转化为纤维化瘢痕至少需要6周时间，因而建议急性心肌梗死（AMI）患者至少需要卧床6周，同时有人认为体力活动可增加室壁瘤的发生，甚至心脏破裂、猝死。Lewis也建议AMI患者至少严格卧床休息6～8周；1945年Jetter等报道，精神病院中AMI患者的心脏破裂多于一般医院。从而传统上认为AMI患者的治疗需要严格卧床休息6周以上，在此期间禁止体力活动；医师和患者都认为AMI后，卧床休息时间越长越好，活动越少越好，只有这样才能减少心律失常、室壁瘤形成和心脏破裂，才能预防再梗死和猝死。一些活动如爬楼梯、登高，至少也要到患者病愈1年之后才可以进行，恢复生产劳动和参加社会生活则需要更长的时间。

### 二、早期活动

1772年，英国人William Heberden记载，一名心绞痛患者，在每天坚持30 min的伐木工作后，他的心绞痛几乎治愈。这是西方有关缺血性心脏病康复最早的记录。1884 年，William Stokes 主张心肌梗死后要争取早期离床、早期活动（特别是散步）。1885 年，Oertal 应用山上徒步旅行作为康复手段治疗了自己和其他心脏病患者。大约在 1900 年以前，Schotts 发展了一种治疗心脏病的方法（由单纯的四肢运动和水浴组成），即闻名于世的由德国 Bad Nauheim 温泉提供的 Schott 治疗。1936 年，Levine 等发现了卧床休息时，静脉回流量减少，心脏工作能力下降。1944 年，Levine 创立了冠心病的“椅子疗法”(the “chair” treatment)，他认为坐椅子可减少栓塞，减少静脉回流和心脏输出，他让 AMI 患者在发病第 1 天开始，每天下床坐椅子靠椅 1～2 h，这 81 例患者无 1 例发生并发症，也没有肺部感染、血栓栓塞等出现。同年，Dock 证明坐位比仰卧位心输出量少，心脏负担减轻。20 世纪 50 年代起，许多学者在大量的研究后，纷纷发表文章主张 AMI 患者早期下床活动，指出这样做并不会出现病情加重的危险性，并且由于下床活动增加静脉周围血池，减少回流，从而减轻心脏负担，同时又减少了血栓栓塞和感染机会，缓解患者因长期不能下床活动造成的精神压力，减少抑郁、寡欢和焦虑，增加了 AMI 患者的生活信心。1952 年 Levine 和 Lown 用右心导管证明在坐位和低水平运动时心血管反应正常，可能还有改善，并发表论文，指出坐扶椅的心肌梗死患者预后比严格卧床休息的患者更好。1956 年 Brummer 让患者在急性心肌梗死后 2 周内开始早期活动。1963 年 WHO 成立了心血管病康复专业委员会，肯定了急性心肌梗死康复疗法，并建议无并发症的急性心肌梗死患者可以只住院 3 周。1973 年 Wenger 等首先发表以运动疗法为基础的急性心肌梗死康复程序疗法，得到美国心脏学会的肯定，从此结束了对于 AMI 严格限制活动的传统方法，开创了心脏康复学的新纪元。1983 年 Aleshin 开展了急性心肌梗死合并心功能不全患者的康复疗法。

随着欧美现代心脏康复医学的发展，我国现代心脏康复医学也从 20 世纪 80 年代开始逐步开展起来。曲镭等 1985 年发表无合并症急性心肌梗死康复医疗报告。孙雨明等 1986 年报道心脏手术后的康复。1992 年刘江生等报道了老年急性心肌梗死合并心功能不全患者的康复治疗。

现在美国和我国都制订了几种标准的康复方案，使无并发症的 AMI 患者的住院时间已由 20 世纪 60 年代初的 3 周缩短到平均 1 周，甚至 3～5 d，这不仅极大地节省了患者的住院费用，也使患者的病情得到早日的康复。

## 第二节 运动生理学

有关急性心肌梗死患者康复疗法的运动生理学资料[6～10]如下。

### 一、卧床的弊端

有报道，青年学生严格卧床休息 3 周后，最大耗氧量（$\dot{V}O_2max$）下降 20%～25%，恢复至卧床前水平，至少需要体力训练 3 周。严格卧床休息 7～10 d 后可减少血容量 700～800 mL，放射性纤维蛋白研究证明 1/3 心肌梗死后卧床患者腿静脉内有血栓；还可导致反射性心动过速，出现直立性低血压。此外卧床休息 1 周可引起肺容量、肺活量下降、肺通气功能下降；肌肉体积和肌肉收缩力减少 10%～15%，氮和蛋白质负平衡，使得心肌坏死愈合减慢；长期卧床还可导致焦虑和压抑等心理障碍。

### 二、运动的益处

运动锻炼引起心输出量的直线上升，同时每搏量、心肌收缩力加强，冠状动脉血流量增多，侧支循环开放。由于中枢神经系统和体液因素，导致组织中未开放的血管床开放，血循环增强，酶活性增加，血流加速，从而可减少瘀血；既促进代谢产物的排泄，又有利于组织从血液中摄取更多的氧，同时运动使血 LDL-C、VLDL-C 浓度降低和 HDL-C 浓度增加，胰岛素水平和糖耐量下降，儿茶酚胺释放减少，$PGI_2/TXA_2$ 系统发生改变，使纤溶活性增强，有助于心脏梗死部位缺血

13

的改善。同时由于运动改善了多种易患因素，减轻患者对疾病的恐惧、焦虑和抑郁状态，增加了生活和工作的欲望，这无疑有助于患者的身心康复。

国内、外多年的研究已经证明：急性心肌梗死后适当的有氧运动可减低病死率和心脏事件的再发生率、改善心室重构，改善心功能；提高患者的活动能力和社会参与能力，使生活质量明显提高，且在医学监督下的心脏康复是安全可靠的。

此外，运动可以消除因长期卧床带来的许多不良影响，如褥疮、静脉血栓、吸入性肺炎、肌肉废用性萎缩等。

## 第三节 运动康复的对象和注意事项

运动康复的对象和注意事项[6~10]如下。

### 一、适应证

无并发症，血流动力学指标稳定的 AMI 患者可早期活动，卧床不需要超过 12 h。关于合并心力衰竭的患者，2009 年《ACC/AHA 成人慢性心力衰竭诊断和治疗指南》把慢性稳定性心力衰竭患者运动康复的推荐证据列为ⅠB，对于 NYHA Ⅰ~Ⅲ级稳定性心力衰竭患者均可以考虑接受运动康复。2013 年《ACCF/AHA 心力衰竭管理指南》把运动康复列为慢性稳定性心力衰竭患者ⅠA 类推荐。早期康复需在严密观察和监护下进行，尤其是有合并症者。

### 二、暂停康复活动指征[2]

1. 活动引起心前区不适、疼痛、气短，或心悸。

2. 心率 > 休息心率 +30，或 > 130 次/min。

3. 活动后

①收缩压较休息水平上升 ≥ 30 mmHg（一般步行上升 < 10 mmHg）；②下降 > 10 mmHg；③血压明显上升（ > 200/110 mmHg）。

4. 活动后出现眩晕、头昏等脑缺血症状，或心绞痛，呼吸困难等运动不能耐受的征象。

5. 心电图 ST 段缺血型下移 > 0.2 mV，或较安静时下移 ≥ 0.1 mV；ST 段上移 ≥ 0.2 mV。

6. 出现严重房、室心律失常。

7. Ⅱ~Ⅲ度房室传导阻滞

运动后 6~8 min 呼吸、心率不能恢复到运动前状态，或引起失眠、长时间疲劳、体重迅速增加（水肿），说明运动强度过大，应降低运动强度，或暂时停止运动。

## 第四节 心脏康复的分期和康复方案

心脏康复的分期和康复方案资料[10~16]如下。

AMI 的康复有不同的阶段，各个阶段的运动处方均不相同，虽然各个学者的分期和方案不尽相同，但均需按照病情的具体情况来制订和调整康复锻炼程序，即个体化。要做到循序渐进，个体化是很重要的，凡有上述暂停康复活动指征的，均应中止康复治疗。

1995 年《美国心肺康复学会心脏康复程序指南（第二版）》将急性心肌梗死的心脏康复分为 4 期[11]：第一期（住院期，InPatient Period）。第二期（院外恢复初期，immediate outPatient Period），其特点是要对患者的康复运动进行密切的监护，一般持续至病程的第 12 周，持续时间的长短决定于持续监护的需要。第三期（院外恢复中期，intermediate outPatient Period），病情稳定，不需要持续或经常间歇心电图监护，一般持续至病程的第 8~12 个月，少数患者可持续至 2 年。第四期（维持期，maintenance outPatient Period），当患者运动功能不能继续改善时进入此期，此期的任务是维持已达到的运动功能，持续终生。现分述如下。

1. 第一期（住院期）康复治疗

为疾病急性期，时间是发病第一周。此期最易有合并症发生，活动量应控制在 1 MET（代谢当量，1 MET = $\dot{V}O_2$ 3.5 mL · kg$^{-1}$ · min$^{-1}$）或 1.5 METs 以下。此期康复医疗的目的是预防和治疗：①心肌电不稳定性；②情绪反应；③力和泵的衰竭；④生理功能的失调。20 世纪 80 年代我国河北省医院（现名河北省人民医院）曲镭教授刚引进心脏康复程序时患者第 1 天卧床休息，第 2 天开始被动活动。现在一般卧床 8 h 就可以逐渐在床上活动下肢、刷牙、自己大小便，在护理人员帮助下翻身，视情况予半坐位进食等。

此期除一般治疗外，要密切监护（如心率、血压、心电图），并在医师指导下进行康复运动，同时要进行教育，心理调整。饮食须清淡，易于消化，不能过饱，尽量减少外界影响（如探视、看电视等），禁止吸烟，做好家属的思想工作，尽可能帮助患者处于不紧张状态。膳食要调整，由流质、半流质到普食，以适应出院后的生活。

2. 第二期（院外恢复初期）

此期开始于出院后 2 周内，持续至病情稳定（一般持续至病程的第 12 周）为止。此时特点是要对患者进行密切的监护（包括心电图监测，和临床监护）。康复的目标是保持并进一步改善出院时的心功能水平，逐步恢复生活完全自理，过渡到恢复正常生活。此期康复训练通常在医院的设施内进行，该设施内有医疗监护设备和专业人员指导。运动也以走步为主，不宜进行比较剧烈、竞争性比较强的运动。运动程序的目标之一是要让患者在一次运动课中的热量消耗达到最低需要量（250 ~ 300 kcal/课）。在第一期，患者的热量消耗水平很低，大约是 50 kcal/课。运动课中热量消耗的计算如下：

1 L 氧产生 5 kcal 的热量；

运动课耗氧量 = [（METs × 体重(kg) × 3.5 × min ÷ 1000](L 耗氧量)

热量消耗(kcal) = [（METs × 体重(kg) × 3.5 × *x*min）÷ 1000] × 5

例如某人 60 kg 体重，运动强度为 6 METs，运动课持续时间为 45 min，则：

运动课的热量消耗 = [（6 × 60 × 3.5 × 45）÷ 1000] × 5 = 283.5 kcal。

3. 第三期（院外恢复中期）

当患者病情稳定，无须持续或经常的心电图监示时，即进入本期，但仍需间歇的监护。一般处于心肌梗死 12 周后。此期强调冠心病危险因素的矫正（不合理生活方式的改变）。此期的运动程序也适用于未发生心肌梗死的冠心病患者，其他心脏病患者和有高度冠心病危险因素的健康人。此期运动以动态运动为主。各种运动的适当运动强度为：①$\dot{V}O_2max$：55% ~ 70% $\dot{V}O_2max$；②% $HR_2max$：70% ~ 80% $HR_2max$；③自感劳累分级：12 ~ 16 级。本期热量消耗目标是达到 300 ~ 400 kcal/课。

4. 第四期（维持期）

当患者恢复期训练取得稳定成果，每课运动热量消耗达到 300 ~ 400 kcal/课，或虽未达到这种水平，但热量消耗不再增加，也不需要监护时，即进入维持期。一般在运动程序的 8 ~ 12 个月进入维持期，偶有到 2 年才进入维持期的。

2004 年《美国心肺康复学会心脏康复程序指南（第 4 版）》对急性心肌梗死的心脏康复进行如下的时期划分（图 13 - 1 - 1）[12]。

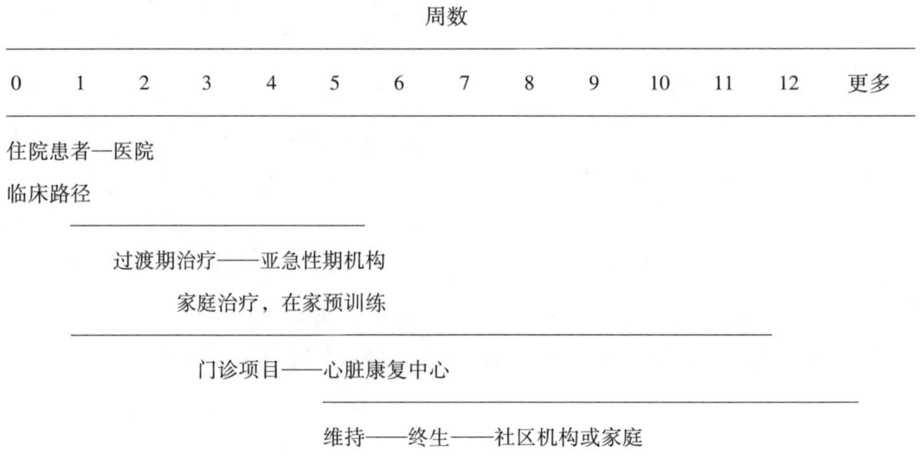


图 13 - 1 - 1　2004 年美国心肺康复学会（AACVPR）推荐的心脏康复持续性医疗方案

2015 年《中国心血管疾病康复/二级预防临床操作指南（试行版）》[13] 提出：心血管疾病康复的分期：①急性期：发病后 4～7 天内；②恢复期：发病后 7 d 至 6 个月；③维持期：发病后 6 个月直至整个生命期。

2013 年《美国心脏康复和二级预防指南（第 5 版）》[14] 分别在第 5 章“住院和过渡设施中的心脏康复”和第 7 章“门诊心血管康复和二级预防”中阐述了心脏康复的全过程。美国过渡设施包括专业护理设施、住院部康复设施和家庭保健。就我国来说，分为住院和门诊的心脏康复两种，二级预防重点在门诊康复时进行。本书按此分期进行叙述。

## 第五节　我国急性心肌梗死患者康复的成效

在中国康复医学会的正确领导和支持下，于 1951 年，刘江生主任医师主持组建了中国康复医学会心血管病专业委员会，并连续三届担任主任委员，直至 2012 年 12 月换届。为便于开展急性心肌梗死的康复医疗，中国康复医学会心血管病专业委员会的刘江生主持制订了一系列心脏康复程序、方案和标准，包括《中国心肌梗塞康复程序参考方案》一至四版，出版了专著《康复心脏病学》，创办了《心血管康复医学杂志》，每年举办学术年会、研讨班进行学术交流，从而促进了我国急性心肌梗死康复医疗事业的开展[2]。开展 AMI 康复医疗的单位由中国康复医学会心血管病专业委员会成立前的 3 所医院于 2012 年 12 月发展至 20 个省、市（直辖市）、自治区的许多医院，有一批医院经常进行二周心脏康复程序[2]。刘江生等，于 1992 年在福建省老年医院开展老年急性心肌梗塞合并心衰康复医疗获得成功[3]，随后，刘江生等[4] 报道了：对于 13 例老年急性心肌梗塞合并心衰的康复，此为在国际范围内首先对急性心肌梗塞合并心衰的康复扩展到老年的报道[5]。不少学者开展了 AMI 恢复期（3～6 个月甚至更长时间）的康复医疗，取得了很好的效果。

# 第二章　住院期心脏康复

此期心脏康复治疗的目标是：避免卧床带来的不利影响，如运动耐量减退、低血容量、血栓栓塞性并发症；恢复体能，促进日常生活能力及运动能力的恢复；缩短住院时间，减少住院费用；增加患者自信心，减少心理痛苦，促进心理健康；减少危险因素，减少再住院；促进恢复工作、家庭和社会协调；为门诊康复创造条件。

住院期康复已成主流，由于场所、设施、人员的不同，条件会有差异，但心脏康复专业人员必须保证患者的安全和项目的有效性。

这一时期是对患者教育的最佳时期，可以分析发病诱因，从而避免再次发病，让患者了解冠心病相关知识，避免患者不必要的紧张、焦虑情绪，帮助控制冠心病危险因素，提高患者康复治疗依从性，此时患者容易接受，同时是对患者家属教育，特别是生活质量教育和戒烟教育的好机会。

为此，于住院期，在实践心脏康复程序之前要对患者的状况进行评估，并核实患者伴随的危险因素，才能很好地进行康复训练。

## 第一节　早期评估

入院时需面谈，评价患者准备有关活动和接受教育的情况[12] 见表 13－2－1。

表 13 -2 -1　早期检查评估患者的病情

| 目前 | 疾病 | 体征 | 症状 |
| --- | --- | --- | --- |
| | 急性心肌梗死后 | 房性心律失常 | 典型心绞痛 |
| | 冠状动脉旁路移植术后 | 室性心律失常 | 非典型心绞痛 |
| | 心力衰竭急性期 | 低血压 | 呼吸困难/气短 |
| | 猝死综合征后 | 高血压 | 眩晕 |
| | 不稳定性心绞痛 | 其他 | 其他 |
| | 导管术后 | 无 | 无 |
| | 起搏器术/安置除颤器后 | | |
| | 慢性阻塞性肺病 | | |
| | 外周动脉疾病 | | |
| | 骨关节受限 | | |
| | 卒中 | | |
| | 其他 | | |
| **既往** | **病史** | **相关社会史** | **就业状况** |
| | 陈旧心肌梗死 | **婚姻状况** | 目前外出工作 |
| | 冠状动脉旁路移植术 | 单身 | 目前在家工作 |
| | 心力衰竭 | 已婚 | 因病没有工作 |
| | 安置起搏器/除颤器 | 离婚 | 失业 |
| | 没有一个（none） | 丧偶 | 退休 |
| | 心绞痛史 | **家庭状况** | 照顾家庭成员 |
| | 导管术 | 儿童 | |
| | 猝死 | 兄弟姐妹 | |
| | 其他 | 父母 | |
| | | 其他重要成员 | |



## 第二节　危险因素的核实

表 13 -2 -2 是要了解的危险因素。

## 第三节　我国住院期心脏康复程序

### 一、河北省医院（现为河北省人民医院）急性心肌梗塞康复医疗程序

关于住院期康复，1982 年河北省医院的曲镭教授推出 4 周康复程序，其后提出以下程序。

#### （一）1984 年急性心肌梗塞康复医疗程序（3 周程序）

1984 曲镭教授[16]在国内首先设计了急性心肌梗塞康复医疗 3 周程序，从第 1 病日的卧床休息；第 2 病日的擦脸，被动活动（5 min/次，2 次/d）；第 3 病日的坐位洗漱进餐，床边便桶；逐日增加活动度，到第 20 病日的步行（500 m/次，2 次/d），下三层楼再上来；第 21 病日的踏车 100 W，完成整个 3 周程序。

#### （二）河北省医院急性心肌梗塞 1988 年 2 周康复医疗程序[17]

用于急性心肌梗死无合并症患者。将整个程序时间缩短为 2 周：从第 1 步骤（病日）的卧床休息，第 2 步骤的床上起坐，活动肢体，10 min/次，2 次/d，逐日增加活动度，到第 13 步骤的步行 500 m，2 次/d，第 14 步骤（病日）的平板运动试验，完成整个 2 周程序。

## 二、急性心肌梗塞、心脏双瓣膜置换、冠脉搭桥术后3周康复程序

1986年北京安贞医院的孙雨明教授[18]推出了急性心肌梗塞、心脏双瓣膜置换、冠脉搭桥术后3周康复程序（表13－2－3）。

## 三、泉州市第一医院1992年实施了急性心肌梗死2周程序[8]

此程序用于急性心肌梗死无合并症患者。将整个程序时间缩短为2周：从第1病日的卧床休息；第2日的床上起坐，活动肢体（5 min/次，2次/d）；逐日增加活动度，到第13步骤的步行（500 m，2次/d）；第14病日的症状限制性踏车试验，完成整个2周程序。

## 四、中国康复医学会心血管病专业委员会制定的心肌梗塞合并心功能不全4周康复程序[19]

中国康复医学会心血管病专业委员会（刘江生、杨菊贤、张涤执笔）制定了在福建省老年医院实施的心肌梗塞合并心功能不全4周康复程序（表13－2－4），用于急性心肌梗死合并心功能不全患者。

表13－2－2　患者危险因素核实表[14]

| | | |
|---|---|---|
| **吸烟**<br>—住院当日吸烟或戒烟<br>包数/d—<br>是的，吸烟——<br>年累计吸烟量（包数）——<br>—以前吸烟（住院前戒烟＜6月）<br>累计年吸烟历史——<br>—从不吸烟或住院前戒烟≥6月<br>累计年吸烟历史——<br>—应用其他烟草产品<br>认同（ldentify）—— | **血脂异常**<br>—住院前诊断异常血脂水平<br>—病人对处方降脂药顺应性<br>—以前或入院24 h内血脂水平<br>TC———　LDL-C———<br>HDL-C——　TG———<br>—不知道<br>—正常血脂水平史 | **高血压**<br>——住院前诊断高血压<br>血压　　/　　mmHg<br>——病人对降压药有顺应性<br>——病人停服当前药物<br>——不知道<br>——正常血压史 |
| **缺乏体力活动**<br>—住院前3个月病人没有运动达≥3次/W，或≥150 min/W<br>—病人报告从事规律运动 | **压力（stress）/心理相关问题**<br>——病人报告有高度压力史<br>——以前有心理/精神病治疗史<br>——无感受高度压力或精神病治疗史<br>心理压力表现：<br>——生气<br>——抑郁<br>——敌意<br>——孤独 | **身体构成**<br>目前身高——<br>目前体重——<br>BMI——<br>——健康体重 BMI＜25 kg/m²<br>——超重 BMI 25～29 kg/m²<br>——肥胖 BMI 30～40 kg/m²<br>——特别肥胖 BMI＞40 kg/m²<br>——腰围　——<br>危险水平<br>——男＞102 cm，<br>——女＞88 cm |
| **糖尿病**<br>—入院或诊断时血糖水平升高<br>—空腹血糖水平　或<br>—HbAle<br>—正常血糖水平<br>—代谢综合征 | **酒精/药物滥用**<br>——住院时有酒精/药物滥用史<br>——否认有，但初期表现提示有酒精/药物滥用史<br>——无酒精/药物滥用证据 | **其他** |

注：2002年世界卫生组织在新加坡专门为亚洲人修订的体质指数健康标准：≥18岁的亚洲人BMI在18.5～23 kg/m² 者为正常，超过23 kg/m² 为超重，肥胖的标准由各国自行确定。2001年公布的20世纪90年代中国肥胖汇总分析报告建议：中国人BMI≥24为超重，≥28为肥胖。

表 13－2－3　北京心肺血管中心急性心肌梗塞、心脏双瓣膜置换、冠脉搭桥术后康复程序表[18]

| 发病日期 | 康复项目 | 宣传教育 |
|---|---|---|
| 1 | 卧床休息 | |
| 2 | 擦脸、被动活动（患者腕、肩、肘、膝关节），5 回/次，3 次/d | 向患者介绍心脏康复的情况 |
| 3 | 坐位洗漱、进餐，床边马桶（患者做肩、肘屈伸），3 回/次，2 次/d | 向患者解释康复目的及方法等 |
| 4 | 床上静坐，5 min/次，2 次/d | 介绍冠心病易患因素及防治风湿病 |
| 5 | 床边静坐，5 min/次，2 次/d | 介绍饮食控制因素 |
| 6 | 就餐时坐椅子，30 min/次，2～3 次/d | 介绍新病房，准备转一般病房 |
| 7 | 床边站立 | 介绍精神与冠心病 |
| 8 | 床边走动 30 min，2 次/d | 介绍运动与冠心病及风心病 |
| 9 | 步行 50 m，2 次/d，有人帮助下可以洗澡 | 介绍吸烟与冠心病及心脏病 |
| 10 | 步行 75 m，2 次/d | 介绍体疗室规章制度 |
| 11 | 坐位医疗体操，步行 100 m，2 次/d | |
| 12 | 站位医疗体操，步行 200 m，2 次/d | |
| 13 | 医疗体操，步行 250 m 或踏健身车 5 min，2 次/d | |
| 14 | 医疗体操，上下一层楼（48 级），走廊步行 250 m，在可以忍受程度内活动 | |
| 15 | 医疗体操，步行 350 m 或踏健身车 10 min，2 次/d | |
| 16 | 医疗体操，步行 400 m，或二阶梯试验（1/2 量） | |
| 17 | 医疗体操，踏车 20 min 或步行 450 m，2 次/d | |
| 18 | 医疗体操，踏车 30 min 或步行 500 m，2 次/d | |
| 19 | 医疗体操，上下二层楼（96 级）或踏车 2 次/d | |
| 20 | 踏车 75 W 或二阶梯试验（单程） | |
| 21 | 二阶梯运动试验（双倍），踏车 100 W | 准备出院 |

北京心肺血管中心——北京安贞医院

注：术后患者出监护室至能步行 100 m 前，康复训练均在外科病房及床边心电监测下进行。
术前 5～7 天请主管医师开出康复医疗申请单。



## 五、中国经皮冠状动脉介入治疗（PCI）后康复程序

（1）2006 年中国康复医学会心血管病专业委员会制订的中国经皮冠状动脉介入治疗（PCI）后的一周康复程序见表 13－2－5。

（2）择期 PCI 后的（1～3 d）康复程序

择期 PCI 后的（1～3 d）康复程序见表 13－2－6。

（3）PCI 后二级康复预防程序

可参阅本书第六篇心脏康复程序。

## 第四节　2013 年美国心肺康复学会制订的临床路径

临床路径（Clinical Pathways）是集合住院急性冠脉综合征、PCI（经皮冠状动脉腔内血管形成术）或 CABG（冠状动脉旁路移植术）患者整体管理和心脏康复服务的一种架构，包括诊断、治疗、用药、营养、咨询、教育、体力活动、出院计划等（活动进展和教育是核心要素），有利于标准化管理，可作为评价患者治疗过程和结果的工具。2013 美国心肺康复协会（American association of cardio-vascular and Pulmonary rehabilitation，AACVPR）为冠心病患者制订的临床路径样本表格见表 13－2－7。

表 13－2－4　心肌梗塞合并心功能不全 4 周康复程序[19]

| 程序日 | 身体活动 | 教育、心理调整 |
|---|---|---|
| 1 | 卧床休息 | 介绍监护，解除恐惧。简介心肌梗死转归，解除忧虑，树立信心 |
| 2 | 擦脸、被动活动，5 min/次，2 次/d | |
| 3 | 床上刷牙 | |
| 4 | 活动上半身，3 min/次，2 次/d | |
| 5 | 深呼吸 3 min/次，2 次/d | 讲授冠心病、心肌梗死发病，恢复知识；介绍康复程序 |
| 6 | 活动手脚 3 min/次，2 次/d | |
| 7 | 床上静坐 3 min/次，2 次/d | |
| 8 | 床上坐位洗脸 | 告之身体活动注意事项 |
| 9 | 床上坐位吃饭 | |
| 10 | 二次就餐中间坐椅子 | |
| 11 | 床边站立，5 min/次，2 次/d | |
| 12 | 就餐时坐椅子 30 min | 讲解冠心病危险因素及如何戒烟 |
| 13 | 床边走动 10 步/次，2 次/d | |
| 14 | 室内步行，20 步/次，2 次/d | |
| 15 | 室内步行，40 步/次，2 次/d | |
| 16 | 室内步行，80 步/次（50 m），2 次/d | |
| 17 | 步行 100 m，2 次/d | |
| 18 | 步行 150 m，2 次/d | |
| 19 | 步行 200 m，2 次/d | 介绍心脏急诊的自我处理 |
| 20 | 步行 250 m，2 次/d | |
| 21 | 步行 300 m，2 次/d | |
| 22 | 上午步行 350 m，下午下一层楼再上来 | 进行出院前教育：包括出院后有关药物、饮食、活动自我监测、心理调整、家庭、生活、职业回归等方面建议 |
| 23 | 步行 400 m，2 次/日 | |
| 24 | 上午步行 450 m，下午下二层楼再上来 | |
| 25 | 步行 500 m，2 次/d | |
| 26 | 上午步行 500 m，下午下三层楼再上来 | |
| 27 | 步行 500 m，2 次/d | |
| 28 | 踏车 50～75 W（5 METs） | |

注：暂停康复活动指征：①活动引起心前区不适、气短或心悸；②心率＞100 次/min；③活动出现眩晕、头昏等脑出血症状；④活动后收缩期血压下降＞10 mmHg 或明显上升（＞200/100 mmHg）；⑤ECG：ST 段缺血型下移＞0.1 mV，上移≥0.2 mV；⑥出现严重心律失常；⑦出现明显疲劳。

13

表 13-2-5　中国经皮冠状动脉介入治疗（PCI）后的一周康复程序[20]

| | 第一阶段 | 第二阶段 | 第三阶段 | 第四阶段 | 第五阶段 | 第六阶段 |
|---|---|---|---|---|---|---|
| 时间 | 第 1 d | 第 2 d | 第 3 d | 第 4 d | 第 5 d | 第 6 ~ 7 d |
| 能量消耗 | 1 ~ 2 METs | 1 ~ 2 METs | 2 ~ 3 METs | 3 ~ 4 METs | 4 ~ 5 METs 可在 | 5 ~ 7 METs |
| 生活料理 | 绝对卧床，在护理人员帮助下进食 | 在床上自己进食，在护理人员协助下洗脸、修指甲、梳头、擦浴、刷牙 | 可在床上坐 1 ~ 3 h，在床边擦洗 | 椅上自己进餐，可在椅上坐 1 ~ 3 h，在他人帮助下擦身，穿、脱衣服 | 椅子上坐 2 ~ 4 h，自己擦身，穿、脱衣服 | 继续前述活动，可稍强于原来强度的活动 |
| 步行活动与锻炼 | 穿刺部位加压包扎 12 h，被动活动关节、大肌群 | 主动活动对侧肢体，穿刺侧制动 12 h 后可床边用马桶 | 可下床站立，走到盥洗室，病房内走动 25 ~ 50 m | 允许在走廊内慢行 75 ~ 100 m | 慢走 200 ~ 350 m 或踏车 50 ~ 75 W（上午），下午可上、下一层楼 | 步行 400 ~ 500 m，2 次/d 可上下两层楼 |
| 娱乐 | 病情稳定后允许听收音机 | 允许看报 | 允许会客、谈话 | 允许看书报、杂志 | 允许看电视 | |
| 宣传教育 | 介绍 CCU，解除顾虑 | 介绍心肌梗死及心脏康复程序 | 介绍心脏解剖及冠心病发病机理 | 介绍冠心病易患因素（高血压、吸烟等） | 讲解药物，饮食，运动与监测，性生活 | 讲解随访事项，心理咨询及注意事项 |
| 其他 | 4 ~ 6 h 拔除鞘管，下肢制动 12 h | 开始脱离 CCU 监护 | 有条件应作心电遥测监护 | 教会患者作脉率自测 | 亚极量运动试验 | |
| 注意事项 | 多饮水 | 每次活动后应休息 15 ~ 30 min | 每次活动后应休息 15 ~ 30 min | 各种活动都要在可耐受的情况下进行 | 各种活动的时间应控制在 15 ~ 30 min | 准备出院 |

注：本程序适用于冠心病患者经皮冠状动脉介入术（PCI）治疗后：①本程序应个体化，根据患者对程序活动的反映和活动进展速度决定下一步的程序安排；住院时间可缩短或延长。②活动须在监护下进行，应密切观察活动指标的变化。③本程序第 4 天起的步行距离适用于桡动脉穿刺者。而对于股动脉穿刺者要代之以上肢运动，如体操等，因一周内应避免穿刺部位关节（下肢）的大幅度活动。④暂停活动指标：活动中遇有下列情况应立即停止，然后视情况延长活动程序。• 心率≥110 次/min；• 出现心绞痛、胸闷、气短、心悸、眩晕、晕厥、面色苍白、大汗等表现；• 活动时 ST↓≥0.1 mV，或上升≥0.2 mV；• 收缩压上升到 200 mmHg，或反而下降≥10 mmHg；• 出现严重心律失常；• 运动试验可早在 PCI 后一周进行，但更常见的是在 PCI 后 2 ~ 5 周进行，而且要在术后 3 ~ 6 个月再做一次，评价是否发生了再狭窄，对于评价体力，制定运动处方也有作用。

表 13-2-6 择期 PCI 后的（1~3 d）康复程序[20]

| 时间 | 第 1 d | 第 2 d | 第 3 d |
|---|---|---|---|
| 能量消耗 | 2~3 METs | 3~5 METs | 6~7 METs |
| 生活料理 | 股动脉穿刺者大约需卧床 12 h，桡动脉穿刺者术后即可以下床站立及慢步行走 | 可生活料理，自己进食，洗漱，擦身等活动 | |
| 步行活动与锻炼 | 穿刺部位加压包扎 12 h | 股动脉穿刺者下床站立及慢步行走；桡动脉穿刺者可慢步走 50~200 m 或更多，上、下一层楼 | 可慢步走 200~500 m 或更多，上下 2~3 层楼 |
| 娱乐 | 病情稳定后允许听收音机 | 允许会客、谈话，看书报、电视 | |
| 宣传教育 | 介绍 CCU，解除顾虑 | 介绍冠心病易患因素（高血压、吸烟等）及不良生活方式的矫正 | 出院前教育，包括随访事宜，脉率等简易运动指标的自测用药注意事项等 |
| 其他注意事项 | 多饮水 | 运动时间以 10~30 min 为宜，运动强度在 RPE 11（稍轻）~13（稍累）级，靶心率以休息心率+20~30 次为宜 | 准备出院 |

注：RPE，自感劳累分级法；由于穿刺伤口尚未痊愈，一周内避免穿刺部位关节的大幅度活动，故本程序第 2、第 3 天的步行距离仅适用于桡动脉穿刺者，对于股动脉穿刺者不宜下肢大的运动，应代之以上肢运动，如体操等。

表 13-2-7 2013 年美国心肺康复学会为冠心病患者制订的临床路径样本表格[14]

| | 第 1 日 | 第 2 日 | 第 3 日 | 第 4 日 |
|---|---|---|---|---|
| 咨询 | | 心脏康复评价：<br>• 活动准备<br>• 学习准备 | | |
| 活动 | 卧床直至病情稳定，然后离床坐椅子。床旁洗脸。 | 常规 CCU 活动。坐位热身，在室内走步。 | 在室内站立，立位热身。在厅内走 5~10 min，2 或 3 次/d（第一次要监护）。 | 室内站立，立位热身。在厅内走 5~10 min，3 或 4 次/d。监护下上、下楼梯。 |
| 教育 | 适应 CCU。给予关于心脏事件和治疗的基本解释。 | 评价对学习的准备；当患者准备后，讲授生存课，例如，症状和体征的辨认，预防药品，硝酸甘油的应用，急救计划。 | 评价对学习的准备。讨论安全，自我保健（self-care），家庭注意事项。 | 复习生存课。讨论出院后计划<br>• 提供提问的电话号码。<br>• 讨论 CR/SP 随访：何地，何时。<br>• 讨论医师和专家随访。 |
| 出院计划 | | | | 提供 CR/SP 出院前巡诊。评价随访 CR/SP 服务：家庭，过渡设施，门诊。 |

通常活动过程应从仰卧位到坐位，到站立，再到下地活动。同时也须对其日常活动能力进行评估，如刷牙、洗脸、穿衣、洗澡。如果没有不良反应可以继续原有活动量，并按一定节律增加活动量，直至达到患者能耐受的最大水平；如果活动时有不良反应，则需停止当时的活动项目，包括坐位、站立等。这些与我国制订的康复程序及其注意事项大体上是一致的，至如对临床路径的影响。患者原先的病情（全身虚弱、慢性肾功能不全、脑血管意外、认知损伤、骨科问题），以及住院过程中出现的心血管合并症（术后出血、心律失常、肺部感染、围手术期心肌梗死、左室功能下降、脑血管意外、术后伤口感染）都会影响临床路径的进行（见表 13-2-8，表 13-2-9）；每个患者的病情是不同的，因此临床路径的进行必须个体化。对于择期 PCI 和 CABG 后有可能在 4 天内完成住院期康复，而对于急性冠脉综合征，很可能时间要超过 4 天。

表 13-2-8　美国心肺康复学会（2013 年）住院患者心脏康复程序参数的评估[14]

病情稳定：下列情况被认为处于病情稳定
1. 过去 8 h 内没有新的/再发胸痛
2. 肌酸激酶和（或）肌钙蛋白水平没有升高
3. 没有新出现的心力衰竭失代偿征兆（静息时呼吸困难伴湿啰音）
4. 过去 8 h 内没有新的明显的心律失常或心电图改变

活动进展：患者对运动有如下的反应被认为是适当的，可考虑提升活动
1. 适量的心率增加（≤30 次/min，没有变时性失代偿）
2. 活动时收缩压增加（与静息时比较，增加 10～40 mmHg）
3. 活动时没有新的心律失常或心电图改变
4. 没有心脏症状，如活动期间出现：心悸、呼吸困难、疲乏或胸痛

表 13-2-9　美国心肺康复学会（2013 年）指南关于住院患者停止运动的指征[14]

导致不能活动的不良反应
1. DBP≥110 mmHg
2. SBP 下降 >10 mmHg
3. 出现明显的室性、房性心律失常
4. 出现 2 度或 3 度心脏阻滞
5. 出现不能耐受运动的症状和体征，包括心绞痛、明显气短、心电图缺血改变

注：当活动出现不良反应时，建议患者在他人协助下停止活动直至反应正常为止；有时活动需要一定的医疗干预。

必须指出这是实行心脏康复时间较长，比较普遍，经验比较丰富的美国制订的临床路径，我们不能机械照搬，应该根据我国，各有关单位的具体情况，选择上述各种程序进行心脏康复。

住院期心脏康复治疗的目标：避免卧床带来的不利影响。如：运动耐量减退、低血容量、血栓栓塞性并发症；恢复体能，促进日常生活能力及运动能力的恢复；缩短住院时间，减少住院费用；增加患者自信心，减少心理痛苦，促进心理健康；减少危险因素，减少再住院；促进恢复工作、家庭和社会协调；为Ⅱ期康复提供完整的病情信息和准备。

住院期康复已成主流，由于场所、设施、人员的不同，可有差异，但心脏康复专业人员必须保证患者的安全和项目的有效性。

住院期是患者教育的最佳时期。可以分析发病诱因，从而避免患者再次发病；让患者了解冠心病相关知识，避免患者不必要的紧张、焦虑情绪，帮助其控制冠心病危险因素，提高患者康复治疗依从性，此时患者容易接受心脏康复；同时也是对患者家属的教育，特别是进行生活质量教育和引导戒烟的好机会。

## 第五节　出院计划

随着住院时间（LOS）的减少，出院计划就有着较大的意义。出院计划[14]必须包括出院前运动功能的评价［运动负荷试验，6 分钟步行试验（如果患者出院前不在医院获得低水平分级运动试验，应通知他们 1～2 周后去门诊进行分级运动试验）］和心理测试，形成与持续心脏康复/二级预防（CR/SP）的适当连接，例如在出院前推荐门诊 CR/SP 程序；应该在出院数据包中包括 CR/SP 的处方，连同有关住院患者的信息送到门诊设施，而且应该为患者提供如何注册的充分信息，以及所有工作人员指导患者出院后到 CR/SP 注册的资料；还应该包括一个住院工作人员用于宣传门诊 CR/SP 对于患者有益的示例文本。

下述出院计划议题是 CR/SP 工作人员在出院后第 1 个月应该处理和建议的：①回归工作；②驾驶；③日常活动；④爬楼梯；⑤抬举；⑥性活动；⑦走步；⑧娱乐和社会活动。

# 第三章　门诊心血管病康复和二级预防

## 第一节　早期门诊心脏康复/二级预防（CR/SP）与维持性 CR/SP

### 一、早期门诊 CR/SP

早期门诊 CR/SP 应在出院后的 1～3 周开始。大部分患者，包括接受经皮经腔冠脉血管成形术的患者，不论有无安置支架，应在出院后 1 周内开始。持续总时间为 5 个月左右，在这个时期，临床监护的强度通常是最高的，而且可包括心电监测。

这一时期着重解决：①心血管疾病（CVD）进展危险因素的评价和管理；②运动过程中事件的危险分层和适当监护；③二级预防模式的实施。

### 二、维持性 CR/SP

1. 与早期门诊 CR/SP 比较

维持性 CR/SP 患者受监测的强度降低，仅接受基本的运动指导和监测，定期心率和血压测量，间歇性或"实时"心电监测。通常有个体化运动处方，按临床病情，伴发病，骨骼情况以及心肺功能进行调整。有资格的工作人员（经过适当的急救培训的康复医师、护士或其他专业人员）应能随叫随到。此外，专业人员可以进行辅助程序，例如糖尿病教育、社会心理评价或营养咨询，并提出建议。

2. 维持性 CR/SP

它为持续的危险因素矫正和行为改变提供了理想的安排。教育可采取多种形式。各式各样的教育可以为患者提供比简单的"监护运动"更多的服务。

3. 维持性 CR/SP 的成功

其成功与否取决于患者的依从性。在使用标准的基本运动课程以外，各种补充程序，诸如抗阻力训练课、健身课（例如瑜伽，太极）、水上运动和其他运动模式会增加冠心病患者参与 CR/SP 的依从性。

## 第二节　心血管疾病（CVD）进展危险因素的评价和干预

CR/SP 的目标可以通过改变不良健康行为，特别是吸烟，缺少体力活动和坐位时间，提高运动能力，改进膳食模式（营养），改善血脂异常，消除紧张，克服社会心理障碍（包括抑郁）及有关行为，增进心理健康，以及控制代谢障碍，如糖尿病、代谢综合征和肥胖和高血压来完成。这些生活方式行为的改变和代谢障碍的理想管理不仅可以稳定或逆转动脉粥样硬化进展，而且在预防动脉粥样硬化进展和再发事件方面远较常规医疗有效。为此，在进入和结束程序时，所有患者都应按下述程序接受或进行下列危险因素的筛选和评估。

### 一、危险因素的筛选和评估



1. 现病史：包括合并症、伴发病以及其他相关病史。

2. 体检：心肺系统评估和骨骼肌评估，尤其是四肢和下背部。

3. 静息 12 导联心电图检测。

4. 目前的药物治疗，包括剂量和频率。

5. 心血管病风险情况，包括以下方面：

（1）确定性别和年龄。若为女性，是否处于更年期？

（2）烟草制品的使用。

（3）高血压史和高血压控制水平。

（4）血脂异常史和血脂异常控制水平。

包括当前血脂情况（总胆固醇、低密度脂蛋白胆固醇、高密度脂蛋白胆固醇和甘油三酯）；心血管事件前以及事件后6～8周的血脂情况；饮食模式，特别是大量营养素的含量，包括膳食脂肪、饱和脂肪、胆固醇和卡路里摄入。

（5）身体构成（体重；身高；体质指数；腰围，首选是腰臀比），如果允许的话，测定相对体脂（脂肪比例）。

（6）空腹血糖或血红蛋白 A1c（即糖化血红蛋白）水平以及糖尿病史。

（7）身体活动情况，包括运动能力（最好进行运动试验），休闲时间的身体活动，每日坐位或久坐时间。

（8）社会心理病史，包括抑郁，焦虑水平的证据；家族史。

（9）愤怒和敌对情绪水平。

（10）发现的其他状况。

## 二、有关动脉硬化疾病危险因素的干预和目标

在筛选危险因素，了解患者的动脉硬化疾病危险因素后要进行相应的干预，其干预目标见表 13－3－1。

表 13－3－1　有关动脉硬化疾病危险因素干预的目标[14]

| 危险因素 | 治疗目标 |
|---|---|
| 吸烟 | 不接触一手烟或二手烟和其他烟雾 |
| 血脂异常 | LDL-C＜100 mg/dL 或＜70 mg/dL（AHA，2004）。<br>如果甘油三酯＞200 mg/dL，那么非 HDL-C 应＜130 mg/dL。 |
| 高血压 | 正常血压：＜120/＜80 mmHg。SBP＞115 mmHg，DBP＞75 mmHg 风险呈线性增长。中国标准：老年人收缩压可低于 150 mmHg。 |
| 缺乏体力活动 | • 成年人每周应至少进行 150 min（2.5 h）中等强度，或 75 min 强有力的有氧体力活动，每次至少 10 min。<br>• 如果想要获得更多的健康效益，成年人应将有氧活动增至每周 300 min 的中等强度活动，或 150 min 强有力有氧运动。<br>• 成年人也应进行中等或强有力，涉及所有主要肌群的肌肉锻炼，每周≥2 d。<br>• 所有成年人都应避免：①缺乏活动；②长时间坐位。 |
| 超重和肥胖 | **体质指数（BMI；单位：kg/m²）**<br>• 正常体重＝18.5～24.9；超重≥25.0～29.9；肥胖≥30.0。<br>2001 年公布的中国人 BMI（标准）：≥24 为超重；≥28 为肥胖。<br>**腰围**<br>• 男性：＜40 英寸（＜101 cm）；女性：＜35 英寸（＜89 cm）。<br>中国腰围标准：正常是＜90/85 cm（男/女）。<br>**腰臀比（WHR）**<br>男性：低危≤0.95；中危≥0.96～1.0；高危≥1.0。<br>女性：低危≤0.80；中危≥0.81～0.85；高危＞0.85。 |
| 糖尿病与胰岛素抵抗 | **风险增加的指标（糖尿病前期）**<br>• 空腹血糖受损：100～125 mg/dL。<br>• 糖耐量受损：140～199 mg/dL。<br>• 糖化血红蛋白：5.7%～6.4%。<br>**2 型糖尿病诊断标准**<br>• 糖化血红蛋白：≥6.5%。<br>• 空腹血糖：≥126 mg/dL（7.0 mmol/L）。<br>• 口服葡萄糖耐量试验 2 h 血糖≥200 mg/dL（11.1 mmol/L）。 |

注：各项中国标准为作者补充。

其具体实施是：工作人员①评估与疾病进展和再发 CVD 事件有关的所有危险因素，包括了解各项病史，血脂，血糖或血红蛋白 A1c 水平；身体构成，以及心电图测定和运动试验。②指导每一位患者对于这些危险因素进行矫正，以达到上述其目标。③进行持续的随访，以评价程序进展，视情况重新设定目标。

# 第三节　运动疗法

在开始康复运动以前必须对患者的健康状态、运动功能进行评估，包括住院期患者实施心脏康复程序前的评估，随着程序的进展，患者体力的恢复和运动功能的改善，要不断进行运动功能的评价，从而调整运动处方，使患者健康逐渐恢复，直至回归家庭和社会。今就体能状况：运动试验、有关辅助检查等叙述如后。

## 一、运动试验[21]

### （一）早期运动负荷试验

运动试验主要指心肌坏死后早期运动负荷试验（early exercise testing，EET），属于低水平的运动负荷试验（low level exercisetest，LLT），一般指的是急性心肌梗死（AMI）后 1 ~ 3 周内进行的分级运动试验（GXT）。由于以往认为 AMI 时心肌坏死的修复需历时 6 ~ 8 周才能完成，过早活动会引起室壁瘤甚至心脏破裂等，故对患者的体力活动作了严格限制。早期测定心功能的运动试验被认为危险而被禁忌。1961 年，Cain 等在 AMI 早期（最早在发病第 15 天）进行了分级运动负荷试验，在共 335 例患者的次极量运动试验中，仅 27.4%（32 例）未能完成试验，但无 1 例发生并发症。1971 年，Atterhog 等对 12 例 AMI 后 3 周的患者进行 GXT，他们的结果都肯定了 EET 的价值及安全性。此后，各国学者对 AMI 的早期运动负荷试验进行了广泛、深入的研究。

1. 安全性

进行 EET 的时间同与运动试验的并发症并无明显关系，只要患者选择适当，一般是安全可靠的。Ibson（1984 年）报道的 200 例患者心肌梗死后 18 天进行的 GXT 并无不良反应。Benjamin 等（1986 年）报道了 64 例患者在心肌梗死后 8 天即进行 EET，结果：所有患者无 1 例发生并发症。Hamm（1986 年）总结多位作者的研究，从 AMI 后 8 天 ~4 周不等，多数无严重并发症，EET 室颤发生率为 0.06% ~ 0.60%，1500 例的患者仅 1 例死于室颤，所以死亡是罕见的。戴若竹等的 14 例 AMI 患者 2 周左右的 GXT 无 1 例出现合并症，支持这些论述[21]。

2. 有助于判定预后

Ericssion 等（1971 年）最早报道 EET 可预测半年内猝死的可能性。运动负荷若能达到 5 ~ 6 METs 或 70% ~ 80% 靶心率，1 年内病死率仅 1% ~ 2%。Theroux（1982 年）在 AMI 后 2 周患者的平板试验中，猝死者 91%，死亡者 85%，发生于呈阳性反应者。随访 1 年，阳性者病死率为 27%，阴性者病死率仅为 2.1%。Ciaronis 等（1993 年）对 188 例平均 14 ± 3 天的 AMI 患者行踏车试验，随访 3 年发现总死亡率 13.5%，与心脏有关的死亡率为 7.8%，与之有关的因素有：①收缩压升高 < 30 mmHg；②最大功率 < 60 W 及运动持续时间少于 5 min。

3. 估计冠脉病变程度

GFuller 等（1981 年）报道 AMI 后 GXT 时 ST 段下降≥1 mm 或伴心绞痛者有多支病变，敏感性为 55% ~ 67%，特异性达 90%；而阴性者（73%）多为单支病变。Mannering 等（1987 年）对确诊的 221 例心肌梗死患者进行的 EET 中，有 89 例（40%）ST 段有明显下移，其中的 72 例进行冠脉造影，提示 24 例（33.3%）有单支病变，15 例（20.8%）有双支病变，33 例（45.8%）有三支病变；而无 ST 段下移的 12 例（即阴性者）的冠脉造影结果则以单支病变为主，其中 9 例（75%）有单支病变，3 例（25%）为双支病变，没有三支病变。同时还发现，ST 段下降起始时间≤3 min。恢复时间≥6 min 的则 79% 为三支病变，单、双支病变仅 16%。

4. 缩短住院时间、制订康复程序

随着心脏康复的进一步开展，早期运动负荷试验（EET）的开展有利于节省住院时间，减少医疗开支。以往 AMI 患者往往住院时间要超过 1 个月，而 EET 开展之后可缩短至 1 ~ 2 周，同时 EET 的测试结果为制订恢复期及以后的长期康复计划提供客观依据。也是患者今后恢复工作的主要依据。在戴若竹等的 15 例 AMI 的 2 周康复治疗

13

患者中，有14例顺利完成了EET，均在病后1~3月内恢复家务劳动，13例在3月内复工，另1例6月后恢复工作，说明EET有利于预测回归家庭和工作。

5. 心理精神安慰

有人认为分级运动试验（GXT）可消除患者因害怕体力活动引起心脏病突发或猝死等紧张心理。通过GXT使得患者觉得活动之后并不像以往自己认为的那样可怕，这增强了患者和家属的自信心，帮助消除过度的忧虑，提高生活质量。

6. 为外科或介入性治疗提供依据

如果EET时出现ST段改变或发生严重的心律失常，同时以后又有频繁的心绞痛发作，这些患者就需要进一步做冠脉造影，如系多支病变或主要动脉梗塞，就必须考虑是否行经皮冠状动脉腔内血管形成术（PTCA）或冠状动脉旁路移植术（CAGB）；如果EET诱发了室性心律失常，临床上应积极防治，防止致命性心律失常的发生。

### （二）步行试验

近年来，6分钟步行试验或12分钟步行试验的应用不断增加，对于没有条件进行负荷运动试验或心肺运动试验的医疗单位来说，不失为一个简便、易行、经济的方法。

### （三）运动负荷超声心动图和SPECT检查

运动负荷超声常用的方法包括活动平板运动试验、仰卧位踏车试验与直立位踏车试验。其原理是运动使冠脉血流量储备不足的冠心病患者诱发心肌缺血。据文献的综合分析，运动负荷超声探测心肌缺血的敏感性为78%~97%，特异性为64%~92%。运动负荷超声通常采用的方案：初始负荷25 W，每3 min增加25 W，对于不能承受的，可用Bruce方案或改用改良Bruce方案。检查可采用亚极量运动试验。也可用多巴酚丁胺、腺苷、潘生丁作药物负荷试验。负荷超声是一种安全简便的试验，能够判定冠心病引起的心肌缺血以及心肌缺血的部位与范围，分辨存活心肌的部位。另外负荷超声下出现的心室几何形态变化也是判断心肌缺血的重要线索。对于评定心肌梗死存活心肌、判断心功能有重要的意义（可参阅本书第三篇心脏负荷试验）。

核医学作为一种无创性的功能显像手段，门控单光子发射计算机体层摄影（SPECT）已经成为心肌灌注闪烁扫描的常规部分，除了提供冠心病诊断、心肌灌注显像的信息外，还能提供有关左心室功能的有价值的信息，对于临床决策等方面都有着广泛的应用。有报道以冠脉造影（CAG）结果作为金标准，114例接受SPECT检查的患者中有89例确诊为冠心病，25例排除冠心病。SPECT的敏感性和特异性分别为92.1%和60.0%，以maxST/HR≥2.2 μV/bPm作为判别标准，可以将冠心病诊断的敏感性和特异性分别提高至80.9%和80.0%。

### （四）运动试验禁忌证

运动试验禁忌证详见表13-3-2。

以往EET的时间一般选择在心肌梗死后的2~3周内进行，国外也有3天后即进行者。EET时应注意要在餐后2~5 h进行，上、下午均可。其他注意事项与一般GXT是一样的，可参阅本书第三篇心脏负荷试验。必须十分注意的是要严格掌握禁忌证，才能避免并发症的发生。由于EET简单易行，对估计预后及康复指导极有价值，故现在国外已广泛地应用于临床，作为AMI出院时的一项常规检查。

## 二、辅助检查[21]

1. 实验室检查

包括常规血生化试验，血脂、血糖（空腹血糖，HbA1C）、心肌损伤标记物（心肌酶和肌钙蛋白）、脑利钠肽、肾功能、电解质、凝血功能等。

2. 其他辅助检查

如心电图、二维及多普勒心脏彩超、血管超声、冠脉计算机辅助断层摄影术（CT）、心脏核素扫描、心脏磁共振。

3. 动态心电图监测

由于动态心电图（Holter）监测的无创性，在AMI的任何时刻均可以进行。在心肌梗死早期，它用来观察心律失常的发生，可对心律失常的性质和数量作出评价，协助医师判断其预后和估价心功能状态。在 AMI 的康复运动锻炼期间，Holter 监测有利于发现运动时出现的无症状 ST-T 改变和心律失常，以及其家庭活动及工作状态下的心率和心律情况。对于调整康复锻炼方案，修改运动处方非常有益。由于 Holter 监测可以在日常生活中进行，既避免了 GXT 的危险性，又极为方便易行，更适合于一些有并发症或还不能进行 GXT 的 AMI 患者。

4．其他评估

如心理评估等。

## 三、危险分层[22]

危险分层详见表 13－3－3。

表 13－3－2　运动试验禁忌证[6]

绝对禁忌证

1．2 天内的急性心肌梗死

2．不稳定性心绞痛

3．未控制的，或有血流动力学改变的房性心律失常（影响心功能者）、室性心律失常

4．第三度房室传导阻滞（未安置起搏器者）

5．活动性心内膜炎

6．急性心肌炎或心包炎

7．未控制的，有症状的心力衰竭

8．有症状的严重的主动脉狭窄

9．确诊的或怀疑的主动脉夹层

10．急性肺梗死或肺栓塞

11．血栓性静脉炎或心内血栓

12．急性感染

13．残疾人：有安全隐患或不能完成运动试验的。

相对禁忌证（取决于受益与危险的衡量）

运动试验相对禁忌证有二类。

1．病情重，有危险

（1）左冠状动脉主干狭窄

（2）中度瓣膜狭窄性心脏病

（3）肥厚性心肌病存在压力阶差或有其他类型流出道梗阻

（4）心脏高度扩大

（5）严重高血压［收缩压≥180 mmHg 和（或）舒张压≥110 mmHg］

（6）快速或缓慢性心律失常

（7）高度房室阻滞

（8）未控制的代谢病（如糖尿病、甲状腺功能亢进）

（9）可能或已经妊娠

（10）电解质异常

（11）精神情绪障碍或体力难以完成运动试验

（12）其他：运动可导致加重的各种疾病

2．易引起与缺血型 ST 下移相似改变，难鉴别者

（1）洋地黄治疗

（2）左、右束支传导阻滞

（3）WPW 症候群

（4）左室肥厚

（5）低血钾

（6）雌激素、利尿剂治疗

（7）贫血

（8）植入按需起搏器

（9）其他：得到控制的心力衰竭列入相对禁忌证是近年运动试验进展之一

注：可参阅本书第三篇心脏负荷试验。

表 13-3-3　冠心病患者心脏康复危险性分层表

| 低　危 | 中　危 | 高　危 |
|---|---|---|
| • 运动或恢复期无症状，包括无心绞痛的症状或征象（ST 下移） | • 中度运动（5～6.9 METs）或恢复期出现包括心绞痛的症状/征象 | • 低水平运动（<5 METs）或恢复期出现包括心绞痛的症状/征象 |
| • 无休息或运动引起的复杂心律失常 | | • 有休息或运动引起的复杂室性心律失常 |
| • 心肌梗死、冠状动脉旁路移植术、血管成形术，或支架术等无合并症；心肌梗死溶栓血管再通 | | • 心肌梗死或心脏手术等合并有心原性休克、心衰 |
| • 运动或恢复期血流动力学正常 | | • 运动血流动力学异常（特别运动负荷增加时收缩压不升或下降，或心率不升） |
| | | • 猝死或心脏停搏的幸存者 |
| • 无临床抑郁 | | • 临床抑郁显著 |
| • 无明显左室功能不全（LVEF：>50%） | 中度左室功能不全（LVEF：40%～49%） | • 左室功能不全（LVEF<40%） |
| • 运动功能≥7 METs | | • 运动功能<5 METs |
| • 血肌钙蛋白 T 或 I 水平：正常 | | • 血肌钙蛋白 T 或 I 水平上升 |
| **每一项都存在时为低危** | **不符合典型的高危或低危者定为中危** | **任一危险因素存在时为高危** |

## 四、运动种类

运动训练可分为：①耐力训练（Endurance training；指标为 $\dot{V}O_2$）；②力量训练（Strength training；指标为抗阻力的重量和举起的次数）；③灵活性训练（Flexibility training；指标为关节活动度和时间）。

现分别简述如下：

### （一）耐力训练（Endurance training）[6,9,14]

运动处方如下：

1. 运动类型

这时期患者心肌梗死病变及其合并症没有完全治愈，或痊愈时间不长，不宜进行比较剧烈、竞争性比较强的运动，可进行走步、慢跑、踏车等运动。运动类型可以是单一的，也可以是综合的，即在一次运动中，进行 2 种以上的运动。走步是心脏康复最简单、最广泛、最主要应用的运动类型。

2. 运动强度

出院时确定的靶心率（通常为立位休息心率+30 次/min）通常可用于出院后的前 3～6 周，和运动功能≤5 METs 者。此后根据患者的病情及对运动的适应情况逐渐、缓慢地增加运动强度，以不出现胸痛、呼吸困难等症状，监护指标无异常和心率可在 6 分钟内恢复到正常水平为原则。在出院后 3～6 周进行运动试验以后，按照运动试验结果制订，或修改先前的运动强度。

如果以耗氧量为运动强度指标，这时期应以 40%～60% $\dot{V}O_2max$，或更低水平为宜。此后，可逐渐增加运动强度。靶心率是运动强度指标之一，运动强度的衡量还要结合其他运动强度指标，特别是主观的，如自感劳累分级法（RPE）等。

出院早期推荐的 RPE 范围是 11（稍轻）～13 级（稍累），在出院 3～6 周以后，或进行运动试验以后，推荐的 RPE 是 12（稍轻）～16（累）级。

3. 运动频率和持续时间

早期运动的持续时间每课是 15～20 min。经过锻炼后，可每周增加每课运动持续时间 5 min，直至达到 45 min。在达到每课运动持续时间 45 min 以后，运动频率减少，或维持在每周 3～5 次。

4. 热身和恢复期运动

此期的热身、恢复期运动时间为 10～15 min。心肌梗死患者大多为老年前期，或老年人，所以热身期、恢复期运动特别重要。运动刚结束时，血浆儿茶酚胺浓度明显上升。这在高危患者可引起严重的心律失常。许多心血管事件发生在运动结束后的前几分钟，因此，运动后的前 15 min 还要严密监护。

（二）力量训练（Strength training）

传统上力量训练[6,9,14]［抗阻力训练（resistance training）］不用于心脏病患者的体力康复锻炼，以前认为这会引起血压升高而增加心脏后负荷，增加心脏应激，出现室性心律失常，增加猝死机会，于患者不利，故而列入禁忌。近年来的研究认为，适当的力量训练对于一些有选择的患者是安全的。它与上述的心脏不良作用无显著关系，却能改善肌肉的力量和耐力功效。对于从事体力劳动者，如清洁工、拖拉机司机、农民等工种的患者来说，重力训练对其职业康复和回归家庭是有益的，因而被列为体力活动者的康复治疗措施，而不视为禁忌。训练器械以小哑铃和弹力带为佳。

日常生活中总是存在抗阻力运动，譬如携重、持物就是抗阻力运动。抗阻力运动可增强肌力和运动耐力，是患者回归家庭、职业的运动程序中一个重要组成部分。过去心脏康复运动程序强调的是下肢动态运动，对于上肢运动不重视，并且认为 Valsalva 动作、等长运动可明显增加血压，引起心肌缺血和心律失常，故禁止等长运动。动态运动也可增加肌力，但是达到一定程度后，就需要专门的抗阻力训练才能进一步增加肌力。过去，因为运动程序中禁止使用等长运动（抗阻力训练），结果肌力恢复延迟，使患者回归家庭、工作的时间延迟。近年研究显示，力量训练对机体的损害不像原先想象的那样大，特别是对于左室功能正常和运动功能基本正常的患者。左室功能正常者通常显示，在较强等长运动中左室舒张末压只稍有增加，而且心输出量有适当的增加。

研究证明，即使是对于心脏病患者，力量训练引起的，对心血管的影响是心输出量的中度增加、周围血管阻力改变轻微和平均动脉血压的大幅度升高，曾经推测作为其结果的舒张压升高会引起不利的继发性心室壁重构或其他不良反应，但事实是在力量训练中，包括心率—血压乘积和估测的 $\dot{V}O_2$ 较相同运动强度的有氧耐力运动低，不论是静态力量训练还是动态力量训练都还没发现诱发稳定型心脏病患者的心绞痛、缺血性 ST 段移位或室性心律失常发生，其原因可能是由于峰值心率较低和舒张压较高所致，二者协同增加冠脉充盈和随后的心肌供氧量，续发于舒张压升高的内膜下心肌灌注增加，可导致心肌缺血减轻，使心绞痛、ST 段移位，室性心律失常减少。所以经过选择的心血管病患者参加医学监护的等长运动或循环力量（抗阻力）训练是安全和有益的。在抗阻力或力量训练后可以通过分级负重试验或握力试验评定其力量强度，对于指导患者恢复静力性工种大有益处，还可以帮助心脏病患者恢复职业和娱乐活动。

尽管文献证明，抗阻力训练对于缺乏力量执行日常活动和职务的人是安全、有益的，但是，对于左室功能低下的患者，等长运动可导致左室功能恶化，故单纯的等长运动是禁忌的。对于心血管病患者只推荐低、中运动强度的动态/抗阻力训练。力量训练只是动态运动程序的一种补充。

1. 运动前评价

（1）心电图测定。

（2）超声心动图等测定，以了解患者的心脏病变程度，以及心功能状况。

（3）肌力测定，为了制订运动处方，运动前必须在心电图、心率、血压监视下，测定患者的肌力。通常使用下述方法测定肌力。

1）一次最大重量（one rePetition maximum, 1-RM）：开始治疗前测试最大重量，相当于极量运动试验，有一定的风险。

2）90% 最大重量：可连续举起 2～3 次的最大重量。

3）通过举起某一重量的次数，判断占 1-RM（一次举起的最大重量）的百分比：例如，举起某一重量的最多次数为 12～15 次时，则该重量相当于 30%～50% 1-RM。

后两种方法相当于亚极量运动试验，尽管不很准确，但比较安全，何况重量仅是力量训练的要素之一，运动疗效和安全还要决定于其他要素：运动时间，患者的疲劳感觉以及心电图的监测等。

2. 力量训练指南

尽管上述文选说明力量训练对于稳定型心脏病患者是安全的，但是也不是没有限制的，2013 年《美国心肺康复学会心脏康复指南（第 5 版）》[14] 提出参与抗阻力训练的患者标准，如表 13-3-4 的建议，值得参考。

《美国心脏康复指南（第 5 版）》还对于抗阻力训练运动处方提出如表 13-3-5 的建议。

表 13-3-4 《美国心脏康复指南（第 5 版）》提出的参与抗阻力训练的患者标准[14]

- 心肌梗死或心脏手术后至少 5 周，包括 4 周持续地参与有监护的有氧耐力心脏康复程序运动
- 经皮腔内冠脉血管形成术至少 3 周，包括 2 周持续地参与有监护的有氧耐力心脏康复程序运动
- 无以下情况
  - ◇ 急性充血性心力衰竭
  - ◇ 未控制的心律失常
  - ◇ 严重的瓣膜疾病
  - ◇ 未控制的高血压；中度高血压（收缩压 >160 mmHg 或舒张压 >100 mmHg）必须有适当处理，虽然这些不是参加抗阻力训练的绝对禁忌证
  - ◇ 不稳定症状

表 13-3-5 《美国心脏康复指南（第 5 版）》心脏病患者肌肉力量和耐力 (Muscular strength and endurance) 训练运动处方的组成[14]

| 成分 | 建　　议 |
|---|---|
| 强度 | • 抗阻力运动：允许重复 ~10 ~15 次，而没有明显疲劳<br>• Borg 6-20 量表：11 ~13 级<br>• 关节活动度运动：达到尽可能大度数的完整运动，通过用力期呼气，恢复期吸气，避免呼吸憋气和竭力 (Valsalva 动作)<br>• 维持稳当的而不是过度紧握手柄或杆，以预防过度的血压反应<br>• RPP（心率 × 收缩压的乘积）不应超过心肺功能耐量运动的阈值 |
| 运动量 | • 每次运动至少 1 组<br>• 按通常方案增加 2 组/次或 3 组/次，如果需要增加更大运动量的话，可以进行 ~8 ~10 种上、下身所有主要肌群的不同运动：胸部推举（chest press）运动，哑铃肩部推举（shoulder press），伸展肱三头肌，二头肌弯曲，高拉力（滑轮机）(lat pull-down）训练，下背部拉伸，仰卧起坐（abdominal crunch or curl-uP），四头肌伸展，屈腿（胭绳肌，leg curls-hamstrings）和提踵（calf raise） |
| 频率 | • 每周不连续的 2 或 3 天 |
| 类型 | • 变量：负重器械（free weights），重量机（weight machines），阻力带，重量滑轮（pulley weight），哑铃，较轻的腕或踝部负重<br>• 选择安全，有效和可以获得的器械设备 |
| 进展 | • 当患者可以舒适地达到处方重复次数的上限时，训练负荷可以增加 ~5% |

注：RPE，自感劳累程度量表。
改编自 ACSM 2010；Williams et al. 2007。

3. 运动处方

（1）运动类型

1）单一抗阻力运动

单一抗阻力运动是传统的抗阻力训练方法。它是利用一种运动训练几组特定的肌肉群，例如通过举重（或无重量的肢体推举）、滑轮牵引等运动锻炼肢体、腰部的肌肉。

2）循环抗阻力训练（circuit training）

患者在进行一种运动后，稍事休息，即转入另一种运动。例如，在举重以后，经短暂休息，再进行下肢运动。抗阻力训练应包括上、下肢，肩，躯干，下背部，腹部，臀部等 8 ~10 种运动［胸部推举、下拉训练（上背部）、肩部推举、二头肌弯曲、三头肌伸展、下背部伸展、腹肌练习、

腿肌伸展（四头肌）、腿肌屈曲和腓肠肌训练等]，期间可辅以灵活性训练的伸展运动，关节活动。一次循环阻力训练的持续时间通常是 7～12 min（10 种运动），它决定于每种运动的反复次数（6～15 次）和各种运动间休息时间（15～60秒）。

这二种运动的区别是：①传统抗阻力训练：静态运动成分大；举起的重量较大，次数较少；只锻炼肌力。②循环阻力训练：对抗的阻力较小，为轻、中度阻力，运动的次数较多；能增强肌力，还轻度增加耐力（$\dot{V}O_2$）。

上述动态抗阻力运动与日常活动更相似，所以常常被推荐。从安全角度出发，更推荐有权重组件的抗阻力器械，主要理由是：初始重量可为低水平，并小量递增（≤1 kg）；器械无把手，从而降低运动引起高血压的危险；有保护下背部，并减少伤害的设计，通常允许在关节正常活动范围内自始至终均匀地进行抗阻力运动。

（2）运动强度

力量训练的强度是以要对抗的肌肉的力量表示的。对于心脏病患者上举的重量不能超过一次举起最大重量的 60%。

（3）持续时间

力量训练的时间是由举起物体的次数衡量的。这种次数被称为反复次数（repetitions，REPs）。连续运动（不休息）的若干次数为 1 组运动。通常建议每种运动每次进行 2～3 组。正如有氧运动强度和运动持续时间的关系一样。举起的重量越大，则反复次数越少。举起的重量（运动强度）和反复的次数（运动持续时间）取决于力量训练的目的。要想增加肌力，则举起的重量要较重，次数较少。希望增加肌肉耐力，则举起的重量要轻些，次数较多。

（4）运动频率

每周 2～3 次以上。

（5）运动的进展速度

开始的运动量对于心脏病患者运动程序的安全、有益是非常重要的。一般认为心脏病患者力量训练开始的运动强度上肢为 30%～40% 1-RM，下肢为 50%～60% 1-RM。研究证明这是一种相对安全的技术。为避免超量举重，可采取更加安全的“滴定”（titration）法。从较轻的重量开始，以能连续举起 10～12 次或 RPE 不超过 11～13 级（稍累），且无异常血流动力学反应（RPP）、异常心电图的重量为开始力量训练的重量。也有主张重量更轻，以能够连续举起 15～20 次的重量为开始水平的，然后，逐渐地增加重量。其方法有两种：一种方法是每 1～2 周增加 1.13～4.50 kg（或前次重量的 3%～5%）。另一种方法是逐渐增加反复次数，使一组运动由能连续举起 10 次的重量进展到能轻松连续举起 15 次（需 1～2 周时间），然后增加重量，以每组最多只能举起 10 次的重量继续锻炼，反复进行，直至达到目的。如果采取 2～3 组，或循环力量训练，则各组、各种运动间可有少许休息时间，一般每次休息时间不超过 1～2 min。

（6）注意事项[14]

1）个体化

对于一个具体对象，阻力训练运动处方的各参数，如开始的负荷量（一次运动课进行几项运动？每种运动进行几组？每组进行几次），进展速率如何等，决定于运动者的病情、运动功能、运动的历史和爱好、运动目的、对运动的反应等状况，原则上运动的劳累程度不能超过自感劳累分级法的 11～13 级（稍累）。

2）在热身、准备和整理活动时要采用标准的伸展运动方式。

3）初始的重量（超低强度）

为防止疼痛和损伤，初始的重量（超低强度）：上身为一次能举起的重量的 30%，即 30% 1-RM，并能轻松地连续举起 6～10 次；臀腿部为 50%～60% 1-RM；当患者能自如举起一个重量，重复 12～15 次，劳累程度为 Borg 自感劳累分级 11～13 级时就可在下次训练时增加 5% 的重量；高危成年人和低危心脏病患者初始的重量要选择能连续举起 12～15 次的重量。单组应进行 6～10 次的训练，通常每次运动含 1～3 组。每周训练 3 次。

4）运动锻炼肌肉群的次序

运动时先锻炼身体大肌肉群后再训练小肌肉群；在上肢和下肢主要肌群的训练中，交替运动上肢和下肢运动，可以使患者在不同的训练之间得到充足的休息。

5）避免 Valsalva 动作

举重时呼气，降下时吸气，避免 Valsalva 动作，过度升高血压。

6）避免持续紧张的握力练习

握拳时尽可能轻松，握拳太紧可引起举重时血压过度升高。

7）运动组间休息

运动组间只休息片刻（0.5～2.0 min），以获得最大的效益。

8）警告性的症状和体征

出现警告性的症状和体征：头晕、呼吸急迫、心绞痛、心律失常时应停止运动。

### （三）灵活性训练（Flexibility training）[9,14]

灵活性训练被用于改善运动功能，防止受伤，促进伤后康复，减轻疼痛，但是对于心血管病患者灵活性训练的效果尚未得到充分和长期的研究，只能说现代研究都指出伸展运动对于心脏康复患者可能有益。

伸展运动通过肌肉关节的黏弹性和伸展耐力提高关节活动度（range of motion，ROM）；其运动各要素如下。

1. 运动的类型

分为①静态伸展（static stretching），持续不休息地伸展；②循环伸展（cyclic stretching）伸展，放松，再伸展。

2. 运动的强度

伸展到轻度不适。

3. 运动持续时间

每一项伸展运动持续时间为 10～30 s。

4. 运动的部位

有肩、髋、膝关节和下背部伸展等。

《美国心脏康复指南（第 5 版）》提出的心脏病患者骨骼肌灵活性训练运动处方组成（表 13－3－6）可供参考。

表 13－3－6　《美国心脏康复指南（第 5 版）》心脏病患者骨骼肌灵活性（Musculoskeletal flexibility）训练的运动处方组成[14]

| 成分 | 建　议 |
|---|---|
| 强度 | • 保持关节活动度到轻度不适的姿势（但不疼痛）<br>• 应以缓慢，能控的方式进行运动，逐渐进展到更大的关节活动度 |
| 持续时间 | • 每次伸展逐渐增加到 30 s，如果可耐受的话，可延长到 90 s，正常呼吸<br>• 每个运动重复 3～5 次 |
| 频率 | • 每周不连续的 2 或 3 天 |
| 类型 | • 静态，主要强调下背部和大腿部分 |

注：改编自 ACSM 2010；Williams et al. 2007。



## 第四节　日常生活和自我管理

在开展心脏康复有经验的医院，无并发症的 AMI 患者住院 4～7 天之后可以出院，但并非意味着其治疗的结束。和其他疾病治疗后出院一样，医师应在 AMI 患者出院之前，详尽地向患者解释及答复咨询，对其出院后的活动范围、用药、膳食、性生活、复诊时间，以及其他需要注意的事项作出介绍，同时对其配偶提出的问题也应解答。应常规评价、记录每个患者运动能力水平。出院前的分级运动试验或 6 分钟步行试验结果可为制订和指导家庭活动和正式门诊项目提供有用的数据。

心脏康复的理想结果是患者将来达到如下的目标：①步行或散步；②爬楼梯；③家务活动；④抬东西；⑤驾车；⑥性生活；⑦恢复工作；⑧社会活动。

### 一、家庭生活[8]

1. 环境

家庭环境应该是空气新鲜，温度、湿度适宜。这是由于寒冷可诱发儿茶酚胺分泌增加，使心脏应力增加，凝血功能增强，从而会增加再梗死的危险性。因此，有条件的，居住环境最好有空调设备，可调节室内温度。

由于患者出院后心脏尚不能适应大的运动强度，如果患者家在无电梯的高层楼房，开始时应缓慢上楼梯，必要时，间断休息。如果情况严重，比如上楼即感胸痛、气短，就应改住底层或有电梯的楼房。如果患者住在海平面低的地区是理想的，因为海拔 910 m 以上的地方空气稀薄、缺氧，对心肺疾患的患者不利，对已有心功能不全者尤其不利。

2. 日常活动和休息

绝大多数患者在院外恢复过程中的某个时候可能出现某种程度的抑郁、孤独、绝望等心理障碍，因为许多人惧怕出现再梗死甚或猝死。这些问题可随康复医疗的进行和患者重新获得体力后逐渐充满信心而消失，如果没有消失甚或加重时，或者比预计的时间要长，并影响了日常生活，则应进行心理咨询和心理调节，辅以镇静剂或安定药，以利于休息，身体早日复原。有关精神心理问题的处理最好同配偶进行详尽，推心置腹的讨论（详见心理康复一节），而不是独自忍受，这样才有益于心身的康复。

患者的休息和活动应遵循医师的运动处方进行，一定要循序渐进，突然的剧烈运动对有心脏病的人危害很大。体力的恢复因人而异，其快慢取决于诸多的因素，如心肌梗死的范围、并发症、年龄等，一般年轻人 4 ~ 8 周可完全恢复，而老年人或有严重并发症者则需 3 ~ 6 个月或更长时间才能恢复，因此不能急于做还不能做的体力活动，那样是极为有害的。

淋浴对轻度心肌梗死无并发症者是安全的，开始几次有家属陪伴可能更安全，如果有胸痛或心律失常则应暂停。淋浴或盆浴时要注意水的温度，过冷或过热对患者都是有害的，特别是水温过热时，会使血管扩张，可出现体位低血压、心律失常、胸痛、晕厥等，因此必须谨慎对待，以免在热水浴时产生并发症。

多数患者在刚出院时感到疲乏、无力，可持续数周或数月，这是自然的过程。应该使身体和精神得到充分的休息，以便加速恢复。由于出院后患者尚未完全康复，要求患者做定期的复查，以便对其病情作出评价，调整康复程序。出院前医师还需交代下列注意事项，并定期复查：

（1）出院后一般 2 ~ 3 周进行 1 次复查。第一次复查时除全面体检外，必要时可进行各种实验室检查，并给予必要的药品应用知识和医疗指导。

（2）以后每隔 2 ~ 3 个月检查一次，为期 1 年。

（3）一年恢复期后，每 3 ~ 6 个月复查 1 次，不拘年限。

（4）只要出现并发症或新的症状，患者应立即就医，必要时应住院治疗。

许多患者可出现肩手综合征或非特异性的轻度胸闷、胸痛症状，这不一定是心脏本身的问题，如果相应的心电图、超声心动图等特殊检查排除了心脏原因，可能是住院休养时间太长所致；但是，当患者在休息或体力活动时/后感到有明显的胸痛、气急、头晕、心悸等症状时，应该即刻就医，紧急呼叫“120”或急送医院；患者平时身上应备有硝酸甘油，以便紧急情况时使用。还可以向患者家属讲授心肺复苏的方法以便应急。只要患者严格遵守医师的嘱咐，注意各种注意事项，则并发症和再梗死的发生率就会减少。

## 二、饮食[9,23]

住院期间的饮食，一般以清淡、易消化为主，住院前 3 天常为流质饮食，以后逐渐过渡到普通饮食。由于心肌梗死患者常伴有危险因素，出院后一般仍需要进食对抗危险因素的饮食，如高血脂者要低脂饮食，高血压患者要注意减少钠盐摄入，控制高血压和其他并存疾病，还要维持体重，避免肥胖的发生；如果轻度心肌梗死无并发症者，又无危险因素，则进食普通饮食即可。地中海饮食被认为是有利于心血管疾病患者的一种饮食。

热量控制非常重要。肥胖者每日热卡摄入量应比估计的维持能量的需要（维持能量的需要 = 12 × 体重）减少 500 ~ 1000 kcal，并增加体力活动，使患者在 4 ~ 6 个月的时间体重减轻 10 kg。地中海饮食（水果，蔬菜，全谷粮食和面包，鱼类，瘦肉，低脂乳脂品）及低糖类饮食可使血糖控制得更好；使用以上食物和含有单不饱和脂肪酸和多不饱和脂肪酸的蔬菜以及海产品来替代部分饱和脂肪酸，可使饱和脂肪酸减至总能量的30%以下。研究显示通过个人喜好及食品特点可实现饮食干预食谱的个体化改变。

摄入较多的反式脂肪及饱和脂肪可增加风险，而摄入较多的多不饱和脂肪酸、单不饱和脂肪和橄榄油可降低风险。应该减少摄入饱和脂肪酸、反式脂肪酸及胆固醇的摄入，而增加鱼类的摄入。

适量摄入鱼类或鱼油可显著降低冠心病死亡风险及总死亡率，也可能对其他临床结果产生有利影响。海产食品ω-3脂肪酸的潜在保护机制仍不明确。

近期欧洲一项多中心研究（研究对象增加了糖尿病患者）发现：摄入蔬菜、豆类及水果可降低全因死亡风险和心血管病病死率。这结果提示：蔬菜和水果不仅对于普通人群有保护潜力，对糖尿病患者也有类似结果。欧洲癌症与营养的前瞻性研究发现，在超过19000名年龄为45～79岁的男性和女性中，每摄入50 g水果或蔬菜，总死亡率降低20%。

少量饮酒可以提高高密度脂蛋白胆固醇（HDL-C）水平。可是，对于心肌梗死患者能否饮酒，目前看法不大一致，但可以确切地肯定，大量饮酒对其是有害无益的。酒精可以导致继发性儿茶酚胺释放，心率增加，窦房结恢复时间缩短而诱发心律失常。有大量证据说明，乙醇对于有大块心肌梗死面积的患者肯定是有害的，特别是对于有充血性心力衰竭和（或）各种心律失常的患者就更危险。对于既往有饮酒的习惯的轻度心肌梗死者，如无并发症偶尔较少量的饮酒可以作为松弛手段，可能没害处。但必须注意，其量不能过多（原则上啤酒不超过720 mL，葡萄酒不超过240 mL，且要因人而异，个体化），一般也应在出院后的1个月才开始。如果患者感到特别疲乏无力、心悸、胸痛，就应禁止饮用任何含酒精的饮料。饮酒后2～3 h最好不做体力活动，比如剧烈的运动锻炼，家务活动或性生活等。

## 三、恢复工作

1970年急性心肌梗死后4个月恢复工作，到1987年，复工时间已经缩短至急性心肌梗死后2个月[24]。AHA/ACC的建议[25]是：无并发症的患者可以在2周恢复工作。有并发症的患者可以在病情稳定2周后逐渐恢复原有的活动。究竟什么时间恢复工作，还是要个体化，即根据医院开展心脏康复的经验和水平，以及患者的病情，心脏康复程序实行的情况决定。

心肌梗死后患者复工率从70%～75%不等[24]，影响复工率的因素有工作满意度、金融的稳定因素、患者自己的困惑和用人公司的政策。

心肌梗死后Ⅱ期（PAMI-Ⅱ）的研究结果是：对于低风险的STEMI患者（即年龄不到70岁，射血分数大于0.45，1支或2支病变和PCI有良好的结果），AMI后2周后恢复工作，没有不良反应发生[26]。

冠心病事件后影响复工的因素如下：

1．患者的因素

（1）与疾病有关的因素

①高龄，60岁以上的老年人在心脏事件后复工率很低；②心血管疾病和并发症病情的严重性；③医疗的结果；④残损程度；⑤其他有影响的伴发病。

（2）文化经济状况

低教育水平、体力劳动者复工率低。

（3）心理因素

①情绪和心理问题（忧郁、焦虑、缺乏信心）在超过半数的冠心病患者是回归工作的主要决定因素；②工作的人际关系等。

（4）与家庭有关的因素

①缺乏鼓励、劝告；②缺乏家庭的支持；③家庭过度的保护。

2．职业的因素

（1）职业状态与种类

①先前的工作情况（包括失业）；②工作的体力需求多者、低技能者复工率较低；③患者工作的安全性差者复工率较低；④高素质的要求：教授、经理等复工率较高；⑤工作对情绪、认知和精神需求高者复工率较低；⑥与用人单位的关系。

（2）经济的因素

①利益、养老金；②立法与用人单位的利益；③不工作的收益。

（3）医师的忠告。

## 四、吸烟

与高龄一样，吸烟是冠状动脉疾病的一个最重要的独立危险因素。全球有近 1 亿人吸烟。在美国每年吸烟导致的死亡人数超过 40 万，35%～40% 与吸烟有关的死亡是由缺血性心脏病所导致的，另外，还有 8% 可归因于吸入二手烟。在中国，每年有超过 67 万人死于吸烟，在印度（2010 年），有 93 万成人可能死于与吸烟有关的疾病[27]。

1. 吸烟与冠心病的关系

每日吸烟≥20 支者冠心病的风险增加 2～3 倍。除心肌梗死外，吸烟还直接关系到猝死、主动脉瘤形成、症状性周围血管疾病和缺血性卒中的增加[7]。Svendsen 等[28]报道吸烟妻子的不吸烟丈夫的冠心病事件是不吸烟妻子的不吸烟丈夫的 2 倍。

2. 吸烟的评估

所有进入心脏康复程序的患者都要通过检诊、咨询、调查表、肺功能检查等形式调查吸烟史、吸烟所致损害和饮酒史，因为酒精消耗水平与戒烟能力有关。其主要内容包括：

（1）患者吸烟成瘾的水平

测定吸烟成瘾水平的最常见工具是 8 个项目的 Fagerstrom 尼古丁依赖耐受试验，烟瘾强烈的征象包括：>25 支/日，醒来 30 min 内吸烟，或卧床不起仍吸烟。住院期间不吸烟的困难程度（分为非常容易、容易、中度困难、困难、非常困难）也有助于判定成瘾水平。如果患者不吸烟的困难程度为困难、非常困难，特别是有撤除症状时，可以认为是高度依赖[29]。

（2）戒烟史

了解患者过去戒烟的体验，戒烟时间的长短和使用的戒烟药物，对于戒烟的成功是有益的。

（3）家人对戒烟的支持

了解其家庭成员对患者戒烟的态度。从他们是否吸烟可以大致判断是否支持患者的戒烟。

（4）心理社会状况

有忧郁的人比无忧郁的人戒烟更加困难。因此要用标准调查表测量忧郁状况。

（5）饮酒史

患者酗酒或同时饮酒和吸烟者难以戒烟。了解饮酒的频率，每周的消耗量，是否酗酒可为戒烟提供有益的资料。

3. 戒烟的实施

英国的 Whitehall 戒烟预防冠心病试验[30]结果表明，戒烟组比对照组主要冠心病事件减少 21%。有报道戒烟明显降低其后 2～4 年的病死率（20%～90%）。老年心肌梗死患者在戒烟的第 1 年再次心肌梗死的危险性下降 50%。应力劝吸烟者戒烟。戒烟必须要多方面努力，包括医师的推荐、教育和行为咨询，自助资料，尼古丁替代和其他药物治疗，随访防止复发和体力活动等。要使患者充分了解戒烟的利、弊。在这方面医师的建议非常重要，尤其是对于发生心脏事件的患者有更大的影响。应从患者病情、经济、家庭、社会状况等方面向患者详细说明吸烟的短、长期危害和对病情、环境的负面影响；戒烟的益处，如改善健康，节约经费，为儿童树立好榜样等。要提供有关戒烟的教育资料（文字、音像）帮助患者戒烟。对于现在不想戒烟者必须不断提供有关戒烟利、弊的信息，并耐心鼓励他们戒烟。对于决心戒烟者，要经常和大力帮助戒烟。

充分利用医院的环境动员戒烟：在医院针对患者的急性病劝告戒烟，效果最好。戒烟 48～72 h 感觉最不舒服，如果他们受到支持，能坚持不吸烟直到出院，那就容易成功。即使出院后吸烟复发，也有信心解决问题。尼古丁替代治疗对于烟瘾大的人、有撤除症状者有效，在系统安排戒烟措施情况下尼古丁替代治疗可增加戒烟率。无论是贴片还是尼古丁口香糖对于冠心病患者都是安全的，除不稳定性心绞痛以外。对于大多数人贴片比较合适，因为可维持尼古丁的全身释放。如果无法获得尼古丁贴片，有严重皮肤反应或宁愿口含口香糖者也可以从尼古丁口香糖获益。当采用尼古丁替代（如尼古丁喷雾）时，对吸烟者进行有关给药的适当教育和咨询是重要的。安非他酮（bupropion）、畅沛（champix）是一种有希望可帮助戒烟的药物，特别对于有忧郁的患者的戒烟。

防止吸烟复发：虽然许多人戒烟得到成功，但是他们没有 3 或 4 次的努力不会成功。心肌梗死或冠状动脉旁路移植术（CABG）患者戒烟，出院后大约 50% 吸烟复发。因而必须防止复发：

①帮助患者认识自己复发的最可能原因：戒烟者滑坡或退步是常见的。这通常与情绪不好，人际矛盾或生活压力有关。事先的教育和计划有助于预防复发。②取得家庭、朋友的支持，移走烟灰缸、烟，不敬烟。③限制其他成瘾行为：限制过度饮酒、赌博等成瘾行为有助于戒烟。④积极矫正其他心血管病危险因素，保证其他的必要治疗，比如根据病情需要给予降压药，降脂药等可改善总生存率，有时可以改变戒烟的前景。⑤认真进行随访，这对于防止复发至关重要。

## 五、性生活

过去有关性生活的研究资料国内很少。由于传统的或习惯的不同，我们的患者、医师均羞于提出及解释这个问题，而且，医师在心脏病患者性生活方面的知识一般也甚少，使得患者的性生活恢复得不到正确的指导。

### （一）一般情况

1993 年，戴若竹等在对 76 例 AMI 存活者的问卷调查[31]中发现，病前性生活正常的 68 名患者有 53 名（77.94%）不同程度地恢复了性生活，而未恢复性生活的有 15 例（22.06%），其未恢复性生活的原因是：①恐惧心脏病发作致死：有 9 例（60%）；②性交前出现症状：2 例（13.3%）；③性交时出现症状：8 例（53.3%）；④原因不明：1 例（6.7%）。可以看出，患者未恢复性交的主要原因是恐惧心脏病发作致死（60%）。其实，性交时心脏能耗不多，一次性交只相当于登二层楼或快步走的能耗（约 4 METs 左右），引起心脏性死亡的机会很少。患者病前与病后的性交体位则基本没有变化，其性交体位（病前/病后比较）是：患者上位（45/40），侧位（6/12），坐位（3/5），后位（1/1），患者下位（2/4）。性交时出现症状最多的体位是患者上位（11 例/19 例）。这些患者性交频度下降［由病前的每周（1.03 ±0.72）次降为病后的（0.21 ±0.12）次，$P<0.001$］，性交出现症状的原因可能与缺乏相应的性知识有关。可以说，多数患者在心肌梗死后仍可完全恢复同其配偶的正常性生活，并且可能有益于其心身的恢复。如果加强有关教育，患者能够轻松地上二层楼或完成 Master 单倍二级梯试验，其性生活应该可以耐受，而不危及心脏。

冠心病、心肌梗死、冠状动脉旁路移植术、除颤器安置患者普遍存在性功能障碍，除上述原因外，有人综合多个研究发现：33%~87% 的患者出现性交恐惧；性交频度减少会使婚姻质量变差，出现严重的抑郁症状。心力衰竭使性欲下降（73%）；性生活频率降低，发生率为 48%~76%；性生活停止率 29.5%~33%。而埋藏式（植入性）心脏复律除颤器者的性活动中缺乏兴趣或影响性功能占 25%。

有报道[32]，276 例男性心肌梗死（MI）后患者性活动状况如下：35% 的人降低频度，一些人根本不恢复性交；恢复性生活者 1 个月后开始恢复，以 6 个月后恢复者居多。

过去女性的资料很少。在一项女性冠心病患者的性功能研究[32]中，共有 20 例女性冠脉造影诊断为冠心病患者［（38.2 ±3.8）岁］与 15 名健康受试者［（37.9 ±5.4）岁］参加了这项研究。女性性功能指数（FSFI）用来评估所有参与者的性功能。精神疾病、妇科和全身性疾病可能会影响性功能者被排除在研究之外。其他排除标准是使用抗抑郁药和影响性功能药物者。冠心病患者的年龄、体质指数、受教育程度等均与对照组相当。20 例冠心病女性患者中 12 例（60%）有性功能障碍（FSD），而 15 例健康女性中仅 5 例（33.3%）有 FSD，二者有显著差异（$P<0.05$）。冠心病患者每月性行为次数明显低于健康女性志愿者（2.24 比 5.2，$P<0.05$）。冠心病组的 FSFI 总分明显下降且低于健康对照组［（17.8 ±2.9）比（26 ±4.8），$P=0.001$）］。当以两组 FSFI 各领域评分进行评估时，发现除满足感外，冠心病患者 FSFI 所有因子分数均显著低于健康人（$P<0.05$）。这项初步研究表明，女性冠心病患者与健康对照者相比，有明显的性功能障碍。应对女性冠心病患者的性功能进行评估，指导治疗，以提高生活质量。随着改革开放，近年我国研究女性心功能障碍的报告大量涌现，可参阅本书第十四篇第三章心血管患者性功能不全的康复。

### （二）恢复时间[32]

什么时候可以恢复性活动？由于国内的资料很缺乏，多数要参照国外的资料进行指导。戴若竹等对 76 例心肌梗死患者进行调查[31]发现，病前性生活正常的 68 例有 53 例（77.94%）在（8.42 ±5.01）月后恢复了性生活，但频度则由病前的（1.03 ±0.72）次/周下降为（0.21 ±0.12）次/周（$P<0.001$）。53 例的性生活满意度：满意 10 例（18.87%）；一般 25 例（47.17%）；不满意 8 例（15.09%）；很不满意 5 例（9.43%）。该调查资料[31]显示，AMI 后平均（8.42 ±5.01）月，最少 1 个月，最长 18 个月恢复性行为。从国外资料看，恢复性生活的时间受许多因素的影响，例如患者的健康状况、体力、年龄、过去的性生活频度、梗死范围大小等等；以前许多患者在心肌梗死后 9 ~ 19 周恢复性活动[34]，而现在 AHA/ACC 指南[25]认为无并发症的病情稳定的患者，通常可在 1 周到 10 天恢复与伴侣的性活动（class I，level of evidence：B）。心肌梗死患者早期由于抑郁、焦虑、乏力等原因可能性交要求不那么强烈，随着体力恢复，要求也就增强了。维持一种正常的性生活关系，对个人幸福以及夫妻和睦很重要，事实上，不必要的禁欲会使患者和配偶产生精神上的压力，而精神压力则对心脏是有害的。

### （三）安全性

Uneo 报道[35]在日本的 5559 例猝死病例中 34 例（0.6%）死亡与性交有关。死亡与性有关的这 34 例中 27 例（80%）是婚外性活动，死亡者大多数男性是 40 ~ 50 岁（没有超过 60 岁的），比配偶至少大 20 岁，事先酒醉饭饱。其原因可能与婚外恋兴奋、紧张、酒醉饭饱有关。和新伴侣发生性交时更为兴奋，心率、血压增加更多。Derogatis 等[36]认为婚外性活动有更大危险性的证据尚不足，因为缺乏已婚性死亡率的资料，已婚配偶可以谎称其夫（妇）的性死亡是死于睡眠。

### （四）危险分层

1999 年在普林斯顿召开的性活动与心脏危险国际会议上提出了心血管病患者性活动危险程度的分级标准及处理建议，2005 年做了更新（表 13 - 3 - 7[37]）。低危患者可安全地开始性生活。由于低危患者性生活无心血管危险性，因此无须额外的心血管评价或治疗，就可以开始性生活。

2012 年在普林斯顿会议第三次会议作了更新，并提出如图 13 - 3 - 1 评估程序[37]。

表 13 - 3 - 7　普林斯顿（Princeton）专家会议（2005）的危险分层及治疗建议[37]

| 危险性分层 | 心血管病的种类 | 治疗建议 |
| --- | --- | --- |
| 低危 | 1. 无症状，<3 个冠心病危险因素<br>2. 已经控制的高血压<br>3. 轻度、稳定型心绞痛<br>4. 成功的血管成形术后<br>5.（6 ~ 8 周前）曾有无并发症的 MI<br>6. 轻度心脏瓣膜疾病<br>7. LVD/CHF（NYHA Ⅰ级） | 1. 初级保健治疗<br>2. 可用所有一线治疗<br>3. 定期（6 ~ 12 个月）评价 |
| 中危 | 1. ≥3 个冠心病危险因素<br>2. 中度、稳定型心绞痛<br>3. MI 恢复期（MI 后 2 ~ 6 周）<br>4. LVD/CHF（NYHA Ⅱ级）<br>5. 心外动脉粥样硬化病变（如卒中，周围血管病） | 1. 特殊的心血管检查（如超声心动图，运动试验）<br>2. 治疗后根据心血管检查结果重新进行危险分层，分为低危，或高危 |
| 高危 | 1. 不稳定型或顽固性心绞痛<br>2. 未控制的高血压<br>3. LVD/CHF（NYHA Ⅲ或Ⅳ级）<br>4. 新近发生的 MI（2 周内）<br>5. 高危的心律失常<br>6. 梗阻性和其他类型心肌病<br>7. 中、重度心脏瓣膜 | 1. 首先治疗心血管疾病<br>2. 待心脏情况稳定后，或根据专业医师的建议，开始性功能异常的治疗 |

注：LVD：左心室功能障碍；CHF：充血性心力衰竭；MI：心肌梗死。

13

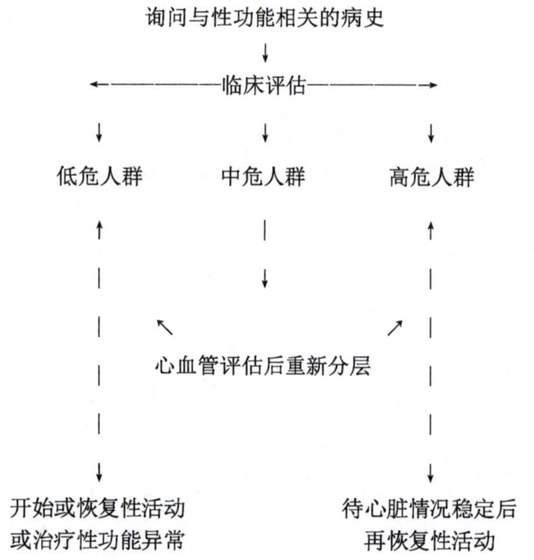


图 13－3－1　性活动危险性和心血管病评估

### （五）注意事项（包括西地那非的使用）

ED 是一种不威胁生命，但涉及个人隐私的疾病。据普林斯顿的报道估计，在 40～70 岁的男性 30% 以上患有 ED。在马萨诸塞州男性老年研究（massachusetts male aging study，MMAS）[38]的资料中，40～70 岁男性的 ED 患病率是（52.0±1.3）%。轻、中、重度（完全）ED 的患病率分别是 17.2%、25.2% 和 9.6%。

美国国立卫生研究院（NIH）的报告显示，血管源性的 ED 约占 75%。一般认为，心血管病患者 ED 的患病率高于普通人群。1998 年，美国食品药品管理局（FDA）报告了 130 例服用西地那非引起死亡的资料，引起了全世界的广泛关注，甚至恐慌。在 1998 年 11 月 FDA 的报告中，77 例心血管死亡中有 44 例死亡发生于服用西地那非后 4～5 h 以内，27 例死于性交中或刚完成性交后[39]。

西地那非能特异性地抑制 PDE-5（phosphodiesterase inhibitor-5，5 型磷酸二酯酶抑制剂）的活性，使环磷酸鸟苷（cGMP）的水平升高，从而导致血管扩张并维持阴茎的勃起。研究表明，西地那非对缺血性心脏病、高血压、糖尿病、器质性及心理性的勃起功能障碍均有较好疗效。PDE-5 也存在于血管、内脏平滑肌、血小板和骨骼肌中。因而，西地那非也可以扩张全身血管，导致动脉血压轻度降低（收缩压降低 8～10 mmHg，舒张压降低 5～6 mmHg），并于服药后 1 h 达到高峰。当其与一氧化氮（NO）的供体有机硝酸酯类合用时，两者还可发生协同作用而进一步降低动脉血压。因而，西地那非在服用硝酸酯的患者应列为禁忌，长期或短期同时应用任何剂型的硝酸酯均为禁忌证（如果要用硝酸酯，应在服西地那非后 24 h 以上才能开始）[40]。

下列患者服用西地那非可能会有危险[41]：①不稳定型心绞痛、中度稳定型心绞痛；②充血性心力衰竭和低血压；③血容量不足；④正在服用能延长西地那非半衰期的药物。西地那非在肝脏中主要通过细胞色素 CYP3A4 同工酶（CYP3A4）进行代谢，所以：肝脏疾病患者，服用抑制细胞色素 P4503A4，延长西地那非半衰期药物（如红霉素、酮康唑、胺碘酮、地高辛、地尔硫卓、非洛地平、络沙坦、洛伐他汀、西咪替汀、苯巴比妥、利托那韦等）的患者应慎用西地那非，剂量要小。

### （六）一般的建议

性生活的恢复可以在 Holter 监测下进行，以评价其并发症。如果性交时出现无症状的 ST 段改变或恶性心律失常，就应事先服用抗心律失常药；未服西地那非者可服扩冠药（如硝酸甘油），若患者在性交时出现胸痛症状，特别是心绞痛，则应立即停止性交，未服西地那非者可含服硝酸甘油类药物，并减少性生活的频度。心肌梗死后患者的性生活频度一般以 1～2 次/周为宜（或以不出现症状为度），切忌连续性性交（指一夜多次性交）。为了减少心脏负担，可以采用女上男下、侧位或其他自觉舒适的体位。

随着社会、科学的进步以及医学模式由单纯的生物医学模式向现代的生物医学—心理—社会模式的转变，心血管疾病的二级预防已不再局限于针对疾病本身；而改善症状，提高生活质量、改善预后成为医患共同追求的重要目标。改善性生活质量是其中一项重要内容，越来越受到大家的广泛关注。

## 六、旅游、度假

随着病情的恢复，患者可能希望外出旅游、疗养。一般认为心肌梗死后 5～6 周，经医师检查许可，允许乘配置良好的汽车做短途旅行；但 AMI 后 3～6 个月内不宜进行长途旅游。建议患者在旅游之前，向有关专科医师咨询，了解旅行的可能风险，需要注意的事项和备用的药品。如果可能，在旅行的目的地和沿途应选择随时可以就医的地方，以便发生意外时，可以立即就医治疗。另外，最好不要选择海拔较高、空气稀薄容易缺氧的地方，以免发生危险。要打算长途旅游时，需做必要的健康检查，并携带病史摘要，包括最近的心电图，这样患者在旅途中突发意外需要求医时，任何医师都能很快看到患者的病史，以利于及时作出诊断，避免延误抢救时机。旅途中必须按医师处方坚持服药，并遵守注意事项，例如要避免过量的体力活动、情绪激动、过饱、大量饮用含酒精的饮料、吸烟。每天有足够充分的休息，等等。

1. 乘飞机

虽然大多数商业飞机机舱内有加压，但高空 7500 ~ 8000 英尺，还可能会有缺氧，所以对于心肌梗死后 2 周患者，应限制空中旅行，如果有休息时心绞痛或对飞行感到恐惧也应限制空中旅行。外出时必须有一个同伴照应，应携带硝酸甘油，以备急用，并要求机场接送，增加安全。

关于心肌梗死后患者航空旅行禁忌证，AHA/ACC 指南的心肌梗死后患者航空旅行禁忌证如下[42]：

（1）近 2 周内发生过心肌梗死。

（2）近 2 周内接受过经皮冠状动脉腔内血管成形术或冠脉内支架置入术。

（3）近 3 周内接受过冠状动脉旁路移植术。

（4）不稳定型心绞痛。

（5）未得到控制的室性或室上性心律失常。

（6）心力衰竭失代偿期。

2. 乘车

作为旅客乘车要比自己开车安全，乘车长途旅行时，应间歇休息（每乘车 1 ~ 2 h 休息 1 次，这样患者可以下车活动下肢，以防止血栓栓塞现象）。

3. 驾驶

尽管开车对健康人来讲是一项简单的活动，但对于 AMI 恢复早期的患者来说，开车会导致某种程度的紧张和体力负荷，可能有害。患者自己开车需经医师充分评估、允许后才可以。以前一般在心肌梗死后 10 ~ 12 周才允许自己驾车，现在 AHA 的指南（2004 年）[43]认为：出院后 1 周可以开始驾驶，但需要经过当地法律的准许，包括有必要的，就此作出的警告，并避免交通高峰、恶劣天气、夜间驾驶，高速行驶。

对于严重的患者（有心肺复苏史、低血压、严重心律失常、大面积梗死，或充血性心力衰竭患者），驾车应推迟到症状消失 2 ~ 3 周后。有报道[44]分析 230 例交通事故的驾驶员突然失控病因如下：①一时性黑矇 21%。②接受胰岛素治疗的糖尿病 18%。③心脏病 8%。④卒中 7%。⑤其他 7%。

驾车患者必须无任何症状，思维敏捷，开始时最好有助手在侧；车的刹车装置、动力操纵都要很灵敏，并有由短程到长程的循序渐进的过程。急性心肌梗死，经皮冠状动脉腔内血管形成术（PTCA），冠状动脉旁路移植术（CABG）4 周后才能考虑驾车。有下列情况应暂时停止开车：

（1）疾病

①高血压：血压 > 180/100 mmHg；②有心绞痛症状者；③晕厥原因不明，且未控制者；④心力衰竭有症状者；⑤植入人工心脏起搏器一周内、植入心脏复律除颤器 6 个月内有心律失常复发或放电时有症状者。

（2）服用弱安定剂或镇静剂。

（3）饱餐和（或）饮用含酒精饮料后。

（4）在拥挤的街道，特别是上下班时间（易引起心情紧张导致心律失常等）。

（5）有精神压力，精神紧张或神经过敏。

（6）驾车时出现任何症状。

出现上述情况时应停车，靠边休息，必要时可以请求医疗协助。

4. 旅游注意事项

有旅游度假计划时最好先问明计划的细节、大致距离；为了准时赶到目的地，应有充足的时间，避免不必要的紧张和焦虑；饱饭后、酒后的长距离步行是有害的；气候炎热、严寒或湿度过高的地方均应避免行走；旅行时不应携带重物，也不宜到交通不便，医疗设施不好的地区旅游；海拔 900 m 以上的地区氧气浓度低，可导致缺氧，不安全，不要去。

总之，在 AMI 恢复期旅游并非不可行，但需先经过医师评价（最好作运动心电图试验或 Holter 监测等），取得医师指导。

### 七、社交活动

随着患者出院，病情的进一步康复，如果病情许可，可与其直系亲属相聚，充分消遣时间。随着时间推移，可逐渐与其密友交往，但此时仍应避免严肃或刺激性的社交会谈，特别是早期恢复阶段；与讨厌的人接触可能刺激患者的情绪，也应避免。

出院后前1～2个月应避免参加社会性集会，即使恢复参加社会性集会也不应过度。患者在任何时候都不应在过冷、过热、过湿的房间和过度热闹杂噪的地方停留太久；尽量少到人员嘈杂的公共场所，因为这些地方通风不良，易引起缺氧，损害心脏。不宜看有刺激性镜头的电影、电视节目。养成有规律的生活习惯，没有规律的生活对自己已有损害的心脏来说是极其不利的，并可因此而导致多种并发症，也可诱发再次心肌梗死或猝死。

## 第五节 急性心肌梗死患者的心理（社会）康复

### 一、急性心肌梗死时的心理社会因素

不少研究者发现，AMI患者中1/2～2/3（甚或更多）的病例可查到心理社会因素异常，其中以情绪激动或精神紧张及工作繁重压力多见。

13

我国的王金岩氏（1988年）等[45]的200例AMI患者中，有心理社会因素的达75%。其中63例发病前半年长期处于紧张的心理社会因素状况下，其表现为：①工作繁重20例（31.75%）；②处境苦闷13例（20.63%）；③心情压抑9例（14.29%）；④工作矛盾8例（12.70%）；⑤人际关系紧张7例（11.11%）；⑥其他6例（9.52%）。

此外，87例心肌梗死前3天有明显的心理社会因素，其表现为：①家庭纠纷24例（27.59%）；②意外事件19例（21.84%）；③工作紧迫13例（14.94%）；④过度兴奋11例（12.64%）；⑤悲伤9例（10.34%）；⑥惊恐4例（4.60%）；⑦其他7例（8.05%）。

程艳春等[46]对急性心肌梗死（AMI）和正常人的社会心理因素进行了分析，结果发现，AMI患者发作前有明显心理刺激因素占80.39%，AMI组负性生活事件发生率更高（$P<0.01$），社会支持度更低（$P<0.01$），有更多的外倾行为和情绪不稳定性格，E N分［艾森克人格测验量表，E量表分（内—外倾）；N量表分（神经质）］更高（$P<0.01$），业余生活单调，缺乏锻炼，嗜烟酒，睡眠差或睡眠无规律等（$P<0.01$）。说明缺乏亲人和社会支持，不良个性和不良生活方式等是AMI的发病危险因素，这与国外的资料相类似。

现在认为，传统的常见危险因素诸如高血压、高脂血症、吸烟、肥胖、糖尿病、家族史等并非在各种环境中都是冠心病的危险患因素，这些危险因素要起作用，可能要有一定的心理社会环境因素协同作用，才会诱发AMI。

2016年瑞典对989名中年男性长达9年的一次前瞻性研究[47]表明，社会因素和尔后的心肌梗死病死率之间可能存在着重要的关系。同时，社会经济因素也是一个诱发因素。收入低的地区的心肌梗死发生率、病死率升高，其原因可能是低收入地区居民的吸烟、高血压、酗酒等发生率较高所致。

### 二、急性心肌梗死后的心理反应[8,48]

许多研究表明，大部分的心肌梗死患者在住院期间都有不同程度的心理障碍。日本的黑泽等（1980年）发现，几乎全部患者在发病前2天均有不同程度的焦虑状态，多数患者因持续性剧痛而有濒死恐惧感，发病3天以后可出现下列精神状态：

1．焦虑

担心病情再发展。

2．抑郁

忧虑工作、家属问题等所致，后悔有前驱症状时未加以注意。

3．疑病状态

自认为没什么了不起，情感变化剧烈，对医务人员或感激，或要求过多，甚或批评、叱责。

4．退缩状态

依赖医务人员，希望有人陪伴，儿童样行为。

5. 幻觉、妄想状态

幻视、关系妄想，可由失眠诱发。

6. 夜间谵妄。

7. 戒断症候群

中断平时生活依赖的药物（如酒精、催眠药）所致。

8. 谵妄状态

出现错视、错听、定向障碍、被害、牵连观念等。

早期焦虑是由于胸痛、气急和濒死感引起的，而后期焦虑则因害怕复发等引起。抑郁一般在发病3~4天时出现，往往同心脏受损的征象开始有关。患者由于体验到病情的严重而绝望，有人甚至说引起一种所谓“自我梗死（ego infarction）”[49]。抑郁的程度与心肌梗死严重程度平行，自尊受到威胁也是一个原因。此外，由于对其后面临的工作、职业危机，谋生能力丧失的考虑，感到活着已失去乐趣，倍感忧虑，加上冠心病监护病房（CCU）环境内仪器24 h内昼夜不停地工作，监护仪器和各种导线、输液管道使患者被限制于一定体位而不能活动等，使患者烦躁、失眠更加重抑郁。老年人常伴有动脉硬化，可以出现夜间谵妄，加上由于新环境的不习惯、限制探视、同室患者病情发作、抢救及死亡均可加重其焦虑和抑郁情绪。

人在24 h内有包括睡眠在内的时间节律。在CCU中患者正常的睡眠—觉醒形式受到扰乱，夜间清醒，白天睡眠，打乱了原有的生物节律，这会对心理状态造成影响。Trabnikov 和 Zornin（1973年）发现，老年心肌梗死患者由于脑动脉硬化不能适应急剧的病变而失眠，9.3%可出现谵妄，可在充足的睡眠24 h后恢复。

## 三、急性心肌梗死的心理康复治疗[50,51]

### （一）急性心肌梗死后的心理问题

AMI发生后患者被送入CCU室进行监护，患者突然处于一个新的陌生环境，被当作一种“物体”固定在床上接受治疗，一系列监护仪器又连续记录患者身上的各种数据。这一切都控制在进进出出的医务人员手中，而自己无能为力，产生焦虑失落等心理。对一组264例不稳定性心绞痛和AMI患者的心理调查结果如下：焦虑状态占35.2%，抑郁状态36.5%，消极被动23.1%，不能适应新的环境占10.6%。于部分抑郁、焦虑患者的心电图可见到QT间期延长，Holter监测可见到多种期前收缩，短阵室性心动过速，甚至恶性心律失常。

在康复期，仍有80%左右的患者存在一定程度的焦虑和抑郁心境。出院后2个月内最常见的主诉是抑郁、无力，对性生活担心，不敢恢复工作。上述心理失调有时会很强烈，使患者不敢活动。长期活动减少加重了衰弱无力感，无力感又常被理解为心脏病的加重。因此从心理角度看，早期运动也是完全必要的。

### （二）心理测试

治疗前要进行心理测试：要普遍调查并纪录AMI患者的心理、社会发病因素。根据患者不同的表现分别进行A型行为量表，焦虑、抑郁、疑病等量表的测定，分析AMI后心理障碍的分布及其程度，心理障碍与心肌梗死症状、体征和实验室表现的相关性。

### （三）心理治疗

在住院期间，对患者进行个人或集体的心理治疗都是有益的，有利于患者的早日康复，可以缩短住院日期，减轻焦虑及抑郁，降低心衰及心律失常发生率，增加出院后的适应能力。心理康复的另一个重要方面是进行有关处理应激、运动和降低其他危险因素的教育，指导他们如何适应目前的变化及今后的生活和工作。有的心肌梗死患者心梗后长期的虚弱可因焦虑、抑郁或社会问题而延长。这类焦虑可以通过解释，保证及告诫而得以防止。家庭及医师给予患者的支持甚为重要。严重的精神障碍通常于一周内消失。多数患者在住院的第2到第3周随着心功能的稳步改善，将逐渐感到体力恢复、精神好转。住院的第1、第2周末准备出院时，因顾虑在家没有医护人员监护和管理，多数患者出院时可能为此感到焦虑，且害怕再次心肌梗死。心理治疗程序如下：

1. 心理咨询

由医师和护士完成。通过咨询消除患者的心理障碍（认知、情感、意志、行为4方面），首先要从转变患者的认知方面下功夫，做到晓之以理，动之以情。行为是归宿，也是心理结构的核心，要解决患者的心理障碍，就要导之以行。情感和意志是中介，只有积极的情和意，才能使认知迅速转化为行为，因此就要动之以情，炼之以意。具体方法是首先要建立良好的医患关系。通过谈心，挖掘、了解患者的心理障碍，启发患者放弃不良的认知，建立良性的心理认知，并反复逐步巩固，预防复发。心理咨询1周1次，每次30 min左右。咨询内容除心理问题，尚需解释病情，告之实验室结果的意义，药物应用的目的；鼓励早期活动，告之正确的运动方法与饮食方法。

2. 常用的心理调节方法

①说理疏导法；②暗示疗法；③认知疗法；④松弛疗法；⑤音乐疗法；⑥疏泄疗法；⑦移情疗法；⑧系统脱敏法；⑨爆破疗法；⑩厌恶疗法；⑪行为矫正法；⑫行为塑造法；⑬生物反馈疗法；⑭气功疗法；⑮药物疗法。

3. 药物治疗

（1）常用的苯二氮卓类药物

如安定、舒乐安定、佳静安定、氯硝安定等。

优点：①抗焦虑作用迅速可靠；②产生松弛作用；③佳静安定等对冠状循环有类似硝酸甘油的作用，可减少心肌耗氧量，并有降低交感张力，拮抗儿茶酚胺促发冠脉痉挛的作用；④价格相对便宜。

缺点：①有成瘾性；②缺少抗抑郁作用。

（2）三环类药物（TCAs）

如阿米替林，多虑平等。

优点：①抗抑郁和抗焦虑均有效；②不影响认知和记忆功能；③耐受性较好，不成瘾；④价格相对便宜。

缺点：本类药物可抑制肝脏细胞色素CyP同工酶。其抑制的结果是，使通过该酶代谢和清除的药物血浆浓度增高，比如使Ic类抗心律失常药物（普鲁帕酮），单胺氧化酶抑制剂（MAOI）等血浓度升高，故这些药不宜与TCAs同时使用。TCAs还阻滞去甲肾上腺素再摄取，结果是使其血浆浓度升高，可能引起心动过速、心律失常、高血压和心肌氧耗量的增加。因此在TCAs类药物的说明书中都注明心血管疾病患者慎用。

（3）选择性5-羟色胺（5-HT）再摄取抑制剂（SSRIs）

常用的有氟西汀、帕罗西汀、舍曲林、西酞普兰等。

优点：①由于对5-HT再摄取的抑制有高度选择性，因此，对肝脏细胞色素CyP同工酶的抑制不明显，不增加心血管事件的危险性，因此，心血管疾病患者可以安全地使用；②抗抑郁和抗焦虑均有确实疗效，包括重度抑郁和焦虑患者，③耐受性好，不影响肝、肾功能，不成瘾。

缺点：①起效慢，一般2周开始有效，不少患者不能接受；②部分患者感到服后乏力、恶心、头晕而放弃；③价格偏高。

（4）混合制剂

如黛力新（deanxit），内含两种成分：①三氟噻吨（fluPentixol），属硫杂蒽类，含0.5 mg，有抗焦虑、抑郁和镇静作用；②四甲蒽丙胺（melitracen）属新型三环类，含10 mg，有抗焦虑、抑郁和兴奋的特性。

优点：①三氟噻吨可拮抗四甲蒽丙胺的抗胆碱作用，罕见心肌耗氧量增加，心动过速等副反应；而三氟噻吨可能出现的震颤等副反应可被另一种药物所拮抗；因此本制剂不良反应相互拮抗。②两种药物有协同作用，使疗效相加并加速，一般服后5～7天起效。③价格相对便宜。

缺点：①抗抑郁效果不及抗焦虑作用；②重度抑郁和焦虑者宜加用SSRIs类药物。

结论：①三环类与苯二氮卓类药物对心功能作用尚佳，对于射血分数（EF）>40%，无严重心肌缺血的心血管疾病患者和轻中度高血压患者是安全的；②SSRIs类药物可以安全应用于各类心血管疾病患者，但对于急性心肌梗死，心力衰竭，严重心律失常的患者宜谨慎，需在病情较稳定后使用；③黛力新的应用范围理论上宜介于以上两类药物之间，临床上多年广泛应用于各类心血管疾病患者，安全性与SSRIs类药物相似。

多数患者回到家后是感到高兴的。有些患者出院后因生活的限制或医师告诫不能较多的体力劳动（特别是对于心肌梗死前活跃的患者）或者体力恢复不如预期的那样好，以及长期卧床身体虚弱等因素引起了抑郁，这些情况可以通过心理咨询和体力的恢复而消失。

4. 患者与家庭

家庭的社会问题对患者来说很重要。有学者调查[52]表明，已婚男性受到心脏病打击20%与婚姻有关。心肌梗死发作对患者及其家庭构成了现实的危机，对于这种应激事件的适应可能夫妻都比较难，配偶一方的行为可影响患者的焦虑和抑郁，而影响到患者的预后，因此家庭及配偶也必须对整个家庭的生活方式作出必要的调整，所有家庭成员都必须认识到心肌梗死的严重性。另一方面，某些家庭成员特别是配偶对导致心肌梗死感到内疚，担心导致再次心肌梗死，家属及密友对患者的过分保护，在心理上可能是有害的。因为患者为此感到不能参加任何必要的正常活动而气馁，特别是病前十分活跃的人。对于这种情况应正确对待，逐步进行一些力所能及的活动，逐渐恢复正常。

美国的一项前瞻性队列研究数据[53]（$n=15827$），显示从1992—2000年每两年一次，对年龄在45～80岁的一群已婚成年人进行随访。随访中有超过三分之一的患者在其一生中有≥1次离婚。在200524人一年的随访中，和连续婚姻者相比，离婚患者（8%，$n=1211$）的1次、≥2次离婚者的急性心肌梗死率和年龄始终显著升高（$P<0.05$），随着时间的推移，差异越来越显著，于1997—1998年，1999—2000年≥2次离婚者的急性心肌梗死率显著高于1次离婚者（$P<0.05$）（见图13-3-2）。对于此结果完全可以理解，连续婚姻者夫妻关系融洽，自然急性心肌梗死发病率低，≥2次离婚者感情挫折多，发病率会更高。

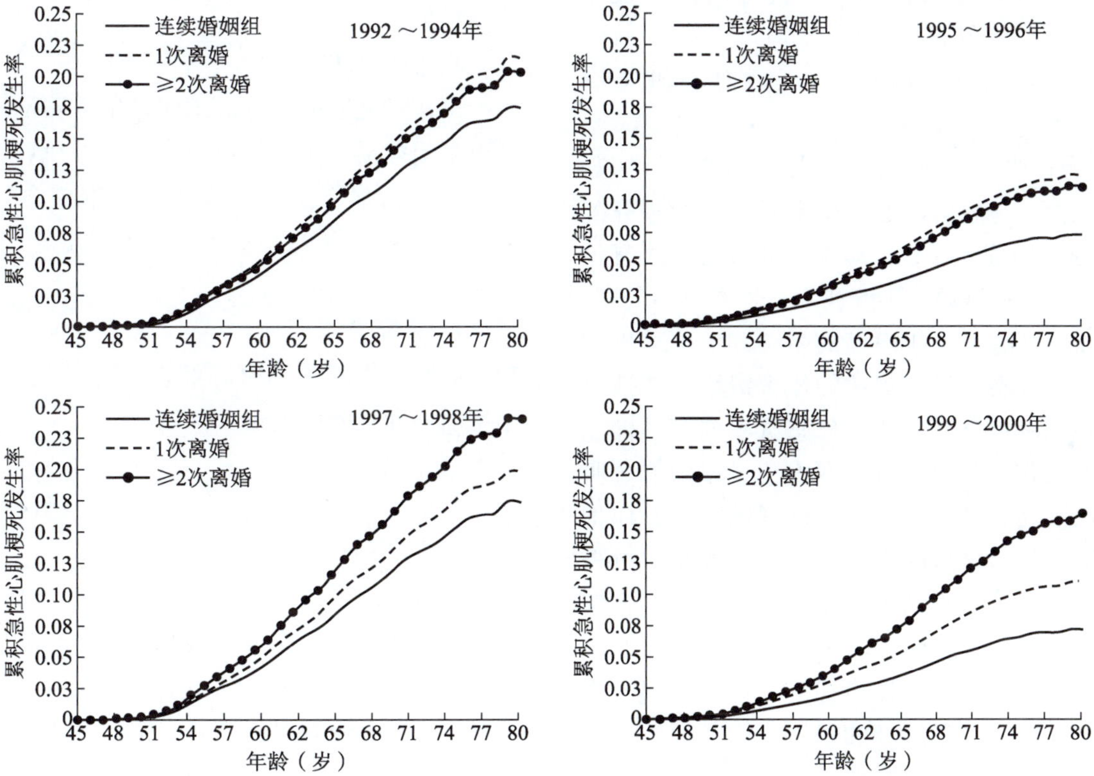


图13-3-2　离婚与再婚者累计急性心肌梗死（AMI）发生率的比较[53]

注：美国男女离婚人数年龄调整后的累计急性心肌梗死（AMI）发生率与婚姻状况的关系（4图分别为1992—1994年，1995—1996年，1997—1998年，1999—2000年的随访结果）。

连续婚姻组（实线）与1次离婚（---），1次离婚与2次离婚男性比较，均有显著性差异（$P<0.05$）。

Wishnie 等[54]曾对恢复期有心理障碍的患者提出了下列处理意见：

（1）对预期回家有反应的患者

要说明反应并不是病情加重；患者应在恢复早期保持同医师的联系。

（2）回家后第 1 个月

只要有睡眠障碍就可给安眠药，或鼓励使用药物以保证对焦虑的控制。

（3）提醒患者要有效地适应生活改变

家庭中的另一个问题是配偶之间的性生活。如上所述，在心肌梗死后的第 1 周内不宜性交，因此配偶对此必须理解、配合。但患者常由于焦虑和抑郁而失去性欲，加上虚弱、疲乏等症状，可能导致心理上的“阉割感（sence of emasculation）”。患者可能认为性功能是生命的必须，一旦阳痿，就感到沮丧，进一步增加心理负担、压力；或者由于配偶担心性生活影响心脏而拒绝性交，未能恢复正常性生活。前面已讲过，只要患者能胜任 3 ~ 4 METs 的活动，就可以恢复性生活。性生活的恢复有利于其心理上的康复，解除精神上的压力，而精神上的压力对心脏是有害的。

对于上述家庭问题，有人提出如下建议：①加强教育，与患者沟通，使患者对心肌梗死的发病机理、病程、症状、运动、性活动、康复治疗等有比较正确理解，不悲观，不恐惧，不气馁，正确应对。②合理安排自己的生活和工作，做到有规律、有节奏，做有规律的体育锻炼。③适当进行松弛训练或气功。④当你感觉不安时，停止正在做的工作，进行心理自我安慰，或散步、听音乐等活动转移注意力；对于这样的经历，应记录，总结，作为今后的借鉴。⑤少喝咖啡、可乐等刺激性饮料；可适当服用镇静剂，但不要长期服药，以致产生依赖性，因为它本身也会引起不安及焦虑，甚或作用更强。⑥正确对待配偶及亲属的关怀，不受制于过度的保护，按医师的嘱咐参加康复活动。⑦会同配偶，正确处理焦虑和抑郁，以及性生活问题；心理平衡，家庭和睦和丰富多彩的生活，适当的性生活有利于其心身恢复。⑧必要时或有不明之处应向心脏康复专科的医师提出咨询，以期得到帮助。⑨必要时可向医师（包括心理精神科医师）提出咨询，寻求心理或精神科医师的帮助。



## 第六节　AMI 的职业康复和宣传教育[6,10]

### 一、工作回归的意义

冠心病患者在发生心肌梗死后，经过康复能回归工作将产生明显的经济、社会效益和心理效应，非常重要和有意义。

1. 经济效益

患者回归工作既可以节约医疗费用，又可增加收入，产生巨大的经济效益。

2. 社会效益

心脏病患者因心脏事件未能回归工作而造成的损失，有的是无法用钱计算的，譬如政治家、科研人员、技术专家、教师等的价值是难以用经济衡量的。

3. 心理效应

工作是健康的指标。工作是生活质量的要素。经康复治疗后，能够上班工作，回归职业，标志恢复了“正常”生活，疾病“基本痊愈”。这会给患者产生良好的心理效应，对生活产生信心、兴趣。

4. 家庭效应

回归工作既增加家庭经济收入，又有利于家庭生活的和睦和稳定。

### 二、工作回归的可行性

心脏病患者还未治愈，甚至还有心功能不全的时候，能恢复工作吗？实践证明，心脏病患者，甚至运动功能仅有 1.5 ~2 METs 时就可恢复工作，大量的心脏病患者可以恢复一定的工作。

首先，随着科学技术的发展，工农业生产的机械化，特别是工业生产的高度机械化、自动化，工人、农民的劳动强度已大大降低。尤其是工人，因为生产自动化、程序化，生产是循环式、间歇性的，每阵工作很少维持 2 ~ 3 min，能量消耗是很少的。现在某些发达国家从事重体力劳动的人只有5%。我国从事重体力劳动的人现在还比较多，但是随着生产机械化、自动化的发展，重体力劳动人口比例势必进一步减少，有利于心脏病患者恢复工作。

Hellerstein等曾配对研究了500例以上不同心脏病（主要是冠心病）、不同职业患者的工作能量消耗。结果：①耗氧量：工厂工人，手术、麻醉医师，商业销售人员的耗氧量为1.5～3 METs，钢铁厂工人为3 METs。②心率：平均心率通常少于100次/min，工作峰值心率一般少于120次/min，仅钢铁厂工人、消防队员例外。③血压：收缩压一般在140 mmHg以下，仅钢铁厂工人、消防队员例外；舒张压，除消防队员为104 mmHg外，余均在90 mmHg以下。④心电图：除冠心病组工作时发生室性期前收缩外，其他时间与对照组的心电图相似。说明一般工作人员的耗氧量仅为1.5～2 METs，即使钢铁厂工人也只有3 METs，劳动强度是不高的，大多数心脏病患者具有2～5 METs的运动功能，完全可以承受一般的工作，能够恢复工作。

其次，虽然设想工作场所的劳动比家庭劳动负荷大，但是实际上工作场所的工作耗氧量不一定比家务活动大，发生在工作场所的心血管合并症，不比发生在家庭的多。

因而，心脏病患者恢复一定的工作是可行的，安全的，但是一般不能恢复重体力劳动，也不宜恢复对他人安全形成威胁的工作，如驾驶员、交通警察等职业的工作，以免出现心脏合并症时失职，损害别人的健康、生命。

## 三、复工率及复工时间

急性心肌梗死患者的复工率各国报道不一，为25.5%～95%，我国为25.5%～79%。在工业化国家，心脏康复的开展比较普遍，因此存活者的复工率较高，美国为70%～75%，无合并症患者的复工率则达85%以上。虽然国外心肌梗死后的复工率较高，但仍有报道10%～20%的心肌梗死患者没有恢复工作[55]。大部分的患者可在发病后2～3个月内重返工作岗位。

国内有关复工的资料很少，上海学者毛国英[56]总结了国内部分文献中心肌梗死后恢复工作的情况，恢复病前工作的有25.5%～45.9%，各家统计的恢复病前工作的数据如下：①中华内科学会心肾组（1965年）：心肌梗死后6个月恢复病前工作34.1%，7～12个月2.0%，≥12个月45.9%；②冠心病北京协作组（1978年）：心肌梗死后6个月恢复病前工作45.6%，7～12个月24.5%；③福建省泉州市第一医院（1993年）：心肌梗死后6个月恢复病前工作41.2%，7～12个月33.3%，≥12个月25.5%。

我国心肌梗死后患者恢复工作的自然情况[8]如下：

（1）北京协作组（1978年）

随访例数1084例；恢复：一般家务27.2%，轻工半工30.1%，病前工作23.3%，合计80.6%。

（2）上海协作组（1984年）

随访例数167例，长期卧床3.39%，生活自理26.07%；恢复：一般家务45.0%，轻工半工11.79%，病前工作13.75%，合计70.5%。

（3）戴若竹等（1993年）

随访例数81例，生活自理9.88%；恢复：一般家务25.93%，轻工半工0.84%，病前工作28.40%，合计84.95%。

## 四、工作回归的影响因素

1. 病情

冠心病患者的病情，如充血性心力衰竭、心律失常、持续心绞痛等对患者的工作回归具有肯定的影响。心肌血管再造术后症状改善明显，左室射血分数、运动功能、运动最大心率增加者的工作回归率较高；但是术前的疾病严重程度通常对术后的工作回归没有预测价值，因为手术明显改变了病变的程度。

2. 社会经济因素

社会经济因素如患者年龄、心脏事件前的工作状态、患者对复工的态度等对工作回归比病情和心功能更加重要。

（1）年龄

公认年龄对工作回归有影响。60岁以上的患者已到退休年龄，急性心肌梗死（AMI）或冠状动脉旁路移植术（CABG）手术后患者复工率很低。年龄与复工率的关系还受教育程度和国家、民族风俗的影响；如伊朗、斯堪的那维亚国家患者在50岁或55岁以后出现冠心病事件，复工率就明显降低；文化教育程度较低者的复工率明显降低，退休年龄也提前。

（2）工作种类和教育水平

许多研究报道显示，体力劳动者复工率比脑力劳动者低。

（3）性别

初步资料显示，西方妇女在冠心病事件后复工率较低，复工需要的时间较长。

3. 家庭因素

家庭成员的态度对于工作回归有重大影响。亲人的正确态度会促进工作回归，亲人的过分关心和漠不关心都不利于工作回归。

4. 心理因素

冠心病患者心理的主要问题是焦虑和抑郁。它对于患者恢复病前活动、工作比体力下降具有更大的负面影响。情绪和心理问题（忧郁、焦虑、害怕、缺乏信心）在超过半数的冠心病患者中是回归工作的主要决定因素。

5. 工作因素

工作因素中除工作性质（脑力劳动或体力劳动，技术性的强、弱）、报酬，工作环境，雇主态度等工作因素外，还有下列工作因素对工作回归有影响。

（1）工作的安全性

工作时患者病情发生变化能否得到及时的医疗？能否对他人造成危害？如司机、交警等职业。

（2）工作的人际关系

同事的态度是支持还是歧视、排斥，对患者能否坚持工作会产生影响。

（3）病前是否工作对工作回归也有重要影响

在急性冠心病事件，或心脏手术前没有工作，或停止工作时间较长（半年以上）者，病后复工率较低。

我国关于心肌梗死后回归工作的报道还少，研究不充分，有待加强。可以展望，随着心脏康复的推进，心脏病患者回归工作的发展一定会有较大的发展。

**（戴若竹、刘江生撰稿）**

## 参考文献


[1] 陈伟伟，高润霖，刘力生，等. 中国心血管病报告2013概要［J］. 中国循环杂志，2014，29（7）：487－489.

[2] 刘江生. 我国康复心脏病学发展的回顾与展望［J］. 心血管康复医学杂志，2013，22（1）：1－5.

[3] 刘江生，安康，王炳麟，等. 急性心肌梗塞合并心衰的康复附二例报告［J］. 中国心血管康复医学，1992，1（1）：17－19.

[4] 刘江生，张宏元，戴若竹，等. 老年急性心肌梗塞合并心衰的康复［J］. 中国康复医学杂志，1997，12（1）：13－15.

[5] LIU JIANG SHENG，ZHANG HONG YUANG，DAI RUO ZHU，et al. The exercise training on elderly Patient after acute myocardial infarction with left ventricular dysfunction. Final Program And Book of Abstracts［G］. IRMAV11，1994：83.

[6] 刘江生，陈晓春，杨菊贤. 中国心肌梗死康复程序参考方案（第四版试行稿）［J］. 心血管康复医学杂志，2006，15（增刊）：89－119.

[7] 刘江生. 康复心脏病学［M］. 北京：中国科学技术出版社，1996.

[8] 戴若竹. 急性心肌梗塞的康复［M］//戴若竹. 心脏康复. 广州：暨南大学出版社，1996：95－118.

[9] J LARRY DURSTINE，GEOFFREY E MOORE，MICHAEL J LAMONTE，et al. 波洛克心血管康复医学教科书［M］. 刘江生，主译. 北京：北京大学医学出版社，2012：145－168/591－596.

[10] 刘江生. 冠心病患者的康复［J］. 心血管康复医学杂志，2006，15（增刊）：22－55.

[11] American Association of Cardiovascular and Pulmonary Rehabilitation. Guidelines for cardiac rehabilitation programs［M］. 2nd ed. ChamPaign：Human Kinetics，1995：14.

[12] American Association of Cardiovascular and Pulmonary Rehabilitation. Guidelines for cardiac rehabilitation and secondary prevention programs［M］. 4th ed. ChamPaign：Human Kinetics，2004：32－34/119.

[13] 胡大一. 中国心血管疾病康复/二级预防临床操作指南2015（试行版）［M］. 北京：北京大学医学出版社，2015：1－33.

[14] American Association of Cardiovascular and Pulmonary Rehabilitation. Guidelines for cardiac rehabilitation and secondary Prevention Programs [M]. 5th ed. Cham-Paign: Human Kinetics, 2013: 41 -56/71 -88/109 -122.

[15] 刘江生. 我国康复心脏病学发展的回顾与展望 [J]. 心血管康复医学杂志, 2013, 22 (1): 1-5.

[16] 曲镭. 心血管疾病的康复 [M]//卓大宏, 主编. 中国康复医学. 北京: 华夏出版社, 1990: 917-941.

[17] 王茂斌, 汪立, 贾子善, 等. 急性心肌梗塞两周康复程序 [J]. 中国康复医学杂志, 1992, 7 (1): 1.

[18] 孙雨明, 李平. 冠脉搭桥术后康复治疗 [J]. 中国心血管康复医学, 1995, 4 (3/4): 75.

[19] 中国康复医学会心血管病专业委员会, 心血管康复医学杂志编辑委员会. 中国心肌梗塞康复程序参考方案 (第四版试行稿)[J]. 心血管康复医学杂志, 2006 (增刊): 89-110.

[20] 刘江生, 戴若竹, 程远植, 等. 中国经皮冠状动脉介入治疗后康复程序 (试用稿)[J]. 心血管康复医学杂志, 2006, 15 (增刊): 125-129.

[21] 戴若竹. 急性心肌梗死的早期运动负荷试验 [J]. 引进国外医药技术与设备, 1999, 6 (6): 60-64.

[22] 中国康复医学会心血管病专业委员会, 心血管康复医学杂志编辑委员会. 冠心患者心脏康复危险分层法 [J]. 心血管康复医学杂志, 2006, 15 (增): 122-125.

[23] GOHLKE H. General principles of nutrition support in cardiac rehabilitation. in: niebauer j ed. cardiac rehabilitation manual [M]. SPringer London, 2010: 31-60.

[24] SMITH H C. Return to work in: wenger nk, hellerstein hk. rehabilitation of the coronary patient [M]. 3rd ed. New York: Churehill Livingatone, 1992.

[25] ANTMAN E M, MARY H, ARMSTRONG P W. 2007 focused uPdate of the ACC/AHA 2004 guidelines for the management of Patients with ST-elevation myocardial infarction: a rePort of the American College of Cardiology/American Heart Association Task Force on Practice Guidelines [J]. Am Coll Cardiol, 2008, 51 (2): 210-247.

[26] STONE G W, MARSALESE D, BRODIE B R, et al. A prospective randomized evaluation of prophylactic intraaortic balloon counterpulsation in high risk patients with acute myocardial infarction treated with primary angioplasty. second primary angioplasty in myocardial infarction (PAMI-Ⅱ) trial investigators [J]. J Am Coll Cardiol, 1997, 29 (7): 1459-1467.

[27] BONOW R O, MANN DOUGLAS P, ZIPES D L, et al. Braunwald's 心脏病学—心血管内科学教科书 [M]. 陈灏珠, 译. 北京: 人民卫生出版社, 2016: 933-955.

[28] SVENDSEN K H, KULLER L H, MARTIN M J, et al. Effects of passive smoking in the multiple risk factori-intervention trial [J]. Am J Epidemiol, 1987, 126 (5): 783-795.

[29] 徐玲英, 朱跃华, 吴丽红, 等. 社区男性吸烟人群烟草依赖与焦虑抑郁程度的相关性分析 [J]. 海南医学, 2013, 24 (10): 1532-1534.

[30] MARMOT M G, STANSFELD S, PATEL C, et al. Health inequalities among british civil servants: the whitehall ii study [J]. Lancet, 1991, 337 (12): 1387-1393.

[31] 戴若竹, 郭炳章, 吴德红, 等. 男性急性心肌梗死后患者恢复性生活情况的调查 [J]. 男性学杂志, 1993, 7 (3): 170.

[32] KAZEMI SALEH D, PISHGOU B, ASSARI S, et al. Fear of sexual intercourse in patients with coronary artery disease: a pilot study of associated morbidity [J]. J Sex med, 4 (7): 1619-1625.

[33] KAYA C, YILMAZ G, NURKALEM Z, et al. Sexual function in women with coronary artery disease: a Preliminary study [J]. International Journal of ImPotence Research, 2007, 9 (3): 326-329.

[34] JOHNSTON B, CANTWELL J D, WATT E W, et al. Sexual activity in exercise patients after myocardial infarction and revascularization [J]. Heart Lung, 1978, 7: 1026-1031.

[35] UNEO M. The so-called coition death [J]. JPn J leg Med, 1963, 17: 333-340.

[36] DEROGATIS L R, KING K M. The coital coronary : a reassessment of the concept [J]. Arch Sex Behav, 1981, 10: 325-335.

[37] NEHRA A, JACKSON G, MINER M, et al. The princeton iii consensus recommendations for the management of erectile dysfunction and cardiovascular disease [J]. Mayo Clin Proc, 2012, 87 (8): 766-778.

[38] FELDMAN H A, GOLDSTEIN I, HATZICHRISTOU D G, et al. Impotence and its medical and psychosocial correlates: results of the massachusetts male aging study [J]. Journal of Urology, 1994, 151: 54-61.

[39] 戴若竹. 急性心肌梗塞患者的性康复 [J]. 中国康

复理论与实践，1999. 11 (2)：81－85.
[40] 李青. 西地那非的临床应用及其对心血管病的影响 [J]. 心血管病学进展，2002，23 (5)：262.
[41] 郭应禄. 中国西地那非的疗效和安全性研究 [N]. 中国医学论坛报，2000，8：31.
[42] American College of Cardiology，American Heart Association. ACC/AHA 2002 guideline uPdate for the management of Patients with chronic stable angina [J]. J Am CollCardiol，2004，44：671－719.
[43] 孙菁，沈洪. 简读 2004-ACC/AHA ST 段抬高心梗的急诊处理 [J]. 世界危急重病医学杂志，2005，2 (4)：855.
[44] ALVESTAD M，HAUGEN O A. Death behind the wheel [J]. Tidsskr Nor Laegeforen，1999，119 (7)：966－968.
[45] 王金岩，孙玉衡，赵秀华，等. 急性心肌梗死与心理社会因素——200 例病例资料分析 [J]. 中国心理卫生杂志，1988，2 (1)：35.
[46] 程艳春，邹文华，何杏桃，等. 急性心肌梗死患者与正常人社会心理因素、个性特征和生活方式的对照研究 [J]. 神经疾病与精神卫生，2003 (4)：261－262.
[47] ANNA KARIN ERIKSSON，MAUREEN VAN DEN DONK，AGNETA HILDING，et al. Work stress sense of coherence and risk of type 2 diabetes in a prospective study of middle-aged swedish men and women [J]. Diabetes Care，2013，36 (9)：2683－2689.
[48] 戴若竹. 心脏疾病与生活质量评定 [J]. 心血管康复医学杂志，2003，12 (5)：536－539.
[49] CASSEM N H，HACKETT T P. Caring for the cardiac patient " egoinfarction " psychological reactions to a heart attack [J]. J Pract Nurs，1979，29 (10)：17－20/39.
[50] 戴若竹，刘德斌，林荣，等. 早期康复治疗对急性心肌梗死患者生活质量的影响 [J]. 中国临床康复，2003 (12)：1788－1789.
[51] 杨菊贤，卓杨. 心脏康复与心理的康复 [J]. 心血管康复医学杂志，2006，15 (增)：55－58.
[52] DEGRÉ COUSTRY C，GREVISSE M. Psychological problems in rehabilitation after myocardial infarction：non-institutional approach [J]. Adv Cardiol，1982，29：126－31.
[53] DUPRE M E，GEORGE L K，LIU G，et al. Association between divorce and risks for acute myocardial infarction [J]. Circ Cardiovasc Qual Outcomes，2015，8 (3)：244－51.
[54] Wishnie H A，Hackett T P，Cssem N H. Psychological hazards of convalescence following myocardial inarction [J]. JAMA，1971，215 (8)：1292－1296.
[55] 戴若竹. 急性心肌梗死患者的职业康复 [J]. 中国临床康复，2002，6 (1)：78－79.
[56] 毛国英. 我国心肌梗死恢复工作的时间 [M]//戴瑞鸿. 心肌梗塞. 上海：上海科学技术出版社，1987：89.

# 第十四篇

## 心脏病合并症的康复

# 第一章　慢性心力衰竭患者的康复

## 第一节　概况

慢性心力衰竭（chronic heart failure，CHF）是指循环血量与血管舒缩功能正常时，由于心脏的各种结构或功能的病变使心室充盈和（或）射血能力受损而引起的一种复杂的临床综合征。其复杂的病理生理机制对许多细胞、组织、器官都有广泛的影响。通常认为，心脏泵血功能受损，心排血量不足，不能满足机体代谢需要，同时伴有肾脏和神经内分泌系统异常反应，是各种严重心脏疾病的最后阶段，具有发病率高、病死率高的特点。

由于不是所有患者在疾病初期都有容量负荷过重，“心力衰竭”(heart failure，HF；简称心衰）这个名词比过去的“充血性心力衰竭”更恰当。这时期患者虽然左室射血分数（left ventricular ejection fraction，LVEF）降至正常以下（<50%），但由于肌体的代偿调节，尚能使心排出量在休息，或某种活动时适应组织代谢的需要，没有出现“充血”症状，称为无症状性心力衰竭（asymptmatic heart failure)，或代偿性心功能不全。

心力衰竭收缩功能障碍的临床特点是心脏扩大，收缩末期心腔容积增大和左室射血分数（LVEF）下降，通常少于40%；而舒张功能障碍是由于左室舒张功能障碍、左室舒张末期压力升高，导致心搏量降低而发生的心力衰竭。其特点是心肌肥厚，有一项或多项心室充盈指标的受损，一般心脏无明显扩大，患者LVEF相对正常。

随着我国人口的老龄化和心血管危险因素增加，以及对心肌梗死、高血压、瓣膜性心脏病的诊治技术的发展，使得更多的成年人存活时间延长，从而心力衰竭的发病率，病死率不断上升。我国一项对35～74岁城乡居民15518人的随机抽样调查显示，心力衰竭患病率为0.9%；由此可推算我国心力衰竭患者约400万，随着年龄增高呈增加态势，其死亡率也增加6倍[1]。在美国，心力衰竭的发病率也在增加：据估计，每年有约50万的新发病例，大约500万的美国人患有心力衰竭；现在心力衰竭是65岁以上人群最常见的住院原因，预计未来心力衰竭患者人数将进一步增加；新诊断的心力衰竭患者的5年病死率是45%；除了病死率方面的影响，心力衰竭还可导致生活质量下降（包括运动能力下降以及呼吸困难、摔倒、虚弱和抑郁的增加）；心力衰竭带来的经济负担是惊人的，美国每年花在心力衰竭上的费用累计超过280亿美元[2]。

近些年来，慢性心力衰竭的治疗发生巨大变化，血管紧张素Ⅱ-醛固酮受体拮抗剂以及β受体阻滞剂的应用，从根本上改变了心衰的治疗策略，给心衰患者带来了长期的实际益处。近期辅助装置治疗包括心脏再同步化治疗（双心室起搏）、植入性除颤器和联合机械性装置的应用为晚期心衰患者治疗开辟了新的途径。除了这些治疗，心力衰竭的患者还能从运动训练中获益。许多主要的心力衰竭症状与伴随该疾病的全身异常相关，即使心脏泵血功能障碍不可恢复，规律的康复也能使临床症状和全身情况得以改善。与此同时，运动康复作为心衰治疗的一部分已得到确认。心脏康复已被欧洲心脏病学会、美国心脏协会和美国心脏病学会（以最高级别科学证据——Ⅰ级）推荐用于冠心病（CAD）患者及其合并症慢性心力衰竭（CHF）的治疗[3]。2013年《美国心脏病学会基金会（ACCF)/美国心脏病协会（AHA）心力衰竭管理指南》把运动康复列为慢性稳定性心力衰竭患者ⅠA类推荐[1]。

在20世纪70年代以前，心力衰竭患者被要求或强制性限制体力活动（运动），强调卧床休息，以减轻循环负荷。但长期限制活动或绝对卧床休息带来许多风险，包括远期运动功能的降低、褥疮、静脉血栓、肺栓塞和肌肉萎缩等。以后，逐渐有研究资料表明心衰患者进行运动是可行的；它能提高运动耐量，减少交感神经活动。人们也发现了限制活动对心衰患者害处比益处要大的状况，继而对心衰患者卧床疗法提出挑战，建议心衰患者应该进行运动疗法[4]。经过近几十年的深入研究和发展，现在国际上已确认运动康复可以作为慢性稳定性心衰患者的常规疗法。

## 第二节　心力衰竭的病因、分类及分级

心力衰竭可以由多种心脏疾病引起，包括缺血性心脏病、心肌梗死、高血压性心脏病、瓣膜性心脏病、心肌病以及先天性心脏病，感染、毒素和自身免疫损伤等。心力衰竭是各种进行性心脏病变的晚期表现，主要表现为气短、乏力或是液体潴留（肺瘀血或外周水肿）。临床表现为体力活动能力不同程度的减退、活动时气短、气急、胸闷、发绀等，严重时在安静状态也可发生上述症状。但最终心脏功能障碍的影响远不止在心脏，全身表现是心力衰竭病理生理中重要的一部分，而且是心力衰竭发病和死亡相关的组成部分。

（一）根据心力衰竭发病的速度有急性心力衰竭、慢性心力衰竭之分。

1. 急性心力衰竭

是各种心脏病变引起心脏排血量在短时间内急剧下降，不能满足机体需要的症候群。

2. 慢性心力衰竭（失代偿期）

是指在静脉回流正常的情况下，由于原发的心脏损害引起心输出量减少和心室充盈压增高，临床上以组织血液灌注不足，以及肺和（或）体循环瘀血为主要特征的一种综合征。

（二）根据心力衰竭发生的部位可分为以下类型

1. 左心衰竭：其特征是以肺循环瘀血为著。

2. 右心衰竭：其特征是体循环瘀血为著。

3. 全心衰竭：是同时存在左心衰竭和右心衰竭的症状和体征。

（三）根据心力衰竭起因于心动周期的时间，分为收缩性（又称射血分数降低）和舒张性（又称射血分数保留）心力衰竭。

1. 收缩性心力衰竭

其临床特点如前所述是心脏扩大、收缩末期心腔容积增大和射血分数降低。

2. 舒张性心力衰竭

是由于心室舒张功能障碍，左室充盈量减少，充盈压升高，以至于心搏量降低；其特点为心室舒张功能障碍导致：左室充盈量减少，充盈压升高，心肌显著肥厚，心腔大小基本正常；因为射血功能正常，所以LVEF相对正常。

2005年欧洲心脏病学会（ESC）及美国心脏病学会/美国心脏病协会（ACC/AHA）的指南[5]均放弃了收缩性心力衰竭和舒张性心力衰竭的提法，改为射血分数降低的心力衰竭（heart failure with reduced left ventricular ejection fraction，HFREF）和射血分数正常（heart failure with normal left ventricular ejection fraction，HFNEF）或射血分数保留的心力衰竭（heart failure with preserved left ventricular ejection fraction，HFPEF）。

关于慢性心力衰竭患者心功能的判定，美国纽约心脏协会（New York heart association，NYHA）根据症状的严重程度和体力活动状况进行心功能分级：

Ⅰ级：体力活动不受限。日常活动不引起乏力、心悸、气促和心绞痛。

Ⅱ级：体力活动轻度受限。休息时无症状，日常活动量即可引起乏力、心悸、气促或心绞痛。

Ⅲ级：体力活动明显受限。休息时无症状，但低于日常活动量即可引起上述症状。

Ⅳ级：不能从事任何体力活动。休息时可有心力衰竭或心绞痛症状，任何体力活动都加重不适。

这种分级主观性强，仅仅反应血流动力学的症状变化；仅适用于收缩性心力衰竭和左心衰竭；不适用于单纯舒张性心力衰竭和右心衰竭。

1981年Goldman等运用代谢当量（MET）

量化纽约心脏病学会（NYHA）心衰患者心功能的4级标准 1 MET = 3.5 mL $\dot{V}O_2$（耗氧量）/kg·min）[1]。其关系如下：

| NYHA心功能级别 | 代谢当量（METs） |
| --- | --- |
| Ⅰ | ≥7 |
| Ⅱ | ≥5，＜7 |
| Ⅲ | ≥2，＜5 |
| Ⅳ | ＜2 |

1994年美国纽约心脏协会标准委员会对该分级法做了补充。即除原先的根据主观症状将心脏功能状态分成Ⅰ～Ⅳ级外，增加了客观评定，即根据心电图、运动负荷试验、X线检查、超声心动图和放射学显像等客观检查结果分为A、B、C、D四个阶段：

A阶段：前心衰阶段（pre heart failure），高危人群（高血压、冠心病、糖尿病、高脂血症等），无结构性心脏病和心衰症状。

B阶段：前临床阶段（pre clinical HF），有结构性心脏病（左室肥厚、瓣膜性疾病、既往MI史），无心衰症状。

C阶段：临床阶段（NYHA Ⅱ、Ⅲ、Ⅳ），有结构性心脏病，既往或目前有心衰的症状。

D阶段：难治性心力衰竭（终末期心衰），有顽固性心衰症状，需要特殊干预治疗。

Killip分级法是Killip等于1967年提出的，用于评价急性心肌梗死并发泵血功能障碍的分级。

Ⅰ级：无心力衰竭的征象。

Ⅱ级：轻度到中度心力衰竭、心尖部有舒张期奔马律，肺部50%以下有湿性罗音。

Ⅲ级：严重心力衰竭，肺部50%以上有湿性罗音，或出现肺水肿。

Ⅳ级：心源性休克。

此分级不包括急性右室梗死并发的心力衰竭。

## 第三节　心力衰竭的病理生理机制

### 一、心力衰竭的代偿

心力衰竭的早期心脏泵功能受损；当左室收缩功能减退，心排血量减少时，机体发生反射性交感神经—肾上腺素能活性升高，血浆儿茶酚胺水平升高。从而导致一系列代偿反应：①心率增快；②心肌收缩力增强；③静脉收缩，回心血量增多，通过Frank-Starling定律增加心搏量；④选择性地收缩骨骼肌、肾脏等部位的血管，维持血压，保证心脏和脑等重要脏器的血液供应；⑤肾脏血管收缩，肾脏灌注压下降，刺激肾素释放，激活血管紧张素进一步收缩周围血管，刺激醛固酮分泌，导致水钠潴留。在心功能不全的初期，通过这些代偿机制，可使心功能维持，满足机体的需要；当病情进一步发展，上述代偿机制就进一步加强，前、后负荷的长期加剧，必然加重心脏负担，超过一定限度后，反而使心功能恶化，导致心排血量下降，出现明显的循环瘀血和周围水肿。

心力衰竭发生时心肌细胞通过增加肌张力来增强心脏的泵血功能，最终导致心脏扩张，但进行性的心脏扩张最终导致瓣膜关闭不全加重，心脏射血功能进一步恶化，并可导致心律失常。心力衰竭对全身的影响很复杂，其中神经激素反应包括血浆肾素、去甲肾上腺素和血管紧张素Ⅱ，联合肿瘤坏死因子-α、白介素-1ß、心脑钠肽、C反应蛋白和还原型胰岛素样生长样子-1等的反应，可引起氧化反应增强，并不断损害心肌细胞和心脏功能，以及全身的组织，最终这些神经激素肽加速疾病的恶化，包括骨骼肌细胞凋亡，导致肌力减弱、功能障碍从而引起患者活动受限和呼吸困难[2]。

心力衰竭还可以发生在心脏收缩功能代偿期，即所谓的“射血分数正常的心力衰竭”；它是指心脏泵血功能正常，但充盈不足，以至于不能维持正常的心输出量（即舒张功能障碍）；这种情况尤其常见于高血压、心肌缺血、糖尿病降低心室充盈功能时；同时存在的外周血管僵硬，使心室后负荷压力增加从而进一步限制心室舒张期充盈。此外，肌细胞线粒体功能随疾病和年龄而发生的变化也会导致心室充盈异常（如合成细胞舒张所需能量物质的减少导致的舒张功能障碍）。射血分数正常的心力衰竭常见于高血压或冠状动脉硬化性心脏病的老年人群。因为现代医疗技术的进步，更多的成年人能存活到老年，而且年龄不断增加，老年人群在扩大。

## 二、心力衰竭患者对运动的反应

不管病因如何，一旦心脏受损，心搏出量减少，就会导致同样的病理生理改变，随之而来的是心脏和全身系统受到进行性损害。其病理生理改变主要表现为心排出量减少，导致肌肉血流灌注不足，不能满足骨骼肌做功需要，导致肌肉乳酸堆积和疲劳，从而降低体力活动能力。同时肺部因素也是降低心力衰竭患者运动能力的另一重要因素。心力衰竭患者对运动的反应和健康人有显著的不同，主要表现是运动受限，提早出现呼吸困难、疲劳，出现左室射血分数、每搏量的进一步下降和劳累性低血压。

1. 呼吸困难

心功能正常的人对于运动的反应是肺血管扩张，阻力下降。心力衰竭的患者则不同，一定的运功负荷可导致心功能恶化，肺毛细血管嵌压升高，肺血管容积扩大，肺泡—通气—血流比例失调，引起肺通气量增加，出现呼吸困难。严重左室功能不全（休息时左室射血分数＜30%）的患者，通常安静时肺毛细血管嵌压（pulmonary capillary wedge pressure，PCWP）和心率就已升高，较少的负荷即可引起呼吸困难。研究说明运动引起的呼吸困难更多的是与休息时肺毛细血管嵌压有关，而与运动顶峰的肺毛细血管嵌压无关。

心力衰竭患者肺活量降低，气道阻力增加，呼吸肌力降低，相对呼吸功耗增高，呼吸相延长，第一秒用力呼气容积（$FEV_1$）、肺活量（FVC）、二者之比（$FEV_1/FVC$）和最大呼气中段流量（$FEF_{25\%\sim75\%}$）减低，残气量增大，在吸烟者中更明显。肺功能明显异常时出现呼吸困难，位于胸壁肌肉的机械感受器是引起呼吸困难的关键因素之一，因此当呼吸肌活动增加或肌力减弱时均出现相应的呼吸困难，呼吸肌（特别是膈肌）长度和张力比例失常（受本体感受器控制）是引起呼吸困难的重要因素。呼吸困难及疲劳与运动强度高度相关，并与最大耗氧量（$\dot{V}O_2max$）相对应。

骨骼肌的化学受体也可引起过度通气和呼吸困难。通过低氧及高碳酸血症刺激中枢和外周化学受体可以独立诱发呼吸困难而不需要任何呼吸肌负荷改变。有氧运动训练可以改变呼吸困难，其机制包括影响骨骼肌酶活性以及提高氧运输能力。

正常人生理死腔与潮气量的比率在运动中应该随运动强度增加而逐步降低。而心力衰竭患者运动时生理死腔几乎加倍，肺内血流分配及其结构改变可能是生理死腔增加的原因。心力衰竭患者肺泡—毛细血管膜弥散能力降低是引起肺气交换障碍的主要原因之一，与最大运动能力和功能有关。

心力衰竭患者呼吸肌耐力（持续最大通气能力）明显降低，正常人为 90 L/min，而心力衰竭患者为 50 L/min。呼吸储备为最大通气量（12 秒试验）与最大运动通气量的差值比，正常人为 20%～40%，而心力衰竭患者和原发性肺疾患患者的呼吸储备均明显降低[6]。慢性心衰患者呼吸困难机制是心力衰竭失代偿期引起[6]：

（1）心输出量↓→骨骼肌萎缩→耐力↓→呼吸肌功能↓→呼吸困难；

（2）慢性肺静脉压↑→肺毛细血管嵌顿压↑→肺顺应性气道阻塞→低氧症→通气量↑→呼吸做工↑→呼吸困难。

此外，肺毛细血管嵌顿压↑和呼吸肌血液灌注↓共同导致肺通气/血流比例失调可→低氧症，依次→呼吸困难。

李振有等的译作[7]有相似的观点，而且此外还论述了发病中下述因素的作用：

（1）神经激素激活：①与左室收缩、舒张功能不全有相互作用，即左室功能不全可激活神经激素，而激活神经激素又可加重左室功能不全；②与血流动力学的改变有相互作用；③可导致骨骼肌无力；

（2）外周血管内皮功能不全：气短、乏力可导致外周血管内皮功能不全，外周血管内皮功能不全又可导致骨骼肌无力。

2. 疲劳[8]

心力衰竭患者运动负荷比正常人提前出现肌

14

肉疲劳，其原因是多方面的：①心力衰竭患者肢体骨骼肌血管收缩、血流减少、血氧供应减少，运动中迅速出现无氧代谢，乳酸蓄积，产生肌肉疲劳；②心力衰竭患者可在血液和肌肉氧分压不低的情况下，出现无氧代谢。Donovan 和 Brooks 氏在狗、鼠的同位素示踪观察中发现，运动达到 50%～60% $\dot{V}O_2max$ 时血乳酸增加的原因不是乳酸生成增加，而是肝脏消除乳酸能力下降。1981 年 Lvy 发现血乳酸水平升高还可能与代谢底物有关系；③慢性充血性心力衰竭患者骨骼肌疲劳时 $Ⅱ_b$ 型肌肉纤维比例增加，而慢收缩的Ⅰ型肌肉纤维比例减少；④心力衰竭患者骨骼肌线粒体氧化酶贮量减少；因而心衰患者运动负荷容易出现疲劳的原因是多方面的。

心力衰竭患者的运动耐量和下述因素有关：①心室扩张，增加每搏量的能力；②增加心率的能力，当每搏量不能增加时，一定范围的心率增加，可增加心输出量；③耐受肺毛细血管嵌压升高，而没有呼吸困难的能力；④维持右心室功能的能力；⑤扩张周围血管的能力；在心脏移植后，心脏输出量恢复正常，或接近正常以后，原先严重心衰患者的运动耐量不能迅速改善，而要在几周，或几个月内才能改善，这可能是骨骼肌血流受限，骨骼肌氧化酶减少、氧化功能降低的恢复是渐进过程的缘故。

呼吸困难和疲劳具有相似的血流动力学特点，而且血流动力学资料（包括峰值毛细血管嵌压）也不能区分这两种人群，但有的报道证明缓慢增加运动强度时，运动的终点通常是疲劳，而迅速增加运动负荷的终点通常是呼吸困难。严重心功能不全患者的运动贮量和心室前后负荷的关系不密切，和心功能的关系也不密切。

## 第四节　运动康复的作用及机制

过去认为心力衰竭患者不宜体力活动（运动），强调卧床休息。自从现代心血管病康复运动开展以后，50 多年的资料说明，过去担心的运动合并症：心绞痛、心律失常、心力衰竭加重等很少发生，而大多数经过选择的心力衰竭患者通过运动可获益（增强运动功能，提高生活质量）。心力衰竭患者康复治疗的主要目的是在药物治疗的基础上应用运动疗法，尽可能减轻与运动有关的症状，提高最大耗氧能力、体力活动能力，提高生活质量，延长寿命。

### 一、运动康复的作用

有规律的运动训练对于心衰患者有诸多益处，包括降低高血压病患者的血压，增加高密度脂蛋白及降低甘油三酯水平，从而改善血脂代谢，增加胰岛素敏感性，减低体重及改善生活质量和提高患者的生存率。其主要表现为运动能力的提高，Sullivan 等[8]曾报道 CHF 患者经过 4～6 个月有监护的运动训练，方案为每周 3～5 次，运动强度为达到 75% 最大耗氧量的靶心率，训练后最大耗氧量（$\dot{V}O_2max$）明显提高，安静时和亚极量运动时心率降低，最大心排出量有增加的趋势，左心功能指数在训练后则无改变；下肢最大血管流量和动静脉氧差增大，此外下肢的血管阻力下降，提示肌肉氧代谢能力的改善是上述运动效益的主要原因，也说明骨骼肌血管收缩张力是可逆的。尽管运动时最大血乳酸水平实际上是升高的，但亚极量运动时骨骼肌乳酸的生成和相应的血乳酸水平是明显降低的。

HF-ACTION 研究[10]是一项多中心、随机临床试验，共纳入 2331 例 LVEF＜35% 的慢性心力衰竭患者，随访时间中位数为 30 个月，2009 年报道经校正基线的相关因素后（可能影响死亡和住院风险的因素），运动康复降低全因死亡和住院风险的联合终点达 11%（$P=0.03$），降低心血管原因死亡和心力衰竭原因住院风险的联合终点达 15%（$P=0.03$）。

另据报道，运动后患者的 $\dot{V}O_2max$ 和运动耐力可分别提高 18%～25% 和 18%～34%。运动训练可提高患者的无氧阈，降低其安静心率和亚极量运动时的心率，降低运动时的每分通气量，改善运动肢体的最大血流量。运动训练后，客观体征和生活质量积分也有改善，经过 2～4 个月的训练后，无不良反应的发生。但运动训练对于心室重塑是否有效尚不清楚。在长期的运动中，未发现血流动力学压力包括右房压、肺动脉压、肺毛细血管嵌压及动脉收缩压的恶化趋势。

## 二、运动康复的机制

运动训练主要通过外周适应性代偿机制改善血流动力学，从而相对改善心功能[6]。

1. 大肌群的动力性运动：大肌群的动力性运动可扩张肢体血管，提高骨骼肌毛细血管的数量（密度），增强骨骼肌线粒体氧化酶的活性，通过增加Ⅰ型肌纤维百分比提高肌收缩的机械效率，从而使运动时血流减少，相对减少对心脏射血的要求，减轻心脏负担，有增强心功能作用。

2. 长期训练：长期训练使血液儿茶酚胺的浓度下降，减少交感神经系统的兴奋，使心率减慢，心肌耗氧下降，从而有利心功能的改善。

3. 通过运动训练降低每分钟通气量及每分钟通气量与生成 $CO_2$ 的比率，改善心衰患者的通气状态和急促呼吸的敏感性。

4. 运动训练可改善患者血浆及组织细胞因子：TNF-α、IL-1β、IL-6、MMP-1、MMP-9，增加NO合成酶等，以抑制内皮细胞凋亡，改善内皮功能。

5. 改善血液流变学，减少静脉血栓的形成和预防肺炎。

6. 通过腹式呼吸训练对肝和脾的按摩作用，可减少内脏的瘀血，改善内脏功能。

# 第五节　心力衰竭患者的运动试验

## 一、运动试验的安全性

近年的研究认为，运动训练有助于CHF患者的心功能改善。但对于心力衰竭患者的运动试验，人们首先考虑的是安全问题。自从现代心血管病康复运动开展以后，50多年的资料说明，过去担心的运动合并症如心绞痛、心律失常、心力衰竭加重等很少发生，而且大多数经过选择的心力衰竭患者通过运动可获得效益，增加运动功能，提高生活质量。尤其近30年来运动试验对心力衰竭患者的应用逐渐增加，诸多研究证明稳定性慢性心力衰竭患者，运动试验的合并症很少。据2007年美国心脏协会报道，进行6万～8万小时的运动训练，仅发生1例与运动康复有关的主要严重不良事件（急性心肌梗死、心搏骤停、猝死）[1]。HF-ACTION研究是一项多中心、随机临床试验，共纳入2331例LVEF<35%的慢性心力衰竭患者，随访时间中位数为30个月，2009年报道证实有氧运动对稳定性CHF患者是安全的[10]。国内刘江生[11]，李莉[12]，洪华山[13]，戴若竹[14]等学者研究证实CHF患者进行有氧运动康复是安全的。

1978年Conn[15]曾对10例重度心功能低下（LVEF<27%）的患者实施1年左右的训练计划，每次运动时心率维持在70%～80% HRmax，每周3～5次。结果：有6例运动时耐力平均增加2.7 METs，4例无变化；9例极量运动时的氧搏量（即机体 $\dot{V}O_2$/心率＝一次心搏量×动静脉血氧差）增加，因此，Conn认为，即使对重度心功能低下的患者，运动疗法也是一种安全而有效的方法。

总之，有不少学者相继报道了对CHF患者的长期锻炼，均证明只要注意掌握适应证、禁忌证，进行必要的监控，对CHF患者进行运动训练是安全有效的，合并症很少。经选择的严重左心功能不全患者运动训练的合并症也不明显。即使伴有室壁瘤的患者左室射血分数也无恶化，很少发生心律失常。

## 二、心功能评定及方法

常用的评价心功能的无创技术：

1. 超声心动图

这是一种方便、无创的手段，能安全观察和估量心脏的收缩和舒张功能。尤其多普勒组织成像评价舒张功能的非负荷超声心动图技术的应用成为识别射血分数正常的心力衰竭患者的一个标准手段。

2. 血清脑钠肽（BNP）

心脏因机械作用或压力负荷增加受到牵张时，会合成大量的BNP这种肽类物质，血清BNP水平升高（>100 pg/mL）可以作为失代偿性心力衰竭的一个敏感指标，尤其对于鉴别呼吸困难原因是心力衰竭还是肺部疾病非常有用。

3. 心肺运动试验（cardiopulmonary exercise test，CPET）

尽管超声心动图、BNP以及其他心功能评价检查手段都适用，但都不能对心力衰竭这一疾病进行充分的量化，因为心力衰竭不但对心脏有影响，对全身也有影响。应用CPET测量最大耗氧量（或 $\dot{V}O_2$ 峰值或 $\dot{V}O_2peak$）来评定运动能力是目前最可信，可复制的重要手段之一。$\dot{V}O_2$ 峰值常被用作识别可能从心脏移植获益的心力衰竭患者的一个关键指标；心肺功能运动试验还可用来评价心力衰竭的进展和疗效。运动 $\dot{V}O_2peak$ 能客观地反映心脏储备功能，又可定量分级。1982年Weber等[16]首先用 $\dot{V}O_2$ 峰值和心指数将CHF分为4级：

A级：耗氧量（$\dot{V}O_2$ 峰值；单位：$mL \cdot kg^{-1} \cdot min^{-1}$）>20，心脏指数（单位：$mL \cdot kg^{-1} \cdot min^{-1}$）>8；

B级：$\dot{V}O_2$ 峰值16~20，心脏指数6~8；

C级：$\dot{V}O_2$ 峰值10~16，心脏指数4~6；

D级：$\dot{V}O_2$ 峰值<10，心脏指数<4。

无氧阈更能反映肌肉线粒体利用氧的能力，不受患者主观因素的影响，因此把AT和（$\dot{V}O_2peak$）结合一起判断运动耐力更合理。在1988年Janicki[17]与Weber等提出用 $\dot{V}O_2$ 峰值和无氧阈（AT）将慢性心衰患者分为4级，对判断心衰的严重程度及预后意义更大。

$\dot{V}O_2peak$ 结合无氧阈（AT）的心功能分级

| 分级 | $\dot{V}O_2peak$ | AT |
|---|---|---|
| A | >20 | >14 |
| B | 16~20 | 11~14 |
| C | 10~16 | 8~11 |
| D | <10 | <8 |

对于心功能不全患者，运动试验的价值主要是测定运动功能（即运动贮量，$\dot{V}O_2max$），为判定预后、指导康复运动提供客观依据。

运动试验测定的运动功能［峰值耗氧量（$\dot{V}O_2peak$），或最大耗氧量（$\dot{V}O_2max$）］和左室射血分数（LVEF）是心力衰竭患者的独立预后因素，二者间有一定的相关关系，但个体差异显著。而其他血流动力学指标，如心输出量、肺毛细血管嵌压和运动功能无直接关系，运动功能和根据症状确定的临床心功能等级（如NYHA心功能分级）也无关系。

心力衰竭患者表现为在低到中等强度运动（3~6 METs）时出现疲劳、呼吸困难和不能耐受。采用纽约心脏病学会心功能分级系统（NYHA）的误差率达到50%（特别是Ⅱ级和Ⅲ级）。运动试验可以提供较精确的功能评定以确定诊断和评估治疗效果。

能够直接测定呼吸气体交换的心肺运动试验在心力衰竭患者功能评定中最为可靠。常规运动试验往往由于心脏反应（心率与血压）障碍影响主观运动终点而产生错误的结果。心力衰竭患者很难达到真正的 $\dot{V}O_2max$，采用 $\dot{V}O_2peak$ 可能更为恰当。常规的活动平板试验应该从小负荷开始（1.5~2 METs，1 MET = $\dot{V}O_2$ 3.5 $mL \cdot kg^{-1} \cdot min^{-1}$），每2~3 min增加一级，每级增加不超过1 MET；目前广泛应用的踏车试验，常用增加负荷（每2 min 15~20 W）和斜坡（RAMP）方案（每分钟增加10 W）。

1981年的Goldman等[18]运用代谢当量（METs）量化纽约心脏病学会（NYHA）心衰患者心功能的4级标准（1 MET = $\dot{V}O_2$ 3.5 $mL \cdot kg^{-1} \cdot min^{-1}$）。其关系如表14-1-1。

表14-1-1 METs量化NYHA心功能分级标准

| NYHA分级 | METs |
|---|---|
| Ⅰ | ≥7 |
| Ⅱ | ≥5，<7 |
| Ⅲ | ≥2，<5 |
| Ⅳ | <2 |

4. 六分钟步行试验（6-minute walking test，6MWT）

1986年Lipkin等[19]对20名男性和6名女性心衰患者进行步行试验，采用最大速度步行6分钟。结果：16例心功能III级（NYHA分级法）、10例心功能II级和10名正常对照组步行距离分别为402米、558米和683米，他们之间差值的显著性为$P<0.003$。同平板试验比较，二者所测定的$\dot{V}O_2max$没有显著差别。

6MWT的方法是在长于20 m平坦的走廊里进行；按照试验要求，患者于餐后或各种治疗后3小时进行，嘱患者以最快速度走6分钟。其间可予鼓励和劝慰，使其尽力快走并走足够时间，必要时可减慢或暂停。采用这种额定时间（6 min）的自由节奏步行，然后计算步行距离，简便易行，也可以有效的评定疗效。

6分钟最大步行距离试验主要适用于测量中、重度心脏或肺疾病患者对医疗干预的反应，也可用于评定患者运动功能以及预测发病率和死亡率。对不能进行活动平板运动试验的患者，可以通过6MWT测定进行评估。试验过程中需监测心电、血氧饱和度。

6MWT标准值受性别、年龄、身高、体重影响，其计算公式如下：

（1）男性：6MWT距离(m) = 7.57 × 身高(cm) − 5.02 × 年龄 − 1.76 × 体重(kg) − 309；

（2）女性：6MWT距离(m) = 2.11 × 身高(cm) − 5.78 × 年龄 − 2.29 × 体重(kg) + 667。

日常的误差率在30 m左右，临床有意义的变化为>54 m。

依据6分步行运动试验进行心肺功能分级：①1级：<300 m；②2级：300.0～374.9 m；③3级：375～449 m；④4级：>450 m。

6MWT判断患者的心功能不全的程度标准：<150 m为重度，150～425 m为中度，426～550 m为轻度。

因为运动试验目的不同，运动试验方案也各异。心力衰竭患者常用的运动试验方案是从小量负荷开始，缓慢增加的多级运动方案（通常每级增加1 MET），也可以是间歇性或连续性的运动试验方案。如果是评价患者回归工作的能力，以间歇性运动试验方案为佳，因为运动阶段间有休息，更类似工作的活动，又易于因心肺运动终点（呼吸困难、心绞痛等）结束运动试验，测定的心肺功能水平和实际工作更加接近，但是每级增加的负荷量，比连续运动试验方案的要大些。

## 第六节　运动康复的效益[8]

以往对于CHF患者运动康复疗法是否有益，意见不一致。多数意见认为：对于轻、中度左心功能不全（左室射血分数>30%）患者，康复运动仍然安全有益。现在CHF患者参加运动锻炼者日益增多，其效益主要表现在增加运动功能（$\dot{V}O_2max$，大约20%）、增加负荷功率和峰值心率；升高肌肉的血红蛋白水平；增加运动肌肉体积；降低休息或亚极量运动时心率。运动功能增加看似不多，但对于运动功能明显下降的心力衰竭患者，这种有限的运动功能增加可明显提高生活质量。

2010年Keteyian等[20]一项纳入11项随机临床研究、729例慢性心力衰竭患者的荟萃分析显示运动康复可降低死亡风险达39%，并认为运动康复明确能提高运动耐力，改善内皮功能，降低交感神经张力，提高骨骼肌力度和耐力，具有改善骨骼肌氧化酶活性等化学方面的效能。并且有可能提高心排出量，改善左室重构，改善左室射血分数（LVEF）及左室舒张末容量，降低血浆神经激素水平，改变骨骼肌组织学特点和抗炎作用。

国内尚无类似上述大样本的心力衰竭康复研究报告。1991年刘江生在国内首先于福建省老年医院开展对于急性心肌梗死（AMI）合并心力衰竭患者的康复治疗获得成功，此后联合天津市天和医院（张宏元）、福建省泉州市第一医院（戴若竹）、上海市第九人民医院（杨菊贤）于1996年，1997年先后在《中国心血管康复医学杂志》(内刊)《中国康复医学杂志》发表“老年急性心肌梗塞合并心衰的康复”[11]，共13例老年急性心肌梗死合并心衰患者，年龄60～80岁，LVEF 36%～50%（平均40.61% ±6.23%），均完成运动康复训练，于康复程序的第2～4周结束时，7例完成踏车试验（50～100 W），2例平板运动达到Bruce 3级，4例能一次步行300 m或上下三层楼。当时检索1983年至1996年6月期间美国*Medline on Silver Platter*资料，AMI合并心衰康复论文仅12篇，未见老年AMI合并心衰的康复医疗报告，从而该文的作者们将心衰的康复在世界范围内扩展至老年。1994年11月刘江生参加中国康复医学代表团出席在美国华盛顿召开的第七届国际康复医学大会，并就“老年急性心肌梗塞合并心衰的康复”进行学术交流。

2006 年李莉等[12]对 60 例心衰患者进行两周运动康复程序训练，结束时康复组较对照组 NYHA、6 分钟步行距离（6MWT）、代谢当量、E/A 比值显著增加，明尼苏达心力衰竭生活质量量表评分显著改善，平均住院日［(15.3 ±7.31）天比（21.29 ±9.75）天］和脑钠肽（BNP）水平均显著降低；随访一年时康复组较对照组 NYHA 分级［(1.29 ±0.62）比（2.00 ±0.74)］、明尼苏达心力衰竭生活质量量表评分［(10.97 ±6.49）比（22.31 ±9.82)］、LVMI［(134.86 ±41.27）比（184.48 ±48.64)］、左房内径（LAd，mm)［(37.90 ±6.75）比（41.25 ±6.24)］显著改善，6MWT（m)［(223.28 ±66.92）比（104.29 ±70.78)］、代谢当量［(5.16 ±0.91）比（3.66 ±0.90)］、LVEF（%)［(55.5 ±10.98）比（46.99 ±12.57)］、E/A［(1.92 ±0.58）比（0.90 ±0.29)］显著增加，左室舒张末内径（LVDEd）、左室收缩末内径（LVSEd）无显著差异，再入院率（40% 比 61%）、死亡率（1.7% 比 26.8%）显著降低；表明运动训练早期即能够改善患者心功能、提高运动耐量和生活质量、缩短住院时间，而且坚持长期运动康复（1 年以上）可使患者的心功能、运动耐量和生活质量得到进一步提高，减少再入院率和病死率。

任力等报道有氧运动对慢性心力衰竭患者骨骼肌功能的影响[21]。心功能稳定的慢性心力衰竭患者 38 例（NYHA 心功能Ⅱ级 15 例，Ⅲ级 23 例）被随机分为：运动组（$n=20$），对照组（$n=18$），运动训练 16 周，在治疗前、后进行 6MWT，检测血乳酸（反映无氧代谢水平）、丙二醛浓度变化，并取小腿外侧腓肠肌进行肌组织活检（分别进行肌纤维类型测试和琥珀酸脱氢酶浓度测试）。骨骼肌细胞琥珀酸脱氢酶染色后其含量以灰度表示。结果：①6MWT：两组治疗前，无显著差异，治疗后，与对照组比较，［(244 ±76）m 比（324 ±70）m］治疗组显著增加（$P<0.01$）；②血乳酸下降幅度值：与对照组比较，治疗组 NYHAⅡ级患者［(0.68 ±0.32）mmol/L 比（1.32 ±0.31）mmol/L］，NYHAⅢ级患者［(1.07 等 ±0.19）mmol/L 和（1.77 ±0.24）mmol/L］显著下降；③丙二醛的下降幅度值：治疗组 NYHAⅡ级患者［(0.8 ±0.3）nmol/mL 和(1.1 ±0.4）nmol/mL］，NYHA Ⅲ级患者［(1.2 ±0.3）nmol/mL 和（1.4 ±0.4）nmol/mL］显著下降，均 $P<0.05$；④冰冻切片显示治疗后治疗组Ⅰ型肌纤维含量明显增加，Ⅱ型肌纤维含量减少，对照组Ⅰ、Ⅱ型肌纤维含量无显著变化；⑤琥珀酸脱氢酶浓度治疗前后变化值比较：治疗后，与对照组比较治疗组 NYHAⅡ级患者［(7 ±8）比（18 ±10)］，NYHAⅢ级患者［(9 ±5）比（18 ±8)］琥珀酸脱氢酶活性升高明显，$P$ 均 $<0.05$。结论：有氧运动训练可以增加患者运动耐力，改善骨骼肌结构和氧代谢功能。

在《心血管康复医学杂志》创刊以来发表的论文中还检索到心衰康复论文 13 篇，从不同侧面反映了以运动为基础的康复疗法对心力衰竭患者的疗效，现择其要者归纳如下（表 14 -1 -2，表 14 -1 -3）。

可贵的是近 4 年来《心血管康复医学杂志》发表了 4 篇心衰康复全英文论文［进入 WHO 西太平洋地区医学索引（WPRIM)］，在国际学术论坛展现了我国心脏康复的成就，现归纳如下（表 14 -1 -3）。

综上所述，以运动为基础的康复疗法对心力衰竭患者的疗效有：可普遍增强心力衰竭患者的运动能力、心肺功能［提高代谢当量（METs）、$\dot{V}O_2max$、$\dot{V}O_2max/HR$、6MWT 距离，降低 BP、心率血压乘积（RPP）、$\dot{V}Emax$］，改善心功能（NYHA 级别、SV、CO、LVEF、E/A 比值），调整心理，减少忧郁，焦虑；可降低血 BNP、cTnI、AngⅡ（ng/L）、ET-1（ng/L）、CK-MB、心脏型脂肪酸结合蛋白（H-FABP）水平，提高骨骼肌Ⅰ型肌纤维含量，降低Ⅱ型肌纤维含量，显著升高其中琥珀酸脱氢酶活性，改善氧代谢；减少平均住院日，医疗费用；提高生活质量，减少合并症（腹胀、忧郁、焦虑、肌无力等）；疗程时间长还可改善左室结构（降低 LVEDd、LVESd、LVMI）、降低再住院率、病死率，大致与国外研究的效果相当，说明我国学者的努力是有成绩的；遗憾的是我国大样本，多中心，长时间观察的研究还少，应努力改进。

表 14－1－2 《心血管康复医学杂志》心衰康复论文荟萃（按发表时间排序）

| 作者 | 论题 | 样本 | 疗程 | 疗效 | 论文发表 |
|---|---|---|---|---|---|
| 汪公亮等 | 充血性心力衰竭患者的康复医疗初探 | 康复组 20 例<br>对照组 18 例 | 8 周 | 康复组 LVEF 治前 0.32 ±0.12，治后 0.46 ±0.15；对照组治前 0.32 ±0.12，治后 0.38 ±0.14，康复组显著好于对照组 | 《中国心血管康复医学》1997，6（3－4）：10－11 |
| 毛祖湘等 | 康复医疗在慢性充血性心衰患者治疗中的应用 | 42 例 | （14.55 ± 7.02）天 | NYHAⅣ级均恢复达Ⅱ级 | 《心血管康复医学杂志》2000，9（3）：32～34 |
| 王立波等 | 康复运动治疗对急性心肌梗死患者左心功能的影响 | 35 例 | 4 周 | 治疗前，后：LVEF（%）（36.45 ± 5.67）比（52.56 ±7.43），SV（mL）（41.34 ±7.63）比（61.61 ±4.52），CO（L/min）（3.91 ±0.57）比（5.46 ± 0.63），均显著改善（$P<0.01$） | 《心血管康复医学杂志》2004，13（1）：8～9 |
| 雷莹辉等 | 综合康复医疗对慢性心衰患者心肺功能的影响 | 康复组 59 例<br>对照组 20 例 | 1 月 | 康复组与对照组治疗后比较 RPP 125 ± 16 比 141 ±18，6MWT（m）（278.1 ± 27.1）比（241.5 ±29.3），$\dot{V}O_2max$/HR 11.8 ±1.9 比 9.4 ±1.1 $\dot{V}Emax$ 69.4 ± 5.2 比 54.7 ±3.3；HR，BP，$\dot{V}O_2max$，HRmax 康复组均显著改善，$P$ 均 <0.05 | 《心血管康复医学杂志》2005，14（2）：99－101 |
| 洪华山等 | 长期运动训练使慢性稳定型心力衰竭患者标准药物疗效更佳 | 康复组 15 例<br>对照组 20 例 | 1 年 | 康复组与对照组治疗后比较 LVEDd（61.0 ±6.6）mm 比（64.8 ±8.1）mm，LVEF（48.0 ± 41.01）% 比（40.7 ± 7.2）%，6MWT（545 ±96）m 比（463 ± 101）m，康复组均显著改善，$P$ 均 < 0.05 | 《心血管康复医学杂志》2008，17（1）：1－3 |
| 高艳玲等 | 运动改善慢性心力衰竭心肌损伤的临床研究 | NYHAⅡ级组 18 例，<br>NYHAⅢ级组 29 例，<br>NYHAⅣ级组 23 例，<br>各组又分康复组与对照组 | 8 周 | 康复组与对照组治疗后下降值比较：心脏型脂肪酸结合蛋白（H-FABP，μg/L）：Ⅱ级组（0.98 ±0.16）比（0.44 ±0.13），Ⅲ级组（4.35 ±1.06）比（2.37 ±0.61），Ⅳ级组（4.69 ±3.15）比（3.15 ±0.69）；cTnI（μg/L）Ⅱ级组（0.10 ±0.02）比（0.05 ±0.02），Ⅲ级组（0.12 ±0.04）比（0.04 ±0.01），Ⅳ级组（0.27 ±0.04）比（0.10 ±0.03）；CK-MB（U//L）：Ⅳ级组（2.50 ±2.20）比（1.22 ±1.54），康复组均显著改善，$P$ 均 <0.05 | 《心血管康复医学杂志》2009，18（3）：210－213 |
| 姚成栋等 | 太极拳运动对慢性心力衰竭患者康复的作用 | NYHAⅡ级 150 例<br>康复组 80 例<br>对照组 70 例 | 6 月 | 康复组与对照组治疗后比较：NYHA Ⅱ级→Ⅰ级 52.5% 比 32.9%，Ⅱ级→Ⅲ级 2.5% 比 10%，LVEF（%）（48.63 ±9.37）比（39.62 ±9.37），LVEDd（mm）：（60.7 ±6.65）比（65.3 ± 8.1），6MWT（m）（554 ±94）比（461 ± 102），生活质量评分（分）（32.6 ±14.5）比（45.4 ±12.2），康复组均显著改善（$P<0.05$ 至 <0.01） | 《心血管康复医学杂志》2010，19（4）：364－367 |

14

（续）

| 作者 | 论题 | 样本 | 疗程 | 疗效 | 论文发表 |
|---|---|---|---|---|---|
| 刘正文等 | 老年慢性心衰患者进行有氧运动的康复疗效 | 康复组 59 例<br>对照组 59 例 | 6 月 | 康复组与对照组治疗后比较：NYHA 分级[（1.51 ±0.33）级比（1.84 ±0.51）级]，LVEF（%）[（44.51 ±6.34）比（41.12 ±6.09）]6MWD（m）：（256.42 ±21.07）比（165.87 ±19.85），LVEDd（mm）：[（50.43 ±2.56）比（54.09 ±1.98）]，心衰再发率（1.69% 比 13.56%），均显著改善（$P$ <0.05 - <0.01） | 《心血管康复医学杂志》2015，24（4）：356 - 359 |
| 黄南清等 | 运动训练对老年冠心病慢性心力衰竭患者心功能及预后的影响 | 康复组 41 例<br>对照组 41 例 | 1 年 | 与常规治疗组比较，治疗后康复组 SV（mL）[（50.8 ±5.9）比（58.6 ±6.2）]，LVEF（%）[（44.9 ±6.7）比（50.2 ±7.2）] 和 6MWD（m）[（139.7 ±18.9）比（175.2 ±21.4）] 显著增加，NYHA 心功能分级 [（2.1 ±0.5）比（1.7 ±0.6）级] 显著降低，P 均 <0.01。随访 12 个月，康复组因 CHF 再住院率显著低于常规治疗组（9.8% 比 26.8%），$P$ <0.05 | 《心血管康复医学杂志》2015，24（5）：501 |

表 14 -1 -3　心血管康复医学杂志英文心衰康复论文荟萃（按发表时间排序）

| 作者 | 论题 | 样本 | 疗程 | 疗效 | 论文发表 |
|---|---|---|---|---|---|
| 李明娥等 | 老年慢性心衰患者运动康复的效果 | 康复组 42 例<br>对照组 41 例 | 8 周<br>随访<br>1 年 | 治疗 8 周时与对照组相比，康复组 LVEF（%）（54.7 ±6.2）比（65.4 ±8.7）]、LVEDd（mm）[（49.6 ±8.3）比（40.2 ±9.3）]、NYHA 分级 [（2.7 ±0.8）级比（1.9 ±0.9）级]改善更显著（$P$ <0.05）；6MWD（m）[（122.7 ±9.2）比（175.6 ±8.7）] 和 METs [（5.8 ±1.8）比（8.4 ±2.4）] 明显增加（$P$ < 0.01），血浆 BNP 水平（pg/mL）[（43.4 ±9.8）/比（31.7 ±8.9）显著降低（$P$ <0.05）]；康复组未发生严重不良事件，12 个月时康复组明尼苏达心衰生活质量量表分明显低于对照组 [（45.6 ±8.2）比（68.9 ±7.9）]，$P$ <0.05，因心衰再入院率明显低于对照组（9.5% 比 24.4%，$P$ <0.05） | 《心血管康复医学杂志》2012 年，21（3）：221 - 225 |
| 黄晓莉等 | 慢性心力衰竭患者运动康复治疗的疗效观察 | 康复组 30 例<br>对照组 30 例 | 3 月 | 与对照组比较，康复组心功能改善总有效率（80.0% 比 93.3%；NYHA 分级：[1.96 ±0.89）比（1.48 ±0.72）] 显著改善，$P$ 均 <0.05，运动能力（METs）[（4.01 ±0.82）比（5.24 ±1.16）]、6MWT（m）[（322.5 ~23.4）比（413.6 ~26.5）] 显著增加（$P$ 均 <0.01），再住院率（%）明显降低（56.7% 比 30.0%），$P$ <0.05 | 《心血管康复医学杂志》2012 年，21（5）：469 - 473 |

14

（续）

| 作者 | 论题 | 样本 | 疗程 | 疗效 | 论文发表 |
| --- | --- | --- | --- | --- | --- |
| 卜庆锋等 | 早期康复对老年急性心肌梗死合并心衰患者的疗效 | 康复组 84 例<br>对照组 84 例 | 4 周 | 与对照组比较，康复组长期卧床合并症：腹胀便秘、忧郁焦虑、下肢肌无力、心率快（>100 次/min）显著减少（$P<0.05$ 至 0.01）；程序结束时完成踏车试验（77.6% 比 95.0%，$P=0.006$），步行试验（65.4% 比 95.8%，$P=0.007$） | 《心血管康复医学杂志》2014 年，23（4）：359～363 |
| 闫学安 | 运动康复对冠心病慢性心衰患者心功能，血管紧张素Ⅱ及内皮素-1 水平的影响 | 康复组 48 例<br>对照组 48 例 | | 8 周时与对照组比较，康复组 NYHA 心功能分级[（2.12±0.71）比（1.26±0.54）]，LVEF（%）[（38.26±6.49）比（47.03±5.96）]，6MWT（m）[（390.55±40.12）比（501.23±44.37）]显著提高（$P<0.05$ 或 $P<0.01$）；对照组：NYHAⅢ级组 26 例，Ⅳ级组 16 例，康复组 NYHAⅢ级组 22 例，Ⅳ级组 18 例。与对照组比较，康复组血浆 AngⅡ（ng/L）：Ⅲ级组［96.78±9.23 比 51.23±11.02，$P=0.017$］，Ⅳ级组[（133.55±5.23）比（100.03±4.79），$P=0.001$]；ET-1ng/L）：Ⅲ级组[（20.33±3.07）比（19.83±4.23），$P=0.040$]，Ⅳ级组[（29.09±5.59）比（21.45±6.63），$P=0.035$］水平显著下降 | 《心血管康复医学杂志》2015 年，24（1）：5～9 |

以上是针对收缩性心力衰竭患者的研究。2010 年 Kitzman D W 等[22]研究显示，对 HFPEF（射血分数保留的心衰）患者进行 16 周的运动康复，可改善 $\dot{V}O_2peak$、$\dot{V}O_2AT$、运动负荷、运动时间、6 分钟步行距离、峰值运动心率、储备心率、氧脉率，而对二氧化碳通气当量斜率、静息心率、收缩压、舒张压无明显改善。此外，运动康复对左心室结构与功能无明显影响。

我国也有相似报道。戴玫等[24]2016 年对 142 例 HFPEF 患者进行了康复训练研究，研究对象被分两组；对照组 70 例，只给予常规药物治疗，无运动处方；运动组 72 例，按设定的运动处方进行康复训练。经过 24 周的随访。结果运动组与运动训练前及对照组比较 6 min 步行试验距离显著增加，NT-proBNP 显著降低（$P<0.01$）。结论：按运动处方进行步行训练能显著改善 HFPEF 患者的运动耐力。

从上述我国对收缩性心力衰竭患者的研究成果看，主要的是周围性的，即主要是通过改善骨骼肌肌纤维结构及其氧代谢能力取得的，而且有的报告还提升了 E/A 比值，完全有理由相信康复疗法对 HFPEF 患有效的，正如欧洲心血管预防和康复协会心脏康复分会关于二级预防中心脏康复的意见书[4]所指出的，所有已确诊的 CHF 患者都需要多因素心脏康复方法。

Maiorana A J 等[23]报道，经 12 周运动康复，阻力运动可扩大动脉管径，减小动脉管壁厚度；而有氧运动仅扩大动脉管径，对管壁厚度影响不大，显示阻力运动改善动脉血管重构效果优于有氧运动。

## 第七节　慢性心力衰竭患者运动康复的适应证及禁忌证

国际上慢性心力衰竭（CHF）运动康复始于 19 世纪 70 年代末，积累了一定的循证医学证据，证明其安全性与有效性，明确了运动康复可降低 CHF 患者病死率，减少反复住院次数，改善患者运动耐力，改善患者生活质量，减低医疗成本。

至今，CHF 运动康复已经得到国际上专业协会的推荐。2009 年《美国心脏病学会/美国心脏协会（ACC/AHA）成人慢性心力衰竭诊断和治疗指南》把慢性稳定性心力衰竭患者运动康复的推荐证据列为ⅠB[25]对于 NYHAⅠ～Ⅲ级稳定性心力衰竭患者均可以考虑接受运动康复。心脏康复已被欧洲心脏病学会，美国心脏协会和美国心脏病学会（以最高级别科学证据—Ⅰ级）推荐用于冠心病（CAD）患者及其合并症慢性心力衰竭（CHF）的治疗[3]。2013 美国心脏病学会基金会（ACCF）/AHA 心力衰竭管理指南把运动康复列为慢性稳定性心力衰竭患者ⅠA 类推荐[1]。

为了保证运动康复训练的安全、有效，必须在运动处方制定前对 CHF 患者进行评估。据统计，运动相关的死亡风险约为 1/60 000 小时[26]，运动康复对于高交感活性的心力衰竭患者更是存在一定风险，因此，必须严格把握 CHF 患者运动康复适应证与禁忌证，依据中国康复医学会心血管专业委员会制定的《慢性稳定性心力衰竭运动康复中国专家共识》的建议（以下简称中国专家共识）[1]：CHF 患者心肺运动试验禁忌证[1]见表 14－1－4，对于符合标准的患者必须按《美国心脏协会（AHA）危险分层标准》进行危险分层[27]见表 14－1－5，以判断运动中是否需要心电图、血压监测及需要监测的次数，争取风险最小，获益最大。

## 第八节　运动康复指导原则

1. 参加运动程序以前要对患者作各种相应的检查，进行心功能状态的评估

它包括：

（1）体检：①充血体征，外周和中心性水肿；②恶液质体征：肌肉减少，肌力和耐力下降。

（2）血液检验：血清电解质，肌酐，BUN 和 BNP。

表 14－1－4　慢性心力衰竭患者心肺运动试验禁忌证[1]

| |
|---|
| 一、运动试验绝对禁忌证 |
| 1. 急性心肌梗死（2 天内） |
| 2. 高危不稳定性心绞痛 |
| 3. 导致血流动力学不稳定的心律失常 |
| 4. 急性心内膜炎 |
| 5. 严重主动脉缩窄 |
| 6. 失代偿心力衰竭 |
| 7. 急性肺动脉血栓形成或肺栓塞 |
| 8. 近期发生非心脏原因可影响运动能力的疾病或可因运动而加剧病情（如感染，肾功能衰竭等） |
| 9. 残疾人或不能合作者 |
| 10. 未获得知情同意 |
| 二、运动训练相对禁忌证 |
| 1. 左冠状动脉主干狭窄 |
| 2. 中度狭窄的瓣膜心脏疾病 |
| 3. 电解质紊乱 |
| 4. 心动过速或心动过缓 |
| 5. 心室率未控制的心房颤动 |
| 6. 肥厚性心肌病 |
| 7. 不能合作的脑认知障碍者 |
| 8. 高度房室传导阻滞 |

表 14-1-5　美国心脏协会（AHA）危险分层标准[27]

| 危险级别 | NYHA | 运动能力 | 临床特征 | 监管及 EKG 监测 |
| --- | --- | --- | --- | --- |
| A | Ⅰ级 | >6 $MET_S$ | 无症状 | 无须监管及心电图、血压监护 |
| B | Ⅰ，Ⅱ级 | >6 $MET_S$ | 无心力衰竭表现，静息状态或运动试验≤6MET 时无心肌缺血或心绞痛，SBP 适度升高，静息或运动时出现阵发性或非阵发性心动过速，有自我调节运动能力 | 只需在制定的运动初期进行监管及心电图和血压监护 |
| C | Ⅲ或Ⅵ级 | ≤6 $MET_S$ | 运动负荷≤6MET 时发生心绞痛或缺血性 ST 段压低，SBP 运动时低于静息值，有非持续性室性心动过速，有心搏骤停史，有可能危及生命 | 运动整个过程需要医疗监督指导和心电图及血压监测，直到确立安全性 |
| D | Ⅲ或Ⅵ级 | ≤6 METS | 失代偿心力衰竭，未控制的心律失常，可因运动而加剧病情 | 不推荐以增强适应为目的的活动，应重点恢复 $\dot{V}O_2$ 到 C 级或更高级，日常活动需根据患者评估情况由医师确定 |

（3）活动平板或踏车心肺运动试验测定 ECG 改变和 $\dot{V}O_2$、无氧阈等，可用最大症状限制性运动功能试验或亚极量运动试验，试验方案可应用踏车功率计 5～10 W/min 的小额增量，或活动平板改良的 Bruce 或 Naughton 方案，六分钟步行试验也可以采用。

（4）超声心动图或心肌核素显像测定左室射血分数。

（5）其他试验：冠脉造影，血流动力学测量，心内膜心肌活检，睡眠试验等对于有关患者或心脏植入术候选者都是必要的。

2. 运动前病情必须稳定

没有心绞痛、失代偿性心衰或影响血流动力学稳定的心律失常。

3. 康复运动应有临床监护、心电图监测和急救安排。

对于心功能不全患者，影响运动训练安全性的因素是：①心血管功能状态的稳定状态；②基础心血管疾病的病因和严重性；③室性心律失常的有无和复杂性；④运动量是否恰当；⑤监护、急救安排的合理性。

4. 教会患者熟悉某些客观和主观运动强度指标

如脉搏测定、自感劳累分级法等的运用。

5. 最普遍的运动类型是走步等有氧运动方式。

抗阻力训练和登梯活动虽然对于大多数患者是适当的，但是对于心力衰竭患者来说，应慎重对待，可以采取低运动量，循序渐进的方式进行。

6. 运动前的热身和锻炼期后的整理恢复时间

应该延长运动前的热身和整理恢复时间，因为心功能减退，运动反应较慢。

7. 住院期或院外恢复初期的运动强度

运动强度应为低水平的，靶心率比立位休息心率多 10～20 次/min，开始几天，不超过休息心率 5～10 次/min。运动宜采取间歇形式，例如运动 2～6 min，间以 1～2 min 的休息。为达到相应的运动量，可延长运动时间。在病情稳定、运动功能增加以后，运动强度可逐渐增加，于院外恢复持续进展期（第三期）可达到中等强度运动水平，40%～60% $\dot{V}O_2max$，或比症状限制运动试验测定的终点心率低 10 次/min 作为运动强度指标，因为慢性心力衰竭患者运动心率反应欠佳，比较容易产生劳累性低血压，采取血压、自感劳累强度、心电图监测指标更为妥当。这时运动的自感劳累强度应为 12～14 级。

8. 运动持续时间

开始为每天 5～10 min，以后逐渐延长。在增加运动强度以前，先增加运动持续时间。因为运动强度小、运动时间短，运动频率可以增加。

9. 合并心力衰竭的患者

康复运动收效比无心力衰竭者慢，尤其是老人，故应有耐心。

10. 慢性心力衰竭患者

通常使用利尿剂，可引起低钾、低镁等电解质异常，诱发心律失常，因而要注意这方面的监测和调整。

11. 注意基础疾病的防治

例如纠正冠心病危险因素，控制血压、减肥、戒烟等。运动前要避免饮酒，因为酒可降低心肌的收缩性。

12. 了解影响康复运动效果的因素

心功能不全患者康复运动的效果受到下述因素的影响：①病情；②心力衰竭程度；③合并感染；④心理、社会因素。例如不稳定心绞痛、心衰治疗不当、忧郁、失眠等均能对运动锻炼的效果产生负面影响。

## 第九节　慢性心力衰竭患者的运动评估

CHF 患者在实施运动康复前，应参考美国心脏病协会（AHA）声明常规进行运动试验[27]。心肺运动试验（cardiopulmonary exercise test，CPET）能客观定量评价心脏储备功能和运动能力（exercise capacity），是评定心力衰竭患者心脏功能的金标准。临床上它主要用于测定心力衰竭患者的运动能力，判断心力衰竭的严重程度和治疗效果，帮助判断预后，评估是否需要心脏移植，是制定运动处方的依据。

CHF 患者临床症状稳定 2 周以上，排除禁忌证后即可进行心肺运动试验。常用指标有：

1. 峰值摄氧量（peak oxygen uptake，$\dot{V}O_2peak$），或最大摄氧量（$\dot{V}O_2max$）

二者的区别是 $\dot{V}O_2$ 曲线到达顶峰后前者没有平台，后者有平台，过去使用术语为 $\dot{V}O_2max$，所以本节仍用 $\dot{V}O_2max$，但包含 $\dot{V}O_2peak$。在慢性心力衰竭患者 $\dot{V}O_2max$ 与血流动力学参数具有很高相关性。

2. 无氧代谢阈值（anaerobic threshold，AT）

正常值是 >40% $\dot{V}O_2max$，一般是 50%～60% $\dot{V}O_2max$。1988 年，Janicki 等[2]提出用心肺运动试验中的 $\dot{V}O_2peak$ 结合无氧代谢阈值（anaerobic threshold，AT）将慢性心力衰竭患者分为 4 级，认为此分级对心力衰竭严重程度及预后意义较大[1]。因为相对 $\dot{V}O_2max$ 而言，AT 更能反映肌肉线粒体应用氧的能力，所以这种结合更加合理。

3. 最大心率（HRmax）

最大心率是指最大运动量时的心率或尽力运动时的最大心率。

4. 储备心率（HRR）

储备心率＝（最大运动时心率－静息时心率）

储备心率 % ＝运动心率/储备心率

按储备心率 % 设计运动强度＝储备心率×储备心率 % ＋静息时心率

例如某人静息心率 65 次/分，储备心率是 125 次/分，按 60% 储备心率设计运动强度，则其：

运动强度＝125 次/分×60/100＋65 次/分
＝75＋65
＝140 次/分

5. 血压

一般随运动量增加而升高，若运动量增加血压反而下降，往往预示有严重心功能障碍。

6. 肺通气指标

$CO_2$ 通气当量（$\dot{V}E/\dot{V}CO_2$），反映通气效率，正常值是 20～30。$\dot{V}E/\dot{V}CO_2$ >34 可作为心力衰竭患者高危的预测因子[28]。

7. $\dot{V}O_2$ 与功率（WR）的关系

常用 $\triangle\dot{V}O_2/\triangle WR$ 表示，正常为 8.4～11 $mL \cdot min^{-1} \cdot W^{-1}$，反映机械能转变为化学能的效率。$\triangle\dot{V}O_2/\triangle WR<7$ 可作为心力衰竭患者高危的预测因子。

8. 呼吸交换率（RER）

即 $\dot{V}CO_2/\dot{V}O_2$ 的比值，若大于 1 表示存在乳酸酸中毒或高通气状态，大于 1.15 提示已达到最大运动量。

基于安全性考虑，建议慢性心力衰竭患者采用踏车症状限制性运动试验或亚极量运动试验。运动试验方案应个体化，递增负荷量应小，运动试验总的持续时间应保持在 8～12 min。采用负荷持续增加斜坡方法更易达到要求。

关于心肺运动试验的禁忌证和终止运动指征以及详尽方法参见相关章节。对于无条件完成运动试验者，可以使用 6 分钟步行试验（6MWT）：

该试验使用30 m长的水平封闭走廊，患者按要求，尽可能地持续行走，6 min内尽可能走最长的距离，最终用步行的距离定量运动能力。该试验适合中、重度心力衰竭患者，可重复试验，更适合于无条件完成运动试验的基层医院的试验者。

## 第十节　慢性心力衰竭患者的运动处方制定

制定运动处方时，应考虑到慢性心力衰竭患者的个体实际情况。慢性心力衰竭患者病情复杂、体力差，需要根据实际情况进行调整，制定个体化的运动处方，加强监护，及时处理，保证安全有效。运动处方的要素包括运动种类、运动强度、运动时间和频率，其中运动强度是制定运动处方的关键[26]，直接关系到运动的安全性和效果。

### 一、热身期

锻炼期前的热身运动可以减少与突然开始运动有关的心肌血流和心室功能异常，对运动有较好的影响。通常为15 min，对于病情重、体力差的患者，热身期可长些，为15～20 min；病情轻、体力较好的患者热时期可短些，一般为5～15 min。

### 二、锻炼期（有氧运动和抗阻力运动）

运动处方基本要素包括：运动强度、运动形式、运动时间和频率。

1. 运动强度

运动强度是运动处方的核心，直接关系到运动的安全性和效果。运动强度可参照目标心率、峰值耗氧量（$\dot{V}O_2peak$）、无氧阈值（AT）、代谢当量（METs）、Borg自感劳累分级评分（RPE）等确定。

（1）心率

1）% HRmax

因为在一般情况下，$\dot{V}O_2$和心率呈线性关系，而且心率容易测得，故心率可用作运动强度指标。通常是按最大预测心率（HRmax）的65%～75%计算目标心率。关于最大预测心率计算公式通常是220－年龄。2008年车琳等[29]报道了94例急性心肌梗死患者，AT心率仅为（52.3±6.9）% HRmax，明显低于传统运动试验的目标心率（65%～75%）HRmax，而且当前β受体阻滞剂广泛作为心力衰竭患者的常规用药，以传统运动试验的目标心率为运动强度就偏高了，会出现安全问题，所以有人建议采用目标心率为（220－年龄）×（50%～60%）的低水平开始运动。可是55岁以上的人最大心率下降，而且个体变异大（范围为110～190次/min），所以有人用170－年龄估测患者或老人的最大预测心率。然后依此最大预测心率×65%～75% HRmax，得出目标心率。比较一下：假设计算一位58岁患者的目标心率，按照上述220－年龄×60%计算是：①（220－58）×60% HRmax＝162×60%＝97.2次/min；②（220－58）×50%＝162×50%＝81次/min，即为81～97.2次/min；如果用170－年龄估测患者或老人的最大预测心率，则目标心率为（170－58）×65% HRmax＝112×65%，112×65%＝72.8次/min，（170－58）×75% HRmax＝112×75%，132×75%＝99次/min，即为72.8～99次/min，二者就接近了；所以采用患者或老人的最大预测心率公式，仍可采用通常的（65%～75%）HRmax。当然实际测定最大心率是准确的，可是对于患者来说测定最大心率是有一定危险的，由此应用最大预测心率计算目标心率有一定价值，但会有偏差，必须在临床上根据实践情况，不断校正，使其个体化。

2）按储备心率（HRR）的40%～70%[30]

即目标心率＝（最大运动时心率－静息心率）×（40%～70%）＋静息心率。针对中国的慢性心力衰竭患者，建议从40% HRR开始，逐步递增。但对合并房颤、病窦、植入起搏器和心脏移植的患者，则不能用心率决定运动强度。

3）靶心率＝立位休息心率＋（10～20次）

心率可以用于运动处方，但在重度心衰患者（有心率变时性功能不全）和接受β受体阻滞剂，或有心房颤动的患者作用有限

4）以AT心率为标准的运动强度

以AT时心率的90%，或者较AT心率低

10～20 次为宜。

（2）$\dot{V}O_2$

1）以最大摄氧量的百分数（% $\dot{V}O_2max$）为运动强度指标

$\dot{V}O_2$ 不受 β 受体阻滞的影响，能与实际生活中的各种活动量相匹配，是最科学的，也是目前最常用的运动处方指标。运动强度有上限和下限。上限是为了防止达到运动极限，引起危险；下限是激发运动者增加运动能力的最低强度。上限还意味着是体力活动多的人的运动强度；下限是坐位工作人员的运动强度。开始时运动强度要低，为 40%～60% $\dot{V}O_2max$，甚至更低，对于一个心衰患者来说 20% $\dot{V}O_2max$ 可能就是一个合适的运动强度，然后逐渐增加，以达到 55%～70% $\dot{V}O_2max$，或 70%～80% $\dot{V}O_2max$，对于心力衰竭患者是很难达到 70%～80% $\dot{V}O_2max$ 的。

2）代谢当量（metabolic equivalents，METs）

用于表示运动强度、评定心衰患者的心功能水平及日常生活的活动能力，是心脏康复中极为重要的指标。其方法是依据 $\dot{V}O_2max$ 或 $\dot{V}O_2AT$ 制定运动强度，1 MET = 3.5 $\dot{V}O_2$mL · $kg^{-1}$ · $min^{-1}$。即用测得的 $\dot{V}O_2$ 计算 METs。是目前最常用的运动处方指标。

（3）按照 Borg 自感劳累分级（rating of perceived exertion，RPE）评分确定

有氧运动的运动强度设定应控制在自感劳累分级十五级表的 12～13 分范围（表 14－1－6），在此范围内运动相当于 70% $\dot{V}O_2max$（无氧阈附近）。

以上介绍了各种运动强度指标，以及各种目标运动强度，但是运动强度不是"全或无"的，而是参与就有效益；近年趋向采用较低强度的运动，而且证明家务劳动也有效益；运动强度和效益的关系只是效价比问题，运动强度合适，效果更好而已。所以重在参与，我们鼓励心衰患者积极参加活动，从低运动强度开始，逐步增加运动强度，在可承受的范围内采取更强的，自认为合适的运动强度。运动量 = 运动强度 × 运动持续时间。如果运动强度小，可延长运动时间以满足需要的运动量。

表 14－1－6 自感劳累分级表（RPE）[31]

| 十五级表 | | 十级表 | |
|---|---|---|---|
| 级别 | 疲劳程度 | 级别 | 疲劳程度 |
| 6 | 无（No exertion at all） | 0 | 无（No exertion at all） |
| 7 | 极轻（Extremely light） | | |
| 8 | | 0.5 | 非常，非常轻（仅可感知）Very，Very，light（just noticeble） |
| 9 | 非常轻（Very light） | 1 | 非常轻（Very light） |
| 10 | | | |
| 11 | 轻（light） | 2 | 轻（light） |
| 12 | | | |
| 13 | 有些累（somewhat hard） | 3 | 中度（Moderate） |
| 14 | | 4 | |
| 15 | 累 Hard（heavy） | 5 | 累 Heavy（strong） |
| 16 | | 6 | |
| 17 | 非常累（Very hard） | 7 | 非常累（Very heavy） |
| 18 | | 8 | |
| 19 | 极累（Extremely hard） | 9 | |
| 20 | 最累（Maximal exertion） | 10 | 最累 Very，Very heavy（Maximal） |

注：有氧运动的运动强度设定应控制在自感劳累分级在 12～13 分范围。

14

2. 运动类型

包括动态运动、抗阻力运动和伸展运动。

(1) 动态运动处方

动态运动包括无氧运动和有氧运动，患者采取的应该是有氧运动。有氧运动是慢性心力衰竭患者运动康复的主要形式。有氧运动包括：①第一类：走、跑、踏车、爬楼梯等，运动强度稳定，个体间能量消耗差异较小；②第二类：游泳、雪橇等，能量消耗与运动技能高度相关，但是对于某个人来说，运动强度仍保持相对稳定；③第三类：网球，排球等球类运动，运动强度、能量消耗不稳定，个体间差异大。作为心衰患者理想的有氧运动是第一类运动，尤其是走步和慢跑；走步的运动强度因步速不同而异，一般在 3～8 METs 之间，是心衰患者的基本运动类型；慢跑能量消耗比走步多，一般在 8～16 METs，可以增强锻炼效应，缩短达到最大效应的时间，缺点是出现心脏和骨骼与肌肉合并症的机会较多，尤其是病情较重者和老年人。有氧运动运作模式有：

1) 连续有氧运动

步骤：热身运动—运动—整理运动，运动阶段平稳；

2) 间歇有氧运动

步骤：热身运动—运动、间歇、运动、间歇交替—整理运动。

间歇有氧运动的运动强度分高强度与低强度运动间歇交替，根据患者的运动能力选择。一般用于心脏康复的间歇性有氧运动模式是：短的较高强度运动与一个长的间歇（低强度运动，或停止运动）相交替，间歇时间可是运动时间的≥2倍，甚至 8 倍。间歇运动比持续运动可达到更高的运动强度，因为间歇期患者可减少乳酸蓄积。间歇运动尤其适用于运动能力显著降低（如严重慢性心衰）的患者，安全性更好，建议在运动训练早期采纳。

(2) 抗阻力运动（Resistance training）处方

以往对心功能不全的患者不主张进行等长运动，唯恐导致左室压力增加，外周血管阻力增加，发生心律失常。根据新近的证据，低至中强度的个体化抗阻运动是安全有效的。抗阻力运动可直接改善心力衰竭患者骨骼肌超声结构的异常和神经肌肉功能，而非简单增加肌肉体积。稳定的慢性心力衰竭患者（NYHA Ⅰ～Ⅲ级）可以把抗阻运动作为有氧运动的补充。研究证实有氧运动与抗阻力运动结合可以增加运动康复效果。对于病情稳定的慢性心力衰竭患者，经过 3～4 周有氧运动后，可以进行抗阻力运动，在几周至数月内，逐渐增加运动训练强度，上肢从 40% 1-RM（1-repetition maximum, one repetition maximum，只能举起一次的最大重量）至 70% 1-RM，下肢从 50% 1-RM 至 70% 1-RM[32]。

对慢性心力衰竭患者的抗阻力训练建议分三阶段：第一阶段为指导阶段，主要是掌握正确方法，提高肌肉间协调性，该阶段患者需要在超低强度（<30% 1-RM）下开始训练；第二阶段为抗阻/耐力训练阶段，提高局部有氧耐力和肌肉间的协调性，该阶段强度逐渐增加到 40%～50% 1-RM；第三阶段为力量训练阶段，运动强度增加到 60% 1-RM。

抗阻力运动也可以采用哑铃、杠铃、弹力带等简单易行的方法代替，适合基层医院。具体运动强度、重复次数，训练频次见表 14－1－7[27]。

(3) 伸展运动处方

伸展运动包括动力拉伸和静力拉伸。伸展运动强度包括牵拉某关节肌肉群和肌腱的次数和持续的时间，一般关节肌肉群牵拉 3～5 次，每次 20～30 秒，每周 3 次以上。伸展运动应注意动作的难度、幅度、循序渐进增加肌肉群的牵拉次数，避免拉伤。伸展运动可作为热身期和恢复期运动的一部分，也可以独立进行，使整个运动为伸展运动。

表 14－1－7　欧洲心血管预防和康复协会和心力衰竭协会关于慢性心力衰竭患者抗阻力/力量训练建议[27]

| 训练阶段 | 强度 | 重复次数 | 频率 |
|---|---|---|---|
| 指导阶段 | <30% 1-RM，RPE<12 | 5～10 | 2～3 次/周 |
| 抗阻/耐力训练阶段 | 30%～40% 1-RM，RPE 12～13 | 12～25 | 2～3 次/周 |
| 力量训练阶段 | 40%～60% 1-RM，RPE<15 | 8～15 | 2～3 次/周 |

注：1-RM：只能举起一次的最大重量。RPE：自感劳累分级。

3. 运动时间及频率

运动时间一般选择 30 ~ 60 min，包括热身运动、整理运动时间。针对体力衰弱的慢性心力衰竭患者，建议延长热身运动时间，通常为 10 ~ 15 min，锻炼期运动时间为 20 ~ 30 min。运动频率：每周 3 ~ 5 次，最好每天都运动。

## 三、恢复期

心衰患者的运动恢复时间要比其他患者长，通常需要 15 min，主要是进行整理运动和医疗体操。

## 四、运动效果判断

1. 根据心肺运动试验（CPET）结果判断

根据心肺运动试验结果判断慢性心力衰竭患者心肺储备功能及运动能力改善情况，同时根据 CPET 结果调整慢性心力衰竭患者的运动处方。

2. 根据临床随访结果判断

根据临床随访结果判断康复运动对临床终点事件的作用。

3. 根据心脏超声心动图检查结果评定

根据心脏超声心动图检查结果评定康复运动对左室重构的作用。

4. 根据情绪量表及生活质量量表评估

根据情绪量表及生活质量量表评估康复运动对 CHF 患者情绪及生活质量的作用。

# 第十一节　慢性心力衰竭的康复程序及方案

运动处方制定完成后将对慢性心力衰竭患者实施运动康复方案，运动康复分三阶段。

第一阶段：运动康复在心电图、血压等监护下进行，多在医院完成，也可远程监护。

第二阶段：运动康复须在医务人员指导下进行，包括对运动康复知识的培训、营养指导、有关疾病知识的培训及让患者了解依从性的重要性，可以在医院门诊进行。

第三阶段：为家庭运动计划，如果成功完成前两阶段运动训练，未出现任何负面事件，安全性已经确立，可制定继续的家庭运动计划，医师电话随访或患者到门诊随访。

多年来随着运动康复研究的逐步开展，许多学者在实际工作中积累了不少经验，也分别运用了不同的运动方案和程序，这里我们只介绍几个目前被公认和多被采纳的运动康复方案。

## 一、以储备心率为运动强度指标的连续有氧运动模式（即 HF-ACTION 研究的连续有氧运动方案）[33]

HF-ACTION 研究连续有氧运动方案［HRR%：心率储备百分数，如 60% HRR，则目标心率 =（峰值运动时心率 − 静息心率）×0.6 + 静息心率］：

| 训练阶段地点 | 周 | 每周次数 | 有氧运动时间（min） | 运动强度 HRR% | 运动方式 |
|---|---|---|---|---|---|
| 最初医院监测阶段 | 1 ~ 2 | 3 | 15 ~ 30 | 60 | 走路或踏车 |
| 医院监测阶段 | 3 ~ 6 | 3 | 30 ~ 35 | 70 | 走路或踏车 |
| 医院/家庭 | 7 ~ 12 | 3/2 | 30 ~ 35 | 70 | 走路或踏车 |

## 二、椅子疗法

Levine 早在 20 世纪 40 年代用椅子疗法治疗心肌梗死患者，以后又应用到心衰患者。Kotteke 曾对心力衰竭患者进行研究，发现采取坐安乐椅或坐直背椅等坐位时比半卧位时心输出量降低，METs 减少，提示坐位时要比卧床、半卧位时心脏负担较小。国内学者武多志（1993 年）曾报道用椅子疗法治疗 15 例 NYHA Ⅳ 级心力衰竭患者，患者在坐 30 min 直背椅后心率和血压均减低，胸闷症状改善，说明坐椅可以减轻心力衰竭症状和精神负担。所以对于心力衰竭患者只要病情稳定就可以下床坐椅子，开始时可每日 1～2 次，每次 10～30 min，以后逐渐增加；病情好转后过渡到肢体活动，每日 2 次。由于左心功能不全的患者体力负荷十分有限，只能静坐在扶手椅中，但即使静坐在扶手椅中，患者也可以用手或脚进行肌肉的动态阻抗运动，如举一些很轻的哑铃、拉一拉很轻的滑轮重力计、抬一抬腿等。这些运动训练可以帮助提高这类患者的运动能力，哪怕只有 1～2 METs 的增加，也常会使患者增加其独立生活的能力和信心，提高其生活质量，甚至回归家庭。

### 三、医疗体操

患者心功能接近 NYHA Ⅱ 级，运动能力达 3～4 METs 时，可作医疗体操：做呼吸操以促进呼吸功能恢复，动作应以放松的、幅度较大的徒手体操较好，以四肢运动为主，中间穿插步行，不宜用力作屏气动作，以避免腹压增加引起心脏负担加重。一般每日 1 次，每次 10 min。

### 四、传统康复方式

气功、八段锦以及太极拳为中医传统运动方式。八段锦和太极拳可一天 1～2 次；气功可采取坐式或卧式，每日 2～3 次，每次 15～20 min。

八段锦、太极拳等采用腹式呼吸，膈肌上升和下沉幅度增大，加之腹肌的收缩和舒张，使胸腔和腹腔的负压增大且交替出现，有助于减轻脏器瘀血。姚成栋等研究表明长期太极拳能有效改善慢性心力衰竭患者的心功能，提高生活质量，促进心力衰竭的康复[34]。中医传统运动方式在运动过程中，要求松、静、自然，消除焦虑紧张情绪，使中枢交感张力降低，去甲肾上腺素释放减少，对改善心功能有一定好处。

### 五、物理疗法

水疗包括氡浴、二氧化碳浴、温水浴以及脉冲超短波疗法等，对心力衰竭有一定的疗效，可以借鉴。水疗是近年来出现的一种新型的慢性心力衰竭康复训练方式，是慢性心力衰竭患者进行浸水、水中运动（如水中踏车、水中操等）。水疗时水的温度一般是 38～39 ℃。每日一次，每次 10～15 min，15～20 次为一疗程。

Tei 等[35]研究发现，心功能 NYHA Ⅱ～Ⅳ级的慢性心力衰竭患者，在 41 ℃水中半卧位进行温水浴 30 min 后，左室内径减小，左室射血分数、心脏指数以及每搏量指数持续改善。心力衰竭患者水疗的可能机理：当浸水位达到横隔以上时，中心静脉压升高，回血血量增加，心排量增加，并且在温水中持续浸泡时，交感张力降低，外周血管阻力下降，血管加压素及肾素—血管紧张素—醛固酮释放减少。

## 第十二节　营养膳食及生活方式

根据心衰患者不同的基础疾病，指导患者改变不良的行为方式，控制危险因素；主要包括：

1．膳食营养

由于慢性心力衰竭患者消化道血运障碍，患者饮食减少并且消化吸收不良，易造成营养不良；经常由于钠水潴留伴有水肿的发生，所以在运动康复的同时，饮食上应注意低盐（严重慢性心力衰竭患者尤其应该严格限制）和必要的蛋白质补充，并保证足够热量的供给。

2．维持体重

对于心力衰竭患者要注意出入量的平衡：应控制液体摄入，其摄入 <1.5 L/d（炎热天气时 2 L/d）[3]，每天自测体重，24 小时体重增加 >1.5 kg 或 2 天增加 >2.0 kg 提示有体液潴留，应严格控制液体摄入，但不采取其他措施减肥，因为在中重度慢性心力衰竭患者常常合并厌食和体重减轻[3]。

3．在监护和指导下完成运动训练。

4. 解除精神和心理压力

在慢性心力衰竭患者中抑郁很常见。抑郁常常和频繁的住院，日常生活活动的减少，心功能变差，医疗费用支出有关，要注意调整和处理。

5. 坚持药物的治疗。只在已确诊动脉粥样硬化患者才考虑使用他汀类药物。

6. 戒烟限酒。

7. 对症状出现作出正确的反应。

## 第十三节　药物治疗

所有心力衰竭患者的运动康复方案必须在正确药物治疗的基础上进行。除了治疗原发病药物以外，联合应用β受体阻滞剂、利尿药、血管紧张素转换酶抑制剂（ACEI）或血管紧张素受体阻滞剂（ARB）类药物是大多数心力衰竭患者药物治疗的基石，这些药物的疗效已被大规模临床试验所证实，可改善心衰患者的长期预后。利尿剂对有钠水潴留患者保持干体重非常重要，即使有水钠潴留的患者达到了标准的干体重，也有必要继续使用适量的利尿剂防止再次出现液体潴留，因为心衰患者进行运动康复时需要保持干体重，以确保运动训练的安全。同时如果患者可以耐受，应当尽早加用和持续应用ACEI和β受体阻滞剂，因为这两种药物都能延缓无症状心力衰竭的疾病进展和影响神经激素在心力衰竭病理生理机制中的作用，并且能明显改善患者存活率。另外，醛固酮拮抗剂（如安体舒通、依普利酮、美托拉宗）也被证实能减少进展性心力衰竭患者的死亡，其应用有利于改善患者的长期预后。在应用上述药物治疗期间仍持续有心力衰竭症状时，可以考虑加用地高辛，以加强心功能，增加运动能力，减少住院日，但对延长患者的存活并没有益处。还要让患者注意预防感冒等，去除心力衰竭加重的诱发因素，保证心力衰竭患者达到良好的康复效果。

（宋丽芬、李莉、胡江乔撰稿，刘江生校对）

# 第二章　心律失常的康复

心律失常与康复包括：康复运动中心律失常的发生和康复对心律失常的作用两方面内容。

## 第一节　康复运动中心律失常的发生

目前认为，规律的体力活动和运动训练对心血管功能的疗效和获益是肯定的[36]，因为体力活动不足时会使发生动脉粥样硬化的危险性增加。运动中发生心律失常是很少的，达拉斯（Dallas）数据表明，运动试验中，严重的需要住院的事件（例如持续心律失常、心脏病发作或死亡）发生率为0.8/10 000[36]。况且已有报道显示心脏康复能够降低心肌梗死后患者的全因死亡率8%～37%和心血管病病死率7%～38%[37]，这与人们对运动中心律失常发生原因的认识不断提高，以及药物、手术治疗心肌缺血技术手段的不断进步均有很大关系。心肌缺血被认为是运动心律失常最常见的诱发因素；左室功能不全、低钾血症、低镁血症也是运动中心律失常发生的原因。

作为康复运动中评估和监测心律失常疗效的运动试验，它的积极作用越来越得到了肯定，因为运动试验可以发现日常生活中未发现的心律失常，况且心律失常患者进行运动试验通常也是安全的。运动试验中诱发心律失常对预后的评估价值还不完全清楚，但已获得的前瞻性资料提示：在器质性心脏病和左室功能不全的患者中它提示的预后价值最大，而且复杂心律失常比单纯异位心律失常更有意义[36]。

现有的指南把快速性心律失常、缓慢性心律

失常和高度房室传导阻滞列为运动试验的相对禁忌证，而症状未得到控制或血流动力学不稳定的心律失常则是绝对禁忌证[36]。

## 第二节　心脏康复对心律失常的作用

### 一、心律失常的分类及器械治疗

心律失常按其发生原理，可分为冲动形成异常和冲动传导异常两大类；按照心律失常发生时心率的快慢，可分为快速性心律失常和缓慢性心律失常两大类。在临床治疗中，比较常见而实用的是按快速性心律失常和缓慢性心律失常进行划分。近年来对快速性心律失常的机制研究和治疗方法探索都已经有了长足的进展，例如，经导管射频消融手术治疗方法在临床上越来越普及和完善，使得快速性心律失常治疗的成功率已经有了很大的提高，但恶性室速、室颤等的治疗尚无显著进展；对于缓慢性心律失常和严重的传导阻滞亦无高效、确切的方法。严重心动过缓、传导阻滞和（或）恶性室速、室颤可导致严重的血流动力学异常而威胁患者的生命。对于这些严重和（或）恶性程度非常高的心律失常，单纯的药物治疗常常治疗效果不佳，而植入心脏起搏器和（或）心律转复除颤器是最实用和能快速奏效的治疗方法，而且临床治疗效果常常令人满意[36,38]。患者对起搏器的临床疗效会有切身的体会，会产生迅速“治愈”的良好心理安慰作用，主观上会自认为心脏已恢复“正常”，因此会有一定程度的心理减压效应。

14

### 二、心脏康复对心律失常的作用

心脏康复对心律失常的作用包括康复运动对心律失常的疗效和康复疗法对置入心血管植入型电子器械（cardiovascular implantable electronic devices，CIED）患者的疗效[36]。

康复运动对心律失常作用的论文很少，目前网上只查到2篇论文：①佳木斯大学附属第一医院的那桂清等[39]报道55例心律失常患者（房性期前收缩7例，房性心动过速9例，室性期前收缩36例，其他4例；病因：冠心病35例，高血压9例，原因不明心律失常6例，其他5例）。方法：停用抗心律失常药，进行运动治疗，分为低运动强度组（目标心率：<50% HRmax，0.5～1 h，1～2次/d），中等运动强度组（目标心率：50%～60% HRmax，1～1.5 h，1～2次/d），疗程半年。疗效评定：有效，心律失常频率较运动前减少51%～89%；显效，较运动前减少≥90%。结果：房性期前收缩＋房性心动过速有效率为81.25%，无显效者；室性期前收缩有效率：89%，显效率：5.6%。②佳木斯大学附属第一医院的姜红等[40]报道活动平板评价100例心律失常患者（房性期前收缩60例，阵发性房速7例，结性期前收缩12例，室性期前收缩18例，其他3例。病因：冠心病54例，原因不明的心律失常20例，高血压病19例，其他7例）被分为低强度运动组及中强度运动组。研究对象均停心律失常药物。运动方案按修正后Bruce 4级间歇的平板运动试验，目标心率为50%～60% HRmax，每日1次。机型为T 2000运动平板机。疗程与疗效评定同那桂清等[39]。结果：总有效率85.5%，显效率：81.9%，其中室上性心律失常中显效率72.2%，室性心律失常显效率86.5%；冠心病显效76.7%；原因不明心律失常，高血压均显效。结论：运动可以改善心肌局部缺血，降低交感神经的兴奋性，减少儿茶酚胺介质释放，对于心律失常疗效显著。

尽管有上述2篇论文报道运动对心律失常的作用，但是样本不大，且近年缺少后续报道，康复运动对心律失常的确切疗效至今尚不很明确，总的来说，康复运动训练可以有效地改善心律失常患者的运动能力，推荐的运动主要包括快走、骑自行车、爬楼梯或其他运用大块肌肉群的运动等。除了这些有氧运动外，也可以增加一些加强肌肉力量的运动来改善体力，如上肢、下肢肌群的抗阻力训练，但强烈建议在开始抗阻力训练程序前要向康复专家或运动专家咨询，并在训练开始前进行适当热身[36]。2013年《美国心脏康复指南》关于心律失常的康复运动评估建议见表14－2－1[41]。

表 14-2-1　《美国心脏康复指南》关于心律失常及其相应评估、运动和教育的建议[41]

| 心律失常 | 临床状态 | 心脏康复和二级预防项目建议 |
|---|---|---|
| 房性期前收缩 | 无症状 | 没有任何限制 |
| 病态窦房结综合征 | 无症状，停搏 <3 秒；心率≥50，并随活动增加 | |
| | 晕厥 | 需要医师建议和评估 |
| | 心脏起搏器 | 医师批准后可参加 |
| 心房扑动 | 无症状，运动时持续发作 <10 秒 | 医师批准后可参加 |
| | 无症状，心室率控制良好 | 医师批准后可参加 |
| | 抗凝治疗 | 医师批准后可参加 |
| | 电复律或消融后 | 1~4 周后，医师批准可参加 |
| 心房颤动 | 既往存在，无症状，心室率控制良好，应对活动水平的心率变化良好 | 医师批准后可参加 |
| | 抗凝治疗 | 医师批准后可参加 |
| | 电复律或消融后 | 1~6 周后，医师批准可参加 |
| 室上性心动过速 | 无症状，运动时持续发作 <10 秒 | 医师批准后可参加 |
| | 晕厥 | 需要医师建议和评估 |
| | 电复律或消融后 | 1~6 周后，医师批准可参加 |
| 频繁且复杂的室性期前收缩 | 长期，无症状 | 医师建议相关限制 |
| | 首次发现 | 需要医师建议和评估 |
| 室性心动过速 | 稳定，无症状，持续发作 <10 秒，单形，心率 <150 次/min，无心脏病 | 医师批准后可参加 |
| | 首次发现 | 需要医师建议和评估 |
| | 消融后 | 1~6 周后，医师批准可参加 |
| | 药物治疗或电复律后 | 1~3 月后，医师批准可参加 |
| | ICD 植入后 | 1~3 月后，医师批准可参加 |
| 心室颤动 | ICD 植入后 | 1~3 月后，医师批准可参加 |
| 一度房室传导阻滞 | 无症状，正常 QRS 波群，PR 间期 <300 毫秒，运动时无恶化 | 没有任何限制 |
| 二度 I 型房室传导阻滞（文氏） | 无症状，正常 QRS 波群，没有恶化或运动改善传导 | 没有任何限制 |
| | 无症状，但活动后恶化 | 需要医师建议和评估 |
| | 心脏起搏器 | 医师批准后可参加 |
| 完全型右束支传导阻滞 | 无症状，无运动后房室传导阻滞，无室性心律失常 | 医师批准后可参加 |
| 完全型左束支传导阻滞 | 无症状，无运动后房室传导阻滞，无室性心律失常 | 医师批准后可参加 |

注：经允许引自 Pecatello et al. 2004；Appel；et al. 1997。

14

近年来随着临床医学的飞速发展和患者对疾病认识程度的不断提高，临床上植入型电子器械（CIED）的使用也在逐年增加，这些患者已成为临床康复中必须要重点关注的群体之一，他们在整体康复对象中的比例也在逐年增多。康复疗法对CIED患者的临床作用近年来越来越受到了重视。例如，对于植入了心律转复除颤器（implantable cardioverter defibrillator，ICD）的患者，运动试验可以提供避免ICD不适当放电的参考指标[36]。因此，运动试验的操作者必须了解所植入的设备是否设定了相关的起搏参数，以适应分级运动的心率增快，还必须了解植入设备设定的除颤阈值，以便在运动试验中降低ICD的敏感度，以避免运动试验过程中不适当地放电等。目前运动试验时较常选用的运动方案仍然是改良的Naughton和Balke活动平板运动方案和踏车运动方案等[41]。

## 第三节　植入心血管植入型电子器械患者的康复

近年来CIED的应用越来越受到重视，主要包括心脏起搏器（cardiac pacemaker）、ICD和心脏再同步治疗（cardiac resynchronization therapy，CRT）起搏器，其对于严重缓慢性心律失常、快速型恶性心律失常和严重心力衰竭等心血管危、急、重症等治疗，尤其是在常规药物治疗无效或禁忌的情况下，可发挥巨大的临床作用[42]。与此相应，CIED的围术期评估、术后康复和临床随访等问题也日益受到重视。

14

### 一、心脏起搏器

1. 定义

心脏起搏器是由脉冲发生器与电极导管组成的刺激心脏的装置，其功能是恢复适合患者生理需要的心律及心脏血液输出[38]。

2. 分类

根据临床需要的不同和植入时间的不同可分为临时起搏器和永久起搏器两大类。永久起搏器，开始的频率是固定的，心脏既接受电脉冲刺激，又有心脏自身节律，二者可发生竞争。如起搏器的脉冲刚好落在心脏自身T波的易感期，还可引起室速或室颤。以后，发展为按需型。在心房和（或）心室内设有感知器，当感知心房和（或）心室率慢于起搏器设定的频率时，起搏器发出电脉冲，通过设于心房和（或）心室内的电极刺激心房和（或）心室而发生心房和（或）心室收缩。当心脏自身节律快于起搏器设定频率时，感知器感知后，令起搏器受心脏自身R波控制而停止发放脉冲，或触发脉冲发生器使之失去自主，而被R波带动，脉冲落在R波的降肢上，正处于绝对反拗期，不起作用。从而起搏器的脉冲不会和自身心率发生竞争现象。房室全能型起搏器（DDD）是有房室双腔双重感知、房室双腔顺序起搏以及触发、抑制双重反应的新型起搏器。更新的发展是研制了心率反应型起搏器，或称为应答式起搏器（RRP）。这是一种单腔或双腔的生理型起搏器。在运动负荷的情况下，可根据机体的代谢情况，例如呼吸频率、每分钟通气量、肌肉活动、中心静脉血温度、中心静脉血pH、中心静脉血氧饱和度、起搏引发的QT间期等改变起搏器的频率，以适应机体代谢的需要，像“正常”的电起搏。它具有程控功能；还可利用体外程控器在体外发射磁脉冲，或射频信号改变体内起搏器的工作参数，如起搏频率、输出强度、脉冲宽度、起搏类型、不应期、感知灵敏度、滞后特性等；还有遥测功能，即将起搏器的参数以无创的方式传递出来，从而可用以判断起搏器的功能状态，起到检测和诊断的作用。

3. 起搏器治疗的术前和术后评价

（1）术前评估

主要是针对患者的身体状况、基础疾病情况、术前抗凝药使用情况，拟安装的起搏器类型、特点、植入方式及经济承受能力等进行术前评估。

（2）术后评价

植入起搏器后，可运用动态心电图、运动负荷试验、远程监测、电话传输心电图等方式进行动态检测，以便了解传感器、起搏器的常规工作状况，并根据这些检测结果，对起搏器进行体外程序控制，以满足患者运动康复的需要和保证安全性[38,42]。

运动试验首先要考虑和起搏器的传感器相适应的运动试验运动方式（活动平板或踏车）和适当的运动类型等，运动时期的评价（包括初期评价和随访评价）项目如下。

心率反应起搏器的评价和随访[43]：

| 传感器类型 | 初期评价 | 随访评价 | 程序设计 | 适当运动 |
|---|---|---|---|---|
| 1. 活动 | 活动平板 | Holter，心率组织图 | 斜度、传感，on/of | 走、跑、“有氧” |
| 2. 每分钟通气量 | 活动平板 | Holter，活动平板，踏车 | 斜度 | 耐力：如踏车、登梯 |
| 3. 温度 | 活动平板 | Holter，活动平板 | 斜度、传感，on/of | 耐力，不要游泳或滑雪 |
| 4. 每搏量 | 活动平板 | 活动平板，踏车 | 斜度、传感，on/of | 任何运动：如举重、登梯 |
| 5. 激发能 | 不需要 | 活动平板，踏车 | 自我调节 | 任何运动：如走步、游泳 |

近年来，有关起搏器术后效果的评价方法也发生了较大的改变。20 世纪 80、90 年代，在比较不同起搏方式的效果时，关注的焦点在于血流动力学和运动耐量的改善。而近年来，生活质量的评估作为一种较好的评估健康的方法越来越为人们所接受，它是评估医学治疗的一种相对较新的科学的方法。它主要是能反映患者的生活质量，并且可以极大地改善对最佳起搏方式的评估。因此，生活质量是评价起搏器效果的有效手段，也是确定植入起搏器患者的最佳起搏方式的唯一足够敏感的评估手段。

当评估植入起搏器患者的生活质量时，建议进行健康状况和症状评估两个方面，并根据植入起搏器患者的需要进行调整和随访程控。

4. 康复医疗

心脏起搏器患者的运动生理本质上和其他患者是基本相同的，而且近年来频率适应性起搏的出现极大地改善了起搏器在运动方面的应用[41]。在临床治疗中，如果置入起搏器的患者选择适当，起搏器的各参数设置、程序安排等较为合理、匹配，则患者的临床疗效会很显著，患者可承受较大强度的运动量和日常生活、工作活动量。在给置入起搏器的患者确定运动处方（运动类型、强度、持续时间等）时，必须充分考虑到起搏器的类型、传感器类型和起搏方式等[36,41]。心血管康复医师应熟悉和掌握起搏器的基本工作原理和临床应用中的主要注意事项，并及时对患者进行必要的个人或集体健康教育，在保证起搏器使用安全、有效的同时，能让患者最大程度地回归家庭和社会的正常生活。

植入起搏器的患者除要注意不能做过量的体力活动外，还要有良好的生活规律，如戒烟限酒、睡眠良好、心态平和，而且不要接近高压电器和进入强磁场等。

5. 临床随访

为保证起搏器植入后能够正常工作，定期和规范的术后随访是必需的。常规的随访方法是：术后出院前进行 1 次测试，术后 1、3、6 个月分别来院进行常规的体外程控，测试达到理想的工作参数标准后，就具有了长期稳定的性能，以后可每年进行一次例行随访，在随访中可依据患者的病情变化调整起搏器的相关参数；在临近电池电量耗竭前则应每 1 ~3 个月就进行一次随访程控，以利于随时发现问题，及时住院更换起搏器[41,42]。



## 二、植入型心律转复除颤器（ICD）

1. 定义

植入体内能自动感知室性心动过速和心室颤动发作，并立即放电进行复律除颤的装置，简称 ICD[38,44]。

2. ICD 治疗的术前评估和术后评价

ICD 是治疗严重心律失常及室颤的重要方法，

术前准确的评估和术后及时评价都是非常必要的。主要在以下两种情况下，要对ICD进行评价[37,42]：一是术前适应证和禁忌证的严格选择和把控；二是术后门诊随访时对患者病情变化的询问、体格检查及ICD的基本参数的体外程控等。具体随访和体外程控内容可参考前述心脏起搏器的评估与评价，以及后续的ICD长期随访的内容。

3. 康复医疗

安置ICD的患者是心脏康复医疗中最重要的对象之一。有证据表明，植入ICD的患者进行适度的运动是安全的[41]。ICD的康复医疗中主要是要为患者提供良好及时的专业教育、监测及评价、康复指导、支持与急救等。

(1) 专业的教育

康复医学专家、安装ICD的专业工作人员应该熟悉和掌握有关ICD的专业知识，并采取多种适合的方式去对植入ICD的患者进行及时的专业知识的科普教育，如提醒患者术后避免进入强磁场等场所[41,42]。

(2) 监测及评价

如前所述，康复医师可通过动态心电图、分级运动试验、电话传输心电图等方式，评价患者的心功能贮备、对运动的反应性和ICD参数（例如除颤阈等）的合理性，并进行相应的体外程控和及时地调整。

(3) 康复指导

心血管医师和康复医师可以根据动态心电图、远程心电图、超声心动图、心肺功能运动试验[42,44]等检查结果对ICD患者的日常生活质量进行测评，对运动量及运动强度范围、工作强度等按照心脏康复评估工具的指标[44]及运动处方等给予相应的康复指导和建议，如建议患者选择散步、慢跑、练气功等一般强度的活动，也可进行低强度的竞技体育比赛，有证据表明这些运动并不会增加重大创伤的危险[41]；对患者的基础疾病要给予必要的药物治疗；避免外界因素对起搏器功能的干扰；矫正不良的心理行为等等[41,42]。已有文献报道[45]，综合的康复训练如运动训练结合心理教育干预可明显提高ICD植入患者的最大耗氧量并改善其身体健康状况，但应切记的是在任何情况下，运动处方设定的心率应当至少比ICD放电的心率低10～15次/min为宜[41]。

4. 支持和急救

对于植入ICD的患者，正向和积极的心理支持是非常必要的。因为患者从参加康复运动、健康教育的同学、病友、朋友、家庭等处获得有益的支持后，可以使康复运动长期坚持下去，对于患者的远期康复是大有益处的。但要注意的是患者在参加康复医疗时一定要有现场急救和安全的保障，以免发生意外，并消除患者的心理疑虑和恐惧等。

总之，康复医疗既应包括训练有素的康复工作者定期、合理、准确的指导检查，也要包括专业的心血管医师长期对ICD进行的随访和体外程控，以便对患者的不同反应给予及时的监测、调整和指导等。

5. 临床随访

对已植入了ICD的患者进行定期随访是ICD治疗中的重要环节。因为通过随访可了解ICD的疗效，及时发现和处理手术及ICD本身可能出现的并发症及故障，了解ICD是否处于最佳工作状态，从而使患者得到最优治疗效益。具体主要内容如下[38,42]。

(1) 随访目的

ICD随访的主要目的是了解患者情况、评价器械状况、关注疾病变化及与患者进行相关的沟通。

(2) 随访方式和频度

1) 随访方式

ICD的随访方式主要有诊室随访和远程监测两种。诊室随访是目前主要的随访方式，主要是由专业的医护技术人员在诊室进行ICD的检测和随访，通过控制仪询问、读取数据和信息，并了解患者的病情、用药和生活工作情况，最后决定是否调整器械治疗和其他治疗。另一种是远程监测：远程监测可以在患者家中，也可在其他场所进行，但要求有可用的通信网络。远程监测也能提供及时、准确的ICD工作数据和信息，它具有与传统的诊室询问相当的功效。

2) 随访频度

出院后的随访通常分为3个阶段：①早期：植入后4～12周内；②中期：依据患者病情变化，每3～6个月应进行1次诊室随访或远程监测，

ICD 随访通常不应超过 6 个月；③后期：当 1CD 接近更换指征时，要每隔 1~3 个月随访一次进行检测；④紧急随访：在 ICD 放电后或远程监测出现红色报警时须紧急随访。

（3）随访内容

ICD 随访主要包括：①患者病史采集；②全身及局部体格检查；③起搏心电图记录有无异常；④查 X 线胸片，检测起搏器位置变化；⑤检查程控参数有无异常等。其中最为重要的是回顾事件记录，能判断 ICD 是否为正确识别和处理，以便给 ICD 相应的程控参数进行优化。

综上所述，随访时可根据患者的病情、程控，调节 ICD 的工作参数，以确保 ICD 的工作安全有效，并配合必要的药物治疗，最终使患者能保持和改善心功能状态，提高生活质量，并最大限度地恢复患者正常的生活和工作能力[41]。

## 三、心脏再同步治疗（CRT）起搏器

1．定义

心脏再同步化治疗是通过双心室起搏的方式治疗心室收缩不同步的心力衰竭患者。

2．CRT 治疗的术前评估和术后评价[38]

（1）术前评估

依据 2013 年及 2016 年的美国及欧洲心脏再同步化及心衰的相关指南，对术前主要的评估内容是 CRT 的适应证、禁忌证等。而且目前对于如何选择 CRT 或 CRT-D 治疗仍存在争议，相比之下公认 CRT-D（带除颤功能的 CRT 起搏器）在一级预防中减少患者病死率方面占优势，但是价格昂贵，同时植入并发症明显高于 CRT 治疗。

（2）术后评价

包括 CRT 脉冲发生器的更换及术后康复、远期随访等等。

3．康复医疗及临床随访

术后定期的远程监测和随访是非常必要的，以便能尽早发现患者潜在的室性或房性心律失常，同时也能及时发现起搏器感知和起搏方面可能出现的问题，以便在第一时间程控起搏器参数并调整治疗方案。其他相关的内容基本同 ICD 的康复和随访部分。

**（高焱莎撰稿，刘江生校对）**

# 第三章　心血管病患者性功能障碍的康复

性功能障碍的治疗过去属于泌尿科的范畴。因为性功能障碍的治疗出现突破，心血管病患者伴性功能障碍者更常见，心血管医师治疗勃起功能障碍的处方已处于非泌尿科医师的领先地位。研究说明尽管性生活可使心肌梗死患者发生再梗或心性死亡的危险有所增加，但增加的绝对危险性（概率）很小，是每小时 10/100 万（0.000 01%）；并无证据证明西地那非有引起心肌梗死或缺血性心脏病的危险。心脏康复医师应掌握心血管病患者性功能障碍及其治疗的知识和技术，开展这项工作，改善患者的生活质量。

## 第一节　前言

作为心脏康复医师要讨论这一问题是基于这些考虑。

1．性是人类，也是心血管患者的基本需要之一。“食色，性也”我们的祖先早就认识到进食和性生活是人类的本性，性生活是人的基本需要之一。随着增龄人们对性的要求逐步减少，但是即使老年人仍然有相当多的人仍然对性有兴趣。我国一项对 951 名 60 岁以上老年人的调查表明各

年龄组对性仍然感兴趣的比例是：60～64岁为66.47%，65～69岁为50.27%，70～74岁为28.81%，75～79岁为17.65%，80～85岁为8.57%[46]。“云南省长寿地区多民族老年人综合调查”［对云南省百岁老人占比例在1/10万以上的9个地、州18个县（区）涉及25个民族386万人口中的6477名60岁以上的老年人进行的综合调查］结果更显示老年男性60、65、70、75、80、85岁组有性生活的分别达到75.1%、72.1%、58.3%、45.3%、33.3%、37.5%；女性相应年龄组分别为68.8%、54.8%、50.4%、41.0%、33.6%、33.3%[47]。

2. 性功能的障碍相当普遍。美国马萨诸塞州增龄研究（massachusetts male ageing study）指出，40～70岁的男性52%患有不同程度的勃起功能障碍（erectile dysfunction，ED）[46]。很显然其中许多人的ED与增龄无关，是一种有着多种原因的功能障碍。它不仅涉及个人的生理健康，而且因为失去这方面的生活乐趣和未能对心爱的配偶克尽自己的职责而产生焦虑、抑郁、自卑、悲观心理，进而对个人生活，婚姻幸福，家庭的稳定性产生消极影响。所以，近年来男性健康、性功能已受到社会关注，2000年我国计划生育委员会确定10月28日为全国男性健康日，2000年男性健康日的主题是：影响家庭生活质量的“ED”(勃起功能障碍)。随之ED患者，心血管患者的性生活康复自然受到重视。

3. ED和心、脑血管病有共同病因。阴茎海绵体动脉硬化是ED的主要病因之一。吸烟、高血压、高血脂、活动少是它们的共同病因。有时ED为首发临床表现，通过对ED的检查可能发现某些临床上无症状的疾病。1999年美国心脏学会年会发表一项研究报告。研究者对使用西地那非的ED患者复查时发现20例（40%）患有明显的冠状动脉狭窄[46]。

4. 伴有ED的心血管病患者的心血管危险的预测和处理是心脏康复医师的强项。

5. 心血管医师ED处方处于非泌尿科医师的领先地位。截至2000年6月的统计，美国开出2500多万张治疗ED的西地那非处方。其中62%的处方由家庭医师开出，16%由泌尿科医师开出；在非泌尿科医师中，心血管医师处方占2.5%，心理医师占2.2%，处于领先地位[47]。

6. ED患者就诊者很少。Laumann等分析美国全国健康和社会生活调查（national health and social life survey）的数据后发现，18～59岁的ED患者中仅有1/10的患者向医师咨询性功能障碍的问题，其主要原因是难以启齿[46]。我们中国的ED患者向医师咨询性功能障碍的可能更少。

综上所述，ED是心血管病患者的一种常见的功能障碍，对患者及家庭的生活影响甚大，作为以恢复心血管病患者功能为己任的心脏康复医师关注、掌握心血管病患者ED及其治疗的知识和技术，进行这项工作义不容辞；又因为种种原因，目前ED患者主动就诊者很少，所以心脏康复医师要主动与患者展开有关ED的讨论，为他们和他们的家庭解除烦恼。现简要介绍有关性的知识，着重论述心血管病患者的性功能障碍及性生活的康复。

## 第二节　性功能障碍

和体育活动相比，性活动、性功能的知识我们知道不多。这是因为性活动的研究不易开展，它不仅涉及生理、心理，还涉及社会伦理的问题。首先它涉及隐私及受到传统观念的束缚，不易被接受。其次性活动是一项复杂的活动。因为性交体位、方式的不同，运动的肌肉群就不同，这和走步、踏车的运动肌肉群相对固定是不同的。性活动是等张、等长运动的结合。性活动还伴随着强烈的情感冲动，情绪会对体力活动的强度产生显著影响。这些使性活动的体力活动强度难以定量。下面主要就男性的性功能障碍作一简要介绍，因为对女性的性知识我们知道的更少。

### 一、男性性功能障碍

阴茎勃起功能障碍（erectile dysfunction，ED）是男性主要的性功能障碍。从人群发病率看，美国马萨诸塞州男性增龄研究（Massachusetts Men's Aging Study，MMAS；一项以社区为基础的男性健康调查）显示：40～70岁男性中52%

的人患有不同程度的 ED，其中之 10% 为重度，25% 为中度，17% 为轻度[48]。Glasser 等报道一项跨国（日本、马来西亚、巴西和意大利）ED 研究的结果，2400 例对象（每国各 600 例），年龄 40 ~ 70 岁，日本男性 ED 的患病率为71%，其中 40 ~ 45 岁男性的 ED 患病率为 67%，65 ~ 70 岁为 94%，高于美国马萨诸塞州男性衰老研究（MMAS）报道的美国男性 ED 患病率（52%）[49]。

众多研究显示，有心血管病危险因素的男性患者 ED 患病率显著高于无心血管病危险因素的男性患者。国内胡大一等的调查也显示，北京 35 岁以上的心血管病门诊患者的 ED 患病率为 84.5%，明显高于一般人群[50]。

### （一）阴茎勃起生理

阴茎由其背外侧的两个阴茎海绵体及位于腹侧中央的尿道海绵体组成。阴茎海绵体被称为白膜的纤维鞘包裹。海绵体由呈网状的海绵体腔组成。海绵体腔覆盖着血管内皮，被小梁隔开。小梁由平滑肌、弹力纤维等组成。阴茎血液由海绵体动脉供给。海绵体动脉贯穿海绵体，沿途发出螺旋状分支，称为螺旋动脉。受到性刺激后，阴茎的副交感神经兴奋，交感神经抑制，使海绵体动脉、螺旋动脉扩张；海绵体小梁平滑肌松弛，海绵窦扩张，容量增加，但其扩张受阻于白膜，且使膜下小静脉受压而引起海绵体静脉回流受阻，海绵窦压力迅速上升，阴茎勃起并硬度增加。在性冲动或性生活后，阴茎交感神经兴奋，副交感神经抑制，使螺旋动脉收缩，海绵体小梁平滑肌收缩，海绵窦压力迅速下降，阴茎疲软。

阴茎勃起生理机制如下。

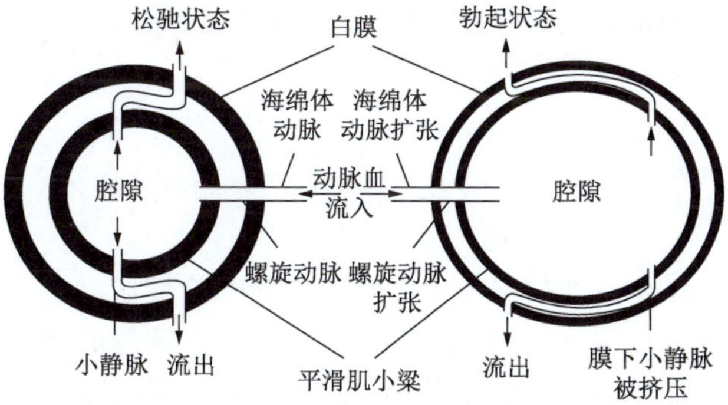


关于阴茎海绵体平滑肌松弛的机制，现在被普遍引用的，是通过一氧化氮/环磷酸鸟苷通路实现的，即性刺激导致：①兴奋非肾上腺素/非胆碱能神经元（nonadrenergic-noncholinergic neurons，NANC）细胞分泌一氧化氮（nitric oxide，NO）；②导致内皮细胞分泌 NO。通过上述 2 种途径形成的 NO 进入海绵体平滑肌细胞，激活环磷酸鸟苷酶，使鸟嘌呤核苷三磷酸（guanosine triphosphate，GTP）产生环磷酸鸟苷（cyclic guanosine monophosphate，cGMP）增加，cGMP 增多引起海绵体平滑肌松弛，阴茎勃起。这是导致阴茎海绵体平滑肌松弛及阴茎勃起的主要途径。

在性刺激消退后，5 型磷酸二酯酶（phosphodiesterase type 5，PDE-5）发挥作用，使 cGMP 降解为鸟嘌呤核苷一磷酸（guanosine monophosphate，GMP）而灭活，阴茎松弛。西地那非（治疗勃起功能障碍的药物）抑制 PDE-5 降解 cGMP 为 GMP（鸟嘌呤核苷一磷酸），使 cGMP 维持一定浓度，维持阴茎勃起。

阴茎勃起、松弛机制示意如下

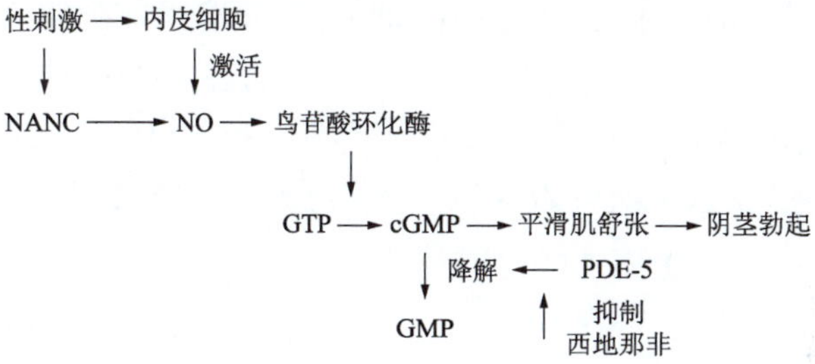


### （二）勃起功能障碍（erectile dysfunction，ED）定义

至少 3 个月反复出现不能达到或维持足以进行满意性交的阴茎勃起才能诊断 ED，但诊断某些创伤或手术引发的 ED，病程可少于 3 个月。

### （三）ED 的分类

根据病因可区分为：原发性（指从未达到或维持足以进行满意性交的阴茎勃起，可能原因包括根深蒂固的心理冲突和会阴、盆腔外伤，很少见）、继发性（指有过满意性交史者，又分为心理性、器质性、混合性）ED。心理性 ED 指具有明确的心理性诱因或病因的 ED。器质性 ED 指由急、慢性疾病（包括内分泌、神经性和血管病变）所致的 ED。混合性 ED 系心理性、器质性二者兼有的 ED。

（四）ED 的危险因素

与 ED 发病有关的危险因素：①酒精或滥用药物；②冠状动脉或外周血管病；③抑郁或紧张；④糖尿病；⑤高血脂；⑥高血压；⑦性腺功能减退（如 Poyroniebing 病）；⑧吸烟；⑨盆腔或脊髓的外伤和手术。

如前所述冠心病、高血压病、糖尿病、高脂血症患者的 ED 患病率明显升高，ED 与降压药有关，说明这些病、降压药是 ED 的危险因素。1999 年全国男科学术会议报道[51]：陈斌等的一项研究将 382 例 ED 患者与 97 例阴茎勃起功能正常的体检者和不育症者做对照比较；结果：ED 组中 178 例（46.6%）患有足以引起 ED 的血管病变，吸烟占 69%，高脂血症 41%，糖尿病 26%，较对照组显著升高。周杏林等报道的动物实验结果显示，吸烟组大鼠的阴茎海绵体内膜有颗粒物沉积、血管壁增厚，阴茎海绵体血管内皮细胞基膜断裂。杜国顺报道，长期重度吸烟可加速老鼠勃起功能的退化。陈士详等报道 326 例 3 种术式前列腺手术患者术后 1 年内发生 ED 者分别占 7.94%（12/151 例），10.87%（15/138 例）和 8.1%（3/37 例），认为这可能与手术损伤海绵体神经有关。

（五）ED 的诊断

全面了解病史、心理社会史和体检是诊断和评估 ED 的基础，包括对配偶的了解。

1. 病史

除有关疾病、嗜好（ED 的发病危险因素）史外，重点要了解性生活史和目前的心理状态。性生活史包括：ED 的起病、病程、进展、严重程度、治疗情况，以往和当前性关系、感情方面的情况（包括配偶对 ED 的反应），夜间或晨起勃起、自我刺激及视觉性诱导勃起等；性欲、性唤起的改变；射精；性高潮；性交引起的生殖器疼痛；配偶的性功能状态。目前的心理状态：特别注意有无抑郁症状、自信心及处事能力的改变，过去和现在与配偶的关系，过去和现在的性经验、性创伤和性虐待史，与性功能有关的强迫症史、对工作和社会的满意度、经济状况及受教育程度等[52]。如何根据 ED 问诊确定 ED 严重程度可参见文献 46 的 ED 程度量表。

2. 检查

（1）体检

重点注意泌尿系统（阴茎、睾丸、前列腺），心血管系统，神经系统，第二性征。

（2）推荐的诊断性检查

血脂、血糖、睾酮（总睾酮、游离睾酮或生物活性睾酮三者之一，以排除下丘脑—垂体性腺轴功能低下）。

（3）选择性诊断检查

血、尿常规，血清泌乳素（泌乳素水平升高提示可能患有垂体腺瘤，它所致的 ED 是可逆的），黄体生成素，促甲状腺激素，前列腺特异性抗原（prostate-specific antigen，PSA）测定等，可根据情况选择测定。

（4）特殊检查

在少数情况下需要对特定的 ED 患者进行专科检查，包括深入评估性心理状况，与配偶的关系，精神评估，夜间阴茎勃起硬度的评估（NT-PR，至少要监测 2 个晚上，如阴茎前端能达到完全勃起硬度的 60%，并持续≥10 min 为有勃起功能[52]），生物震感阈测定，血管诊断性试验（门诊阴茎海绵体药物注射试验，阴茎多普勒超声，动态药物阴茎海绵体灌注造影术，阴茎动脉造影术，CT 及 MRI 评估外伤和感染，核素显像）。阴茎海绵体药物注射试验阳性是指药物注射 10 min 后勃起坚硬，并持续 30 min。关于阴茎多普勒超声检查一般认为收缩期血流速度峰值大于 30 cm/s，阻力指数大于 0.8 为正常。只是要做血管重建手术的患者才需进行动脉造影和海绵体测压检查。最后，要强调的是评估 ED 时要了解患者的需求，期望及对各种治疗方法的看法，并应尽可能让患者的配偶参加到 ED 的诊断、评估和治疗中来。

（六）ED 的分度

1. 轻度

症状相对较轻或间断出现阴茎勃起不硬。

2. 中、重度

指不能勃起的程度加重，并影响性活动。按第一届国际勃起功能障碍咨询委员会推荐的勃起功能障碍诊治指南的 ED 程度量表（根据多少时候达到勃起、达到能进入阴道的硬度、阴茎能进入阴道、维持勃起，维持勃起至性交完毕有多大困难给分；时间分：几乎没有或没有、少数时候、一半时候、多数时候、几乎总是或总是5档，最低档1分，最高档5分），重度：5～10分；中度：11～15分；轻度：16～20分；正常：21～25分[53]；按勃起功能国际指数（international index of erectile function，IIEF）问卷（前5项同上述ED程度量表，另增加10项，分别为最近4周内多少时候有性欲、其程度如何、尝试性交的次数、性交时多少时候感到满足、有无性高潮、性快感的程度、多少时候伴有射精，最近4周内全部性生活的满意程度和配偶性关系的满意程度、阴茎勃起及维持勃起的自信程度如何？时间分档与档次给分同上述ED程度量表），按主要积分（问题1～5和问题15的积分之和）划分ED程度：重度，6～10分；中度，11～16分；轻～中度，17～21分；轻度，22～25分；正常，26～30分[54]；具体见勃起功能国际指数（IIEF）问卷及其主要积分的评价（区分ED程度）。

勃起功能国际指数（IIEF）问卷

勃起功能国际指数（IIEF）问卷[54]（共15个问题，每个问题分5档，即5分，均指在过去4周内的性活动情况）。

**1．最近4周的性活动中，多少时候阴茎能勃起**

0＝没有性活动；
1＝几乎不能或完全不能勃起；
2＝少数时候能达到勃起（远少于一半时候）；
3＝有时能达到勃起（约一半时候）；
4＝多数时候能达到勃起（远多于一半时候）；
5＝几乎或总是能达到勃起。

**2．当性刺激使阴茎勃起时，有多少时候硬度足够插入配偶体内**

0＝没有性活动；
1＝几乎没有或没有感到硬度足够；
2＝少数时候感到硬度足够（远少于一半时候）；
3＝有时感到硬度足够（约一半时候）；
4＝多数时候感到硬度足够（远多于一半时候）；
5＝几乎或总是感到硬度足够。

**3．最近4周内尝试性交时，有多少时候能够插入配偶体内**

0＝没有尝试性交；
1＝几乎不能或完全不能够插入；
2＝少数时候能够插入（远少于一半时候）；
3＝有时能够插入（约一半时候）；
4＝多数时候能够插入（远多于一半时候）；
5＝几乎或总是能够插入。

**4．性交时，有多少时候能够维持勃起**

0＝没有尝试性交；
1＝几乎不能或完全不能维持勃起；
2＝少数时候能够维持勃起（远少于一半时候）；
3＝有时能维持勃起（约一半时候）；
4＝多数时候能够维持勃起（远多于一半时候）；
5＝几乎或总是能够维持勃起。

**5．性交时，维持阴茎勃起至性交完毕有多大困难**

0＝没有尝试性交；
1＝困难极大；
2＝困难很大；
3＝困难；
4＝有点困难；
5＝不困难。

**6．最近4周内尝试性交的次数是多少**

0＝没有尝试性交；
1＝1～2次；
2＝3～4次；
3＝5～6次；
4＝7～10次；
5＝11次或11次以上。

**7．性交时，有多少时候感到满足**

0＝没有尝试性交；
1＝几乎没有或没有感到满足；
2＝少数时候能感到满足（远少于一半时候）；
3＝有时感到满足；
4＝多数时候感到满足；

14

5 = 几乎或总是感到满足。

**8. 多大程度上享受到性交的快乐**

0 = 没有性交；

1 = 没有享受到快乐；

2 = 较少享受到快乐；

3 = 享受到一般快乐；

4 = 享受到高度快乐；

5 = 享受到极度快乐。

**9. 多少时候伴有射精**

0 = 没有性刺激或性交；

1 = 几乎不或不伴有射精；

2 = 少数时候伴有射精（远少于一半时候）；

3 = 有时伴有射精（约一半时候）；

4 = 多数时候伴有射精（远多于一半时候）；

5 = 几乎或总是伴有射精。

**10. 多少时候有性高潮的感觉**

0 = 没有性刺激或性交；

1 = 几乎没有或没有性高潮；

2 = 少数时候有性高潮（远少于一半时候）；

3 = 有时有性高潮（约一半时候）；

4 = 多数时候有性高潮（远多于一半时候）；

5 = 几乎或总是有性高潮。

**11. 最近 4 周内，多少时候感觉有性欲**

1 = 几乎没有或没有性欲；

2 = 少数时候有性欲（远少于一半时候）；

3 = 有时有性欲（约一半时候）；

4 = 多数时候有性欲（远多于一半时候）；

5 = 几乎或总是有性欲。

**12. 最近 4 周内，性欲程度如何**

1 = 很低或完全没有；

2 = 低；

3 = 中等；

4 = 高；

5 = 很高。

**13. 最近 4 周内，全部性生活的满意程度如何**

1 = 很不满意；

2 = 不满意；

3 = 一半满意，一半不满意；

4 = 满意；

5 = 很满意。

**14. 最近 4 周内，和配偶性关系的满意程度如何**

1 = 很不满意；

2 = 不满意；

3 = 一半满意，一半不满意；

4 = 满意；

5 = 很满意。

**15. 最近 4 周内，阴茎勃起及维持勃起的程度如何**

1 = 很低；

2 = 低；

3 = 中等；

4 = 高；

5 = 很高。

IIEF 主要积分评价（问题 1 ~ 5 和问题 15 积分之和）

| 积分 | 评价 |
|---|---|
| 6 ~ 10 分 | 重度 ED |
| 11 ~ 16 分 | 中度 ED |
| 17 ~ 21 分 | 轻到中度 ED |
| 22 ~ 25 分 | 轻度 ED |
| 26 ~ 30 分 | 无 ED |

## 二、女性性功能障碍

关于女性的性功能障碍（female sexual dysfunction，FSD）的报道很少，我们了解的比男性更少，这是因为女性被传统观念束缚更重，性表达更隐讳。

随着我国的改革开放，人民群众的观念日益开放，生活质量日益提高，有关女性的性功能障碍的报道大量涌现，从下述报道引用的 2012 年以来有关女性的性功能障碍的报道就有 8 篇之多。今就其中 3 篇报道介绍如下。

裴利军综述[53]介绍：在美国精神病诊断和统计手册（diagnostic and statistical of mental disorder IV，DSM-IV）中，传统的性反应模式分为性欲、性唤起、性高潮和消退期等。性欲包括性幻想、对性行为的兴趣以及生理、认识和行为等方面的表现。性欲受亲密的情感关系等多种因素影响，这些因素将促进性唤起。性唤起是性刺激时伴随的盆腔及生殖器官的充血、肿胀和阴道润滑等表现。性高潮是最大的性刺激的结果，由大脑皮层发出神经冲动，通过脊髓反射引起会阴肌和阴道节律性收缩，同时伴有心血管和呼吸系统的变化。在1999年的国际研讨会上一致认为FSD的分类标准分为3个方面：①性欲障碍（包括机能减退的性欲障碍和性厌恶）；②性唤起障碍；③性高潮障碍和性交痛（包括性交困难和阴道痉挛）。

关于糖尿病患者女性的性功能障碍有如下报道：Esposito等[54]在对595例35～70岁2型糖尿病女性患者的性功能调查中发现，FSD的发病率高达53.4%，在绝经期女性中发病率更高，达63.9%，而在非绝经期女性中为41.0%，主要表现为阴道润滑下降。此综述的作者认为糖尿病性FSD是一种常见疾病，主要表现为性欲降低、性唤起障碍、性高潮障碍、性交疼痛以及阴道润滑下降等方面，严重影响患者生活质量，但往往易被忽视。

金凤羽等[55]报道北京及周边地区围绝经期女性性功能现状调查分析。作者使用女性性功能指数量表（female sexual function index，FSFI）等对北京及周边地区围绝经期女性进行问卷调查，共发放407份问卷，有效回收率75.6%。研究对象被分成40～49岁，50～59岁，60～65岁3个年龄组进行统计分析。FSFI是目前国际公认比较权威的女性性功能评价工具，其中文版本的有效性也已经得到了研究证实。

FSFI量表[55]分为性欲、性唤起、阴道湿润、性高潮、性满意度及性交痛共6个维度。每个维度是由2～4个问题组成，共19个问题选项，即：

| 维度 | 对应问题 | 计算方法 | 最低得分 | 最高得分 | （实际）得分 |
|---|---|---|---|---|---|
| 性欲 | 1、2 | (1+2)×0.6 | 1.2 | 6.0 | |
| 性唤起 | 3、4、5、6 | (3+4+5+6)×0.3 | 0 | 6.0 | |
| 生殖器润滑 | 7、8、9、10 | (7+8+9+10)×0.3 | 0 | 6.0 | |
| 性高潮 | 11、12、13 | (11+12+13)×0.4 | 0 | 6.0 | |
| 性满意度 | 14、15、16 | (14+15+16)×0.4 | 0.8 | 6.0 | |
| 疼痛 | 17、18、19 | (17+18+19)×0.4 | 0 | 6.0 | |

每个单项满分6分，总分36分，其程度判定如下：

FSFI（总）评分越高，表示性功能越好。

FSFI评分≥25分表示无FSD，<25分提示有FSD。

维度1和维度2得分<3.6分提示性欲低下或性唤起困难。

维度3得分<3.9分提示阴道润滑困难。

维度4得分<4.0分提示性高潮障碍。

维度5和维度6得分<4.4分提示性满意度下降或存在性交痛。

这6个维度可以单独存在也可以同时存在。

金凤羽等[55]研究结果：北京周边地区围绝经期女性308例，性功能障碍总体发病率为84.1%，在40～49岁，50～59岁，60～65岁3个年龄组，性欲障碍、性唤起障碍、阴道润滑、性高潮、性交痛和性满意度总发生率均下降，分别为95.5%、69.8%、60.7%、66.9%、69.5%和69.2%；随着年龄的增加在性欲障碍、性唤起障碍、阴道的润滑度、性高潮障碍、性满意障碍以及性交痛等6个维度的性功能障碍的发生率逐步显著上升（$P<0.05$～$<0.01$）；与绝经前（110例）女性相比较，绝经后（198例）的FSFI总评分以及性唤起、阴道润滑、性交痛维度评分显著下降（$P<0.05$～$<0.01$）；而性高潮、满意度差异不显著（$P>0.05$）；本组接受激素补充治疗和身体健康的围绝经期女性FSFI评分分别显著高于未接受激素补充治疗和合并常见疾病女性的FSFI评分（$F=6.400$、$4.707$；$P<0.05$）。常见病包括高血压、糖尿病、冠心病等。此外，月收入超过6000元的女性性功能评分优于月收入低于6000元的女性（$F=4.721$，$P<0.05$）。结论：影响围绝经期女性性功能的主要因素有年龄、绝经、激素补充、经济水平和身体健康状况（合并高血压、糖尿病、冠心病等常见病）。

左自立等[56]于2012—2015年，应用女性性功能指数（FSFI）问卷对476例眉山市女性医务人员及527例到眉山市医疗机构进行健康体检的20岁以上女性及其女性陪护人共计1003例女性，进行近4周的性功能回顾性调查。以FSFI评分总分<25分作为女性性功能障碍（FSD）的诊断标

准，各单项评分的中位数作为诊断各类型性功能障碍的标准。结果：自 30～39 岁组起，随着年龄的增长，40～49 岁组，≥50 岁组的 FSFI 得分逐级显著下降（$P<0.05$ 或 $P<0.01$）FSD 最常见的性功能障碍类型为性交疼痛（54.4%），其次为性满意度低下（50.3%），而最少见的类型为阴道润滑困难（37.9%），有类似于 FSFI 得分的年龄趋势。医务人员 FSD 发病率（34.9%，166/476）显著低于非医务人员的 FSD 发病率（46.7%，246/527），$P<0.05$；医护人员 FSFI 得分（27.83±9.62）显著高于非医护人员得分（20.51±10.84），$P<0.05$；未生育的性功能障碍发病率（31.6%，364/932）显著低于已生育者的（45.2%，317/402），$P<0.05$。结论：女性性功能障碍发生率较高，受年龄、绝经、职业（医务人员 FSD 发病率显著低于非医务人员的 FSD 发病率）等多种因素影响。健康性知识的普及有助于女性性功能障碍的治疗。

## 第三节　心血管病患者性活动减少

### 一、性活动减少的情况

研究发现随着机体老化，年龄的增加，人们性交的次数逐渐减少，性高潮反应逐渐减退，根据 Johnston B 等研究的数据图可见，35 岁以后性无能者开始增加，75 岁时达到 40%，80 岁时达到 60%；性交次数 20 岁时大约为 4.2 次/周，50 岁时大约为 1.8 次/周，80 岁时几乎为 0 次/周[57]。妇女性交频率的减少似乎更多的是取决于其配偶。

如上所述，随着增龄，阴茎勃起的频率、持续时间和硬度均明显下降，达到充分高潮的能力从最年轻的 82% 降低到年龄最大时的 21%[57]。多数人认为心肌梗死（MI）患者性功能减退的发生率更高，如 Dorossiev D 等[58]在 1 组研究（59 例 MI 患者，41 例心脏手术后患者）中性欲和性能力降低者：年龄≤50 岁的大约占 50%，＞50 岁者则增加到 95%。这和 Klein 等[59]的研究结果也是一致的。Klein R F 等[59]在一组 20 例 MI 后 3～4 年的患者研究中；结果：5 例保持正常关系，8 例减少性活动，7 例完全停止性生活。冠心病患者心肌梗死后性能力下降是不难理解的，因为冠心病患者（大多为中、老年人）除了机体老化以外，还伴有危害心血管系统的病变、体力下降，以及伴随 MI 的心理创伤（害怕、抑郁、自我信心下降等），这些都使患者性的欲望降低。

妇女在这方面的资料除 Abramov L 等[60]的研究以外几乎没有，他研究了 100 例 40～60 岁女性急性心肌梗死（AMI）患者住院期间的性生活。结果：77% 妇女在 MI 后（前）申诉性冷淡和不满意。

### 二、性活动减少的原因

#### （一）心理性

Bloch A 等[61]认为心肌梗死（MI）后性活动减少的原因主要是心理性的，Bloch 组（100 例）只有 1 例是性无能，当然，患者有可能拒绝承认性无能。

国内有 2 篇综述[62,63]论述了性功能障碍的心理因素。今综合介绍如下。

性欲虽然也受激素水平和躯体状况的影响，但性欲主要是一种心理功能，是发生在兴奋期的；男子性欲障碍主要是勃起功能障碍；发生在高潮期的，主要表现为早泄、不射精、逆行射精。女子在产后往往有性欲低下的表现，除了自发性产伤、会阴切开等原因外，主要的心理因素是：妊娠及分娩带来的畏惧、疼痛等的影响，同时伴有精力和体力的消耗、把注意力转移到孩子身上、产后抑郁等因素。国际性学界最新研究表明，性欲低下以心因性为主，与年龄、健康、人格特征、人际关系的决定因素、生活背景、文化环境等因素有关[62]。

1998 年美国泌尿系统疾病基金会（AUFD）第 95 次年会提出了新的女性性功能障碍分类方法，新方法的一个显著特征是扩展了性唤起和性欲低下的概念，其将女性性功能障碍分为性欲望障碍（是指持续或间断发生的性幻想和性欲望低下或缺乏）、性唤起障碍（是指持续或间断发生的，不能获得和维持足够的性兴奋；表现为缺乏性器官反应，包括阴道的湿润不足或干涩，阴蒂及阴唇的敏感性、充血下降，阴道平滑肌不松弛等)、性高潮障碍（过去称为性冷淡，是指经过足够的性刺激和性唤起后，而发生持续性或反复发生的达到性高潮困难、延迟或根本没有性高潮的出现）和性交疼痛（泛指在性交时伴有急性或反复发生的生殖器或盆腔的疼痛。其特点是性交时经常伴有下腹部疼痛，疼痛剧烈且反复发作，往往性交后数小时疼痛仍不能消失)。所以女子的性欲低下不仅出现在产后。

段亚军[63]认为性功能障碍（主要是女性）的心理因素有：

（1）配偶或伴侣双方新鲜感消退

1993 年美国的一项心理调查表明，两性在初遇时的激情状态最少能保持 3 个月，最长也只能保持 3 年。也就是说在此之后，配偶或性伴侣之间进行性行为的激情将受到影响甚至消退，进而会出现性欲减退。其处理是开展性健康教育，同时强调共同的生活目标，共同养育子女的责任。

（2）社会文化背景的影响

我国传统的婚姻模式中两性关系中男性始终处于主动和主导的地位，而女性总是处于从属和被动的位置。社会认可的女性的道德行为规范为：名节、相夫教子，女性的求偶行为要被动、稳重等，使女性压抑自己的性需求，或不愿意或不敢将自己的性体验和需求告诉对方，或采取主动的行动，从而导致性欲低下以及其他的性障碍。其解决的关键是性观念的改变，加强与配偶的性体验沟通。

（3）性经历所带来的影响

多数个体在初次进行性行为时都是靠“摸索”，而文化观念的影响使处于被动位置的女性受到更大的影响。不良的初次的性行为的体验（疼痛、紧张、羞涩等）会给女性性功能带来重要的影响。此外在不当环境下进行的性行为（住房拥挤、几代同室、隔音不良等）以及害怕怀孕或避孕措施的不当均可影响性行为的感受，造成前面的各种的性障碍。其处理除改善性行为的环境和性教育外，专门的心理咨询和心理治疗至关重要。

（4）幼年的经历

幼年时期受到性虐待可能是导致成年期性交疼痛、性唤起障碍、阴道痉挛等现象的重要原因之一。

（5）个性因素

个性心理性格特征（如焦虑人格），由于总是缺乏安全感，在性活动中害怕被感染、怀孕等情况；强迫人格者的刻板、力求完美、谨小慎微等特点影响到与性伴侣关于性活动感受的沟通；表演型人格由于其情感性、幻想性等特点，在性活动中不断追求新的变化和感受等，都可能影响到性功能。

（6）精神疾病

许多精神疾病均影响性功能，如抑郁、焦虑、强迫、精神分裂等患者均可出现性功能障碍。

此外，某些精神药物如三环类抗抑郁剂（如阿米替林)、选择性 5-羟色胺重吸收抑制剂（如氟西丁、帕罗西丁等)、抗精神病药物（如酚色嗪类药物）均可导致出现女性性功能障碍的各种表现[63]。

### （二）器质性（性无能）

确实，心理因素是性功能障碍的主要原因之一，如上所述，性欲主要是一种心理功能，发生在兴奋期的，男子性欲障碍主要是勃起功能障碍；发生在高潮期的，主要表现为早泄、不射精、逆行射精[62]。女子在产后往往有性欲低下的表现。段亚军一文[63]中提到的 6 种心理社会因素主要是女性性功能障碍的原因。

但是心理社会因素并不是性功能障碍的全部原因，除前面阐述的勃起功能障碍的器质性危险因素外。关于药物，已有报道可减少性欲。增加性无能（性功能障碍）的药物有：洋地黄，β 受体阻滞剂，抗抑郁剂，某些安眠药、镇静剂，降脂药（如安妥明）和几种降压药（特别是胍乙啶、利血平、甲基多巴和螺旋内酯)[57]。

有关文献还有：吴红兰[64]等对 180 名公务员进行了性功能调查，其中诊断为高脂血症 67 名，其性功能障碍发生率为 67.2% 显著高于 113 名非高脂血症的 25.7% ($\chi^2 = 6.091$，$P < 0.05$)。多因素 logistic 回归分析显示吸烟史、饮酒史、高血压、高血脂、精神抑郁、高中及以上受教育程度为导致性功能障碍发病的主要独立危险因素 ($OR = 2.194 \sim 7.987$，$P < 0.05$)，即除精神抑郁外，吸烟史、饮酒史、高血压、高血脂等也是性功能障碍的原因。

14

文海燕等[65]对361例已婚男性（体重正常者118人，超重者189人，肥胖者54人）进行了性功能调查。结果：肥胖组男性早泄得分（5.5±4.6）明显高于体重正常（3.3±3.6）和超重组（4.0±3.6），$P=0.0025$。肥胖组男性勃起功能质量（QEQ）得分（60.5±12.5）显著低于体重正常（80.5±17.4）和超重组（70.5±22.8），$P<0.001$；肥胖组男性ED（IIEF-5）得分（14.9±4.5）显著低于体重正常组（18.5±5.0）和超重组（18.0±5.2），$P<0.05$。说明：肥胖引起并加重男性性功能障碍。

还有前面介绍的金凤羽等[55]报道的结论：影响围绝经期女性性功能的主要因素有年龄、绝经、激素补充、经济水平和身体健康状况（合并高血压、糖尿病、冠心病等常见病）；左自立等[56]报道的结论：女性性功能障碍发生率较高，受年龄、绝经、职业（医务人员女性性功能障碍发病率显著高于非医务人员的发病率）等多种因素影响。

综上所述，性功能障碍的主要危险因素有：年龄、吸烟史、饮酒史、绝经、肥胖、激素补充、职业、经济水平和身体健康状况（合并高血压、高血脂、糖尿病、冠心病、精神抑郁等常见病）、药物等，即性功能障碍的主要危险因素除精神抑郁，心理社会因素外，还有年龄等13种危险因素；ED的西地那非治疗有效也是ED非心理社会因素所致的证明。所以，判断性功能障碍的原因需综合，多方面考虑。

## 三、心血管病患者性活动的机体反应

性活动可以分为4期：①激动期（arousal，包括产生欲望和勃起）；②插入—平台（intromission-plateau）期；③高潮（orgasm）期；④消退（resolution）期。性交的正常反应是心率（HR）、收缩压（SBP）和肺通气量（$\dot{V}E$）增加。这些参数通常在激动期、插入期进行性升高，在高潮前片刻迅速增加，于高潮期达顶峰，随后在2～3 min迅速下降至基线[66]。研究还发现性交的体力活动强度不能完全解释性交时的心率、血压变化（性交对心率、血压、耗氧量的影响并不比性唤起时大）。

### （一）心率、血压

随着ECG记录仪的出现，就有可能排除自1932年以来在实验室和病房观察性活动给患者带来的心理影响，所得到的结果比较准确。1970年Hellerstein和Friedman[67]让研究对象佩戴ECG记录仪在她（他）们正常活动和不特别注意性活动时记录性交的ECG。91例监测者中，14例从事了性活动。高潮时的平均峰值心率（HRpeak）为117次/min，范围为90～140次/min，高潮前2 min、1 min的HR为87次/min、101次/min，高潮后1 min、2 min的HR为97次/min、85次/min。上床到高潮的平均时间是16 min（10～30 min）。这说明已婚中年夫妇在隐蔽情况下的性活动不是强烈的活动。事实上，在他们日常活动中有比这更高的心率。Nemec等[68]利用ECG记录仪和自动超声记录器研究10个男性（24岁～40岁）和其妻子性交4次的心率和血压反应。男性2次处于上方，2次处于下方。结果：2种体位性交不同时点的心率、收缩压或舒张压实质上没有区别，心率与Hellerstein等[67]的结果相似，分别为114次/min和117次/min，Nemec组高潮时的平均血压为162/79 mmHg，低于通常报道的血压。

Jackson[69]报道14例患者Holter测定的24 h平均峰值心率（HRpeak）为124次/min，性交时为122次/min，在接受β受体阻滞剂后其平均峰值、性交HR均降至82次/min。说明β受体阻滞剂可以降低性交的峰值HR。Stein[70]应用Holter研究16例男性（46～54岁）心肌梗死（MI）患者运动训练前后的性活动状况。患者在第一次MI后12～15周接受了16周的踏车训练。结果：训练前后各2次性交时的平均峰值HR为127次/min、120次/min。6例未训练的男子对照组峰值HR仍为128次/min，没有改变。

以上4篇报道均显示正常夫妻性交时心率、血压并无显著上升。

### （二）耗氧量

关于性交时耗氧量的需要，Hellerstein和Friedman[67]是利用患者性交时的心率与在踏车运动试验时心肺运动仪（同时显示心率、通气量、耗氧量）显示的心率与耗氧量的对应关系估测的。该组

14

患者性活动的能量消耗于心率 117 次/min（性高潮的峰值 HR）、97 次/min（性高潮前、后 2 min 内的平均心率）时的 $\dot{V}O_2$ 分别为 16 mL/kg$^{-1}$ · min$^{-1}$，12 mL/kg$^{-1}$ · min$^{-1}$ 或 4. 5、3. 4 METs。Bohlen 等[66]直接测定健康青年人性交不同体位时的 HR、心率血压乘积（heart rate-blood pressure product，RPP）和 $\dot{V}O_2$，发现最大耗氧量为 3. 3 METs。Douglas 等[71]直接测定 $\dot{V}O_2$ 的结果是高潮的几秒钟内的峰值 METs 为 4.7 ~ 5.5 METs。即上述 3 个报道的性交最大耗氧量为 5. 5 METs，一般不超过 5 METs。

### （三）妇女的性反应

妇女性反应的资料很少。Garcia 等[72]报道曾患心肌梗死（MI）的 13 例男性和 10 例女性的 24 h ECG 动态监测性交的资料，结果是男、女患者的峰值 HR（111 次/min：104 次/min），性交持续时间（17. 3 min：16. 5 min）、恢复时间（3. 1 min：2. 6 min）方面均无显著差异。

### （四）同性性活动的反应

尽管有提示，同性性活动直肠和肛门黏膜的被刺激使心律失常的危险性有增加，但 Masters 等[73]指出异性和同性的性活动反应基本上是一样的。所有中年同性（有或无 MI）性活动的研究结果是性活动峰值 HR 很少超过 130 ~ 140 次/min。虽然性交时的收缩压比平板、踏车等运动试验相应心率时的收缩压稍微高些[74]，但此峰值强度时间不长，所以性交不是强烈活动。

## 四、性交时的症状和体征

有些心肌梗死（MI）后患者，特别是男性，性交的耗氧量可能超过他们的运动功能；而且情绪对性活动的影响比其他运动显著，如 Johnston 等[75]报道 10 例心脏病患者与非常规伴侣的性交：其中 2 个患者感到与新伴侣性交时心绞痛更严重，与配偶久别后的性生活心绞痛也加重。这是因为性活动时肾上腺素的大量分泌可以引发性交或性交后的心律失常或心绞痛。Hellerstein 等[67]报道他们 42 例冠心病患者的 42% 伴随性交有 1 个或更多的症状，其中 30% 有心动过速，21% 有心绞痛。与此形成对照的是有冠心病倾向的人只有 12% 有症状。Garcia[72]以 24 小时 ECG 监测 23 例 MI 后患者（男 13，女 10 例），结果：11 例（男性 9，女 2 例）在性交前有室性期前收缩，5 例在性交后的恢复期有低频率的室性期前收缩，只 1 例于性交时有心律失常，说明心律失常发生在性交前、恢复期更常见。Kavanagh 等[76]报道性交时发生心绞痛的占 12.4%，而患者踏车运动试验心率为 140 次/min 时心绞痛占 36%；心律失常占 4.6%。总之，冠心病患者伴随性交可能出现心绞痛、心律失常等症状（多发生在性交前、后），但比运动试验出现的症状少。这再次提示性活动的强度不是强烈的，对于大多数能参与体力锻炼程序的冠心病患者来说不是禁忌的。

## 五、心肌梗死患者性活动的恢复

许多患者在心肌梗死（MI）后 9 ~ 16 周恢复性活动[74,75]。如果患者出院后能较早恢复性活动，那么将较少发生性无能，MI 后接受了以医学检查和分级运动试验为基础的咨询的患者恢复性活动比没有接受咨询者快。

# 第四节　心血管病患者性活动危险性分层

## 一、与性活动有关的死亡率

Uneo 报道[76]在日本的 5559 例猝死病例，其中 34 例（0.6%）死亡与性交有关，18 例与冠心病有关。死亡与性有关的 34 例中 27 例（80%）是婚外性活动，死亡者大多数男性是 40 ~ 50 岁（没有超过 60 岁的），比配偶至少大 20 岁，事先酒醉饭饱。其原因可能是婚外恋兴奋、紧张（心率、血压增加更多），内疚（道德问题），酒醉饭饱。但是道德问题和所在国家、地区文化背景有关，Derogatis 等[77]认为婚外性活动有更大危险性的证据尚不足，因为缺乏已婚性死亡率的资料，已婚配偶可以谎称其夫（妇）的性死亡是死于睡眠。

## 二、性活动致心肌梗死的危险性[78]

美国一项纳入1774例心肌梗死（MI）患者（70%为男性）的“性生活引起非致命MI危险”的研究结果是：MI的相对危险度仅仅在性生活最初2 h内增加，这时的相对危险度是2.5（95% CI，1.7～3.7），以MI前的1 d相应2 h性生活作对照，则MI的相对危险度是3.4（95% CI，1.5～8.6）。

一项对9个临床试验（总计6392例）的综合分析表明，既往有MI的患者再梗或心性死亡的基线年危险率大约为10%，或每小时10/100万，性行为将使其增加至每小时20/100万，即增加1倍，但同样，这仅发生在性生活后的最初2 h内。

## 三、影响性活动危险度的因素[78]

一项研究根据心肌梗死年龄（<50岁，50～69岁，≥70岁）、性别、病史（心绞痛、高血压、肥胖、MI史）、吸烟（是、否）、运动锻炼频率（相当于6 METs的运动量，≤1次/周，2次/周，≥3次/周）、用药史（β受体阻滞剂、阿司匹林）分组，研究影响性活动危险度的危险因素，结果表明有统计学意义，影响危险度的因素是运动锻炼频率（$P<0.05$）；运动量6代谢当量（METs，$1\ \mathrm{MET}=3.5\ \mathrm{mL}\cdot\mathrm{kg}^{-1}\cdot\mathrm{min}^{-1}\dot{V}O_2$）。运动锻炼≤1次/周者的性生活后MI相对危险度是3.0（95% CI，2.7～4.5），而2次/周，≥3次/周者的相对危险度分别是1.9（95% CI，0.2～17.1），1.2（95% CI，0.4～3.7）。Muller等发现，适当运动是减少与性生活有关的急性心肌梗死的危险性的保护因素。另一项涉及1228例患者的研究表明运动锻炼频率或体力劳动量与心肌梗死（MI）相对危险度呈负性相关。

# 第五节　心血管病患者恢复性活动的指征

尽管性生活可使既往有MI的患者发生再梗或心性死亡的危险性增加一倍，由每小时10/100万增加到每小时20/100万，但增加每小时10/100万（0.000 01%）的概率是很小的，也就是说其绝对危险性很低。如前所述，性高潮前后大约需要耗氧量3～4 METs，高潮的短暂时期需5～6 METs。如果运动试验能达到5～6 METs的运动量而不发生心律失常或心绞痛，那么危险性就更低，性生活是安全的[78]，可以恢复性生活。为便于实际应用的参考，提供相当于6～7 METs的活动如下：双倍Master二阶梯试验、Bruce活动平板试验2级、踏车100～150 W，在平地上踏车16 km/h，4步舞，携重50～60磅步行4.8 km/h[57]。恢复性生活可享受全面的生活乐趣，大幅度提高生活质量，使家庭和睦，社会稳定。如果活动能达到≥7 METs，性生活应没有问题，如患者仍然申诉有问题，医师必须考虑为非体力因素所致[57]。心肌梗死（MI）对男女两性性生活的影响总体上相似。

1999年6月4日～5日在普林斯顿大学举行了国际专家会议，专门讨论了性活动和心脏危险间的关系，制定了合并心血管病危险因素和（或）疾病的ED患者性活动时心血管病危险的评价方法和治疗建议（普林斯顿国际专家讨论会建议，具体见表14－3－1及其说明）。这个建议比较具体，可以参考。

## 一、低危患者

低危患者是指那些在性活动过程中没有明显心脏危险的患者。他们在恢复性活动或开始性功能异常治疗前原则上无须特殊的心血管病检查和治疗：①无症状，且冠心病危险因素<3个者：应定期随访和对心血管系统进行监测；②已经控制的高血压：不论降压药的种类和数量如何，只要血压控制良好，患者就可安全地接受性功能异常的药物治疗。尽管改变患者服用的药物种类或剂量理论上有治疗性功能异常的作用，但至今尚无充分的客观证据。（可能要数月后才见效）所以对于大多数患者必须采取其他措施治疗ED；③轻度、稳定型心绞痛：已接受有效治疗的轻度的心绞痛患者的运动功能大于性活动的需求，出现急性非致死性心肌梗死的危险性与无心血管病患

表 14-3-1　对不同心血管病危险性患者性活动的治疗建议[79]

| 危险性分层 | 心血管病的种类 | 治疗建议 |
|---|---|---|
| 低危 | 1. 无症状，<3 个冠心病危险因素<br>2. 已经控制的高血压<br>3. 轻度、稳定型心绞痛<br>4. 成功的血管成形术后<br>5.（6~8 周前）曾有无并发症的 MI<br>6. 轻度心脏瓣膜疾病<br>7. LVD/CHF（NYHA Ⅰ级） | 1. 初级保健治疗<br>2. 可用所有一线治疗<br>3. 定期（6~12 个月再评价） |
| 中危 | 1. ≥3 个冠心病危险因素<br>2. 中度、稳定型心绞痛<br>3. MI 恢复期（MI 后 2~6 周）<br>4. LVD/CHF（NYHA Ⅱ级）<br>5. 心外动脉粥样硬化病变（如卒中，周围血管病） | 1. 特殊的心血管检查（如超声心动图，运动试验）<br>2. 治疗后根据心血管检查结果重新进行危险分层分为低危，或高危 |
| 高危 | 1. 不稳定型或顽固性心绞痛<br>2. 未控制的高血压<br>3. LVD/CHF（NYHA Ⅲ或Ⅳ级）<br>4. 新近发生的 MI（2 周内）<br>5. 高危的心律失常<br>6. 梗阻性和其他类型心肌病<br>7. 中、重度心脏瓣膜疾病 | 1. 首先治疗心血管疾病<br>2. 待心脏情况稳定后，或根据专业医师的建议，开始性功能异常的治疗 |

注：LVD 左室功能异常；CHF 充血性心力衰竭；本建议适用于所有成年男性和女性；所有患者要定期（如 6 个月）随访和再评价。心血管病主要危险因素系指：①年龄；②男性，绝经后妇女；③高血压；④糖尿病；⑤肥胖；⑥吸烟；⑦血脂异常；⑧久坐。

者人群相似，即使接近中度心绞痛的患者也可避免性活动时出现任何症状。但服用西地那非的患者绝对禁用硝酸酯；④血管重建术后：冠状动脉旁路移植术或经皮冠状动脉腔内血管形成术后的患者性活动的危险性明显地和血管再通程度密切相关，冠状动脉充分开通，且无残余心肌缺血者属低危人群。运动试验可能有助于评价残余心肌缺血的范围和程度；⑤心肌梗死（MI）后（6~8 周以后）：无症状的 MI 患者，如果没有缺血发作，梗死后运动试验阴性则属于低危人群。为评价危险性提倡先进行运动试验，并要求患者至少有 4~5 METs 的运动功能。MI 后的运动训练可增加运动功能，减少性交时的症状和心率。传统观念认为 MI 后 6~8 周应该避免性活动，现在认为如果运动功能达到要求，则 MI 后 3~4 周即可恢复性活动；⑥轻度心脏瓣膜病：轻度二尖瓣、主动脉瓣病变患者并不增加性交时心脏事件的危险性，可以安全地使用治疗 ED 的药物；⑦纽约心脏协会（NYHA）心功能分级Ⅰ级：经过恰当治疗者，性交所致心脏事件的危险性并不增加；⑧其他心血管情况：心室率已控制的心房纤颤、二尖瓣脱垂和心包炎等其他心血管病对性活动的影响并不十分清楚，需要时可就个体情况做有关评估。

## 二、高危患者

高危患者是指那些病情严重、在性活动过程中有明显心脏危险的患者。他们在经治疗，并达到心血管状态稳定，性活动所要求的运动功能或心血管医师认为性活动无危险以前不能恢复性活动。这些患者首先是要治疗疾病，在达到上述要求后才能恢复性活动。具体状况如下：①不稳定型或顽固性心绞痛：这些患者的运动功能不能胜任包括性活动在内的轻体力活动；②未控制的高血压：未治疗、控制欠佳、进展或恶性高血压患者是性活动的高危人群；③充血性心力衰竭（NYHA Ⅲ~Ⅳ级）：性活动有高度危险，且可使心功能进一步恶化；④新近（<2 周）发生心肌梗死（MI）的患者：性交有诱发心律失常、再次

心肌梗死、心脏破裂的危险，以心律失常较常见，故这阶段不宜恢复性活动；⑤高危的心律失常：频繁室性心律失常，尤其是可被运动或性交诱发者易发生高危心律失常，导致猝死，但安置了除颤器或起搏器后其危险性和普通人群相似；⑥肥厚梗阻型心肌病，中、重度心脏瓣膜病：肥厚梗阻型心肌病或特发性主动脉瓣狭窄可导致运动中、后的晕厥和猝死，血管扩张剂可增加心室内压力阶差，应避免使用。关于其性活动的危险性及性功能障碍的治疗知之甚少。对此，运动试验和超声心动图检查可能有帮助。

### 三、中度危险或危险性不确定的患者

中度危险或危险性不确定的患者是指心血管病情，性活动危险性处于低危和高危之间或危险性不清楚的患者。对于这些患者应进行心脏评估，区分为低危或高危，以做相应处理，在此以前不宜进行性活动。具体情况如下：①无症状，≥3个冠心病危险因素（性别除外）：应注意久坐是一个重要危险因素；②中度、稳定型心绞痛，心肌梗死（MI）恢复期（MI后2～6周）：此时诱发心肌缺血危险性增加，MI后2～6周还可诱发再次心肌梗死和恶性心律失常；③左室功能异常/充血性心力衰竭（NYHA Ⅱ级）：心功能Ⅱ级或无症状左室功能异常（左室射血分数<40%）的患者性活动可使心功能恶化；④心外动脉粥样硬化病变：存在明显临床表现的外周动脉病变患者，有脑卒中或短暂缺血发作史者是MI的高危人群，大部分患者恢复性活动以前应做心血管评估[79]。



## 第六节　降低性生活危险性的治疗

恢复性生活要考虑两个问题。第一是安全问题，即对于性功能正常的患者是考虑如何降低性生活的危险性，保证安全。第二是对于性无能的患者如何恢复性功能。对于性功能正常的心血管病患者可采取下述方法恢复患者的性活动，以降低性活动的危险性。

### 一、咨询

因为传统观念的束缚，许多医师、患者都不愿意讨论性活动的问题，尤其是患者羞于启齿，所以我国作为性观念比较保守的国家，缺乏有关性咨询的资料。在目前，医师应主动挑起话题，创造ED咨询的机会。可从已确诊的与ED有关的疾病，或与ED有关的用药开始。比如对于一个正在服用β受体阻滞剂的高血压患者，可以探询：有的高血压患者，或其他病种患者服用β受体阻滞剂会产生ED，您的情况如何？也可以从年龄、吸烟挑起话题。当患者有模糊暗示，比如说婚姻不满意，夫妻关系不和谐，或年老无能时，更不能错过机会，要顺势明确问诊ED。如果患者否认有ED时，医师可以表示，倘若有ED，可以给予帮助。当患者表示有ED，或要求其治疗药物时，医师的态度及问诊技巧对患者咨询有重要影响。此时医师应表现关注，态度自然，确认问题的正常和重要，以解除患者的顾虑和窘迫。比如这样与患者交流“40岁以上的男性50%以上，高血压患者50%以上，糖尿病患者大约50%，心肌梗死患者2/3有ED”，“您出现这样的问题很正常，现在ED已经可以治疗，不用担心”，“为了更好地治疗，请告诉我您的有关情况，您有什么疑问也请提出来，我会尽力给您回答”。咨询的目的是为患者提供恢复性活动的必要信息。最主要的是提供与性生活有关的，再次心肌梗死危险的信息。要告诉患者与性生活相关的危险是非常小的，并提供运动锻炼等可减少性活动危险的知识。要通过咨询了解患者：①以前性活动的状况、类型；②心肌梗死（MI）前1～3个月、MI后性活动减少的状况；③过去性活动出现的症状；④体力状况（包括运动试验的结果）；⑤用药的情况；⑥对性活动及其与心血管病的关系知识的了解程度，以便判断患者性活动减少的原因和该提供何种降低性活动危险的方法。应尽可能早地让患者的配偶参与到性生活的咨询和ED的诊断、评估和治疗中来，因为患者的配偶对患者再发心脏事件的恐惧会导致性抑制，性活动减少。

## 二、运动疗法的效果

有充分资料说明运动锻炼可增加体力，减少冠心病患者的性活动危险及症状。Stein 的监示研究[80]结果显示，训练组性交峰值 HR 从运动训练前的 127 次/min，降至运动训练后的 120 次/min，而对照组观察期间仍为 128 次/min，没有改变。心率减少可降低心肌耗氧量，使冠心病患者性交更加安全，而且可能更加愉快。在一项有关研究中，有统计学意义的，影响危险度的因素是运动锻炼频率（$P<0.05$），运动量 6 METs。另一项涉及 1228 例患者的研究表明运动锻炼频率或体力劳动量与 MI 相对危险度呈负相关[78]。

Hellerstein 等[67]报道在运动训练以后大多数患者的性交频率或质量有些改变。另一方面，以前性活动有症状的患者 67% 在运动锻炼以后性交没有或很少症状。意大利的 Belardinelli 报道 59 例缺血性心脏病稳定性慢性心衰患者（年龄接近 60 岁，均无前列腺疾病）被分为运动组（30 例）和对照组（29 例，不运动）。运动组患者在有监控程序的踏车上进行 60% $\dot{V}O_2max$ 的运动，持续约 1 h，3 次/周，连续 8 周。在研究开始和运动训练 8 周时进行运动试验，并以肱动脉仪测量血流介导的血管舒缩反应，用明尼苏达州心衰调查表测定生活质量，用性活动简表（sexual activity profile，SAP）测定性活动改善程度。结果：运动组患者性功能和生活质量均明显改善。8 周后运动组 $\dot{V}O_2max$ 改善 18%，血流介导的血管扩张改善 76.4%（从 2.29% 增加到 4.04%），SAP 评分增加 39.5%（从 3.49 增加到 4.87），伴侣评分增加 97.2%，生活质量也有改善。对照组没有变化[79]。所以医师可在进行分级运动试验和性交动态 ECG 观察（性耐受试验）的基础上，建议患者参加有适当监护、控制的康复运动训练以增加运动功能。

## 三、药物

对于少数性交时有心律失常和心绞痛的患者，可适当预防和治疗性地应用硝酸甘油和常规心脏病药物。

# 第七节　恢复性功能

对于男性性功能障碍的患者，治疗 ED 的主要原则是确定病因，并在可能的情况下进行病因治疗。治疗方法的选择不仅要考虑疗法的有效性和安全性，还要考虑患者个人的受教育水平，心理、经济承受能力，配偶的性功能，社会的宗教、文化、伦理观念，风俗习惯状况，患者及其配偶对性功能治疗的期望。对于心血管病患者自然还要考虑心血管的功能，承受性活动的能力。恢复性功能的方法包括：矫正危险因素；心理及药物治疗（一线治疗）；局部治疗（二线治疗）；手术治疗（三线治疗）；中药、针灸。后 3 者（一线、二线、三线治疗）为直接针对 ED 的治疗。

现分述如下：

## 一、矫正危险因素

通常在采取直接治疗方法以前，先矫正可改变的危险因素。

### （一）生活方式

吸烟、工作紧张、酗酒、药物依赖等可引起并加重 ED，应采用非药物方法或药物矫正之。如果正在使用抗高血压药、抗心律失常药、抗抑郁药、抗雄激素药及类固醇等与 ED 有关的药物，改变药物的剂量或种类可能有效。

### （二）社会心理因素

危及性功能的社会心理因素包括两性的关系是否和谐，有无抑郁、焦虑以及是否缺乏性知识（如不了解与年龄、疾病有关的性功能变化）等。恰当的咨询、教育可能有效。



## 二、心理及药物治疗（一线治疗）

绝大多数男性患者需要直接针对 ED 的治疗。直接针对 ED 的常用心理及药物治疗（一线治疗）如下。

（一）性咨询和性教育

如前所述，大多数心血管病患者性活动减少的原因是心理性的。性咨询和性教育可消除导致ED的心理因素，调整心理平衡，恢复勃起功能，帮助配偶双方在长期无性生活后重新建立性生活。对于具有明显心理因素或人际关系因素（包括人际关系紧张、对性生活担忧，以及与配偶交流不和谐）的ED患者可单独使用性心理治疗，也可辅以其他一线疗法，但最好夫妻共同参与。典型的治疗过程为每周或两周随诊1次，共6~10次，包括认知或行为教育、定期随访及家庭训练等。短期心理疗法（28次随诊）可作为其他疗法（如口服药物、环缩装置、手术治疗等）的辅助疗法[51]。性心理治疗的优点是无创，应用范围广。缺点是疗效差异大，费用较高，缺乏合格的性心理治疗工作人员。如性心理治疗无效或患者性功能减退是器质性的，应采取下述治疗措施恢复性功能。

（二）调整导致ED的药物

与ED有关的常用药物有：

1. 抗高血压药

最常引起ED的药物为噻嗪类利尿剂（长期服用双氢克尼塞、螺内脂、呋塞米等可增加睾酮在肝脏中的清除率，降低血睾酮的浓度）和β受体阻滞剂；长期服用萝芙木制剂利血平可降低交感神经的兴奋性而引起ED；而钙通道阻滞剂和血管紧张素转换酶抑制剂（angiotensin converting enzyme inhibiter，ACEI）则较少引起ED，α肾上腺素受体阻断剂引起ED的可能性更小。

2. 抗心律失常药

地高辛是典型的与ED有关的药物，其机制是抑制了钠/钾ATP酶；其他可致ED的有胺碘酮，双异丙比胺。

3. 降脂药

如氯贝丁酯等。

4. 镇静剂、抗焦虑药

巴比妥类药如苯巴比妥、异戊巴比妥、司可巴比妥等长期大剂量服用可干扰大脑的性分辨能力，抑制脑垂体促性腺激素的释放，而致ED。长期服用抗焦虑药安定、安宁、氯氮等安眠药亦可致男性性欲降低或ED。

5. 抗抑郁药和抗精神病药

神经安定剂吩噻嗪类的氯丙嗪单独或联合长期大剂量服用可致男性性欲降低、射精困难、睾丸萎缩。奋乃静、三氟拉嗪、丙米嗪也可引起性欲降低、射精困难等反应。丁酰苯类的氟哌啶醇小剂量可使睾酮增加，大剂量则抑制睾酮的生成，可导致ED；三环类药物、选择性5羟色胺再吸收抑制剂与勃起功能、射精、性高潮和性欲障碍也有关。

6. 消遣药

滥用酒精、可卡因、海洛因、尼古丁也可导致ED。

7. 激素类药物

男性长期服用雌二醇、炔雌酮等雌激素可致性欲减退或消失、射精不畅或ED，长期大量服用甲基睾酮等雄激素也会引起睾丸萎缩；用于治疗晚期前列腺癌的抗雄激素药物氟他胺、促性腺素释放素（Gonadotropin-releasing hormone，GnRH）激动剂［Leuprorelin（亮丙瑞林）、Gangorelin（干戈舍瑞林）］、酮康唑、螺内酯可明显导致ED及完全性欲丧失。

8. 治疗胃、十二指肠溃疡药

长期服用甲氰咪胍（西米替丁）可导致ED，长期服用阿托品、东莨菪碱、山莨菪碱（654-2）、普鲁苯辛可抑制副交感神经，影响血管平滑肌的紧张度，引起ED。

对于ED患者应了解有无应用这些药物？判断这些药与ED的关系，并就整个病情的需要，进行药物调整。

《美国高血压杂志》2001年第1期报道[81]Togaril等选择160例新近诊断的男性已婚（40~49岁），从未接受过降压治疗，没有性功能障碍的高血压患者（95 mmHg≤舒张压<110 mmHg），采取双盲、交叉设计，120例患者先用安慰剂治疗4周，然后被随机分配到Ⅰ组（使用血管紧张素Ⅱ受体拮抗剂缬沙坦，80 mg，1次/日）、Ⅱ组（使用β受体阻滞剂卡维地洛，50 mg，1次/日），治疗共16周，经过4周的安慰剂处理后患者交叉用药（用法相同），Ⅰ组使用卡维地洛，Ⅱ组使用缬沙坦再治疗16周；另40例患者用安慰剂治

疗 16 周。结果：①两药较安慰剂都显著降低血压（$P<0.001$），但两药降压无显著差异；②在第一次使用安慰剂期间两组患者每月性交次数与基线相比有减少的倾向，但差异无显著性，经过 4 周药物治疗后两药均使性活动减少，但只有Ⅱ组（使用卡维地洛）的性活动减少有统计学意义（每月性交次数从 8.2 ±4.6 减至 4.3 ±3.1，$P<0.01$），Ⅰ组（使用缬沙坦）的性活动次数与基线相比无显著差异（从 8.3 ±4.2 减至 6.6 ±3.5），当治疗继续进行到 16 周时，Ⅱ组（使用卡维地治）性活动进一步减少（每月性交次数为 3.7 ±1.4，与基线相比 $P<0.01$），而Ⅰ组（使用缬沙坦）性活动次数不但没有减少，反而有所增加（每月性交次数为 10.2 ±4.6，但与基线相比无统计学差异），两药对性活动次数的影响有高度显著差异（$P<0.01$）。在使用第二次安慰剂，交叉用药后 4 周，Ⅰ组（使用卡维地洛）性活动次数减少（每月性交次数从 8.4 ±4.8 减至 4.5 ±2.6），而Ⅱ组（使用缬沙坦）性活动次数则无显著改变（从 7.2 ±4.1 次/月至 7.2 ±4.8 次/月），至第 16 周，Ⅰ组（使用卡维地洛）性活动次数进一步减少（为 3.8 ±1.7 次/月），而Ⅱ组（使用缬沙坦）性活动次数却有所增加（为 10.1 ±4.9 次/月），两组性活动次数再次出现高度显著差异（$P<0.01$）。单用安慰剂组（40 例）性活动次数没有显著改变。从而反复、有力地证明 β 受体阻滞剂卡维地洛会使性功能恶化，而血管紧张素Ⅱ受体拮抗剂缬沙坦只引起短暂的，不显著的性功能减退，继续用药时不但性功能得到恢复，还使性功能有所增强。

### （三）内分泌治疗

原发或继发睾酮水平下降（仅占 3%～6%）可肌肉注射补充睾酮（口服睾酮疗效差，有潜在的肝功能损害，已很少用），在治疗前应先行直肠指检及血清前列腺特异性抗原水平检测，治疗后每年查一次。有前列腺癌、乳腺癌的患者不宜行激素治疗，冠心病患者也应慎用。睾酮治疗可提高肌力，也会改善夜间勃起功能，但目前尚不能确定此疗法对那些男子有效及其效力的大小。

### （四）西地那非

西地那非［sildenafil，昔多芬；万艾可，伟哥（viagra）］[82,83] 其化学名称为：1-{3-（6，7-二氧-1 甲基-7-氧化-3-丙烷基-1 氢-吡唑［4，3d］嘧啶-5-烃基）-4-乙氧基苯基}-4-甲基哌嗪枸橼酸盐。它是目前唯一已经上市，并被证实安全有效的，治疗 ED 的口服药物。其作用机制是在性刺激时抑制 5 型磷酸二酯酶（PDE-5），使环磷酸鸟苷（cGMP）水平升高或已升高的水平得到维持，进而引起阴茎勃起，但在无性刺激时西地那非没有作用。与对其他类型 PDE 作用比较，西地那非对 PDE-5 的抑制作用要强。它比对 PDE-1 的作用强 80 倍，比对 PDE-2、PDE-3、PDE-4 强 1000 倍，但比对 PDE-6 仅强 10 倍。PDE-6 位于视网膜，故西地那非高剂量时可出现色视异常。PDE-5 不存在于心肌细胞，故对心肌无直接作用。西地那非可治疗各种原因所致的 ED，包括心理性、糖尿病、高血压病、动脉粥样硬化、前列腺根治术后和脊髓损伤所致的 ED。它可使患者的阴茎勃起功能恢复到接近正常水平，但不能超过正常。对正常人亦无作用。

西地那非为灰白色水溶性结晶粉末，溶解度为 3.5 mg/mL，分子量为 666.7。其口服制剂为圆形、蓝色片剂，其中除西地那非外，还含有微型结晶纤维素，无水双磷酸钙，硬脂酸盐镁，羟丙基甲基纤维素，二氧化钛，乳酸酶，三乙酸甘油酯等多种成分。它吸收快，空腹服后 30～120 min（平均 60 min）血浆浓度达到高峰，高脂肪餐后吸收减少，吸收高峰平均延迟 60 min，吸收率平均减少 29%。西地那非的绝对生物利用度为 40%。它由肝微粒异构酶清除，其代谢产物类似西地那非，对 PDE 有选择性的抑制作用，体外试验显示其作用强度约为母体的 50%，而代谢产物的血浆浓度约为母体的 40%，因而代谢产物的作用约为母体的 20%。无论是口服还是静脉注射，西地那非的代谢产物约 8% 从粪便排泄，约 13% 从小便排泄，患者从大小便的排泄量与健康人相同。老年人（>65 岁）、重度肾功能不全、肝硬化患者西地那非的清除率降低。正常男性口服西地那非 100 mg，未发现心电图改变，收缩压一过性地降低 8～10 mmHg，舒张压下降 5～6 mmHg，4 h 恢复至基线水平，具有临床意义的低血压非常罕见；对心率无明显影响。给冠心病患者静脉注射

40 mg，其作用与正常人相似。在一项视觉功能研究中，西地那非的用量达到最大推荐剂量的2倍时患者出现轻度、暂时、与剂量相关的辨色力异常，即出现蓝色视和绿色视。在非固定剂量的滴定法研究中，服用西地那非4～26周后，3%的患者有视觉异常，即色觉变淡和对光敏感，而对照组无视觉异常。

一般推荐的起始剂量为50 mg，以后根据疗效和耐受性在25～100 mg间进行调节，但有肝肾疾病和年龄大于65岁的患者以25 mg为起始剂量。通常在性生活前0.5 h到1 h服用，每日最多1次。进餐前0.5 h服用，不影响效果，进餐后服用，起效时间会延迟1～2 h。因它的作用可维持5 h以上，故在性生活前3～4 h服也可以。最常见的不良反应包括头痛（16%）、面部潮红（10%）、消化不良（7%）、鼻塞（4%）和一过性轻微视觉异常（3%）、体位性低血压（<2%）。由于它对一氧化氮/环磷酸鸟苷（NO/cGMP）途径的作用使NO增加，NO与硝酸酯有很强的协同扩血管作用，故可增强硝酸酯的降压作用。Webb等的一项双盲、对照、随机、交叉研究观察了16例接受口服单硝酸异山梨醇（ISMN），15例口含硝酸甘油（GTN）的稳定型心绞痛患者再加服西地那非对血压的影响，结果：与基础血压相比，服西地那非加ISMN组患者血压下降52/29 mg（平均最大值），而安慰剂加ISMN组血压下降25/29 mg（$P<0.001$）；西地那非加GTN组血压下降36/21 mg（$P<0.01$）。因而长期或短期同时应用任何剂型的硝酸酯均为禁忌证（如果要用硝酸酯），应在服西地那非后24 h以上才能开始。但是其他降压药不把NO-cGMP通道作为目标，不增加西地那非的不良反应。在一项涉及2098例西地那非高血压Ⅱ/Ⅲ期的研究中630例服用降压药（利尿剂、α受体阻滞剂、β受体阻滞剂、血管紧张素转换酶抑制剂、钙拮抗剂），其中口服西地那非者386例，口服安慰剂者244例；未服降压药者1468例中口服西地那非者965例，服安慰剂者503例。结果：不良事件发生率在降压药+西地那非组与降压药+安慰剂组间无显著差异；西地那非+降压药组对血压的影响（3.6/1.9 mmHg）与单用西地那非组（2.7/1.8 mmHg）也相似。Kloner报道1393例服用西地那非+≥1种降压药，1837例单用西地那非，西地那非用量50～100 mg，时间6周～6个月。结果：服用西地那非+多种降压药者的患者与血压相关的不良事件发生率、心血管不良事件发生率与单用西地那非组患者也相似。即这二组较大样本的研究均说明除硝酸酯外的降压药与西地那非合用，并不增加西地那非的心血管不良事件发生率。下列患者服用西地那非可能会有危险：①不稳定型心绞痛、中度稳定型心绞痛；②充血性心力衰竭和低血压；③血容量不足；④正在服用能延长西地那非半衰期的药物：西地那非在肝脏中主要通过细胞色素CYP3A4同工酶（CYP3A4）进行代谢，所以：肝脏病患者，服用抑制细胞色素P4503A4，延长西地那非半衰期药物（如红霉素、酮康唑、胺碘酮、地高辛、地尔硫卓、非洛地平、络沙坦、洛伐他汀、西咪替汀、苯巴比妥、ritonavir等）的患者应慎用西地那非，剂量要小。

1. 西地那非的疗效[84]

综合全球范围内25个临床研究数据后发现，不管ED病程长短（分为2年、2～5年、5年以上），西地那非组均较安慰剂组疗效显著。在多项较大样本的研究中，对于伴有不同疾病（高血压、冠心病、糖尿病、抑郁症、外周血管病变、根治性前列腺切除术后、应用抗高血压药物）的ED患者，采用西地那非和安慰剂进行对照治疗，以IIEF问卷第3、4题，用药后第12周的ED改善百分率、成功性交百分率为疗效评价指标。结果：西地那非组较安慰组疗效显著（$P<0.01$～$0.0001$，绝大多数为$P<0.0001$），现分述如下。

（1）西地那非对性交成功率（IIEF问卷问题3）的疗效

设定性交成功率档次（分）：1分，几乎从不；2分，少数几次；3分，有时；4分，大多数时候；5分，几乎总是。

研究对象分组：①合并糖尿病患者923例，口服安慰剂组454例，口服西地那非组469例；②合并高血压病史患者814例，口服安慰剂组408例，口服西地那非组406例；③应用抗高血压药物患者896例，口服安慰剂组452例，口服西地那非组444例；④合并缺血性心脏病患者290例，口服安慰剂组 132 例，口服西地那非组 158 例；⑤合并抑郁症患者 258 例，口服安慰剂组 128 例，口服西地那非组 130 例；⑥合并外周血管病变患者 77 例，口服安慰剂组 35 例，口服西地那非组 42 例；⑦根治性前列腺切除术后患者 107 例，口服安慰剂组 52 例，口服西地那非组 55 例。

结果：①合并糖尿病患者：口服安慰剂组与口服西地那非组得分之比为 1.97 比 3.09，$P<0.0001$；②合并高血压病史患者：口服安慰剂组与口服西地那非组得分之比为 2.10 比 3.33，$P<0.0001$；③应用抗高血压药物患者：口服安慰剂组与口服西地那非组得分之比为 2.19 比 3.33，$P<0.0001$；④合并缺血性心脏病患者：口服安慰剂组与口服西地那非组得分之比为 2.00 比 3.09，$P<0.0001$；⑤合并抑郁症患者：口服安慰剂组与口服西地那非组得分之比为 2.21 比 3.65，$P<0.0001$；⑥合并外周血管病变患者：口服安慰剂组与口服西地那非组得分之比为 2.50 比 3.37，$P<0.0001$；⑦根治性前列腺切除术后患者：口服安慰剂组与口服西地那非组得分之比为 1.10 比 2.29，$P<0.0001$。

（2）西地那非对维持勃起频率（IIEF 问卷问题 3）的疗效

设定性交成功率档次（分）：同（1）。

研究对象分组：①合并糖尿病患者 922 例，口服安慰剂组 454 例，口服西地那非组 468 例；②合并高血压病史患者 813 例，口服安慰剂组 408 例，口服西地那非组 405 例；③应用抗高血压药物患者 895 例，口服安慰剂组 452 例，口服西地那非组 443 例；④合并缺血性心脏病患者 290 例，口服安慰剂组 132 例，口服西地那非组 158 例；⑤合并抑郁症患者 257 例，口服安慰剂组 127 例，口服西地那非组 130 例；⑥合并外周血管病变患者 77 例，口服安慰剂组 35 例，口服西地那非组 42 例；⑦根治性前列腺切除术后患者 106 例，口服安慰剂组 51 例，口服西地那非组 55 例。

结果：①合并糖尿病患者：口服安慰剂组与口服西地那非组得分之比为 1.74 比 2.93，$P<0.0001$；②合并高血压病史患者：口服安慰剂组与口服西地那非组得分之比为 1.82 比 3.19，$P<0.0001$；③应用抗高血压药物患者：口服安慰剂组与口服西地那非组得分之比为 1.92 比 3.18，$P<0.0001$；④合并缺血性心脏病患者：口服安慰剂组与口服西地那非组得分之比为 1.67 比 2.68，$P<0.0001$；⑤合并抑郁症患者：口服安慰剂组与口服西地那非组得分之比为 1.86 比 3.49，$P<0.0001$；⑥合并外周血管病变患者：口服安慰剂组与口服西地那非组得分之比为 2.31 比 3.39，$P<0.0001$；⑦根治性前列腺切除术后患者：口服安慰剂组与口服西地那非组得分之比为 1.29 比 2.41，$P<0.0001$。

（3）西地那非治疗 12 周后改善勃起功能的百分比

设定：患者报告勃起功能改善的百分比档次为：20%，40%，60%，80%，100%。

研究对象分组：①合并糖尿病患者 916 例，口服安慰剂组 451 例，口服西地那非组 465 例；②合并高血压病史患者 808 例，口服安慰剂组 402 例，口服西地那非组 406 例；③应用抗高血压药物患者 894 例，口服安慰剂组 449 例，口服西地那非组 445 例；④合并缺血性心脏病患者 291 例，口服安慰剂组 133 例，口服西地那非组 158 例；⑤合并抑郁症患者 256 例，口服安慰剂组 127 例，口服西地那非组 129 例；⑥合并外周血管病变患者 74 例，口服安慰剂组 33 例，口服西地那非组 41 例；⑦根治性前列腺切除术后患者 109 例，口服安慰剂组 53 例，口服西地那非组 56 例。

结果：①合并糖尿病患者：口服安慰剂组与口服西地那非组勃起功能改善百分比之比为 17 比 63，$P<0.0001$；②合并高血压病史患者：口服安慰剂组与口服西地那非组勃起功能改善百分比之比为 18 比 70，$P<0.0001$；③应用抗高血压药物患者：口服安慰剂组与口服西地那非组勃起功能改善百分比之比为 19 比 69，$P<0.0001$；④合并缺血性心脏病患者：口服安慰剂组与口服西地那非组勃起功能改善百分比之比为 16 比 62，$P<0.0001$；⑤合并抑郁症患者：口服安慰剂组与口服西地那非组勃起功能改善百分比之比为 14 比 83，$P<0.0001$；⑥合并外周血管病变患者：口服安慰剂组与口服西地那非组勃起功能改善百分比之比为 15 比 60，$P<0.0001$；⑦根治性前列腺切

除术后患者：口服安慰剂组与口服西地那非组勃起功能改善百分比之比为 11 比 47，$P<0.0001$。

（4）西地那非治疗 12 周后改善成功性交的百分比

设定：成功性交的百分比的档次为：20%，40%，60%，80%，100%。

研究对象分组：①合并糖尿病患者 451 例，口服安慰剂组 214 例，口服西地那非组 237 例；②合并高血压病史患者 392 例，口服安慰剂组 192 例，口服西地那非组 200 例；③应用抗高血压药物患者 430 例，口服安慰剂组 220 例，口服西地那非组 210 例；④合并缺血性心脏病患者 137 例，口服安慰剂组 56 例，口服西地那非组 81 例；⑤全部患者 1276 例，口服安慰剂组 622 例，口服西地那非组 654 例。

结果：①合并糖尿病患者：口服安慰剂组与口服西地那非组改善成功性交百分比之比为 22.44 比 52.60，$P<0.0001$；②合并高血压病史患者：口服安慰剂组与口服西地那非组改善成功性交百分比之比为 24.64 比 65.83，$P<0.0001$；③应用抗高血压药物患者：口服安慰剂组与口服西地那非组改善成功性交百分比之比为 25.12 比 63.29，$P<0.0001$；④合并缺血性心脏病患者：口服安慰剂组与口服西地那非组改善成功性交百分比之比为 15.51 比 54.90，$P<0.0001$；⑤全部患者：口服安慰剂组与口服西地那非组改善成功性交百分比之比为 25.94 比 65.97，$P<0.0001$。

综合多项较大样本的研究[84]，对于伴有不同疾病（高血压、冠心病、糖尿病、抑郁症、外周血管病变、根治性前列腺切除术后、应用抗高血压药物）的 ED 患者，以 IIEF 问卷第 3、第 4 题，用药后第 12 周的 ED 改善百分率、成功性交百分率为疗效评价指标，采用西地那非和安慰剂进行对照治疗；各组样本量；除外周血管病变组 77 例为最少外，其他组均在 100 例以上，以糖尿病组（451 例 ~ 923 例），应用抗高血压药物组（433 例 ~ 922 例）最多；疗效差异的显著性程度：$P$ 均 $<0.0001$。

（5）西地那非长期治疗患者的满意率

Bocchi E 等[85]对 18 例心衰（NYHA Ⅱ级 16 例，Ⅲ级 2 例，LVEF 为 0.23 ± 0.07，血肾上腺素浓度为 564 ± 356 pg/mL）伴 ED（6 个月以上）患者，采用随机双盲、安慰剂对照方法（西地那非 50 mg，安慰剂 50 mg）进行研究。结果：IIEF 问题 3 和 4 得分增加，二组差异有显著性，无严重不良反应出现。长期（1 年以上）应用西地那非患者的满意度在 95% 以上［西地那非治疗时间：1 年（$n=2482$）勃起改善：96%，2 年（$n=900$）勃起改善：98%，3 年（$n=245$）勃起改善：98%］。

2. 西地那非的安全性[84]

（1）总体安全性

在上述研究中，因不良反应而中止服药的发生率在西地那非组和安慰剂组之间无显著差异。

（2）心血管的安全性

①全球范围内 25 个Ⅱ ~ Ⅳ期安慰剂对照临床研究结果显示：无论是非同时应用降压药，均未发现有与血压有关的不良反应发生，也没有患者因此而中断服药的报道；②一项在瑞典进行的双盲随机安慰剂对照临床研究（服药组 136 例，安慰剂组 88 例）中，入选的患者同时伴有多种下列心血管疾病：高血压、心绞痛、陈旧性心肌梗死、心律失常、充血性心力衰竭、冠状动脉旁路手术后、外周血管病变、脑血管疾病。关于不良反应，虽然有与治疗有关的头晕、头痛和鼻塞、呼吸不畅等不良反应，但没有心血管系统不良反应的报告；③英国 5601 例服用西地那非的 ED 患者平均年龄 57 岁（18 ~ 89 岁），平均服药 4.9 个月，经年龄校正的，75 岁以下的心肌梗死和缺血性心脏病的病死率为 2.65/1000 患者年，一般人群为 2.6/1000 患者年，二者无显著差别；经年龄校正的（18 ~ 89 岁）心肌梗死和缺血性心脏病的病死率为 6.75/1000 患者年，一般人群为 6.6/1000 患者年，二者亦无显著差别；④36 个对照试验和 46 个开放试验的统计表明，在双盲试验中西地那非组心肌梗死发病率为 1.35/100 患者年，安慰剂组为 1.17/100 患者年；西地那非组病死率为 0.81/100 患者年，安慰剂组为 0.73/100 者年。上述资料结论是：并无证据证明西地那非有引起心肌梗死或缺血性心脏病死亡的危险。

郭应禄等[86]为评估西地那非片剂治疗中国 ED 患者的疗效和安全性，开展了一项多中心、双盲、随机、安慰剂平行对照组的前瞻性研究，对象为628例ED患者（大于22岁的已婚男性，病史6个月以上），西地那非组472例（心理性ED占38.6%，器质性ED 16.7%，混合性ED 44.7%），安慰剂组156例（心理性ED占40.4%，器质性ED 12.8%，混合性ED 46.8%）。根据疗效和安全性，西地那非剂量在25～100 mg间调整。疗效评估采用国际勃起功能评判问卷表调查。结果显示：西地那非组总有效率为81%，显著高于安慰剂组（40%，$P<0.0001$），两组性交成功率分别平均为69.0%，27.5%。按不同病因分类统计，西地那非对各类病因ED的总有效率相似，远高于安慰剂对相应病因ED的有效率（$P<0.0001$）。不良反应与文献报道类似，绝大多数为轻度和暂时的，不需作任何处理，没有因而中断研究者。

### （五）阿卟吗啡

它是一种作用于中枢神经系统的多巴胺能激动剂。最初应用于皮下，因不良反应大而开发出舌下含片。研究已证明它对ED有效。起效时间通常为20 min，其主要不良反应是恶心，但小剂量（2 mg、4 mg）时较轻。其他不良反应有头晕、出汗、嗜睡，极少数情况下才发生晕厥。

### （六）酚妥拉明

酚妥拉明是一种α肾上腺素受体阻滞剂，对$\alpha_1$、$\alpha_2$受体均有作用。它可扩张血管并使阴茎海绵体平滑肌松弛，血液大量流入海绵体组织，且抑制海绵体中血液流出，使阴茎勃起。普通的酚妥拉明片口服吸收利用率只有20%，且到达血浓度峰值时间长，故不适合ED治疗。甲磺酸酚妥拉明分散片由于采取国际先进的分散片技术，口服后可快速崩解，迅速吸收，15～30 min即达最大血浓度，故对ED适用。该药主要由肝脏代谢，大约有13%以原形从尿液中排出。不良反应：包括头晕、鼻塞及心悸，均为轻度，且持续时间短，故耐受性良好；但可增强硝酸酯的降压作用，故服用任何型硝酸酯（规律或间断服用）的患者均禁用此药。研究证明甲磺酸酚妥拉明可治疗轻、中度ED，口服用量25～40 mg。有报道，对235例年龄在22岁以上的受试者进行随机、双盲、安慰剂平行对照、剂量可调整的临床研究表明，它对心理性、混合性ED均有效，有效率分别为82.14%、61.4%[87]。口服药物的优点是使用方便，易被多数患者接受。缺点是有某些特定禁忌证（如禁忌与硝酸酯类药物合用），费用较高，也缺乏长期随访资料。

## 三、局部治疗（二线治疗）

通常是对于禁忌服用某些口服药，或口服药有不良反应不能耐受，或口服药无效的患者才考虑局部治疗。也可以因为有的患者愿意，在口服药物前采用局部治疗，或用局部治疗替代药物治疗。局部治疗包括：阴茎海绵体注射药物、经尿道给药及安置真空环缩装置。

### （一）阴茎海绵体注射药物疗法

通过向阴茎海绵体注射某种药物，直接松弛阴茎海绵体平滑肌可使阴茎勃起。常用药物有酚妥拉明、罂粟碱、前列腺素E1。目前通过美国食品及药物管理局（Food and Drug Administration，FDA）认证的只有前列腺素E1。此药对60%～90%的ED患者有效，5～10 min后出现阴茎勃起。不良反应包括异常勃起、阴茎疼痛和海绵体纤维化。一种新型的钢笔式自动注射器取代了传统的注射针，可减少疼痛和患者对刺痛的恐惧。本法的优点：疗效确切，安全，起效快。缺点：有创，费用较高。

### （二）经尿道给药

经尿道给前列腺素E1作为阴茎海绵体注射疗法的替代，其疗效较差，只有约70%的患者对效果满意或非常满意。此法侵袭性较小是其优点，但缺点：阴茎疼痛、低血压等不良反应仍然存在，费用较高，配偶阴道内还可能有刺激感。

### （三）真空环缩装置

真空环缩装置（Vacuum Condensation Device，VCD）是于阴茎根部通过负压将血液吸入阴茎，然后用橡皮圈束于阴茎根部来维持阴茎勃起。VCD无禁忌证，且经济、操作简单，适用于性关系稳定的患者，也易被老年患者接受。不良反应有阴茎疼痛、麻木和射精延迟。

周少虎等[88]采用上海一公司生产的男性功能治疗仪（为负压适用装置，是VCD的改进型）对勃起功能障碍（ED）组 375 例，早泄组 120 例，不射精组 65 例，阴茎短小组 310 例进行治疗。治疗时间 20 min/次，1 次/d，15 次为一疗程。各治疗 1 ~ 7 个疗程不等。结果：总有效率；勃起功能障碍患者为 79%；早泄患者为 73%；不射精患者为 66%；阴茎短小患者为 71%。全部患者未出现并发症。结论：负压装置是治疗男性性功能障碍较为安全有效的可行性疗法。

## 四、手术治疗（三线治疗）

### （一）血管手术

小血管动脉旁路及静脉结扎手术可增加动脉血流、减少静脉回流，适用于某些供血不足的年轻患者。对于有盆腔或会阴外伤史的年轻患者阴茎血管再造术通常会取得良好效果，其中 60% ~ 70% 长期有效。

### （二）阴茎假体手术

对于药物治疗无效或希望永久解除困扰的患者，阴茎假体植入是一种可行的措施。但少数情况下它也可作为首要选择。一组 548 例阴茎假体植入患者的分析显示：其临床有效率达 94.9%。阴茎假体植入不影响原有的性快感、射精和排尿功能[89]。它包括半硬性和可膨胀性假体。可膨胀性假体可提供更为完美和满意的勃起，但其机械故障率也相当更高（5% ~ 20%）。假体感染较少，但糖尿病患者易并发感染，一旦发生，常需要取出假体，并可能导致严重疤痕及阴茎畸形。优点：疗效确切，且一劳永逸。缺点：有创，不可逆，有手术并发症及机械故障。详细资料请参阅泌尿外科书籍。



## 五、中药、针灸

祖国医学有大量治疗性功能障碍（肾虚）的药物。淫羊藿是其中广为人知的一种。辛钟成[90]利用现代技术成功提纯淫羊藿的淫羊藿苷（leariin，分析纯度 99.8%），给受试者分别口服淫羊藿苷片 100 mg 或安慰剂 1 个月，用国际勃起功能评分表评估两组的疗效。结果显示：与安慰组相比，淫羊藿苷组勃起功能显著提高（$P<0.05$）。这提示我们应大力开发中药资源，为性功能障碍患者造福，为祖国医学增光。成功的性活动不仅需要阴茎勃起，还需要体力。性快感与体力有关，性活动后疲劳的恢复也与体力有关。中药的滋阴、补肾不仅有助于恢复勃起功能，还可增强体力，比西地那非作用更加全面。

申萌萌[91]综述了我国针灸治疗性功能障碍的情况，现择要分述如下：性功能障碍分为器质性性功能障碍和功能性性功能障碍，目前临床对功能性性功能障碍研究较多，对器质性功能障碍研究少。①针刺：焦洪波等以针刺治疗功能性阳痿（勃起功能障碍）60 例，1 次/d，7 次为 1 疗程，结果：治愈 45 例（75%），显效 12 例（20%）；②灸法：苟春雁等治疗 36 例功能性勃起功能障碍，用循经灸疗器艾灸两组穴位，每次 15 ~ 20 min，10 次为 1 个疗程，治疗 3 个疗程，治愈率 41.6%，总有效率 86.1%；③针灸并用：曾志华等针灸并用治疗 40 例男性性功能障碍，均留针 30 min，14 天为 1 个疗程，治疗 4 个疗程，有效率 85.0%，显著高于服用肾宝合剂组（60.0%，$P<0.05$）；④电针：陈佐龙等治疗心理性勃起功能障碍 123 例，取会阳、次髎、曲骨、会阴穴，得气后接 G 6805 型电麻仪疏密波，留针 30 min，1 次/d，4 周为 1 疗程，配合中药复方玄菊胶囊，治愈率 62.3%，有效率 95.1%；⑤其他：有穴位埋线或注药，针刺结合外治法，针灸结合药物等方法，均取得一定效果。

**（刘江生撰稿）**

## 参考文献


[1] 中国康复医学会心血管专业委员会，中国老年学学会心血管病专业委员会. 慢性稳定性心力衰竭运动康复中国专家共识［J］. 中华心血管病杂志，2014，42(9)：714 – 720.

[2] 刘江生，主译. 波洛克心血管康复医学教科书［M］. 北京：北京大学医学出版社，2012.

[3] PIEPOLI M F，CORRÀ UGO，BENZER W，et al. Secondary prevention through cardiac rehabilitation：from knowledge to implementation，A position paper from the Cardiac Rehabilitation Section of the European Association of Cardiovascular Prevention and Rehabilitation［J］.

Eur J Cardiovasc Prev Rehabil, 2010, 17 (1): 1 - 17.
[4] ANONYMOUS. On bed resting in heart failure [J]. Lancet, 1990, 336: 975 - 976.
[5] SWEDBERG K, CLELAND J, DARGIE H, et al. Guidelines for the diagnosis and treatment of chronic heart failure: full text (update 2005) the task force for the diagnosis and treatment of chf of the european society of cardiology [J]. European Heart Journal, 2005, 26 (11): 1115 - 1140.
[6] 王茂斌，曲镭. 心脏疾病的康复医疗学 [M]. 北京：人民卫生出版社，2000.
[7] 帕斯凯，达菲. 临床心脏康复指导 [M]. 李振有，王惠中，方桢，主译. 天津：天津科技翻译出版公司，2000.
[8] 刘江生. 康复心脏病学 [M]. 北京：中国科学技术出版社，1996.
[9] SULLIVAN M J. Skeletal muscle biochemistry and histology in ambulatory patients with long term chronic heart failure [J]. Circulation, 1990, 81: 518.
[10] O'CONNOR C M, WHELLAN D J, LEE K L, et al. Efficacy and safety of exercise training in patients with chronic heart failure: HF-ACTION randomized controlled trial [J]. JAMA, 2009, 301: 1439 - 1450.
[11] 刘江生，张宏元，戴若竹，等. 老年急性心肌梗塞合并心衰的康复 [J]. 中国康复医学杂志，1997, 12 (1): 13 - 15.
[12] 李莉，李瑞杰，宋丽芬，等. 运动康复改善老年慢性心衰患者心功能和生活质量的研究 [J]. 心血管康复医学杂志，2006, 15 (4): 315 - 318.
[13] 洪华山，林岚，董现锋，等. 长期运动训练使慢性稳定型心力衰竭患者标准药物疗效更佳 [J]. 心血管康复医学杂志，2008, 17 (1): 1 - 4.
[14] 戴若竹，颜如玉，林荣. 心脏分级运动试验评价扩张型心肌病患者心功能的临床应用 [J]. 中国康复医学杂志，1998, 13 (4): 154 - 156.
[15] CONN R B, Clinical laboratories profit center production industry or patient-care resource? [J]. N Engl J Med, 1978, 298 (8): 422 - 427.
[16] WEBER A. Passive smoking-arisk for health? [J]. Dtsch Med Wochenschr, 1982, 107 (9): 323 - 325.
[17] JANICKI J S, WEBER K T, MCELROY P A. Use of the cardiopulmonary exercise test to evaluate the patient with chronic heart failure [J]. Eur Heart J, 1988, 9 (1): 55 - 58.
[18] 中华心血管病杂志编委会. 全国心力衰竭诊断与治疗专题研讨会纪要 [J]. 中华心血管病杂志，1995, 23 (2): 95.
[19] LIPKIN D P, SCRIVEN A J, CRAKE T, et al. Six minute walking test for assassing exercise capacity in chronic heart failure [J]. Br Med J, 1986, 292 (8): 653 - 655.
[20] KETEYIAN S J, PIÑA I L, HIBNER B S, et al. Clinical role of exercise training in the management of patients with chronic heart failure [J]. Journal of cardiopulmonary rehabilitation and prevention, 2010, 30: 67 - 76.
[21] 任力，高前进，张彦霞. 有氧运动对慢性心力衰竭患者骨骼肌功能的影响 [J]. 河北医药，2010, 32 (6): 646 - 648.
[22] KITZMAN D W, BRUBAKER P H, MORGAN T M, et al. Exercise training in older patients with heart failure and preserved ejection fraction: arandomized, controlled, single-blindtrial [J]. Circ Heart Fail, 2010, 3: 659 - 667.
[23] MAIORANA A J, MAYLOR L H, EXTERKATE A, et al. The impact of exercise training on conduit artery wall thickness and remodeling in chronic heart failure patients [J]. Hypertension, 2011, 57: 56 - 62.
[24] 戴玫，付珞，赵新，等. 步行运动对左心室射血分数保留心力衰竭患者的运动耐力的影响 [J]. 重庆医学，2016, 12: 1627 - 1628.
[25] HUNT S A, ABRAHAM W T, CHIN M H, et al. 2009 Focused update incorporated into the acc/aha 2005 guidelines for the diagnosis and management of heart failure in adults: a report of the american college of cardiology foundation/american heart association task force on practice guidelines [J]. J Am Coll Cardiol, 2009, 53 (15): 1 - 90.
[26] SMART N, MARWICK H. Exercise training for patients with heart failure: a systematic review of factors that improve mortality and morbidity [J]. Am J Med, 2004, 116: 693 - 706.
[27] FLETCHER G F, ADES P A, KLIGFIELD P, et al. Exercise standards for testing and training: a statement from the American Heart Association [J]. Circulation, 2013, 128: 873 - 934.
[28] American College of Sports Medicine. ACSM'S Guidelines for Exercise Testing and Prescription [M]. Philadel-phia Lippincott: Williams & Wilkins, 2000, 145 - 149.

[29] 车琳，王乐民，蒋金法，等. 急性心肌梗死介入术后患者心脏康复疗效的对比研究［J］. 中华医学杂志，2008，88（26）：1820－1823.

[30] PIÑA I L，APSTEIN C S，BALADY G J，et al. Exercise and heart failure：a statement from the American Heart Association Committee on exercise，rehabilitation，and prevention［J］. Circulation，2003，107：1210－1225.

[31] American Association of Cardiovascular and Pulmonary Rehabilitation. Guidelines for cardiac rehabilitation and secondary prevention programs［M］. 3rd ed. Champaign：Human Kinetics，1999：17－105.

[32] THOMPSON P D，FRANKLIN B A，BALADY G J，et al. Exercise and acute cardiovascular events placing the risks into perspective. A scientific statement from the American Heart Association Council on Nutrition，Physical Activity，and Metabolism and the Council on Clinical Cardiology［J］. Circulation，2007，115：2358－2368.

[33] WHELLAN D J，O'CONNOR C M，LEE K L，et al. Heart Failure and A Controlled Trial Investigating Outcomes of Exercise Training（HF-ACTION）：Design and rationale［J］. Am Heart J，2007，153：201－211.

[34] 姚成栋，李福，马毅兵. 太极拳运动对慢性心力衰竭患者康复的作用［J］. 心血管康复医学杂志，2010，19（4）：364－367.

[35] CHUWA TEI M D，YUTAKA HORIKIRI M D，JONG CHUN PARK M D，et al. Acute hemodynamic improvement by thermal vasodilation in congestive heart failure［J］. Circulation，1995，91：2582－2590.

[36] J LARRY DURSTINE，GEOFFREY E MOORE，MICHAEL J LAMONTE，et al. Pollock's Textbook of Cardiovascular Disease and Rehabilitation. 波洛克心血管康复医学教科书［M］. 刘江生，主译. 北京：北京大学医学出版社，2012：69/283－296.

[37] 中华医学会心血管病学分会. 冠心病康复与二级预防中国专家共识［J］. 中华心血管病杂志，2013；41（4）：267－275.

[38] 宿燕岗，李志善，童步高，等. 心律失常，植入性心脏电子装置和体外电复律［M］//陈灏珠，林果为，王吉耀. 实用内科学. 14 版. 北京：人民卫生出版社，2013：1352－1447.

[39] 那桂清，江红，王书平. 心律失常患者的运动康复治疗［J］. 心血管康复医学杂志，1999，8（1）：20－22.

[40] 姜红，潘颖华，刘桂芳. 运动平板评价运动与心律失常的康复治疗［J］. 黑龙江医药科学，2007，30（5）：16.

[41] 周明成. 心律失常［M］//周明成，洪怡，主译. 美国心脏康复和二级预防项目指南. 5 版. 上海：上海科学技术出版社，2017：181－185.

[42] 张澍，陈柯萍，黄德嘉，等. 心血管植入型电子器械术后随访的专家共识［J］. 中华心律失常学杂志，2012，16（5）：325－329.

[43] PASHKOW F J，DAFOE W A. Clinical Cardiac Rehabilitation［M］. Baltimore：Williams & Wilkins，1993：179－182.

[44] 张海澄. 埋藏式心律转复除颤器患者的随访//郭继鸿，主译. 实用心脏起搏学［M］. 北京：北京大学医学出版社，2003：409－426.

[45] BERG S K，PEDERSEN P U，ZWISLER A D，et al. Comprehensive cardiac rehabilitation improves outcome for patients with implantable cardioverter defibrillator. Findings from the COPE-ICD randomised clinical trial［J］. European Journal of Cardiovascular Nursing，2015，14（1）：34－44.

[46] 徐勤. 有性生活，才叫正常［N］. 健康报，2000-07-06.

[47] 伍法同，万莉娟，刘凤英. 云南长寿老人综合调查显示生活方式是影响长寿重要因素［N］. 健康报，2002-04-04.

[48] Ahmed Fawzy. 西地那非治疗勃起功能障碍的效果和安全性［N］. 周立新，黄翼然，译. 中国医学论坛报，2001-08-02.

[49] 胡大一，陈红. 勃起功能障碍是心血管疾患者群不能忽略的问题［J］. 中华心血管病杂志，2003，31（5）：321.

[50] 全国男科学术会议（昆明）报道. 男性勃起功能障碍研究新进展［N］. 中国医学论坛报，1999-11-25.

[51] 欧洲泌尿外科学会（马兰译）. 勃起功能障碍诊疗指南［N］. 中国医学论坛报，2000-06-08.

[52] JARDIN A，WAGNER G，KHOURY S，et al. 勃起功能障碍诊治指南——第一届国际勃起功能障碍咨询委员会推荐［N］. 中国医学论坛报，2000-10-26.

[53] 裴利军. 糖尿病女性性功能障碍研究进展［J］. 中华男科学杂志，2010，17（3）：264－267.

[54] ESPOSITO K，MAIORINO M I，BELLASTELLA G，et al. Determinants offemale sexual dysfunction in type 2 diabetes［J］. Int J Impot Res，2010，22（3）：179－184.

[55] 金凤羽，阮祥燕，ALFRED O MUECK，等. 北京及周

边地区围绝经期女性性功能现状调查分析［J］. 首都医科大学学报，2017，38（4）：509－513.

［56］左自立，辛彩霞，吴强，等. 眉山地区1003例女性性功能障碍的调查［J］. 西南医科大学学报，2017，40（2）：178－181.

［57］JAMES S, SKINNER. Sexual relations［M］//MICHAEL L POLLOCK, DONALD H SCHNRIDT. Heart Disease and Rehabilitation. 3rd ed. Champaign：Human Kinetics，1995：367－404.

［58］DOROSSIEV D, PASKOVA V, ZACHARIEV Z. Psychological problems of cardiac rehabilitation［M］// STOCKSMEIER U. Psychological approach to the rehabilitation of coronary patients. Berlin：Springer-Verag，1976：26－31.

［59］KLEIN R F, DEAN A, WILSON M, et al. The physician and post-myocardial infarction invalidism［J］. JAMA，1965，194：143－148.

［60］ABRAMOV L. Sexual life and sexual frigidity among women developing acute myocardial infarction［J］. Psychosom Med，1976，38：418－425.

［61］BLOCH A, MAEDER J P, HAISSLY J C. Sexual problems after myocardial infarction［J］. Am Heart J，1975，90：536－537.

［62］江苏省性学会，储兆瑞. 性功能障碍的心理因素［J］. 中国性科学，2006，15（8）：43－44.

［63］段亚军，吴彩琴. 女性性功能障碍的心理社会因素［J］. 中国性科学，2007，16（5）：40－41.

［64］吴红兰，祝朝勇，李海涛. 海口市高脂血症公务员人群性功能状况调查［J］. 广东医学，2016，37（8）：1211－1213.

［65］文海燕，杜娟，于海涛，等. 肥胖对男性性功能障碍的影响［J］. 吉林医药学院学报，39（1）：1－4.

［66］BOHLEN J G, HELD J P, SANDERSON O, et al. Heart rate, rate-pressure product, and oxygen uptake during four sexual activities［J］. Arch Intern Med，1984，144：1745－1748.

［67］陈红，胡大一. 对心血管疾病患者性功能异常的治疗——普林斯顿专家共识会建议（一）［N］. 中国医学论坛报，2002-04-18.

［68］NEMEC E D, MANSFIELD L, KENNEDY J W. Heart rate and blood pressure responses during sexual activity in normal males［J］. Am Heart J，1964，92：274－277.

［69］JACKSON G. Sexual intercourse and angina pectoris［J］. Int Rehab Med，1981，3：35－37.

［70］STERN R A. The effect of exercise training on heart rate during coitus in the post-myocardial infarction patient［J］. Circulation，1977，55：738－740.

［71］DOUGLAS J E, WICKES T D. Reconditioning cardiac patients［J］. Am Fam Physician，1975，11：122－129.

［72］GARCIA BARRETO D, SIN CHESA C, RIVAS ESTANY E, et al. Sexual intercourse in patients who have had a myocardial infarction［J］. J Cardiopulm Rehab，1986，6：324－328.

［73］MASTERS W H, JOHNSON V E. Human sexual response［M］. Boston：Little Brown，1966：174－175.

［74］PUKSTA N S. All about sex. after a coronary［J］. Am J Nurs，1977，55：738－740.

［75］JOHNSTON B, CANTWELL J D, WATT E W, et al. Sexual activity in exercising patients after myocardial infarction and revascularization［J］. Heart Lung，1978，7：1026－1031.

［76］UNEO M. The so-called coition death［J］. Jpn J leg Med，1963，17：333－340.

［77］DEROGATIS L R, KING K M. The coital coronary：A reassessment of the concept［J］. Arch Sex Behav，1981，10：325－335.

［78］ROBERT DIBIANCO（日月译）. 心脏病患者的性生活几种危险因素［N］. 中国医学论坛报，2000-03-24.

［79］NEHRA A, JACKSON G, MINER M, et al. The Princeton III Consensus Recommendations for the Management of Erectile Dysfunction and Cardiovascular Disease［J］. Mayo Clin Proc，2012，87（8）：766－778.

［80］STEIN R. Resuming sexual relations after myocardial infarction［J］. Med Asp Hum Sex，1976，10：159－160.

［81］马兰. 一项交叉试验：男性高血压患者应用缬沙坦/卡维地洛治疗对性生活的影响［N］. 中国医学论坛报，2002-05-30.

［82］林敏. 西地那非的药理作用和在心血管患者中的应用［J］. 心血管康复医学杂志，2001，10（2）：187.

［83］ROSIE KING. 面对患者医师如何打开ED话题［N］. 中国医学论坛报，2002.

［84］AHMED FAWZY. 周立新，黄翼然，译. 西地那非治疗勃起功能障碍的效果和安全性［N］. 中国医学论坛报，2001-08-02.

［85］BOEEHI E. 周立新，译. 西地那非治疗勃起功能障碍伴严重心脏衰竭并可改善心脏运动功能［N］. 中

国医学论坛报，2002-02-21.
［86］郭应禄. 中国西地那非的疗效和安全性研究［N］. 中国医学论坛报，2000-08-31.
［87］陈梓甫. 治疗阳痿有新药［N］. 健康报，2001-04-12.
［88］周少虎，张滨，谢建兴，等. 应用负压调适装置治疗男子性功能障碍（附870例临床报告）［J］. 中国性科学，2007，16（9）：16－18.
［89］辛钟成. "阴茎假体植入"再造性和谐［N］. 健康报，2000-10-06.
［90］辛钟成. 新的磷酸二酯酶Ⅴ型抑制剂－淫羊藿苷可有效治疗男性勃起功能障碍［N］. 健康报，2002-03-28.
［91］申萌萌. 针灸治疗性功能障碍的临床研究进展［J］. 中国计划生育和妇产科，2016，8（2）：7－10.

14

# 第十五篇

# 冠状动脉血运重建术后的康复

# 第一章　经皮冠状动脉介入治疗后患者的康复

## 第一节　经皮冠状动脉介入治疗术

经皮冠状动脉介入治疗（percutaneous coronary interventions，PCI）技术是近40年来研究最为活跃和发展最快的领域。1977年9月Gruentzig在瑞士苏黎世成功进行了世界上首例经皮冠状动脉腔内成形术（percutaneous transluminal coronary angioplasty，PTCA），开创了介入心脏病学的新纪元。据估计，2001年全世界进行了各种PCI约260万例（我国2万余例），其中仅在美国即达89万例。我国于1984年由郑笑莲在西安开展了国内首例PTCA，近年来PCI在我国发展十分迅速，2009年我国各级医院共完成各种PCI约23万例，2017年中国大陆地区冠心病介入治疗PCI例数已经达75万余例[1]。

以下介绍中华医学会心血管病学分会，中华心血管病杂志编辑委员会制定的《中国经皮冠状动脉介入治疗指南（2016）》血运重建策略选择[2]。

### 一、稳定性冠心病

对强化药物治疗下仍有缺血症状及存在较大范围心肌缺血证据，且预判选择PCI或冠状动脉旁路移植术（coronary artery bypass graft，CABG）治疗其潜在获益大于风险的稳定性冠心病（stable coronary artery disease，SCAD）患者，可根据病变特点选择相应的治疗策略。对合并左主干和（或）前降支近段病变、多支血管病变患者，是选择CABG还是PCI仍有争议。近年药物洗脱支架（drug-eluting stent，DES）的广泛应用显著降低了PCI术后长期不良事件发生率，PCI在SCAD中的适应证逐渐拓宽。建议对上述患者，根据SYNTAX评分（Ⅰ，B）和SYNTAX Ⅱ评分（Ⅱa，B）评估中、远期风险［欧洲心脏病学会2008年公布的心脏外科与介入治疗狭窄冠脉研究（SYNTAX）的重要贡献，是提出了SYNTAX积分的概念和建立了SYNTAX评分体系，它是一种新的根据冠状动脉病变解剖特点进行危险分层的积分系统，根据病变位置、严重程度、分叉、钙化等解剖特点定量评价冠脉病变的复杂程度，以期作为手术方式选择的初步判断手段］，选择合适的血运重建策略；以冠状动脉病变直径狭窄程度作为是否干预的决策依据。病变直径狭窄≥90%时，可直接干预；当病变直径狭窄<90%时，建议仅对有相应缺血证据或血流储备分数（fractional flow reserve，FFR）≤0.8的病变进行干预（表15-1-1，表15-1-2）。

SCAD血运重建方式选择应依据指南，如果适合CABG，应将适宜患者转诊至有心脏外科手术能力的医院进行手术治疗。

### 二、非ST段抬高型急性冠状动脉综合征

在无心电图ST段抬高时，推荐用高敏肌钙蛋白（high-sensitivity cardiac troponin，hs-cTn）检测作为早期诊断工具之一，并在60 min内获取检测结果（Ⅰ，A），根据即刻和1 h hs-cTn水平快速诊断或排除NSTEMI。建议根据患者的病史、症

状、体征、心电图和肌钙蛋白作为风险分层的工具（Ⅰ，A）。采用全球急性冠状动脉事件注册（global registry of acute coronary events，GRACE）预后评分进行缺血危险分层，分为紧急（2 h 以内）、早期（24 h 以内）和延迟（72 h 以内）3 种血运重建策略（包括 PCI 和 CABG）。具体推荐见表 15－1－3。对首诊于非 PCI 中心的患者、极高危者，建议立即转运至 PCI 中心行紧急 PCI；高危者，建议发病 24 h 内转运至 PCI 中心行早期 PCI；中危者，建议转运至 PCI 中心，发病 72 h 内行延迟 PCI；低危者，可考虑转运行 PCI 或药物保守治疗。

表 15－1－1　稳定性冠心病患者血运重建推荐[2]

| 冠心病程度（解剖/功能） | 推荐类别 | 证据水平 |
| --- | --- | --- |
| **针对预后** | | |
| 左主干直径狭窄＞50%[a] | Ⅰ | A |
| 前降支近段直径狭窄＞70%[a] | Ⅰ | A |
| 二支或三支冠状动脉直径狭窄＞70%[a]，且左心室功能受损（LVEF＜40%）[a] | Ⅰ | A |
| 大面积缺血（缺血面积＞左心室 10%） | Ⅰ | B |
| 单支通畅冠状动脉直径狭窄＞50%[a] | Ⅰ | C |
| **针对症状** | | |
| 任一冠状动脉直径狭窄＞70%[a]，表现为活动诱发的心绞痛或等同症状，并对药物治疗反应欠佳 | Ⅰ | A |

注：[a] 且该冠状动脉直径狭窄＜90% 并有缺血证据，或血流储备分数≤0.8；LVEF：左心室射血分数。

表 15－1－2　稳定性冠心病患者血运重建方法推荐[2]

| 冠心病程度（解剖/功能） | PCI | | CABG | |
| --- | --- | --- | --- | --- |
| | 推荐类别 | 证据水平 | 推荐类别 | 证据水平 |
| 无前降支近段病变的单支或双支病变 | Ⅰ | C | Ⅱb | C |
| 存在前降支近段病变的单支病变 | Ⅰ | A | Ⅰ | A |
| 存在前降支近段病变的双支病变 | Ⅰ | C | Ⅰ | B |
| 左主干病变 | | | | |
| SYNTAX 评分≤22 分 | Ⅰ | B | Ⅰ | B |
| SYNTAX 评分 22～32 分 | Ⅱa | B | Ⅰ | B |
| SYNTAX 评分＞32 分 | Ⅲ | B | Ⅰ | B |
| 三支病变 | | | | |
| SYNTAX 评分≤22 分 | Ⅰ | B | Ⅰ | A |
| SYNTAX 评分＞22 分 | Ⅲ | B | Ⅰ | A |

15

表 15－1－3 NSTE-ACS 患者冠状动脉造影和血运重建推荐[2]

| 推荐 | 推荐类别 | 证据水平 |
|---|---|---|
| 1. 极高危患者，包括：<br>（1）血流动力学不稳定或心源性休克<br>（2）顽固性心绞痛<br>（3）危及生命的心律失常或心脏停搏<br>（4）心肌梗死机械性并发症<br>（5）急性心力衰竭伴难治性心绞痛和 ST 段改变<br>（6）再发心电图 ST-T 动态演变，尤其是伴有间歇性 ST 段抬高<br>推荐进行紧急冠状动脉造影（<2 h） | Ⅰ | C |
| 2. 高危患者，包括：<br>（1）肌钙蛋白升高<br>（2）心电图 ST 段或 T 波动态演变（有或无症状）<br>（3）GRACE 评分 >140 分<br>推荐早期进行冠状动脉造影，根据病变情况决定是否行侵入策略（<24 h） | Ⅰ | A |
| 3. 中危患者，包括：<br>（1）糖尿病<br>（2）肾功能不全，eGFR <60 $mL \cdot min^{-1} \cdot 1.73\ m^{-2}$<br>（3）左心室功能下降（LVEF <40%）或慢性心力衰竭<br>（4）心肌梗死后早发心绞痛<br>（5）近期行 PCI 治疗<br>（6）既往行 CABG 治疗<br>（7）109 分 < GRACE 评分 <140 分<br>（8）无创性负荷试验时再发心绞痛症状或出现缺血性心电图改变<br>推荐侵入策略（<72 h） | Ⅰ | A |
| 4. 低危缺血患者 | | |
| 先行非侵入性检查（首选心脏超声等影像检查），寻找缺血证据，再决定是否采用侵入策略 | Ⅰ | A |
| 根据患者临床情况、合并症、冠状动脉病变严重程度（如 SYNTAX 评分），由心脏团队或心脏内、外科联合会诊制定血运重建策略 | Ⅰ | C |

注：NSTE-ACS：非 ST 段抬高型急性冠状动脉综合征，eGFR：估算的肾小球滤过率。

## 三、急性 ST 段抬高型心肌梗死

减少时间延误是急性 ST 段抬高型心肌梗死（ST-segment elevation myocardial infarction，STEMI）实施再灌注治疗的关键问题，应尽量缩短首次医疗接触（first medical contact，FMC）至 PCI 的时间和 FMC 至医院转出的时间，从而降低院内死亡风险。对首诊可开展急诊 PCI 的医院，要求 FMC 至 PCI 时间 <90 min（Ⅰ，A）。对首诊不能开展急诊 PCI 的医院，当预计 FMC 至 PCI 的时间延迟 <120 min 时，应尽可能将患者转运至有直接 PCI 条件的医院（Ⅰ，B）。根据我国国情，可请有资质的医生到有 PCI 设备的医院行直接 PCI，但要求 FMC 至 PCI 时间 <120 min（Ⅱb，B）。

如预计 FMC 至 PCI 的时间延迟 >120 min，对有适应证的患者，应于 30 min 内尽早启动溶栓治疗（Ⅰ，A）。早期荟萃分析[3]、近期 FAST-MI 注册研究[4]、FAST-PCI 研究[4]、STREAM 研究[5]以及 2 项基于中国人群的研究[6,7]均显示：溶栓后早期实施 PCI 的患者 30 d 病死率与直接 PCI 的患者无显著差异，溶栓后早期常规 PCI 的患者 1 年主要不良心脑血管事件（MACCE）发生率有优于直接 PCI 的趋势。因此，对 STEMI 患者尽早溶栓并进行早期 PCI 治疗是可行的，尤其适用于无直接 PCI 治疗条件的患者。溶栓后早期实施冠状动脉造影的时间宜在 3～24 h（Ⅱa，A），其最佳时间窗尚需进一步研究。

表 15－1－4　STEMI 患者 PCI 推荐[2]

| 推荐 | 推荐类别 | 证据水平 |
| --- | --- | --- |
| **直接 PCI** | | |
| 发病 12 h 内（包括正后壁心肌梗死）或伴有新出现左束支传导阻滞的患者 | Ⅰ | A |
| 伴严重急性心力衰竭或心源性休克（不受发病时间限制） | Ⅰ | B |
| 发病 ＞12 h 仍有缺血性胸痛或致命性心律失常 | Ⅰ | C |
| 对就诊延迟（发病后 12～24 h）并有临床和（或）心电图缺血证据的患者行直接 PCI | Ⅱa | B |
| **溶栓后 PCI** | | |
| 建议所有患者溶栓后 24 h 内送至 PCI 中心 | Ⅰ | A |
| 建议溶栓成功 24 h 内行冠状动脉造影并根据需要对 IRA 行血运重建 | Ⅰ | A |
| 溶栓后出现心源性休克或急性严重心力衰竭时建议行急诊冠状动脉造影并对相关血管行血运重建 | Ⅰ | B |
| 建议对溶栓失败患者（溶栓后 60 min ST 段下降 ＜50% 或仍有胸痛）行急诊补救性 PCI | Ⅰ | A |
| 溶栓成功后出现再发缺血、血流动力学不稳定、危及生命的室性心律失常或有再次闭塞证据时建议急诊 PCI | Ⅰ | A |
| 溶栓成功后血流动力学稳定的患者 3～24 h 行冠状动脉造影 | Ⅱa | A |
| **非 IRA 的 PCI** | | |
| STEMI 多支病变患者在血流动力学稳定情况下择期完成非 IRA 的 PCI | Ⅱa | B |
| 可考虑非 IRA 的 PCI，与直接 PCI 同期完成 | Ⅱa | B |

注：STEMI：ST 段抬高型心肌梗死；IRA：梗死相关动脉。

对于合并多支病变的 STEMI 患者，美国 2013 年及中国 2015 年的《STEMI 指南》均建议仅对梗死相关动脉（infarct relative artery，IRA）进行干预，除非合并心源性休克或梗死，对 IRA 行 PCI 后仍有持续性缺血征象，不应对非 IRA 行急诊 PCI。然而，2013—2015 年 4 项随机对照研究（PRAMI[8]、CvLPRIT[9]、DANAMI-3PRIMULTI[10] 和 PRAGUE-13[11] 试验）及 2015 年最新荟萃分析[12]均显示：对部分 STEMI 合并多支血管病变的患者行急诊 PCI 或择期 PCI 时，干预非 IRA 可能有益且安全。HORIZONS-AMI[13]、REAL[14] 等观察性研究以及网络荟萃分析[15]提示：择期完成多支 PCI 的临床获益可能优于直接 PCI 同期干预非 IRA。对于合并心源性休克和严重心力衰竭的 STEMI 患者，应由经验丰富的医师完成 PCI。具体推荐见表 15－1－4。

**（杨胜利撰稿，刘江生校对）**

## 第二节　经皮冠状动脉介入治疗术后的康复治疗

### 一、经皮冠状动脉介入治疗术后康复的意义

自 1977 年首例经皮冠状动脉腔内成形术开展以来，冠心病的治疗进入了一个新的纪元。经过数十年的不断发展，经皮冠状动脉介入治疗（percutaneous coronary intervention，PCI）已成为冠心病患者最重要的血运重建手段。然而，这种手段并不能持续有效地改善冠心病患者的预后，因为 PCI 术既不能逆转或减缓冠状动脉粥样硬化的生物学进程，也不能消除冠心病危险因素。由于冠心病患者经典的心绞痛多由运动诱发，因此

15

即使进行了 PCI 手术，冠心病患者对运动仍相当地恐惧，而制动必然导致运动功能下降；同时，焦虑、抑郁等情绪障碍也严重影响患者的生活质量，给社会和家庭带来严重的负担和劳动力损失。因此，冠心病患者 PCI 术后进行药物、心理、运动、生活方式改变等全面康复是一种必然选择。

一些基础研究证实：炎症反应和免疫机制参与冠心病发病的病理过程，血浆中高敏 C 反应蛋白（high sensitivity C-reactive protein，hs-CRP）水平是冠心病治疗、预后和风险评估的重要观察指标。冠心病患者 PCI 术后经过运动能显著减少相关炎症介质；另一方面，支架的植入会造成血管内皮细胞和平滑肌细胞损伤，引起支架植入部位的内膜增生和扩张能力降低。PCI 术后运动可增加冠脉血流的切应力，刺激血管内皮细胞一氧化氮合成酶（endothelial nitric oxide synthase，eNOS）的生成，增加内皮一氧化氮（NO）释放，改善具有完整内皮的冠脉血管扩张能力，减少新生内皮的增生和支架置入部位的重构，改善血管内皮功能，增加心肌灌注。

在冠脉再狭窄方面，一些小规模的研究显示，急性冠脉综合征（ACS）安装药物涂层支架（DES），康复运动组显著降低 PCI 术后晚期管腔径丢失及狭窄血管直径的百分比，延迟 PCI 术后血管再狭窄的进展。一项前瞻性随机对照研究发现[16]，PCI 术后进行高强度间歇训练（HIIT）组 6 个月后支架部位的管腔丢失明显少于对照组（0.1 mm *vs*. 0.38 mm，$P<0.01$），峰值氧耗也明显增加（16.8% *vs*. 7.8%，$P<0.01$），这与运动改善有氧运动功能和血管内皮功能有关。Zbinden 等的研究发现，3 个月的耐力训练不仅能改善冠脉的侧支循环，也改善了冠脉病变血管的血流[17]。

大量的循证医学证据表明，PCI 术后进行康复治疗，可明显改善临床预后，降低总死亡率、心血管事件发生率、心血管死亡率。一项包括 47 项研究，涉及 10 794 例患者的系统回顾表明[18]，与常规治疗组相比，<12 个月的随访中，心脏运动康复组减少全因死亡率（RR = 0.87，95% CI 0.75 ~ 0.99）、心血管死亡率（RR = 0.74，95% CI 0.63 ~ 0.87）和住院率（RR = 0.69，95% CI 0.51 ~ 0.93），应该 $P$ 值都 <0.01；但心肌梗死和血管再灌注治疗（PCI & CABG）的风险并未下降。一项包括 48 个试验 8940 例冠心病患者的系统回顾和荟萃分析表明[19]，心脏康复可减少全因死亡率（OR = 0.80，95% CI 0.68 ~ 0.93）和心脏病死亡率（OR = 0.74，95% CI 0.61 ~ 0.96），$P$ 值应该都 < 0.01；同时还可降低血清胆固醇、甘油三酯水平和收缩压，以及吸烟率，但在非致命心肌梗死、血运重建和高密度、低密度脂蛋白胆固醇浓度的改变上则无显著差异。

## 二、经皮冠状动脉介入治疗术后进行运动试验的安全性

冠心病患者 PCI 术后进行运动康复训练，并未增加安全方面的问题。Belardinelli 等[20]一项关于 118 例患者的报道揭示：PTCA 或冠脉支架术后进行中等量运动训练，可改善患者的运动功能和日常生活质量，其事件发生率和再住院率显著低于对照组；Roffi 等学者[21]在一项单中心，1000 病例的研究中，将患者随机分为 PCI 术后症状限制性运动试验组和无运动试验组，观察 14 天的支架内血栓情况。结果：两组各有 5 例支架内血栓形成，无统计学差异。结论：早期进行运动试验并不增加支架内血栓。Goto 等[22]在日本的多中心急性心肌梗死（AMI）患者 PCI 术后进行运动试验和运动康复的安全性调查中发现，4360 例 AMI 患者接受了冠脉支架治疗，其中 132 例（3.0%）在术后一个月内出现亚急性支架内血栓形成，只有 1 例事件与极量运动试验相关，而且该患者没接受噻氯匹定抗血小板治疗，并无一例支架内血栓形成与亚极量运动试验和康复运动训练有关，有 7 个机构在急性心肌梗死的支架术后 14 天常规进行极量运动试验，未发现任何不良事件，有 6 个机构 AMI 支架术后的 7 天内常规开始进行康复训练也未发现不良事件。其结论是：在接受噻氯匹定抗血小板治疗的 AMI 患者，进行运动试验和运动训练的支架内亚急性血栓的发生率极低（0 ~ 0.02%）。Soga[23]等的一项 2000 多例患者的研究中，865 例患者在 PCI 术后第 2 天进行亚极量运

15

动试验，和对照组相比，并不增加 ST 段异常和术后并发症；法国的一项 60 多个中心 25 420 名各种心脏手术患者（34.3% CABG，18.4% 瓣膜手术，21.6% 新近接受 PCI，以及 13.2% 和 12.5% 的其他冠脉和非冠脉情况）的调查发现[24]，研究人群经受了 42 419 次运动负荷试验，743 471 个小时的运动训练，报告了 20 例次的心脏事件（5 次与运动试验相关，15 次与运动训练相关），事件率是 1/8484，每 49 565 训练小时发生一次，心搏骤停的发生率是每百万小时发生 1.3 次，没有致命性并发症或需除颤的病例报道。

## 三、我国经皮冠状动脉介入治疗术后康复程序的制定和推出

PCI 术后康复的益处使得冠心病患者 PCI 术后进行心脏康复成为一种必然的选择。美国调查了 2009 年 6 月 1 日到 2012 年 3 月 31 日国家资料库成功进行过 PCI 并出院的 1310 所医院 1 432 399 例患者[25]，在全部调查人群和急性心肌梗死/医保亚组中参加心脏康复治疗率分别是 59.2% 和 66%。由于认识上的差距，我国目前的重点仍然是开展急诊抢救心肌缺血，对 PCI 术后仍然强调休息静养。

尽管如此，早在 2006 年，中国康复医学会心血管病专业委员会、《心血管康复医学杂志》编辑委员会（刘江生等执笔）在国内外无先例的情况下制定了中国经皮冠状动脉介入治疗后康复程序[26]，并开始向全国推广。为我国早期开展 PCI 术后的运动康复提供了依据。

### （一）急症 PCI 后的一周康复程序

康复程序是有关患者体力活动、日常生活、娱乐、康复教育、心理调整、监护的日程安排。冠心病患者经皮冠状动脉介入治疗后的一周康复程序见表 15－1－5。本程序主要用于冠心病急性心肌梗死，急诊 PCI 后，因为 AMI 心肌损害严重，恢复时间要延长。

### （二）择期 PCI 后的康复程序

这程序主要用于择期 PCI 后，因为心肌无急性损害，心功能、运动功能（体力）无急速下降，住院时间短，甚至手术当日即出院，康复程序详见表 15－1－6。手术当日或次日出院患者的康复教育及指导主要在出院后进行。

### （三）PCI 后二级康复预防程序

1. PCI 后二级康复预防程序的安排[27]

由于 PCI 术穿刺部位不同，其术后制动时间也不一样。股动脉穿刺患者，通常在术后 3～4 h 拔出鞘管，局部压迫止血后，术侧下肢制动 3～12 h，12 h 后可以被动翻身，12～24 h 可在指导下进行术侧下肢的左、右轻微旋转，术后 12～24 h 才下床自由活动；采取桡动脉途径介入治疗的患者，术后即刻拔出鞘管，局部加压包扎，30 min 后松解压力，观察是否出血，如无出血，3～4 h 后去掉压迫带，就不限制活动。PCI 术后运动康复流程见图 15－1－1[27]。

PCI 后患者出院后要在随访中积极参与 PCI 后二级康复预防程序，这是因为住院时间太短，许多课程无法在院内进行。可根据患者出院前心功能评定的结果制订其家庭康复计划，进入Ⅱ期康复程序。患者出院后要通过门诊、随访、俱乐部等形式对患者进行二级预防的教育、指导，以改善预后。因患者和医院条件的不同，门诊时间、随访时间、二级预防的项目和内容也有差异。门诊最好选择在专科门诊，由专业工作人员接待；处理二级预防的项目和内容也因人而异，包括教育和实际指导（例如运动强度的自测等）。康复运动的主要形式为步行，亦可采取相当运动强度的其他训练形式（例如爬楼梯、骑自行车等），均为非监测下的康复训练。出院后 2～3 个月内每周应有一次门诊，进行随访和进行监测下的康复训练，半年后酌情延长。出院后半年内每 2 个月左右可进行一次运动试验评定心功能，作为调整下一步家庭康复训练方案的依据。同时根据心功能评定结果、自感劳累分级法（RPE）的级别、有无心绞痛症状等辅助判断是否出现再狭窄，术后 3～6 个月可以重复冠状动脉造影，若无再狭窄则继续进行维持期的康复训练；若出现再狭窄，必要时应再次行血运重建治疗。

2. PCI 后二级康复预防的项目和内容[26]

今将冠心病二级康复预防的要点简述如下（PCI 有关用药，例如抗血小板制剂等不包括在内）。

表 15-1-5　急症经皮冠状动脉介入治疗（PCI）后的一周康复程序[26]

| | 第一阶段 | 第二阶段 | 第三阶段 | 第四阶段 | 第五阶段 | 第六阶段 |
|---|---|---|---|---|---|---|
| 时间 | 第 1 d | 第 2 d | 第 3 d | 第 4 d | 第 5 d | 第 6～7 d |
| 能量消耗 | 1～2 METs | 1～2 METs | 2～3 METs | 3～4 METs | 4～5 METs | 5～7 METs |
| 生活料理 | 绝对卧床，在护理人员帮助下进食 | 在床上自己进食，在护理人员帮助下洗脸、修指甲、梳头、擦浴、刷牙 | 可在床上坐 1～3 h，在床边擦洗 | 椅上自己进餐，可在椅上坐 1～3 h，在他人帮助下擦身，穿、脱衣服 | 可在椅上坐 3～4 h，自己擦身，穿、脱衣服 | 继续前述活动，可从事稍强于原来强度的活动 |
| 步行活动与锻炼 | 穿刺部位加压包扎 12 h，被动活动关节、大肌肉群 | 主动活动对侧肢体，穿刺侧制动 12 h 后，可床边用马桶 | 可下床站立，走到盥洗室，病房内走动 25～50 m | 允许在廊内慢行 75～100 m | 慢走 100～350 m 或上午踏车 50～75 W，下午可上、下一层楼 | 步行 400～500 m，每日 2 次，可上、下二层楼 |
| 娱乐 | 病情稳定后允许听收音机 | 允许看报 | 允许会客、谈话 | 允许看书、报、杂志 | 允许看电视 | |
| 宣传教育 | 介绍 CCU，解除顾虑 | 介绍心肌梗死及心脏康复程序 | 介绍心脏解剖及冠心病发病机理 | 介绍冠心病易患因素（高血压、吸烟等） | 讲解药物，饮食，运动与监测，性生活 | 讲解随访事项，心理咨询及注意事项 |
| 其他 | 4～6 h 后拔除鞘管，下肢制动 12 h | 开始脱离 CCU 监护 | 有条件应作心电遥测监护 | 教会患者作脉率自测 | 亚极量运动试验 | |
| 注意事项 | 多饮水 | 每次活动后应休息 15～30 min | 每次活动后应休息 15～30 min | 各种活动都要在可耐受的情况下进行 | 各种活动的时间应控制在 15～30 min | 准备出院 |

注：本程序适用于冠心病急性心肌梗死急诊 PCI 后：（1）本程序应个体化，根据患者对程序活动的反映，决定下一步的程序安排；住院时间可缩短或延长；（2）活动必须在监护下进行，应密切观察活动指标的变化；（3）本程序第 4 天起的步行距离适用于桡动脉穿刺者；而对于股动脉穿刺者要代之以上肢运动，如体操等，因一周内应避免穿刺部位关节（下肢）的大幅度运动；（4）暂停活动指标：活动中遇有下列情况应立即停止，然后视情况延长活动程序：①心率≥110 次/min；②出现心绞痛、胸闷、气短、心悸、眩晕、面色苍白、大汗等表现；③活动时 ST 下移≥0.1 mV，或上移≥0.2 mV；④收缩压上升至 200 mmHg，或下降≥10 mmHg；⑤出现严重心律失常。运动试验可早在 PCI 后一周进行，但更常见的是在 PCI 后 2～5 周进行，而且要在术后 3～6 个月至少再做一次，评价是否发生了再狭窄，这对于评价体力，制定运动处方也有作用。

（1）教育

教育是康复医学的重要一环，是首项。目的是要让患者了解冠心病的发病原因、危险因素、不良生活方式及其矫正和二级预防的方法、目标；例如戒烟和运动的指导，可让患者自觉和疾病做斗争，以收事半功倍之效，其作用已被公认，其重要性怎么强调也不为过。患者自觉和疾病做斗争的积极性和信心很重要，是医务人员无法替代的。患者在 PCI 后症状消失，常认为疾病“已愈”，故此时的教育对于获得远期疗效非常重要。教育的方法可以是集体授课，小组讨论或一对一咨询解答、交谈。教育资料可以是小册子、书籍、视听产品（录音、录像）、电视、广播等。教育课程的安排和进程因患者和医院的具体情况而异，由各医院相关科室、人员自行制定。健康教育内容主要包括：①心脏的解剖和生理、冠心病的危险因素、吸烟等不良行为对冠状动脉的影响；②经皮冠状动脉介入治疗术的原理、并发症及其影响因素；③康复治疗的目的和程序等。冠心病二级康复预防的其他内容大致如下。

表 15－1－6 择期 PCI 后的（1～3 d）康复程序[26]

| 时间 | 第 1 d | 第 2 d | 第 3 d |
|---|---|---|---|
| 能量消耗 | 2～3 METs | 3～5 METs | 6～7 METs |
| 生活料理 | 股动脉穿刺者大约需卧床 12 h，桡动脉穿刺者术后即时可以下床站立及慢步行走 | 可生活自理，自己进食，进行洗澡、擦身等活动 | |
| 步行活动与锻炼 | 穿刺部位加压包扎 12 h | 股动脉穿刺者下床站立及慢步行走；桡动脉穿刺者可慢走 50～200 m，或更多，上、下一层楼 | 可慢走 200～500 m 或更多，上、下二层楼 |
| 娱乐 | 病情稳定后允许听收音机 | 允许会客、谈话，看书报、电视 | |
| 宣传教育 | 介绍 CCU，解除顾虑 | 介绍冠心病易患因素（高血压、吸烟等）及不良生活方式的矫正 | 出院前教育，包括随访事项、脉率等简易运动指标的自测，用药注意事项等 |
| 其他注意事项 | 多饮水 | 运动时间以 10～30 min 为宜，运动强度在 RPE 11（稍轻）～13（稍累）级，靶心率以休息心率＋20～30 次为宜 | 准备出院 |

注：RPE（自感劳累分级法）；由于穿刺伤口未痊愈，一周内应避免穿刺部位关节的大幅度运动，故本程序的第 2、第 3 天的步行距离仅适用于桡动脉穿刺者，对于股动脉穿刺者不宜下肢大的运动，应代之以上肢运动，如体操等。

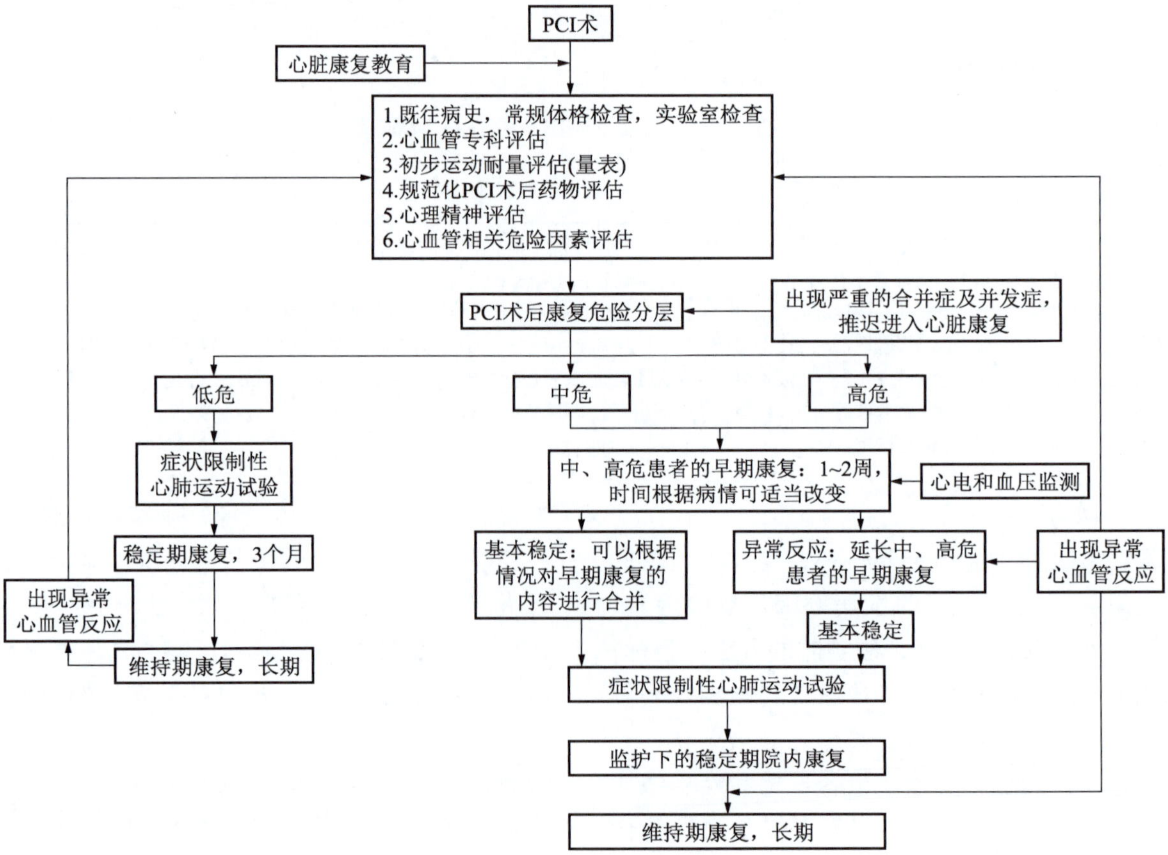


图 15－1－1 PCI 后二级康复预防程序的安排[27]

15

（2）心理康复

大量事实表明，心理冲突、心理行为因素与冠心病发病、病情、康复有关。有报道，严重冠脉病变者 40%～79% 可由严重心理因素诱发心肌缺血；21% 经常发生的致命性心律失常系由情绪因素触发。一组 136 例急性心肌梗死患者在出院前进行运动试验和心理应激试验。结果：心理应激试验后有 49.4%、运动试验后有 34.5% 发生室性心律失常。PCI 后患者因担心今后可能发生猝死或再次心肌梗死以及病情影响今后的工作和生活，会出现失眠、紧张、坐立不安等症状，可有焦虑、忧郁等心理障碍。因此 PCI 后要进行心理调查、咨询，使其转为健康心理，减少合并症。可采用以下流程：①详细询问病史：除了常规病史的询问外，还要关注一般生活中的一些细节（例如食欲、大小便、睡眠等），适当问及情绪困扰（例如遇事紧张或难以平复、兴趣活动减少等）以及负性生活事件、对疾病的看法、症状发生与情绪背景是否相关，梳理各种症状与情绪波动有无相关性。②做必要的相关心血管检查，可使对患者躯体疾病或生理功能紊乱的判断更有依据。明确主诉中哪部分可用血管疾病解释，哪些不能；针对心血管疾病的性质和程度，应有什么处理。③可进行有针对性的，按躯体症状自评量表或患者健康状况问卷（PHQ-9）/广泛性焦虑症（GA）-7 或医院焦虑和抑郁量表（HADs）评估。④如果精神症状持续时间较长（1 个月以上）或患者的精神症状明显导致生活紊乱，在心理支持和征得患者认同的情况下，可及时给予抗抑郁、焦虑药物治疗。⑤治疗过程中可根据量表分值变化观察药物治疗是否有效、是否需加药或换药。

（3）糖尿病

多数文献认为糖尿病是 PCI 后再狭窄的重要危险因素。因此糖尿病患者 PCI 术后必须进行严格的血糖管理。冠心病合并糖尿病患者冠脉造影时多表现为弥漫、复杂病变，且血管狭窄程度较重，与非糖尿病患者相比，糖尿病患者 PCI 后 1 年内更易发生狭窄。有报道认为糖尿病与非糖尿病患者 6 个月内再狭窄率分别为 47%、32%[28]，另一则报道[29]为 63%、36%，且介入治疗后心脏不良事件发生率也较高。对于已经明确诊断的糖尿病患者，PCI 术后的应尽量使血糖达标。Porter 等[30]的研究表明，空腹血糖≥6.1 mmol/L 的急性心肌梗死患者，接受 PCI 治疗后的 30 天病死率明显升高。其理想控制目标是空腹血糖≤6.0 mmol/L，餐后 2 h 血糖≤7.8 mmol/L 或 HbA1c≤6.5%。

但由于低血糖事件对心血管病高危患者预后可产生显著的不利影响，因此有学者认为对于此类患者应采取较宽松的降糖治疗策略，并根据其整体危险水平确定个体化的血糖目标值。追求过低的血糖水平可能会显著增加低血糖事件的发生率而对患者预后产生不良影响。对于高龄、糖尿病病史较长、心血管整体危险水平较高、具有严重低血糖事件史、预期寿命较短以及并存多种疾病的患者，建议血糖目标值适当放宽，可考虑为 FBG＜7.8 mmol/L，负荷后 2 h 血糖＜11.1 mmol/L，并密切观察。应慎重对待低于 7.0% 的 HbA1c 目标值。

控制血糖的方法有：饮食疗法、运动、用药。运动可提高肌肉胰岛素受体的活性，具有病因治疗意义。运动处方：中等运动强度，即 40%～70% $\dot{V}O_2max$、50%～75% HRmax；运动持续时间通常是每次 20～30 min，每周 3 次，以后增加至每次 30～40 min 以后，每周 5 次以上。运动可以采取走步、慢跑、踏车、划船器等形式。监护：除监护心血管病变外还要监护糖尿病的病情变化。运动日的胰岛素用量一般要减少 15%～20% 或更多。上午运动者要减少或撤除上午正常胰岛素的注射，下午运动者要减少上午的中效胰岛素剂量，通常是减少胰岛素剂量的 50%。或增加运动前摄入（预计运动消耗热量 50% 的）碳水化合物，例如预计跑步 30 min，需消耗热量 300 kcal，则需增加产热 150 kcal 的碳水化合物。口服降糖药者要参照胰岛素的减量，适当减少口服降糖药的用量，以避免出现低血糖症。其调节要个体化，须根据监测不断调整。通常要求在运动前和运动后 30 min，1～6 h 监测血糖水平，并根据监测情况适当调整碳水化合物的摄入量、胰岛素等降糖药的用量，胰岛素的注射部位（注射运动肌肉部位如臀部，则吸收快）等，防止发生低血糖。

（4）调脂

血脂异常是冠心病最重要的危险因素。其基本项目是总胆固醇（TC）、甘油三酯（TG）、低密度脂蛋白胆固醇（LDL-C）和高密度脂蛋白胆固醇（HDL-C）。TC 对动脉粥样硬化性疾病的危险评估和预测价值不及 LDL-C 精准[31]。PCI 患者绝大部分有血脂异常，而且属于动脉硬化性心血管病（ASCVD）人群中的极高危[31]，因此 PCI 后长期调脂很重要。其降脂目标是 LDL-C < 1.8 mol/L（70 mg/dL），非高密度脂蛋白胆固醇（N-HDL-C）< 2.6 mmol/L（100 mg/dl）。

服用他汀类药物是目前控制血胆固醇的主要治疗手段。近 20 年来，多项大规模临床试验结果一致显示：他汀类药物在 ASCVD 一级预防和二级预防中均能显著降低心血管事件风险。他汀类药物是 PCI 术后患者二级预防的必然选择。然而，如何合理有效使用他汀类药物存有争议。新近国外有指南推荐临床上起始就使用高强度（相当于最大允许使用剂量）他汀，但在中国人群中，最大允许使用剂量他汀的获益递增及安全性尚未能确定。HPS2-THRIVE[32]研究表明，采用完全相同的他汀药物和剂量，中国人群比欧洲人群可以达到更低的 LDL-C 水平。DYSIS-CHINA[33]研究显示：增大他汀剂量并未使 LDL-C 达标率增加。CHILLAS[34]研究结果未显示高强度他汀在中国急性冠脉综合征（ACS）患者中能更多获益。在中国人群中，安全性是使用高强度他汀需要关注的问题。越来越多的研究表明，高强度他汀治疗伴随着更高的肌病以及肝酶上升风险，而这在中国人群中更为突出。HPS2-THRIVE[35]研究表明：使用中等强度他汀治疗时，中国患者肝脏不良反应发生率明显高于欧洲患者，肝酶升高率（>正常值上限 3 倍）超过欧洲患者 10 倍，而肌病风险也高于欧洲人群 10 倍。目前，尚无关于中国人群高强度他汀治疗的安全性数据。在他汀联合依折麦布治疗的研究中，将 LDL-C 从 1.8 mmol/L 降至 1.4 mmol/L，能够使心血管事件的绝对危险进一步降低 2.0%，相对危险降低 6.4%，但心血管死亡或全因死亡危险未降低。如果 LDL-C 基线值较高，若按现有调脂药物标准治疗 3 个月后，难以使 LDL-C 降至基本目标值，则可考虑将 LDL-C 至少降低 50% 作为替代目标（Ⅱa 类推荐，B 级证据）[37]。临床上也有部分极高危患者 LDL-C 基线值已在基本目标值以内，这时可将其 LDL-C 从基线值降低 30% 左右（I 类推荐，A 级证据）[37]。非-HDL-C 目标值比 LDL-C 目标值约高 0.8 mmol/L（30 mg/dL）。

（5）高血压

高血压是心脑血管病及肾脏病的一种独立、确凿、强力、持续的危险因素。PCI 后有高血压的患者必须降压。血压应控制在 140/90 mmHg 以下，65 岁及以上老年人的收缩压（SBP）应控制在 150 mmHg 以下，如能耐受还可进一步降低；同时患有糖尿病或肾脏病的患者血压应控制在 130/80 mmHg 以下，舒张压低于 60 mmHg 的冠心病患者应在密切监测血压的前提下使舒张压不进一步下降，逐渐实现 SBP 目标[38]。

高血压的治疗包括：

1）高血压的评价

要重视临床评价，根据：①危险因素。②靶器官损害。③并发病。④患者的个人情况，进行患者个体的心血管危险水平分层。低危者是最适合进行综合康复医疗的对象，运动锻炼无须监护。

2）高血压的康复医疗（非药物治疗）

它是药物治疗的基础，包括：①教育：是高血压康复医疗的特色之一，是取得疗效的重要保证。②心理调整：心理教育、咨询是高血压康复的重要组成部分。③合理膳食：据美国国家高血压预防、检测、评价和治疗联合委员会第七次报告（JNC-7）：A. 低盐：钠的摄入 < 2.4 g/d（氯化钠 < 6 g/d）可降低收缩压（SBP）2 ~ 8 mmHg（降压药只平均降压 10 ~ 12/4 ~ 5 mmHg），食盐的下限是 1.5 g/d；B. 适当补钾、补钙；C. 低脂：可使男、女血压分别下降 12%、5%；D. 多吃蔬菜和水果：富含水果、蔬菜和低脂的饮食可降低 SBP 8 ~ 14 mmHg；E. 限制饮酒：啤酒不超过 720 mL/d，葡萄酒不超过 240 mL/d（约合酒精 20 ~ 30 g，女性应减半），可降低 SBP 2 ~ 4 mmHg。④减肥：控制体重到理想水平（BMI 18.5 ~ 23.9 kg/m$^2$）。亚洲人 BMI 18.5 ~ 23 kg/m$^2$ 为正常。2001 年中国肥胖汇总分析报告建议：中国人 BMI≥ 24 kg/m$^2$ 为超重，≥ 28 kg/m$^2$ 为肥胖。最有效的

15

减重措施是控制能量摄入和增加体力活动[37]。⑤戒烟：烟草依赖是一种慢性成瘾性疾病，应强烈建议并督促高血压患者戒烟。⑥运动疗法：运动可使收缩压/舒张压平均下降 8/5 mmHg。

3）药物治疗

①血管紧张素转换酶抑制剂（ACEI）。②血管紧张素受体拮抗剂（ARB）不仅有降压作用，还有抗动脉粥样硬化、抗心律失常，改善胰岛素抵抗作用，可预防或逆转左室肥厚。③β 受体阻滞剂的作用也是多方面的，不仅有降压作用，还有降低心率、心肌收缩力、心肌耗氧量，抗心律失常，改善心肌缺血的作用。2 级以上高血压患者常需降压药联合应用。

（6）减肥

已经明确肥胖是心血管病的重要危险因素。虽然我国人群的体质指数尚低于西方，但我国 14 组人群近 2 万名 35 ~ 59 岁中年人的调查表明，随着体质指数从 < 15 kg/m$^2$ 至 > 29 kg/m$^2$ 的分级，收缩压、舒张压、血清总胆固醇、空腹血糖水平均显著递增，而高密度脂蛋白胆固醇水平则显著下降。10 组人群 24 000 余人的前瞻性研究结果表明：基线体质指数和冠心病的发病相对危险呈显著正相关。2002 年世界卫生组织公布亚洲人的体质指数健康标准：≥18 岁者体质指数（BMI）18.5 ~ 23 kg/m$^2$ 为正常，超过 23 kg/m$^2$ 为超重，肥胖的标准由各国自行确定。2001 年中国肥胖汇总分析报告建议：中国人 BMI≥24 kg/m$^2$（美国 25 ~ 29.9 kg/m$^2$）为超重，≥28 kg/m$^2$（美国≥30 kg/m$^2$）为肥胖。故建议体质指数控制在 24 kg/m$^2$ 以下。2006 年更新版的《美国冠心病二级预防指南》体重控制增加了控制腰围，男性 < 40 英寸（101.6 cm），女性 < 35 英寸（88.9 cm）。《中国高血压防治指南（2010）》[37]将腹型肥胖的标准定为腹围男性≥90 cm，女性≥85 cm，即腰围控制范围为男性 < 90 cm，女性 < 85 cm。肥胖冠心病患者要减肥，即便没有降到正常体重，只要体重下降，例如下降 5 kg 即可降低有关疾病的发病危险。减肥的原则是适当控制饮食，参加运动锻炼，形成轻度的热量负平衡，但热量负平衡不超过 500 ~ 1000 kcal/d。每周体重降低不超过 0.5 ~ 1 kg。方法有：①饮食：日总热量摄入不低于 1200 kcal。日总热量摄入低于 1800 kcal 时，可能有营养缺乏，应适当补充多种维生素/盐。夜食容易肥胖，必须停止。②运动：经过一段时间运动锻炼后，运动热量消耗每课至少要达到 250 ~ 300 kcal，一周 1250 kcal（包括增加的日常体力活动）。

（7）戒烟

包括美国、欧洲在内主要的人群横向、纵向研究一致发现：吸烟的量与冠心病发病率、死亡率呈密切关系，特别是对于大量摄入饱和脂肪酸和胆固醇者。重度吸烟者（≥2 包/d）的冠心病事件、死亡率分别是不吸烟者的 4 倍、2 倍。多数报告认为被动吸烟增加冠心病的危险。纸烟含有 4000 种以上的化学物质。其中损害血管的主要是尼古丁和一氧化碳（CO）。有报道冠心病患者戒烟能明显降低其后 2 ~ 4 年的病死率（20% ~ 90%）。戒烟方法中教育、咨询很重要，要充分利用医院的环境动员戒烟。为加强监督可与戒烟者签约，逐渐减少数量直至停止。依靠增加与戒烟者的接触方式和次数，戒烟是可以实现的。对于烟瘾大的人、有撤除症状者，在系统安排戒烟措施情况下尼古丁替代治疗可增加戒烟率。运动对戒烟有辅助作用。它可改善心理状态，降低体重，使撤除症状降低到最低程度，但是单独的运动训练对戒烟没有影响。

（8）运动

如果说药物治疗是基础的话，运动就是 PCI 术后康复的核心。所有患者在实施运动康复前都应进行一般功能评估、运动风险评估、运动耐量评估和心理评估（表 15 - 1 - 7），并对每位患者进行危险分层（表 15 - 1 - 8）。PCI 后的运动治疗如同药物治疗一样，必须按处方来进行。如同药物处方建立在疾病的正确诊断一样，开具患者运动处方前，首先必须综合患者病史、体格检查及辅助检查进行评估及危险分层，其中运动负荷试验是必不可少的。常用的运动负荷试验方法有心电图运动负荷试验和心肺运动负荷试验，后者更精确。通过负荷试验一方面可以观察患者在运动中有无心肌缺血、心律失常？血压反应是否正常等，另一方面观察患者实际的运动能力，为运动处方的制定提供安全、有效的保障。

表 15-1-7　PCI 术后运动康复的评估项目和内容/方法[27]

| 项目 | 内容/方法 |
|---|---|
| 详尽的病史 | 心血管病史、相关合并症及治疗史 |
| 一般功能评估 | 1. 筛查心血管病危险因素<br>2. 常规心电图、NYHA 心功能分级和 CCS 心绞痛分级等<br>3. 检查运动系统、神经系统等影响运动的因素<br>4. 身体其他重要脏器的功能<br>5. 患者日常活动水平和运动习惯 |
| 有氧运动能力评估 | 1. 心肺运动试验<br>2. 心电运动试验<br>3. 6 分钟步行试验<br>4. 递增负荷步行试验 |
| 骨骼肌力量评估 | 1. 最大力量的评估，即 1 RM 或 10 RM 值的测定<br>2. 等速肌力测试 |
| 柔韧性评估 | 座椅前伸试验、抓背试验、改良的转体试验等 |
| 协调性评估 | 指鼻试验、指—指试验、握拳试验、拍地试验、跟—膝—胫试验和轮替试验等 |
| 平衡能力评估 | Berg 量表、单腿直立试验、功能性前伸试验、2.4 m 起身行走试验等 |
| 心理评估 | 参见《在心血管科就诊患者的心理处方中国专家共识》 |

注：PCI，经皮冠状动脉介入治疗；NYHA，纽约心脏病学会心功能分级；CCS，加拿大心血管病学会心绞痛严重度分级；1 RM，一次举起的最大重量。

表 15-1-8　PCI 术后运动康复危险分层[27]

| 项目 | 低危 | 中危 | 高危 |
|---|---|---|---|
| 运动或恢复期症状及心电图改变 | 运动或恢复期无心绞痛症状或心电图缺血改变 | 中度运动（5.0～6.9 METS）或恢复期出现心绞痛或心肌缺血改变 | 低水平运动（<5.0 METS）或恢复期出现心绞痛或心肌缺血改变 |
| 心律失常 | 无休息或运动引起的复杂心律失常 | 休息或运动时未出现复杂室性心律失常 | 休息或运动时出现复杂室性心律失常 |
| 再血管化后并发症 | AMI 溶栓血管再通或 CABG 后血管再通且无合并症 | AMI、PCI 或 CABG 后无合并心源性休克或心力衰竭 | AMI、PCI 或 CABG 后合并心源性休克或心力衰竭 |
| 心理障碍 | 无心理障碍（抑郁、焦虑等） | 无严重心理障碍（抑郁、焦虑等） | 有严重心理障碍 |
| 左室射血分数 | ≥50% | 40%～49% | <40% |
| 峰值耗氧量 | ≥20 | 15～19 | <15 |
| 峰值耗氧量 ($mL \cdot min^{-1} \cdot kg^{-2}$) 百分预计值（% pred） | ≥80 | 65～79 | <65 |
| AT[mL/(min · kg)] | ≥15 | 12～14 | <12 |
| 心肌肌钙蛋白浓度 | 正常 | 正常 | 升高 |
| PCI | 择期 PCI，单支病变 | 急症 PCI，部分重建 | PCI，多支病 |

注：AMI，急性心肌梗死；PCI，经皮冠状动脉介入治疗；CABG，冠状动脉旁路移植术；AT，无氧阈；METs，代谢当量；低危，指每一项都存在时为低危；高危，指存在任何一项为高危；在没有心肺运动试验，不能测定具体耗氧量时，可用半定量推算的运动代谢当量进行分层，即低危 >7.0 METs、中危 5～7 METs、高危 <5.0 METs。

运动处方组成包括：运动方式、强度、时间、频率，注意事项。常见的运动方式有有氧运动、阻抗运动、柔韧性训练、平衡训练。有氧运动主要是增加心脏的容量负荷，改善心脏功能，常见的方式有：走步、跑步、骑车、游泳；固定踏车、活动平板等。运动强度分为绝对强度和相对强度[37]。绝对强度：由运动或者活动的内容决定，完成该类活动需要的绝对能量消耗值，以 MET 划分绝对强度的层级。低绝对强度体力活动的范围：1.1～2.9 METs；中等绝对强度体力活动的范围：3.0～5.9 METs；大强度体力活动：高于 5.9 METs。相对强度：由运动或活动的个体决定，完成该类活动时的耗氧量或心率占其个人摄氧量或最大心率的相对比例。《美国体力活动指南（2008）》[38]引入了“MET-min”的概念，该单位用来换算一定时间内某项体力活动的能量消耗水平。如果一个人进行 4 METs 的体力活动 30 min，那么他/她就做了 4×30＝120 MET-min 的体力活动。该指南在向大众推介时，以周为单位提供了体力活动能量消耗总量的区间由 500～1000 MET-min/周。在这一区间内，存在着量效关系，即随着运动量的增加，带来的健康益处也会越多[37]。《美国心脏康复指南（2013）》建议采用 40%～80% HRmax 或相应的 % $\dot{V}O_2$[39]。PCI 术后运动处方针对个体，应以相对强度进行运动量设定，建议为 40%～80% HRmax，每次运动时间为 20～40 min，运动频率 3～5 次/周，鼓励每天进行，周运动量 500～1000 MET-min 为宜（国人可适当降低）。通过心肺负荷试验测出的无氧阈水平的运动是最佳的运动强度。此外常用的确定运动强度的方法为心率储备法，即：靶心率＝（最大心率－静息心率）×运动强度 %（通常为 40%～70%）＋静息心率。例如，患者最大心率 160 次/min，静息心率 70 次/min，选择的运动强度为 60%，靶心率＝（160－70）×60%＋70＝124 次/min。同时结合自我感知劳累程度分级法（Borg 评分表），建议在 11～15 级范围内运动。

## 四、我国经皮冠状动脉介入治疗术后康复的成果

自从中国康复医学会心血管病专业委员会，《心血管康复医学杂志》编辑委员会（刘江生、戴若竹、程远植、郭兰执笔）于 2006 年，在国内外无先例的情况下，推出中国经皮冠状动脉介入治疗后康复程序[26]以后，《心血管康复医学杂志》相继刊登了一系列 PCI 后心脏康复的报道。

2007 年，戴若竹等首先发表“心脏程序康复对急诊经皮冠状动脉介入患者疗效的影响”报道[40]：67 例急诊经皮冠脉介入（PCI）后的急性心肌梗死（AMI）患者被随机分为康复组［34 例，其中男 28 例，女 6 例，年龄（60.19±9.61）岁，进行早期程序康复］和对照组［33 例，男 29 例，女 4 例，年龄（62.33±10.02）岁）均未采用康复程序，只采用传统治疗方法，术后绝对卧床 1 d 以上，以后视情况逐渐活动，未予特殊的康复教育］。康复组采用上述急诊经皮冠状动脉介入治疗（PCI）后一周康复程序，并发给每人一本宣传小册；部分患者予以心理测试，以便进行针对性处理；出院后继续维持康复训练，通常采用步行或慢跑，每天 30～45 min，2 次/d。结果：①住院时间与活动时间：康复组平均住院时间为 6.41±3.73 d，对照组达 10.01±4.14 d，$P<0.01$；康复组开始步行的时间为 28.11±3.43 h，而对照组为 33.31±2.78 h，两者差异显著（$P<0.05$）。②彩色超声多普勒心动仪测定心功能：术前两组 LVEF 差别不显著，术后 1 个月两组均有显著改善，且康复组显著好于对照组［(60.72±15.11)% 比（56.22±12.39)%］($P<0.05$)。③两组的二项乘积（心率×收缩压，RPP，单位：次・$min^{-1}$・$mmHg^{-1}$）入院时无显著差异［(康复组为（10 590±2377），对照组为（11 047±2145），$P>0.05$］；出院时两组均显著减少，且康复组的减少更显著［(8025±1815）比（9120±20470），$P<0.05$］。④生活质量恢复情况：西雅图心绞痛量表（seattle angina ques-tionnaire，SAQ）测定显示，康复组对治疗的满意度，对未来发作前景的看法均显著好于对照组（$P$ 均＜0.01）。结论：对急性心肌梗死患者实施急诊经皮冠脉介入康复程序可显著减少住院时间，改善心功能，从而提高生活质量。

范志清等，于 2010 年报道康复运动对急性心

肌梗死 PCI 后患者氧代谢当量及左室功能的影响"[41]：50 例经皮冠状动脉介入（PCI）后急性心肌梗死（AMI）患者被随机分成运动组和对照组各 25 例，在发病后 2～4 周分别进行心肺功能及左心功能测定，运动组进行有指导的康复运动训练［以有氧步行运动为主，配合放松性锻炼项目（如太极拳、保健操等）；运动强度要求患者心率在略低于无氧阈的水平，目标心率为 60%～80% HRmax；运动频率：步行，4～5 次/d；时间：<30 min］，对照组不给予训练指导。6 个月后再以运动心肺功能仪直接测定 METs，以超声心动描记术测定左室射血分数（LVEF）。结果：运动组实际完成 23 例，对照组完成 24 例。运动组较对照组 METs［(5.24±0.94)：(3.94±0.38)］显著改善（$P<0.001$），LVEF［(0.526±0.040)：(0.488±0.037)］显著提高（$P<0.01$）。结论：急性心肌梗死患者经过运动训练后其氧代谢当量及左室射血分数得到显著提高，运动训练有利于其社会和家庭回归。

鲁玉明等，于 2012 年报道"老年冠心病患者 PCI 术后康复治疗的疗效"[42]：让 102 例冠心病患者被随机分为常规治疗组（52 例）和康复组（50 例），康复组参照 2006 年中国康复医学会心血管病专业委员会，《心血管康复医学杂志》编辑委员会（刘江生等执笔）制定的"中国经皮冠状动脉介入治疗的康复程序"进行综合康复治疗。结果：6 个月后，与常规治疗组比较，康复组的复发心绞痛率（23.1 比 6.0）、心肌梗死率（9.6 比 2.0）、支架内狭窄率（19.2% 比 4.0%）明显降低；LVEF 明显提高［(59.8±7.5) 比 (61.9±9.2)］，左室舒张末期容积明显减小［(102.1±13.6) mm 比 (99.1±14.1) mm］；两组血脂，血压均有改善，但康复组 LDL-C，收缩期血压显著低于常规治疗组（$P$ 均 $<0.05$）。结论：综合康复治疗可降低心脏事件的发生率，改善患者的血脂及血压和心功能。

我国有关杂志也陆续报道了 PCI 后康复成果，现选择有代表性的收录如下：

李清等 2013 年报道"经皮冠状动脉介入治疗术后功能康复的效果评价"[43]：2012 年 1 月至 2012 年 12 月于该院心血管内科住院行择期 PCI 术的 108 例冠心病患者被随机分为康复组与对照组。对照组执行术后常规护理，康复组分桡动脉组（通过桡动脉进行 PCI，术后第 2 天：床边座椅，他人扶助下室内行走 20～30 m；术后第 4 天：缓慢登梯）和股动脉组（通过股动脉进行 PCI，术后第 4 天：床边座椅，他人扶助下室内行走 20～30 m；术后第 6 天至出院：缓慢登梯，并逐渐增加）。出院前根据患者情况制定个体化家庭康复方案，原则上从小强度运动开始，逐渐过渡到中等强度训练。运动频率：有氧步行运动每周 4～5 d，每天 2～3 次，每次 20～30 min。患者 1 个月后返院随访。结果：与对照组相比，康复组住院时间（12 d 比 8 d，$P=0.034$）、费用（39 326 元比 35 435 元，$P=0.027$）显著减少；术后 1 个月：与活动相关并发症无明显增加（$P>0.05$），腰背酸痛、便秘显著减少（$P$ 均 $<0.05$）；6 min 步行试验［(385.04±15.837) m 比 (453.45±18.1887) m］、左心室射血分数［(57.00±3.10)% 比 (67.87±3.58)%］显著增加（$P$ 均 $<0.05$）。结论：心脏康复能显著缩短住院时间，减少医疗费用，显著改善经皮冠状动脉介入治疗术后的心功能和运动功能。

许艳梅等于 2017 年报道"运动康复对经皮冠状动脉介入治疗术后冠心病患者心功能的影响"[44]：选择 2014—2015 年该院心内科首次行 PCI 的冠心病不稳定性心绞痛患者 130 例，随机分为常规治疗组和运动康复组，每组 65 例，排除随访失联，最后常规治疗组为 60 例，运动康复组 58 例。两组都给予常规药物治疗及 PCI 术后常规教育。常规治疗组住院期及出院后均不进行运动干预；运动康复组进行住院期康复和为期 3 个月的门诊康复（来医院锻炼）。住院期康复：参照美国运动医学学会《ACSM 运动测试与运动处方指南（第 8 版）》及患者康复前后心肺评估仪测定的最大运动耐量，制定系统化的运动康复方案，如下：①PCI 术后第 1 天，患者步行 200 m，5 次；②术后第 2 天，步行 300 m，5 次；③术后第 3 天，行走 500 m，3 次，可上、下 1 层楼，并依据患者 PCI 术后住院时间及个体情况给予相应的康复锻炼方式。出院后运动康复组除常规治疗外，参照入选时、术后 1 个月、术后 2 个月时运动平板试验结果，给予运动康复指导，进行门诊心脏康复，连续至术后3个月。方案如下：①出院至术后1个月：运动为步行，速度控制在（65～75）m/min，运动频率和时间是3次/周，30～40 min/次，或每天2～3次，每次15～20 min或10～15 min，间隔5 min，再次进行。步行训练结束后，进行恢复期锻炼。②术后1～2个月：运动方式是步行—快步交替，重复进行，步行速度（65～75）m/min，快走控制在（85～95）m/min，运动30～40 min/次，3次/周。锻炼结束后，进行10～15 min的恢复放松锻炼。③术后2～3个月：运动方式为康复操，同时融入弹力带的阻抗训练和瑜伽垫的平衡训练。患者在住院期及门诊康复锻炼时全程由医护人员陪同，都佩戴遥测心电监护仪、动态血压计，根据患者的主观感觉及运动时的心率适当地调整运动速度，同时准备好急救药品及除颤仪。在PCI术后3～6个月，两组都不进行任何的康复锻炼，均随访至术后6个月。结果：两组患者入选时各心功能指标无显著差异（$P$均>0.05）。术后：①1个月时：与入选时相比，运动康复组6 MWD、NYHA心功能分级有显著改善，常规治疗组6 MWD显著增加，$P$均<0.05；两组比较：运动康复组6 MWD显著多于常规治疗组［（419.5±18.3）m比（399.5±15.9）m］（$P<0.05$），其他心功能指标无显著差异（$P>0.05$）。②3个月时：与入选时相比，常规治疗组患者的6 MWD显著增加，LVEDD显著缩小（$P$均<0.05）；运动康复组各指标差异均有显著改善（$P$均<0.05）；两组比较：与常规治疗比较，运动康复组各指标［LVEF（59.2±6.1）%比（63.2±6.3）%，LVEDD（53.6±8.0）mm比（47.7±7.1）mm，6 MWD（417.4±25.7）m比（431.0±22.2）m，NYHA（1.8±0.8）级比（1.4±0.6）级］显著改善，$P$均<0.05。结论：运动康复治疗可显著改善PCI术后患者的心脏结构，心功能及运动功能。

申海燕等[45]2018年报道“持续康复运动在急诊PCI术后康复中的应用研究”：选择接受急诊PCI治疗的急性心肌梗死（AMI）患者98例，随机分为常规治疗锻炼组（49例）与康复运动组（49例，PCI术后第2日即开始运动，步行200 m，3次/d，然后按照实际情况增加步行距离或运动时间，如有不适则暂停锻炼；出院后1～2个月进行步行运动；3～4个月采取步行+快走，交替进行；5～6个月在步行+快走基础上增加仰卧起坐，哑铃等抗阻力训练）。结果：术后4个月时，与常规锻炼组比较，康复运动组左室收缩末期容积（LVESV）［（40.65±4.07）mL比（38.51±3.86）mL］显著减小，LVEF［（41.52±4.17）%比（44.89±4.66）%］显著提高，N-末端脑钠肽前体（NT-proBNP）、心型脂肪酸结合蛋白（H-FABP）、长正五聚蛋白（PTX-3）水平，明尼苏达心力衰竭生活质量量表（MLHFQ）评分［（50.48±5.18）分比（45.65±4.63）分］显著降低，6 min步行距离（6 MWD）［（309.86±33.37）m比（358.98±36.43）m］显著增加，（$P$均<0.01）；术后6个月，与常规锻炼组比较，康复运动组上述各指标改善更显著，且左室舒张末期容积（LVEDV）［（49.25±4.93）mL比（46.27±4.64）mL］明显减小（$P=0.003$），冠脉再狭窄率（20.41%比4.08%）、死亡率（12.24%比0.00%）明显降低（$P$均<0.05）。结论：急诊PCI患者术后长时间康复运动康复可增强运动功能、心功能，改善心脏结构，提高生活质量，甚至减少再狭窄和死亡率。

综合上述6篇文献可以看出：尽管各位作者采用的心脏康复程序不同，但都取得了显著的疗效。采用短期康复程序的戴若竹（1周程序）和李清（8日程序）的结果是提早活动时间，缩短住院时间，1月后运动功能显著改善：6 MWD步行距离显著延长；心功能显著改善：LVEF显著加强，二项乘积（心率×收缩压，RPP）显著减少；而采用康复程序时间3～6个月观察疗效的范志清、鲁玉明、许艳梅、申海燕等的疗效：除运动功能，METs显著增加，6 MWD步行距离显著延长；心功能：LVEF显著加强外；还有心脏结构的显著改善：左室舒张末期容积（LVEDD）的显著缩小，甚至再狭窄率和死亡率的显著降低。看来对于PCI后患者的心脏康复疗法不仅开始要早，而且时间要延长。

**（李鹏虹撰稿，刘江生校对）**

# 第二章　冠状动脉旁路移植术后的康复

## 第一节　概况

### 一、冠状动脉旁路移植术

传统的冠状动脉旁路移植术（coronary artery bypass grafting，CABG）需要胸骨切开，并且可以在使用或不使用体外循环机状况下进行。CABG通常是使用一段隐静脉（SVG）或内乳动脉（IMA）作为旁路血管材料，将其一端吻合在主动脉，另一端吻合在有病变的冠状动脉段的远端，形成移植的血管旁路，引流主动脉的血液到有病变冠状动脉远端，改善其供应区心肌血流的手术。也可以使用桡动脉或胃网膜动脉来实现此目的。隐静脉移植物（SVGs）会导致内膜纤维增生和静脉移植物动脉粥样硬化。隐静脉的1年和10年通畅率分别为75%~90%和50%~60%。相比之下，内乳动脉移植物的10年通畅率大于90%[39]。移植一条以上的血管，改善所有明显狭窄、主要血管血流的手术为完全血管成形术。移植的血管未能使所有明显狭窄的主要血管血流改善的手术为不完全血管成形术。

微创冠脉旁路移植术（minimally invasive direct coronary artery bypass，MID-CAB），手术是通过胸部侧肋之间的小切口进入心脏，并且在非体外循环情况下进行。在非体外循环手术期间，心脏继续搏动，但是心脏的手术区域使用稳定器固定之。与CABG相比，MID-CAB手术具有失血更少、创伤和疼痛减轻、感染风险降低和恢复更快的临床优点。MID-CAB也可以使用机器人来执行，由外科医生使用机器人臂来操控外科器械[39]。

美国心脏协会（AHA）的最新统计报告指出，每年接受冠脉旁路移植术（CABG）为242 000人。其中男性占手术的58%~72%，且大多数手术患者（53%~64%）年龄在65岁或以上。在CABG后患者使用心脏康复/二级预防（CR/SP）的不多。一项对医疗保险受益人的研究发现，只31% CABG患者使用CR/SP，与其地域存在显著差异[39]。

### 二、冠状动脉旁路移植术适应证

国外已广泛开展冠状动脉旁路移植术，术后康复疗法也已开展近10年。在大量、长时间实践的基础上，M W Connolly[46]、D A Weiner[47]等相继提出CABG手术适应证，今综合如下：

1. 减轻心绞痛的症状

（1）心绞痛患者不适应药物治疗或药物治疗效果不佳者。

（2）禁忌或无经皮腔内冠状动脉成形术（PTCA）条件者。

2. 改善患者生活质量

（1）药物治疗不能显著改善患者明显减退的生活和工作能力。

（2）禁忌或无PTCA手术条件者。

3. 延长下述患者的生命

（1）左主干冠状动脉病变。

（2）三支血管病变（≥70%狭窄）。

（3）二支血管病变，伴有左室功能不全或左前降支近端狭窄。

4. 保存左室功能

（1）无症状，但冠脉造影肯定有冠状动脉明显狭窄（左主干，或血管近端有明显狭窄）。

（2）左室大部分心肌处于危险之中（如运动负荷量小即出现ST明显下降、核素心血管造影显示心肌灌注不良）。

（3）陈旧性心肌梗死导致左室功能不全。

## 三、冠状动脉旁路移植术的效果

有研究表明冠状动脉旁路移植术后10年，大约70%患者的心绞痛得到改善，35%～40%患者心绞痛完全消失；稳定性心绞痛患者CABG术后5年的生存率超过90%，10年生存率超过80%[46]。可见其效果是显著的，因而对于CABG国外已普遍开展，国内也在逐步推广。

影响长期生存率的危险因素是冠状动脉阻塞的严重性，阻塞冠状动脉的数量、左室功能不全的程度、不完全的血管再造术和非内乳动脉移植。左室功能不全是早期死亡率的最有力预测因素。

## 四、冠状动脉旁路移植术的近期死亡率和合并症

### （一）近期死亡率[46]

Emory大学医院1976—1979年3040例CABG手术的近期死亡率为0.8%。Daly报道的死亡率也<2%。左室射血分数（LVEF）<35%者的死亡率是LVEF>35%的2倍。左室功能不全是手术死亡率最有力的预测因素。年龄也是重要预测因素。70岁以上老年人的手术死亡率为3%～11%。其原因是老年人冠心病更严重、左室功能更差，妇女较多，有更多的脑动脉硬化、周围血管病变。

### （二）合并症

（1）心肌梗死：5%～12%。

（2）脑血管意外：1%～3%，或5%[48]。

（3）主动脉内球囊反博：2%～6%。

（4）有症状心包炎：4%～8%。

（5）明显的胸腔积液

1%～2%。与术后炎症相关的胸腔和心包积液常常发生在术后前几个星期内，表现为运动能力降低、胸部不适和呼吸困难加重。

（6）横膈麻痹：5%～20%。

（7）肺炎：1%～2%。

（8）辅助呼吸时间延长：1%～2%。

（9）胸骨切口感染：1%～2%。

（10）胃肠梗阻：2%～4%。

（11）臂丛病变：2.3%[48]。

（12）周围神经病变：共占6%～13%[48]。

其中以尺、隐、腓浅神经病变多见。

### （三）常见手术合并症

（1）胸部切口感染

切口感染发病率因医疗单位、手术医师、手术种类、患者状况而异。在一组4124例患者中，发病率为1.8%[48]。感染的危险因素包括：①通常危险因素：老年、肥胖、营养不良、糖尿病患者；②同时应用激素；③手术时间过长（>6 h）、应用内乳动脉作移植物、难以关闭的胸骨、气管切开、辅助呼吸时间延长；④心输出量降低等。

（2）不稳定的胸骨

轻度胸骨不稳定是切开胸骨的二边摩擦或运动。术后早期不少见。如无感染，可用胸部固定带固定；几个月后胸骨仍不稳定，可重新缝合，使切口边缘更加接近。

（3）胸壁疼痛

常见的原因是肋骨骨折和肋软骨炎。现分述如下：①肋骨骨折。Baisden发现：作胸骨正中切开心脏手术者66%有肋骨骨折。常规X线检查不明显，需要骨扫描才能诊断。骨折第一肋占94%，第二肋占81%，第三肋25%，第四肋38%，第五、第六肋18%[48]。②肋软骨炎。是术后胸痛相当常见的原因。第2～5肋软骨是常见部位。③取内乳动脉为移植血管的手术。现在常常采用内乳动脉作为旁路移植血管。结果可引起整个胸壁疼痛，可为严重持续疼痛："烧灼、刺或钝痛"。设想疼痛的机制为肋间神经前支被切断，或切除部分内乳动脉，影响了辖区的血液供应。④胸部疼痛敏感区。可出现在心脏手术，或急性心肌梗死以后。疼痛和心绞痛性质和分布相似。这些疼痛常有局部压痛，因呼吸和运动而加重。必须作X线、骨扫描等检查，尽快诊断；采取局部止痛法减轻，或消除疼痛；同时向患者作好说服教育工作，解除患者顾虑，有利于康复运动的进行。

(4) 心肌梗死

发生率为5%~12%，与手术过程引起的严重缺血，或血流中断有关。

(5) 呼吸问题

内乳动脉切断后，常可出现早期胸腔积液，特别是左侧。膈神经麻痹占1.4%~20.0%，其中25%的患者，1年后仍未完全恢复[48]。

(6) 神经系统病变

1) 中枢神经

据估计CABG手术患者中有脑部病变的超过35%。卒中的发病率是5%，其中58%在6个月后仍未恢复[48]。

2) 周围神经

臂丛病变：术后1个月大约有8%，术后6个月仍有病变的仅占2.3%。运动障碍比感觉障碍更突出。单一神经病变较多见的有尺神经（术后6个月为0~2.3%）[40]、隐神经损伤（3%，与心脏导管检查有关）。

## 第二节 康复医疗[39,49]

### 一、CABG患者术后康复医疗的意义和效果

#### （一）CABG患者术后康复医疗的意义

即使几天的卧床休息可引起体重和心血管功能的明显降低。与其他心脏疾病及治疗（如心肌梗死、PCI）相比，甚至经过年龄校正后，CABG术后患者运动能力降低更明显。CABG患者在住院期间进行体育活动，例如关节活动、早期行走，有助于避免卧床休息带来的有害影响，包括心功能降低和血栓栓塞并发症的风险，促进运动功能和心功能的恢复。

#### （二）CABG患者术后康复医疗的效果

滕哈乐等报道[50]冠状动脉旁路移植术后早期心脏康复训练对患者生活质量的影响：作者选择2011年1月至2012年12月首都医科大学电力教学医院行冠状动脉旁路移植术患者41例，分为康复治疗组21例和对照组20例。康复治疗组实施系统规范的康复训练，对照组给予常规护理。结果：与对照组比较，康复治疗组住院时间[(12.32±4.26) d比(7.51±2.34) d]显著缩短，总并发症率[45.00%比9.52%]显著降低，6 min步行试验(6 MWT)[(304.2±45.1) m比(496.7±73.0) m]显著增加，$P$均<0.01；一般健康调查表(SF-36)的心理健康、躯体功能、疼痛、社会功能、活力等显著改善($P<0.05$或$P<0.01$)。结论：早期康复训练可以显著缩短患者住院时间，减少并发症，增强运动功能，提高生活质量。

王晓莉等报道[51]综合心脏康复疗法对冠状动脉旁路移植术后患者的效果：采取PDCA[P（制定方案），D（执行，包括认知、心理、呼吸训练、运动康复、饮食营养等），C（检查），A处理（鼓励、教育）]循环对北京市某三级甲等医院心脏中心接受择期冠状动脉旁路移植手术患者100例进行干预，患者被随机等分为试验组和对照组。对照组采用常规护理，试验组在常规护理的基础上同时采用PDCA循环进行术后康复干预，通过西雅图心绞痛量表和6 min步行试验在出院3个月后分别评估干预后效果。结果：在出院3个月后，试验组患者在西雅图心绞痛量表的认识程度、躯体受限程度、心绞痛稳定状态($P=0.001$)、心绞痛发作状况($P=0.01$)评分显著优于对照组；6 min步行试验[(395.98±59.66) m比(367.11±35.91) m]显著优于对照组($P<0.05$)。结论：综合心脏康复对冠状动脉旁路移植术后患者能明显改善症状，提高运动功能和生活质量。

一项关于CABG术后随访10年的对照研究[52]：研究组（49例，接受包括危险因素教育、控制，运动训练程序的综合康复程序和定期的随访），对照组（98例接受常规治疗，没有接受心脏康复程序）。两组均随访10年。结果：10年后总的死亡率（研究组8.2%，对照组20.4%），心血管病死亡率（研究组8.2%，对照组15.3%），两组有显著差异($P<0.05$)。心脏事件：研究组有10宗心脏事件(20.4%)和对照组有46宗心脏事件(46.9%)，$P<0.01$；再入院率：研究组与对照组比较为2.1次/每患者比3.5次/每患者，住院时间（11 d/每患者比26 d/每患者），研究组

再入院率、住院时间均显著降低（$P<0.01$）。结论：提供给 CABG 后患者的综合心脏康复程序可显著改善长期预后，减少心脏事件，减少再入院治疗。

从以上文献报道可以看出：住院期（短期）康复治疗可缩短住院时间，减少并发症，提高运动功能和生活质量，长期（3 月以上）康复治疗可减轻症状，提高运动功能，减少心脏事件，再入院率，再入院时间，甚至减少死亡率，总之对 CABG 术后患者开展心脏康复效果是多方面的，非常有利，时间越长越好。

## 二、CABG 患者术后康复医疗的影响因素和注意事项

1. 手术种类

要了解手术是完全血运重建手术还是不完全的血运重建手术，以确保对术后状态进行全面评估。完全血运重建（所有显著的动脉粥样硬化病变血管的特定旁路移植术）应缓解心肌缺血的所有相关症状和体征。不完全的血运重建手术的原因可能是病变血管为小血管或弥漫性病变未做 CABG。这增加了术后运动期间出现残余心肌缺血的症状和体征，影响康复运动的进行。还有，手术操作方式进行或不进行体外循环（体外循环机）、是否采取正中胸骨切开术（胸骨分开）还是通过前胸壁小切口的不停跳手术（微创冠状动脉旁路移植术，MID-CAB）也有重大影响。MID-CAB 对肌体影响小，术后一开始就允许较大的运动水平，而中线胸骨切开的 CABG 要避免手臂大范围运动，直到伤口愈合。

还要注意这次的旁路移植术是首次，还是对上次 CABG 移植物的闭塞所做的旁路移植术？无疑后者的病情更重，康复疗法的难度更大。

当然，还要考虑旁路移植术的手术水平，手术是否达到应有的结果，如果手术未达到应有的结果，康复疗法会不一样，结果也不同。

有无手术合并症，如心包切开综合征等；手术伤口有无感染？如有感染，要以无菌敷料覆盖，避免与他人交叉感染。

血管移植物的闭塞；静脉移植物闭塞的概率比较高，应警惕新的心绞痛或类似心绞痛症状和运动不耐受的症状和体征的出现，以及心电图新的心肌缺血的表现。

2. 术前心脏受损的程度，及心功能状态。

3. 年龄、性别对康复的速度会有影响：老年人恢复较慢。

4. 二级预防的重要性：正如 PCI 手术一样，CABG 手术后患者会认为，疾病已经治愈，盲目乐观，不重视矫正不良生活方式、控制危险因素和治疗血脂异常。结果：动脉粥样硬化病变几乎都会在自体冠状动脉或移植血管中发生和进展。值得注意的是血脂水平在手术后数周内会假性降低，因此，降脂应根据术前的血脂水平。

5. 用药

（1）抗凝、溶栓

阿司匹林 100～325 mg/d 是有效的，更强有力的溶栓药物的使用取决于血栓风险和心律失常（如心房颤动）。

（2）羟甲基戊二酰辅酶 A 还原酶抑制剂（他汀类药物）

有降脂、抗炎多效性，能够预防、稳定和逆转动脉粥样硬化斑块的作用，所以广泛应用于血运重建之后。

根据血运重建后患者心律失常类型和心肌功能损伤程度，推荐应用抗心律失常药物、起搏器或植入型心律转复除颤器。

6. 主管医师、康复医务人员对康复医疗的关心、支持和指导很重要。

7. 术后患者的心理状况是回归职业的重要因素。对于回归家庭、社会、职业，心理比体力更重要。

## 三、住院期（第一期）康复

1. 监护室康复

系术后在监护室阶段的康复，一般是 1～3 d。康复医疗包括：

（1）针对对监护环境、手术成败、疾病转归的恐惧和忧虑，对患者及家属进行教育。

（2）进行拍背排痰、深呼吸、膈肌呼吸等呼吸康复以减少呼吸道并发症。

深呼吸、腹式（膈肌）呼吸有促进肺通气和气体交换作用；可改善肺循环的效益。吸气（胸腔负压增大）、呼气（胸腔负压减少）的加深可以促进肺循环，减轻肺瘀血、降低肺静脉压，有减轻肺水肿，防止肺泡萎陷、肺不张的治疗作用。因为胸部有手术切口，胸式呼吸受限，膈肌呼吸是主要的呼吸方式，应妥为指导，充分发挥其作用。膈肌呼吸每日 4 次，每次 10 min。深呼吸 2 ~ 4 次/d，可与膈呼吸结合进行。

（3）作关节的被动、主动运动，可取坐位。术后第 2 天可开始低水平的等张运动，如下床，在扶持下走步等。

（4）下肢穿着医疗用弹性长袜。防止因摘取大隐静脉作冠状动脉旁路移植血管，或做心导管检查，结扎大隐静脉形成下肢水肿。

（5）对于手术切口，可进行理疗（特定电磁波，超短波等）以减轻伤口疼痛，促进愈合；还要注意防止感染。

（6）监护（心电图、耳血氧浓度等）：它的重点是监护运动、呼吸康复等情况下各参数的变化。

2. 病房康复

此期康复的内容（任务）、程序，和心脏手术后康复的病房康复原则上相同。国外 Pollock 氏康复程序（心脏手术）为 8 步（2 ~ 3 METs，一般为 8 d）。国内孙雨明[53]报道为 3 周程序，其经验是 1 支冠脉搭桥术后，需 15 ~ 20 天；≥2 支的冠脉旁路移植术，则需 3 周时间（3 周程序）方能出院。这是 20 年前的情况，现在应该不需要这么长那时了。从上述滕哈乐等报道来看：对照组与康复治疗组住院时间分别为［(12.32 ± 4.26) d 比（7.51 ± 2.34）d］，可见康复治疗组住院时间为 7 天左右。与国外目前：通常患者在术后 4 ~ 7 天内出院[74]基本是一致的。

国外，以往行 CABG 术的患者，在术后 4 ~ 6 周开始进行正式的心脏康复程序。目前心脏康复已经更易被非复杂 CABG 患者接受，可在术后尽早开始（常常在术后一周内）心脏康复，进行轻的上肢全关节活动和低水平的下床活动。

第一期程序结束时的低水平运动试验，因为胸骨手术切口的疼痛，通常是在术后 3 ~ 4 周进行，也就是当并发症（胸骨稳定、切口疼痛、肋骨疼痛、血容量不足、贫血、肌无力等）消除后，患者能够进行接近亚极量的运动试验时才进行。

## 四、院外恢复初期（第二期）、继续进展期（第三期）、维持期（第四期）康复

### （一）耐力训练

因为冠状动脉血流在移植手术后，得到部分或基本恢复，所以运动功能比心肌梗死后恢复要快。在除外禁忌证后，即可开始耐力训练，运动强度：目标心率为静息时心率 + 30 次/min，或自感劳累分级（RPE）11 ~ 13 级，直到根据症状限制性运动试验的结果确定更合理的运动强度。

当 CABG 患者在骨骼肌不适（胸部和背部）或切口部位（胸部和腿部）恢复以后，可进行更传统的运动处方：按运动类型，强度，频率，持续时间安排。

### （二）抗阻力训练

患者应该在 CABG 后 24 h 就开始比较小的活动，例如关节活动度练习和手提轻度重量（0.45 ~ 1.36 kg）的运动，但应该避免传统的抗阻运动训练（中到重度的重量）直至胸骨完全愈合，一般需要 3 个月。有胸骨活动或伤口并发症的患者应该只进行下肢运动；但是 CABG 手术会引起明显的胸壁软组织和骨骼损伤，如果这些部位未接受关节活动度锻炼，会发生粘连和肌肉萎缩，产生姿势问题和妨碍体力恢复，所以要根据具体情况适当进行关节活动度锻炼。

《抗阻力训练指南》（适用于稳定的 CABG 后患者）：为了预防肌肉疼痛和把肌肉损伤的风险降到最低，初始的重量负荷应设在一个合适的水

平，并重复12～15次。例如预测为1 RM值，用于上身的初始重量大约是1 RM的30%～40%，臀部和下肢的开始负荷大约是1 RM的50%～60%。低危、训练有素的患者，可以进入到较高的重量。

注意事项如下：

（1）运动小肌群之前运动大肌肉群。

（2）当能举起12～15次，就可增加5%负荷量。

（3）缓慢增加重量，控制姿势；举起时尽量伸展肢体。

（4）避免绷紧（肢体）。

（5）用力举起时呼气（呼出），（当用力推重量超过头部时呼气，而放松阶段吸气）。

（6）避免持续紧紧抓牢哑铃等器材，由于这样举起时会引起过度的血压反应。

（7）自感劳累分级（RPE）目标：为11～13级。

（8）如果出现不良反应预兆或症状，尤其是头晕、心律不齐、呼吸困难或心绞痛发作，要停止运动。

**（刘江生、陈振强撰稿）**

## 参考文献


[1] 霍勇. CCIF2018/2017年中国大陆地区冠心病介入治疗数据发布（EB）. 心血管健康联盟信息平台，2018-4-21. http://www.365heart.com/show/135160.shtml.

[2] 中华医学会心血管病学分会，中华心血管病杂志编辑委员会. 中国经皮冠状动脉介入治疗指南（2016）[J]. 中华心血管病杂志，2016，44（5）：382－400.

[3] BORGIA F，GOODMAN S G，HALVORSEN S，et al. Early routine percutaneous coronary intervention after fibrinolysis vs. standard therapy in ST-segment elevation myocardial infarction：a meta-analysis [J]. Eur Heart J，2010，31（17）：2156－2169.

[4] BHATT N S，SOLHPOUR A，BALAN P，et al. Comparison of in-hospital outcomes with low-dose fibrinolytic therapy followed by urgent percutaneous coronary intervention versus percutaneous coronary intervention alone for treatment of ST-elevation myocardial infarction [J]. Am J Cardiol，2013，111（11）：1576－1579.

[5] ARMSTRONG P W，GERSHLICK A H，GOLDSTEIN P，et al. Fibrinolysis or primary PCI in ST-segment elevation myocardial infarction [J]. N Engl J Med，2013，368（15）：1379－1387.

[6] SHEN L H，WAN F，SHEN L，et al. Pharmacoinvasive therapy for ST elevation myocardial infarction in China：a pilot study [J]. J Thromb Thrombolysis，2012，33（1）：101－108.

[7] HAN Y L，LIU J N，JING Q M，et al. The efficacy and safety of pharmacoinvasive therapy with prourokinase for acute ST-segment elevation myocardial infarction patients with expected long percutaneous coronary intervention-related delay [J]. Cardiovasc Ther，2013，31（5）：285－290.

[8] WALD D S，MORRIS J K，WALD N J，et al. Randomized trial of preventive angioplasty in myocardial infarction [J]. N Engl J Med，2013，369（12）：1115－1123.

[9] GERSHLICK A H，KHAN J N，KELLY D J，et al. Randomized trial of complete versus lesion-only revascularization in patients undergoing primary percutaneous coronary intervention for STEMI and multivessel disease：the CvLPRIT trial [J]. J Am Coll Cardiol，2015，65（10）：963－972.

[10] ENGSTRØM T，KELBÆK H，HELQVIST S，et al. Complete revascularisation versus treatment of the culprit lesion only in patients with ST-segment elevation myocardial infarction and multivessel disease（DANAMI-3-PRIMULTI）：an open-label，randomised controlled trial [J]. Lancet，2015，386（4）：665－671.

[11] HLINOMAZ O. Multivessel coronary disease diagnosed at the time of primary PCI for STEMI：complete revascularization versus conservative strategy. PRAGUE 13 trial [R/OL]. 2016-03-02. https://xueshu.baidu.com/usercenter/paper/show? paperid=931b782fb0bba1881e1d049ae85dbab4&site=xueshu_se.

[12] SARATHY K，NAGARAJA V，KAPUR A，et al. Target-vessel versus multivessel revascularisation in ST-elevation myocardial infarction：a meta-analysis of randomised trials [J]. Heart Lung Circ，2015，24（4）：327－334.

[13] KORNOWSKI R，MEHRAN R，DANGAS G，et al. Prognostic impact of staged versus "one-time" multivessel percutaneous intervention in acute myocardial infarction：analysis from the HORIZONS-AMI（harmonizing outcomes with revascularization and stents in acute myocardial infarction）trial [J]. J Am Coll Cardiol，2011，58（7）：704－711.

[14] MANARI A，VARANI E，GUASTAROBA P，et al. Long-term outcome in patients with ST segment elevation myocardial infarction and multivessel disease treated with

culprit-only, immediate, or staged multivessel percutaneous revascularization strategies: Insights from the REAL registry [J]. Catheter Cardiovasc Interv, 2014, 84 (6): 912 - 922.

[15] VLAAR P J, MAHMOUD K D, HOLMES D R, et al. Culprit vessel only versus multivessel and staged percutaneous coronary intervention for multivessel disease in patients presenting with ST-segment elevation myocardial infarction: a pairwise and network meta-analysis [J]. J Am Coll Cardiol, 2011, 58 (7): 692 - 703.

[16] MUNK P S, STAAL E M, BUTT N, et al. High-intensity interval training may reduce in-stent restenosis following percutaneous coronary intervention with stent implantation A randomized controlled trial evaluating the relationship to endothelial function and inflammation [J]. Am Heart J, 2009, 158 (5): 734 - 741.

[17] ZBINDEN R, ZBINDEN S, MEIER P, et al. Coronary collateral flow in response to endurance exercise training [J]. Eur J Cardiovasc Prev Rehabil, 2007, 14 (2): 250 - 257.

[18] HERAN B S, CHEN J M, EBRAHIIM S, et al. Exercise-based cardiac rehabilitation for coronary heart disease [J]. Cochrane Database Syst Rev, 2011 (7): 1800.

[19] TAYLOR R S, BROWN A, EBRAHIM S, et al. Exercise-based rehabilitation for patients with coronary heart disease: systematic review and meta-analysis of randomized controlled trials [J]. Am J Med, 2004, 116 (10): 682 - 692.

[20] BELARDINELLI R, PAOLINI I, CIANCI G, et al. Exercise training intervention after coronary angioplasty: the ETICA trai [J]. J Am Coll Cardiol, 2001, 37 (7): 1891 - 1900.

[21] ROFFI M, WENAWESER P, WINDECKER S, et al. Early exercise after coronary stenting is safe [J]. J Am Coll Cardiol, 2003, 42 (9): 1569 - 1573.

[22] GOTO Y, SUMIDA H, UESHIMA K, et al. Safety and implementation of exercise testing and training after coronary stenting in patients with acute myocardial infarction [J]. Circ J, 2002, 66 (10): 930 - 936.

[23] SOGA Y, YOKOI H, ANDO K, et al. Safety of early exercise training after elective coronary stenting in patients with stable coronary artery disease [J]. Eur J Cardiovasc Prev Rehabil, 2010, 17 (2): 230 - 234.

[24] PAVY B, ILIOU M C, MEURIN P, et al. Safety of exercise training for cardiac patients: results of the French registry of complications during cardiac rehabilitation [J]. Arch Intern Med, 2006, 166 (21): 2329 - 2334.

[25] ARAGAM K C, DAI D, NEELY M L, et al. Gaps in referral to cardiac rehabilitation of patients undergoing percutaneous coronary intervention in the United States [J]. J Am Coll Cardiol, 2015, 65 (19): 2079 - 2088.

[26] 中国康复医学会心血管病专业委员会，心血管康复医学杂志编辑委员会. 中国经皮冠状动脉介入治疗后康复程序（试用稿）[J]. 心血管康复医学杂志，2006，15（增）：125 - 130.

[27] 陈纪言，陈韵岱，韩雅玲. 经皮冠状动脉介入治疗术后运动康复专家共识［J]. 中国介入心脏病学杂志，2016，24（7）：361 - 369.

[28] SANCHEZ C D, NEWBY L K, HASSEBLAD V, et al. Comparison of 30 day outcome resource use and coronary artery disease severity in patients with suspected coronary artery disease with and without diabetes mellitus assigned to chest pain units [J]. Am J Cardiol, 2003, 91 (10): 1228.

[29] HAMMOUND T, TANGUAY J F, BOURASSA M G. Management of coronary artery disease: therapeutic options in patients with diabetes [J]. J Am Coll Cardiol, 2000, 36 (2): 355.

[30] PORTER A, ASSALI A R, ZAHALKA A, et al. Impaired fasting glucose and outcomes of ST-elevation acute coronary syndrome treated with primary percutaneous intervention among patients without previously known diabetes mellitus [J]. Am Heart J, 2008, 155 (2): 284 - 289.

[31] 中国成人血脂异常防治指南修订联合委员会. 中国成人血脂异常防治指南（2016 年修订版）[J]. 中国循环杂志，2016，31（10）：937 - 953.

[32] HPS2-THRIVE COLLABORATIVE GROUP. HPS2-THRIVE randomized placebo-controlled trial in 25 673high-risk patients of ER niacin/laropiprant: trial design, pre-specified muscle and liver outcomes, and reasons for stopping study treatment [J]. Eur Heart J, 2013, 34: 1279 - 1290.

[33] ZHAO S P, WANG Y, MU Y, et al. Prevalence of dyslipidaemia in patients treated with lipid-lowering agents in China: results of the DYSlipidemia International Study (DYSIS) [J]. Atherosclerosis, 2014, 235: 463 - 469.

[34] ZHAO S P, PENG D Q, YU B L, et al. The effect of moderate-dose versus double-dose statins on patients with acute coronary syndrome in China: results of the CHILL-

15

AS trial [J]. Atherosclerosis, 2014, 233: 707 - 712.

[35] HPS2-THRIVE COLLABORATIVE GROUP. HPS2-THRIVE randomized placebo-controlled trial in 25 673 high-risk patients of ER niacin/laropiprant: trial design, pre-specified muscle and liver outcomes, and reasons for stopping study treatment [J]. Eur Heart J, 2013, 34: 1279 - 1290.

[36] 孙艺红，胡大一. 如何理解强化剂量他汀的证据和获益 [J]. 中华心血管病杂志，2014，42：899 - 901.

[37] PHYSICAL ACTIVITIES GUIDELINES ADVISORY COMMITTEE. Physical activity guidelines advisory committee report [M]. Washington (DC): US Department of Health and Human Services, 2008.

[38] 中国高血压防治指南修订委员会. 中国高血压防治指南2010 [J]. 中华心血管病杂志，2011，39 (7)：579 - 616.

[39] American Association of Cardiovascular and Pulmonary Rehabilitation. Guidelines for cardiac rehabilitaqtion and secondary prevention programs. fifth edition [M]. United States Champaign: HHuman kinetics, 2013: 109 - 121.

[40] 戴若竹，陈天宝，王凌，等. 心脏程序康复对急诊经皮冠状动脉介入患者疗效的影响 [J]. 心血管康复医学杂志，2007，16 (5)：426 - 428.

[41] 范志清，孙平辉，王欣，等. 康复运动对急性心肌梗塞PCI后患者氧代谢当量及左室功能的影响 [J]. 心血管康复医学杂志，2010，19 (2)：115 - 117.

[42] 鲁玉明，毛华，唐艳，等. 老年冠心病患者PCI术后康复治疗的疗效 [J]. 心血管康复医学杂志，2012，21 (6)：586 - 588.

[43] 李清，李慧娟，梁丽花，等. 经皮冠状动脉介入治疗术后功能康复的效果评价 [J]. 中西医结合心脑血管病杂志，2013，11 (10)：1268 - 1269.

[44] 许艳梅，冯玉宝，苏平，等. 运动康复对经皮冠状动脉介入治疗术后冠心病患者心功能的影响 [J]. 中国循环杂志，2017，32 (4)：326 - 330.

[45] 申海燕，雷军. 持续康复运动对急诊PCI术后患者康复效果的研究 [J]. 心血管康复医学杂志，2018，27 (4)：372 - 376.

[46] CONNOLLY M W. Surgical intervention in coronary heart disease. in: nk wenger, hk hellerstein. rehabil of the coronary patient [M]. New York: Churchill Livingstone, 1992: 323.

[47] WEINER D A. Medical versus surgical management of the cardiac patient [M]//MICHAEL L. POLLOCK, DONALD H, et al. Heart disease and rehabil. Champaign: Human Kinetics, 1995: 105 - 111.

[48] W A DAFOE. Noncardiologic complications of coronary artery bypass surgery and common patient concers [M]//PASHKOW F J, DAFOE W A. Clinical cardiac rehabil. Baltimore (USA): Williams & Wilkins, 1993: 183 - 196.

[49] J LARRY DURSTINE, GEOFFREY E MOORE, MICHAEL J LAMONTE, et al. 波洛克心血管康复医学教科书 [M]. 刘江生，主译. 北京：北京大学医学出版社，2012：275 - 281.

[50] 滕哈乐，董建德，李志坚，等，冠状动脉旁路移植术后早期心脏康复训练对患者生活质量的影响 [J]. 中国医药导报，2013 (36). http://www.cqvip.com/QK/61014A/201336/48162274.html.

[51] 王晓莉，秦玲玲，沈玉枝，等. PDCA循环在冠状动脉旁路移植术后患者运动康复中的应用研究 [J]. 护理实践与研究，2016，13 (1)：1 - 3.

[52] HEDBECK B, PERK J, HORNBLAD M, et al. Cardiac rehabilitation after coronary bypass surgery: 10-year results on mortality, morbidity and readmission to hospital [J]. J Cardiovasc Risk, 2001, 8: 153 - 158.

[53] 孙雨明，李平. 冠脉搭桥术后康复医疗 [J]. 中国心血管康复医学，1995，4 (3/4)：75.

# 第十六篇

## 心脏手术及心脏移植后的康复医疗

# 第一章　心脏手术的概况

随着心脏外科、心脏病康复的发展，开展心脏手术术后的康复国内已有近40年的历史。国内孙雨明[1~3]、杨永辉[4]、孙家珍[5]等相继报道了心脏病术后的康复，获得了可喜的成果。

## 第一节　心脏手术的病理生理改变

### 一、原有心脏病的病变

各种先天性、后天性心脏病，因为心肌缺氧、缺血、瓣膜损害、异常房室分流等病变，均可导致血流动力学障碍，出现心输出量下降，左、右心力衰竭，肺瘀血，内脏瘀血等一系列改变。

### 二、心脏手术引起的病变

心脏病患者进行心脏手术，特别是低温、全麻、体外循环、心内直视手术可引起一系列复杂的病理生理变化，产生许多合并症。

1. 心脏损害

体外循环下的心脏手术，因为需要中断冠状动脉血流（有时可长达1 h左右）和切开心肌，可引起心肌损害。冠状动脉旁路移植术还可引起心肌梗死。

2. 呼吸系统

心脏病以及心脏手术的损害可导致或加重血流动力学障碍，使肺脏产生充血、出血、水肿、肺泡萎陷或不张，肺泡通气—血流比例失调，产生呼吸困难。吸烟后，术后不活动可加重这些改变。冠状动脉旁路移植术切断内乳动脉后，常可出现早期胸腔积液，特别是左侧胸腔积液。心脏手术还可能损伤膈神经，产生膈神经麻痹。

3. 神经系统病变

（1）中枢神经

心脏手术后，大脑可以发生脑卒中等病变。譬如，冠状动脉旁路移植术（CABG）后，脑卒中的发生率为5%[6]。引起中枢神经系统病变的原因可能是手术时的低血压、低温以及下述栓子进入血循环引起栓塞：①人工心肺机内血液的气泡、血小板和纤维蛋白形成的血块，或其他成分；②劈开胸骨时产生的脂肪小栓子；③纵隔的脂肪小珠；④插主动脉导管或钳夹主动脉时，从主动脉硬化病变脱落的碎片。

（2）周围神经

麻醉时，手臂过度外展、牵拉、受压以及来自颈静脉插管的血肿压迫都可引起臂丛损伤。Lederman发现臂丛损伤的病例，74%伴有颈静脉插管[6]。单一神经病变，以尺神经受损为多见。心导管检查由股动脉、大隐静脉进入者，还可出现隐神经的损害。

4. 头、颈部疼痛

心脏手术后，常有头颈部疼痛、不适。其原因有：

（1）术前的头痛：例如张力性头痛。

（2）术后用药：可由硝酸甘油、潘生丁引起，偶尔肝素也可引起头痛。

（3）视力下降：手术可引起视力下降。视力下降时，眼肌过分疲劳可导致头痛。

（4）气管插管：气管插管时，颈部过度、长时间的伸展可引起颈部疼痛甚至头痛。

（5）颈椎骨、关节退行性变。

（6）枕部或胸锁乳突部纤维织炎。

（7）颈静脉内麻醉插管：可引起局部损伤，穿透颈静、动脉，可导致前颈部疼痛。

5. 视力改变

冠状动脉旁路移植术（CABG）后，眼部异常的发生率为25%～100%，它包括术前眼部病变（约占13%）和术后中枢神经系统病变形成的视力障碍。Shaw（1987年）报道一组CABG术后的眼科异常率是视网膜梗塞17%，网膜栓子3%，视野缺损3%，视力减退4.5%[6]。眼部异常大多时间短暂，只有10%延续至6个月以后。视网膜荧光造影是确定视力改变最有价值的方法。应用此方法检查，使用人工心肺机的视力异常发生率为56%～100%。其机制可能是微小栓子游走至网膜血管，造成栓塞。

6. 声音改变

手术后的前几天，患者的声音可能有音量、速度的改变，这是正常现象。它主要起因于声带水肿和喉返神经麻痹引起。声带水肿的原因可能是气管插管对声带的刺激；低血压或喉部肌肉血流灌注不足也可引起或加重声带水肿。术中、术后使用鼻胃管、鼻喉管迫使患者用口呼吸，促使鼻、喉干燥，也会加重声带病变。喉返神经麻痹的发生率为0.4%～1.1%。喉返神经损伤更多见于主动脉弓或胸主动脉上部手术，颈动脉内膜切除术者。

声带水肿和喉返神经麻痹引起的声音改变都有随时间消逝而改善的趋势。超过1个月仍有声音异常者应求诊耳鼻喉科医师。予以适当的雾化治疗、声带休息；停止喉部刺激（停止吸烟；停止使用对喉部有刺激的药品，如清喉片等），不要耳语。如1年仍未痊愈，由喉科医师确定是否需要作进一步处理或手术。

7. 下肢肿胀

如果取大隐静脉为冠状动脉旁路移植术的移植血管，术后常有手术侧的下肢肿胀。如怀疑深部静脉有栓塞，就要进行多普勒、股静脉造影等检查，以明确诊断。

对于下肢肿胀，可采取抬高下肢、加压袜的方法促进静脉回流。加压袜应是压力递减的，最大压力在远端，约为10～20 mmHg。且不宜长至腘窝，以免产生压迫。肿胀超过3个月的，一定要使用加压袜。下肢肿胀时，还应避免长期站立、跑、跳，瓦氏（Valsalva）动作、举重；因为腹肌收缩会阻碍静脉回流。

8. 泌尿系统问题

心脏手术的术中、术后一段时间，体内留有导尿管。Ruutu等（1984年）报道一组男性心脏手术后尿道狭窄发生率为12%，患者使用的是橡皮导尿管，当改用塑胶导尿管后，尿道狭窄的发生率明显下降[6]。这说明导尿管的质量与尿道狭窄有关。前列腺肥厚的持续症状也可因尿道插管而加重，甚至需要做前列腺部分切除术，以解除阻塞。还有报道认为尿道狭窄的发生与CABG手术时发生的血压下降，泌尿道局部缺血有关。

有尿道狭窄者，在撤除导尿管后，可立即出现排尿困难等尿道狭窄症状，还可有尿道感染的局部与全身症状。有感染者应给予抗感染治疗。尿道狭窄症状有时持续12个月，对此，必须采用尿道扩张，甚至直视尿道手术。

此外，心衰患者，手术中的血压下降可使肾血流减少，产生肾脏损害、肾功能改变。心脏移植、瓣膜置换等手术后的抗凝剂治疗，可使尿路有出血性改变。

## 第二节 心脏手术对于冠心病的疗效

虽然每一个手术都有不足之处，但是大量资料说明[7]：

1. 药物和手术治疗冠心病的效果

自20世纪60年代起，都已得到显著的改善。

2. 因为手术方法的改进

现今心脏手术的死亡率是低的。

3. 与药物治疗效果相比

心脏手术对于减轻心绞痛、增加运动功能有更好的效果。心脏手术可以减少药物的用量。

4. 心脏手术可以提高生存率

心脏手术可以提高左主干冠状动脉、三支血管病变（特别是伴有左室功能不全者）或运动试验阳性的二支病变患者的生存率。

5. 心脏手术降低非致死心肌梗死发生率

心脏手术并不比药物治疗降低更多的非致死心肌梗死发生率。

6. 手术死亡率的重要预测因素

左室功能不全、年龄、冠状动脉狭窄程度，女性伴发病等是手术死亡率的重要预测因素，其中，左室功能不全是最有力的预测因素。

## 第三节　康复医疗对手术后心脏病患者的作用

手术后心脏病患者的康复医疗除改善运动功能，增加肌力，改善冠状动脉血流，增强心功能，改善血脂、精神、心理等作用（参阅本书心脏康复程序、冠心病的康复部分）外，还具有下述作用。

1. 康复运动可改善冠状动脉旁路血流

运动可扩张冠状动脉，保持冠状动脉旁路血管的通畅；增强心肌的收缩，防止心脏人工移植物及心腔内附壁血栓的形成；改善心功能，增加心脏手术疗效。

2. 康复运动可促进血液循环

可防止术后静脉血栓形成及关节僵硬。

3. 体力活动有助于清除呼吸道的分泌物

可增加肺活量、肺顺应性，矫正肺泡通气—血流比例失调，改善肺功能。

4. 体力活动还可改善肝、肾、胃肠道的血流、循环功能

从而可促进营养吸收和伤口早日愈合。

5. 康复运动可改善脑循环

可减轻、防止人工心肺机、手术等对中枢神经系统的不良影响。

6. 康复教育

使患者增加疾病防治知识，树立战胜疾病信心，密切配合医疗，加快恢复身心健康，提高生活质量，更早、更好地回归社会。

根据美国心脏病协会（AHA）统计[8]，2008年估计有139 000名患者接受了瓣膜手术。其中58%的手术患者是男性，64%的手术患者在65岁及以上；主动脉瓣和二尖瓣疾病，估计分别为48 000例和42 000例。瓣膜性心脏病（VHD）可能涉及狭窄或反流并且可以影响四个心脏瓣膜中的任何一个。瓣膜置换或修复后将患者转至心脏康复/二级预防（CR/SP）是美国心肺康复学会/美国心脏协会/美国心脏病学会（AACVPR/AHA/ACC）认可的治疗措施，并获得医疗保险。

# 第二章　心脏手术后的康复医疗

## 第一节　适应证与禁忌证

凡是心脏病变或畸形手术矫治满意，又无严重合并症的先天性、后天性心脏病手术患者均可进行心脏康复疗法。孙雨明[3]、杨永辉[4]等报道的手术后采取康复疗法的病种有：房、室间隔缺损，法乐氏三联症，马凡氏综合征，动脉导管未闭，缩窄性心包炎，二尖瓣狭窄的直视交界切开术，二尖瓣及主动脉瓣置换术，急性心肌梗死并室间隔穿孔修补术、冠状动脉旁路移植术等。今归纳如下。

### 一、心脏手术后康复医疗的适应证

1. 心脏手术对心脏病变或畸形矫治满意。

2. 无下述异常（参阅本书第十二篇冠心病康复运动的适应证）

（1）不稳定心绞痛。

（2）再次出现急性心肌梗死（移植血管堵塞等）。

（3）心力衰竭。

（4）窦性心动过速（心率 > 120次/min）。

（5）严重心律失常。

（6）心电图 ST 段下降（≥0.2 mV）。

## 二、禁忌证

心脏手术后康复的禁忌证（参阅本书第十二篇冠心病康复运动的禁忌证）

1. 手术对心脏病变及畸形矫治不满意。

2. 冠状动脉旁路移植术后，仍持续存在不稳定性心绞痛，静息心电图 ST 段压低≥0.3 mV 或发生心肌梗死。

3. 术后出现气胸、胸腔积液或呼吸困难、呼吸功能不全（血氧分压＜60 mmHg）者。

4. 术后近期发生体、肺循环栓塞。

5. 下肢血栓性静脉炎或供血不足出现间歇性跛行。

6. 下肢水肿、静脉反流严重障碍（可发生于取大隐静脉为移植血管、心导管检查以后）者。

7. 切口愈合不良、感染或出血（引流液成鲜红色，成人≥120 mL/h，小儿≥50 mL/h）。

8. 术后心包切开综合征、心包填塞。

9. 术后活动性风湿性心肌炎、心内膜炎、心包炎。

10. 心脏移植或瓣膜置换、冠状动脉旁路移植术后，发生严重贫血和（或）黄疸等。

11. 术后显性糖尿病加重。

12. 术后抗凝治疗不当，有出血倾向者。

13. 术后电解质紊乱。

14. 术后肾功能不全(尿量＜1 mL·kg$^{-1}$·h$^{-1}$)。

15. 和非手术患者相同的禁忌证

（1）急性全身性疾病或发热（体温达 38 ℃以上），不能除外心内膜炎者。

（2）安静收缩压＞200 mmHg，或舒张压＞110 mmHg。

（3）血容量不足、体位性低血压≥20 mmHg，或运动时血压下降者。

（4）严重心律失常。

（5）未控制的充血性心力衰竭。

对于下述情况应慎重，或暂缓进行康复运动。

（1）胸骨切口处疼痛，活动时有骨摩擦音者，上肢运动要慎重。

（2）术后有肝、肾功能损害。

（3）术后仍有较高的肺动脉压。

（4）低温体外循环后处于脑部损害不稳定期。

（5）术后尚需应用体外固定频率型心脏起搏器。

（6）和非手术心脏病患者相同的其他相对禁忌证（可参阅第十二篇冠心病康复运动相对禁忌证）。例如：收缩压＞180 mmHg、舒张压＞100 mmHg 或有体位性低血压，精神、心理障碍，妨碍活动的骨与关节病变等。

# 第二节　术前康复

## 一、术前评估、制定术后康复程序

根据患者的病史、体力（运动功能）、各种检查结果，估计病情、预后（手术效果）。在此基础上，参考医院条件（心血管急诊处理，医务人员素质、数量，活动场所、设备等）以及患者对预后要求制定康复程序。

## 二、术前宣传、教育

### （一）对患者及家属的教育课可个别或集体进行

宣教内容除前述有关疾病发生、发展，危险因素矫正外，还要包括：①手术目的。②手术方式。③监护设备：如心电图机、血压计等。④留置导尿管、输液管、引流管的作用及注意事项。⑤手术后康复的意义。⑥术后康复程序、方法、注意事项等。以便患者主动进行康复运动，配合医护人员的治疗。

### （二）术后康复内容的介绍与示范

包括：①呼吸运动：如膈肌呼吸、下胸部扩张呼吸（单、双侧）。②咳嗽方法：主、被动咳嗽。③呼吸训练器的使用。④拍背排痰法，如病者痰多，除必要的医疗外，术前 3 日即开始拍背排痰。⑤各关节的被、主动活动方法。⑥指导术后应采取的体位、步行方法，脉搏自测、自感劳累分级法评估等。

## 第三节　术后康复

手术后心脏病患者的康复程序、运动处方和心肌梗死后的康复医疗相似，也是包括教育、运动程序、心理调整。只是教育内容因病种不同而异，手术后康复的效果更好，进展速度更快。这是因为手术后，心脏病变已得到满意纠正或基本改善。手术后康复的分期也和心肌梗死康复一样，分为住院期（第一期）、院外恢复初期（第二期）、院外恢复持续进展期（第三期）、维持期（第四期）。除住院期康复因手术影响，有较多与手术有关的康复方法外，其他各期的康复均与心肌梗死后康复相似，只是体力（运动功能）恢复更快、效果更好，教育内容因病种不同而异。

### 一、住院期（第一期）康复

这一期的康复程序，根据 Pollock 的介绍采取 8 步（一般为 8 天）程序，出院时运动功能为 2～3 METs；国内孙雨明使用的是 3 周程序[1]，杨永辉[4]等实施的是 2 周程序，出院时运动功能均为 ≥5 METs。

#### （一）康复内容

1. 教育

结合术前教育，继续进行有关手术、术后监护室、病情变化，康复内容及意义等的教育。患者病情允许时，也可介绍关于疾病发生、发展、防治等内容。

2. 运动

患者各关节的被动、主动运动，坐位、坐椅子等活动。

3. 呼吸康复

心脏手术患者，因为麻醉、体外循环、原有心脏病变等的影响，术后可以出现咳痰困难、呼吸困难，应予以相应康复措施。

（1）咳痰困难

二尖瓣病变等患者常有肺充血，呼吸道分泌物增多，影响通气功能，诱发感染。因而应帮助术后患者清除呼吸道分泌物，增加肺通气，改善肺功能。祛痰除保持足够的水分摄入、气管导管呼吸的吸入气湿化、雾化吸入、用药控制感染外，还可采取下述方法辅助排痰。

1）拍背排痰

嘱患者深呼吸后，拍背（或用呼吸训练器的吸球吸引）协助排痰。拍背时，以单手或双手拍背，每个部位拍打 5～10 min，时间长短视积痰多少、排痰效果而定。拍背频率不宜太慢，应按照患者年龄、体质、病情而定。拍背后还可在患者呼气时，挤压胸部，震荡排痰 3～4 次。其方法为：将双手分别放于腋下，或双手重叠放在某一部位，手指及腕关节轻度弯曲，手不移动，沿肋骨方向，向内用力震动挤压。拍背最好在空腹，或餐后 1～2 h 进行。每次拍背拍痰时间约为 30 min，2 次/d。

2）气管刺激咳嗽排痰

咳痰困难者，可以用拇指或食指用力在胸骨上窝按压，并向二侧滑动，重复多次，直至患者受刺激而咳痰。

3）体位引流

根据病变部位采取体位引流。结合拍背、震荡排痰，效果更好。但分泌物在肺下叶时，传统的头低足高位，应改为平侧卧位，因头低足高位，回心血量增多，会增加心脏负担。

（2）呼吸困难

呼吸困难者，应区分是心源性，还是肺性的。如为呼吸系统病变引起，可采用下述方法。

1）膈肌呼吸

据报道，经过 6～8 周的腹式呼吸训练，患者的膈肌最大移动度、潮气量增加，呼吸频率下降，肺活量和最大通气量可分别增加 27%、37%[9]。膈肌呼吸的姿势有平卧、侧卧、坐位、站位 4 种。其方法为鼻吸气，膈肌收缩下降，腹部脏器躯使腹部隆起，然后噘嘴呼气，持续计数至 7。噘嘴（缩唇）呼吸可以减少下呼吸道内压力递减梯度，即防止下呼吸道内压力下降过快，引起小气道过早陷闭，有利排痰。膈肌呼吸和噘嘴呼气多联合应用。膈肌呼吸 4 次/d，每次 10 min。其中，呼吸锻炼 1 min，休息 2 min，交替进行 4 次。

膈肌呼吸注意事项：①避免用力呼气：用力呼气可使胸腔内压上升，增加气道阻力，不利于排痰和通气。②避免延长呼气，呼至残气：延长呼气辅助肌的工作，会增加呼吸肌耗氧量，加重疲劳。③避免上胸部过多活动：上胸部呼吸肌过多活动，增加呼吸肌的疲劳，还会抑制膈肌呼吸。④注意假的腹式（膈肌）呼吸：患者不会做膈肌呼吸，徒令腹部隆起，其实并非膈肌收缩所致。这非但无益，反而增加腹肌耗氧量，对机体有害。应指导患者学会正确的膈肌呼吸。

2）下胸扩张运动

双手掌分别放在患者腋下第 6 肋或单手掌放在腋下第 7、第 8、第 9 肋处，手腕轻度弯曲。患者吸气下胸部扩张时，手掌稍加压力对抗，但不是限制肋骨活动。每次充分吸气后，保持 1 ~ 2 秒。可帮助肺泡充分扩张。术后 2 ~ 3 d，开始下胸扩张运动，每次数分钟，1 次/d。

4. 注意事项

（1）手术后康复

即手术监护室康复，顾名思义，要密切监护病情变化［如心电图、血压、心率、耳血氧浓度、输液、引流管的流量、症状（体温、神智、呼吸、循环）等变化］。

（2）开始康复医疗

拔除气管导管、胸腔引流管 2 h 后，可开始康复医疗。

（3）胸腔积液

如果积液量大，必须抽出积液，以便胸部运动，防止胸膜肥厚。

（4）神经系统损害

脑栓塞等引起的瘫痪、周围神经损伤均应尽早予以治疗和康复。

（5）胸部切口

如胸骨切口无感染，仅为单纯不稳定、有摩擦音，可用胸带固定。

（二）康复程序

1. 监护室康复

手术当日。已拔除气管导管，循环功能稳定、意识清醒合作者，可开始康复治疗，包括膈肌呼吸、下胸扩张运动、拍背咳嗽排痰等。

手术后第 1 ~ 2 d 可按具体情况采取下述措施。

（1）使用呼吸机者

如果循环系统功能稳定、动脉氧分压、二氧化碳分压正常；呼吸道分泌物多，而又有局限性肺萎陷或常规吸引不能迅速吸出分泌物者，可给予人工过度通气和胸部震动治疗。其方法为：病者取侧卧位，脱离呼吸机，气管导管接简易呼吸囊。麻醉师挤压气囊，使患者肺泡充分充气，扩张胸部，然后迅速放松气囊，患者肺脏回缩，呼气。康复师把手放在一侧下胸部，在麻醉师放松气囊，患者呼气时，加压胸部，促进小气道内分泌物移动。这时麻醉师的手有种震动感觉，为气道排痰运动所致。约给 6 次过度通气和胸部震动后，给予吸痰，或鼓励病者咳嗽。如此重复 2 ~ 3 次为 1 课锻炼，每天数课，甚至 1 课/h。痰浓稠者，气管内可注入生理盐水 2 ~ 3 mL。

（2）脱离呼吸机者

如通气不够满意，应开始呼吸康复。胸部正中切口者可行双侧，或单侧下胸运动。胸部侧切口者，只能进行对侧下胸扩张。一侧有胸腔引流管者，仍要进行该侧下胸扩张运动，必要时给予止痛药，减轻疼痛，便于扩张运动进行。每小时主动呼吸锻炼 1 次。

（3）拍背、震荡、体位引流。

（4）关节运动

手术当日即可进行下肢关节运动。侧胸切口者于术后第 1 天，正中切口者于术后第 2 天开始肩关节运动。运动的持续时间、频率参阅第六篇心脏康复程序有关部分。

（5）教育

开始教育程序，进行有关内容的教育。

2. 病房康复

自病情稳定转入病房起，至出院一段时间内的康复。此期康复内容包括：

（1）增加教育内容和时间

按事先制定的教育程序执行。

（2）呼吸康复

继续深呼吸，膈肌呼吸等呼吸康复。

（3）体力活动（运动）

坐位时间延长，可在床边坐椅子、下床，做立位的各关节运动，自己洗脸进餐，短距离行走。上肢活动有助于促进胸部血液循环，加速胸部手术伤口的愈合，减轻疼痛，预防胸壁强直、粘连和肌肉萎缩。活动强度逐渐增加。当一次的步行距离超过 50 m 后，可到康复室进一步进行运动锻炼。运动功能≥5 METs（大约一次步行可达 500 m 距离，速度达到 100 m/min，或踏车功率 75 W，能上、下三层楼）时可以出院。国外 Pollock 氏 8 步康复程序是达 2 ~ 3 METs 时即出院。活动（运动）强度控制指标（含暂停康复活动指征）同心肌梗死后康复。

出院前的低水平运动试验程序、适应证、运动终点等与急性心肌梗死后运动试验相同。不同的是：①心脏手术后患者运动试验达到的功率、耗氧量水平稍高于心肌梗死后运动试验；②开始运动试验的时间：经皮腔内冠状动脉成形术（PTCA）于术后 1 ~ 2 周即可进行，而冠状动脉旁路移植术（CABG）后因胸骨正中的切口疼痛，要在术后 6 ~ 8 周进行才合适。

这一期康复程序的具体安排，可参考孙雨明（表 16 – 2 – 1）、Pollock（8 步）的有关程序。

M L Pollock 等[10]的冠状动脉旁路手术后 8 步康复程序。一般是 1 天进行 1 步。第 1、第 2 步的运动强度：均是 1.5 METs；第 3、第 4 步：均是 1.5 ~ 2 METs；第 5、第 6 步：均是 1.5 ~ 2.5 METs；第 7、第 8 步：均是 2 ~ 3 METs。康复运动要遵循个体化原则，具体进行速度视患者实际进展情况而定，对于高危患者和运动时有症状的患者，要慎重对待，不能冒进。这程序包括三个部分：①心脏康复/体疗：由康复工作人员对活动进行监护。②病房活动：由护士或患者本人监护活动的进行。③教育。

表 16 – 2 – 1　北京心肺血管中心急性心肌梗塞、心脏双瓣膜置换、冠脉搭桥术后康复程序表[1]

| 发病日期 | 康复项目 | 宣传教育 |
|---|---|---|
| 1 | 卧床休息 | |
| 2 | 擦脸、被动活动（患者腕、肩、肘、膝关节），3 回/次 | 向患者介绍心脏康复的情况 |
| 3 | 坐位洗漱，进餐，床边马桶（患者做肩、肘屈伸），2 次/d，3 回/次 | 向患者介绍康复目的及方法等 |
| 4 | 床上静坐，2 次/d，5 min/次 | 介绍冠心病易患因素及防治风湿病方法 |
| 5 | 床边静坐，2 次/d，5 min/次 | 介绍饮食控制因素 |
| 6 | 就餐时坐椅子，2 ~ 3 次/d，30 min/次 | 介绍新病房，准备转一般病房 |
| 7 | 床边站立 | 介绍精神与冠心病 |
| 8 | 床边走动，30 min，2 次/d。 | 介绍运动与冠心病及风心病的关系 |
| 9 | 步行 50 m，2 次/d，有人帮助下可以洗澡 | 介绍吸烟与冠心病及心脏病的关系 |
| 10 | 步行 75 m，2 次/d | 介绍体疗室规章制度 |
| 11 | 坐位医疗体操，步行 100 m，2 次/d | |
| 12 | 站位医疗体操，步行 200 m，2 次/d | |
| 13 | 医疗体操，步行 250 m，或踏健身车 5 min，2 次/d | |
| 14 | 医疗体操，上下一层楼（48 级），走廊步行 250 m，在可以忍受程度内活动 | |
| 15 | 医疗体操，步行 350 m，或踏健身车 10 min，2 次/d | |
| 16 | 医疗体操，步行 400 m，或二阶梯试验（1/2 量） | |
| 17 | 医疗体操，踏车 20 min，或步行 450 m，2 次/d | |
| 18 | 医疗体操，踏车 30 min，或步行 500 m，2 次/d | |
| 19 | 医疗体操，上下二层楼（96 级），或踏车，2 次/d | |
| 20 | 踏车 75 W，或二阶梯试验（单程） | |
| 21 | 二阶梯试验（双倍），踏车 100 W | 准备出院 |

北京心肺血管中心—北京安贞医院

注：1. 术后患者出监护室至能步行 100 m 前，康复训练均在外科病房及床边心电图监测下进行。

2. 术前 5 ~ 7 天，请主管医师开出康复医疗申请单。

活动（包括体位）程序的规律是：

1. 体位

由平卧位→脚支持的坐位→坐位→坐椅子→下地行走。冠状动脉旁路移植术（CABG）程序是第一步就开始坐椅子，在扶持下步行。

2. 活动（运动）

（1）关节活动

由被动活动→主动活动。每组运动的反复次数由3~5次，逐步增加至10~15次。

（2）步行

由扶持下的步行→独立步行。走步距离逐步增加，为加强锻炼，还可在第6~8步在上肢加重1~2磅情况下进行关节/力量运动。此程序是第3步开始扶持下走步，程序结束（第8步）时，达到每日1140 m。

（3）运动强度

程序开始时是1.5 METs，程序结束时运动强度为3 METs。

患者教育：是程序的重要组成部分之一。于第1步首先介绍心血管监护病房，和康复程序的组成，以后于各阶段（步）依次介绍运动程序有关内容，对家属进行有关教育，回答患者和家属的提问，以调动患者的积极性和改善其心理平衡。

近年美国心脏康复指南[8]也认为：瓣膜置换后的瓣膜性心脏病（VHD）患者的运动处方和训练与冠状动脉旁路移植术（CABG）患者的相似。然而，一些VHD患者的身体活动可能由于瓣膜修复或置换之前的病情而在一段较长时间内受到限制。这就导致那些运动功能低下的患者在运动训练程序的早期阶段开始较迟并进展缓慢。应该对这些患者使用标准的运动处方方法，但应该注意避免上肢运动（包括涉及上肢的抗阻训练）直到胸骨稳定且胸骨伤口不存在愈合面的问题时。

经历瓣膜置换手术的患者不能治愈VHD，而是用人工瓣膜替换固有的瓣膜。预防人工瓣膜部位的感染和管理抗凝药物是术后患者的重要问题。经历联合瓣膜置换的患者的二级预防与CABG患者相同，以降低冠状动脉疾病（CAD）风险。

### 二、院外恢复期（第二、三期）、维持期（第四期）康复

这4期的康复内容、运动处方、门诊随访时间和心肌梗死后康复相似，只是教育内容因病种不同而异，运动锻炼效果比心肌梗死更好，进展速度更快，因为心脏病变或畸形已得到矫正。

# 第三章 心脏移植的康复

## 第一节 概况

### 一、历史

1967年，Christian Barnard在南非开普敦成功完成了人类第一次的心脏移植手术[10]。因为术后生存时间不长，故在20世纪60、70年代未能推广。随着斯坦福大学在供体心脏保护技术，经静脉右心室心内膜活检技术用于急性排异的早期发现，排异分级评分的提出，20世纪80年代强力免疫抑制剂环孢霉素的使用等发展，生存率明显改善[11]。自20世纪80年代起心脏移植才逐渐为人们接受。1989年在全世界作了2437例心脏移植，其中美国占1600例。估计美国存活的心脏移植患者约有9500人，生存时间平均为6年[12]。2004年国际心肺移植协会的注册研究报道：世界范围内有66353例心脏移植和3049例心肺联合移

植。心脏移植中心在美国大约有 140 个，在加拿大约有 10 个。心脏移植接受者的年龄为 0～80 岁。在成人中，心脏受体的平均年龄为（51±12）岁；心脏供体的平均年龄为（31±13）岁[13]。我国也已开展了这项手术，并有长期生存者。这为心脏康复提供了新的任务。

## 二、分类

心脏移植分同位移植和异位移植两种。

1. 同位（orthotopic）移植

手术切去受体患者的心脏，将供体心脏吻合到受体的大血管和心房。这是最普遍的手术，占心脏移植的绝大多数。因为受体和供体的窦房结都完整，有功能，所以心电图上有两个不同的 P 波。

2. 异位（heterotopic）移植

即供体心脏植入受体胸腔，而不切除受体患者的心脏。适用于受体伴有肺动脉高压或受体心脏异常大，不能和供体心脏匹配者。这种情况很少，少于心脏移植的 1%。这时，心电图有两个不同的 QRS 波群。

## 三、适应证

凡心脏疾病长期、多方治疗无效者均可施行此项手术，代以无心肺疾病，血型、体型大小相似（即心脏大小也相似）的较年轻的供体心脏。大约 90% 接受心脏移植的患者原发病为冠状动脉性心脏病（45%）或特发性扩张性心肌病（46%）[14]。其他引起终末期心力衰竭的疾病，包括高血压、瓣膜性心脏病，心肌炎，滥用酒精，化疗，后天获得性免疫缺陷综合征，复杂先天性心脏病，心肌浸润性疾病（淀粉样变性，血色素沉着症）和围产期心脏病等[15]也是心脏移植适应证。

## 四、心脏移植的疗效

心脏移植后生存中位数大约是 10 年。术后第 1、第 5 年的生存率平均分别是 90%、70%。最高死亡率发生在术后前 6 个月。长期生存的限制因素是同种异体移植物血管病，一种不常见的加速型冠心病。不顺应（noncompliance）心脏移植的指标是年轻、低教育水平、抑郁、焦虑、敌意（hostility）、滥用药物（substance abuse）和缺乏社会支持[8]。

大多数患者在移植心脏以后生活质量有改善。尽管运动功能仍然低于平均水平，但很多患者还是回归工作、学校或他们通常的业余活动。甚至有的人能怀孕、阴道分娩。突出的例子有：一个心脏移植运动员在接近 6 h 的时间里跑完马拉松全程[16]，另有 1 人曾在北美踢工作人员足球[17]。大多数患者体会是：如果需要的话，还可以再次接受心脏移植。

## 五、心脏移植的合并症

主要合并症是急性排斥反应、感染和供体心脏的加速动脉硬化（慢性排斥反应）。其他合并症有肾功能不全、高血压、性功能不全和骨骼肌萎缩等。

1. 急性排斥反应

移植心脏的排异反应是移植后第一年住院和死亡的主要原因[18]。排异反应共分四种[18]：超急性排异、急性细胞排异、急性体液（血管）排异和慢性排异反应。

（1）超急性排异反应

在手术后即刻发生，是由预存抗体对抗供体心脏引起的。它引起移植心脏的炎性浸润和血管坏死，并可导致患者死亡。幸运的是由于受体和供体免疫匹配的实施，发生超急性排异的概率已很低。

（2）急性细胞排异反应

是移植后 6 个月内最常见的排异反应。这是由于 T 淋巴细胞和巨噬细胞浸润心肌所致。应用常规的、定期的经静脉右心室心内膜心肌活检可以诊断。如果急性细胞排异未及时治疗，会发生心肌损伤和坏死。根据组织样本分析，急性细胞排异被分级为轻度到重度。急性细胞排异的治疗涉及增加免疫抑制剂，可能需要住院。由于引起大量心肌细胞坏死和纤维化，重度急性排异反应可导致左心室功能不全和心力衰竭[15]。

（3）急性体液（血管）排异反应

发生在移植后几天到几周内，相对少见。它启动于抗体的排异反应，可损害血管舒张储备能力，导致心室功能不全。通过活检资料鉴定移植心脏血管内的免疫球蛋白和补体可做出诊断。

（4）慢性排异反应

也称为心脏异体移植血管病或者加速性移植冠状动脉疾病，发生在移植后数月至数年。慢性排异反应是心脏移植后长期生存的主要影响因素。术后7年心脏异体移植血管病发生率是43%[14]。其病理生理改变还没有完全了解，但考虑与反复免疫性内皮损伤、缺血再灌注损伤、病毒感染、免疫抑制药物和传统的冠心病危险因素，例如血脂异常、胰岛素抵抗和高血压等有关。虽然有时可见局部血管闭塞性病变，但通常是病变弥漫整个血管。这一疾病在儿童和成人受体中的发生概率相等。为确定这一疾病，大部分患者每年接受一次冠脉造影。因为该病典型病变的弥漫性本质，再次移植是最常见的治疗。对于散在的局灶病变，血运重建术（包括经导管或冠脉旁路移植术）可能有效。

为了早期确定排斥反应，开始是每周进行1次右心室心内膜活检。然后，每个月进行1次。半年后，每3个月进行1次[12]。排斥反应的临床表现是安静心电图QRS电压降低、出现新的第三音奔马律、充血性心力衰竭、房性心律失常。但是在排斥反应的早期，不出现这些临床表现。急性排斥反应期禁忌运动训练。

为了控制排斥反应通常使用环孢菌素（cyclosporine，商品名称山地明）、硫唑嘌呤（azathioprine，商品名称为依木兰）、强的松。可是这几种药物可引起一系列不良反应。环孢菌素的主要不良反应是损害肾脏，引起间质纤维化和进行性肾小球硬化，从而引起全身高血压。这种高血压病情严重，难以控制。它的其他不良反应为震颤、多毛症、性功能不全、齿龈增生、肝细胞损害和恶性肿瘤。硫唑嘌呤治疗可引起骨质疏松、白细胞减少、贫血、血小板减少和出血倾向。与环孢菌素有同样钙神经素抑制作用的还有他克莫司（tacrolimus 商品名称为普乐可复），其不良反应为：激动、头痛、腹泻、高血压、肾功能不全。与硫唑嘌呤有同样抗增殖作用的还有吗替麦考酚酯（mycophenolate mofeti），其不良反应为：腹泻、白细胞减少症、败血症、呕吐、感染、水肿[13]。强的松可引起高血压、柯兴氏症、骨骼肌萎缩、骨质疏松、无菌性坏死、葡萄糖耐量下降。环孢菌素和强的松还可引起血脂异常。医师的责任是选择适当剂量的免疫抑制剂，既控制排斥反应，又不至于产生免疫抑制剂的严重不良反应。

2. 常见的非排异合并症[13]

（1）感染和恶性肿瘤

免疫系统被抑制的心脏移植患者比普通心血管疾病患者发生条件致病菌感染和恶性肿瘤的机会要高。在手术后的最初几周里，肺部细菌感染是常见的。然后，病毒、细菌以及真菌感染又构成了威胁。此时应当特别小心，尽量减少与急性感染的人直接接触的机会。应鼓励患者在公共场合穿戴外科口罩和手套以抵御感染，特别是在手术后最初的3个月内。移植患者患恶性肿瘤的危险性是很大的。手术后7年恶性肿瘤的发生率（主要是皮肤癌）是24%。

（2）高血压

移植后高血压很常见，手术7年后有多于95%的患者存在高血压。导致高血压极高发病率的原因与钙神经素抑制剂的使用及其对肾功能的不良反应有关。通常需要联合使用多种抗高血压药物。移植后的血压通常对饮食钠负荷是敏感的。

（3）肥胖

心脏移植后体重增加和肥胖是常见的。作者研究中心的一个包括95例患者的队列研究显示，手术时人体质量指数(BMI)平均为（$28 \pm 1$）$kg/m^2$，移植后第一年BMI和体重分别增加了（$2.1 \pm 3.6$）$kg/m^2$ 和（$6.3 \pm 8.7$）kg[16]。皮质类固醇类药物在移植术后体重增加中起着重要的作用。

（4）血脂异常

心脏移植术后血脂异常和高血压几乎是一样的常见。导致血脂异常的原因是免疫抑制剂和治疗高血压的利尿剂的使用以及肾功能不全。尽管钙神经素抑制剂和他汀类药物同时应用会增加横纹肌溶解的危险，但他汀类药物对于治疗这些患者的血脂异常仍然有效。

（5）糖尿病

心脏移植后糖尿病是常见的，7 年内有 35% 的患者出现糖尿病。导致糖尿病高发病率的原因是移植前有糖尿病，移植后糖皮质激素和钙神经素抑制剂的使用和肥胖。糖尿病的发病降低了心脏移植患者的长期生存率。

（6）慢性肾功能不全（肌酐 >2 mg/dL）

是钙神经素抑制剂使用的一种常见不良反应。幸运的是，只有 10% 的移植患者发展到肾功能不全终末期。

（7）骨质疏松症

移植前晚期心衰常伴有骨质减少和骨质疏松症。移植术后糖皮质激素的使用导致了骨质的进一步丢失。骨质疏松症导致的脊椎骨折在移植患者中是常见的，发生率在 30% 。

（8）抑郁症

有报道，心脏移植术后 1—3 年内发生抑郁症的概率大约为 25% [17]。所以大部分患者都接受了抗抑郁药物治疗。

3. 供体

心脏冠状动脉的加速硬化（慢性排斥反应）是最难以处理的问题。它表现为供体心脏冠状动脉迅速、广泛地发生动脉硬化，而且缺少侧支循环。有学者认为其病因为免疫损伤。慢性排斥反应导致冠状动脉内皮受损，从而血小板凝集、脂质浸润和纤维化形成，形成动脉硬化病变。可是一部分人迅速出现这种情况，而另一部分则没有，难以解释。因而病因、机制没有最后确定。

供体心脏的冠状动脉硬化发生在心脏移植后 3 ~ 9 个月，但是在移植后期更常见。移植后 5 年大约 40% 患者有这种情况[17]。它的临床表现有：心肌梗死、充血性心力衰竭和心性猝死。因为移植的心脏没有神经和受体相联，所以不出现心绞痛，心肌梗死也是无痛性的。心肌梗死的表现为心电图改变和酶学改变。这种慢性排斥反应和血脂异常只轻度相关，和年龄、性别无关，儿童和成年人的发病规律相同[17]。在诊断方面，通常的非损伤性试验很不敏感，所以许多心血管中心采取每年心血管造影的方法进行诊断。因为这种动脉硬化病变广泛，又无侧支循环，所以不适合 PTCA 或 CABG 手术。主要处理办法是在心脏无法保留时，予以再次心脏移植。

因而心脏移植后患者的治疗、监测颇为复杂。有的患者也颇为苦恼，说从此开始了另一种疾病过程。

## 第二节 移植心脏病患者的运动生理

心脏移植受体对运动的反应是不一致的，部分与下述因素有关：没有完整的心包；舒张功能不全（休息和运动时充盈压升高）是常见的；心脏移植后可以有术前心衰时的肌肉组织和代谢异常；部分还有内皮功能不全引起外周和冠状动脉舒张功能损害[8]。

移植心脏病患者对运动的反应和正常心脏有显著的不同，主要区别如下。

### 一、心率

因为移植心脏和受体没有神经联系，失去受体的自主神经控制。缺乏副交感神经的控制，休息心率大约是窦房结的频率，为 100 ~ 110 次/min。运动时，当血液中儿茶酚胺浓度增加以后，心率才上升。因而运动的心率上升慢，恢复也慢，最大心率也比正常人低，大约是 150 次/min。许多患者会在运动恢复的最初几分钟，达到最高运动心率，而不是在最大运动强度时。心率在恢复期开始几分钟的时间内保持接近峰值，然后逐渐回到休息水平（延迟减少）。变时性储备（最大心率和静息心率的差值）比正常人少。运动中心率的调节依赖于循环中的儿茶酚胺。

在原位心脏移植患者，其窦房结可能被完整地保留下来。窦房结发出的除极波一般不会穿过右房的缝合线，但心电图会显示两个独立的 P 波（一个来自受体窦房结，另一个来自供体的窦房结）[13]。

### 二、心脏收缩功能

由于心脏移植手术时，供体心脏从供体转移

到受体，必然有一段时间离体缺血。心肌缺血连同移植后的排斥反应对心肌收缩功能产生负面影响，导致运动中有如下的血流动力学改变。

1. 每搏量

运动开始时每搏量是增加的。但是运动的峰值每搏量比正常人低。

2. 左室射血分数

比正常人下降。

3. 心输出量

运动开始时，依靠增加每搏量，而使心输出量增加。随后，依靠增加心率而增加心输出量。但是休息、亚极量运动时的心输出量，最大心输出量均低于正常人[17]。

## 三、血管压力

1. 血压

即使大多数患者接受了抗高血压药物治疗，心脏移植患者休息时血压仍轻度升高。在运动过程中，血压通常适当地增加，虽然运动峰值血压略低于正常人的预期峰值血压[13]。

2. 左室舒张末压

它的升高提示心脏顺应性减退。

3. 肺动脉压、肺毛细血管楔入压、右室、右房压

这些压力升高也与心脏顺应性减退有关。

## 四、气体代谢

1. 耗氧量

心脏移植患者的运动功能（$\dot{V}O_2max$）是下降的。其原因是：①手术过程中，离体心脏有一段缺血时间。缺血对心脏形成一定的损伤，离体时间越长，损害越重，心输出量减少；②如果供体体重比受体轻，那么心脏输出量就相应下降；③如果受体肺血管阻力升高，肺功能减退，可使耗氧量下降；④术后卧床也是耗氧量下降原因之一。像运动中心输出量曲线一样，运动中，耗氧量曲线上升缓慢，亚极量、极量运动的峰值耗氧量、最大耗氧量均下降。亚极量运动的峰值耗氧量，比同年龄的座位健康人降低 20%～30%[12]，有一组报道：心脏移植患者的最大耗氧量为正常的 68%。中年心脏移植患者术后 6～12 个月的运动功能平均为 4.9～6.6 METs。突出的例子是有一足球运动员，因特发型心肌病心脏移植后，能继续参加比赛，最大耗氧量达到 12.9 METs[17]。

2. 动—静脉氧差

比正常人增大。是心输出量下降的一种代偿[12]。

3. 无氧阈降低

其和运动功能下降有关[17]。

4. 氧通气当量（$\dot{V}E/\dot{V}O_2$）、二氧化碳通气当量（$\dot{V}E/\dot{V}CO_2$）均较正常人高与 $\dot{V}O_2$、$\dot{V}CO_2$ 下降有关。

5. 呼吸商（$\dot{V}CO_2/\dot{V}O_2$）增加

其与 $\dot{V}O_2$ 下降有关。

以上为心脏移植患者对动态运动的反应。对于等长运动，虽然心率、心输出量上升不明显，但是由于周围血管阻力的上升，血压还是像正常人那样升高。

# 第三节 分级运动试验

## 一、心脏移植前运动试验

运动试验的结果可以为心脏移植患者制定维持或改善心肺功能的运动处方提供依据，和协助判定预后。峰值耗氧量是有用的预后指标：只有≤3 METs 或≤4 METs 运动功能的患者一年生存率显著减少，它独立于左室射血分数。理想的是运动程序应该在医学监护下进行[8]。

## 二、心脏移植后运动试验

心脏移植后运动试验有助于确定运动能力，制定运动训练处方，指导患者回归工作；有助于回答患者关于回归工作、学校、职业的咨询。为了正确测定有氧代谢能力，理想的是直接测定 $\dot{V}O_2$。移植患者的心电图通常显示有右束支阻滞和非特异性复极异常。但是诊断加速性移植冠脉

疾病时运动心电图不敏感（<25%），除非与心肌显像相结合。

由于术前的心脏病变和手术后需要治疗和恢复，运动试验最好是术后6~8周进行分级运动试验。对于有更多术后合并症者，建议在运动试验前有一个更长的恢复时间。

可以应用平板或功率踏车的连续运动（2 min或3 min一级）或斜坡运动试验（ramp testing，进行性增量运动试验）方案。最初的运动强度大约是2个代谢当量（METs），每级运动强度增加1~2 METs。推荐使用连续的多导心电和血压监测，以及Borg自感劳累分级表评估。分级运动试验的终点应该是竭力的（症状限制的最大值）或有不能耐受劳累的标准征象。

## 第四节　心脏移植患者运动训练的效益

如前所述，心脏移植患者因为移植心脏以及卧床的影响，运动功能下降。同时患者对于移植的心脏不无顾虑和忧郁。因此心脏康复疗法的心理咨询、调节，教育（冠心病等病危险因素的纠正），运动锻炼可以对心脏移植患者发挥作用，大约50%患者可以回归工作[17]。多数文献证明对于心脏移植后患者有氧运动训练是有益的。在运动训练2~6月后峰值耗氧量平均增加24%。训练改善了线粒体氧化能力，但是，不增加骨骼肌的毛细血管密度[8]。像正常人一样。对于心脏移植受体可能的其他作用包括下述的内容。

### 一、气体代谢

1. 耗氧量

（1）最大耗氧量增加17%~50%[17]。

（2）等量亚极量运动的耗氧量下降。

2. 无氧阈增加、血乳酸增加的时间延迟。

3. 最大通气量增加，亚极量运动的通气量下降。

4. 亚极量运动的氧、二氧化碳通气当量减少。

### 二、血流动力学改变

1. 心率

（1）休息、亚极量运动时的心率高于常人。

（2）最大心率常常低于常人。

2. 血压

（1）休息、亚极量运动时收缩压、舒张压下降。

（2）极量运动的最高收缩压上升、舒张压下降。

3. 血容量增加。

### 三、运动试验

1. 极量运动

最大功率增加。

2. 亚极量运动

相同负荷的亚极量运动时，自感劳累强度下降。即运动锻炼后可以承受更大的运动强度。

### 四、可能有效的方面

1. 血脂改善。

2. 减肥。

3. 肢体肌肉体积增大。

4. 心理、社会功能改善。

### 五、Borg自感劳累分级

与以前相同的亚极量运动时的Borg自感劳累级别降低。Squires等（1983年）首先报道2例原位心脏移植患者的康复运动疗效。患者经过6周的训练，相同的亚极量运动时，Borg自感劳累分级（RPE）和收缩压均下降。样本较大的两组报道是Kavanagh（1988年）[19]和Niset等[20]（1988年）提出的。

Kavangh组[19]有36例男性患者，平均年龄47岁，无合并症，术后7个月开始运动。运动程序为走或慢跑45 min，运动强度大约是65% $\dot{V}O_2max$，RPE为14级（稍累）。经过1.5年锻炼

16

后：①体重：平均增加 2.4 kg；②心率：休息心率下降 4 次/min，最大心率增加 13 次/min；③血压：休息时收缩压下降 13 mmHg，舒张压下降 9 mmHg；④峰值耗氧量：增加 27%；⑤最大通气量：平均增加 20 L/min；⑥无氧阈：提高 27%；⑦最大功率：增加 33%。

Niset 组[20]有 62 例患者，手术后第 4 天开始运动。运动训练 1 年后，运动强度增加 34%，峰值耗氧量增加 33%，峰值收缩压增加 18%，峰值心率增加 11%，亚极量运动时氧通气当量（$\dot{V}E/\dot{V}O_2$）下降 25%。

1999 年 Kobashigawa 及其同事[21]公布了一个为期 6 个月的对照研究。27 例心脏移植患者术后早期随机分到了运动组和对照组。运动组接受监护下运动训练（有氧和力量训练），对照组接受无规划的家庭行走程序。结果：运动组的峰值 $\dot{V}O_2$ 较对照组明显改善（$+4.4\ mL \cdot kg^{-1} \cdot min^{-1}$ 比 $+1.9\ mL \cdot kg^{-1} \cdot min^{-1}$，$P<0.01$）。两组发生急性排斥反应或感染的次数没有显著差异。因此，监护下训练程序比无规划的运动方法能更大程度地改善患者运动功能。

Daida 及其同事[22]比较了大约术后 3 个月（完成心脏康复Ⅱ期）和术后 1 年的心脏移植和冠脉旁路移植术后患者的有氧运动能力。两组在心脏康复Ⅱ期末的峰值 $\dot{V}O_2$ 相似。可是，在术后 1 年时冠脉旁路移植患者运动功能改善更明显，并且明显优于移植患者。

大多数心脏移植患者与冠状动脉旁路移植术后患者一样显然对传统的长期训练没有反应。新的训练方法（如间歇高强度训练，较长的持续时间或较高频率的训练方法）在这些特殊患者的效果需要进一步评估[13]。

关于异位心脏移植患者运动训练的效果，Kavanagh 等[19]比较了 10 例异位心脏移植与 14 例年龄匹配的男性原位心脏移植患者的运动训练效果。运动训练是走步、慢跑 18 个月。异位心脏移植患者因为合并症多，运动适应性差。结果：①异位心脏移植者的受体（非供体）休息心率明显下降；②其他各项参数的变化：异位、原位心脏移植者分别增加峰值功率 33%、52%；峰值耗氧量 23%、30%；无氧阈耗氧量 16%、30%。异位心脏移植者各项指标的改善均不如原性心脏移植者。

## 第五节　心脏移植患者的康复疗法

### 一、康复内容

心脏移植患者的康复也包括教育、心理调整、运动疗法等内容。

#### （一）教育

心脏移植患者的教育应包括各种基础病（冠心病、心肌病、先天性心脏病等）的发生、发展状况、危险因素；心脏移植的意义和注意事项（监护、随访等）。患者对这些情况的了解，对于接受手术，坚持术后的运动锻炼、监护、随访，延长生命，提高生活质量是至关重要的。

#### （二）心理调整

心脏移植有如获取第二次生命，但是这也是一个复杂的过程。给心理带来一系列冲击。Kuhn 等提出心脏移植的情绪调节经历七个阶段：①心脏移植的提出；②对患者进行各种评价；③等待供体心脏；④术前时期；⑤住院恢复期；⑥出院；⑦出院后调整。

今就几个主要阶段的心理问题叙述如下。

1. 心脏移植的提出和评价

心脏移植患者对于供体心脏、移植手术效果，术后前途、生活、工作、家庭、婚姻的考虑，必然对心理产生影响，而有忧虑、忐忑不安的心情。

2. 等待心脏和术前时期

心脏移植患者被列入心脏移植对象后，首先感到轻松和快乐。随之等待供体心脏。供体心脏难以如期满足要求，在持续日久的等待过程中，会有焦急心情；因为原有心脏的病情日益恶化，进而想到死亡，这和迫切等待供体心脏的心情交织在一起，可有焦虑、恐惧等情绪，且与日俱增。

3. 术后恢复、出院

手术以后，患者出现第二次心情轻松，并对未来的生活充满希望和快乐。如果出现合并症，住院恢复期超过 2 周以后，又会有忧虑厌烦情绪。

4. 出院后调整

出院后监护水平逐渐降低，患者的注意力逐渐转向家庭活动、社会工作、兴趣方面，通常需要几个月的时间，大部分患者能够恢复有成效和有意义的生活。排斥反应、加速动脉硬化、感染等病变所致的症状、能力的下降、性欲下降（免疫抑制剂有关）；改变的身体形象（激素使用有关）等一系列变化会给家庭生活、社会活动、职业带来社会—心理影响。

### （三）运动锻炼

心脏移植患者康复运动的指导原则和急性心肌梗死后患者相似。

## 二、康复程序

1. 心脏移植前的运动

患者在列入心脏移植对象以后，等待供体心脏的时间可能长达 1 年甚至更久。这种患者心功能通常是 NYHA Ⅳ级，运动功能很低，有症状。为了预防心肺功能、骨骼肌氧化功能进一步恶化，更主要的是为了维持其他系统的比较正常的功能（对于术后恢复有重要作用），应指导患者进行床上或走步运动。其程序和急性心肌梗死后或心脏手术后相似，但是因为病情重、运动功能低下，主要是进行床上的关节运动、坐位活动、呼吸康复等；只是在病情允许时，才能下地步行，哪怕是 1 分钟，或走几步也是好的。近年有报道运动训练确实可改善伴有心衰患者的运动功能。

2. 手术后住院期的康复

手术后，患者通常在 24 h 内被迅速拔管。在拔管后可以逐步开始被动上、下肢关节活动度训练，坐在椅子上，和缓慢地行走；一旦病情稳定即可开始个体化的运动程序。如果可以耐受，运动持续时间可增加到 20 ~ 30 min[13]。运动强度是自感劳累分级 11（轻）~13 级（稍累），维持呼吸频率 < 30 次/min 和血氧饱和度在 90% 以上，运动频率是 2 ~ 3 课/d。术后没有合并症的患者住院 7 ~ 10 日[8]。

这种程序要考虑去神经的供体心脏的血流动力学特点、胸部手术以及长期卧床的影响。这时运动有一定危险性，必须加强监护，掌握、指导运动强度，持续时间等运动要素，虽然不一定要持续的心电图监护，但监护时要注意：①去神经的供体心脏，即使发生缺血，也不会产生心绞痛。缺血的征象为呼吸短浅、容易疲劳、心电图 ST 段下降等；②药物的影响：环孢菌素可使许多患者产生高血压，因而运动中要加强收缩压、舒张压的监测，以保证安全。强的松可产生负氮平衡，引起肌肉萎缩、水电平衡紊乱，从而影响患者对运动的适应。

遇到中度或更严重的急性排斥反应发生，需要更改运动程序。如果排斥反应是中度，活动可以在目前运动水平继续，但不应该增加，直到排异反应已得到适当处理、消退。如为严重的急性排斥反应就必须暂停所有体力活动，除被动关节活动度训练以外[13]。

运动的热身期：必须得到保证并适当延长。因为去神经的心脏对运动的反应（心输出量、心率、耗氧量等）缓慢。

3. 门诊运动训练[13]

心脏移植患者在出院后应尽快进入一个门诊心脏康复程序。移植小组一般要求患者停留在移植中心附近，以便在大约 3 个月时间内保持密切随访。理想情况下，患者应该在几次监护下运动后进行自主地运动（每周 3 课或更多）。

在门诊运动程序开始前，没有必要进行分级运动试验。然而，6 分钟步行试验有助于评估运动功能。手术后 6 ~ 8 周，对于康复顺利，没有合并症的患者应该进行分级运动试验，当时患者已从手术充分恢复，临床医师可以评价心肺对运动的反应，以优化运动处方。

心脏移植患者的运动处方与接受冠状动脉旁路移植术以及其他心胸外科手术者所用的处方相似。唯一的例外是，不使用目标心率，除非患者对运动显示有正常心率反应。因为除去神经支配的心脏在亚极量运动时心率是缓慢地增加。Borg 自感劳累分级表 12 ~ 14（稍累）可用作处方的运动强度[15]。运动处方应包括标准的热身和恢复期活动，有氧运动的持续时间逐渐增多至 30 ~ 60 min，频率为每周 4 ~ 6 课。

（1）运动形式

康复运动形式可以是走步（或平板运动的步行）、踏车，也可以包括伸展运动和增加肌肉力量的抗阻力运动。大多数心脏移植患者需要服用强的松（至少在手术后前几个月要使用它）以抑制免疫。强的松的常见不良反应是骨骼肌萎缩和无力。抗阻力运动训练可部分逆转与皮质类固醇有关的肌病，提高骨骼肌力量，和冲刷肌肉中停留的激素药物。

抗阻力训练：因为心衰已导致骨骼肌萎缩，以及皮质类固醇作为移植后免疫抑制剂的使用，使骨骼肌无力在心脏移植患者非常普遍。抗阻力训练可部分逆转与皮质类固醇有关的肌病（myopathy）和改善骨骼肌的力量。Horber 及其同工发现肾移植接受强的松患者有肯定的骨骼肌消瘦和无力的证据。予 50 天等速力量训练，结果：显著增加了肌肉质量和力量[23]。还有，Braith R W 等于心脏移植患者，发现力量训练显著改善了骨密度和减少骨质疏松症（osteoporosis）发生率[24]。

力量训练应加入到运动程序中。手术后的前 6 周双臂上举应小于 10 磅（4.5 kg），以避免胸骨不愈合。在这个早期康复阶段，手轻度负重是一种好的抗阻力运动方法。在痊愈至少 6 个星期以后，患者可以开始在标准的负重机械上训练，对于主要肌群强调中度抗阻力训练，每组缓慢地重复 10 ~20 次，每次运动 1 ~3 组，运动频率为每周 2 或 3 课[15]。Borg 自感劳累分级表的 12 ~ 14 可作为标准的上举运动强度。

这些患者力量训练 8 周后，通常力量可增加 25% ~ 50% 或更多。推荐力量训练在运动处方的有氧运动结束（恢复期后）立即开始。推荐在力量训练和有氧运动时定期测定血压，因为心脏移植受体患者需要使用抗高血压药物[8]。

（2）运动强度

因为去神经心脏对运动的心率反应缓慢，所以不能用通常的运动强度心率指标，应以最大耗氧量的百分率（% $\dot{V}O_2max$）或自感劳累强度（RPE）表示运动强度。以 % $\dot{V}O_2max$ 表示时，是以开始康复运动后 4 ~6 周内运动试验测定的最大耗氧量为依据[12]，取 60% ~ 70% $\dot{V}O_2max$ 为运动强度[25]。这种患者以自感劳累分级（RPE）表示运动强度比心率更为合适，尤其是对于伴有心功能不全的患者，推荐使用 Borg 自感劳累分级表的 12 ~ 14 级（稍累）用作处方的运动强度[26]。如果要用心率作为运动强度，则以心率贮备法（karvonen）为宜[12]。

（3）运动持续时间和频率

有氧运动持续时间逐渐增加至每次 30 ~ 60 min。运动频率通常是 4 ~6 d/周[13]。

由于胸骨切口的原因，特别强调必须进行上肢关节主动活动度运动。大约在手术后 6 周时，胸骨愈合接近完成，根据患者的运动功能水平，可进一步选择划船，手臂摇动，臂—腿结合的功率机运动或游泳。如果患者有足够的运动功能（≥5 METs）并且胸骨愈合接近完成，网球和高尔夫球早在手术后 6 周就可进行。

2013 年《美国心脏康复指南（第 5 版）》列出的心脏移植后门诊患者（outpatients）运动处方[8]可供参考（表 16 –3 –1）。

表 16 –3 –1 对于心脏移植后门诊患者（outpatients）运动处方的提示[8]

| 模式 | 频率 | 强度 | 持续时间 |
|---|---|---|---|
| 1. 热身，恢复（伸展运动，关节活动，低强度有氧运动） | 每课 | RPE <11 | $10^+$ min |
| 2. 有氧运动：术后：前 6 周：走步（平板，室内，室外），踏车功率机（垂直，斜躺）；第 6 周，包括臂腿功率机的联合应用，椭圆滑步机（elliptical），划手（rower），臂功率机，慢跑（平板，跑道，室外），水上运动 | 5 ~7 课/周（3 课是监视的，≥2 课是独立的） | RPE 12 ~ 16（如果心率对运动的反应已经恢复正常，为心率贮备的 50% ~80%） | 开始，每课 5 ~ 10 min，每课增加 5 min，进展到每课 30 ~ 60 min，可应用不连续的，持续的，或交替的方法 |
| 3. 伸展运动（例如，无重量的，重量机械，弹力带），包括针对主要肌肉群的运动 | 在不连续的日子 2 ~ 3 课/周 | 术后 6 ~ 8 周对于上肢 <10 磅，RPE 12 ~ 16 | |

注：RPE 自感劳累分级。

16

（4）运动的进展

心脏移植患者运动的进展速度比冠状动脉旁路移植术慢，步行、踏车的速度，关节运动的反复次数也少于冠状动脉旁路移植术[25]。

4. 维持期的康复

心脏移植患者在进行康复运动 2～3 个月以后，运动功能稳定即可进入维持期康复，坚持终身锻炼程序。维持期康复的运动强度为运动功能（$\dot{V}O_2max$）或心率贮备的 50%～75%[12]，或 RPE 12～15 级。运动形式可以更多地采取慢跑。运动持续时间 30～60 min，每周 3～5 次。重量训练可以 3～5 次/周，每次 5～10 min。必要时每年进行分级运动试验以便调整运动处方。

维持期应注意继续对患者进行教育，建立合理的生活方式。定期的评价对于这一时期的心脏移植患者非常重要，因为患者可能出现排斥反应或感染。出现急性排斥反应，或感染时应暂停运动。对于反复出现排斥反应或感染的患者，应加强监护，并加强对患者及家属的教育、心理咨询。这种患者运动功能的提高，运动的进展速度是非常缓慢的。

（刘江生撰稿）

## 参考文献


[1] 孙雨明，李平. 冠脉搭桥术后康复医疗［J］. 中国心血管康复医学，1995，4（3/4）：75.

[2] 孙雨明. 心脏术后的运动处方［J］. 中国康复医学杂志，1993，7（4）：185.

[3] 孙雨明，李平，陈宝田，等. 45 例心脏外科术后康复医疗［J］. 中国康复医学杂志，1987，1（6）：4.

[4] 杨永辉，余家宜，徐英槐，等. 心脏手术后早期康复医疗初步观察［J］. 中国康复医学杂志，1988，2（3）：99.

[5] 孙家珍. 心脏外科手术的康复医疗［J］. 中国心血管康复医学，1994，3（4）：45.

[6] W A DAFOE. Noncardiologic complications of coronary artery bypass surgery and common patient concers［M］//PASHKOW F J, DAFOE W A. Clinical Cardiac Rehabil. Baltimore（53A）：Williams & Wilkins，1993：183－196.

[7] CONNOLLY M W. Surgical intervention in coronary heart disease［M］//N K WENGER，H K HELLERSTEIN. Rehabil of the coronary patient. 3rd Ed. New York：Churchill Livingstone，1992：323/179－185.

[8] American Association of Cardiovascular and Pulmonary Rehabilitation. Guidelines for cardiac rehabilitaqtion and secondary prevention programs fifth edition［M］. United States Champaign：HHuman kinetics，2013：162－166/179－185.

[9] MICHAEL L，POLLOCK. Exercise prescription for cardiac rehabil［M］//MICHAEL L，POLLOCK，DONALD H. Schmidt heart disease and rehabil. 3rd ed. Champaign（53A）：Human Kinetics，1995：243－277.

[10] BARNARD C N. The operation：a human cardiac transplant. an interim report of a successful operation performed at groote schuur hospital cape town［J］. S Afr Med J，1967，41：1271－1274.

[11] RODEHEFFER R J，MCGREGOR C G A. The development of cardiac transplantation［J］. Mayo Clin Proc，1992，67：480－484.

[12] LHASKELL W. Cardiac transplantation patients［M］//NK WENGER，HK HELLERSTEIN. Rehabil of the coronary patient. 3rd ed. New York：Churchill Livingstone，1992：323.

[13] J LARRY DURSTINE，GEOFFREY E MOORE，MICHAEL J LAMONTE，et al. 波洛克心血管康复医学教科书［M］. 刘江生，主译. 北京：北京大学医学出版社，2012：313－323.

[14] TAYLOR D O，EDWARDS L B，BOUCEK M M，et al. The registry of the International Society for Heart and Lung Transplantation：twenty-first official adult heart transplant report—2004［J］. J Heart Lung Transplant，2003，23：796－803.

[15] SQUIRES R W. Cardiac rehabilitation issues for heart transplantation patients［J］. J Cardiopulmonary Rehabil，1990，10：159－168.

[16] KAVANAGH T，YACOUB M，CAMPBELL R. Marathon running after cardiac transplantation：a case history［J］. J cardiopulmonary Rehabil，1986，6：16－20.

[17] SQUIRES R W. Cardiac transplanfation［M］//F J PASHKOW，W A DAFOE. Clinical cardiac rehabil. Baltimore：Williams & Wilkins，1993：155－163.

[18] LINDENFELD J，MILLER G G，SHAKAR S F，et al. Drug therapy in the heart transplant recipient part 1：cardiac rejection and immunosuppressive drugs［J］. Circulation，2004，110：3734－3740.

[19] KAVANAGH T，YACOUB M H，MERTENS D J，et al. Cardiorespiratory responses to exercise training after orthotopic cardiac transplantation［J］. Circulation，1988，


16

77: 162 - 171.

[20] NISET G, COUSTRY DEGRÉ C, DEGRÉ S. Psychosocial and physical rehabil after heart transplantation: 1 year follow up [J]. Cardiology, 1988, 75: 311.

[21] KOBASHIGAWA J A, LEAF D A, LEE N, et al. A controlled trial of exercise rehabilitation after heart transplantation [J]. N Engl J Med, 1999, 340: 272 - 277.

[22] DAIDA H, SQUIRES R W, ALLISON T G, et al. Sequential assessment of exercise tolerance in heart transplantation compared with coronary artery bypass surgery after phase II cardiac rehabilitation [J]. Am J Cardiol, 1996, 77: 696 - 700.

[23] HORBER F F, SCHEIDEGGER J R, GRUNIG BF, et al. Evidence that prednisone-induced myopathy is reversed by physical training [J]. J Clin Endocrinol Metab, 1985, 61: 83 - 88.

[24] BRAITH R W, MILLS R M, WELSCH M A, et al. Resistance exercise training restoes bone mineral density in heart transplant recipients [J]. J Am Coll Cardiol, 1996, 28: 1470 - 477.

[25] POLLOCK M L, et al. Transplant Patients//M L POLLOCK, D H SCHMIDT. Heart Disease and Rehabil [M]. 3rd ed. Champaign: Human Kinetics, 1995: 270 - 271.

[26] LINDENFELD J, PAGE I I R L, ZOLTY R, et al. Drug therapy in the heart transplant recipient part III: common medical problems [J]. Circulation, 2005, 111: 113 - 117.

16

# 第十七篇

## 体外反搏技术及其在心血管疾病治疗和康复中的应用

# 第一章　体外反搏的工作原理及作用机制

体外反搏源于主动脉内球囊反搏的创意，最初的体外反搏装置是由哈佛大学 Soroff 教授等于19 世纪 60 年代初研制，但因为装置设计的限制，治疗效果不佳，临床未能普及。后于 20 世纪 70 年代，中山医科大学的郑振声教授根据主动脉内气囊反搏研究所获得的经验和启发，成功研制出具有我国自主知识产权的气动式四肢序贯式体外反搏装置。之后郑教授又将其加以改进，采用三段（小腿、大腿、臀部）由远及近的序贯加压模式（后称为增强型体外反搏），并于 1982 年正式普及到临床，应用于血循环障碍以及缺血性疾病的治疗。尤其在冠心病的综合治疗中，发挥了重要的、药物不能替代的作用[1]。随着医学的发展，以运动为核心的心脏康复成为目前治疗热点。但由于传统疗法的限制以及患者可能有相对或绝对运动禁忌证而不能耐受运动，治疗效果不佳，影响康复。而增强型体外反搏作为一种无创的“被动的运动”，安全性较高，能够通过增加切应力、改善血管内皮功能等方面达到抗动脉粥样硬化、改善循环、增加运动耐量、改善睡眠质量、缓解抑郁等效应，故在心脏康复治疗中逐渐被推广应用[2]。心脏康复是多赢的事业，能延长患者的寿命，改善其生活质量；合理使用医保费用，节约卫生资源；同时也对提升医院管理水平，培育良好的医患关系，提升医院的社会满意度有益。体外反搏作为心脏康复中的一个无创、有效、安全的治疗措施，可发挥重要的作用。美国食品与药物管理局（FDA）于 1995 年、2002 年分别批准增强型体外反搏（enhanced external counterpulsation，EECP）作为难治型心绞痛和心衰患者的治疗。2002 年美国心脏病学会/美国心脏协会（ACC/AHA）慢性稳定型冠心病治疗指南、2006 年欧洲心脏病学会及 2007 年中华医学会心血管病分会冠心病治疗指南[3~5]都肯定了 EECP 是一种顽固性心绞痛的非药物治疗方法。目前体外反搏除应用于顽固性心绞痛外，也应用于心脏旁路移植术（CABG）和支架手术后的康复，还应用于临床上其他各种缺血性疾病，包括轻症冠状动脉粥样硬化、脑供血不足、脑动脉硬化症、康复和保健方面等。体外反搏的适应证被不断扩展，相关的研究也在不断加深。增强型体外反搏应用于临床已经超过半个世纪，国内、外对于其临床治疗效果的基础研究和临床实践超过 40 多年，迄今为止，在美国和我国已经相继完成了 MUSTEECP（The multicenter study of EECP），RECC（research on enhanced external counter-pulsation therapy in coronary artery disease），IEPR（prospective evaluation of EECP in congestive heart failure）、PEECH（international EECP patient registry）等 4 个与 EECP 有关的大型临床试验，或注册研究，以及其他小规模的临床试验。从这些研究中可以看到，入组的病例大多都曾做过经皮腔内冠状动脉成形术（PTCA）/冠状动脉旁路移植术（CABG），约半数患者有心肌梗死病史，还有不少患者患有心功能不全、糖尿病等。EECP 确实让这类病情反复、心绞痛级别高、又无法再选择血管重建术的患者临床获益。目前 EECP 临床应用证据的获取也主要来自这些病情比较复杂和相对危重的病例。因此，医师和这些已经接受标准治疗手段后仍十分棘手的患者从 EECP 治疗中看到了希望。如何将 EECP 更为主动地应用于冠心病的一级预防和二级预防中，仍然需要严格、科学和大规模临床研究结果的支持。其对心脏康复的作用机制及疗效仍未完全明确，以下将体外反搏在心脏康复当中的应用及研究进展做一简单概述。

## 第一节　体外反搏的血流动力学效应

主动脉内球囊反搏（intraaortic balloon pump，IABP）的工作原理是：气囊置于锁骨下动脉与肾动脉之间的主动脉内，在心电或脉波信号触发下，在左心室舒张期气囊充气，突然阻滞主动脉内血流，使主动脉内舒张期压力升高，挤压更多的血液流入冠状动脉，改善冠状动脉的供血和供氧；在左心室收缩期球囊突然排气瘪塌，主动脉内压力骤然下降，使左心室射血阻力降低，减轻左心室的后负荷，减少了左室壁张力及左室做功和氧耗。

增强型体外反搏（enhanced external counter-pulsationm，EECP）发挥作用的基本原理与IABP非常相似，但最大的区别在于EECP于心脏舒张期同时挤压双下肢静脉，使静脉回心血流量增加，提高心输出量，而IABP则无此作用。两者即时血流动力学效应的差异如下所述：

### 一、动脉血压的改变

IABP工作时，心脏舒张期主动脉内球囊的快速充盈可使主动脉舒张压升高，因此可在主动脉压力波形上形成第二个压力波形（简称增压波，augmentation）[6]（图17－1－1）。

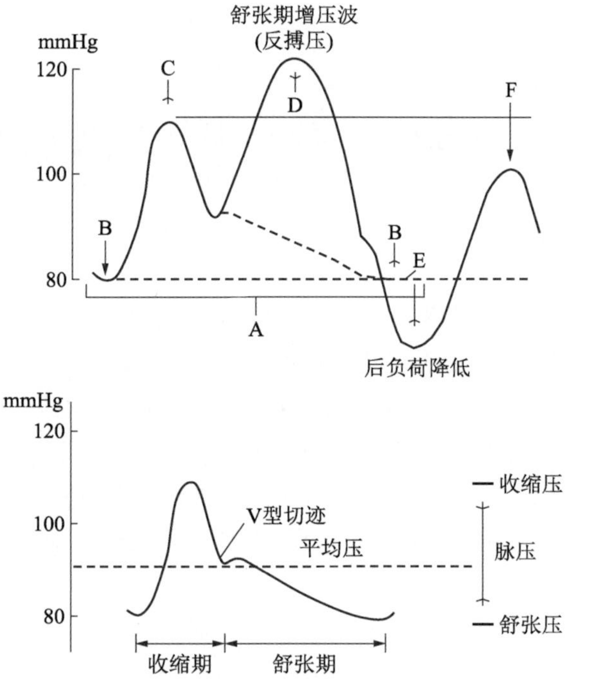


图17－1－1　IABP工作时的主动脉压力波形及产生的效果[6]

注：上图：IABP开启；下图：IABP关闭。

如果以主动脉压力波形的舒张部分曲线下面积表示平均舒张压，可见平均舒张压也升高。IABP可使主动脉舒张压提高30%～70%（与未使用辅助装置的主动脉舒张末压力比较）[7]。球囊在心室收缩时被抽瘪（放气），此时主动脉收缩压会降低，左心室后负荷（即舒张末期主动脉压）也会降低。应用IABP时，主动脉收缩压的峰值会降低5%～15%，平均收缩压也会下降，使左心室收缩时做功进一步下降。

EECP是在心脏舒张期序贯地加压于小腿、大腿和臀部，驱动血液向升主动脉反流，产生舒张期增压波。由此出现的双脉动血流是EECP独特的血流动力学特征。动物和临床实验结果显示：EECP提高动脉舒张压的幅度为26%～157%不等，北京阜外医院报道桡动脉舒张压峰值增高幅度达115%～157%[8]。EECP能否充分提高主动脉舒张期血压，是衡量体外反搏能否发挥有效作用的关键性指标之一，一般要求治疗过程中舒张期增压波（D）和收缩波（S）的比值（D/S）>1.2[6]（图17－1－2）。另外，EECP搏动性血流在动脉中传导良好，EECP有增强血压脉动性的作用。

EECP对动脉收缩压的影响报道不一。收缩压降低的程度是评价EECP治疗缺血性心脏病效果的重要指标之一。收缩压反映心室射血阻抗，即心脏后负荷；心肌耗氧量等于心率和动脉收缩压的乘积。因此，降低收缩压、减慢心率均可以使心肌耗氧量减少，心脏做功减轻。EECP能否引起收缩压下降，还与动脉顺应性及外周血管总截面积有关。据北京阜外医院报道，EECP使收缩压降低了9～16 mmHg（1 mmHg＝0.1333 kPa）（6.3%～11%）[6]。EECP的舒张期增压波与降低收缩压的作用机制包括：降低后负荷；增加肾血流量，减少肾素—血管紧张素—醛固酮的分泌；除增加冠状动脉侧支开放外，其他器官侧支开放也增加，因而外周血管总截面积增大，总外周阻力降低，导致血压下降；回心血流量增加，刺激右心房分泌和释放心钠素增加，同时右心房压力增加兴奋心肺感受器，使迷走张力升高，导致血压下降；反搏使舒张压升高，刺激颈动脉窦压力感受器，使交感神经抑制、迷走神经兴奋；前列环素分泌增加，导致血管明显扩张，血压下降。

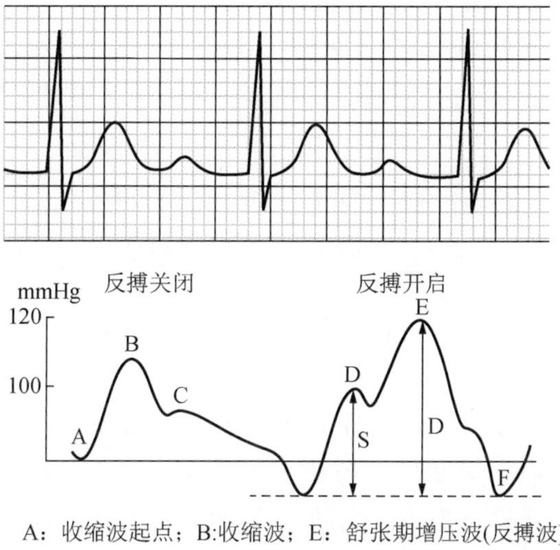


图 17－1－2　EECP 时主动脉压力波形的变化[6]

注：注意反搏开启时的 D/S 的比值是考察体外反搏效果的重要评价指标之一，D/S 的比值一般需要大于 1.2。

## 二、对左心室功能的影响

IABP 工作时，心室舒张末期的主动脉压会因球囊放气而降低 5%～30%，同时心输出量和搏出量均有增加。心输出量的增加是因为 IABP 使左心室泵功能增强及主动脉内球囊的泵吸作用所致，左心室舒张末压和容积也因此而降低 10%～15%。IABP 可能会使心率增加约 10%，部分是因为心输出量和搏出量增加所致。

EECP 装置是在心脏舒张期加压于人体下半身（臀部、大腿和小腿），使其中的血液被驱动返回心脏，在原有收缩期脉搏的基础上产生一种舒张期增压波（亦称为反搏波）。由于从下半身反流的血液容量很大，这种反搏波的幅度是原来心脏收缩所产生的脉搏波的 1.2 倍以上，从而使器官、组织供血得以改善，特别是心脏的冠状动脉供血得到显著增加。在心肌供血获得改善的同时，由于反搏气囊对下半身的序贯加压，静脉回心血量也相应增多。静脉床的压力较低，壁薄，容易受 EECP 的影响，使血液、淋巴液流回中央静脉，增加回心血量；静脉有向心静脉瓣，能阻止血液反流入周围静脉，防止了产生大的静脉血流波。EECP 时静脉回心血量明显增加，同时左心室射血阻力下降，将导致心输出量增加 5%～50%，平均 25%，这有益于心源性休克，尤其是心内直视术后低排量休克的纠正。Ahlbom[7] 对接受一个标准疗程 EECP（35 次）的冠心病患者进行研究，分别在第 1 次和第 35 次 EECP 治疗前、治疗中和治疗后即刻，使用惰性气体再呼吸法测量患者的心排量（cardiac output，CO）、心脏指数（cardiac index，CI），CI 从治疗前的 2.2（1.7～2.9）$L \cdot min^{-1} \cdot m^{-2}$ 增加到治疗过程中的 3.0（2.2～3.8）$L \cdot min^{-1} \cdot m^{-2}$，且治疗后 CI 较治疗前增加。心搏量、心脏指数增加，表明在增加回心血量的同时，也相应增加心脏输出量，符合回心血量与心脏输出量基本一致的原则。因此，EECP 发生反搏波使冠状动脉供血增加，增强心脏收缩功能，又能降低外周血管阻力，从而增加心输出量。

## 三、对冠状动脉血流的作用

IABP 对冠状动脉血流的影响：理论上讲，球囊充气使主动脉舒张期加压可使冠状动脉血流增加，在冠状动脉低灌注的患者尤其如此，因为冠状动脉供血大部分发生在左心室舒张期。但实验得出的结果却不尽相同，得出不同结论的原因可能在于：研究对象不同（动物或者人）；研究对象的血流动力学状态不同；检测冠状动脉血流的方法不同。有学者[8] 针对危重患者的研究显示：在冠状动脉自动调节受损的个体应用 IABP 是有益的。在较大的灌注压力范围内（45～125 mmHg），冠状动脉血流会因为其自动调节而保持不变；在此范围内，冠状动脉血流的变化相对独立。灌注压特别高或低的情况下，自动调节机制不足以维持稳定的冠脉血流，譬如在严重低血压的个体，自动调节能力丧失，此时使用 IABP 会因主动脉舒张压升高而使冠脉血流增加，但当冠脉有严重的固定狭窄（超过管径的90%）时，IABP导致的主动脉舒张压升高不会被传递至狭窄后的血管段，因而狭窄后的冠脉血流不会发生改变。

EECP同IABP相似，理论上也会增加冠状动脉血流。Michaels[9]等应用冠状动脉压力导丝和多普勒导丝检测了10例行EECP的患者的冠状动脉内压力和冠状动脉内多普勒血流速度，发现EECP可使冠状动脉内平均压显著上升［从(88±9) mmHg升至(102±16) mmHg，上升16%，$P=0.006$］，平均冠状动脉内血流峰流速度从(11±5) cm/s增加至(23±5) cm/s，增加109%，$P=0.001$；同时，反映冠脉血流的造影学指标之一的TIMI计帧的帧数也增加了28%($P=0.001$)。此研究结果显示：EECP期间冠状动脉血流有明显增加。

## 四、外周循环

外周血流取决于压力、阻力、血流流经的长度和内摩擦力。使用IABP时，球囊在舒张期充盈使血压增加，动静脉压差随之增加，而使血流增加；同时充盈的球囊（容积）成为心搏出量的一部分，相当于使心搏出量有所增加，从而激活了主动脉压力感受器，并反过来阻滞延髓血管收缩反射，这样外周阻力降低，血流改善。有关EECP对周围循环的作用研究较少。有学者探讨了在EECP过程中应用不同的充气/放气方式进行加压时，人类和犬的外周循环变化情况，显示：EECP可使腿部前向和逆向血流速度均增加，并认为囊套充气时有附加的前向血流。另外，通常认为稳定层流变为震荡流或湍流后，血流切应力下降，内皮功能下降，雷诺系数（Re = pvd/r 式中；Re为雷诺系数，p为流体密度，d为管道直径，v为管道中平均流速，r为液体的动力黏度）升高。Gurovich[10]的研究发现EECP结束即刻，肱动脉前向的血流速度和血流切应力增加，股动脉的血流模式为逆向的湍流增加，且血流切应力和雷诺系数也增加，尽管两者的血流模式不同，但血流介导的肱动脉扩张（FMD）都明显增强。以往大多数研究证实前向层流可以上调内皮功能，前向湍流则下调内皮功能。该结果证实EECP在股动脉产生的逆向湍流也可以上调内皮功能。最近有研究分别在患有冠心病和糖耐量异常的患者进行EECP治疗后，通过静脉闭塞体积描记术（venous occlusion plethysmography，VOP）测得一个标准疗程EECP治疗后，前臂和小腿的外周阻力血管血流量明显增加。这些变化是EECP通过提高血流切应力来改善内皮功能的理论支持。

鉴于EECP疗法无创，且可反复长期使用，因而在适应证选择和普及推广方面比IABP更具优势。

# 第二节　血管内皮：体外反搏作用的新靶点和作用新机制

动脉粥样硬化性疾病是严重危害人类健康的常见病、多发病，被称为“头号杀手”。防治动脉粥样硬化为我国当前医疗卫生保健工作的重点，动脉粥样硬化的基础研究亦成为当前医学研究的热点。

动脉粥样硬化的始动环节是血管内皮功能受损。在动脉粥样硬化病变早期，甚至在形态学上尚无任何可见的血管内膜增厚之前，内皮依赖的血管舒张功能既已明显减弱。这与内皮细胞分泌一氧化氮（NO）和前列环素（$PGI_2$）等内皮依赖性血管舒张因子减少；内皮素（ET-1）等血管收缩因子分泌增加有关。动脉粥样硬化也被公认为一种具有慢性炎症反应特征的病理过程。高胆固醇血症促进脂质的过氧化，所形成的氧化修饰型低密度脂蛋白（ox-LDL）为内皮损伤的关键成分，可诱导内皮细胞表面一系列黏附分子的表达，使循环中的单核细胞黏附并穿越血管内皮到达动脉内膜下，转化为巨噬细胞，吞噬脂质形成泡沫细胞。

## 一、血流切应力与动脉粥样硬化

切应力（shear stress）为血流与管壁摩擦产生的平行于管壁的切线应力。其大小取决于血液黏度

(μ)、血流量(Q)及血管内径(r)。在层流状态下，切应力 τ 可通过公式计算：$\tau = 4\ \mu Q/\pi r^3$。在动脉粥样硬化病变部位的分布上，血流动力学因素起了关键作用。切应力是动脉粥样硬化病变发生发展的主要调控因素之一，是导致动脉粥样硬化病变非随机灶性分布的主要原因。动脉粥样硬化好发于动脉分支开口处、动脉弯曲处及狭窄处。这些部位正是血流由稳定层流变为涡流、振荡流或流动缓慢之处，其血流切应力明显降低且方向改变。经检测，这些部位的切应力一般约 ±4 dyne/$cm^2$，而不好发动脉粥样硬化部位的切应力通常大于 12 dyne/$cm^2$。

在体内血管内皮细胞持续处于血流切应力的作用之下，并且对切应力的变化非常敏感。在正常生理动脉血流切应力（>15 dyne/$cm^2$）作用下，血管内皮细胞排列成梭形，其长轴与血流方向一致，所分泌的 NO、$PGI_2$、超氧化物歧化酶(SOD)等活性物质可使血管舒张、抗氧化、抗增殖，呈抗动脉粥样硬化表型；反之，在血流切应力降低（<4 dyne/$cm^2$）的情况下，血管内皮细胞呈多角形，排列不规则，分泌内皮素、血管紧张素转换酶等缩血管活性物质、炎症介质、生长因子、黏附分子为主，使内皮细胞受损伤，呈致动脉粥样硬化表型。

切应力可影响细胞周期，暴露于相对较高水平层流切应力下的内皮细胞其 DNA 合成率较静止状态下的内皮细胞为低（即较高的切应力才能够降低新生内膜的形成，降低内皮细胞 DNA 合成率），新生内膜形成相对减少。动物实验证实低切应力降低内皮型一氧化氮合成酶（eNOS）/NO 的表达，削弱血管内皮对局部和全身性危险因素的抵御作用，促进血管平滑肌细胞的移行、分化和增殖，从而促进新生内膜的形成。相反，提高局部切应力可诱导内膜增生的消退，人类的颈动脉内/中膜厚度被证明与局部血流切应力大小呈负相关。

近年来，从工程学角度进行的研究发现：脂质浓度极化理论能更合理地对脂质在血管壁的沉积加以解释。该理论证实：在血液涡流缓流区，致动脉粥样硬化脂质的壁面浓度高于动脉的高速层流区，且缓流使脂质与动脉壁的作用时间延长，易于引发动脉粥样硬化病变。低切应力促进 LDL 的摄取、合成以及渗入内膜下，并促进氧化应激增加 ox-LDL 的产生。低切应力并上调核转录因子-κB（NF-κB）/血管细胞黏附分子-1（*VCAM1*）、单核细胞趋化蛋白-1（MCP-1）等的表达，促进炎症反应。

## 二、机械敏感性内皮细胞基因表达

血管内皮细胞能识别其所处的力学环境的变化，并将力学信号转变为电生理及化学信号，进而引起一系列生物学效应。高通量，全基因组基因表达研究表明：血流切应力在体外和体内调节着血管内皮基因表达，这些研究确定了许多响应血流切应力的调节途径以及新颖的机械敏感型基因和功能基因簇。血流切应力能够通过细胞表面（管腔、连接和基部）的各种机械传感器进行转化，包括离子通道、烟酰胺腺嘌呤二核苷酸磷酸（NADPH）氧化酶、黄嘌呤氧化酶（XO）、受体酪氨酸激酶、G 蛋白、细胞/细胞和细胞/基质（整联蛋白）黏附复合物、糖萼、细胞膜穴样小窝和细胞骨架元素。一旦血流切应力刺激作用于细胞，各种细胞内途径即被机械传导触发。有趣的是，细胞内的机械应力信号传导都主要集中在一些共同转导途径上，如丝裂原活化蛋白激酶（MAPKs）途径和磷酸肌醇 3 激酶（phosphatidylinositol-3-kinase，PI3K）/蛋白激酶 B（protein kinase B，AKT）途径。

MAPK 途径可以通过整合素，NADPH 氧化酶或离子通道等方式被特异性激活。机械刺激以整合素为上游的机械应力感受器，有复合物激酶（FAK、c-Src、Shc、桩蛋白和 p130CAS）、衔接蛋白（Grb2、Crk）和鸟嘌呤核苷酸交换因子（Sos、C3G）等参与，合并受体酪氨酸激酶激活肾素—血管紧张素系统（RAS），进而通过 Raf（即 MAPKKK）逐步激活→MAPKK→MAPK。活化的 MAPK 由胞质转入细胞核内磷酸化转录因子，刺激即早期基因（immediate early gene），如 c-fos、c-jun 的表达，与含切应力反应元件（shear stress response elements，SSRE）的相应内皮细胞基因结合，启动基因转录来调节细胞生理过程及病理反应[11]。此外，离子通道通过蛋白激酶 C（PKC）激活 MAPK 通路，而还原型辅酶Ⅱ（NADPH）氧化酶通过活性氧（ROS）激活 MAPK 途径。

另一条重要的途径为 PI3K/Akt 途径，其中一个例子为血小板内皮细胞黏附分子-1（PECAM-1）的激活。PECAM-1 直接传递接合面的机械力，然后通过 VEGFR2（PECAM-1 和钙粘蛋白的复合物）激活 PI3K，进而使 Akt 也被激活，令内皮细胞的骨架向层流的方向排列。若内皮细胞暴露于促动脉粥样硬化的涡流下将获得 Rac1（是细胞内一类重要的信号转导分子）的活化作用，反过来导致 ROS 增加并使 NF-κB 被激活。因此，在涡流中，这些相同的机械传感机制通过激活 NF-κB 导致促动脉粥样硬化基因如细胞间黏附分子-1（*ICAM1*）的表达。此外，PI3K/Akt 与 MAPK 途径可以通过同一种整合素导致内皮型一氧化氮合成酶（eNOS）的激活。

内皮对层流切应力和振荡切应力的不同反应通过差异性地激活 MAPK 和 PI3K/Akt 途径而显现。在层流中，抗动脉粥样硬化基因[12]如 eNOS、Kruppel 样因子家族（*Klf2* 和 *Klf4*），Nrf2 和超氧化物歧化酶（Mn-SOD、EC-SOD）上调。eNOS 通过 PI3K 依赖途径被 Akt 磷酸化和激活，并且通过产生 NO 使内皮细胞（ECs）出现抗动脉粥样硬化表型，阻止了 ECs 中单核细胞趋化蛋白-1（MCP-1）的表达并在维持血管张力中发挥作用。

*KLF2* 和 Nrf2 是维持内皮细胞功能稳定的最重要的两个转录因子，分别介导着切应力对内皮细胞的抗炎症、抗氧化、维持细胞形状和维持血管张力的功能：

1. 切应力通过激活细胞外信号调节酶（ERK5）—肌细胞强化因子 2 转录因子（MEF2）—*KLF2* 信号通路来实现 *KLF2* 的转录。

过表达 MEF2 突变亚基则抑制了切应力对 *KLF2* 的激活。另外，切应力也通过钙/钙调蛋白依赖的通路诱导 HDAC5（组蛋白去乙酰化酶 5）的磷酸化及其从细胞核内输出，从而解除 HDAC5 对 MEF2 活性的抑制作用，促进 *KLF2* 的转录[13]。脉动的层流切应力可以激活 MAPK 信号通路（即 MEK5/ERK5 通路），间接上调 *KLF2*。

2. 切应力通过 PI3K 信号通路促进 *KLF2* mRNA 的稳定，从而维持 *KLF2* 的高表达。

HuR（为细胞内普遍表达的 RNA 结合蛋白）同样介导着对 *KLF2* mRNA 稳定性的调控。HuR 通过结合在 RNA3’UTR 富含 AU 元件的区域来调节其稳定性。下调 HuR 能够上调 *KLF2* mRNA 的稳定性。

3. 在没有任何刺激因素的存在下，另一种抗动脉粥样硬化转录因子 Nrf2 与 *KEAP1* 等形成复合物，被扣押在细胞质中，这导致了 Nrf2 的降解。

切应力通过对 *KEAP1* 半胱氨酸残基的修饰抑制其与 Nrf2 的结合能力，将 Nrf2 释放出来，从而促进 Nrf2 的核转运，激活抗氧化反应（antioxidant responsive，ARE）依赖的抗氧化基因的表达[12]。

与层流切应力相反，在振荡切应力中 ECs 表达促炎细胞因子（如 MCP-1）和炎症细胞黏附分子（如 *VCAM1* 和 *ICAM1*），其中 MCP-1 在其启动子区域含有佛波醇酯（TPA）—响应元件（TRE），也被发现对血流切应力敏感，*VCAM1* 和 *ICAM1* 在其启动子中也含有类似切应力响应性元件[11]。此外，EC 表达其他促炎蛋白，如 NADPH 氧化酶[12]和骨形态发生蛋白（BMP4）。这些研究结果表明：单向层流或层流切应力上调“抗动脉粥样硬化”基因，同时下调“促动脉粥样硬化”基因，紊乱、停滞的涡流或振荡切应力则导致相反的现象。

### （一）血流切应力调节 microRNA 表达

血管内皮细胞通过机械传感器将血流切应力转换为细胞信号事件和基因表达的改变，如调节离散的促动脉粥样硬化和抗动脉粥样硬化基因组来促进和抑制动脉粥样硬化形成。稳定的层流上调抗动脉粥样硬化基因（如 *Klf2*、*Klf4* 和 eNOS），紊乱的涡流则上调了许多促动脉粥样硬化基因，包括血管细胞黏附分子-1（*VCAM1*）和基质金属蛋白酶（MMPs），介导促血管生成、促炎、增殖和促凋亡反应，加速血管内皮损伤。微小 RNA（miRNA）是小的非编码 RNA 分子，能调节其靶信使 RNA 的稳定性和翻译效率，成为基因表达的关键调节因子。有学者在体内和体外实验中确认了 miR-712 为一种前核糖体 RNA 来源的机械敏感性 miRNA，在内皮细胞中受涡流的作用而上调，刺激促动脉粥样硬化反应，内皮炎症和增加内皮通透性，并报道了人类 miR-205 与鼠 miR-712 具有特异性相同的作用。切应力诱导的 miR-23b（非编码单链小分子 RNA 之一）下调了转录因子 E2F1 的表达水平和视网膜母细胞瘤肿瘤抑制蛋白（retinoblastoma tumor suppressor protein；简称 Rb 蛋白）的磷酸化（首次发现是它在眼部恶性肿瘤：视网膜母细胞瘤发生中所起的作用。在细胞周期的 G1 期，Rb 蛋白在被 Cyclin-CDK 磷酸化后变成 E2F1，然后才可以释放，结合在其上的 E2F。E2F 是转录因子，促进 S 期所必需的 Cyclin、CDK 蛋白的转录，细胞才能从 G1 期进入 S 期），抑制了细胞周期从 G1 期进展到 S 期，从而抑制了血管内皮细胞的增殖（即抗动脉粥样硬化反应）。此外，在内皮细胞中，增高的切应力通过对 miR-155（非编码单链小分子 RNA 之一）的上调，靶向作用于血管紧张素Ⅱ 1 型（AT1）受体和 Ets-1，降低了血管紧张素Ⅱ的促炎活性，miR-155 对 AT1 受体的抑制也可改善血管紧张素Ⅱ对血管的重塑作用（抗动脉粥样硬化反应）[14]。因此，血流切应力通过调节各类 microRNA 的表达影响动脉粥样硬化反应。

1. 切应力诱导的 miR-92a 调节内皮细胞 *KLF2* 的表达

层流切应力诱导内皮细胞 *KLF2* 的表达，对于维持内皮细胞功能的稳定至关重要。当前的研究发现 miR-92a 介导着切应力对内皮细胞 *KLF2* 的调控作用。生物信息学方法预测 *KLF2* 的靶标，发现 miR-92a 能够结合到 *KLF2* 的 3’ UTR 上。miR-92a 过表达抑制了 *KLF2* 以及 *KLF2* 所调节的 eNOS，TM 等基因的 mRNA 和蛋白质水平；而抑制内源性 miR-92a 的表达则上调 *KLF2*、eNOS、TM mrNA 和蛋白质水平。生理范围内的切应力通过下调 miR-92a 的表达，从而上调 *KLF2* 等基因的表达。

2. 切应力诱导的 mR-145/143 调节平滑肌细胞表型

miR-145/143 对于维持平滑肌细胞的收缩表型至关重要，血流切应力通过刺激内皮细胞 *KLF2* 的表达，可以诱导 miR-145/143 显著的表达，并且通过分泌小泡的机制将内皮细胞的 miR-145/143 传递给平滑肌细胞，调节平滑肌细胞的表型，抑制平滑肌细胞的增殖。体内实验表明将含有 miR-145/43 的小泡输入 ApoE-/-小鼠体内，可以有效地抑制动脉粥样硬化[14]。

### （二）血流切应力调节组蛋白修饰和染色质重塑

研究证实血流切应力可对组蛋白修饰和染色质重塑进行调节，一些报道阐述了层流切应力通过诱导组蛋白 H3/H4 乙酰化和 H3 磷酸化介导内皮细胞中染色质重塑的新途径[11]。层流切应力激活具有内在组蛋白乙酰转移酶（HAT）活性的基因，并且还使组蛋白脱乙酰基酶（HDAC）失活。HDAC 分为Ⅰ类（HDAC 1/2/3）和Ⅱ类（HDAC 5/7）。层流切应力阻断Ⅱ类 HDAC 介导的肌细胞增强因子-2（MEF2）的抑制，从而使 MEF2 介导的 *KLF2* 和 eNOS 表达增多[13]。

相反，振荡切应力诱导Ⅰ类和Ⅱ类 HDAC 过度表达，激活磷脂酰肌醇 3-激酶（PI3K）/蛋白激酶 B（PKB/Akt）信号通路，从而阻断 Nrf2 和 MEF2 等抗炎转录因子。而Ⅰ类 HDAC 抑制剂 siRNA（干扰核糖核酸）和特异性 HDAC 抑制剂丙戊酸在体内和体外都阻止了振荡切应力诱导的内皮细胞增殖。Zampetaki 等证明在 ApoE-/-小鼠构建的涡流区域中显示 HDAC3 的表达增加，且 HDAC3 蛋白在体外暴露于涡流的内皮细胞中表达上调，HDAC3 被涡流磷酸化并与 Akt 有很强的相互作用，能提高 Akt 磷酸化水平。然而，较低 HDAC3 会导致内皮细胞凋亡的显著增加。因此，中等水平的 HDAC3 可促进内皮细胞保持存活和完整，但其在涡流区域的过表达将加速动脉粥样硬化的发展。总之，这些报告清楚地表明 HDAC 受血流切应力调节，只是其病理生理作用可能因特定的 HDAC 和所涉及的细胞类型而异。

### （三）血流切应力通过 DNA 甲基化模式调节基因表达

近年来，已证实血流可通过 miRNA 和组蛋白修饰调节基因表达。而血流是否能通过 DNA 甲基化模式调节基因表达，以及它是否在机械敏感性基因的表达中起关键作用不得而知。最近，不同的研究小组[15]通过各种途径证实了甲基转移酶（DNMTs）为一种剪切力响应蛋白，受到血流介导的内皮基因表达程序的调节，并揭示了血流介导的DNA甲基化以及甲基化状态与体内动脉粥样硬化发展的关系。

当前的研究[15]通过对小鼠左颈动脉（LCA）部分结扎构建涡流模型，同时保持对侧右颈动脉（RCA）不作处理作为内部对照，发现LCA中DNMT1表达显著增加。此外，在体外培养的内皮细胞中通过振荡血流切应力诱导DNMT1表达，并且用DNA甲基化转移酶抑制剂——5-氮杂-2′-脱氧胞嘧啶核（5Aza），及DNMT1 siRNA抑制DNMT，发现可显著降低振荡流切应力诱导的内皮炎症，5Aza治疗可减少ApoE-/-小鼠模型中动脉粥样硬化造成的急性和慢性损伤，抑制了动脉粥样硬化的发展[15]。使用5Aza处理后动物的全基因组RRBS（reduced representation bisulfite sequencing，是一种用于基因组单核苷酸级别的甲基化水平分析的高效的高通量测序技术）和微阵列研究表明，涡流区域中5Aza对DNMT1的抑制使DNA甲基化和基因表达恢复到健康的层流状态。另外，通过系统生物学分析全基因组DNA甲基化模式和基因表达数据显示，有11个机械敏感基因在涡流介导下，于启动子区域经历了超甲基化而被抑制，同时可被5Aza逆转。

这些发现提供血流切应力维持血管内皮功能的新见解，即通过控制表观遗传DNA甲基化改变内皮基因表达、调节血管生物学、并诱导动脉粥样硬化。这些新发现对于理解动脉粥样硬化的生物化学机制具有广泛意义，为体外反搏的血管内皮保护作用奠定了理论基础。

## 三、血流切应力调节内皮细胞炎症反应

动脉粥样硬化可以看成是一种炎症疾病。内皮细胞的激活是动脉粥样硬化病变的第一个阶段。生理切应力通过多种机制抑制内皮细胞的激活，例如通过诱导KLF-2表达并通过抑制JNK（氨基末端激酶）介导的MAPK途径，从而抑制下游靶标ATF2（一种转录因子）/c-Jun（一种核内原癌基因），使ICAM-1、*VCAM1*和E-选择蛋白（均为炎症因子）的表达减少。在血管中，*KLF2*总是表达在抗动脉粥样硬化的区域，而在易发生动脉粥样硬化的区域低表达。*KLF2*的抑制作用主要是通过抑制AP-1转录因子的磷酸化，以及c-Jun和ATF2的核定位，从而抑制NF-κB的活性。另外，层流血流切应力可以激活MEK5（MAPK信号通路的构成之一），促进ERK5（细胞外信号调节酶）的磷酸化，增加MEF2的转录活性和随后*KLF2*的合成。而肿瘤坏死因子（TNF）则通过Rac-1介导的*VCAM1*和ICAM-1表达，以及ROS的产生，显著增加NF-kB活性。Nrf2由高血流切应力激活，通过负调节MAPK途径来预防促炎状态的发生。一方面，Nrf2抑制MAPK途径的上游激活剂MAPK激酶。另一方面，它通过增强MKP-1（MAPKs的天然负性调节因子）的活性，抑制JNK并使p38脱磷酸化，导致*VCAM1*的表达受到抑制。

层流血流切应力通过直接和间接地作用于miR网络，从而调节NF-B途径：miR-10a和miR-126直接抑制E-选择蛋白、*VCAM1*和ICAM-1的表达，而miR-155则是作用于靶标Rela/65调控NF-κB[16]。*KLF2*在反向激活众多抗炎miR中起主要作用，包括miR-143、miR-145、miR-23b和miR-126等，如层流血流切应力刺激体内外*KLF2*过表达使miR-30-5p家族成员的表达增加。其中，miR-30以血管生成素2（Ang2）作为靶标，其过表达降低Ang2水平，并减少了TNF诱导的E-选择素、*ICAM1*和*VCAM1*的表达，从而在内皮细胞中起到抗炎作用。相反，振荡切应力引起核转录因子活化蛋白-1（AP-1）活化和miR-21对过氧化物酶增殖体激活受体：PPARα和PPARγ的抑制，使NF-κB炎症通路加强，并且还上调靶向作用于*KLF4*的miR-663，从而使E-选择蛋白和*VCAM1*上升。总之，振荡切应力在错综复杂的miR网络下引起的结果主要以炎症为主。对于长链非编码RNA，为了评估其转录组对血流的反应，研究人员将人脐静脉内皮细胞（HUVEC）暴露于特定的层流血流切应力下，使用定制的lncRNA微阵列对lncRNA进行全基因组分析，显示基因的表达

差异明显[17]。如 *LINC00341* 通过将激酶同源物 2 的增强子引导至 *VCAM1* 基因的启动子区域以抑制 *VCAM1* 的表达。剪接转录内皮富集的 lncRNA（STEEL）将 PARP1 募集到 *KLF2* 启动子上从而上调 *KLF2*，并受到 *KLF2* 的反馈抑制。lncRNA-RNCR3 与 *KLF2* 和 miR-185-5p 形成反馈环以调节炎症因子的释放。

## 四、血流切应力调节内皮细胞氧化应激

活性氧簇（reactive oxygen species，ROS）包括分子氧及其衍生物，比如超氧阴离子（superoxide anion，$O_2^-$）。羟基自由基（hydroxyl radical，$OH^-$），脂自由基（lipid radicals）。ROS 主要来源于黄嘌呤氧化酶，NADH/NADPH 氧化酶以及一氧化氮合酶等的作用。虽然层流切应力一开始激活还原型辅酶Ⅱ（NADPH）氧化酶，但 24 h 之后其活性却慢慢被抑制。层流切应力刺激超氧化物歧化酶（SOD）2，细胞外的 SOD1 的合成从而清除 $O_2^-$ 自由基，与此同时激活谷胱甘肽过氧化物酶类的合成从而清除 $H_2O_2$ 合成。

### （一）生理范围的血流切应力激活 Nrf2 依赖的抗氧化信号通路

层流切应力促进 *KEAP1*（细胞氧化应激反应中的重要调控因子）的降解，进而将 Nrf2 从 *KEAP1* 复合物中释放出来，转运到细胞核，促进 *NQO1*、*HO-1*、*GCLM*、*GCLC* 等抗氧化基因的表达，从而抑制细胞内 ROS 的产生。层流切应力促进的 *KLF2* 的表达也有助于提高 Nrf2 的转录活性，促进其下游抗氧化基因的表达。

### （二）低的或是扰动血流切应力促进 ROS 的产生

振荡的血流能够促进内皮细胞膜上黄嘌呤氧化酶，还原型烟酰胺腺嘌呤二核苷酸磷酸（NADPH）氧化酶类基因表达，从而促进细胞内 ROS 的产生[12]。而低的血流切应力无法激活 Nrf2 抗氧化信号通路，导致诸如 SOD2 等抗氧化酶类表达的降低，从而进一步促进了内皮细胞 ROS 的积累。低的血流切应力或是振荡的血流能够使内皮型一氧化氮合成酶（eNOs）脱偶联，产生的 ROS 则会与 NO 形成更具毒性的活性氮（reactive nitrogen species）。这不仅抑制了 NO 的生理活性，而且更进一步诱导细胞氧化损伤。细胞内 ROS 过量积累超出了细胞内抗氧化系统清除能力，过多的 ROS 氧化一些生物大分子比如 DNA，蛋白质或脂质，进而改变内皮细胞的功能。

## 五、血流切应力调节内皮细胞 NO 合成

内皮细胞产生的 NO 对维持血管的平衡至关重要。一氧化氮（NO）不仅能够调节血管的收缩，而且能够抑制 MCP-1，*VCAM1* 的合成，抑制脂质的过氧化，抑制平滑肌细胞的增殖，抑制血小板的凝集，具有很强的抗炎症，抗凋亡，抗有丝分裂，抗血栓的功能，对于内皮细胞的功能稳定至关重要。

### （一）生理范围内的血流切应力通过多种途径刺激内皮细胞持续产生 NO

1. 根据受切应力作用的时间可以分为急性和慢性两种

短暂的血流切应力处理（几秒钟内）就能够促进内皮细胞钙调蛋白结合到 eNOS 蛋白上，从而增加 eNOs 的活力，刺激 NO 的产生。长时间的切应力处理（通常在几个小时后）能够激活 *MEF2C*（心脏的特异转录因子，调节着心脏特异基因的表达），促进 *KLF2* 的 mRNA 表达；切应力也通过提高 *KLF2* mRNA 的稳定性，促进 *KLF2* 蛋白质的表达，*KLF2* 进一步诱导 eNOS 的基因表达。

2. 切应力也可以在转录后水平上通过对 eNOS 蛋白质进行磷酸化、乙酰化修饰等提高 eNOS 的活性

层流切应力激活一磷酸腺苷蛋白激酶（AMPK）信号通路，从而磷酸化 eNOS 的 Ser1177，促进 eNOS 的活性；激活的 AMPK 也促进去乙酰化酶（Sirt1）的合成，从而增加了 Sirt1 对 eNOS 的脱乙酰化修饰，更进一步促进 eNOS 的激活。

（二）低的或是振荡血流切应力抑制了生理活性的NO的产生

在血液湍流的血管区域，低血流切应力抑制了内皮细胞 eNOS mRNA 及蛋白质的表达，从而抑制了NO的产生。低的或是振荡血流切应力虽然也能够诱导NO的产生，但却是通过诱导型一氧化氮合成酶（iNOs）炎症通路实现的，并且由于eNOS的脱耦联效应使得生理活性的NO大大降低，而脱耦联产生的 $O_2$ 或者 $H_2O_2$ 则具有促炎症的效应。另外，在小鼠的升主动脉中（此处受到生理范围内的切应力作用）的Sirt1比在大动脉弓（易受振荡切应力作用）中的表达量高，这与体外实验相符。由于震荡切应力也无法诱导内皮细胞Sirt1的表达，这抑制了eNOs的脱乙酰化与活性。Sirt1表达的下调也抑制了过氧化物酶体增殖物活化受体 γ 协同刺激因子 1α（PGC-1α）和 *NRF1*（一种转录因子）的表达，阻碍了内皮细胞线粒体的增生，进一步促进ROS的产生和eNOS的脱耦联。

另外，低血流切应力抑制了另一个血管扩张性物质——前列腺环素的产生，促进具有强力血管收缩和促有丝分裂活性物质内皮素1（ET-1）的表达，进一步抑制NO的血管保护功能。

## 六、血流切应力促进内皮祖细胞和侧支循环

（一）内皮祖细胞

内皮祖细胞（endothelial progenitor cells，EPCs）为骨髓源性干细胞，在生理或病理因素刺激下，内皮祖细胞可由骨髓动员到外周血，并增殖、移行和定向分化为内皮细胞，参与损伤血管的修复。内皮祖细胞参与的血管修复包括血管生成（vasculogenesis）和血管新生（angiogenesis）两种途径。前者指在没有血管的部位原位形成新生血管的过程，而后者则指在原有血管床的基础上，血管内皮细胞通过出芽的方式形成新生血管分支，并互相交汇形成血管网络的过程。两者的发生机制都不同程度地包含着内源性内皮祖细胞的动员、归巢和分化。内皮祖细胞和心血管疾病各种危险因素都有可能导致患者体内的EPCs存在数量和质量的不足。研究表明，循环内反映EPCs特性的 *CD34* 和 *KDR*（血管内皮生长因子受体之一）标记的细胞水平与日后严重心血管事件及死亡风险呈负相关证实，冠心病患者接受EECP治疗后，循环 *CD34*+/*KDR*+EPCs水平与EPCs-集落刺激因子（colony-forming unit，CFU）较基线时显著增高，而对照组无明显变化。循环内皮祖细胞的增加将有利于慢性心血管疾病血管内皮功能与结构的修复。有学者通过高脂喂养实验猪，建立动脉粥样硬化模型，发现与对照组相比，体外反搏治疗组动物血浆内源性粒细胞集落刺激因子（G-CSF）水平增加，进而促进内源性内皮祖细胞动员以及促进心肌细胞表达血管内皮生长因子（VEGF）和基质细胞衍生因子-1（SDF-1）α。Jewell[18]等学者则在另一项研究中发现体外反搏治疗后循环内皮祖细胞数量水平逐渐升高并持续4周以上，且上述结果与患者的症状及运动功能改善相关。近期研究显示，脉管系统通过内皮祖细胞表面的机械传导器感知血流切应力，并通过细胞骨架传递信号。

（二）冠脉侧支循环的开放

冠脉侧支循环是指冠状动脉及其分支之间的血管吻合网，在心脏的表层及深层形成潜在管道，在生理情况下不参与冠脉血运循环。冠脉侧支循环常见路径有：前降支与后降支之间、前间隔支与后间隔支之间、对角支与钝缘支之间、钝缘支与左室支之间、圆锥支与前降支之间、锐缘支与前降支之间、对角支与前降支之间、对角支之间、钝缘支之间等。此外，同一支冠脉闭塞近端与远端之间可由微小的血管构成交通支，称为“桥侧支”，其相当于冠脉“自身搭桥”。冠状动脉侧支循环开放的基本过程为，粥样硬化引起的管腔狭窄，使病变远端血管压力降低，其与侧支循环之间形成压力阶差，驱使侧支循环血流量增加、血流重新分布，进而通过侧支循环内皮细胞感知压力牵张和切应力信号，引起内皮细胞表达、释放VEGF等各种生长因子，同时循环中的单核细胞释放单核细胞趋化蛋白1（MCP1）等趋化因子，引起局部炎症反应、血管基质降解以及内皮细胞和平滑肌细胞的增生，促进血管新生。因此，血

流切应力被认为是侧支循环开放的关键环节。

（三）体外反搏与冠脉侧支循环

有学者进一步在犬急性心肌梗死的动物模型中证实，长期的体外反搏治疗提高局部及全身的VEGF水平，并使梗死区域毛细血管密度显著增加；且使用核素运动心肌灌注断层扫描发现，这一毛细血管密度增加与心肌灌注改善相关。有学者纳入了23例稳定性冠心病患者，且造影提示至少存在一处适合介入干预的严重病变，并按2：1的比例随即分配至体外反搏组和对照组，其中体外反搏组患者在7周内接受35 h的体外反搏治疗。诊断性冠脉造影在基线及7周随访时完成，使用压力相关侧支循环血流指数（pressure-derived collateral flow index，CFIp）及冠脉血流储备分数（fractional flow reserve，FFR）作为评估侧支循环开放情况的终点指标。结果发现：体外反搏组的冠脉侧支循环开放程度显著增加，CFIp从治疗前的0.08±0.01增加至治疗后的0.15±0.02（$P<0.001$），而FFR从治疗前的0.68±03增加至治疗后0.79±0.03（$P=0.001$），而对照组两者均无改变。这一初步研究结果提供了体外反搏治疗促进冠脉侧支循环开放的证据。

（四）骨骼肌侧支循环的开放

许多体内和体外研究已经证实血管内皮生长因子（VEGF）在调节生理性血管生成中的中心地位。在骨骼肌组织中，血管内皮生长因子受体（VEGFR）-2的作用对血管生成至关重要，而VEGFR-1则不太明确[19]。骨骼肌组织中VEGF的促血管生成作用主要通过与内皮细胞上的酪氨酸激酶VEGFR-2紧密结合，激活多个信号通路（如PI3K、PLC-c和PKC），启动内皮祖细胞动员、增殖、迁移和基因表达等一系列过程[20]。因此，VEGF从骨骼肌细胞中释放至细胞外液并激活VEGFR-2受体，是血管生成过程中的重要一步。广泛观点认为，代谢刺激引起的VEGF表达往往以肌纤维为媒介，而血流动力学引起的VEGF表达仅仅取决于内皮细胞本身，这是因为内皮细胞是唯一一种直接暴露于血流下，并且可以直接感知切应力的细胞类型。血流切应力如何在没有代谢变化的情况下诱导肌肉中的血管生成？最近有研究通过$a_1$受体（a受体为传出神经系统的受体）根据其作用特点与分布不同分为两个亚型：$a_1$，$a_2$。$a_1$受体主要分布在血管平滑肌：如皮肤、黏膜血管以及部分内脏血管。以阻滞剂哌唑嗪构建小鼠模型，使全身动脉血管舒张，并增加下游微血管网络中的血流量和切应力，增强的切应力可诱导肌细胞来源的VEGF促使血管新生。此外，他们还发现增强的血流切应力引起内皮细胞释放NO，在离体的肌肉以及培养的肌细胞中可刺激VEGF表达。这高度暗示了一种潜在的机制，即由内皮感知的血流切应力可能通过血管微环境中的NO扩散，刺激相邻肌纤维的VEGF表达。

# 第二章　体外反搏在心脏康复中的应用及研究进展

随着我国物质生活水平的提高，以及社会压力的加大，加之人口老龄化进程的加速，高脂血症、糖尿病、高血压病的发病率逐年增加，冠心病的患病率也呈现快速上升趋势。冠心病的综合治疗体系包括改善不良生活方式，控制冠心病的危险因素（高血压、糖尿病、血脂异常等），同时还包括药物干预（调脂、抗血小板聚集、缓解缺血症状等的药物治疗），以及冠心病相关的健康教育和有氧运动，可综合称之为冠心病的“ABCDE”治疗原则[21]。除此之外，增强型体外反搏治疗作为一项无创、安全、有效的物理治疗方法，近年来在冠心病的综合治疗中已经显示出举足轻重的作用。增强型体外反搏治疗冠心病的原理主要体现在：①提高主动脉舒张压：增加冠状动脉血流量，改善心肌缺血。②反复的血流冲击：促进冠状动脉侧支循环形成。③提高血流切应力：改善血管内皮细胞形态与功能，修复损伤的血管内皮，抑制动脉硬化的发生、发展。④使血流加速：减少血液黏稠度，改善微循环[22]。

## 第一节　体外反搏应用的循证医学证据

### 一、MUST-EECP 研究

多中心、增强型体外反搏研究（the multicenter study of enhanced external counterpulsation，MUST-EECP）试验开始于 1995 年，是第一个有关 EECP 治疗稳定型心绞痛的前瞻性、多中心、盲法、随机对照研究[23]。该研究共入选 139 例稳定型心绞痛患者，患者年龄为 35～81 岁，其中 70% 以上接受过经皮冠脉成形术/冠状动脉旁路移植术（PCI/CABG），51% 曾患心肌梗死（MI），70% 心绞痛分级（加拿大心血管协会心绞痛分级，CCSC）处在Ⅱ级或Ⅲ级，65% 为冠脉多支病变。结果：真反搏组反搏后运动功能显著改善，ST 段下移 1 mm 所需的时间延长（$P<0.001$），胸痛发作次数及硝酸甘油用量均减少（$P<0.01$）。治疗后 12 个月复查，真反搏组的心绞痛发作情况仍明显改善，70% 患者的心绞痛好转保持 1 年以上。其结论是：EECP 治疗冠心病是安全、有效的。

### 二、RECC 研究

1996 年～2000 年，中山大学附属第一医院、北京大学人民医院、复旦大学附属中山医院、上海交通大学医学院附属瑞金医院和上海交通大学医学院附属仁济医院等教学医院合作进行了体外反搏治疗冠心病的临床研究（research on enhanced external counterpulastion therapy in coronary artery disease，RECC）[24]，此为我国第一项有关体外反搏的多中心随机对照研究。它采用前瞻性、分层随机、同期对照的方法，使用统一的反搏装置（EECP-MC2）、统一的治疗方案（每天 1 h，共 36 h）、统一的观察记录表格及评价标准。连续入选稳定型心绞痛患者共 407 例，随机分为两组：反搏组（$n=217$）行反搏加常规药物治疗，对照组（$n=190$）进行单纯常规药物治疗。治疗 2 个月后与治疗前比较：心绞痛发作频率及硝酸甘油需要量的减少：反搏组优于对照组（$P<0.05$）；运动平板心电图中 ST 段下移 1 mm 所需时间：反搏组延长 32.03±151.71 秒，对照组缩短 35.98±165.91 秒（$P<0.05$）；核素心肌灌注显像显示，心肌缺血半定量积分：反搏组由 5.88±3.50 降至 5.21±3.22（$P<0.001$），对照组无明显改变（$P=0.1$）。治疗 1 年后随访，主要心血管事件（心血管死亡、心肌梗死或再梗死）发生率：反搏组显著低于对照组（0.75% *vs*. 7.34%）（Fisher 精确概率法，$P=0.012$）；联合终点事件（心血管死亡、心肌梗死或再梗死、需进行血管重建术）发生率：反搏组亦显著低于对照组（4.51% *vs*. 22.02%，$P<0.001$）；冠脉造影：反搏组 10 例中有 5 例显示侧支循环形成，对照组 11 例中只 1 例可见侧支循环形成；反搏组病例反搏前 1 个月内接受 PCI 者 92 例，反搏后 1 年内因心绞痛频发需作冠脉造影者为 0，对照组治疗前 1 个月内接受 PTCA 者 70 例，1 年内因心绞痛频发而需冠脉造影者 8 例，其中证实为原部位再狭窄者 6 例。该项研究结果表明：EECP 配合药物治疗能显著改善冠心病稳定型心绞痛患者的心肌缺血，显著改善其治疗 1 年后的预后；EECP 可促进冠心病患者冠脉侧支血管形成；PCI 术后早期行 EECP 治疗对再狭窄可能具有一定的预防作用。

### 三、PEECH 研究

PEECH 研究（prospective evaluation of EECP in congestive heart failure，前瞻性评价 EECP 对充血性心力衰竭疗效）是一项前瞻性评价 EECP 对充血性心力衰竭疗效的对照、随机、单盲、平行组设计的多中心临床研究[25]，入选的 187 例患者都是有症状的缺血性心脏病合并心衰的患者，其心功能处于 NYHA 心功能Ⅱ级或Ⅲ级，LVEF 均值为 35%。对照组仅采用美国心脏病学会（ACC）推荐的标准化治疗：慢性心衰的药物治疗；反搏组则是在药物治疗基础上增加反搏治疗。结果：6 个月时运动能力比基础值提高 1 min 的患者比例：反搏组高于药物组（35.4% *vs.* 25.3%，$P=0.016$）；反搏组 NYHA 心功能级别的改善率也明显高于药物组（31.3% *vs.* 14.3%，$P<0.01$）；接受反搏治疗者的生活质量也得到显著改善；但 $\dot{V}O_2max$ 这项指标在两组间未发现统计学差异，不过亚组分析显示，年龄 65 岁的老年人群在接受 EECP 治疗后 $\dot{V}O_2max$ 增加的患者数明显增多（$P=0.017$），表明该年龄段的心衰患者从 EECP 治疗中获益更大。美国食品及药物管理局（FDA）于 2002 年正式批准体 EECP 可以用于心衰患者的治疗。

## 四、IEPR 及其研究成果

匹兹堡大学于 1998 年 1 月成立了世界上第一个国际体外反搏患者登记注册中心（international EECP patient registry，IEPR）。邀请世界上所有能进行 EECP 治疗的临床中心自愿、无偿参与 IEPR 研究。入选标准是：患者签署知情同意书并进行至少 1 h 的 EECP 治疗以改善心绞痛症状。观察指标：包括加拿大心绞痛分级变化、心血管死亡率、发生心肌梗死或再梗死率、血管重建率等。Ⅰ期、Ⅱ期 IEPR 研究共计入选约 8000 例冠心病心绞痛患者，世界上共有 100 多个医学中心参加，目前已经登记病例逾万人[26]。至 2009 年 7 月，已发表论文 20 余篇，论文摘要 80 余篇。其结果是在更广泛的冠心病患者人群中证实了一个疗程的 EECP 治疗（35 h）能即时改善患者的心绞痛症状及生活质量，并且这种获益在大部分患者可持续至 6 个月、1 年、2 年甚至 3 年的临床随访时间。此外，IEPR 研究还在多种不能入选严格随机对照临床试验的、合并特殊临床情况的冠心病心绞痛患者中观察了 EECP 治疗效果，如合并糖尿病、终末期肾病、充血性心力衰竭、心房颤动、外周动脉及主动脉疾病，安装起搏器和埋藏式心脏电除颤器后的患者，接受华法林治疗、不同体重指数（BMI）、女性、左主干病变及吸二手烟的冠心病患者等的临床情况，为 EECP 技术在更复杂多样的临床医疗工作中的应用提供了宝贵的参考资料[27]。

## 五、其他单项小型随机或非随机临床研究

1. 2006 年报道的美国 6 家教学医院小样本（$n=34$）研究[28]

其结果为 EECP 治疗 1 个疗程后心绞痛发作频率减少、心绞痛的平均等级从基线时的 2.7 ± 0.7 降至 EECP 后的 1.7 ± 0.7（$P<0.001$）。运动功能显著改善：运动持续时间从基线时的（9.1 ± 3.7）min 增加到 EECP 后的（10.2 ± 3.6）min（$P=0.03$）。EECP 后示踪剂吸收的平均百分比、心腔可逆性大小、左心室平均增厚分数和左室射血分数保持不变，心肌灌注显像改善不明显，可能与疗程相对较短有关。

2. EECP 疗效与病变血管支数的关系

纽约州立大学[29]分析 50 例冠脉造影所见病变血管支数（以血管重建术后造影所见计算）与 EECP 后心肌显像改善的关系，发现 1 支病变者总有效率为 95%，2 支者为 90%，3 支者为 41%，还有几篇结果类似的报道。Lawson 等[30]所观察的冠心病患者中，未进行和进行过 CABG 者分别为 35 例和 25 例，疗效以 EECP 后心肌灌注显像的改善为依据。结果：未进行 CABG 的单、双支冠脉病变者，EECP 后心肌灌注显像改善率远比三支病变者高；但曾进行 CABG 者不论是 1 支、2 支病变或 3 支病变，EECP 后心肌显像均见改善，疗效均高达 80%；其结论是既往进行过 CABG 的患者 EECP 效果更佳（80% 比 22%，卡方检验，$p<0.05$）。这一结果鼓励了医师对不少 CABG 后心绞痛复发者采用 EECP 治疗。

3. EECP 是血管重建术后顽固性心绞痛的可能出路

在美国，每年数以万计的患者经历 PCI/

CABG术，不少患者仍然存留或复发心绞痛。即使是经过多次血管重建术，心绞痛仍然复发，反复的血管重建毕竟不能无限制地进行。对这些顽固性心绞痛患者曾采用多种不同的治疗手段，例如改善心肌灌注的方法，包括经皮冠状动脉激光成形术（PTCLA）以及刺激新生血管形成的药物；减轻“心脏痛”的方法，包括交感神经切除，经皮神经电刺激，脊髓电刺激和胸段硬膜外麻醉等。但这些治疗手段的疗效均令人失望。治疗这类顽固性心绞痛并能真正看到增加心肌灌注的唯一无创性治疗方法是EECP[31]。

## 第二节 EECP对冠心病患者的康复作用

目前临床上对于冠心病多采用联合抗血小板聚集与抗凝，他汀类降脂药稳定斑块，抗心肌缺血及冠状动脉血管重建等治疗手段，但部分患者在药物治疗基础上进行冠状动脉介入或冠状动脉旁路移植治疗后仍出现临床症状的反复，并且经济负担重，有创伤。尤其是有些不适合冠状动脉血管重建术或药物疗效欠佳的患者，心绞痛反复发作、运动功能和生活质量差。国内、外很多临床试验证实了EECP对于冠心病患者心绞痛症状的改善、运动功能及生活质量的提高具有确切的疗效[32]。Soran等[33]分别纳入美国、土耳其多家医院的冠心病患者2072例、82例进行长期临床结果对比研究；发现：虽然这些冠心病患者治疗前有不同的危险因素，但两组患者在35次（h）EECP治疗后，两组心绞痛的严重程度均显著降低（$P<0.001$）；两组治疗期间主要不良心脏事件发生率（死亡，冠状动脉旁路移植术、经皮冠状动脉介入治疗，心肌梗死）均较低（2.5% *vs.* 2.7%），提示两组均可获得相似的心绞痛改善并伴随主要不良心血管事件发生率减低。Bozorgi等[34]给予20例难治型心绞痛患者EECP治疗，结果显示EECP后，患者Ⅲ级和Ⅳ级心绞痛的发生率明显降低（$P<0.001$）；对于大多数患者，这些有益的影响持续了6个月（$P=0.010$）。闵晓梅和王进[35]观察200例不稳定型心绞痛患者，体外反搏治疗组患者在3个月时平板运动试验总有效率明显优于常规治疗组（89%比70%，$P<0.05$）；与治疗前及常规治疗组治疗后比较，体外反搏组NYHA心功能分级［(2.16±0.69)级、(2.01±0.56)级比(1.49±0.65)级］显著减少，加拿大心血管病学会（CCS）心绞痛严重度分级［(2.72±0.46)级、(2.26±0.72)级比(1.49±0.65)级］显著减少，西雅图心绞痛问卷（SAQ）评分［(65.96±11.78)分、(70.81±8.81)分比(76.49±8.65)分］、6分钟步行试验［6 MWT(339.44±83.37) m、(380.46±87.99) m比(427.93±63.32) m］显著增加，$P$均$<0.05$。

## 第三节 EECP对于心力衰竭患者的康复作用

早期国际体外反搏患者登记注册研究发现，左心室射血分数≤35%的心衰患者其临床结局可能不良。随后的研究证明，稳定的纽约心脏病学会（New York heart association，NYHA）分级Ⅱ~Ⅲ级缺血性心肌病的心衰患者，EECP是安全有效的[36]。目前认为其作用的有效性可能是与降低主动脉压，增加舒张期血压，降低左心室能耗和心肌氧需求有关。EECP气囊放气时，受压的动脉扩张，降低外周血管阻力，减低心脏后负荷，同时增加左心室回心血量，从而增加心脏每搏输出量。李公信等[37]让80例缺血性心脏病合并轻、中度心力衰竭患者随机分为两组，第一组在常规药物治疗基础上加用EECP治疗为反搏组，另一组应用常规药物治疗为对照组。治疗前及治疗7周后进行彩色多普勒超声心动图检测房室腔内径、左室射血分数（LVEF），检测血浆脑钠肽含量，并作对比观察。结果：治疗后，反搏组左房、左室内径较前缩小，LVEF较前增加，脑钠肽前体较前减少，两组治疗后疗效比较，反搏组明显优于对照组（$P<0.05$）。这表明体外反搏对轻中度心力衰竭有显著疗效，并且能显著改善左室收缩功能。Kozdag等[38]让68例缺血性心脏病合并心衰的患者分为EECP组和常规药物治疗组，发现

EECP 组患者的 NYHA 分级（$P<0.001$）、左室射血分数（$P<0.001$）、B 型脑利钠肽（$P<0.003$）、尿酸（$P<0.05$）、游离 T3/T4（$P<0.034$）和二尖瓣 E 峰（$P<0.05$）等指标较基线有显著改善，而对照组无改善。SAHLÉN A 等[39]收集了 53 名经过一个疗程（35 h）EECP 治疗的心衰患者，以 6 分钟步行试验（6 MWT）增加 5% 为有临床反应。结果：有临床反应者 28 例（52.8%），无临床反应者 14 例（26.42%）；与无临床反应者比较，有临床反应者的 6 MWT［（377 ± 81）m 比（445 ± 62）m，$P<0.01$］更长，左室射血分数［（48 ± 9）% 比（54 ± 8）%，$P<0.05$］更高，NT-proBNP［256（范围：123 ~ 547）ng/L 比 62（范围：26 ~ 444）ng/L，$P<0.01$］更低，说明 EECP 对于心衰患者 52.8% 是有效的，表现在心功能，运动功能显著改善。

## 第四节　EECP 对高血压患者的康复作用

随着人口老龄化加剧以及公众不健康生活行为增多，原发性高血压在临床心血管疾病领域有较高发生率，且患者群呈上升趋势。长期高血压将会导致患者心、脑、肾等靶器官的严重损害，极大威胁患者生命安全，如何有效治疗也是临床面对的一个重要问题。血管内皮功能减低致血浆内皮素/NO 失衡是高血压发生、发展的重要因素[40]。EECP 治疗可以使血浆内皮素水平显著降低，NO 及内皮依赖血管舒张功能显著升高，从而改善血管内皮功能，维持血压稳定。长期高血压可能会导致心脏结构的改变以及舒张功能的降低。彭志坚等[41]的一项临床研究让 104 例高血压性心脏病患者随机分为常规药物治疗的对照组和在药物治疗基础上增加反搏治疗的反搏组，治疗前后分别进行彩色多普勒超声检测。结果：反搏组治疗后左心室等容舒张时间（IVRT），左室舒张早期峰值充盈速度（E），左室舒张晚期峰值充盈速度（A），E 峰速率/A 峰速率（E/A），E 峰减速时间（DT）等左室舒张功能指标显著改善（$P<0.01$），左室心肌重量指数（LVMI）显著降低（$P<0.01$），且显著优于对照组（$P<0.05$）。提示：体外反搏能显著改善心脏舒张功能，并使左室重构发生逆转。滕钒等[42]对接受药物治疗的原发性高血压患者 100 例，给予 24 h 动态血压监测，经体外反搏治疗 30 d 后再次监测。结果：所有患者 24 h SBP、24 h DBP、d SBP、dDBP、nSBP、nDBP 的血压变化值分别下降 10.0 ± 7.7 mmHg、5.3 ± 4.1 mmHg、14.5 ± 11.4 mmHg、8.2 ± 5.7 mmHg、8.8 ± 4.3 mmHg、11.0 ± 4.6 mmHg（$P$ 均 $<0.05$）。提示：体外反搏有助于降低原发性高血压患者的血压。

### 小结与展望

经过 20 余年的基础研究及临床试验证实：EECP 通过其对血流动力学的影响，可改善心肌灌注，促进冠状动脉侧支循环形成；通过提高血管内皮切应力，可改善内皮功能，抑制动脉粥样硬化；从而降低冠心病患者的心绞痛发作频率及严重程度，减少硝酸甘油用量，提高患者的运动功能（增加最大耗氧量和 6 MWT）及生活质量，降低不良心脏事件发生率和死亡率，从而在心脏康复领域发挥着重要的作用。

EECP 治疗通过改善冠心病和心力衰竭患者的症状和心脏功能可促进患者积极参与运动康复训练，显著地提高心血管康复的依从性和临床获益。

EECP 的安全性、可重复性已被大量临床试验证明，但是其确切的作用机制还需进一步探索，

对于不同疾病的最佳疗程仍还需继续研究，尚缺乏充足的大规模临床随机试验验证。期待更多的大样本临床随机对照试验去探究 EECP 在心脏康复的疗效以及安全性。

对于脑血管病，下肢血管病等其他疾病的治疗要探索，积累资料，使 EECP 能更广泛地应用于临床，让更多患者受益。

# 第三章　体外反搏应用的适应证、禁忌证、注意事项

## 第一节　体外反搏的适应证

增强型体外反搏（EECP）是一种用于治疗缺血性疾病的无创性辅助循环方法。近年来，随着全球 EECP 临床应用和基础研究方兴未艾，发表的研究文献大大地加深了对其作用机制的认识，拓宽了 EECP 临床应用的领域。

早在 2003 年 3 月，美国 FDA 批准 EECP 用于治疗以下疾病：①稳定型心绞痛；②不稳定型心绞痛；③急性心肌梗死；④充血性心力衰竭；⑤心源性休克。在 2012 年发布的美国心脏病学学院基金会（ACCF）/美国心脏协会（AHA）《稳定性缺血性心脏病诊疗指南》中，EECP 治疗的推荐级别为Ⅱb 级[43]，2013 年《欧洲心脏病学学会在稳定性冠心病的诊治指南》中纳入 EECP 疗法，推荐级别Ⅱa 级[44]，2013 年美国 AHA/美国卒中协会（ASA）以Ⅱb 级别推荐将 EECP 作为增加脑血流灌注的治疗手段[45]。

从国内外较为充分的循证医学证据来看，从心血管病的一级预防到冠心病的治疗，EECP 均可以带来程度不等的临床获益。根据我国 30 余年的临床应用经验，结合国外的指南，可以认为下列患者可更大程度地从 EECP 治疗获益：

1. 慢性心绞痛，左心室功能尚可

有 1 ~2 支冠脉病变，而左主干及前降支近端无阻塞，估计血管重建不可能提高存活率，EECP 可以作为重建术以外的另一项选择。

2. 单支或多支冠脉有严重、弥漫病变

冠状动脉旁路移植难以找到适当的部位；用多个小支架作血管腔内成形术亦困难者，可考虑 EECP 治疗。

3. 预期手术效果不佳

估计冠状动脉旁路移植术不能降低其病死率，PCI 成功率也不高者可考虑 EECP 治疗。

4. 血管病变不严重

血管重建术似无必要或不可能，而单纯药物又不能满意控制症状者，宜行 EECP 治疗。

5. 冠脉病变不严重

有慢性心绞痛，但造影显示冠脉病变不严重，又无大面积心肌缺血，可以先试作 EECP 治疗。

6. 多次手术

历经 1 次或多次血管重建术，但心绞痛仍反复发作，这类患者采用 EECP 治疗为数最多，据统计占全美接受 EECP 患者的 85% 以上。

7. 预防 PTCA/CABG 后再狭窄

于术后可采用 EECP 预防之。

8. 医师和患者的意见

医师认为 EECP 能有效地改善缺血负荷，可推迟或避免做血管介入术；患者想减少药物的使用，或想避免做血管介入术，或为了改善心功能、提高生活质量，可选择 EECP 治疗。

体外反搏在心血管疾病的具体适应证：

1. 稳定型心绞痛。
2. 不稳定型心绞痛。
3. 无症状性心肌缺血。
4. 陈旧性心肌梗死伴有心肌缺血。
5. 心内直视手术后低心排血量综合征。
6. 冠状动脉旁路移植术后。
7. 经皮冠状动脉腔内血管成形术（PTCA）后。
8. 慢性充血性心力衰竭（NYHA 心功能Ⅰ ~Ⅲ级）。

## 第二节　体外反搏治疗的禁忌证

### 一、禁忌证[46]

1. 伴有可能干扰 EECP 设备心电门控功能的心律失常。

2. 有各种出血性疾病或出血倾向，或用抗凝剂，血浆凝血酶原时间国际标准化比值（INR）>2.0。

3. 活动性血栓性静脉炎。

4. 失代偿性心力衰竭，即左室射血分数(LVEF)≤45%，合并肺水肿。

5. 严重肺动脉高压(平均肺动脉压>50 mmHg)。

6. 重度主动脉瓣关闭不全。

7. 下肢深静脉血栓形成。

8. 需要外科手术的主动脉瘤。

9. 孕妇。

### 二、相对禁忌证（需要慎用 EECP 的情况）

1. 严重的下肢动脉阻塞性疾病

Rutherford 分级≥3 级。3 级：重度间歇性跛行，不能完成踏车试验，运动后踝动脉压<50 mmHg；4 级：缺血性静息痛，休息时踝动脉压<40 mmHg，足背和胫后动脉几乎不能触及，足趾动脉压<30 mmHg。

2. 血压高于 180/110 mmHg 的患者

在 EECP 治疗前应将血压控制到 140/90 mmHg 以下。

3. 心动过速的患者

在 EECP 治疗前应将心率控制到 100 次/min 以下。

4. 因静脉回流增加可能引发并发症的患者应当慎重选择。

在 EECP 治疗期间注意监测心率、血氧饱和度、肺部啰音和呼吸频率。通过优化反搏参数调整舒张期增压波，有助于降低心脏后负荷，减少由于静脉回流所导致的心室充盈压力增加。

5. 严重心脏瓣膜疾病（重度瓣膜狭窄或关闭不全）患者

接受 EECP 治疗，可能导致患者静脉回流增加，从而无法从舒张期增压和降低心脏后负荷中获益。

## 第三节　体外反搏（EECP）应用注意事项

### 一、实施体外反搏需要注意以下问题

1. 年龄问题

EECP 治疗没有年龄限制。

2. 合并糖尿病的冠心病患者

可以安全有效地接受治疗，并能取得与非糖尿病冠心病患者同样的效果。

3. EECP 治疗对肥胖患者的疗效

EECP 治疗对不同程度的肥胖患者（BMI>30 kg/m$^2$）和病态肥胖患者（BMI>40 kg/m$^2$）具有同样安全有效的疗效。

4. 有破裂风险的腹主动脉瘤（AAA）患者

不能进行 EECP 治疗，对于直径超过 4.0 cm 的腹主动脉瘤，要在外科评估后再行决定是否进行 EECP 治疗。

5. 心室率控制于 50～100 次/min 的心房颤动患者

可接受 EECP 治疗。由于 EECP 治疗有心电门控触发，心房颤动患者充排气过程的不规律对部分患者可能导致心理上的不适，但其临床疗效不受影响。

6. 植入心脏起搏器和除颤器的患者

在适当的心电监护下也可以获益于 EECP，该类患者在 EECP 治疗中要注意的问题是气囊充气/排气过程中产生的躯体运动，有可能导致频率应答起搏器在 EECP 治疗过程中触发起搏器介导心动过速，故对这类患者于 EECP 治疗时要严密监护，如发生心动过速应关闭频率应答器。

7. 治疗方案

已证实至少 75% 的患者在 35 次（每次 1 h）

EECP 治疗后，可有效减少心绞痛发作时间和提高运动耐量[47,48]，继续延长治疗 10～12 h 可进一步获益；EECP 治疗已逐渐纳入心脏康复计划，以达到更佳的治疗效果。

8. 重复治疗

初始 EECP 治疗后 2 年内，18% 的患者会因心绞痛复发需再次接受一个疗程的 EECP 治疗，并取得和第一个疗程同等的疗效[49]。

## 二、特殊患者

1. 老年患者

在国际体外反搏患者登记注册中心（international EECP patient registry，IEPR）-1 研究中，大部分老年患者可完成一个疗程（35 h）的治疗，治疗后心绞痛级别至少降低 1 级，生活质量提高，且症状改善持续到随访 1 年后。随着年龄增加，治疗过程中心衰加重及皮肤病变有增加趋势。但总体来讲，EECP 是老年、有症状冠心病患者的一种低风险、无创的辅助治疗。

2. 合并糖尿病患者

EECP 可安全、有效地治疗冠心病合并糖尿病患者的心绞痛，但糖尿病组患者治疗中更容易出现皮肤坏损。治疗过程中可通过在治疗裤内穿着袜子来减少皮肤坏损。一旦发生皮肤坏损，可在随后的治疗中将坏损部位的袖套打开。

3. BMI 的影响

研究证实 EECP 治疗中舒张期增压的程度可影响短期及长期抗心绞痛疗效。因 EECP 治疗需要在腿部、髋部放置袖套，这些部位的肥瘦和皮下脂肪会影响 EECP 舒张期增压，从而有可能对临床疗效产生影响。研究结果表明：不同 BMI 组间舒张期增压峰值比值、累积治疗小时、心绞痛分级改变以及生活质量评分等指标无显著差异。因临床事件导致治疗中断在低体重组（BMI $<20\ kg/m^2$）最为常见，其中最常见的临床事件是皮肤损坏。治疗中应该选择合适的袖套、适当地包裹、在骨骼突出部位放置衬垫可减少皮肤损坏。多因素分析显示，高龄、中风史、心力衰竭史以及糖尿病是临床事件的预测因子，但不包括 BMI。

4. 心力衰竭患者

多中心、前瞻性、随机对照临床研究证实[50]接受适宜药物治疗的 NYHA 心功能Ⅱ～Ⅲ级左心衰中，EECP 是一种安全、有效的辅助治疗。EECP 改善运动功能、心衰症状和生活质量，但不能改善最大氧耗量。研究显示：EECP 疗效局限在缺血性心肌病患者。在上述国际体外反搏患者登记注册中心研究中，心绞痛且左室射血分数 ≤35% 的患者接受 EECP 治疗后，72% 的患者心绞痛症状明显缓解或消失，生活质量显著改善；心绞痛和生活质量改善持续至治疗后 2 年；虽然有小部分（3%）患者的心衰症状有所加重。因此，稳定的 NYHA 心功能Ⅱ～Ⅲ级缺血性心肌病心衰患者，在接受适宜的药物治疗基础上，可考虑 EECP 治疗。有明确的失代偿、容量负荷增加的患者需在病情稳定后再开始 EECP 治疗。

## 三、治疗事项

1. 舒张期增压比

EECP 治疗过程中舒张期增压的程度可通过指尖体积描记法进行无创监测，并据此监测结果调节袖套的充、放气。研究显示[51] EECP 血流动力学效果在舒张/收缩期（D/S）的比值大于 1.5 时为最佳，传统认为 D/S 峰值比不宜低于 1.2。导致低舒张期增压比值的因素包括：年龄超过 65 岁、女性、高血压、非心脏血管病变、吸烟、多支冠脉血管病变等。舒张期增压比值亚理想的患者也能从 EECP 治疗中获益。袖套大小、包裹方式和 EECP 治疗时机都是影响血流动力学状态改善的重要因素。既往研究显示 D/S 的比值与 EECP 的疗效相关，因而推荐在治疗中应该努力实现最大增强比值。就脑循环和冠脉循环的差异和特征而言，对脑缺血的患者，我们更关注 D/S 的峰值比，而冠心病患者，可能较高的 D/S 面积比可能更有利于促进和改善冠脉循环，提高心绞痛的治疗效果。但近年来研究表明，除了上述即时血流动力学效益外，EECP 的治疗效益还有其他机制的参与（包括提高血流切应力、改善血管内皮功能、促进血管新生等），并在一些小样本临床试验中获得验证。因此，对于舒张期增压比值这一单纯的血流动力学指标是否作为决定 EECP 疗效的首要指标，日后仍有进一步探讨的空间。

2. 疗程

EECP 治疗一般为每天治疗 1 次，共需数周时间。反搏治疗标准疗程是根据中国研究的资料制定。研究显示：36 次治疗（每周 6 天，持续 6 周）对绝大多数患者有效。由于，目前为每周 5 天工作制，实际操作中调整为每周 5 天，持续 7 周，治疗时间共 35 h[52]；或这些患者每天治疗两次，每次 1 h，总治疗时间缩短为 4 周，共计 40 h，其有效性尚有待论证。

EECP 标准疗程可在 75% 的患者中改善心绞痛症状、增强运动功能[45,46]。为了进一步改善症状，部分患者进行了延长期 EECP 治疗。延长期治疗的指征包括下列一项或多项：持续心绞痛、患者意愿以及医师意见。心绞痛发作频繁、基线硝酸甘油使用率高、曾进行过再灌注治疗或者适合进行再灌注治疗的患者进行延长期治疗的可能性更大。其不良反应没有明显增加。延长期治疗后心绞痛改善程度较标准疗程治疗后更为明显。但同时需注意，上述结果仅来自于小样本量患者。

**（伍贵富、张新霞撰稿，刘江生校对）**

（感谢陈怡锡、陈子奇、李小玲、周文娟对本篇的大力支持）

## 参考文献


[1] 杨达雅，伍贵富. 增强型体外反搏治疗冠心病的新机制—血流切应力效应［J］. 心血管病学进展，2013，34（4）：456－459.

[2] 王方园，张新霞. 增强型体外反搏在临床心脏康复治疗中的应用［J］. 心血管病学进展，2017，38（5）：532－535.

[3] GIBBONS R J，ABRAMS J，CHATTERJEE K，et al. ACC/AHA 2002 guideline update for the management of patients with chronic stable angina—summary article：a report of the american college of cardiology/american heart association task force on practice guidelines（committee on the management of patients with chronic stable angina）［J］. Journal of the American College of Cardiology，2003，41（1）：159－168.

[4] MESSERLI F，MANCIA G，CONTI C，et al. Guidelines on the management of stable angina pectoris：executive summary：the task force on the management of stable angina pectoris of the European society of cardiology［J］. Eur Heart J，2006，27（23）：2902－2903.

[5] 中华医学会心血管病学分会，中华心血管病杂志编辑委员会. 慢性稳定性心绞痛诊断与治疗指南［J］. 中华心血管病杂志，2007，35（3）：195－206.

[6] 中国体外反搏临床应用专家共识起草专家委员会. 中国体外反搏临床应用专家共识［J］. 中国心血管病研究，2012，10（2）：81－92.

[7] AHLBOM M，HAGERMAN I，STAHLBERG M. Increases in cardiac output and oxygen consumption during enhanced external counterpulsation［J］. Heart Lung Circ，2016，25：1133－1136.

[8] DE S K，LUMLEY M，KAILEY B，et al. Coronary and microvascular physiology during intra-aortic balloon counterpulsation［J］. Jacc Cardiovascular Interventions，2014，7（6）：631－640.

[9] MICHAELS A D，ACCAD M，PORTS T，et al. Left ventricular systolic unloading and augmentation of intracoronary pressure and Doppler flow during enhanced external counterpulsation［J］. Circulation，2002，106：1237－1242.

[10] GUROVICH A N. BRAITH R W. Enhanced external counterpulsation creates acute blood flow patterns responsible for improved flow-mediated dilation in humans［J］. Hypertens Res，2013，36：297－305.

[11] DUNN J，SIMMONS R，THABET S，et al. The role of epigenetics in the endothelial cell shear stress response and atherosclerosis［J］. Int J Biochem Cell Biol，2015，67：167－176.

[12] TAKABE W，JEN N，AI L，et al. Oscillatory shear stress induces mitochondrial superoxide production：implication of NADPH oxidase and c-Jun NH2-terminal kinase signaling［J］. Antioxid Redox Signal，2011，15：1379－1388.

[13] WANG W，JHUN CH HA BS，WONG C. Fluid shear stress stimulates phosphorylation-dependent nuclear export of HDAC5 and mediates expression of KLF2 and eNOS［J］. Blood，2010，115：2971－2979.

[14] WEI Y，NAZARI JAHANTIGH M，NETH P，et al. MicroRNA-126－145，and-155：atherapeutic triad in atherosclerosis?［J］. Arterioscler Thromb Vasc Biol，2013，33：449－454.

[15] DUNN J，QIU H，KIM S，et al. Low-dependent epigenetic DNA methylation regulates endothelial gene expres-

sion and atherosclerosis [J]. J Clin Invest, 2014, 124: 3187－3199.

[16] WU X Y, FAN W D, FANG R, et al. Regulation of microRNA-155 in endothelial inflammation by targeting nuclear factor (NF) -kappaB P65 [J]. J Cell Biochem, 2014, 115: 1928－1936.

[17] CHEN S L, WANG Z M, HU Z Y, et al. Genome-wide analysis of differentially expressed long noncoding RNAs induced by low shear stress in human umbilical vein endothelial cells [J]. Integrative Molecular Medicine, 2015: 2.

[18] JEWELL C W, HOUCK P D, WATSON L E, et al. Enhanced external counterpulsation is a regenerative therapy [J]. Front Biosci (Elite Ed), 2010, 2: 111－121.

[19] HOIER B, HELLSTEN Y. Exercise-induced capillary growth in human skeletal muscle and the dynamics of VEGF [J]. Microcirculation, 2014, 21: 301－314.

[20] HELLSTEN Y, HOIER B. Capillary growth in human skeletal muscle: physiological factors and the balance between pro-angiogenic and angiostatic factors [J]. Biochem Soc Trans, 2014, 42: 1616－1622.

[21] 刘玉茹, 殷典贺, 徐慧敏, 等. 心脏康复治疗的现状与临床应用 [J]. 医药论坛杂志, 2016, 37 (9): 176－178.

[22] 伍贵富, 冷秀玉. 凝聚共识推广结合体外反搏疗法的心血管康复新模式 [J]. 西部医学, 2016, 28 (3): 300－303.

[23] 马虹, 杜志民, 靳亚非. 体外反搏国内外发展动态与展望 [J]. 岭南心血管病杂志, 2003, 3: 154－158.

[24] MICHAELS A D, MCCULLOUGH P A, SORAN O Z, et al. Primer: practical approach to the selection of patients for and application of EECP [J]. Nat Clin Pract Cardiovasc Med, 2006, 3 (11): 623－632.

[25] 刘凡. 体外反搏在心力衰竭治疗中的应用概述 [J]. 实用中医药杂志, 2014, 6 (30): 587－589.

[26] LAWSON W E, HUI J C, BARSNESS G W, et al. Effectiveness of enhanced external counterpulsation in patients with left main disease and angina [J]. Clin Cardiol, 2004, 27 (8): 459－463.

[27] EFSTRATIADIS S, KENNARD E D, KELSEY S F, et al. Passive tobacco exposure may impair symptomatic improvement in patients with chronic angina undergoing enhanced external counterpulsation [J]. BMC Cardiovasc Disord, 2008, 8: 23.

[28] MICHAELS A D, RAISINGHANI A, SORAN O, et al. The effects of enhanced external counterpulsation on myocardial perfusion in patients with stable angina: a multicenter radionuclide study [J]. Am Heart J, 2005, 150 (5): 1066－1073.

[29] LAWSON W E, HUI J C, ZHENG Z S, et al. Can angiographic findings predict which coronary patients will benefit from enhanced external counterpulsation? [J]. Am J Cardiol, 1996, 77 (12): 1107－1109.

[30] LAWSON W E, HUI J C, GUO T, et al. Prior revascularization increases the effectiveness of enhanced external counterpulsation [J]. Clin Cardiol, 1998, 21 (11): 841－844.

[31] SVORKDAL N. Treatment of inoperable coronary disease and refractory angina: spinal stimulators epidurals gene therapy transmyocardial laser and counterpulsation [J]. Semin Cardiothorac Vasc Anesth, 2004, 8 (1): 43－58.

[32] 潘萌, 张新霞. 体外反搏在心脏康复中的应用进展 [J]. 中国心血管杂志, 2016 (2): 158－161.

[33] SORAN O, IKIZLER C, SENGÜL A, et al. Comparison of long term clinical outcomes, event free survival rates of patients undergoing enhanced external counterpulsation for coronary artery disease in the United States and Turkey [J]. Turk Kardiyol Dern Ars, 2012, 40 (4): 323－330.

[34] BOZORGI A, MEHRABI N E, SARDARI A, et al. Effect of Enhanced External Counterpulsation (EECP) on Exercise Time Duration and Functional Capacity in Patients with Refractory Angina Pectoris [J]. J Tehran Heart Cent, 2014, 9 (1): 33－37.

[35] 闵晓梅, 王进. 体外反搏治疗冠心病不稳定型心绞痛200例临床观察 [J]. 心血管康复医学杂志, 2013, 3: 276－278.

[36] ABBOTTSMITH C W, CHUNG E S, VARRICCHIONE T, et al. Enhanced external counterpulsation improves exercise duration and peak oxygen consumption in older patients with heart failure: a subgroup analysis of the PEECH trial [J]. Congest Heart Fail, 2006, 12 (6): 307－311.

[37] 李公信, 江玲, 刘芃, 等. 增强型体外反搏治疗缺血性心脏病心力衰竭的疗效观察 [J]. 实用医学杂志, 2010 (16): 2945－2946.

[38] KOZDAĞ G, ERTAŞ G, AYGÜN F, et al. Clinical effects of enhanced external counterpulsation treatment in

patients with ischemic heart failure [J]. Anadolu Kardiyol Derg, 2012, 12 (3): 214-221.

[39] SAHLÉN A, WU E, RÜCK A, et al. Relation between N-terminal pro-brain natriuretic peptide levels and response to enhanced external counterpulsation in chronic angina pectoris [J]. Coron Artery Dis, 2014, 25 (1): 45-51.

[40] 杜健航, 伍贵富, 郑振声, 等. 增强型体外反搏对早期动脉粥样硬化斑块局部应力环境影响的实验与仿真研究 [J]. 中国生物医学工程学报, 2014, 33 (2): 246-251.

[41] 彭志坚, 蔡建生, 林炳钦, 等. 体外反搏对高血压性心脏病舒张功能的影响 [J]. 中国基层医药, 2008, 15 (12): 1954-1955.

[42] 滕钒. 动态血压监测观察体外反搏对血压的影响 [J]. 中外医疗, 2018, 37 (17): 43-45.

[43] SHARMA U, RAMSEY H K, TAK T. The role of enhanced external counter pulsation therapy in clinical practice [J]. Clin Med Res, 2013, 11 (4): 226-232.

[44] FIHN S D, BLANKENSHIP J C, ALEXANDER K P, et al. 2014 ACC/AHA/AATS/PCNA/SCAI/STS focused update of the guideline for the diagnosis and management of patients with stable ischemic heart disease: a report of the american college of cardiology/american heart association task force on practice guidelines, and the american association for thoracic surgery, preventive cardiovascular nurses association, society for cardiovascular angiography and interventions, and society of thoracic surgeons [J]. J Am Coll Cardiol, 2014, 64 (18): 1929-1949.

[45] 国际体外反搏学会, 中国康复医学会心血管病专业委员会, 中国老年学学会心脑血管病专业委员会. 心血管疾病康复处方——增强型体外反搏应用国际专家共识 [J]. 中华内科杂志, 2014, 53 (7): 587-590.

[46] RAZA A, STEINBERG K, TARTAGLIA J, et al. Enhanced external counterpulsation therapy: past present and future [J]. Cardiol Rev, 2017, 25 (2): 59-67.

[47] WERNER D, KROPP J, SCHELLONG S, et al. Practicability and limitations of enhanced external counterpulsation as an additional treatment for angina [J]. Clin Cardiol, 2003, 26 (11): 525-529.

[48] LAWSON W E, HUI J C, LANG G. Treatment benefit in the enhanced external counterpulsation consortium [J]. Cardiology, 2000, 94 (1): 31-35.

[49] MICHAELS A D, BARSNESS G W, SORAN O, et al. Frequency and efficacy of repeat enhanced external counterpulsation for stable angina pectoris (from the International EECP Patient Registry) [J]. Am J Cardiol, 2005, 95 (3): 394-397.

[50] MICHAELS A D, MCCULLOUGH P A, SORAN O Z, et al. Primer: practical approach to the selection of patients for and application of EECP [J]. Nat Clin Pract Cardiovasc Med, 2006, 3 (11): 623-632.

[51] MICHAELS A D, KENNARD E D, KELSEY S E, et al. Does higher diastolic augmentation predict clinical benefit from enhanced external counterpulsation?: Data from the International EECP Patient Registry (IEPR) [J]. Clin Cardiol, 2001, 24 (6): 453-458.

[52] MCCULLOUGH P A, HENRY T D, KENNARD E D, et al. Residual high-grade angina after enhanced external counterpulsation therapy [J]. Cardiovasc Revasc Med, 2007, 8 (3): 161-165.

# 第十八篇

## 特殊人群、项目的康复

# 第一章　老年和年轻患者的心脏康复

## 第一节　绪论

### 一、年龄的划分

尽管世界卫生组织在不同年代有不同年龄划分标准。但是，我国历来称60岁为“花甲”，我国《老年人权益保障法》第2条规定老年人的年龄起点标准是60周岁。现在仍然有效的（国发【1978】104号）文件所规定的退休年龄为：男性60周岁，女性55周岁。同时由于我国地处亚太地区，且这一地区规定60岁以上为老年人。因此，我国现阶段仍实行60岁以上为老年人的通用标准。具体年龄阶段和相应的称呼是：45到59岁为老年前期，为中老年人；60到89岁为老年期，为老年人；90以上为长寿期，为长寿老人。

2013年《美国心脏康复指南（第5版）》第9章关于年龄的划分是：<40岁为年轻人（young），≥65为较老老年人（older），>75岁为年长老年人（older old）[1]。

### 二、老年冠心病患者的特殊性

老年冠心病患者，除有程度不同的冠心病以外，还有老年人的一些特点，二者结合使问题更加复杂。老年人的变化，包括心脏和其他脏器随增龄而发生的形态和功能改变，譬如心脏的收缩和舒张功能都随增龄而减退，神经系统退行性改变可致感觉迟钝、反应缓慢，消化系统功能减退可致营养不良，骨与关节退行性变可致运动时关节疼痛、行动不便。老年人还有骨骼肌萎缩、肺功能减退（如无肺部疾病，不影响运动功能）、一些心理改变（如忧郁、焦虑等）。老年冠心病患者大多还合并有其他疾病（一般合并3种疾病以上），常见合并疾病有高血压、脑动脉硬化（甚至脑血管意外后遗症、多发性腔隙性脑梗死）、糖尿病、骨关节退行性改变等。

这些变化，促使他们减少日常的体力活动。家庭、亲友、社会的不理解和过分关心也在不同程度上加重这种状况，使运动功能进一步下降。活动减少又进一步加速上述增龄所导致的功能减退，形成恶性循环，使其生活质量、病情逐步恶化，给家庭、社会增加经济和社会负担。

老年（older）冠心病患者的残疾率高，这是由于在急性冠脉事件本身（特别是冠状动脉旁路移植术）导致的健康恶化外还有一些其他因素［包括共病（comorbiditiy）］，例如外周血管病、慢性阻塞性肺病、关节炎、抑郁和2型糖尿病。

尽管大量证据证明老年患者（older patients）参与心脏康复/二级预防（CR/SP）有益[2]，可提高其生存率[3]。但是老年患者应用CR/SP的比例很低。Suaya J A等调查的，在老年人群，不同性别、心血管病患者参与心脏康复的情况如下[4]：

1. 年龄

（1）年龄≤65岁

调查患者267 427例，参与心脏康复率为18.7%。

（2）年龄65～74岁

调查患者84 089例，参与心脏康复率为26.6%。

（3）年龄75～84岁

调查患者54 012例，参与心脏康复率为18.6%。

（4）年龄≥85 岁

调查患者 11 282 例，参与心脏康复率为 4.6%。

2. 性别

（1）男性

调查患者 149 383 例，参与心脏康复率为 22.1%。

（2）女性

调查患者 118 044 例，参与心脏康复率为 14.3%。

3. 种族

（1）白色人种

调查患者 245 504 例，参与心脏康复率为 19.6%。

（2）非白色人种

调查患者 21 923 例，参与心脏康复率为 7.8%。

4. 疾病

（1）心肌梗死

调查患者 192 926 例，参与心脏康复率为 13.9%。

（2）冠状动脉旁路移植术

调查患者 74 501 例，参与心脏康复率为 31.0%。

不愿意参加 CR/SP 的理由包括医师推荐率低、家距离康复机构较远[4]和机构推荐少，例如在医院系统安全推荐 CR/SP 的自动化程度低，以年长老年人（older old）、少数民族特别不愿意参加。当不愿意参与 CR/SP 的患者从 CR 获得重大效益后，提示：这些人对 CR/SP 有积极的认识和补充（recruitment）。

## 三、老年冠心病患者康复运动的意义

如前所述，老年冠心病患者体力（运动功能）下降、骨骼肌萎缩和多种因素有关，但究竟什么原因是主要的？康复运动锻炼还有无意义呢？我们可从下述几个方面讨论。

1. 运动锻炼可使老人肌力增加

运动锻炼甚至可使 90 岁以上的高龄老人肌肉增粗、肌力增加、最大耗氧量上升[5]。当然，停止力量训练，这些改善又会迅速退化。

2. 老年冠心病患者可获得运动功能的明显改善

运动锻炼所致的功能改善和年轻患者相似。甚至大多数病情复杂的冠心病患者，在运动训练后也可获得运动功能的明显改善。老年心肌梗死后患者和老年冠心病患者血管成形术后都可获得这种改善[5]。

3. 老年患者（older patients）参与心脏康复/二级预防（CR/SP）的益处

大量证据证明老年患者（older patients）参与 CR/SP 的益处，包括以一种好的效价比改善身体功能[2]，提高生存率[3]。

4. 老年冠心病患者运动训练取得效果的机制

和年轻人相同，主要是周围性机制。即起始于运动肌肉氧化功能增强，肌肉从血管摄取的氧增加，动—静脉氧差增加，从而在运动负荷相同的情况下，减少肌肉血流，减少心输出量，减轻心脏负担，提高心绞痛阈；患者可完成较多、较强的日常活动，提高生活质量。体循环血管阻力下降，以及神经系统对运动、体力活动的适应可进一步减少心肌耗氧量。老年人运动功能低，即使提高 2～3 METs，就可使他们能胜任更多的日常活动，减轻家庭、社会的负担，甚至可恢复工作、性生活，提高生活质量、生活乐趣。

5. 康复运动可增加老年冠心病患者的灵活性、协调性

康复运动可增加老年冠心病患者的灵活性、协调性、关节活动范围、步伐的稳定性、肌肉力量，从而可以防止摔倒，更好地参与日常活动。

6. 运动可减缓骨质的退化、疏松

中度运动就可防止骨质退化。对于老年妇女特别重要。

7. 运动可纠正冠心病危险因素

例如改善血脂等。

8. 运动有助于维持智力、记忆力。

9. 运动可提高健康的自我感觉

增加自信心、减少忧虑，对老年人具有特别的意义。

综上所述，老年冠心病患者参与康复运动是有意义的。虽然适当的运动强度、持续时间可获

得最好的训练效果，但是重在参与，只要参加运动就是好的，参加运动（活动），比不参加运动（活动）强。

### 四、老年冠心病患者康复运动的目标

老年冠心病患者运动的康复目标是减缓老化，恢复体力（$\dot{V}O_2max$）、心理功能，增加肌力、关节灵活性，提高生活质量，增强生活信心，回归家庭、社会，甚至使有工作能力的老年冠心病患者（特别是智力劳动者）恢复病前的工作。

## 第二节　老年（older）心脏病患者特别的基本评价

对于老年冠心病患者CR/SP参与者的基本评价：除在较年轻患者（younger patients）进行的标准临床评价（review）、负荷试验、危险因素评价以外，应该进行下述对老年人特殊的基本评价[1]。

1. 精神状态

可测定A型行为类型问卷、艾森克个性测验、简式心境状态量表、一般健康问卷等（见本书第五篇心理康复的附录）以了解患者的精神状态。

2. 步态和平衡

（1）Berg平衡功能量表

评估内容有：坐到站的转移，独立站立，独立坐，由站到坐床、到椅子的转移，闭眼站立，双足并拢站立，站立位上肢前伸，站立位从地上拾物，转身向后看，转身一周，将一只脚放在凳子上，双脚一前一后站立，单腿站立，每项4分，总分56分。0～20分：为平衡能力差，患者需要轮椅转运；21～40分：有一定的平衡能力，有跌倒风险，患者可在辅助下步行；41～56分：患者平衡功能较好，能够独立步行。

（2）功能性步态评价（functional gait assessment，FGA）

这是Wrisley等提出的一种关于平衡及步态的评价量表，用于老年人跌倒筛查。FGA由10项内容组成，分别为：①FGA1：水平地面步行；②FGA2：改变步行速度；③FGA3：步行时水平方向转头；④FGA4：步行时垂直转头；⑤FGA5：步行和转身站住；⑥FGA6：步行时跨过障碍物；⑦FGA7：狭窄支撑面步行；⑧FGA8：闭眼行走；⑨FGA9：向后退；⑩FGA10：上下台阶。每个项目为0～3分，共4个等级，满分30分，分数越高，提示平衡及步行能力越好[6]。

3. 视力和听力。

4. 身体功能和家庭活动要求（home activity requirements）。

5. 交通要求（transportations）。

6. 心理社会状态评价

（1）社会隔绝

可采用社会隔离保护自我效能量表（CSES）测量，它包含8个条目，2个维度：①社交网络自我效能（因子Ⅰ，F1）：用于建立社区网络，共4个条目；②邻里守望相助的自我效能（因子Ⅱ，F2）：体现邻里间的老年人关注度，邻里安全与幸福度，共4个条目。

量表应用Likert 4级评分法，“一点儿不自信”为0分、“轻度不自信”为1分、“轻度自信”为2分、“十分自信”为3分。得分越高表示社会隔离保护自我效能感就越强。中文版CSES在老年人中具有良好的信效度，信度系数为0.86，重测信度系数为0.90，结构效度良好。本研究中CSES的Cronbach's α系数为0.826[7]。

（2）忧郁和焦虑

可采用各种焦虑量表；抑郁量表（见本书第五篇心理康复的附录），测定忧郁和焦虑状况。

7. 评价患者通过康复设施的体力（ability to physically navigate the rehabilitation facility）。

8. 营养评价。

9. 运动试验

（1）常规运动负荷试验

通常采用亚极量负荷试验。

（2）特别活动功能的亚极量评价

严重健康恶化的老年人（older persons）通常不能实行（performing）标准的运动耐力试验，需要个体化地进行特别活动功能的亚极量评价，如

3 分钟步行、计时登梯或模拟日常生活活动也可以用于评价老年个体的功能状态。

（3）老年冠心病患者进行运动试验时，要特别考虑下述问题

①对于运动试验程序要作耐心的解释，并予以热情鼓励。②老年人可能有神经、肌肉的协调障碍和骨与关节的问题，要根据患者的情况选择适当的运动形式。③尽可能直接测定症状限制运动试验的最大耗氧量和最大心率。因为老年人随着年龄的增大，最大耗氧量、最大心率明显下降，且个体差异较大。④老年冠心病患者运动试验比较多见：运动功能下降；体位性低血压、运动后低血压；心律失常；ST 段下降。⑤老年冠心病患者心绞痛不典型。⑥当运动试验不能满足老年冠心病患者的诊断和功能评定需要时，要考虑进行超声心动图运动试验或核素心脏造影等进一步检查。

## 第三节　老年冠心病患者的心脏康复和二级预防

### 一、心脏康复运动处方

#### （一）老年冠心病患者运动处方的特殊考虑

老年人除有多种疾病外，身体多有虚弱、感觉迟钝，有精神、心理方面的障碍，饮食和行为方式的改变。就冠心病而言，无痛性心肌缺血明显增多。在制订运动处方时要适当考虑这些特点。

#### （二）住院患者的心脏康复

急性心肌梗死、心脏旁路移植术等手术后心脏病患者住院期的康复程序，也适用于老年冠心病患者住院期。只是进展速度缓慢，需要更多的教育和鼓励，而且也更加需要康复运动。老年心脏病患者特别容易出现卧床的不良反应，哪怕是仅仅几天的卧床休息就可出现不良反应：运动功能下降、低血容量、活动时心动过速、不能坚持直立位等。可垂直坐于床上或床边，一天几次，每次 15～20 min，也可以提供垂直（体重）的刺激，预防这些不良反应的发生。

#### （三）门诊患者的心脏康复

运动训练前的评价：老年冠心病患者运动训练前的评价，除通常考虑的病情、运动功能、运动习惯、运动试验等以外，还要注意饮食状况、感觉障碍、骨骼肌等状况。特别是要考虑本人、家庭参加康复程序的意愿，尤其是老年妇女，她们参加康复程序的比例比较小。

#### （四）运动处方

1. 运动类型

因为老年人通常有骨与关节退行性病变、关节疼痛，即使是低水平或娱乐活动也可引起疼痛，特别是该项活动需要承当全部体重时，所以必须慎重考虑运动形式。步行可改善有氧运动功能和预后，而且是最基本的家庭体力活动。水中行走、游泳、步行、踏车等运动为适合的运动。游泳因下肢不承受体重负荷，同时有上臂的运动，是一种全身运动，可增加心肺功能和有氧活动能力，特别适合于下肢关节疼痛者；其缺点是需要游泳技术、游泳池场地，且容易滑倒。我国游泳池不多是其难以普及的主要问题。日常生活需要很多上肢的运动，所以老年冠心病患者需要适当的上肢运动、关节运动和抗阻力训练。可利用划船器、哑铃等进行上肢锻炼。抗阻力训练可使身体功能、平衡、协调和步行耐力的改善[8]。抗阻力训练的运动强度应该理想地基于一次举起的最大重量（1-RM），虽然也可用 Borg 自感劳累程度量表指导。举重的重量应减轻，在能轻松举起 15～20 次后才增加重量。日常活动（如散步、去商店购物、庭园劳动）可用于补充正式的运动训练。抗阻力训练的机械比不牢固的哑铃（loose dumbbells）安全，而哑铃在低重量时可提供更大的灵活性和个体化程度[1]。

2. 热身期、恢复期

老年冠心病患者运动的热身期、恢复期都要适当延长。因为老年人反应缓慢，延长热身期才能使心、肺系统作好运动的准备：可使骨骼肌、骨与关节升温，活动灵活，不易出现损伤和其他合并症。老年人的压力感受器迟钝，所以运动后的恢复时间要延长，避免下肢肌肉的收缩突然停止，使血液瘀积在周围血管，产生低血压。

3. 运动强度

老年冠心病患者运动强度的开始水平要低，为 2～3 METs，然后逐渐增加。大多数患者的运动强

度为 50%～60% $\dot{V}O_2max$[9]。有的可达到 60%～75% $\dot{V}O_2max$[5]（中、青年冠心病患者的运动强度为 70%～80% $\dot{V}O_2max$[10]，或 60%～75% $\dot{V}O_2max$[5]）。对于运动功能很低的患者，30%～40% $\dot{V}O_2max$ 的运动强度也可改善心肺健康水平[11]。老年冠心病患者通常不采取高强度运动，因为它容易产生心肺合并症和骨、关节损伤。

运动强度是否合适，可观察症状和患者的反应。必须注意的是老年冠心病患者无痛性心肌缺血较多，所以没有心绞痛，不等于没有心肌缺血。呼吸困难也是心肌缺血的重要表现，其重要性不亚于心绞痛。运动强度监测除让患者自测脉搏，或使用自感劳累分级法自测运动强度外，Wenger 还提倡“讲话试验”，即患者运动中能够和别人交谈的运动速度就是他的适当运动强度[5]。

4. 运动持续时间和运动频率

对于老年冠心病患者（住院或门诊患者）通常都采取间歇运动（运动和休息的时间比例大约是1∶1，交替进行）。随着运动功能（体力）的改善，逐渐延长运动持续时间，缩短休息时间，直至运动持续时间达到 30～60 min。运动频率开始为每周 2～3 次，随着运动持续时间的延长，运动频率可增加至每周 5 次[11]。

5. 运动进展速度

老年冠心病患者运动进展的速度也取决于患者的病情、体力、对运动的反应，但是老年冠心病患者运动进展的速度通常比年轻冠心病患者、无冠心病老人都慢，需要有耐心。

6. 注意事项

除前述老年冠心病患者运动试验要特别考虑的问题以外，还要注意：

（1）老年人通常有散热功能障碍

这是由于老年人皮肤血流随增龄而减少，导致运动时体温调节功能减退、出汗减少。为此老年冠心病患者在炎热、潮湿的环境中运动要降低运动强度。

（2）老年冠心病患者运动锻炼效益

其运动锻炼效益是病情、年龄、用药、心理等的综合效应：他们经常使用各式各样的药品，如催眠镇静药、三环类抗焦虑药、β 受体阻滞剂等。这些药品对于运动都有一定的影响。而老年人的胃肠道、肝、肾功能退化，缺少代偿反应；心功能（每搏量、心输出量）减退，周围血管阻力增加；消瘦、体重下降等都会对药物的代谢、分布产生影响，所以，必须了解老年冠心病患者的用药情况，老年人生理和药物的相互关系等，以便为运动处方的制定、调整提供参考。

（3）抗阻力训练

在适当注意情况下，阻力训练也可以增加老年冠心病患者的肌力。但是老年冠心病患者身体虚弱、心肺功能较差，应该特别小心，加强监护。老年人阻力训练时，收缩压、舒张压都更容易升高，而且无氧运动比有氧运动血压升高更多，因此在运动开始和负荷增加时，要监测血压和心电图。当然，运动前的运动试验、超声心动图、核素心脏造影等检查都有助于预测、预防心血管合并症的发生。

《美国心脏康复指南（第 5 版）》的老年冠心病患者的抗阻力训练的指南见表 18－1－1。

（4）加强监护

因为老年冠心病患者身体虚弱，可合并腔隙性脑梗死等脑血管病变、骨与关节病变，容易摔倒；而且常伴有心血管病变，所以要加强监护，特别是对于有复杂室性心律失常和心功不全的患者。

## 二、老年心脏病患者的二级预防[1]

与危险因素有关的生活方式的处理应该是主要（predominate）的[8]（表 18－1－2），有指征时适当应用药物治疗对于心脏康复/二级预防（CR/SP）程序也是重要的。

### （一）血脂异常

大量资料支持降脂治疗的效果：改善了老年冠心病患者的发病率和病死率。老年患者降脂治疗的效果与年轻人相似，但是，它可显著减少老年患者绝对危险，无论是全因还是冠心病的，几乎高达 2 倍。《美国胆固醇教育程序（NCEP）指南Ⅲ》要求所有患者 LDL-C＜100 mg/dL；＜70 mg/dL 是选项[12]。对于老年患者，在理想饮食类型基础上的获得的效果，应该包括对所有 CR/SP 患者的营养教育和对2型糖尿病患者或有减肥临床指征患者的营养咨询的获益。要注意，在一些老年患者［例如有延长和复杂术后过程，体重下降，少肌症（sarcopenia）者］，近期供应（provision）有滋味（taste）的增加热量的食物，加大热量的摄入，以最大程度增加体重和肌肉的饮食，应该替代（supersede）通常血脂异常的饮食治疗，通常血脂异常的饮食治疗可使少肌症和虚弱（frailty）者预后不佳[1]。

### （二）高血压

≥65岁的老年人超过65%有高血压；近期调查，进入CR/SP的个体71%有高血压[1]。对高血压的治疗最重要的是要以与生活方式有关的治疗进行干预，协助控制血压。干预包括：适当地减肥、有氧运动、DASH饮食（diatary approaches to stop hypertension），DASH饮食可有效叠加（overlaps）心脏健康。

表18-1-1 老年冠心病患者的抗阻力训练[1]

| | |
|---|---|
| 运动强度 | 50%~80% 1-RM |
| 反复次数 | 10~15，伴随适当的体重；避免憋气或紧张（straining），不要有故障（failue） |
| 课（sets） | 1~2 |
| 频率 | 2~3次/周 |
| 模式 | 每组中最少有2种（minimum of two from each of these groups）<br>• 下肢：腿伸展（股四头肌）<br>◆ 压腿［（臀肌，股四头肌）leg press（gluteals，quadriceps）］<br>◆ 屈腿（leg curls）（hamstring，腘绳肌）<br>• 上肢：仰卧推举（bench press）（胸肌，pectoralis）<br>◆ 肩部推举（三角肌、三头肌）<br>◆ 曲臂（arm curls）（二头肌）<br>◆ 三头肌伸展<br>◆ 横向下拉（纬度）lateral pull-down（latissimus） |

注：根据Williams及其同事，2007。

表18-1-2 老年患者关于二级预防的生活方式处理（treatment）[8]

| 心脏危险因素 | 生活方式处理 |
|---|---|
| 血脂异常 | • 饮食咨询［排除反式脂酸（trans fat），减少饱和脂肪酸，增加可溶性纤维和单不饱和脂肪（monounsaturated）酸］<br>• 降低体重<br>• 心血管耐力（endurance）运动 |
| 高血压 | • 降低体重<br>• 限制钠的摄入<br>• 饮食方法（dietary approaches）采用DASH（停止高血压饮食）<br>• 有氧运动 |
| 2型糖尿病，胰岛抵抗，肥胖 | • 降低体重<br>• 有氧运动和抗阻力运动 |
| 缺少体力活动 | • 体力活动 |
| 心理社会功能障碍 | • 团队运动程序<br>• 心理咨询 |
| 吸烟 | • 尼古丁替代药物治疗<br>• 团队戒烟程序 |

注：根据Fleg及其同事，2002。

### （三）糖尿病、胰岛素抵抗和肥胖

2 型糖尿病、胰岛素抵抗综合征和腹型肥胖在老年冠心病患者中是常见的，而且超过 50% 患者是合并发生。研究已经显示代谢综合征在冠心病患者是常见的，而且显著与年龄相关。最近研究显示，对于超重的冠心病患者，当运动结合行为减肥程序，代谢综合征降低率由 31% 升至 59% [13]。理想的运动方法是低强度、持续时间长、频率高（几乎每天）的走步程序[13]。对于已确诊的 2 型糖尿病患者建议经常测定血糖。运动和减肥通常需要调整药物，以避免低血糖。

### （四）缺少体力活动

缺少体力活动是冠心病发生、发展的危险因素。进入心脏康复/二级预防（CR/SP）的老年冠心病患者是显著缺少体力活动的，只有少于 15% 的人进入由每日步行数反映的“活动”范围[14]。建议增加运动，不应该限于结构性的 CR/SP 运动课，应该包括娱乐活动以及日常活动，例如登梯和做家务。应该强调延长坐位时间是有害的。应该鼓励患者中断坐位时间，在 20 ~ 30 min，有一简短的片段活动（甚至 2 ~ 3 min）。

### （五）心理社会功能障碍

在老年冠心病患者中，忧郁、社会隔离和焦虑的发病率是高的。CR/SP 程序需要在开始时应用忧郁问卷或患者健康问卷-9（patient health questionnaire-9，PHQ-9）筛选这些疾患，但是确实的忧郁等心理障碍通常要在心理医师正式面谈后才诊断。再者当患者在 CR/SP 过程进行中出现病情进展时需要对心理社会功能障碍进行监测，并积极推荐高危或无反应患者去进行心理咨询或医疗。

### （六）吸烟

戒烟可减少心脏病的发病率和病死率，即使是年龄超过 70 岁的患者也可收益。已经证明对年轻人（younger）进行干预是有效的；也已经证明在冠心病患者（包括老年人）进行干预效果是可靠的。

## 第四节　年轻人（younger）的心脏康复

年轻（younger，＜40 岁）患者中肥胖是常见的。与老年人比较，年轻患者肌肉质量、力量和身体功能常常在正常范围。常感压力和焦虑是年轻冠心病患者常有的复杂的危险因素（包括心理障碍）。年轻患者患病通常有性别特异性。

### 一、年轻女性

参与现代心脏康复/二级预防（CR/SP）程序的女性约占 25%，年轻（＜40 岁）女性的参与率特别低（只占所有参与者的 1% ~ 2%）[15]。年轻冠心病女性约 50% 有其他并存病：包括先天性心脏病，原发性肺动脉高血压和在正常冠状动脉的痉挛；忧郁和焦虑是常见的。

### 二、年轻男性

年轻男性占所有参与 CR/SP 的 4% ~ 5% [15]。和老年人比较，年轻冠心病患者有更高的肥胖、代谢危险因素（或 2 型糖尿病）、血脂异常和高血压发生率[16]。年轻男性还有较高的焦虑、愤怒（anger）和敌意[16]。对此，要反复强调减少危险因素，坚持长时间运动。对于从事体力工作的年轻男性（如施工工作的人）进行有密切心血管监测的模拟工作（reproducing work requirements）可减少回归工作者的焦虑。对于参加常规 CR/SP 中心（每周三次运动课）有困难的年轻患者来说可采取灵活方式，比如，每周一次到 CR/SP 中心参加运动，结合 2 次以上的家庭运动课可达到预期效果；当然，还可完全进行家庭运动，结合家务活动，以达到预期效果。

（刘江生撰稿）

# 第二章　女性心血管病患者的心脏康复

## 第一节　女性心血管病流行病学研究

目前，心血管病是人类第一位死亡原因。以往流行病学研究显示，男性心血管病病死率高于女性。近 20 年来，男性心血管病病死率略有降低，而女性心血管病病死率保持稳定，甚至有上升的趋势。据世界心脏联盟（WHF）报道，因心血管病死亡占女性总死亡人数的 1/3，全世界每分钟平均有超过 16 名女性死于心血管疾病，每死亡 2.5 名女性中就有 1 人死于心血管病[17]。心血管疾病（CVD）已经成为女性发病率和病死率的主要原因。有学者认为心血管病是美国女性的首位死亡原因，自 1984 年以来，美国年死于心血管病的女性人数多于男性[18]。年轻女性冠心病病死率的显著增加，表现在：35～44 岁女性从 1997～2002 年病死率平均增加 1.3%[19]。接近 50 万美国女性每年因急性冠脉综合征住院，女性在冠状动脉旁路移植术（CABG）后预后不佳的可能是男性的 2 倍；在一年内因心肌梗死死亡的可能是男性的 1.5 倍，其原因不清楚[20]。

女性冠心病较男性平均迟发 10 年，绝经期前其患病率为男性的 1/10～3/10；绝经期后则逐步增高，55～70 岁达高峰，与男性无明显差异，甚至超过男性[21]。

## 第二节　女性心血管病的临床表现[20]

### 一、危险因素

女性冠心病患者较男性冠心病患者有更多的不同危险因素，更高的死亡率（表 18－2－1）。这些因素包括高血压、肥胖、吸烟、2 型糖尿病、葡萄糖耐受不良（glucose intolerance）、高胆固醇血症和升高的甘油三酯血症以及缺少活动、有家族史、骨骼肌系统受限。《美国心脏康复指南（第 5 版）》中列表展示了女性冠心病的生理表现及其与男性的比较（表 18－2－1）。

与男性比较，年龄小于 50 岁的女性心血管病患者有较高的危险因素和共存病（如糖尿病）的发病率。冠状动脉血管造影术在女性中较少应用，这是因为她们的冠心病死亡的危险被低估了；与男性比较，≤45 岁有心肌梗死的女性可能没有心绞痛，而且有较高的医院死亡率。这种过度危险的原因目前尚不清楚[20]。

女性比男性同辈（peers）更容易有较高的心血管病危险表现（presentation），更少有胸痛（central chest pain）。有冠心病的女性对健康状态的反应不佳，不如男性，无论是进入或完成心脏康复/二级预防（CR/SP）程序时。它除了改善客观的临床健康状态以外，还改善患者对健康状态的感觉，可以促进长期生活方式行为的改变和增强他们整个生活质量。

1. 性激素

在冠心病发病机制的所有危险因子中，性激素是导致男女冠心病发病率差异的重要因子。从 20 世纪 30 年代最初在小规模的调查中发现男女两性冠心病的患病率存在差别，绝经前女性冠心病患病率显著低于同龄男性，绝经后这种差异消失，甚至女性冠心病患病率超过男性，由此推测雌激素对冠心病的发病具有重要影响。继而在 20 世纪 80 年代，大规模的临床观察和流行病学研究相继证实了雌激素浓度变化与女性冠心病发生率的关系，进而雌激素对女性的心血管保护作用得到确认，雌激素作为女性一种重要的心血管保护因子目前已被广为重视[22]。

2. 老龄化、家族史及遗传因素

在所有不可逆的危险因子中，老龄化是最明确的导致冠心病患者性别间差异的原因。在20～30岁年龄段，男女冠心病患病率之比为7∶1，以后随年龄段的升高而男女冠心病患病率之比逐渐降低，至60～70岁时接近为1∶1。新近研究表明女性患者在家族聚集性上的表现高于男性，女性一级亲属65岁以前发生冠心病者多于男性的一级亲属；女性患者的姐妹65岁以前累积冠心病患病危险几乎是男性患者姐妹的2倍；双胞胎研究结果显示：女性如果65岁之前死于冠心病，其同卵双胞胎死于冠心病的危险增加14倍，异卵双胞胎增加2.6倍。但鉴于许多危险因子（例如高脂血症、高血压、肥胖、糖尿病、吸烟等）常重集于家庭成员中，这些因素累加后可能引发冠心病，因此家族史作为冠心病的危险因子，目前仍有争议[23]。

表18－2－1 年轻（younger）和老年（older）女性冠心病的生理表现及与男性的比较[20]

| 生理表现 | 年轻女性 | 老年女性 |
|---|---|---|
| 阻塞性冠心病较少 | √ | √ |
| 较少Q波心肌梗死 | √ | √ |
| 普遍的（prevalent）充血性心力衰竭 | √√ | |
| 危险因素 | | |
| 糖尿病 | √√ | √ |
| 肥胖 | √√ | √ |
| 高血压 | √ | √√ |
| 吸烟 | √√ | √ |
| 骨骼肌系统受限 | √ | √√ |
| 缺少活动 | √√ | √ |
| 血脂异常 | √ | √√ |
| 家族史 | √√ | √ |
| C反应蛋白水平上升 | √√ | √ |
| 缺血症状 | | |
| 异常疲劳 | √√ | √√ |
| 呼吸困难 | √√ | √ |
| 恶心或呕吐 | √√ | √ |
| 胸部压迫感 | √√ | √ |
| 睡眠障碍 | √√ | √√ |
| 焦虑 | √√ | √ |
| 臂无力或沉重 | √√ | √ |
| 手或臂酸麻 | √√ | √ |
| 头晕或晕厥 | √√ | √ |

注：年轻女性（younger women）没有标准定义，但是这个术语（term）通常指绝经前女性。钩形符号√（checkmark）提示该表现或症状在女性比男性更常见；√√代表有更大发生率。

3. 血脂

无论在城市还是农村，虽然男性血脂异常率高于女性，但随着年龄增长、绝经等因素的影响，女性血脂异常率日益增加，城市、农村女性血脂异常率，均可以达到16%。女性冠心病患者的血脂有以下几个特点：

（1）对于19号染色体上低密度脂蛋白受体基因缺失的纯合子高胆固醇血症患者。不论性别都会过早发生心肌梗死，而杂合子高胆固醇血症女性，其50岁前心肌梗死发生率仅为12%（男性为50%），危险性显著低于男性。50岁以上女性胆固醇、低密度脂蛋白胆固醇及三酰甘油水平略高于同龄男性，但无明显差异。国外部分文献认为女性冠心病患者的特点是高三酰甘油血症，女性冠心病患者虽然三酰甘油水平升高，但明显的高三酰甘油血症不多见。

（2）高密度脂蛋白胆固醇与载脂蛋白A1水平明显偏低是女性冠心病患者血脂异常的主要特点。即使总胆固醇及三酰甘油水平正常，高密度脂蛋白胆固醇降低也足以诱发冠心病，是冠心病的重要独立的危险因素之一。

（3）大多数学者认为脂蛋白（a）水平升高是冠心病的独立危险因素。

## 二、风险评估

美国心脏协会（American heart association）建议，依据弗雷明汉危险积分（framingham risk score，FRS）对10年内的心血管病风险进行评定，女性患者被分类成高危、危险或正常。高危女性指的是既往病史中曾诊断过冠状动脉性疾病、脑血管性疾病或外周动脉性疾病，糖尿病，慢性肾脏疾病或10年内的FRS整体危险大于20%的人群。危险女性是指那些具备一项或一项以上的心血管疾病主要危险因素的人群，这些心血管疾病主要危险因素包括吸烟、饮食不良、肥胖（尤其是中心性肥胖）、早发心血管疾病的家族史、高血压、血脂异常；也包括那些血管疾病的亚临床证据，如冠状动脉钙化、代谢综合征，以及平板运动试验中运动功能低下或停止平板运动后出现心率恢复缓慢者。处于正常的女性FRS总体危险小于10%，其生活方式健康并且无危险因素[18]。

## 三、心理或心理社会障碍

《美国心脏康复指南（第5版）》[20]的女性冠心病患者心理社会关注与男性的比较表（表18-2-2）显示女性的所有心理社会障碍均重于男性，对于年轻女性和老年女性仅是程度不同。社会经济弱势的女性心理社会压力更大，从而心理障碍更重。其压力源可以是恐惧、愤怒、社会隔离和对家人、朋友的负担。忧郁症状在有冠心病的女性是普遍（pervasive）存在的，特别是年轻人。有报道女性比男性忧郁增加冠心病死亡危险4倍，和有更加不良的结局。有忧郁症状的女性不能完成（noncompletion）CR/SP的危险增加2倍。在30 000例有冠心病的美国老年人中，与只完成CR/SP 1课的人比较，达到完成36课的人降低死亡危险47%，心肌梗死危险31%。除忧郁外，女性还应该评价其他心理或心理社会问题，例如焦虑、愤怒、敌意、社会隔离、婚姻和家庭苦恼、性功能不全和物质滥用（substance abuse），需要时应该推荐（referrals）精神或心理医疗。

## 四、各种疾病的性别差异[18]

1. 高血压

尽管在年轻或中年早期的女性高血压较男性少见，但此后高血压在女性中发病更快，以致60岁以后，女性发病显著高于男性。高血压虽然是冠心病的主要原因之一，却很少使女性在50岁以前发生冠心病，50岁以后其冠心病患病率升高，资料显示平均降低舒张压6.01 mmHg，可使高血压女性发生冠心病的机会减少14%~16%[21]。

在许多使用避孕药的女性中，血压可以轻度升高；当停止使用避孕药后，升高的血压可回降至正常水平。因而，在使用避孕药期间有必要监测血压。

大约有25%的女性在初次妊娠期间可发生妊娠性高血压，而且10%的女性在以后的妊娠中还可出现妊娠性高血压。在妊娠期间，血管紧张素转换酶抑制剂（ACEI）是禁忌使用的，因为它可能与自发性流产及新生儿异常的发生有关。

表 18-2-2　女性冠心病患者心理社会关注与男性的比较[20]

| 心理社会关注 | 年轻女性（younger women） | 老年女性（old women） |
| --- | --- | --- |
| 忧郁症状 | √√ | √ |
| 焦虑 | √√ | √ |
| 愤怒，或敌意 | √ | √ |
| 婚姻或家庭不和 | √√ | √ |
| 社会隔离 | √ | √√ |
| 物质滥用 | √√ | √ |
| 生活质量欠最佳（suboptimal） | √√ | √ |
| 性功能不全 | √ | √ |
| 自我效能低下 | √ | √ |
| 睡眠障碍 | √ | √ |
| 害怕 | √ | √ |

注：钩形符号√（checkmark）提示该表现或症状在女性比男性更常见；2 个√代表有更大发生率。

2. 糖尿病

糖尿病是独立引发女性冠心病的危险因子，它不受高脂血症、高血压、肥胖等因素影响。无症状性的高血糖症是女性冠心病的独立危险因素，而对男性则否。有糖尿病的中年女性发生冠心病的机会 3 倍于正常女性（在男性仅增加 70%）[24]。

3. 烟酒

我国目前有 2000 万女性烟民，这是一个庞大的数字。吸烟被认为是冠心病第二大危险因素，吸烟者心血管病发病危险增加。吸烟对女性尤为不利，美国报道 50 岁以下女性每日吸烟 14～25 支，急性心肌梗死发生率增加 4.3 倍，每日吸烟增至 35 支以上者的急性心肌梗死患病率增加 10 倍[21]，吸烟可对抗雌激素的有利作用，使女性提前进入绝经期，引起血脂异常改变等一系列变化。

少量饮酒可促使高密度脂蛋白胆固醇水平上升 10%。女性饮酒者其上升程度不及男性，女性每天消耗 10～15 g 酒精，可减少冠心病 40% 的患病机会[21]。

4. 冠心病

女性群体较男性有更多的心绞痛[20]。女性冠心病的预后较男性差[21]。

5. 心肌梗死

尽管患有心肌梗死的女性大都有胸痛，但这些女性患者更有可能伴随颈部、背部、肩膀，或腹部不适、疲劳和呼吸困难。女性较少出现心肌梗死的心电图及生物标志物异常。女性更多出现非 ST 段抬高的心肌梗死，而较少出现 ST 段抬高的心肌梗死。与男性心肌梗死患者比较，女性心肌梗死患者，尤其是那些小于 50 岁的女性患者住院期间的急性期病死率要高一倍；而且在急性心肌梗死随后的起初 2 年内，女性患者的再梗发生率及病死率均较高[18]。这主要与女性心肌梗死患者年龄较大，合并有高血压、糖尿病、心力衰竭者较多、血总胆固醇水平较高、经济条件差而就医偏晚等不利因素有关[21]。

6. 心肌血运重建

（1）经皮冠状动脉腔内血管形成术（PCI）成功率

在女性和男性之间 PCI 成功率区别不大。随着住院期间病死率的增加，女性患者的远期疗效比男性患者差，且心绞痛的完全缓解率亦少于男性患者[25]。

（2）冠状动脉旁路移植术（CABG）

相比男性而言，那些行 CABG 的女性冠状动脉疾患者的病死率高出一倍，这种性别差异在年龄较轻的患者中非常显著。在小于 50 岁的行 CABG 的患者中，女性患者病死率是男性患者的 3 倍。这些病死率的增高似乎与性别无关，而与并发症有关，糖尿病是不良后果的主要决定因素之一。

# 第三节　治疗

## 一、雌激素作用及雌激素替代治疗现状

冠心病的患病率在女性绝经后明显升高以及使用雌激素后这种状况可显著改善，说明女性有可能因使用雌激素制剂而免受冠心病的侵害。大规模的流行病学以及基础研究提示雌激素的益处表现在：它可能对女性冠心病有预防作用，而治疗作用尚处于争论之中。基础研究表明雌激素能降低绝经后妇女的血脂水平，抑制球囊损伤后血管平滑肌细胞增殖迁移，促进血管内皮细胞损伤修复，拮抗钙离子内流而舒张血管，降低绝经后血黏度，从而发挥抗动脉粥样硬化和冠心病作用[26]。

在优化雌激素替代治疗防治冠心病的方案选择上，现已取得了初步的有益的线索。

1. 有效地选择雌激素替代治疗防治冠心病的适应证

主要取决于冠心病和乳腺癌或子宫内膜癌的危险因素。对至少有一个冠心病危险因素的妇女，即使其一级亲属有人患有乳腺癌，雌激素治疗仍可延长预期寿命；无冠心病危险因素但有两个一级亲属患有乳腺癌者不应接受雌激素替代治疗。关于适应证的选择上仍有许多工作需要进一步明确和观察。

2. 选择性雌激素受体调节剂的应用

国内外许多研究正致力于从受体角度寻找一种新的雌激素类替代治疗药物，即选择性雌激素受体调节剂，使之既具有雌激素的心血管保护效应，又能有效地避免雌激素的不良反应。雷若烯酚是这类药物的代表，这种药物具有选择性的雌激素受体激动作用，它可能在乳腺和子宫中对雌激素受体起拮抗剂作用，而在心血管系统中对受体起激活作用[27]。

## 二、高血压[18]

女性健康倡议（women's health initiative，WHI）发表的资料显示，大约1/3的女性患有高血压，尽管其中2/3的患者接受处理，但仅有1/2的患者血压得以控制。在WHI，大多数女性接受单一药物治疗；通过利尿剂可达到最佳的血压控制率，噻嗪类利尿剂对年龄较大的女性高血压患者尤其有价值，因为它们同骨质丢失及发生髋部骨折危险性的减少有关；在老年女性高血压患者中，利尿剂可能带来尿失禁的问题；联合药物治疗在很多患者是正确的。生活方式的调整对所有女性高血压患者来说都是重要的，其中有氧运动、减轻体重及控制体重是最为有效的干预措施。对于妊娠期间的高血压患者，ACEI药物是禁忌使用的，因为它可能与自发性流产及新生儿异常的发生相关。

## 三、心力衰竭[18]

尽管许多心血管疾病患病率已经降低，但在过去的30年内，美国心衰的发生率却增加了。心衰的患病率随老年化而增加，70岁妇女大约4%患有心力衰竭，而85岁妇女的心衰发病率增加到15%。那些出现心力衰竭的女性，尤其是老年女性更有可能维持正常的左心室收缩功能，即为舒张性心力衰竭，反映的是其心脏舒张能力下降。虽然相对于男性心肌梗死是其心衰主要原因而言，女性高血压是其发展至心功能衰竭的主要危险因素之一，但那些心肌梗死女性患者发展至心功能衰竭的可能性较男性心肌梗死患者大一倍[28]。

血管紧张素转换酶抑制剂（ACEI）结合β受体阻滞剂试验证实女性患者与男性患者获益相等。血管紧张素受体阻滞剂（ARB）与醛固酮阻滞剂试验也表明两种性别患者的获益是相当的。然而，检验地高辛治疗对长期心衰作用的地高辛研究小组发现，地高辛对全组患者无益，而且女性患者的病死率较高，可能是地高辛在女性患者使用有过量。

钙离子通道阻滞剂有治疗舒张性心力衰竭的作用，但对有收缩性心力衰竭的女性是禁忌的，因其对心室功能具有负性作用。

其他治疗手段包括对收缩性心力衰竭患者限制钠的摄入。一旦症状得到控制，低强度的体力

运动程序是治疗方案中重要一环。对于舒张性心力衰竭患者，运动锻炼可改善症状。因此，女性患者可参与心脏康复。

对于治疗无效的患者，新型处理手段包括双心室起搏（早期研究显示其对男、女的疗效相当）及最后的心脏移植。心脏移植的男、女生存率也相当，而且大多数人均获得良好的功能状态。

## 第四节　心脏康复

### 一、心脏康复的效果

国际认可的有力证据说明：参与 CR/SP 可改善冠心病的发病率和死亡率[29]。虽然女性康复运动训练前运动能力较低，但是女性患者和老年男性较年轻男性有更多的运动功能改善，即使在 10～12 周的康复运动训练后[18]。女性冠心病患者心脏康复治疗的作用机制是：通过降低和延缓患者动脉粥样斑块的发展，从而降低冠脉血栓形成以及心室肌自律性过度活跃，达到减少室颤发生，提升心肌机械效能以及代谢能力的作用。另外，心脏康复治疗对女性冠心病患者还具有一定的外周效应，在提升骨骼肌摄取氧能力的同时，改善患者心脏的中央性效应，能够有效减慢患者心率[30]。

### 二、心脏康复的方法

1．常规治疗

女性心血管疾病患者应坚持“预防为主，防治结合”方针。首先要确定目标，养成良好的心态，愉快地生活，有个健康的生活方式，适当运动，合理搭配饮食，有好的生活质量，对心血管疾病进行有效的二级预防。综合防治，包括生活方式和主要危险因素干预及药物预防：改善不健康的生活方式：吸烟者必须戒烟，采用合理饮食，改善饮食结构；有效控制血压、血糖、血脂、肥胖（体质指数、腰围），慎用避孕药，增加体力活动，坚持每天 30 min 以上的锻炼。对于有心脑血管动脉硬化的患者，根据危险分层口服阿司匹林，如有不耐受情况可以用氯吡格雷替代。有条件进行介入治疗的女性患者，权衡利弊，选用介入治疗。对于存在微血管病的女性患者，如有持续的胸部不适、负荷试验阳性或其他心脏病证据，即使冠脉造影显示冠脉通畅者，仍需给予治疗，可用抗动脉粥样硬化的药物：小剂量阿司匹林、他汀类、β 受体阻滞剂及硝酸酯类药物，ACEI 可改善微血管功能和内皮功能，预防重构，改善预后，也可应用。

2．康复程序

为女性设计康复程序时宜针对女性患者的具体病情设计个体化的程序，并按照《美国心脏康复指南（第 5 版）》从运动和教育 2 方面适当处理下述注意事项（表 18－2－3）。

### 三、心脏康复应用的不足与改进

按照《美国心脏康复指南（第 5 版）》，心脏康复对于有冠心病的女性是 1 级推荐（有用和有效）。尽管国际上有强大证据说明，参与 CR/SP 可降低发病率和病死率[29]，但是合适参与 CR/SP 的女性应用此程序的仅有 15%～20%[31]。其原因有：

1．患者因素

患者因素是女性参与 CR/SP 不足的一重要因素，包括老年人，忧郁，肥胖，吸烟，运动功能低下，社会经济况不佳，教育程度低，社会支持少，未婚，非白色人种，家庭矛盾，以及有较多共存病等。

2．CR/SP 机构水平

例如缺少 CR/SP 医师的认可和推荐。

3．环境因素

例如有交通障碍和医疗保险覆盖不完整等都是持续参与 CR 率低的原因（表 18－2－4）。

因而，必须从这 3 方面进行有针对性的改进，提高女性患者参与 CR/SP，改善预后，回归家庭，社会和工作。

表 18-2-3 有冠心病的女性的 CR/SP 注意事项（considerations）[20]

| 运动 | 教育和咨询 |
|---|---|
| 选择适合于伴有骨骼肌障碍的运动 | 认识对于女性独特的症状聚集（cluster） |
| 按照个人的优先选择创造交替运动 | 促进早期寻求（seeking）卫生保健（health care） |
| 进行针对功能独立性和骨健康的力量训练 | 处理心理社会问题 |
| 鼓励每日有氧体力活动 | 训练疾病自我管理 |
| 对于运动的安全性培养自我信心和自我效能 | 同伴（peer support groups）支持团队 |
| 强调运动的终生需要 | 冠心病的慢性化 |

表 18-2-4 女性冠心病患者参与 CR/SP 的障碍[20]

| 障碍 | 可能的解决办法 |
|---|---|
| 患者因素 | |
| 1. 对 CR/SP 不感兴趣或不了解 CR/SP 的效益，认为 CR 是不必要的，家庭运动就足够了 | 肯定知识缺乏，消除谬论，尊重数据和文献，明确知识，教育患者和家庭 |
| 2. 缩短住院时间，容易忘记出院医嘱 | 提供清楚的出院指导，促进 CR/SP，协调继续医疗，共同决策 |
| 3. 低教育，低健康知识水平 | 需了解冠心病，优选事项和目标，提供健康知识和适当资料 |
| 4. 自我效能（self-efficacy）和信心不足 | 确定准备改变行为的步骤，应用激励面谈、咨询方式，探讨矛盾心理。 |
| 5. 人种或少数民族（ethnic minority） | 提供有关人文体贴的关怀（care） |
| 6. 极端（extremes）年龄 | 对于年轻人和老年人提供个体化程序 |
| 7. 心理社会压力，焦虑，社会隔离，离婚或丧偶，照顾义务 | 评价心理障碍，特别是忧郁，焦虑，愤怒；婚姻障碍和提供关于对压力干预处理和应对技巧的咨询，设计灵活的工作和会议时间 |
| 8. 工作离不开 | |
| 9. 不喜欢男女混合的 CR/SP 团组，感觉运动是痛苦和疲劳的 | 考虑用有创意的有氧和抗阻力运动选件，进行性别特有的课或以家庭为基础的社区程序 |
| 医学因素 | |
| 1. 忧郁 | 筛选和咨询临床心理学家 |
| 2. 受限的并存病（comorbidities）或骨骼肌受限 | 个体化有氧运动和抗阻力运动程序 |
| 健康医疗（care）系统因素 | |
| 1. 缺乏推荐 | 应用医院自动推荐系统 |
| 2. 在卫生工作人员间竞争优先事项（competing priorities） | 确认 CR/SP 优胜者，课程协调者，实施绩效评估措施 |
| 3. 费时的登记过程（Enrollment process） | 流水线转介和登记过程 |
| 4. 缺少在 60 min 内从家到达的 CR/SP 程序，有限的停车（parking），和交通通道 | 应用以家庭为基础的程序，电话，因特网电话，社区程序 |
| 5. 营业时间（Hours operation） | 增加以中心为基础的程序覆盖面和资源 |

（陈丽敏撰稿，刘江生校对）

# 第三章　外周动脉疾病的康复

## 第一节　绪论

### 一、外周动脉疾病的定义

外周动脉疾病（peripheral arterial disease，PAD）指的是心脏以外的一种动脉（例如颈动脉或者肾动脉）疾病，但是它最通常指的是下肢动脉血管的进行性狭窄，主要是因为粥样斑块沉积和动脉壁硬化导致下肢动脉狭窄的疾病。PAD 是外周血管疾病（Peripheral vascular disease，PVD：指心脏血管以外，影响动脉、静脉和淋巴系统的一组疾病）的一个类型[32]。中国专家建议 PAD 的定义是：指除冠状动脉和颅内动脉以外的动脉疾病，包括动脉狭窄、闭塞及动脉瘤等。本文主要指下肢动脉粥样硬化性疾病[33]，PAD 与患者功能减退和心血管疾病病死率增高之间有着明确的关系。PAD 主要表现为间歇性跛行（intermittent claudication，IC），它是导致患者活动能力受限、机体功能和生活质量下降的主要因素之一。PAD 与重要心血管疾病（cardiovascular disease，CVD）密切相关，而 CVD 是 PAD 患者高病死率的主要原因。如果被诊断为有症状 PAD，其发生非致死性心血管事件或死亡超过五分之一；而无症状的 PAD 患者，有一半左右患者也具有非常高的心血管事件和死亡的发生率。全球 PAD 患者约超过 2 亿左右[34]。

### 二、外周动脉疾病（PAD）的危险因素

PAD 是周围动脉粥样硬化的结果，因此，引起动脉粥样硬化的主要危险因素也是 PAD 的危险因素。PAD 高危人群具有如下特点：

（1）年龄≥65 岁。

（2）年龄 50～64 岁

伴有动脉粥样硬化的危险因素（糖尿病、吸烟史、高脂血症、高血压）或 PAD 的家族史。

（3）年龄＜50 岁

糖尿病患者伴有一个附加的动脉粥样硬化的危险因素；其他血管床患有动脉粥样硬化疾病的患者（例如冠状动脉、颈动脉、锁骨下动脉、肾动脉、肠系膜动脉狭窄或腹主动脉瘤）。

（4）运动后下肢有疲劳感或难以愈合的伤口。

以上人群需要进行下肢动脉功能检查。应进行详细的病史询问、体格检查和相应的辅助检查以明确 PAD 的诊断[35]。

## 第二节　PAD 的临床表现和诊断

### 一、PAD 的临床表现

PAD 有如下的症状和体征：间歇性跛行（intermittent，claudication，IC），下肢疼痛的发生。其特点为：

（1）步行一段距离时发生一侧或双侧下肢疼痛

疼痛总是累及一个功能肌肉单位（如小腿、臀部、大腿等），其中以腓肠肌、小腿肌群疼痛最常见。

（2）典型的“行走—疼痛—休息—缓解”规律

即疼痛持续存在，直到患者站立休息一段时间，表现为典型的“行走—疼痛—休息—缓解”

规律的重复，每次疼痛出现前行走的距离亦大致相当。

（3）病变越重，每次疼痛出现前行走的距离越短。

但是有跛行症状的人，由 PAD 引起者不足 50%[36]。PAD 患者无跛行的可能原因如下：①因为并存疾病（肺部疾病或关节炎）而不能行走足够远或足够快而诱发肌肉缺血；②伴有神经末梢坏死的神经系统疾病；③症状不典型，未被认为是间歇性跛行；④患者未向其医师提到相应症状；⑤有充分的侧支循环从而能够代偿并耐受较大动脉的堵塞引起的缺血[36]。

PAD 其他常见症状和体征：①症状：行走功能受损，缺血性静息性疼痛，特别是抬高腿部时。②体征：下肢动脉脉搏异常，血管杂音，脚趾和足发凉，腿部汗毛减少甚至丧失，下肢伤口难愈合，下肢坏疽等。

## 二、PAD 的诊断

PAD 是通过结合患者病史、查体及踝肱指数（ABI）综合诊断的[32]。四分之一的 PAD 患者有间歇性跛行（IC），其他临床表现包括静息痛、指（趾）溃疡和坏疽。55 岁以上美国人群大约 10%～40% 患有 PAD，其中 5% 有 IC。据报道，88% 的轻—中度 IC 患者有感觉障碍，56% 患者有由于运动力减弱导致行走能力下降的表现。IC 患者倾向于减少体力活动，以避免运动诱导的 IC 症状发作。此外，长期日常活动和锻炼的减少导致适应功能减弱，并形成恶性循环，弱化动脉粥样硬化危险因素的管理（如引起糖尿病血糖难以控制）。IC 患者的日常生活活动能力包括工作能力和业余活动能力均受限，同时其功能健康状况也显著降低。踝/臂（肱）指数（ankle-brachial index，ABI）是计算踝动脉/臂（肱）动脉收缩压的比值，是检测 PAD 和评价其严重程度的可重复的，准确的无创检查或金标准，ABI 诊断 PAD 特异性达 99%。其操作简单，成本低廉。踝部和上肢收缩压，通过血压袖带和 Doppler 装置很容易测得。因为足部的弯曲和不平使听诊器不能可靠地测到脉搏时，使用铅笔大小的多普勒超声探头可准确测得踝动脉收缩压。ABI 正常范围是 0.91～1.30，0.91～0.99 是诊断 PAD 的临界值。ABI 值在 0.70～0.89 为轻度 PAD，0.40～0.69 为中度 PAD，≤0.4 为重度 PAD。ABI＞1.3 提示踝部血管钙化，引起动脉弹性丧失，是严重的 PAD；在此种情况下可能需要进一步测肱趾指数。

尽管连续测定 ABI 常常用于评价疾病严重程度的进展，但是腿部血流增加并不是对运动训练的普遍反映，因为腿部末梢和侧支循环损害，血流被分流到邻近的腿部肌肉系统，使运动后踝部收缩压和 ABI 常常进一步降低。因此，ABI 不能有效评价运动干预效果。如果 ABI 异常或者患者症状更重，可以推荐做其他试验。有用的诊断方法有：

（1）多普勒和超声波（双重）成像

通过超声波动脉显像和测定动脉血流，以评价堵塞程度。

（2）计算机断层扫描血管造影（computed tomographic angiography，CTA）

使用 X 射线获得腿部动脉高分辨率图像，尤其适用于植入起搏器或支架的患者。

（3）核磁共振血管显像（magnetic resonance angiography，MRA）

使用高效磁场代替 X 射线获得血管图像。

（4）血管造影

如同心血管造影一样，向腿部动脉注射对比剂，在 X 射线下显示堵塞部位；尤其适合于可能需要有创介入干预，如外科旁路移植术、血管成形术或植入支架的患者。

（5）其他方法

有：脉搏容积记录（pulse volume recording，PVR）、节段血压测定、闭塞后反应性充血测定、经皮血氧张力（饱和度）测量（transcutaneous oxygen tension，$PtcO_2$）、近红外光谱等检查和运动试验。

# 第三节　运动训练

许多证据已经证明监督指导下的步行运动训练是一种针对 PAD 患者功能不足有效的疗法。

## 一、运动的病理生理学意义

PAD患者通过股动脉的血流速度为300 mL/min，明显低于正常人的500 mL/min。健康人下肢动脉血流的储备能力高，在运动状态下，健康人下肢血流可以增加30倍，而PAD患者则仅能增加2～3倍[37]。PAD患者的血管储备能力减少引起缺氧，导致三磷酸腺苷（ATP）的有氧代谢故障及对无氧代谢的依赖。无氧代谢不仅导致ATP耗竭，还使磷酸肌酸和乳酸水平升高，从而导致肌肉疼痛。运动耐力的下降会导致患者体质量指数增加、血脂及血糖难以管理与控制，从而可能增加残疾和动脉粥样硬化的严重程度[38]。运动疗法通过多种机制改善间歇性跛行的患者血流速度，其可能机制包括：①增加动脉侧支循环的形成。②增加毛细血管的密度和渗透性。③增加血管内皮生长因子水平的表达。④增加剪切应力引起的一氧化氮释放。⑤降低血黏度。⑥增强线粒体功能从而提高氧气提取比率。⑦改善步态熟练程度。⑧逆转代谢性肌肉疾病。⑨降低血管内皮炎症[39,40]。

## 二、运动试验[32]

因为PAD患者通常伴有临床或隐匿性冠状动脉疾病、高血压、糖尿病，运动训练中可能会出现不利的心血管和生理学反应。尽管严重不良事件在临床上是罕见的，但是推荐在患者开始运动程序前进行12导联心电图监测平板运动试验，以便发现缺血症状、ST-T波改变或心律失常[38]。有些患者因跛行限制运动，而不能达到足够的心率反应，以显示心血管的心电图异常或症状。然而，运动试验可确定没有不良心血管反应的运动水平，即运动试验可提供关于跛行阈值、心率和血压反映的信息，以便临床医师据此制订运动处方。平板运动试验方案应该是分级递增的。PAD患者的平板运动方案一般采用：固定行走速度2 mph、坡度0，每2分钟递增2.0%或每3分钟递增3.5%的逐渐递增坡度方式。这样逐渐递增运动强度，使临床医师可以根据患者达到的运动量确定疾病严重程度。最常用于评价运动量的方法是开始出现疼痛的距离和时间或最大耐受疼痛的距离和时间。

当不能进行平板步行运动试验时，为了评价运动中的心血管反应，临床医师可以选择功率计踏车试验。它可降低腓肠肌的用力，而更多使用大腿肌肉。遗憾的是功率计踏车试验也会因为这些肌肉的不适应而受到限制。因此，药物激发试验可能是评价心肌需求增加时心血管反应的最好方法。

其他有用的运动功能测定是6 min步行试验和步态、平衡、灵活性及下肢力量测定。被验证的评价运动功能的调查问卷也是平板运动试验的有用辅助方法。这些问卷能客观评价PAD康复处方的临床效果。下面简要介绍一些有效的调查问卷。

1. 步行受损问卷（walk impaired questionnaire，WIQ）

是疾病特异问卷，以行走距离、速度、登楼梯能力和跛行程度来评价跛行患者的行走能力。这个问卷与平板行走距离有良好的相关性，对运动功能的变化敏感。

2. 健康调查简表（Short Form 36 Health Survey Questionnaire，SF-36）

是疾病非特异问卷，评价患者身心健康（包括身体功能），可归因于身体和情绪问题的角色限制，身体疼痛，社会功能，一般心理健康，活力和一般健康认知。

3. PAD生活质量问卷（PAD quality of life，PADQOL）

是PAD特异问卷，设计用于跛行困难的诊断和治疗，评价身体功能和社会功能的局限，症状体验，自我处理，不确定性和个别适应性[39]。

## 三、运动程序的种类和效果

对PAD患者来说，目前有2种运动程序（structured exercise program）：①医学监督指导的运动程序；②社区或居家为基础的运动程序。前者的研究最多，证据最充分，获益最大；对于PAD的康复，2016美国和加拿大的PAD康复指南推荐级别均最高（IA推荐）[34,35]。

有医学监督指导运动程序的定义：在住院或门诊进行的运动项目，间歇行走锻炼的治疗模式，可以是独立或是心脏康复程序的一部分，直接受有资质的医务人员监督，训练每节最少30～45 min，每周至少3次，持续时间至少12周（24～34周），训练程序包括间歇性步行，引起中度到重度的跛行时休息，运动前后应分别进行热身运动和放松运动，医学监督指导运动锻炼程序已经被证实可以提高PAD患者生活质量、降低全因和心血管死亡，例如Sakamoto等报道，共纳入118例PAD患者进行12周运动训练的研究，分为运动训练完成组（64例）和未完成组（54例），平均随访时间5.7±3.9年。结果：运动训练完成组最大步行距离由基线时475.0±369.0 m增加至训练结束的987.5±615.5 m（$P<0.001$），同时，完成训练组和未完成训练组的3年、5年和10年生存率分别为94.6% *vs.* 85.3%、85.7% *vs.* 77.7%和55.9% *vs.* 49.0%；完成训练组的心血管存活率明显高于未完成训练组（79.9% *vs.* 58.4%，$P=0.022$）[40]。

结构化社区或家庭为基础的运动程序：运动程序或项目是以个体情况而不是临床情况设定的，运动程序在医务人员指导下自我进行；医务人员处方的运动程序与有医学监督的运动程序相似；患者进行咨询以确保理解如何开始，并保持运动训练程序以及如何逐渐增加步行距离和速度，运动程序可以加入行为改变技术，如健康指导或应用活动监视器，美国PAD康复指南推荐级别均为（IIa，A）[35]。美国PAD康复指南对有规范的运动疗法推荐见表18-3-1。

早期的许多随机对照组试验（randomized controlled trial，RCT）已经证明有医学监督的运动疗法对PAD间歇性跛行患者的有效性。Parmenter等[41]一项关于RCT综述显示，运动训练能明显改善PAD患者的峰值氧耗量（$\dot{V}O_2peak$）、6分钟步行跛行距离、总步行距离、分级踏车跛行距离和绝对跛行距离，分别平均增加0.62 mL·kg$^{-1}$·min$^{-1}$、52.7 m、34.9 m、68.8 m和41.0 m（$P$均<0.0001）。

有医学监督的运动疗法对伴有2型糖尿病，有症状的PAD患者同样能获益，如Allen等[42]报道经过3个月的有医学监督的运动训练，PAD、2型糖尿病患者的峰值运动时间与基线比较分别增加52%和29%（2组$P\leqslant0.01$）。在排除了进行运动的绝对禁忌证后（限制运动的心血管疾病、截肢，限制于轮椅或有其他阻碍运动的主要并发症），PAD患者进行有医学监督的运动疗法的安全性非常高。虽然，PAD患者进行有医学监督的运动疗法的获益大，但目前患者启动运动程序并高水平的坚持仍然是很大问题，即患者的顺从性低。经常与患者（无论是按有医学监督运动程序锻炼的患者还是在家运动的患者）进行联系，对提高患者进行运动锻炼的顺从性有益处[35]。

表18-3-1　《美国PAD康复指南》对规范运动程序的推荐[35]

| 推荐级别 | 证据水平 | 推荐 |
|---|---|---|
| I | A | 推荐间歇性跛行患者进行有医学监督的运动程序，以改善功能状态和生活质量，减轻腿部症状。 |
| I | B-R | 应与可能进行血管重建的患者，在实施前，讨论有医学监督的运动程序可作为间歇性跛行治疗的选择。 |
| IIa | A | PAD患者进行以社区或家庭为基础的结构化运动程序和行为改变技术，能改善步行能力和功能状态。 |
| IIa | A | 间歇性跛行的PAD患者，应用其他替代的运动疗法，包括上身肌力测试、自行车运动、低强度或无痛的步行，对改善步行能力和功能状态有益。 |

CLEVER 试验（claudication：exercise versus endoluminal revascularization）[43]，将有症状的主动脉、髂动脉 PAD 患者随机分为最佳药物管理组（OMC）、有医学监督运动程序组（SE，运动 + 药物）、支架血管再通组（ST，运动 + 支架）。结果表明：与 OMC 组比较，随访 18 个月 SE 组和 ST 组步行时间峰值（peak walking time，PWT）分别改善 5.0 ± 5.4 min 和 3.2 ± 4.7 min，$P$ 均 < 0.001，而 SE 和 ST 组间无显著差异（$P = 0.16$）；与 OMC 组比较，SE 的间歇性跛行发作时间（COT）改善更大，但与 ST 组和 OMC 组比较无显著差异（$P > 0.05$）；同时有医学监督的运动程序的安全性很高。一个长达 7 年的随访比较，由医学监督运动训练组和血管内重建稳定的髂动脉或股腘动脉组构成的间歇性跛行患者的 RCT 试验：151 例患者被随机分为有医学监督运动训练组（SET）和血管内重建组（ER）。结果：两种治疗方法与基线比较都能改善步行（$P < 0.001$）和生活质量（$P \leqslant 0.005$），但 2 组间没有显著差异；虽然运动组进行二次干预的次数较多（$P = 0.001$），但是，在血管内重建组，血管内的干预和外科的干预总次数多于运动组（$P < 0.001$）。

另一 RCT 试验[44]，比较经皮腔内血管成形术（PTCA）、有医学监督的运动训练和 2 者联合的 3 种方法治疗间歇性跛行患者，随访 3 个月。结果：与基线比较，运动组、PTCA 组、PTCA + 运动组的症状和生活质量的改善率分别为 62.7%、66.6% 和 81.6%，运动组和 PTCA 组均能分别改善临床和生活质量的结局（$P < 0.05$），而 PTCA + 运动组的临床获益大于任何一种单独治疗组（$P < 0.05$）。ERASE 试验（endovascular revascularization and supervised exercise）[45]，随机把间歇性跛行患者分为血管内重建 + 监督运动训练组和单独运动训练组，1 年后随访，联合治疗组和单纯运动组的最大步行距离、无疼痛步行距离都分别明显提高 1237 m 比 955 m 和 1120 m 比 712 m；健康相关的生活质量也明显提高，但联合治疗组获益更大；平均最大步行距离、无疼痛步行距离：联合治疗组分别比单纯运动组提高 282 m 和 408 m。以上两试验证明对间歇性跛行患者无论是单独应用有医学监督的运动训练，还是联合血管重建治疗，均能获益，但以联合组（PTCA + 运动组）临床获益更大。

以社区或家庭为基础的非结构化的步行计划（包括给间歇性跛行患者提供简单的步行一般建议）效果是不明显的，如 Regensteiner 报道[46]，与没有医学监督的步行项目参与者相比，有医学监督运动训练患者活动平板运动功能明显改善［步行峰值时间（PWT）增加 5% 比 137%；跛行发作时间（COT）增加 26% 比 150%］；Allen 报道[47] 36 例 PAD 患者随访 3 个月的结果：有医学监督的运动训练 PWT 和 COT 比基线明显改善（PWT：增加 260 秒；COT：增加 138 秒，$P < 0.01$），而以居家为基础的没有医学监督的步行运动没有明显改善（PWT：增加 93 秒；COT：增加 77 秒，$P > 0.05$）。但是，与有医学监督的运动训练相比较，目前对以社区或家庭为基础的结构化运动训练研究更多，并有更强的的证据支持有症状 PAD 患者［间歇性跛行和（或）非典型间歇性跛行腿部症状］实施社区或家庭为基础的结构化运动训练。GOALS 试验（group oriented arterial leg study）[48] 表明：对 PAD 患者，随机分为每周现场认知行为干预的运动训练组（GMCB 组）和对照组。结果：无论有无间歇性跛行，与对照组比较，运动组 6 个月后在功能状态改善方面明显提高，其益处维持 12 个月，6 分钟步行距离从基线的 355.4 m 增加到 381.9 m，而对照组分别为 353.1 m、345.6 m；$P < 0.001$；步行受损问卷（Walking Impairment Questionnaire，WIQ）速度评分（运动训练组从基线 36.1 增加到 46.5，而对照组从 34.9 到 36.5），干预组的显著优于对照组，$P = 0.018$。

传统的 PAD 运动疗法推荐程序是间断性步行到引起中度或更高程度疼痛后进行短暂的休息。虽然这些运动程序有效，但是，患者对疼痛不耐受性可能导致患者不能坚持运动锻炼，从而降低患者顺从性。如果采取低运动强度方法而不引起患者的疼痛，临床效果如何，值得人们加以研究，因为低运动强度更能得到患者的接受。有许多临床研究已经表明：采用低运动强度的方式（如运动避免引起间歇性跛行，或运动时不引起疼痛，或仅产生轻度的间歇性跛行）与运动引起中度或更高程度间歇性跛行疼痛产生的益处相似，但是这种低运动强度的方法资料很少，仍在探索中。

## 四、运动处方[49]

有医学监督的运动程序是有外周血管病（PAD）和间歇性跛行（intermittent claudication，IC）患者的基本（primary）治疗。

对于PAD患者，有医学监督的（步行）运动是每周3次，通常规范的设置是每课1 h，持续12～24周。60 min的运动课包括5 min热身和5 min恢复期。开始的运动强度是按分级平板运动试验引起跛行疼痛发作的速度设置的，开始的速度为2.0 mph（3.2 kph）。有些患者可能不能耐受平板速度2.0 mph，需要在能耐受的较低速度进行；要求患者步行到轻—中度疼痛水平（间歇性跛行评定量表：0级，无跛行疼痛；1级，初始，最低程度疼痛；2级，中度，是令人烦恼的疼痛；3级，重度疼痛；4级，最大程度的疼痛，无法忍受），即此5级表的2～3级，停下和坐下休息直到跛行疼痛完全消失，然后恢复行走。早期训练课的目标是患者整个平板运动时间除热身和恢复期外，累积≥15 min，最后目标是进展到一课累积时间包括休息时间、热身期和恢复期为50 min。

如果患者在感受到中度跛行疼痛（间歇性跛行评定量表的2～3级）前步行≥8 min，下一运动课坡度增加1%或2%。一旦患者能在10%的坡度上步行≥8 min，下一运动课步行速度可增加0.1～0.2 mph（0.16～0.32 kph），使其增加到3.0 mph（4.8 kph）。如果患者能在3.0 mph和10%坡度上步行≥8 min，其下次训练课的坡度可再次（once more）增加1%或2%，增加到15%的坡度。如果能难受，随后的训练课可再增加速度0.1～0.2 mph。

**运动的替代模式**

有些证据显示，如果患者不能或不能耐受步行，其他的有氧运动模式在改善症状方面也可能是有益的。因为这些运动在很大程度上（largely）避免了腿部疼痛，可以达到较高运动强度。这些替代运动有：拄拐杖走，无痛步行训练，踏车功率机，下肢和上肢抗阻力训练。但是这些研究相当少，需要大样本的进一步研究。虽然抗阻力训练已经显示在运动功能上有某些好处，但是，现有资料太少。如果可以耐受的话，总共60 min/课的抗阻力训练可以作为走步的一种补充而不是替代。

# 第四节 当前临床管理PAD的策略和药物治疗

## 一、当前临床管理PAD的策略[35]

如前所述，PAD是周围动脉粥样硬化发生与发展的结果，因此管理PAD的策略应包括康复，且应是长期、全面而系统地防治动脉粥样硬化的管理，包括如下措施：药物治疗，危险因素控制，手术，导管介入干预和运动训练。因此，PAD的康复要实施综合管理，运动训练一定要结合药物、可控的危险因素处理等才能取得良好效果。PAD患者应该接受指南指导的药物治疗（guideline-directed medical therapy，GDMT）的综合性计划，包括有结构的运动训练和改善生活方式，以减少患者的心血管缺血性事件和改善功能状态。戒烟是PAD患者管理的重要组成部分。每个PAD患者处方应基于指南的药物治疗计划以降低心血管缺血时间及下肢相关性事件，并对每人进行个体化的风险因素管理，例如合并有糖尿病患者的处理。既往的研究表明，与其他心血管疾病包括冠状动脉疾病（CAD）患者相比，PAD患者较少接受GDMT的治疗，因此PAD康复患者，只要患者没有存在药物的禁忌证，应接受积极的药物治疗。

## 二、PAD的药物治疗[35]

按目前的GDMT治疗，PAD药物可分为改善间歇性跛行（IC）症状和改善心血管疾病（CVD）预后两大类。

改善症状的药物包括：西洛他唑等。而改善CVD预后的包括：抗血小板药物（阿司匹林、氯吡格雷）、他汀和血管紧张素转换酶抑制剂（ACEI）等。下面简述2016年《美国PAD指南》

推荐的 PAD 患者 GDMT 治疗的主要药物[35]。

（一）抗血小板药物的推荐

1. 推荐单用阿司匹林（75～325 mg/d）或氯吡格雷（75 mg/d）

于有症状的 PAD 患者的治疗，以降低患者心肌梗死、中风及血管性死亡的风险（I，A）。

2. 抗血小板药物

（1）用于治疗无症状的 PAD 患者（ABI≤0.90）

以降低心肌梗死、中风及血管性死亡是合理的（IIa，C-EO）。

（1）用于 ABI 临界值（0.91～0.99）的无症状患者

以降低患者心肌梗死、中风或血管性死亡风险的作用尚不确定（IIb，B-R）。

3. 双联抗血小板（阿司匹林＋氯吡格雷）

治疗有症状 PAD 患者，以降低患者心血管缺血事件仍未确定。

4. 双联抗血小板

用于有症状的 PAD 患者进行下肢血管再生后，降低下肢相关性事件风险可能是合理的（IIb，C-LD）。

5. 沃拉帕沙（vorapaxar）

加入有症状的 PAD 患者。

现有的抗血小板治疗的整体临床益处仍未确定。

（二）其他药物治疗

1. 他汀类药物的建议

所有 PAD 患者均有应用他汀类药物治疗的适应证（I，A）。

2. 降压药物的建议

（1）对 PAD 伴有高血压患者予降压药物治疗

以降低患者心肌梗死、中风、心力衰竭及心血管事件死亡的风险（I，A）。

（2）ACEI 或血管紧张素受体阻滞剂（ARB）用于 PAD 患者

能有效降低心血管缺血性事件的风险（IIa，A）。

3. 血糖控制的建议

（1）PAD 伴糖尿病患者处理应该与健康管理团队成员协调（I，C-EO）。

（2）控制血糖对改善下肢缺血患者的下肢相关结局有益处（IIa，B-NR）。

4. 口服抗凝药的建议

（1）应用抗凝药以改善下肢自体静脉或人造血管分流术后通畅度的有效性仍不明确（IIb，B-R）。

（2）PAD 患者不使用抗凝药物以减少心血管缺血性事件的风险（III，有害，A）。

5. 西洛地唑的建议

西洛地唑治疗是改善间歇性跛行患者症状及增加步行距离的有效方法（I，A）。

6. 己酮可可碱的建议

己酮可可碱对跛行的治疗是无效的（III，无益，B-R）。

7. 螯合疗法的建议

螯合疗法（如乙二胺四乙酸）治疗间歇性跛行无益处（III，无益，B-R）。

8. 降低同型半胱氨酸的建议

不推荐应用复合维生素 B 补充剂来降低同型半胱氨酸水平，以预防 PAD 患者的心血管事件（III，无益，B-R）。

（三）戒烟和预防接种的推荐

1. 戒烟的建议

（1）对于吸烟或者使用其他烟草的 PAD 患者，每次就诊时应劝告其戒烟（I，A）。

（2）应该帮助吸烟的 PAD 患者形成一个包括药物疗法［即伐伦克林，安非他酮和（或）尼古丁替代疗法］的戒烟计划和（或）推荐一个戒烟计划（I，A）。

（3）PAD 患者应避免在工作中、在家里、在公共场所等地方接触环境性吸烟（I，A）。

2. 接种流感疫苗的建议

PAD 患者应该每年接种流感疫苗（I，C-EO）。

小结：综上所述，PAD 是动脉粥样硬化的结果，因此 PAD 防治目的应包括：防治心肌梗死、卒中和死亡，改善患者的功能和生活质量。从防治的角度看，应对导致动脉粥样硬化的可控的危险因素进行长期、全面而系统的综合管理和干预，才能真正做到有效的防治和康复。因此，动脉粥样硬化 ABCDE 的防治与康复系统，也适合于周围动脉粥样硬化（表 18－3－2）。

表 18－3－2　PAD 的 ABCDE 防治与康复系统[35]

| |
|---|
| A—Aspirin、氯吡格雷等抗血小板药＋抗肢体缺血药物（西洛他唑） |
| B—Beta-Blocker（β 受体阻滞剂） |
| 　BP（血压控制）：首选降压药：ACEI、ARBl |
| 　　降压目标：一般人≤140/90 mmHg，老年人≤150/90 mmHg |
| 　　　　　　糖尿病患者≤130/80，冠心病患者≤130/80 mmHg |
| 　BMI 控制：18.5～23.9 kg/m² |
| C—Cholesterol reduction（胆固醇控制 LDL＜2.0 mmol/L），Cigarette stop（戒烟） |
| D—Diabetes（糖尿病控制）（HbA1C＜7.0%），Diet（饮食控制） |
| E—Education（健康教育）、Exercise（运动） |

## 三、强调 PAD 的足部保健[35]

1. 教育患者及其家属，应保持患足干燥，注意保暖和预防外伤。

2. 选择合适宽松的鞋，足部畸形的患者需要穿加肥加深或特制的鞋。

3. 袜子要软，每日更换，保持干燥清洁。每天用温水和无刺激性的肥皂洗脚后擦干，并涂护肤油。切忌洗脚水温过高造成烫伤。

4. 如果足部溃疡未愈合，应该终止步行[32]。

**（洪华山撰稿，刘江生校对）**

# 第四章　深静脉血栓的康复

## 第一节　绪论

### 一、流行病学

深静脉血栓（deep vein thrombosis，DVT）是一种比较常见的疾病。在美国是第三种最常见的心血管疾病。其临床诊断既不敏感，也没有特异性，深静脉血栓的第一个征象可以是由肺栓塞导致的心血管性虚脱或猝死。肺栓塞在临床上不易被发现，73% 的肺栓塞靠尸检明确诊断[50]。DVT 多继发于手术、分娩、肿瘤等危险因素，但运动员和爱活动的人也不能幸免。其发病率呈逐年上升趋势。在美国发病率为每年（104～117）/10 万例次，欧洲国家每年为（110～183）/10 万例次，而亚洲地区为（13～57）/10 万例次[51]。在西方，骨科的大手术中，下肢手术的患者被分类为深静脉血栓并发症发生率最高的的人群[52,53]；在亚洲外科患者中的统计表明，未接受常规抗凝治疗的大关节手术患者，其深静脉血栓的发生率与西方国家人群相同[54]。

DVT 若得不到及时治疗，将会发生一系列并发症，影响患者生活质量，甚至危及生命。其中，最为严重的是肺栓塞（pulmonary embolism，PE）和血栓形成后综合征（post-thrombotic syndrome，PTS）。在美国每年约有 60 万患者被诊为静脉血栓栓塞症（venous thromboembolism，VTE）；每年发生肺栓塞患者超过 25 万，而且有 18% 至 30% 的病死率[50]。深静脉血栓在爱运动的人和运动员并不常见，所以定期运动是免于肺栓塞的保护因素[50]。

## 二、病因、病理生理及危险因素

### （一）病因

目前，关于深静脉血栓形成的原因众多理论中，被大家广泛接受的是 Virchow 提出的三大原因，即静脉壁损伤、血流缓慢和血液高凝状态。

1．静脉壁损伤

静脉直接损伤，无疑是引起损伤部位邻近静脉血栓形成的重要原因，但是不能解释：创伤患者单侧下肢 DVT 发生率仅 23%，而双侧的发生率高达 77%；未损伤侧的发生率几乎与损伤侧相同；另外，在动物实验中，单纯机械性损伤，并不能如愿构建实验动物 DVT 模型。上述现象提示：除静脉直接损伤外，创伤造成的内皮损伤及由此引起的内环境改变，在 DVT 的形成过程中起着重要作用。因此，Virchow 的静脉损伤理论，不仅是静脉组织结构的损伤，还有内皮及其功能损害引起的一系列分子水平的改变。

2．血流缓慢

血流缓慢在 DVT 发病中的重要性，早已为临床医师重视，因为大多数静脉血栓起源于血流缓慢处，缓慢的流速使瓣膜局部处于低氧状况，引起内皮损伤。内皮细胞在低氧状态下可致白细胞黏附分子表达，白细胞黏附和迁移。此外，血流淤滞可引起局部凝血因子积聚和凝血抑制因子消耗，使静脉腔趋向形成血栓。

3．血液高凝状态

血液高凝状态也是形成 DVT 的关键步骤。通过内源性和组织因子途径激活一系列凝血酶原的凝血过程，最后由凝血酶原复合物形成血栓。而抗凝血酶和血栓调节蛋白—蛋白 C 系统先后被抑制。当激活的凝血状态超过了抗凝能力，凝血和纤溶失衡，将导致血栓前状态发生，继而引发血栓形成。目前已有灵敏稳定的方法检测血栓激活物的产物，用以证实血栓前状态。可被检测的血栓激活物产物包括：①通过因子 Xa 激活凝血酶原为凝血酶而产生的凝血酶片段 F1＋2；②由凝血酶介导的纤维蛋白原到纤维蛋白过程中产生的纤维蛋白肽 A；③由凝血酶及其抑制物形成的凝血酶—抗凝血酶复合物。这些标记物水平的升高与创伤及多种危险因素密切相关。

### （二）病理生理[50]

深静脉血栓是附着在深静脉壁的血块，可完全堵塞静脉血流。肺栓塞是深静脉血栓的一个并发症，发生在一部分血栓从静脉壁脱落流到肺循环，中断了肺血流量和气体交换的时候。血栓的大小和部位将决定患者深静脉血栓或肺栓塞的最终结局。人体为了避免危害身体的血栓，一直处于稳定的血凝和其修复系统及与血栓溶解的平衡状态。早期血栓是软的，可压缩的，随着时间的推移，血栓变成坚硬和不可压缩的。血栓形成和进展过程可被抗凝中断，溶解药物可溶解任何未机化的凝块。附着在静脉壁血块的自然病史是在 7～10 d 内形成内皮化。栓塞的最大危险时间是血块内皮化之前的时间。血块牢固地附着到静脉壁开始于 1～3 周。血栓溶解以及静脉再通的自然过程发生在 4～6 周，虽然不是每个血栓都会完全溶解或再通。

### （三）危险因素

危险因素包括原发性因素和继发性因素（表 18－4－1）[55]。

现分别叙述如下[50]：

1．遗传和后天获得凝血酶原缺陷

有下述蛋白质的缺陷的运动员发生深静脉血栓的危险增加：①因子 V Leiden 突变；②凝血酶原 G20210A 突变；③抗凝血酶缺乏症；④蛋白 C 缺乏症；⑤蛋白 S 缺乏症；⑥抗磷脂综合征：狼疮抗凝物，抗心磷脂抗体；⑦高半胱氨酸尿；⑧高同型半胱氨酸血症；⑨因子 VII、IX 或 XI 水平升高；⑩纤维蛋白原水平升高。

2．长期不活动、站立或蹲坐

长时间乘坐公共汽车、汽车或飞机导致的血栓形成被称为“经济舱综合征”。行程中周期性腿部活动没有明显的预防作用，推测长时间乘坐交通工具产生的凝血机制改变加剧了有患病倾向乘客深静脉血栓形成的危险。

表 18－4－1　深静脉血栓形成（DVT）的原发性、继发性因素[55]

| 原发性危险因素 | 继发性危险因素 | |
|---|---|---|
| 抗凝血酶缺乏 | 髂静脉压迫综合征 | 血小板异常 |
| 先天性异常纤维蛋白原血症 | 损伤/骨折 | 手术与制动 |
| 高同型半胱氨酸血症 | 脑卒中、瘫痪或长期卧床 | 长期使用雌激素 |
| 抗心磷脂抗体阳性 | 高龄 | 恶性肿瘤 |
| 纤溶酶原激活物抑制剂过多 | 中心静脉插管 | 肥胖 |
| 凝血酶原 20210A 基因变异 | 下肢静脉功能不全 | 心、肺功能衰竭 |
| 蛋白 C 缺乏 | 吸烟 | 长时间乘坐交通工具 |
| V 因子 Leiden 突变（活化蛋白 C 抵抗） | 妊娠/产后 | 口服避孕药 |
| 纤溶酶原缺乏 | Crohn 病 | 狼疮抗凝物 |
| 异常纤溶酶原血症 | 肾病综合征 | 人工血管或血管腔内移植物 |
| 蛋白 S 缺乏 | 血液高凝（红细胞增多症，Waldenstrom | VIE 病史 |
| Ⅻ因子缺乏 | 巨球蛋白血症，骨髓增生异常综合征） | 重症感染 |

3. 激素

例如避孕药（口服或贴片），使用雌激素替代疗法或怀孕：雌激素的使用是深静脉血栓的危险因素，对活动和不活动的人均可导致 DVT 危险。深静脉血栓和避孕药口服与贴片之间的联系是众所周知的。几项研究报道，绝经后妇女接受激素替代疗法（Hormone replacement therapy，HRT）增加了特发性深静脉血栓发病率。在绝经后雌激素/黄体酮干预研究中接受 HRT 的妇女，在患和未患深静脉血栓的两组患者中只有纤维蛋白原的基线值有显著差异。其他相关变量，包括年龄、吸烟、人质量指数、血脂、血压、酒精、运动等不影响静脉血栓发病率。纤维蛋白原水平较高可能是外源激素加剧凝血障碍的标志。

4. 骨折和挤压伤患者

对于活动的人，四肢的轻度至中度创伤很常见，而深静脉血栓却很少形成，除非存在易发的遗传因素。

5. 静脉阻塞及静脉壁损伤也是引起血栓的因素

肌紧张后血栓形成是年轻人锁骨下静脉闭塞时产生的一种血栓，它与锁骨和第一肋骨综合征导致的锁骨下静脉解剖狭窄有关。爱活动的人和运动员反复做上肢外展和外旋的动作使锁骨下静脉解剖狭窄病的锁骨下静脉受锁骨和第一肋骨反复压迫，导致静脉重复损伤，引起的静脉壁改变，从而触发血凝块形成。抗凝和溶栓治疗不能纠正血栓形成的基本机制异常，除非既溶解血栓又纠正结构狭窄。

May Thurner 综合征是一种常见的，易发生左腿深静脉血栓的先天性解剖变异，是由于右髂总动脉横越过左髂总静脉，并压迫左髂总静脉，损害了左腿静脉回流，从而形成深静脉血栓[50]。

6. 手术后、分娩后恢复期

中心静脉留置导管或骨折和挤压伤患者。

7. 一些并发病增加深静脉血栓形成的危险

包括：恶性肿瘤，真性红细胞增多症，原发性血小板增多症，肾病综合征，肥胖，菌血症和肝素诱导的血小板减少症。急性心肌梗死和神经系统疾病所致瘫痪。

导致这些高危的原因部分是由于人体损伤，激活了凝血系统。

## 第二节　临床表现与诊断

### 一、临床表现

主要表现为患肢的突然肿胀、疼痛、软组织张力增高；活动后加重，抬高患肢可减轻，静脉血栓部位常有压痛。发病 1～2 周后，患肢可出现浅静脉显露或扩张。血栓位于小腿肌肉静脉丛时，Homans征和Neuhof征呈阳性（患肢伸直，足突然背屈时，引起小腿深部肌肉疼痛，为Homans征阳性；压迫小腿后方，引起局部疼痛，为Neuhof征阳性）。

严重的下肢DVT患者可出现股白肿，甚至股青肿。

股白肿：全下肢明显肿胀、剧痛，股三角区、腘窝、小腿后方均有压痛，皮肤苍白，伴体温升高和心率加快。

股青肿：下肢DVT最严重的情况，由于髂股静脉及其侧支全部被血栓堵塞，静脉回流严重受阻，组织张力极高，导致下肢动脉痉挛，肢体缺血；临床表现为患肢剧痛，皮肤发亮呈青紫色，皮温低伴有水疱，足背动脉搏动消失，全身反应强烈，体温升高；如不及时处理，可发生休克和静脉性坏疽。

静脉血栓一旦脱落，可随血流进入并堵塞肺动脉，引起肺栓塞的临床表现。DVT慢性期可发生深静脉血栓形成后综合征（Post thrombotic syndrome，PTS）(发生率为20%~50%)。PTS是下肢DVT最严重的远期并发症，常常表现为下肢肿胀、疼痛（严重程度随时间的延长而变化），体征包括下肢水肿、色素沉着、湿疹、静脉曲张，严重者出现足靴区的脂性硬皮病和溃疡，对患者的生活和工作产生了巨大的影响。

## 二、诊断[1]

深静脉血栓的经典表现是腿或臂的疼痛性肿胀，伴有下肢、腋窝的局部疼痛。经常有一明显的易患因素，例如深静脉血栓形成的病史、DVT家族史或不明原因猝死家族史。症状的回顾可提示一些基础疾病，至关重要的是要了解有无使用避孕药（口服或贴片）、雌激素，有无妊娠、久坐或创伤。体检时常可发现单肢远端肿胀和水肿，站立位会使病情恶化。静脉有时可触及栓塞部位并伴有局部炎症。动脉搏动正常。Homans症（足背屈导致小腿痛）是不可靠的。

鉴别诊断[50]：深静脉血栓需要与以下疾病相鉴别。

1. 机械性疾病：

①创伤；②肌肉劳累；③不习惯运动；④腓肠肌断裂妊娠；⑤子宫压迫或静脉阻塞；⑥恶性肿瘤伴有淋巴或静脉阻塞等。

对于爱活动的人，腓肠肌断裂、不习惯运动、筋膜下血肿可能是最常见的混淆状况。这些问题被误诊为血栓性静脉炎，就会导致不必要的抗凝和产生出血合并症。应该避免其发生。但是，有报道深静脉血栓可作为腓肠肌内侧头断裂的一个并发症而形成。血栓后综合征的潮红，临床上很难与复发的急性深静脉血栓形成区别，需要影像学检查区分这两种状态。

2. 循环系统疾病

①血肿；②肌内或筋膜下血肿；③静脉功能不全；④充血性心力衰竭等。

3. 炎症

①蜂窝织炎；②腹股沟脓肿；③淋巴管炎；④浅表血栓性静脉炎；⑤类风湿性关节炎等。

4. 代谢性疾病

肾病综合征等。

以上临床表现可提供DVT诊断和鉴别诊断的重要线索，是不可缺少的观察项目，但是DVT的明确诊断，还需要辅助或特殊检查证实。

### （一）辅助检查

1. D-二聚体（D-dimer）检测

D-dimer是纤维蛋白或纤维蛋白凝胶被纤溶酶溶解的产物，是纤维蛋白溶解后的特异性、标志性产物，它的存在说明体内存在着血栓形成和（或）血栓溶解的过程。在急性DVT患者中，D-dimer水平显著升高，但在有近期大手术、出血、感染、炎症、妊娠及癌症等情况的患者中其水平也会明显升高，所以，D-dimer的测定对于DVT的诊断是有敏感性，而缺乏特异性的，D-dimer检测阴性与Wells评分（轻度可能：≤0分；中度可能：1分或2分；高度可能：≥3分）常被作为排除深静脉血栓的标准[56]。

2. 血管超声检查

血管超声检查为敏感性、准确性均较高的无创性检查，是DVT患者诊断的首选方法，它是通过探头加压等技术来发现：①静脉腔内有异常回声；②静脉不能被压陷；③静脉腔内无血流信号等 DVT 的特定征象。有经验的操作者，部分可以从血管腔的扩张程度分辨出急性期血栓。急性期血栓管腔增宽，而亚急性期和恢复期管腔变细，是因为在亚急性期和恢复期，未溶解的残余血栓会纤维化[57]。在超声检查前，按照 DVT 临床诊断的特征评分，可将患有 DVT 的临床可能性分为高、中、低度（表 18－4－2）。如连续两次超声检查均为阴性，对于低度可能的患者可以排除诊断，对于高、中度可能的患者，建议行血管造影等影像学检查。

上肢深静脉血栓的诊断第一步也是多普勒超声检查，但近端静脉（腋窝、锁骨下、头臂静脉和上腔静脉）往往看不清楚，特别是对于健壮的运动员。对于评价上肢深静脉血栓往往需要 CT 静脉造影、磁共振造影，和常规的、有创对照静脉造影。

表 18－4－2　下肢 DVT 诊断的临床特征评分（Wells 评分）[55]

| 病史及临床表现 | 评分 |
|---|---|
| 肿瘤 | 1 |
| 瘫痪或近期下肢石膏固定 | 1 |
| 近期卧床 >3 天或近 4 周内有大手术 | 1 |
| 沿深静脉走行的局部压痛 | 1 |
| 全下肢水肿 | 1 |
| 与健侧比，小腿肿胀 >3 cm | 1 |
| 既往有 DVT 病史 | 1 |
| 凹陷性水肿（症状侧下肢） | 1 |
| 有浅静脉的侧支循环（非静脉曲张） | 1 |
| 有类似或与下肢深静脉血栓相近的诊断 | －2 |

注：临床可能性：低度≤0 分；中度 1～2 分；高度≥3 分。若双侧下肢均有症状，以症状严重的一侧为准。

彩色多普勒超声是一种无创性成像技术，对于大部分患者可以证实或排除深静脉血栓的诊断。技术上更先进的，比如压缩实时 B 型超声描记术（Compression real-time B-type ultrasonography，CUS）和双重彩色实时 B 型多普勒超声描记术提高了成像技术的可靠性。对于临床高度怀疑深静脉血栓，但多普勒超声检查阴性，未发现病变，有两方法可用于除外 DVT：①在第 2、第 8 天重复 CUS 检查；②当天进行静脉造影。当天进行静脉造影是用于 CUS 未发现病变，而且临床上有高度 DVT 可能性患者的诊断方法。Wells 评分（表 18－4－2）有助于下肢 DVT 的诊断。

3. 间接性 CT 静脉造影术（CT venography，CTV）和磁共振静脉造影术（Magnetic resonance venography，MRV）

CTV 可同时使下腔静脉、盆腔及下肢静脉显像，对 DVT 的诊断评估更具有整体性；MRV 具有潜在鉴别新旧血栓的功能，对无症状的 DVT 也有很好的临床应用前景。磁共振成像诊断深静脉血栓在小腿的敏感性为 87%，在膝盖以上的敏感性为 97%～100%，并且对于盆腔静脉、髂静脉、腔静脉血栓非常有用。但因为耗时、昂贵而不能广泛使用[50]。

4. 放射性核素检查

放射性核素检查是利用核素在血流或血块中的浓度改变进行扫描显像，主要方法有放射性纤维蛋白原实验和核素静脉造影（核素静脉显像），常用的放射性核素有 125 I 和 $^{99m}$Tc-MAA。该检查适用于怀疑肺栓塞但无下肢 DVT 症状和体征的患者，其诊断符合率高达 90%[58]。

5. 下肢静脉顺行造影

此项技术可使下肢静脉直接显影，可有效地判断有无血栓，以及血栓的位置、形态和侧支循环等情况，被公认为 DVT 诊断的“金标准”[59]。但其属于有创性检查，且费用较高，其应用范围受到限制，多用于无创检查不能确诊患者及取栓前检查。目前，对于下肢的诊断，静脉造影几乎完全被多普勒超声技术所取代[50]。对于再发的深静脉血栓，静脉造影必须显示出血管腔内新的充盈缺损。

6. 其他诊断方法

包括容积描记法、最大静脉回流量测定、血液流变学检查、凝血功能指标及心电图检测等。这些诊断方法多不能作为 DVT 诊断的确诊依据，但作为超声或其他检查的辅助检查手段，其在临床上应用前景广阔。

### （二）临床诊断流程

深静脉血栓形成（DVT）诊断流程见图 18－4－1。

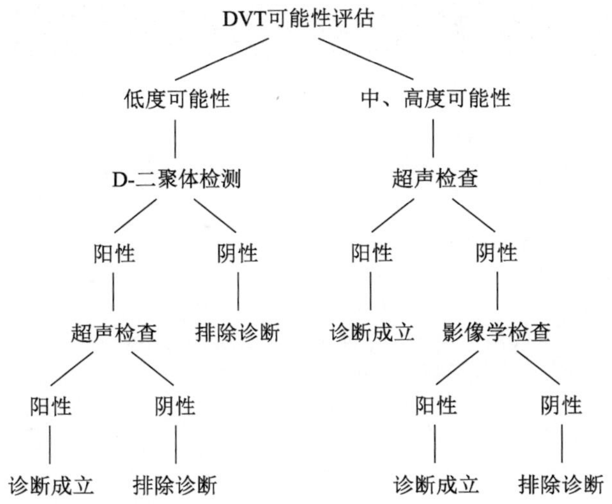


图 18－4－1 深静脉血栓形成（DVT）诊断流程图[55]

# 第三节 临床治疗

## 一、抗凝治疗

DVT 本身不可怕，其治疗的目的是恢复静脉通畅性，保存瓣膜功能，防止血栓形成再发，预防、降低肺栓塞的发生率和病死率，降低血栓后综合征的发生率。在众多治疗方法中，抗凝治疗既可阻止静脉血栓的蔓延和复发，又可降低肺栓塞的发生率及病死率，是目前深静脉血栓最常用的治疗方法，是静脉血栓栓塞症（VTE）治疗的核心和基石。抗凝治疗应该在所有无禁忌证的深静脉血栓患者中尽早开始，对于明确诊断或高度怀疑深静脉血栓的患者，需立即实施快速起效的抗凝治疗。

1. 抗凝药物的选择

常用的抗凝药物有：普通肝素（unfractionated heparin，UFH）、低分子肝素（low molecular weight heparin，LMWH）、维生素 K 抑制剂（vtiamin k antagonist，VKA）、新型口服抗凝药（new oral anticoagulant，NOAC）等。2016 年 1 月，美国胸科医师学会（American college of chest physicians，ACCP）在 *CHEST* 杂志发表了第十版的 VTE 治疗指南（antithrombotic therapy for VTE disease，AT-10）[60]。AT-10 定义：为期 3 个月的抗凝治疗为长期抗凝；超过 3 个月的抗凝治疗为延长期抗凝。AT-10 指出：对于不伴有肿瘤的 VTE 患者，建议长期抗凝以及延长期抗凝，使用达比加群、利伐沙班、阿哌沙班或依度沙班，它优于使用维生素 K 抑制剂（2B 级），更优于使用低分子肝素（2C 级）；而对于合并肿瘤的 VTE 患者，建议使用低分子肝素，它优于使用维生素 K 抑制剂（2B 级）或达比加群、利伐沙班、阿哌沙班或依度沙班（2C 级）。AT-10 推荐的不同情况下的抗凝药物选择及其依据见表 18－4－3。

2. 抗凝时间

美国胸科医师学会（ACCP）将抗凝的时间段分为：4～6 周、3 个月、3～12 个月、延长治疗未设停药期限四种。AT-10 指出：对于由手术所引起的腿部近端深静脉血栓（DVT）或肺栓塞（PE）者，推荐抗凝治疗 3 个月，优于治疗时间较短或延长治疗（1B 级）。对于一过性因素引起的腿部 DVT 或 PE 患者，推荐抗凝治疗 3 个月，优于治疗时间短于 3 个月（1B 级），优于更长时间（6 个月、12 个月或 24 个月）的抗凝（1B 级）。对于无诱因的腿部 DVT 或是 PE 患者，推荐抗凝至少 3 个月，优于治疗时间短于 3 个月（1B 级）。在完成至少 3 个月的抗凝治疗后，应评估出血风险。如果是低危出血风险，建议延长抗凝治疗（未设停药期限）；如果是高危出血风险，则不推荐延长抗凝治疗。对于合并肿瘤的腿部 DVT 或是 PE 患者，除非是高危出血风险，均推荐给予延长抗凝治疗（未设停药期限）。

3. 孤立性远端静脉血栓何时需要抗凝治疗

目前认为孤立性远端深静脉血栓危害程度低，血栓很少蔓延，极少引起 PE，因此，对于孤立性远端静脉血栓栓塞症（VTE）患者，AT-10 建议首先考虑超声随访而非抗凝治疗。仅以下情况建议抗凝治疗：①D-二聚体阳性；②血栓有脱落风险：栓塞段长度 >5 cm，或多发静脉栓塞，最大栓塞段直径 >7 mm；③血栓靠近近端静脉；④持续存在 VTE 的诱发因素；⑤副肿瘤生存的患者；⑥既往有 DVT 者；⑦住院患者。

表 18 –4 –3　不同情况下推荐使用的抗凝药物及适用人群[60]

| 影响因素 | 推荐抗凝药物 | 适用人群 |
| --- | --- | --- |
| 肿瘤 | 低分子肝素 | 刚刚确诊；进展性深静脉血栓；转移性肿瘤；VTE 症状明显者；呕吐；肿瘤化疗期 |
| 肝脏疾病伴凝血功能障碍者 | 低分子肝素 | 肝脏疾病有 NOAC 禁忌；INR 值异常造成 VKA 剂量调整困难 |
| 肾实质损害，肌酐清除率 <30/mL | vitK 抑制剂 | NOAC 和 LMWH 对严重肾功能不全者禁用；在肾功能损害不同阶段需调整 NOAC 的剂量 |
| 冠心病 | vitK 抑制剂 | 达比加群较 VKA 更易出现心功能不全；抗凝同时尽量避免使用抗血小板药物，因为可能增加出血风险 |
| | 利伐沙班 | |
| | 阿哌沙班 | |
| | 依度沙班 | |
| 消化不良或有消化道出血史 | vitK 抑制剂 | 达比加群可能引起消化不良：达比加群，利伐沙班 |
| | 阿哌沙班 | 依度沙班可能增加胃肠道出血风险 |
| 同时溶栓者 | 肝素 | 有大量证据证明使用安全性 |
| 怀孕或备孕者 | 低分子肝素 | 其他抗凝药均可通过胎盘 |

注：VTE：静脉血栓栓塞症；NOAC：新型口服抗凝药，INR：血浆凝血酶原时间国际标准化比值；LMWH：低分子肝素；VKA：维生素 K 抑制剂。

## 二、溶栓治疗

尽管抗凝治疗对于防止血栓形成和血栓复发具有重要作用，但却不能直接溶解血栓。对于严重的大面积 DVT 或股青肿，单纯的抗凝治疗是不够的。从远期疗效看，单纯的抗凝治疗无法有效地预防深静脉血栓形成后综合征（PTS）的发生，几乎 95% 的中央型 DVT 在 5 年之后会出现下肢深静脉瓣膜功能不全。因此，只有消除静脉血栓，降低静脉压，才能够有效保护下肢深静脉瓣膜，预防 PTS 的发生。溶栓治疗可以通过药物快速溶解血栓，达到降低静脉压力，恢复静脉管腔通畅的目的。常用的溶栓药物有尿激酶（UK）、重组链激酶、重组组织型纤溶酶原活化剂（rt-PA）等。对于发病时间在 14 d 以内，存活期 >1 年，且出血风险较低的中央型 DVT 患者可给予溶栓治疗[61]。溶栓可以分为系统性溶栓和导管溶栓（catheter-directed thrombolysis，CDT）。与传统的抗凝治疗相比，溶栓治疗虽然可以快速溶解血栓，但与此同时也带来了较大的出血风险。系统性溶栓的出血风险更高于 CDT。因此，应该严格把握溶栓的适应证和禁忌证，选择合适的患者进行治疗。

溶栓治疗禁忌证有：①活动期或近期（<3 个月）的内出血；②近期脑梗死史；③颅内或椎管内肿瘤、血管畸形；④近期开颅或脊椎手术史；⑤妊娠；⑥凝血功能异常以及严重肝功能异常。

## 三、血栓清除术

经皮机械性血栓切除术（percutaneous mechanical thrombectomy，PMT）是以微创的方法替代传统的静脉切开取栓术，具有风险小、疗效好等特点，患者在门诊即可完成治疗。PMT 联合 CDT 可以快速地清除血栓，减少溶栓药物的剂量和灌注时间。在临床应用中，常采用药物机械性血栓切除（pharmaco-mechanical thrombolysis，PMT）

的方式治疗，即在溶栓药物的作用下进行血栓机械性切除。根据所使用的装置不同，PMT 的治疗方式也有所不同。一种是通过高速旋转的网篮粉碎血栓，这种治疗方式的常见并发症是血管内膜损伤。另一种是通过超声消融或流变血栓清除装置等清除血栓，这种治疗方式理论上可以避免血管内膜损伤。PMT 的适应证和 CDT 相同，除此之外，PMT 还适用于无法行传统抗凝或 CDT 治疗的患者。

至于静脉切开取栓，在临床上已不建议使用，这是因为即使患者有条件接受手术，术后仍需要接受与非手术患者同样的抗凝治疗。因此，手术取栓治疗仅对少部分患者（包括有抗凝禁忌证、急性期发生股青肿或者 CDT 治疗失败导致局部静脉血管损伤）适用。常规推荐通过 Fogarty 取栓导管移除血栓，而不是静脉切开取栓。

### 四、下腔静脉滤器置入（inferior vena caval filters，IVC filters）

早期植入下腔静脉滤器可以降低肺动脉栓塞的发生率，但是下腔静脉滤器的本身也是异物，可加重血栓形成。IVC 滤器植入可能出现的并发症有血栓形成或血管栓塞、滤器脱落及穿破血管或胃肠道等，因此各种指南并不推荐常规使用 IVC 滤器。IVC 滤器植入仅适用于肺栓塞或有抗凝禁忌证的患者以及抗凝治疗出现并发症或抗凝治疗后再发肺栓塞的患者[62]。因此，在决定行植入术之前需要慎重评估患者情况，尤其在选择放置临时滤器还是永久滤器时应再三衡量利弊，以减少并发症发生的可能。此外，放置下腔静脉滤器的患者应适当给予抗凝药物，防止滤器导致的血栓形成。

### 五、其他治疗

1. 静脉血管活性药物

如黄酮类、七叶皂甙类等。前者可以促进静脉血液回流，减轻患肢肿胀和疼痛，从而改善症状。后者具有抗炎、减少渗出、增加静脉血管张力、改善血液循环、保护血管壁等作用。

2. 物理治疗

包括加压弹力袜和间歇气压治疗（又称循环驱动治疗）。两者均可促进静脉回流，减轻瘀血和水肿，是预防 DVT 发生和复发的重要措施。推荐：对于慢性期患者，建议服用静脉血管活性药物，并长期使用弹力袜；有条件者，可使用肢体循环促进装置辅助治疗。

深静脉血栓已成为临床上的一种常见病、多发病，其主要并发症：肺栓塞及静脉血栓后综合征对患者健康及经济发展的影响很大，使得人们对深静脉血栓关注度越来越大。近些年来深静脉血栓的诊断治疗和管理有了很大发展，对于促进人民健康和国家经济发展将会很有帮助。

## 第四节　康复运动

### 一、运动效果的机理研究[50]

体力活动可以在几个方面影响凝血级联系统，定期运动可免于血栓形成：长期中度至强度的体力活动与纤维蛋白原水平呈负相关。虽然有关耐力运动和纤溶系统的资料有限，但似乎是持续的耐力运动可以增加纤维蛋白溶解活性。受运动影响的其他凝血和纤溶参数有：凝血因子 VII 减少，血浆黏度降低，纤溶酶原激活物抑制剂-1 含量减少，组织型纤溶酶原激活物含量增加。长期运动对血小板高反应性的影响还不清楚。总而言之，这些结果说明，经常运动的人长期运动会减少 DVT 的危险。相反，剧烈的、不习惯的运动会引起健康人凝血系统的短暂激活，有可能瞬时增加深静脉血栓的危险，特别是对于有深静脉血栓形成高度危献的患者。

在正常人运动后和有静脉阻塞的人可发现纤溶酶原激活物（PA）。极量运动时血浆中出现多种分子量形式的纤溶酶原激活物，而且在一项研究中发现，极量运动停止后所有形式的组织型纤溶酶原激活物迅速被清除。运动显著增加纤维蛋白溶解活性。这应该是有预防血栓的保护作用的。

运动似乎对血栓形成的危险有正面和负面的双重影响。虽然剧烈的、意外的运动可能会暂时增加血栓形成的危险，但定期的运动似乎是保护性的，也是人们进行定期运动的另一理由。

## 二、运动治疗

1. 早期活动

虽然过去几年还普遍建议急性深静脉血栓患者卧床休息，但目前已不再建议。这是因为运动在深静脉血栓治疗中的作用以及其预防血栓后综合征的作用已得到充分研究。现在的建议是：急性深静脉血栓患者要行走，如果能耐受的话[54]，前6周允许增加日常生活活动。

2. 避免与身体有碰撞的运动

在深静脉血栓（DVT）后抗凝期间，存在出血危险。所以，需要限制患者参加从事有高风险发生切割伤、挫伤或跌落伤的工作和娱乐活动。至少，这些患者在返回工作前需要了解抗凝药物的出血危险。并且必须使用任何可利用的、有防护作用的衣服及设备。

3. 压缩腿套

对于近端深静脉血栓形成，并且有症状的患者，穿压缩腿套行走比卧床休息更好。在一项研究中，患者被随机分到穿压缩腿套行走组与卧床患者组。结果：与卧床患者组比较，穿压缩腿套行走组疼痛较少、腿部肿胀较少、有更远的步行距离和更好地生活质量[52]；而且超声显示其血栓进展的频率和显著程度都较低。

但是，也可能没有满意的结果，如果血栓后综合征存在，症状可能会因为运动轻微加重，压缩袜不能地预防症状的加重[63]。

4. 运动处方

目前全球还没有一个有大量证据支持的、通用的，关于DVT后回归运动训练或比赛的建议，所以对于每个患者必须个体化考虑。

研究表明，早期活动似乎有利于所有患者，应该鼓励在活动限制6周后开始运动。不幸的是，大多数DVT患者受其他急性和慢性合并症的影响，而限制他们参加定期运动。腘窝患DVT的专业耐力运动员的个性化治疗程序包括：①1至3周：渐进性行走和日常活动；②第4周：开始非负重的游泳；③第5周：无冲击、负重地骑自行车；④第6周（最后）：恢复跑步（有负重，且冲击）[60]。如果一旦症状复发，运动员要使用弹力长筒袜，并且停止运动量进展。运动程序应该根据血块的机化和老化程度制定，以减少栓塞的危险。

血栓后综合征（又称静脉炎后综合征，或静脉淤滞综合征）发生在近三分之一的深静脉血栓后患者中，其表现为与静脉回流不佳有关的疼痛性肿胀及深静脉血栓远端组织失去红润；包括：腿部沉重感、疼痛、肿胀、跳动感、烧灼感、不宁感、瘙痒、刺痛；最差的是慢性皮肤溃疡。适合患者的分级弹力袜可减少深静脉血栓后综合征的危险[64]，并且似乎可以减轻与运动有关的肿胀。对于那些能够运动的患者，DVT后早期的定期运动似乎没有增加患血栓后综合征的危险[63]。血栓后另一合并症是：不活动导致的人体质量指数的显著增加。所以，无论是住院还是门诊患者，在深静脉血栓康复期均应当从增加运动和控制饮食来减轻体重。

5. 教育和支持

由于深静脉血栓形成主要是老年人的疾病，年轻患者和运动员可能会被忽视。因此被确诊为有深静脉血栓或有血栓形成倾向的，无论是老年人，还是年轻人和运动员都需要接受与此病相关的教育和支持。

**（陈协辉、吴保泉撰稿，刘江生校对）**

# 第五章　正念与心脏康复

## 第一节　概况

### 一、定义

正念禅修，又称正念（Mindfulness）或内观禅修[65]。美国麻省大学的 Kabat Zinn 博士[66]将正念定义为：一种感知力；是通过有目的地将注意力集中于当下，不加评判地感知一个又一个瞬间所呈现的体验而涌现出的一种感知力。

正念是通过日益微细与敏锐的感知和对一切感受完全接纳的平等心，使人达至最终的觉悟与解脱。无论正念练习前有无明确的，寻求觉悟与解脱的动机，客观上正念练习会引起精神的解脱。其结果：焦虑、忧郁等负性情绪就会消逝，不复存在，从而起到心理康复和心脏康复的作用。正念治疗是一种有效的心理治疗方法，有明确证据表明，正念练习可改善心脏、大脑功能以及焦虑、抑郁、压力等不良情绪，调整免疫系统，提升整体健康程度。正念练习是可以自行练习的方法，在心脏康复中加入正念练习，可以促进心脏疾病患者躯体和心理两方面的协同康复。其具体的修习方式大都是从对呼吸、行、住、坐、卧等过程中自然产生的身心感受进行体验入手，强调对此时此地的实际的身心感受的接纳与感知，从而达至最终的觉悟与解脱。目前国内将正念疗法主要应用于焦虑、抑郁、疼痛以及慢性疾病康复的辅助治疗中，并取得了一定疗效。

正念禅修心理脑（脑波）机制：

1. 禅修冥想境界者的脑波

其脑波处于 gamma（γ）脑波，其频率可以落在 40～100 Hz。

2. 三种特别脑波

Gamma（γ）波（40～100 Hz）、epsilon（ε）波（＜0.5 Hz）、lambda（λ）波（100～200 Hz）。Gamma（γ）波是超出一般人能忍受的频率，epsilon（ε）波是欲驱入空性之波，lambda（λ）波可说是自性觉知后所现神秘超能之波。

### 二、正念训练的机制

Shapiro 等人基于正念（Mindfulness）的概念，提出了正念的三轴模型[67]：

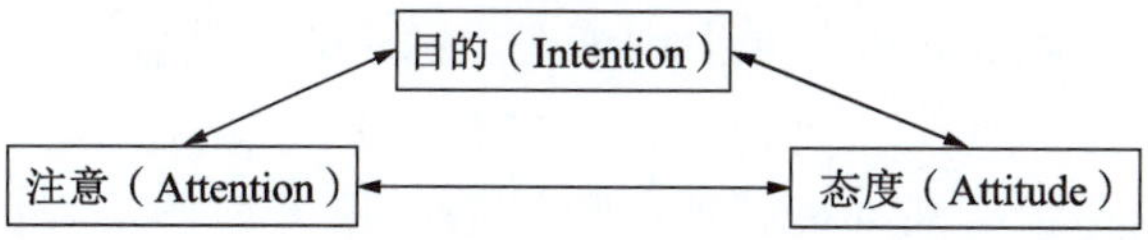


轴Ⅰ：目的：为什么做正念训练。

轴Ⅱ：注意：正念训练的核心。即在正念训练的背景下，注意个人当时身心内外的体验。

轴Ⅲ：态度：以一种善意、开放、接纳和没有价值评判的态度对待。

目的、注意、态度是正念的三个基本因素，也是正念练习者获得改变的重要变量。基于这几个因素，我们可以发现正念的机制，即：再感知——以有意的、开放的、非评判的注意导致信念的根本改变。

### 三、正念的心理疗法

1. 正念减压疗法（mindfulness—based stress reduction，MBSR）

MBSR 是由 Kabat Zinn 博士于 20 世纪 70 年代创立的，是当前得到应用和研究最多的正念疗法。它采取的是连续 8～10 周，每周 1 次的团队训练课程形式，每个团队不超过 30 人，每次 2.5～3.0 h。具体练习有 45 min 的身体感受扫描、坐禅、行禅[68]等等。MBSR 受到了广大人士的欢迎，其在治疗慢性疼痛、进行压力管理等方面有着显著的疗效。

2. 正念认知疗法（mindfulness based cognitive therapy，MBCT）[69]

Segal、Willams 和 Teasdale 等人将 MBSR 改进后引入认知疗法，创立了主要用于抑郁症和抑郁症复发治疗的 MBCT，采用的也是 8 周的集体治疗方式。包括静坐冥想和行禅、身体扫描、三分钟呼吸空间、认知记录等练习。

3. 辨证行为疗法（dialectical behavior therapy，DBT）[70]

Linehan 认为边缘型人格障碍（borderline personality disorder，BPD）患者对情感有病态恐惧（嗔心），他们因过分害怕自己的消极情感，故常急于采用一些适应不良的方式加以避免，因此，正念正可以帮助他们提高对消极感受的耐受力，从而减少冲动，提升有效应对能力。

除此之外，正念训练在焦虑障碍、药物滥用、自杀、创伤、成瘾行为、进食障碍等相关问题的治疗中，都有很好的效果，可以作为创伤治疗的重要辅助手段。

## 第二节　正念训练的主要技术

### 一、静坐冥想[71]

静坐冥想是正念训练最核心、最基本、最主要的技术。包括正念呼吸、正念身体、正念声音、正念想法四个方面，它们是循序渐进的过程。在练习中，有意地、不逃避、不加评判地、如实地观察伴随呼吸时腹部的起伏，观察身体的各种感觉，注意周围的声音，注意想法的升起、发展、变化，以至消失。

### 二、身体扫描[71]

练习者闭上眼睛，按照一定的顺序（从头到脚或从脚到头）逐个扫描并感知不同身体部位的感受，旨在精细感知身体的每一个部位。身体感知能力的增强可以帮助我们处理情绪，同时把注意力从思维状态中转移到对身体的感知上来。

### 三、行禅[71]

行禅是在行走之中进行的正念训练。练习时，将注意力集中在脚部，注意脚底与地面接触的感觉，注意行走中脚的抬起、移动、放下，注意脚部、小腿等部位的各种感觉。整个过程自然地呼吸，不加控制。

### 四、三分钟呼吸空间[71]

是在练习中，练习者采用坐姿，闭上双眼，体验此时此刻的想法、情绪状态、身体的各种感觉。慢慢地把注意力集中到呼吸，注意腹部的起伏。围绕呼吸，将身体作为一个整体去感知。快速地做一次身体扫描，注意身体的感觉，将注意力停留在异样的感觉上，并对这种感觉进行命名。

### 五、正念瑜伽[71]

正念瑜伽整合了正念训练和瑜伽，它不追求动作姿势的完美，而是强调在练习瑜伽的过程中体验运动和拉伸的躯体感觉。

## 第三节　正念在心脏康复中的作用

正念减压的训练途径，是心理健康领域的重要发展方向之一：以正念为基础的疗法被广泛运用于亚健康人群的压力缓解，焦虑的管理，抑郁等负性情绪的调节，幸福感的提升，情绪障碍患者的治疗以及慢性、严重性疾病患者的情绪调节。

近些年来，心血管疾病危险因素不断增多，我国的心血管病患病率及死亡率呈快速增长的趋势。据报道[72]，我国现阶段心血管病患者数约 2.9 亿，其中冠心病 1100 万、心力衰竭 450 万、高血压 2.7 亿。人数众多的心血管病患者给我国的发展带来了沉重的经济和社会负担，已成为严重的公共卫生问题。目前心血管病的防治期望缓解患者疾病进展、减少靶器官损伤。但长期诊疗过程中患者反复遭受疾病以及治疗不良反应的困扰，因此心血管病患者中具有焦虑、抑郁等心理疾患已非常普遍，寻求改善患者心理健康以及生活质量的方法变得与治疗身体疾病同等重要。近40年来，正念疗法逐渐成为研究的热点之一，基于正念的心理干预模式已经发展成熟，且逐渐被应用于临床实践中。

## 一、高血压

高血压是最常见的老年心血管病，可导致脑血管病、肾脏疾病、心力衰竭等并发症的发生，严重危害着老年人的身体健康。高血压作为一种心理应激源，会对患者神经系统产生一定的影响，从而导致焦虑、抑郁心理情绪发生。高血压控制不佳、长期服药的不良反应等因素带给患者不同程度的心理压力。同时，高压力的状态又对高血压的控制产生不良的影响，因此，正念作为压力的管理方式之一，目前已很多用于高血压的相关研究。

Hughes 等[73]研究发现对于血压处于边界值的56例高血压患者，正念对诊室测量收缩压及舒张压的降压效果较肌肉放松法更加显著（收缩压下降4.8 mmHg，舒张压下降1.2 mmHg）($P=0.008$)，但动态血压监测两者的降压效果并无显著差异。

中国目前，正念干预对于高血压患者的研究主要集中于焦虑、抑郁等情绪管理及生活质量等心理社会效应方面。

综上所述，正念干预对高血压患者主要通过情绪调节、改善睡眠质量，从而达到血压自我管理、提高生活质量、降低总的医疗费用等作用。

## 二、冠心病及PCI术后

冠心病是我国的常见病之一，因其发病率、致死率高等原因，已成为危害人类健康的最主要的心血管疾病。近年来，随着介入治疗的蓬勃发展，冠状动脉支架植入术已成为治疗冠心病的主要方法之一，但因为对心绞痛症状的恐惧、冠状动脉支架相关知识了解不够和活动受到限制等因素，常常使患者出现一系列负性情绪如焦虑、抑郁、恐怖等，从而影响患者的治疗和预后效果。

郁蓉蓉[74]通过对120例心绞痛患者进行为期6周的正念训练。结果显示：研究组不仅在抑郁、焦虑情绪改善优于对照组（$P<0.05$），同时在提高自我管理能力及生活质量方面也明显优于对照组（$P<0.05$）。

上述研究均不同程度地表明正念干预可作为药物辅助治疗，可在临床或家庭环境下尝试，进而改善患者病情，但受限于目前临床实验规模及随访时间短，其治疗效果有待进一步临床实验验证。同时，目前尚未有关于正念对患者预防胸痛、胸闷及支架再次狭窄等并发症的作用以及住院花费、远期生活质量等方面影响的相关临床试验。

## 三、心力衰竭

大样本流行病学研究显示，抑郁在心衰人群中发生率约为21.5%；院外达11%~35%，院内高达35%~70%；中国慢性心力衰竭患者中抑郁发病率约为40.1%[75]。焦虑、抑郁不仅恶化患者的病情与预后，且显著降低患者的生活质量、治疗依从性，增加社会孤独。2014年美国心脏协会将抑郁列为与肥胖、高血压、糖尿病、吸烟同等地位的心血管疾病危险因素，因其会显著降低患者的生活质量、增加住院率，增加心力衰竭的发生[76]。

目前正念疗法应用于心衰患者的临床试验数量少及研究样本量较少，尤其在我国更是相对空白。因此，未来我国需要开展更多严谨的试验性研究来探究正念疗法在心衰患者中的效果，以推动心衰患者疾病的自我管理，丰富慢性疾病的治疗手段。

## 四、心律失常

心脏起搏器、埋藏式自动心脏复律除颤仪（ICD）、心脏再同步治疗（CRT）在缓慢性心律失常、致命性心律失常及终末期心力衰竭患者中应用广泛。

正念具有抑制患者交感神经兴奋和抑制心律失常的作用，因此在起搏器植入患者中进行正念治疗具有减少患者的焦虑、压力水平以及交感神经活性的可能，从而使得患者获益。Freedenberg等[77]在10例植入ICD或起搏器的青年患者中进行的正念研究，显示：6周的正念治疗可显著降低患者的焦虑水平（$P=0.04$），而抑郁水平无显著变化。上述研究样本量均较小，其结论有待进一步大规模样本的验证。

综上所述，对于高血压、冠心病、心律失常正念主要是可改善负性情绪，减少焦虑、抑郁，改善生活质量，从而可能有利于心血管病疾病的康复。但是，我国关于心血管病患者正念疗法的研究仍不多，样本量较小，其效果仍有待更多临床实验进一步验证，进一步探索。

（郑茵撰稿，刘江生校对）

# 第六章　戒烟与心脏康复

当前，全球居民的烟草依赖已成为继高血压之后的第二号杀手。据2011年世界卫生组织烟草流行调查[78]显示：20世纪，1亿人死于烟草引发的相关疾病；目前每年因吸烟而死亡的人数已高达800万人，且呈年轻化和女性化的趋势。如不立即采取措施，到2030年，吸烟引起的死亡人数将超过800万，而且80%发生在发展中国家。中国是目前世界上最大的烟草生产国、消费国和受害国，中国男性吸烟率为52.1%，女性吸烟率为2.7%，根据当前吸烟率推算，中国现在的吸烟人数比五年前增长1500万，已高达3.16亿[79]，每年有100多万人死于烟草相关性疾病。吸烟是导致癌症、心脑血管疾病、慢性肺部疾病等多种疾病的危险因素，对心脑血管损害而言，吸入烟草制品，与高血压、高血脂、糖尿病、久坐和肥胖一起成为心脑血管疾病的六大危险因素，吸烟者患冠心病、猝死、脑卒中等疾病的风险大大增加，给整个社会带来巨大的经济负担。因此，吸烟被界定是一种慢性疾病，危害吸烟者自身及他人的健康，应当全面提高对戒烟干预的认识，用科学的态度积极地对烟草依赖进行规范干预。

## 第一节　烟草与心血管疾病

### 一、吸烟是心血管疾病的危险因素

1. 烟草的主要成分

香烟中有4000多种化学成分，其中约有250种是有毒化学成分或致癌物（40种化学致癌物）。香烟燃烧时，有3000多种化合物在烟雾中缭绕。我们最熟悉的烟草燃烧产物是尼古丁（烟碱）、烟焦油、一氧化碳、氢氰酸、氨、丙酮、丁烷、砷、镉、甲苯及芳香化合物等一系列有害物质。

2. 吸烟可加速动脉粥样硬化

吸烟已经被明确证实是导致冠心病、动脉硬化性外周血管疾病和卒中的重要原因。作用机制可能如下：

（1）血管内皮功能紊乱

有研究显示，吸烟可使一氧化氮生物合成减少，从而影响血管内皮的舒张功能，随后在动脉血管壁出现粥样硬化。内皮依赖性血管舒张反应的缺失可能是吸烟损伤内皮的最早期表现。

（2）增加交感神经活性

吸烟可以导致血压升高和心率增快，这种效应依赖儿茶酚胺类物质的增加。研究表明，在神经效应器的接头处，吸烟导致儿茶酚胺类物质释放增加或清除减少，从而导致交感活性增加[80]。

（3）促进血栓形成

吸烟可促进血小板聚集。另外，吸烟者组织因子活性明显高于不吸烟者，而组织因子在血栓形成的过程中起着重要作用。

（4）增加炎症反应

部分吸烟者可有白细胞计数和其他炎症指标水平升高。

（5）增加氧化修饰

吸烟可促进体内脂质的过氧化反应，过氧化

的脂质更容易导致动脉粥样硬化，促使粥样斑块进展[81]。

3. 吸烟可诱发心律失常

已经证实，香烟中的尼古丁可间接导致各种心律失常，包括窦性停搏、窦性心动过速、室性心动过速和窦房传导阻滞等。当吸烟者吸入尼古丁后，血液中的儿茶酚胺分泌增多，直接作用于血管运动中枢，使肾上腺素和去甲肾上腺素释放，引起心率加快、周围血管及冠状血管痉挛、血压增高、心肌耗氧量增加。同时，这些血管活性物质还可以直接损伤血管内皮，使血流减慢，血液黏滞性增大，血小板黏附性加大，纤溶酶活性降低，反过来又影响冠状动脉的供血，引起心律失常的发生。另外，由于血液中的一氧化碳增多，使血氧浓度下降，组织供氧不足，使心脏兴奋性升高，可诱发室颤等严重的心律失常[82]。

近来，有学者发现，尼古丁本身可直接抑制心肌中的3种钾通道功能，使心肌细胞易于兴奋，从而产生心律失常。

4. 吸烟会引起高血压

烟草中所含的剧毒物质“尼古丁”能刺激心脏和肾上腺释放大量的儿茶酚胺，使心跳加快、血管收缩、血压升高。有学者研究发现，吸一支普通的香烟可使收缩压升高10～30 mmHg，长期大量地吸烟（每日吸30～40支香烟）可引起小动脉持续性收缩，久而久之，导致小动脉壁的平滑肌变性，血管内膜渐渐增厚，形成小动脉硬化。吸烟对血脂代谢也有影响，能使血总胆固醇、低密度脂蛋白胆固醇水平升高，高密度脂蛋白胆固醇水平下降，因此，吸烟患者的动脉粥样硬化进程加快，容易发生急进型恶性高血压、蛛网膜下隙出血、冠心病、心肌梗死等。此外，有资料显示，有吸烟习惯的高血压患者，由于对降压药的敏感性降低，抗高血压治疗不易获得满意疗效，甚至不得不加大剂量。高血压患者应当戒掉吸烟[82]。

5. 吸烟增加心源性猝死的风险

弗莱明翰研究[83]：经过12年的研究发现，冠心病患者中吸烟者的猝死率比非吸烟者高4倍以上，猝死的发生率还与每天吸烟数成正比。追踪研究发现，戒烟组猝死的复发率为19%，而持续吸烟组为27%，存在显著性差异。

尼古丁、一氧化碳是引起猝死的主要有害物质。这些有害物质促使猝死发生的机制如下：

（1）诱发冠状动脉痉挛

导致心肌缺血、缺氧，使心肌电活动不稳定。

（2）使心肌室颤的阈值降低

更易引起室颤等致命性室性心律失常。

（3）使血小板活性增强

易发生动脉血栓事件[81]。

基于上述作用机制，有大量学者研究发现吸烟可增加心绞痛的发生率，每天吸烟多于25支，发生心绞痛的风险增加2.6倍，首次发生心肌梗死时间提前10年，急性心肌梗死发病风险增加7倍，也使晚期和极晚期支架内血栓形成风险增加1.55倍，冠脉支架植入术后死亡相对风险增加1.76倍，发生Q波心肌梗死的相对风险增加2.08倍，猝死相对危险升高3倍以上[84]。

## 二、戒烟对心血管疾病的益处

戒烟可降低急性心肌梗死、再梗死及其相关死亡的风险，有学者[58]对4648名男性进行研究发现，吸烟者与不吸烟者相比，发生心肌梗死的相对危险性是2.9，停止吸烟10～20年与不吸烟者相比，发生心肌梗死的相对危险性相同，但戒烟可使急性心肌梗死患者再次梗死的风险下降25%～50%，使经皮冠脉介入治疗（PCI）术后心血管死亡相对风险降低44%，使冠脉旁路移植术后心血管死亡相对风险降低75%，心搏骤停绝对风险降低8%，因心力衰竭再住院或死亡风险降低40%[86]。我国2012年《心血管病患者戒烟处方中国专家共识》[84]中明确指出，戒烟可降低心血管疾病发病和死亡风险，其长期获益至少等同于目前常用的冠心病二级预防药物（如阿司匹林和他汀类药物）。因此，我们认为，应向广大临床医师尤其是心血管医师着重强调：吸烟在心血管疾病发病危险因素中的明确地位。需向每一位致力于心血管疾病患者戒烟的医务人员宣传，戒烟应启动于心血管药物治疗方案之前，同时推荐将戒烟宣教加入冠心病早期康复临床路径中[87]。

## 第二节 烟草依赖

尽管烟草对健康的损害已经被证实，但民众及医师通常只是将吸烟作为志愿选择的不良习惯，并不了解烟草的高度成瘾性，导致控烟及戒烟难以成功。世界卫生组织（WHO）已将烟草依赖定义为一种慢性，高复发性的精神和行为疾病，治疗需要持久战。

### 一、烟草成瘾性的形成过程

烟草引起成瘾性的主要物质为尼古丁。尼古丁是1828年首次从烟草中提取出的一种生物碱。尼古丁极易由口腔、胃肠道、呼吸道的黏膜吸收。吸入的尼古丁90%在肺部吸收，其中1/4在几秒内即进入大脑。尼古丁对人体最显著的作用是对交感神经的影响，可引起呼吸兴奋、血压升高；可使吸烟者自觉欣悦、敏捷、脑力增强、焦虑减轻和食欲抑制。大剂量尼古丁可对自主神经、骨骼肌运动终板胆碱能受体及中枢神经系统产生抑制作用，导致呼吸肌麻痹、意识障碍等。长期吸入可导致机体活力下降、记忆力减退、工作效率低下，甚至造成多种器官受累的综合病变。

尼古丁的最大危害就在于成瘾性，吸烟成瘾的实质就是尼古丁成瘾。吸烟者一旦成瘾，每30～40 min就需要吸一支烟，以维持大脑尼古丁的稳定水平，当达不到这一水平时，吸烟者就会感到烦躁、不适、恶心、头痛，以及渴望补充尼古丁[81]。尼古丁依赖症状包括：①躯体依赖症状：即戒断综合征，如烦躁不安、易怒、焦虑、情绪低落、注意力不集中、失眠、心率降低、食欲增加等；②精神依赖症状：表现为对药物的强烈渴求，用药后出现的欣快感和松弛宁静感，可满足心理需求，停药后会产生难以忍受的痛苦和折磨，只得继续使用药物；③行为表现：强迫性地、连续或定期使用该药物。

### 二、产生烟草依赖的原因

烟草依赖产生的原因与社会环境、心理因素和遗传因素有着密切的关系，而且互为因果。美国密歇根大学研究发现有种容易导致人吸烟成瘾的基因称为*CHRNA5*基因，该基因会影响机体对尼古丁的吸收。在*CHRNA5*基因发生变异后，机体产生的乙酰胆碱受体蛋白更易于和尼古丁结合，这可促使机体吸收更多的尼古丁而不对神经系统产生不良反应，这会使人体对尼古丁产生依赖性，也就是烟瘾[81]。

### 三、治疗烟草依赖的重点

对烟草依赖的治疗是一个长期过程，应将戒烟纳入慢性病管理系统，戒烟宣教加入冠心病早期康复临床路径中。

第十九届长城国际心脏病学会议于2008年10月23日在北京国际会议中心召开，该届长城会以“了解危险，改变命运，健康从心从我，从改变生活方式做起”为主题，重点议题是“针对如何有效戒烟”和“在戒烟工作中，医师的表率作用和职业责任”。胡大一教授率领近万名心血管医师在大会特制的长城上签名并郑重承诺：戒烟，以身作则，从“心”做起、拒绝烟草，人人有责。并用手中的一块块长城砖筑起了一座无烟长城，表达了医师们争当做戒烟表率的决心和信心。医师们不仅自己身体力行，而且要将戒烟纳入慢病管理系统，标志着我国医务人员开始从专业化角度抗击烟草依赖。

烟草依赖的最佳治疗方案是药物治疗、心理治疗和行为治疗相结合的综合方法。医师作为戒烟、控烟工作的执行者，要掌握戒烟技能，根据吸烟者对尼古丁的依赖程度和心理状况采取药物和心理的双重干预，帮助患者戒烟[84]。医师应该强调，戒烟对任何年龄的人均有益，应告知患者，通过药物治疗可减轻尼古丁戒断的表现。帮助患者找出过去戒烟失败的原因，与患者讨论其治疗的优点与不足，从而确定其戒烟方案。

## 第三节 戒烟评估

根据《中国临床戒烟指南（2015）》[88]，在开具戒烟处方前，需要评估患者吸烟情况：①吸烟状况，感知其对戒烟的意愿；②评估其对烟草依赖的严重程度；对于存在烟草依赖的患者，可根据表 18-6-1 和表 18-6-2 评估其严重程度。烟草依赖评估量表和吸烟严重度指数（heaviness of smoking index，HSI）的累计分值越高，说明吸烟者的烟草依赖程度越严重，该吸烟者从强化戒烟干预，特别是戒烟药物治疗中获益的可能性越大；③决定开始戒烟日；④把握患者戒烟面临的问题及提出建议；⑤选择戒烟辅助药物。在初次就诊 2 周后、4 周后、8 周后、12 周后复诊并进行评估。

## 第四节　戒烟干预[88]

《中国临床戒烟指南（2015）》[88]指出：烟草依赖是一种应该积极治疗的慢性疾病，需要反复干预。至今为止还没有任何其他临床干预措施像干预吸烟那样，能够如此有效地减少疾病的发生，防止死亡和提高生活质量。具体措施包括：对不愿意戒烟者，采用“5R”增强吸烟者的戒烟动机，对愿意戒烟者，采用“5A”法帮助戒烟，以及防复吸。指南还介绍了戒烟流程、戒烟日记、戒烟协议书、戒烟药物、国内的戒烟门诊以及控烟资源等[87]。

### 一、制定干预方法

医师应询问就医者的吸烟状况，评估吸烟者的戒烟意愿，根据吸烟者的具体情况提供恰当的治疗方法。目前常以“5R”法增强吸烟者的戒烟动机，用“5A”法帮助吸烟者戒烟。

1. 对于暂时没有戒烟意愿的吸烟者采取“5R”干预措施增强其戒烟动机。

“5R”包括：

（1）相关（Relevance）

使吸烟者认识到戒烟与其自身和家人的健康密切相关。

（2）危害（Risk）

使吸烟者认识到吸烟严重危害健康。

（3）益处（Rewards）

使吸烟者充分认识到戒烟的健康益处。

（4）障碍（Roadblocks）

使吸烟者知晓和预估戒烟过程中可能会遇到的问题和障碍。同时，让他们了解现有的戒烟干预方法（如咨询和药物）可以帮助他们克服这些障碍。

（5）反复（Repetition）

反复对吸烟者进行上述戒烟动机干预。

表 18-6-1　烟草依赖评估量表[88]

| 评估内容 | 0 分 | 1 分 | 2 分 | 3 分 |
|---|---|---|---|---|
| 您早晨醒来后多长时间吸第一支烟？ | >60 min | 31~60 min | 6~30 min | ≤5 min |
| 您是否在许多禁烟场所很难控制吸烟？ | 否 | 是 | | |
| 您认为哪一支烟最不愿意放弃？ | 其他时间 | 晨起第 1 支 | | |
| 您每天吸多少支卷烟？ | ≤10 支 | 11~20 支 | 21~30 支 | ≥30 支 |
| 您早晨醒来后第 1 个小时是否比其他时间吸烟多 | 否 | 是 | | |
| 您患病在床时仍旧吸烟吗？ | 否 | 是 | | |

注：0~3 分：轻度烟草依赖；4~6 分：中度烟草依赖；≥7 分：重度烟草依赖。
此为法氏烟草依赖评估量表（Fagerstrom test for nicotine dependence，FIND）。

表 18-6-2　吸烟严重度指数[88]

| 评估内容 | 0 分 | 1 分 | 2 分 | 3 分 |
|---|---|---|---|---|
| 您早晨醒来后多长时间吸第一支烟？ | >60 min | 31~60 min | 6~30 min | ≤5 min |
| 您每天吸多少支卷烟？ | ≤10 支 | 11~20 支 | 21~30 支 | ≥30 支 |

注：≥4 分为重度烟草依赖。

医师要首先了解吸烟者的感受和想法，把握其心理。医师应对吸烟者进行引导，强调吸烟的严重危害、戒烟的目的和意义，解除其犹豫心理，使之产生强烈的戒烟愿望并付诸行动。

2. 对所有愿意戒烟的吸烟者均采用国际通用的“5A 法”进行戒烟干预。

“5A”法包括：

（1）询问（Ask）

询问并记录所有就医者的吸烟情况。

（2）建议（Advise）

建议所有吸烟者必须戒烟。

（3）评估（Assess）

评估吸烟者的戒烟意愿见图 18－6－1[88]。

（4）提供戒烟帮助（Assist）

向吸烟者提供实用的戒烟咨询；向吸烟者提供戒烟资料，介绍戒烟热线（全国戒烟热线 400-888-5531、400-808-5531，卫生热线 12320）；推荐有戒烟意愿的吸烟者使用戒烟药物。

（5）安排（Arrange）随访

吸烟者开始戒烟后，应安排随访至少 6 个月，6 个月内随访次数不宜少于 6 次。随访的形式可以是要求戒烟者到戒烟门诊复诊或通过电话了解其戒烟情况。

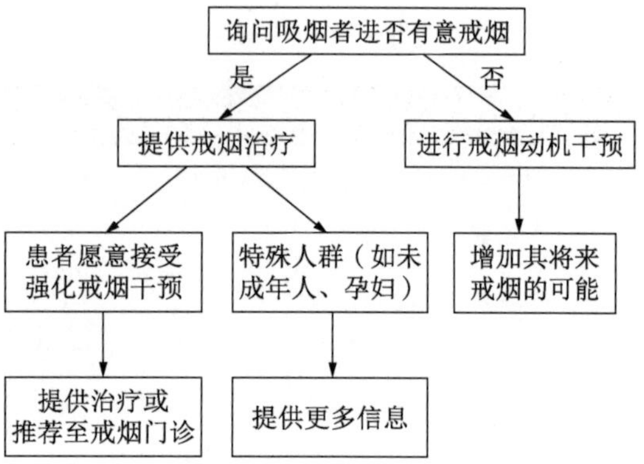


图 18－6－1　评估吸烟者戒烟意愿流程图[88]

3. 对于已戒烟者采取措施防止复吸

（1）对于开始戒烟者

医师应给予充分肯定，强调戒烟对健康的巨大益处，帮助他们解决戒烟中遇到的问题。

（2）医师应持续关注戒烟者的戒烟进程

告知戒烟者若出现复吸倾向，应主动向医师寻求帮助。如有复吸发生，应尽早报告医师，以获得及时干预，不要“羞于”报告。

（3）对戒烟成功者

医师应与他们探讨戒烟的经验，告诫戒烟成功者可能还会遇到诱导其复吸的因素，应有所戒备，并加以抵制，进一步巩固戒烟状态。

目前，虽然我们已有一些可使烟草依赖者摆脱成瘾，甚至永久戒除的有效治疗方法，但只有少数吸烟者第一次戒烟就完全戒掉。大多数吸者均有戒烟后复吸的经历，需要多次尝试才能最终戒烟。在这个过程中应强调心理支持和建议的重要性。医师要帮助每个吸烟者朝着戒掉最后一支烟的目标努力，每次至少解决吸烟者戒烟过程中的一点问题。不是所有吸烟者都需要使用戒烟药物才能成功戒烟，但医师应向每一位希望获得戒烟帮助的吸烟者提供有效戒烟药物的信息。

## 二、戒烟方法实施

### （一）确定开始戒烟的日期

对于已经决定戒烟的吸烟者来讲，最重要的一步是选择开始戒烟的日期。确定这个日期前，应该有 1～2 周的准备期，但如果吸烟者想立刻戒烟，也应该尊重其意愿。此外，应考虑以下因素：①选择一个吸烟者心理上放松、没有精神或时间压力的时候开始戒烟，例如选择吸烟者工作负担已经减轻的时候。②选择吸烟者不上班的时候开始戒烟，特别是在开始戒烟后大约一周的时间里吸烟者可以不上班。③饮酒时再次吸烟的风险较大，所以要避免选择饮酒机会较多的日期开始戒烟。这些时间包括年终聚会、新年聚会、欢迎宴会、告别宴会和其他社会活动等。④可以选择一个对吸烟者来讲具有特殊意义的日期作为开始戒烟的日期，例如自己的生日或家庭成员的生日、结婚纪念日、世界戒烟日等。

### （二）“五日戒烟法”

“五日戒烟法”是埃及戒烟协会于 1988 年（第一个“世界无烟日”前）广为宣传推行的一种戒烟法。具体方法为：有组织、有计划地举办戒烟班，系统地学习关于吸烟有害的科学知识；

举行讲座，传授经验，使吸烟者从心理上产生对烟的厌恶感，增强戒烟的决心。在这5天中，要进食规定的膳食，并合理安排生活。

**第1 d**

要早睡早起，放松神经；要饮食清淡，多食蔬菜、水果，喝酸性果汁和温水；进行散步等运动，冲澡，加速排除体内残积的尼古丁。不要食用容易引起烟瘾的高糖、高脂、高蛋白等食品。

**第2 d**

可增加些蛋、奶制品，尽量少接触吸烟环境，并开始劝阻别人的吸烟行为。

**第3 d**

是关键的一天，坚决克制强烈的吸烟欲望，打消吸烟念头，用深呼吸、喝水等来抵制烟瘾，分散注意力。

**第4 d**

烟瘾减弱，体重会增加，要注意不吃零食，进晚餐要少而早，并服些维生素B。

**第5 d**

初步摆脱烟瘾的折磨。以后可逐步恢复原有的正常生活和饮食习惯。但仍要注意多吃水果、蔬菜，进行散步等体育活动。

（三）签一份戒烟协议

1. 吸烟者自己签一份戒烟协议

并留一份给支持者，这样不仅可以获得他人的鼓励和帮助，还可以使自己处于督促之下，使戒烟更容易成功。

2. 准备好戒烟之后，开始行动

（1）完全停止吸烟

丢掉多余香烟，打火机和其他吸烟用具。在家中和工作场所创造一个干净清新的无烟环境。

（2）保持充实的生活

包括看电影、锻炼、散步或骑车。避免与香烟有任何的接触。

（3）坚持戒烟

不定期犒劳自己或搞一些特殊的庆祝。

（4）去看牙医

去除吸烟留下的牙斑，使牙齿保持洁白。

（5）寻找香烟的替代品

想吸烟时，做深呼吸。

（6）列出想为自己或者其他人买的东西

将戒烟省下来的钱，去买想买的东西。

3. 指导度过戒烟最难熬的前5天。

方法为：

（1）两餐之间喝6～8杯水，促使尼古丁排出体外。

（2）每天洗温水浴，忍不住烟瘾时可立即淋浴。

（3）在戒烟前5日要充分休息，生活要有规律。

（4）饭后到户外散步，做深呼吸15～30 min。

（5）不可喝刺激性饮料，改喝牛奶、新鲜果汁和谷类饮料。

（6）尽量避免吃家禽类食物、油炸食物、糖果和甜品。

（7）多吃复合维生素B，其能安定神经、减少尼古丁。

（8）回想吸烟的种种害处，例如：只要一根烟就可以使动脉收窄、血压升高和心脏增加额外负担1.5 h。

（9）提醒自己，世界上有成千上万的人已成功戒烟，自己也一定可以。

4. 减轻和消除尼古丁的戒断症候群

尼古丁浓度下降到某一阈值时，便会产生“戒断症候群”，戒断症状的程度因人而异。诊断标准包括：

（1）至少数周内每日使用尼古丁。

（2）突然停止或减少尼古丁用量，于24 h内产生下列病症至少4项：①渴求尼古丁；②烦躁易怒、挫折愤怒、坐立不安；③焦虑、忧郁、情绪低落；④无法集中注意力；⑤不能静心；⑥心率变慢；⑦食欲增加或体重增加。

要减轻尼古丁的戒断症状，必须在戒烟初期避免体内尼古丁的突然中断。临床上是以低剂量的尼古丁药物，来取代香烟中高剂量的尼古丁，使体内尼古丁浓度不至于下降过快。尼古丁替代疗法的尼古丁药物在治疗期间必须逐步减少给药剂量，使体内尼古丁浓度慢慢降低，只要顺利地进行下去，所有不舒服的戒断症候群便会逐渐消失，取而代之的是停止吸烟的舒适与成就感。

消除戒断症状的方法还有：①肌肉放松，缓慢呼吸；②运用冥想的技巧；③使用低热量饮食、多吃蔬菜水果、喝天然果汁；④喝水、嚼冰块、嚼口香糖，转移注意力；⑤适当的运动、散步；⑥洗个舒服的澡；⑦保持良好的睡眠习惯；⑧做事的节奏放慢、分清事情的缓急轻重，按部就班去做；⑨加强自我肯定；⑩适当使用抗抑郁药物。

## 三、药物戒烟

戒烟药物可以缓解戒断症状，辅助有戒烟意愿的吸烟者提高戒烟成功率。对于存在药物禁忌或使用戒烟药物后疗效尚不明确的人群（如非燃吸烟草制品使用者、每日吸烟少于 10 支者、孕妇、哺乳期妇女以及未成年人等），目前尚不推荐使用戒烟药物。目前我国已被批准使用的戒烟药物有[82,88]：

### （一）尼古丁贴片、尼古丁咀嚼胶、尼古丁吸入剂（非处方药）

1. 尼古丁贴片

是一种含尼古丁的膏药，1 片/d，使用简单安全，通过皮肤释放适量的尼古丁，适用于习惯性规律吸烟者。贴片有 3 种剂量（15 mg、10 mg、5 mg 或 21 mg、14 mg、7 mg）。早晨起床贴上后，保持 24 h 或 16 h。用药后 6 ~ 8 h，血液里的尼古丁含量最高。

（1）用量：

①15 mg/16 h（30 $cm^2$），10 mg/16 h（20 $cm^2$），5 mg/16 h（10 $cm^2$），分别用于中、重度吸烟者起始治疗及减量期，15 mg/16 h 连用 12 周，10 mg/16 h 连用 2 ~ 3 周，5 mg/16 h 连用 2 ~ 3 周。②21 mg/24 h（30 $cm^2$），14 mg/24 h（20 $cm^2$），7 mg/24 h（10 $cm^2$），分别用于重度吸烟者起始期、中度吸烟者起始期、中重度吸烟者减量期。对于重度吸烟者，每 1 剂型各用 4 周；中度吸烟者，14 mg/24 h 持续 8 周，7 mg/24 h 持续 4 周。

（2）使用方法

把膏药贴在干燥和没有汗毛的部位。贴于相同部位时，要有一周的间隔。洗澡时不取下膏药（防水）。

（3）疗程

8 周 ~ 3 个月。如果仍然强烈感觉想吸烟，可以增加剂量，或同时使用其他尼古丁替代品（香口胶糖、戒烟糖、微量药片、吸入剂）。

2. 尼古丁咀嚼胶

咀嚼胶（香口胶糖）释放适量的尼古丁于口中，后通过肝脏排出体外，因此不会被吸收。咀嚼香口胶糖 20 min 后，血液中的尼古丁含量最高，但比吸烟（10 min）慢。有两种剂量：①4 mg：适用于重度吸烟者（每天吸烟 20 支以上）。②2 mg：适用于中度和轻度吸烟者。可以根据自己的意愿选择不同的香型（薄荷味、柠檬味、水果味、原味）。只有一半剂量的尼古丁被真正吸入，如果食用 2 mg 的香口胶，仅仅吸入了 1 mg 的尼古丁。

（1）用量

①重度吸烟者，9 ~ 12 块/d，最多 30 块/d，持续 3 ~ 6 月，最长 1 年；②中度吸烟者，9 ~ 12 块/d，最多 24 块/d，持续 3 ~ 6 月，最长 1 年。

（2）使用方法

可灵活使用，尤其适用于那些吸烟不规律的人。每天食用最少 10 片香口胶，如仍然感觉想吸烟，应增加食用剂量或同时使用戒烟贴。如果每天吸烟少于 20 支，考虑到经济因素，可以将 4 mg 的香口胶分成两半，每次食用一半。

（3）疗程

8 周 ~ 3 个月。香口胶不会产生任何严重的不良反应。但有 20% 的使用者在治疗初期，可能出现如头晕、头痛、恶心、胃灼热、牙龈痛、口腔症和咽喉炎。如按咀嚼说明使用，大部分的不良反应都可以避免。

### （二）盐酸安非他酮缓释片（处方药）

1. 戒烟机制

安非他酮是一种具有多巴胺能和去甲肾上腺能的抗抑郁剂，不含尼古丁。安非他酮直接作用于成瘾通路，增加脑内多巴胺（DA）和去甲肾上腺素（NA）含量，消除对吸烟的渴望、减轻戒断症状。由于连续服药 1 周安非他酮的血药浓度才能达到稳态，因此，至少在戒烟前 1 周开始服用，疗程为 7 ~ 12 周。

2. 用法

口服用药，开始第 1 ~ 3 d 为 150 mg（1 片），1 次/d；随后第 4 ~ 7 d 改为 150 mg（1 片），2 次/d，两次用药间隔时间应大于 8 h；第 8

天开始为 150 mg（1 片），1 次或 2 次/d。疗程 7～12 周或更长，可同时使用尼古丁代用品。最大推荐剂量为一日 30 mg（2 片）/d，分 2 次服用。

3. 注意事项

（1）不可与其他含有盐酸安非他酮的药物联合使用。

（2）每日用药剂量超 300 mg 有诱发癫痫的可能。

（3）慎用于有头部创伤及肝肾功能障碍的患者、有过敏史或过敏体质的患者。

（4）可能导致失眠，因此避免在睡觉前使用。

（5）在服药过程中如出现精神症状，应减量或停药。

（6）在服药的第 2 周设定一个目标戒烟日（通常是服药后第 8 天）。若治疗 7 周后仍不见效则停止使用，停药时无须逐渐减量。

（7）在用药期间和停药后对患者进行戒烟指导和帮助是非常必要的。

4. 不良反应和禁忌证

不良反应有口干、易激惹、失眠、头痛和眩晕。禁忌证：①使用安非他酮有癫痫患者；②合并用单胺氧化酶抑制剂者；③厌食者或不正常食欲旺盛者。

### （三）伐尼克兰（处方药）

伐尼克兰（varenicline），即畅沛（Champix）是一种新型非尼古丁类戒烟新药，已获得美国 FDA、欧洲药品管理局及中国食品药品监督管理局批准并上市，在 2008 年美国《戒烟指南》、2009 年《慢性阻塞性肺疾病指南》和 2010 年《中国心血管病预防》专家推荐其为一线戒烟药物。

1. 戒烟机制

伐尼克兰（varenicline）对神经元 a4B2 尼古丁乙酰胆碱受体具有高度亲和力及选择性，是尼古丁乙酰胆碱受体的部分激动剂，同时具有激动及拮抗的双重调节作用。伐尼克兰与受体结合发挥激动剂的作用，刺激受体释放多巴胺，有助于缓解停止吸烟后对烟草的渴求和各种戒断症状；同时，它的拮抗特性可以阻止尼古丁与受体的结合，减少吸烟快感，降低对吸烟的期待，从而减少复吸。

2. 用法

在戒烟日之前 1～2 周开始服用伐尼克兰治疗，疗程 12 周。具体用法为：第 1～3 d，0.5 mg，1 次/d；第 4～7 日，0.5 mg，2 次/d；第 8 日至治疗结束，1 mg，2 次/d。对无法耐受本品的患者，可将剂量降至 0.5 mg，2 次/d，疗程 12 周。对于戒烟成功的患者，可考虑 0.5 mg，2 次/d，续加一个 12 周疗程。

3. 不良反应与注意事项

不良反应包括失眠、恶心、胃肠胀气以及便秘。对于有精神病病史慎用，密切观察其精神症状，若出现激越、抑郁、自杀意念或行为，应立即停用。并联系医护人员。

### （四）联合用药

联合使用一线药物被证实是一种有效的烟草依赖治疗方案，可提高成功率。有效的药物组合方案包括：①长疗程尼古丁贴片治疗（>14 周）+ 其他尼古丁替代疗法（NRT）类药物（咀嚼胶）；②尼古丁贴片 + 盐酸安非他酮（证据等级 A）；③尼古丁贴片 + 尼古丁吸入剂。

盐酸安非他酮缓释片和伐尼克兰存在一些禁忌证和需要慎用的情况，医师应严格依照说明书指导戒烟者使用，并对戒烟者用药情况进行监测，包括是否发生不良反应、规律服用情况以及戒烟效果等。同时要关注到戒烟药物可能会影响体内其他药物的代谢（如氯氮平、华法林等），必要时应根据药物说明书调整这些药物的使用剂量。

## 四、戒烟的非药物治疗措施[82]

### （一）锻炼戒烟法

鲜为人知体育锻炼能促进戒烟。20 世纪 90 年代初，美国一位流行病专家调查了 5000 名经常参加跑步的人，发现有 85% 的人不吸烟。吸烟者参加跑步后，约有 81% 男性和 75% 的女性戒了烟。锻炼年限越长，放弃吸烟的人越多。原因是：①经常锻炼的人对尼古丁的欲望和依赖明显降低。②经常锻炼的人自我控制能力较强，心情愉快不需要或很少需要借助尼古丁来消闷解忧。

此外，研究还发现，体育锻炼能保护人体免受被动吸烟的危害。因此，体育锻炼是增进健康的一个有效途径。

### （二）适合戒烟者的营养处方

1. 营养需求

（1）适当控制碳水化合物的摄入。

（2）摄入含维生素含量高的饮食。

（3）均衡饮食（含脂肪、碳水化合物、蛋白质）。例如：①主食：全麦面包、各种杂粮等；②蔬菜：扁豆、南瓜、花菜、西椰菜、芹菜等；③水果：西柚、苹果、香蕉等；④鱼及肉类：金枪鱼等。

2. 帮助解烟毒的食物

（1）胡萝卜

减少癌症的病发率。

（2）荸荠

有清热解毒、抗菌消炎的功效。

（3）大白菜

具有清肺利咽、清热解毒的功效。

（4）牛奶

可保护气管，并降低某些因素对胃肠的损害。

（5）枇杷

对于因经常吸烟所造成的呼吸道黏膜损伤具有保护作用。

（6）杏仁

可使吸烟者的肺癌发病率大大降低。

### （三）中医中药戒烟方法

1. 戒烟含漱液

戒烟含漱液为 0.2% 的硝酸银溶液，随时配制，每次含漱一口，3 次/d。在含漱后，立即吸烟，就会觉得香烟有一种特别发苦的味道，这种味道可使人产生一种厌恶感，可以将嗜烟的神经反射弧打断，从而达到戒烟的目的。

2. 中药戒烟香杆

原料：茶叶、金银花、艾叶、紫苏、荷叶、罗汉果等多种绿色原料。食用方法：可燃吸（和香烟一样），可泡饮。形状：形似香烟，不改变吸烟者手势等吸食习惯。中草药逐渐产生对尼古丁的生理排斥，从而将吸烟的习惯变成控烟的良方。

3. 戒烟汤

炙紫菀、炙款冬花各 15 g，破故纸、清半夏、枇杷叶、前胡、茯苓、橘红、桔梗各 12 g，川贝、射干、罂粟壳各 10 g，干姜 9 g，内桂 6 g，细辛 3 g。1 剂/d，一般 6～9 剂，能使有 10 年以上烟龄或烟瘾较大者将烟戒掉。

4. 嗅药戒烟

取槟榔一枚，钻一个眼，滴入少许烟袋油，用开水将其浸泡 2 h，然后装到小瓶子或小盒子里，随身携带，想吸烟时就放到鼻子上嗅一嗅，嗅上 3～4 次，一般也就不再想吸烟了。

### （四）器械戒烟法

1. 耳穴戒烟

以耳穴戒烟，受治者必须安排连续 5 d 接受治疗，不可间断。第 1 d：以 3.5 mW 微弱氦氖激光，在接受戒烟人士肺点、心、肾、口、神门、皮质下等耳穴，各照射 3～5 min。在两耳各选 3 个穴位，贴上压丸，并嘱咐定时，或在有需要时，轻轻揉按。在戒烟者双手列缺或内关穴，双脚内庭或太冲穴，粘贴 800 高斯磁粒。第 2～5 d：左右耳轮流施用光针、压丸。手脚轮换磁贴体穴。持续刺激耳穴 5 d 后，戒烟者闻到烟味会觉得呛鼻。尝试再抽，会感觉味道苦臭难闻。

2. 戒烟保健电疗器

以特定的低电压、脉冲电流作用于人的一定部位而产生反应，对抗吸烟者出现的尼古丁成瘾作用而达到戒烟目的。使用这种“戒烟器”时，口腔内会出现大量口水，并有酸、甜、苦、咸、凉味，头稍感晕胀，待这些反应消失后吸烟，口内将出现异味，对烟失去兴趣，有效率达 96%。

**（郑茵撰稿，刘江生校对）**

# 第七章　减肥与心脏康复

肥胖是由多种因素引起的慢性代谢性疾病，是心血管疾病危险因素之一，可引起心脏和血管发生一系列的结构和功能上的有害改变，因此，无论是心血管疾病的一级预防还是二级预防，控制体重，减少肥胖都是心脏康复程序的重要措施之一，说明心脏康复程序还起着控制体重的作用。

## 第一节　肥胖的定义与流行病学

### 一、肥胖的定义

肥胖是由多种因素引起的慢性代谢性疾病，以体内热量摄入大于消耗，导致脂肪在体内聚集过多，体重超常。肥胖可分为单纯性肥胖和继发性肥胖两大类。单纯性肥胖是指无病因的，仅仅是由于能量摄入超过能量消耗而引起的肥胖。单纯性肥胖患者全身脂肪分布比较均匀，没有内分泌紊乱现象，也无代谢障碍性疾病，其家族往往有肥胖病史。继发性肥胖，是指有明确病因所导致的肥胖[89]。继发性肥胖占肥胖的比例仅为1%。男性脂肪分布以颈项部、躯干部和头部为主，而女性则以腹部、下腹部、胸部乳房及臀部为主。

### 二、流行病学特征

西方发达国家（如欧洲国家和美国）肥胖发病率在20%～33%[90]。近年来，随着我国经济发展，人民生活水平的提高，我国成人及儿童肥胖发病率上升幅度令人担忧。据调查估计，我国20岁以上，肥胖患者达2000万，超重者不低于1.5亿。2015年发布的《中国心血管病报告》显示：2010年中国慢性病监测项目表明中国人超重率、肥胖率和中心性肥胖率分别达到30.6%、12.0%和40.7%[91]。

### 三、肥胖的病因和发病机制

目前认为肥胖的病因与遗传因素、中枢摄食功能异常、营养因素、高胰岛素血症、脂肪细胞凋亡异常、棕色脂肪组织功能异常、病毒感染及环境因素等等有关[89,90]。外因以饮食过多而活动过少为主。热量摄入多于热量消耗，使脂肪合成增加是肥胖的物质基础。内因为脂肪代谢紊乱而致肥胖。短时间内体重迅速地增加，应考虑继发性肥胖。

1. 遗传因素

单纯性肥胖的发病具有遗传倾向，有一定的家族聚集性，一般属多基因遗传。有研究认为，双亲中一方为肥胖，其子女肥胖率约为40%；双亲中双方均为肥胖，其子女肥胖率上升至70%～80%。人群的种族、性别不同和年龄差别对肥胖因子的易感性不同。研究表明遗传因素对肥胖形成的作用约占20%～40%。肥胖的形成还与生活行为方式、摄食行为、气候以及社会心理因素相互作用有关[89]。

2. 环境和社会因素

（1）膳食模式

进食过量蛋白质、脂肪饮食及快餐食品，能量的总摄入超过了能量的消耗。

（2）进食行为

也是肥胖的重要因素，不吃早餐常使午餐及晚餐摄入的食物增多。暴饮暴食及夜宵使多余的能量在体内转化为脂肪储存起来。

（3）体力活动过少

使身体的能量消耗减少，身体代谢率也减少[89]。

3．神经精神因素

下丘脑中存在着两对与摄食行为有关的神经核。一对为腹对侧核，又称饱中枢；另一对为腹外侧核，又称饥中枢。二者相互调节，相互制约，在生理条件下处于动态平衡状态，使食欲调节于正常范围而维持正常体重。当下丘脑发生病变时，不论是炎症的后遗症（例如脑膜炎、脑炎后），还是发生创伤、肿瘤及其他病理变化，腹内侧核破坏，则腹外侧核功能相对亢进而贪食无厌，引起肥胖。

4．内分泌因素

许多激素如甲状腺素、胰岛素、糖皮质激素等可调节摄食，这些激素可能参与了肥胖的发病机制[89]。

（1）肥胖者产生胰岛素抵抗

肥胖者可形成高胰岛素血症，增加胰岛素抵抗，从而形成恶性循环。进食过多可通过对小肠的刺激产生过多的肠抑胃肽（GIP），GIP 刺激胰岛 β 细胞释放胰岛素。胰岛素分泌增多，可刺激摄食增多，同时抑制脂肪分解，引起体内脂肪堆积。

（2）垂体功能低下

特别是生长激素减少、促性腺及促甲状腺激素减少引起的性腺、甲状腺功能低下时脂肪动员减少，合成相对增多，可发生特殊类型的肥胖症。

（3）雌激素与脂肪合成代谢有关

在临床上肥胖以女性为多，特别是经产妇或经绝期妇女或口服女性避孕药者易发生。提示雌激素与脂肪合成代谢有关。

（4）肾上腺皮质功能亢进

此时，皮质醇分泌增多，促进糖原异生，血糖水平升高，刺激胰岛素分泌增多，脂肪合成增多。

5．棕色脂肪组织异常

棕色脂肪组织是近几年才被发现的一种脂肪组织，与主要分布于皮下及内脏周围的白色脂肪组织相对应。白色脂肪组织是一种贮能形式，机体将过剩的能量以中性脂肪形式贮藏于其中，机体需能时，脂肪细胞内中性脂肪水解供能。棕色脂肪组织分布范围有限，仅分布于肩胛间、颈背部、腋窝部、纵隔及肾周围，其组织外观呈浅褐色，细胞体积变化相对较小。棕色脂肪组织在功能上是一种产热组织，直接参与体内热量的总调节，将体内多余热量向体外散发，使机体能量代谢趋于平衡。当棕色脂肪组织功能异常时，不能向体外散热，只能将过剩的能量以中性脂肪形式贮藏，导致肥胖。

### 四、肥胖的诊断与分级

体重指数（BMI）和腰围是临床常用的肥胖评估指标。中华医学会内分泌学会肥胖学组制订的《中国成人肥胖症防治专家共识》[89]、中华医学会心血管病学分会高血压组发布的《肥胖相关性高血压管理指南的中国专家共识》[91]，以及美国国家心脏、肺和血液研究所（NHLBI）发布的《成人超重和成人肥胖指南》均建议以 BMI 作为筛选需要减肥患者的首选指标，其简单而又快速。将肥胖诊断切点确定为 BMI ≥ 28 kg/m$^2$ 和（或）腰围≥90/85 cm（男/女），这一标准便于在流行病学和临床研究中应用。同时建议用腰围作为筛选 2 型糖尿病、心血管疾病和全因死亡率危险人群的指标。中华医学会心血管病学分会高血压学组发布的《肥胖相关性高血压管理指南的中国专家共识》同时也指出，内脏脂肪计算机断层成像（CT）或磁共振成像（MRI）测量内脏脂肪分布及含量可能更准确反映肥胖程度，但由于费用高昂，不建议临床常规使用[91]。2002 年世界卫生组织在新加坡专门为亚洲人修订的体质指数健康标准：≥18 岁的亚洲人 BMI 在 18.5～23 kg/m$^2$ 者为正常，超过 23 kg/m$^2$ 为超重，肥胖的标准由各国自行确定。2001 年公布的 20 世纪 90 年代中国肥胖汇总分析报告（分析数据包括 21 个省市和台湾的 24 万人）建议：中国人 BMI ≥ 24 kg/m$^2$ 为超重，≥28 kg/m$^2$ 为肥胖。我国的腰围标准：正常腰围是 < 90/85 cm（男/女）（具体可参见本书第 12 篇冠心病的康复肥胖部分）。

## 第二节　肥胖与心血管疾病

超重和肥胖患者往往有高血压、高脂血症和糖耐量异常，肥胖是影响冠心病发病及死亡的一个独立危险因素。

《柳叶刀》2012 年 12 月刊报道，目前世界上因肥胖致死人数已史无前例地超过了饥荒。肥胖导致一系列严重的健康问题，例如糖尿病、心脑血管疾病、睡眠呼吸暂停、骨关节炎、子宫内膜癌、乳腺癌、前列腺癌、结肠癌及直肠癌等疾病的发病率大幅上升，已经为全球所熟知[92]。近20年来先是学术研究机构，然后是医学组织和政府机构逐渐接受肥胖是一种疾病这一概念。世界卫生组织（WHO）在2000年工作报告中也明确将肥胖称为一种慢性疾病[91]。因此，预防和控制肥胖以及肥胖相关性疾病，已成为世界面临的重大公共卫生问题。

## 一、肥胖对心血管疾病发病率的影响

现已明确，肥胖是一个独立的危险因子，其导致的心血管损害可大致分为三类：

（1）肥胖性心脏病

例如冠心病、心力衰竭、心肌病和心律失常。

（2）肥胖性血管病

例如高血压、内皮功能紊乱、静脉血栓和功能不全、外周血管病和脑卒中。

（3）肥胖相关性代谢性心血管病

例如代谢综合征、血脂紊乱和痛风等。

## 二、肥胖对心血管疾病预后的影响

肥胖可以促进心脑血管疾病的进展，增加心脑血管疾病的发生率。体重指数（BMI）每增加2 kg/m$^2$，冠心病、脑卒中、缺血性脑卒中的相对风险分别增加15.4%、6.1%和18.8%[93]。一旦BMI≥24 kg/m$^2$时，患高血压、糖尿病、冠心病和血脂异常等严重危害健康的疾病的概率会显著增加。因此，美国临床内分泌医师协会（American Association of Clinical Endocrinologists，AACE）与美国内分泌学会（American College of Endocrinology，ACE）2016年联合制定的《肥胖患者综合治疗临床实践指南》做出如下建议[94]，其旨在帮助临床医师明确：谁需要降低体重，降低体重的益处，以及在预防及治疗心血管疾病的策略中如何进行肥胖风险评估、综合干预和个体化的治疗。

1. 对肥胖进行筛查

建议所有成年人每年进行一次，以BMI≥25 kg/m$^2$为界，其中BMI处于25～29.9 kg/m$^2$之间为超重，BMI≥30 kg/m$^2$为肥胖。同时还要结合年龄、性别、种族、体液情况和肌肉等做出综合判断（这是国外标准，我们要用中国标准：中国人BMI≥24 kg/m$^2$为超重，≥28 kg/m$^2$为肥胖）。

2. 评估肥胖风险

应测量所有BMI＜35 kg/m$^2$者的腰围，男性以≥94 cm、女性以≥80 cm为是否存在腹部肥胖的界限，其中美国和加拿大以男性≥102 cm、女性≥88 cm作为风险增加的阈值［这是国外标准，我们要用中国标准：我国的正常腰围是＜90/85 cm（男/女）］。

3. 筛查肥胖相关疾病风险

超重或肥胖患者出现体重进行性增加时，应通过腰围、空腹血糖、HbA1c、血压和血脂等筛查前驱糖尿病、2型糖尿病、代谢综合征、高血压、心血管疾病等疾病风险。

4. 应评估心血管病患者是否存在超重或肥胖

即评估2型糖尿病、血脂异常、高血压、心血管疾病等患者是否存在超重或肥胖。

# 第三节　心脏康复中对肥胖患者的干预

首先应当树立正确的观念，肥胖虽是一种慢性疾病，但是它是可以预防和控制的；某些遗传因素也可以通过改变生活方式来抗衡。肥胖症必须防治，它与许多慢性病的发生息息相关。对超重和肥胖的普遍性干预是经济而有效的措施，体重适度降低都会使健康状况出现有临床意义的改变。

## 一、心脏康复患者体重控制的目标

中国肥胖问题工作组数据汇总表明，将BMI

控制在 24 kg/m$^2$ 以下的男性可能减少冠心病和缺血型卒中发生率 11% 和 15%，女性可能减少二者发病各 22%。所以我国心脏病患者 BMI 控制在 24 kg/m$^2$ 以下可能比较合适[95]。《冠心病康复与二级预防中国专家共识》提出控制体质量目标是：超重和肥胖者在 6 ~ 12 个月内减轻体质量 5% ~ 10%，BMI 维持在 18.5 ~ 23.9 kg/m$^2$；腰围控制在：男性≤90 cm、女性≤85 cm[96]。

## 二、减肥的方法

减肥应该从改变生活方式开始，最有效的方法包括饮食调整、运动和行为咨询，以及药物治疗，但要遵循适应证及掌握减肥时机。

### （一）合理膳食

食物中的营养素大致包含七大类：蛋白质、脂类、碳水化合物、矿物质、维生素、水、膳食纤维。前三者产生能量，并在一定程度上可相互转化，而肥胖的发生恰与能量的摄入过多有关。

1. 饮食量

我国成年男子的能量供应大约为 2000 ~ 3000 Kcal/d。成年女子的能量供应大约为 1000 ~ 2700 Kcal/d。减肥之初，要使能量处于一定程度的负平衡状态，才可以达到动用脂肪的目的。限制能量可根据程度分为禁食疗法（<200 Kcal/d）、极低能量疗法（200 ~ 600 Kcal/d）、低能量疗法（600 ~ 1200 Kcal/d）[97]。

2. 饮食质量

三大主要营养物质的比例约为蛋白质 30%、糖类 50%，脂类 20%。每日的蛋白质供应量约为 1.0 ~ 1.2 g/kg/d，尽可能选用优质蛋白（例如鸡蛋、牛奶、豆制品等）；糖类一般不低于 100 g/kg，以防止出现酮症，确保神经系统能量供应。脂类中应减少动物脂肪的摄入；膳食纤维可在胃内吸收水分膨胀，增加胃内容物的容积，产生饱腹感，而膳食纤维本身不能被消化、吸收利用，有利于体重控制，例如水果、蔬菜、代餐粉等应增加摄入[97]。

3. 饮食行为

规范摄食行为，包括饮食量、摄食时间、每日餐数、各餐分配。饮食疗法应循序渐进，生活过程中应严密监测体重、体脂数、皮褶厚度、血糖、血酮等，以了解全身营养状况。

### （二）运动干预

单纯饮食控制绝不是健康减肥的长久之计，因为这种减肥方法在减少身体脂肪的同时，也使身体的肌肉萎缩。积极的有氧运动可以消耗摄入过多的能量，达到增强体质、有效减肥的目的；同时，适当的运动对心血管系统有很大的保护作用，这是因为运动可以促进心脏侧支循环形成，延缓动脉粥样硬化斑块的形成，预防或延缓动脉粥样硬化的发展。此外，运动还可以直接改善心肌的血液灌注和分布，增加心肌氧的供应，增加心肌收缩力，从而增加心肌自身的功能。

1. 运动的类型

肥胖者如果体重过重，应避免跑步一类运动对膝关节、踝关节等的损伤，开始阶段可选择游泳、骑自行车等，体重减轻后再改变运动方式。

2. 运动时间

脂肪动员一般在开始运动后 10 ~ 20 min 达到较高水平，因此运动前需进行充足的准备活动，进行持续较长时间的中等强度的有氧练习；运动中主要消耗的是血液及肌肉中的脂肪，因此每次运动时间需保持在 30 min 以上。每周至少锻炼 3 至 4 次[98]。

3. 运动的强度

运动的强度是减肥效果及运动安全的首要因素。运动强度的大小与心率、耗氧量等有关。运动强度保持在 60% ~ 80% 最大心率（220 - 年龄），50% ~ 70% $\dot{V}O_2max$，此时运动过程中能量的供应主要是脂肪的分解。

### （三）药物治疗

大多数肥胖症患者在认识到肥胖对健康的危害后，在医疗保健人的指导下控制饮食量、减少脂肪的摄入，增加体力活动，逐渐控制体重。《中国成人肥胖及超重预防指南（试用）》[89]指出：当综合生活方式干预无法达到或维持减重目标时，或由于种种原因体重仍不能减低者，可考虑用药物辅助减重治疗。

1. 药物减重的适应证[89]

（1）食欲旺盛，餐前饥饿难忍，每餐进食量较多。

（2）合并高血糖、高血压、血脂异常和脂肪肝。

（3）合并负重关节疼痛。

（4）肥胖引起呼吸困难或有阻塞性睡眠性呼吸暂停综合征。

（5）药物辅助治疗。

BMI > 24 kg/m$^2$ 有上述合病症情况；或 BMI > 28 kg/m$^2$，不论是否有合并症，经过 3 ~ 6 个月单纯控制饮食和增加活动量处理仍不能减重 5%，甚至体重仍有上升趋势者，可考虑用药物辅助治疗。

2. 设定药物减重目标[89]

（1）比原体重减轻 5% ~ 10%，最好能逐步接近理想体重。

（2）减重后维持低体重，不再反弹和增加。

（3）使与肥胖相关症状有所缓解，使降压、降糖、降脂药物能更好地发挥作用。

3. 减重药物的选择

肥胖的病因是因人而异，不同人对药物的反应也可能不同。过去曾有人用中枢性作用药物芬氟拉明（fenfluramine）和芬特明（phentermine）等降低食欲，由于芬氟拉明对心脏瓣膜损害的不良反应得到证实，有些国家（例如美国）已禁用。目前我国国家药品监督部门尚未对此做出决定，但国家卫健委已规定在保健食品中禁止加芬氟拉明。目前在我国使用较多的减重药有西布曲明和奥利司他[89]。

（1）中枢性作用减重药

1）西布曲明

西布曲明（Sibutramine）主要作用为抑制中枢对5-羟色胺和去甲肾上腺素的再摄取。抑制 5-羟色胺的摄取可增加饱腹感。常用剂量 5 ~ 10 mg/d，3 ~ 6 个月可减重 10 kg 左右，减重效果与剂量相关。应用过程中要特别注意避免其不良反应。西布曲明可引起不同程度的口干、失眠、乏力、便秘、月经紊乱、心率增快和血压升高。对于老人，尤其老年高血压患者或糖尿病患者要慎用，因为便秘可诱发眼底出血、心肌梗死。患有高血压病、冠心病、充血性心力衰竭、心律不齐或中风的患者不能用。血压偏高者应先采取有效降压措施后方可使用；然而有效减重后有助于降低血压[89]。

2）盐酸氯卡色林

2012 年 6 月 27 日美国药品及食品监督管理局（FDA）批准了新减肥药盐酸氯卡色林（Lorcaserin）上市。该药用于 BMI ≥ 27 kg/m$^2$ 的肥胖或超重并且至少合并一种与体重相关疾病（高血压、2 型糖尿病或高脂血症）的患者。盐酸氯卡色林激活脑部 5 羟色胺 2C 受体，兴奋下丘脑饱食中枢，减少食物摄入[99]。

（2）非中枢性作用药物

奥利司他（Orlistat）：是一种对肠道胰脂肪酶的选择性抑制剂，它不抑制食欲而是阻断进食的脂肪在肠内吸收，摄入的脂肪中约有 1/3 因不能被吸收而从肠道排出，从而达到减重目的。常用剂量为进餐前一次口服 120 mg，3 ~ 6 个月可减重 7 ~ 10 kg。其最常见的反应是使大便量和油脂排出量增加。不良反应是：有时会因肛门排气带出脂便而污染内裤或排便较急。因奥利司他本身仅有 3% 从肠道吸收，几乎无全身性不良反应，也无心血管方面的不良反应。老年人使用很安全，老年便秘者服用后尚可缓解便秘。如能在 3 ~ 6 个月服药期间养成良好的饮食习惯，则在减重后的体重反弹较少。由于脂肪吸收减少，是否影响脂溶性维生素吸收的问题值得关注。奥利司他 4 年临床观察数据显示，血液中脂溶性维生素水平仅有轻微改变，均能维持在正常范围内。但在用此药时适当补充些脂溶性维生素，例如维生素 A、维生素 D、维生素 E 等更好[89]。

（3）调节食欲的胃肠激素

胰高血糖素样肽-1（GLP-1）是一种胃肠激素，可促进胰岛素的分泌，抑制胃酸产生，延长胃排空时间，增加饱足感，降低机体能量的摄取。利拉鲁肽（Liraglutide）是 GLP-1 受体的激动剂，是于 2014 年获得 FDA 批准的减肥药，作用于胰岛 α 细胞，减少胰高血糖素的分泌；作用于下丘脑摄食中枢，增加下丘脑的饱食信号，减少食物摄入。能否用于国人体重控制有待进一步的研究[91]。

（4）正在研发的药物（瘦素）

瘦素（Leptin）是一种由脂肪组织分泌的蛋

白类激素，主要功能表现在：①对脂肪及体重的调控，抑制食欲，减少食物摄入，降低体重及体脂含量；②增加能量消耗，作用于中枢系统，使交感神经兴奋性增加，使大量储存的能量变为热量释放；③直接抑制脂肪合成，促进其分解[100]。

（5）其他一些可减轻体重的降糖药物

例如二甲双胍、肠促胰岛素类药物［胰高血糖素样肽 1（GLP-1）激动剂、二肽基肽酶-4（DPP-4）抑制剂］等，也在临床研究中发现有不同程度的减重作用。

药物治疗仅适用于因肥胖导致疾病危险性增加的患者，而不应该用于美容目的，对于低危的肥胖者应首选膳食和运动疗法。如果在用药物减重治疗的最初 6 个月内有效，可以考虑继续使用。药物只是全面治疗计划中的一个部分，只有在前述膳食饮食结构改变和增加体力活动的基础上，药物辅助减重才能收到较好的效果。

（四）手术干预

随着减重手术在国内外临床的广泛开展，研究显示：减重手术可能通过减重、胰岛素敏感性改善、胃肠激素改变、胃肠菌群改变、交感张力降低等机制，在减重之外还发挥不同程度的降压及改善糖脂代谢作用。减重手术也于 2013 年在《美国减重手术临床实践指南》更新中被更名为“代谢手术”。2016 年 5 月，美国糖尿病协会（American Diabetes Association，ADA）、美国临床内分泌医师协会（American Society of Clinical Endocrinologists，AACE）、国际糖尿病联盟（International Diabetes Mellitus，IDF）、英国糖尿病协会（Diabetes UK，DUK）、中华医学会糖尿病学分会（Chinese Diabetes Society，CDS）等 45 个国际组织联合发布共识，提出代谢手术是 2 型糖尿病的标准治疗选择之一。建议：对于生活方式干预和药物治疗均不理想的肥胖患者，伴有难治性肥胖相关性心血管疾病（例如高血压）患者，代谢手术治疗是获得长期减肥效果和改善心血管病预后的重要手段[91,93]。BMI≥40 kg/m$^2$ 为减重手术的绝对适应证，BMI≥35 kg/m$^2$ 合并肥胖相关并发症的也推荐手术减重治疗。IDF 推荐亚洲人群减重指征为 BMI≥32. 5 kg/m$^2$。手术方法有以下几种。

1. 单纯限制性手术

腹腔镜袖状胃切除术（LSG）通过腹腔镜切除患者的胃大弯部分，使残留的胃呈“袖套状”，容积约为 100 mL 左右，以限制食物的摄入及胃容量。同时胃底切除后，胃的荷尔蒙分泌减少，减少饥饿感。

2. 胆胰分流术（Biliopancreatic diversion，BPD）

此术将胆汁、胰液与食物原接触减少（该术式包括远段胃大部横切除，保留近段 200～500 mL 的胃小囊，封闭十二指肠残端，将 Treitz 韧带以远 250 cm 处的回肠切断，上提远段回肠断端至胃进行胃空肠吻合，在距回盲瓣 50 cm 处将胆胰袢吻合到回肠），可达到减少食物的有效消化。

3. 单纯吸收减少术

十二指肠空肠旁路术（Duodenal jejunal bypass，DJB）于胃幽门远端切断十二指肠。于屈氏韧带 75 cm 处切断空肠，远切端空肠与胃吻合，近切端吻合在胃空肠吻合远端 50 cm 处，避免食靡刺激空肠，使抗促胰岛素因子分泌减少，改善胰岛素抵抗和糖代谢[101]。

目前对于代谢手术干预肥胖相关并发症，还存在手术适应证、远期心血管病预后、多学科协同模式以及病理生理机制等尚未完全明确的问题，有待在临床实践中进一步探索。

在心脏康复全面和全程的医疗管理中，包含了药物处方、运动处方、营养处方、心理处方（含睡眠指导）和生活方式的指导等，减肥是其重要措施之一。其主要目标是：降低再发心血管事件和心肌梗死风险，减少反复住院和不必要的血运重建；让患者恢复最佳体力、精神状态及社会功能。对超重与肥胖患者的核心问题是控制体重，但此类患者合并高血压、血脂异常、糖尿病及其他肥胖相关疾病的风险大大增加，因此，临床工作者在关注肥胖患者减重的同时，对上述伴发疾病进行评估和治疗也十分重要。

（郑茵撰稿，刘江生校对）

# 第八章　无症状高尿酸血症的康复治疗

嘌呤代谢长期紊乱可导致高尿酸血症（hyperuricemia），由此引起痛风性关节炎和关节畸形。高尿酸血症及痛风也是导致冠心病和脑血栓的独立危险因素[102]。

## 第一节　绪论

### 一、嘌呤代谢[102]

在体温37 ℃时，血尿酸饱和度为420 μmol/L（7 mg/dL），如尿酸长时间持续超过这个饱和点，则称为高尿酸血症。如发生组织或关节的急性炎症，则称为痛风。

人体内尿酸的来源有二：①从富含嘌呤或核蛋白的食物中的核苷酸分解而来，属外源性，约占体内尿酸总量的20%；②由体内氨基酸硫酸核糖及其他小分子化合物合成的核酸分解而来，属内源性，约占体内尿酸总量的80%。正常人体内尿酸池平均为7.1 mmol（1200 mg），每天生成约4.5 mmol（750 mg），排出3.0～6.0 mmol（500～1000 mg）。排出的尿酸约2/3是以游离尿酸钠盐形式由肾脏经尿液排泄，另1/3由肠道排出，或在肠道内被细菌分解。肾脏排泄尿酸是一复杂的过程，尿酸经肾小球滤过，近端肾小管再吸收（98%～100%）、分泌（50%）和分泌后再吸收（40%～44%）。Henle袢升支及集合管也可吸收少量尿酸，最终，尿酸的排泄量仅占滤过的6%～12%。

### 二、导致血尿酸水平升高的原因

1. 尿酸生成过多

（1）大量进食富含嘌呤食物。

（2）消耗ATP过多

在酗酒、激烈运动、放疗、化疗、手术、外伤及危重患者由于大量消耗ATP而产生高尿酸血症。

2. 尿酸排泄减少

各种肾脏疾病，肾功能衰竭是血尿酸水平升高的常见原因。

## 第二节　无症状高尿酸血症

血清尿酸盐浓度随年龄而升高，有性别差异。正常情况下血液中尿酸盐饱和度为6.7 mg/dL，国际上将高尿酸血症（hyperuricemia，HUA）的诊断标准定义为血尿酸水平男>420 μmol/L（7 mg/dL），女>357 μmol/L（6 mg/dL），没有发作痛风的HUA称为无症状HUA。

### 一、无症状高尿酸血症（HUA）的诊断[102,103]

1. 诊断标准

正常嘌呤饮食状态下，非同日两次空腹血尿酸水平男>420 μmol/L（7 mg/dL）或女>357 μmol/L（6 mg/dL）为HUA。

2. HUA的分型诊断

分型诊断有助于发现HUA病因，并给予针对性治疗。HUA患者低嘌呤饮食5天后，留取24 h尿检测尿中尿酸水平。

（1）尿酸排泄不良型

尿酸排泄少于0.48 $mg \cdot kg^{-1} \cdot h^{-1}$，尿酸清除率（Cua，尿每分钟尿酸排泄量/血尿酸）<6.2 mL/min。

（2）尿酸生成过多型

尿酸排泄大于0.51 $mg \cdot kg^{-1} \cdot h^{-1}$，尿酸清

除率≥6.2 mL/min。

（3）混合型

尿酸排泄超过 0.51 mg · $kg^{-1}$ · $h^{-1}$，尿酸清除率 <6.2 mL/min。

考虑到肾功能对尿酸排泄的影响，可以肌酐清除率（Ccr）进行校正，根据 Cua/Ccr 比值对 HUA 分型如下：>10% 为尿酸生成过多型，<5% 为尿酸排泄不良型，5%~10% 为混合型。

## 二、高尿酸血症的流行病学调查

20 世纪 80 年代初期，方圻等调查显示中国男性 HUA 的患病率为 1.4%，女性为 1.3%。90 年代中期以后调查显示，男性 HUA 患病率为 8.2%~19.8%，女性为 5.1%~7.6%。10 年间我国 HUA 患病率平均增加了约 10 倍[103]。

6 位作者在 2010 年代进行的调查显示 HUA 患病率又进一步提高了，具体见表 18－8－1。

从表 18－8－1 可以看出：

1. 高尿酸血症的患病率

呈逐年显著上升（艾秋香等[107]，2014 年、2015 年、201 年 6、2017 年发病率分别为 12.59、13.04、13.58、14.40，$P<0.05$；李萌等[109] 总发病率除 2014 年、2015 年略有下降外，其余年份发病率均显著高于上一年份）。

表 18－8－1　高尿酸血症的流行病学调查综述

| 作者 | 调查 | | 对象 | 样本量（平均年龄） | | 发病率 | | 备注 |
|---|---|---|---|---|---|---|---|---|
| | 地址 | 时间 | | 男 | 女 | 男 | 女 | |
| 韩　涛等[3] | 哈尔滨 | 2011 | 职工 | 1159<br>47.09 | 1277<br>46.19 | 26.83% | 11.12% | 59 岁以前发病率男性显著高于女，60，70~岁女性显著高于男性，P 均 <0.01，女性有随年龄增加发病率上升趋势 |
| 邓艳华等[4] | 宁波 | 2015~2017 | 体检 | 1248 | 1271 | 总：20.0% | | 低 HDL-C 血症，高 TG，超重或肥胖，高血压，血肌酐升高是独立危险因素 |
| | | | | 42.2±22.6 | | | | |
| 王　勇等[5] | 呼和浩特 | 2017 | 教职工 | 628<br>54.49 | 433<br>46.00 | 18.15% | 12.01% | 55 岁以前发病率男性显著高于女性，56~，≥66 岁女性显著高于男性 P 均 <0.01，有随年龄增加发病率上升趋势，肌酐、γ-谷氨酸转氨酶升高，超重/肥胖及高 TG 是危险因素 |
| 艾秋香等[6] | 新疆奎屯 | 2017 | 体检 | 3579<br>（20~89） | 2197<br>（20~91） | 17.57% | 9.24% | 20~59 男性显著高于女性，60~女性显著高于男性 P 均 <0.01 女性有随年龄增加发病率上升趋势 2014，2015，2016，2017 年发病率分别为 12.59，13.04，13.58，14.40，P 均 <0.05 |
| 陈再明等[7] | 桂林 | 2018 | 职工 | 1335<br>52.22 | 105<br>47.72 | 43.22% | 26.67% | 男性显著高于女性，P<0.01，高血压，TC 上升为危险因素 |
| 李　萌等[8] | 成都 | 2009~2016 | 体检 | 41 863<br>44.24<br>10~98 | 134 355<br>43.39<br>11~97 | 20.43%~32.02% | 6.39%~10.54% | 男女均有随年龄增加发病率上升趋势。总发病率除 2014，2015 略有下降外，其余年份发病率均显著高于上一年份，男性发病率各年均显著高于女性 P≤0.001。 |

与20世纪90年代的发病率[103]（男性19.8%，女性7.6%）比较，本组6篇的发病率分别为：男性为26.83%，20.00%，18.15%，17.57%，43.22%，20.43%，32.02%；女性为11.12%，20.00%，12.01%，9.24%，26.67%，6.39%，10.54%。除个别报道的男或女性的发病率稍低外，绝大多数发病率显著超过20世纪90年代的发病率。

2. 男女高尿酸血症的患病率的差异

有多年龄段比较的报道：韩涛等[104]，艾秋香等[107]报道，60岁以前发病率，男性发病率显著高于女性，60岁以后发病率，女性发病率显著高于男性；王勇等[106]的报道，55岁以前发病率，男性显著高于女性，≥56岁的发病率，女性发病率显著高于男性。

3. 女性在60岁以前有随年龄增加，发病率呈上升趋势

见表18-8-1的韩涛[104]、王勇[106]、艾秋香[107]、李萌[109]等学者的报道。

4. 高尿酸血症的危险因素

为血脂异常，超重或肥胖，高血压，血肌酐、γ-谷氨酸转氨酶水平升高。

无症状高尿酸血症占高尿酸血症的88%～95%，上述规律适合于无症状高尿酸血症。

## 三、高尿酸血症的流行病学联合调查[110]

张亮等整群选择江、浙、沪、皖四省市内的几家医院，2010年后来医院就诊的全部患者。具体包括：南京鼓楼医院、南京军区总医院、镇江市第一人民医院、无锡市第一人民医院、上海瑞金医院、上海妇婴保健院、浙江省人民医院、温州大学医学院附属第一医院、合肥市滨湖医院等共计男性：204 633 + 44 658 = 249 291例；女性：211 752 + 27 180 = 238 932例。人群根据高尿酸血症（HUA）诊断标准分为两组：HUA组，非HUA（正常）组。比较两组间其他疾病或检验指标异常的发生率。

结果：

1. 年龄统计

与非HUA组比较，都是HUA组人群的年龄较大［男性样本量204 633：44 658，年龄（53.6±15.15）岁比（54.6±15.1）岁；女性样本量211 752：27 180，年龄（49.4±14.70）岁比（56.7±15.9）岁］。这可能表示衰老是导致HUA的一个因素。

2. HUA在各年龄段的发生率，HUA的检出率

男性在20～29年龄段相对较高，为23.78%（3429/14 418），但是随着年龄增长并没有出现明显的增高趋势，这与前述李萌[109]等的男性也随着年龄增加有上升［2009年（20.43%）比2016年（32.02%）］不同，是否与检查对象不同（门诊，体检）有关？有待探讨。

至于女性，也是在相对低的年龄段（<70岁）检出率均较低（≤12.87%），但是呈现上升趋势，并且在>70岁年龄组超过男性（18.51%～28.72%）。

3. 其他可能相关联疾病或指标的比较

HUA组在TP（总蛋白）、ALB（人血白蛋白）、Ferrin（铁蛋白）、TC（总胆固醇）、TG（甘油三酯）、Glu（葡萄糖）、AST（血清天门冬氨基转移酶）、GGT（血清γ-谷氨酸转氨酶）、FRT4（游离甲状腺素）、FT3（游离三碘甲状腺原氨酸）、Testo（睾酮）、BUN（尿素氮）、Cr（肌酐）等项目的异常率上均显著高于与非HUA组（除FT3的$P$为0.023外，其他指标的$P$均<0.001）。

4. 相邻省市的结果异同

相邻的三个省市在两组间各指标的结果上是一致的，未见显著差异，可能是因为三省市的环境与生活习惯大体相似之故。

# 第三节　高尿酸血症与心血管病的关系

有人提出高尿酸血症作为高血糖、高血压、高脂血症，之后的“第四高”，需引起公众和公

共卫生部门重视，积极发现，和采取必要的预防和治疗措施[110]。

近 20 年来 10 多个前瞻性大规模临床研究，约 10 万例以上的观察对象，采用多因素回归分析证实：HUA 是心血管疾病的独立危险因素，然而，目前尚没有循证证据显示，降低血尿酸可降低心血管事件风险，所以《心血管病指南》没有把 HUA 列为心血管疾病的独立危险因素。

现分别说明其与各种疾病的关系。

1. 高血压[103]

1879 年 MOHAMED 首次提出血尿酸参与高血压的发生发展，1889 年 Haig 提出低嘌呤饮食可作为预防高血压的手段。1990 年后多个心血管流行病学研究一致证实血尿酸是高血压发病的独立危险因素，血尿酸水平每增加 59.5 μmol/L，高血压发病相对危险增加 25%。

临床研究发现，原发性高血压患者 90% 合并 HUA，而继发性高血压患者只有 30% 合并 HUA，提示 HUA 与原发性高血压有因果关系。一项经典的动物试验证实高尿酸与高血压的因果关系，该研究通过诱导剂使大鼠血尿酸水平在 7 周内升高 1.6 mg/dL，收缩压随之平均增加 2.2 mmHg。但如果同时给予降低血尿酸药物如别嘌呤醇或苯磺舒，血尿酸正常，则血压不再升高，提示高尿酸与血压升高相关。

2. 糖尿病

长期 HUA 可破坏胰腺 β 细胞功能而诱发糖尿病[110]。来自韩国和日本的两项前瞻性临床研究，共入选 2951 例中年 HUA 患者，随访 6～7 年，发现基线血尿酸水平 >398 μmol/L 者，远期糖耐量异常和 2 型糖尿病的发病危险比 <280 μmol/L 者增加 78%[103]。

3. 高甘油三酯血症

国内外的流行病学资料一致显示血尿酸和甘油三酯之间有相关性，前述邓艳华[105]、王勇[106]的报道都显示高甘油三酯血症是 HUA 的危险因素。关于尿酸和甘油三酯关系的前瞻性队列研究目前只有一项，该研究随访 8 年，发现基础甘油三酯水平是未来 HUA 的独立预测因素[103]。

动物试验[103]观察到，人工形成高尿酸血症后，鼠血甘油三酯水平明显高于血尿酸正常鼠，提示尿酸对血甘油三酯代谢有一定影响。但是尿酸和甘油三酯之间相互影响的机制以及尿酸和甘油三酯之间的因果关系目前尚不十分明确。

4. 代谢综合征[103]

代谢综合征的病理生理基础是高胰岛素血症和胰岛素抵抗。胰岛素抵抗使糖酵解过程以及游离脂肪酸代谢过程中血尿酸生成增加，同时通过增加肾脏对尿酸的重吸收，直接导致高尿酸血症。代谢综合征患者中 70% 同时合并 HUA，因此，“代谢综合征之父”Reaven 教授提出将 HUA 纳入代谢综合征。

HUA 常与代谢综合征各项指标伴发，如 HUA 患者中约 80% 合并高血压，50%～70% 合并超重或肥胖，67% 以上合并高脂血症。我国一项 1600 人的横断面调查显示，在我国代谢性危险因素人群中 HUA 的患病率男性和女性分别为 20.58% 和 30.55%。HUA 合并 3 种以上代谢性危险因素（肥胖、高血压、高胆固醇血症、高甘油三酯血症、低高密度脂蛋白血症）的比例男性、女性分别高达 76.92%、67.64%。

5. 冠心病

血清中尿酸浓度达到 420 μmol/L 时即达到饱和，此时尿酸结晶便会发生沉积。沉积发生在不同的部位可能产生多种不同的危害类型；病理学已经证明动脉硬化斑块中含有较多的尿酸结晶[110]。尿酸盐易沉积于管壁，刺激血管平滑肌细胞增殖；高尿酸可激活肾素—血管紧张素系统（RAs），抑制一氧化氮生成，诱发内皮细胞功能异常等；当高尿酸血症并发其他危险因素时可进一步加剧血管内皮损害。

尿酸是冠心病死亡独立危险因素[103]：芝加哥心脏研究、美国第 1 次全国健康与营养调查研究（NHANES）和监测心血管疾病的趋势和决定因素研究 MONICA，在校正传统心血管危险因素和利尿剂使用后发现，无论性别，尿酸是普通人群全因死亡和冠心病死亡的独立危险因素。血尿酸每升高 59.5 μmol/L（1 mg/dL），死亡危险性男性增加 48%，女性增加 126%。血尿酸 >357 μmol/L（6 mg/dL）是冠心病的独立危险因素，血尿酸 >

416.5 μmol/L（7 mg/dL）是脑卒中的独立危险因素。

对于已确诊的冠心病患者，Bickel 等发现血尿酸 >7.5 mg/dL（433 μmol/L）人群的死亡率是血尿酸 <5 mg/dL（303 μmol/L）人群的 5 倍，多因素分析证实血尿酸是冠心病患者群全因死亡和冠心病死亡的独立危险因素。但也有一些学者认为冠脉钙化和高尿酸血症之间不存在联系[111]。

6. 心血管疾病[103]

4 项大规模前瞻性临床研究：多重危险因素干预研究（MRFIT）、原发性高血压患者并发症和死亡率观察登记研究（PIUMA）、荷兰 Rotterdam 队列研究和美国收缩压治疗计划研究（worksite）均显示，血尿酸水平是急性心肌梗死、脑卒中和所有心血管事件的独立危险因素，血尿酸升高 86 μmol/L 预测心血管事件的能力高于总胆固醇升高 1.078 mmol/L 和血压升高 21.3 mmHg。但 MONICA 研究认为血尿酸并不能预测急性心肌梗死和心绞痛发病。

血尿酸水平是否可作为心血管事件的独立危险因素值得进一步探讨。

7. 肾脏损伤

如前所述，血清中尿酸浓度达到 420 μmol/L 时即达到饱和，此时尿酸结晶便会发生沉积。沉积可发生在肾脏，导致肾小球的入球小动脉产生微血管病变和肾慢性间质炎症。许多流行病学调查和动物研究[103]显示，尿酸可直接使肾小球入球小动脉发生微血管病变，导致慢性肾脏疾病。

日本两项大规模前瞻性研究[103]证实尿酸与肾脏病变发生、发展相关。发现血尿酸 >8.5 mg/dL（476 μmol/L）者肾衰竭风险较尿酸在 5.0 ~ 6.4 mg/dL（298 ~ 381 μmol/L）者增加 8 倍。血尿酸男性 ≥7.0 mg/dL（420 μmol/L），女性 ≥ 6.0 mg/dL（357 μmol/L）终末期肾病的发生危险分别增加 4 倍和 9 倍。

## 第四节　无症状高尿酸血症的康复治疗

对于无症状高尿酸血症的治疗各家意见不一，一般认为血尿酸盐的浓度在 476 ~ 536 μmol/L（8 ~ 9 mg/dL）以下者不需要药物治疗，但应避免过食（特别是高嘌呤饮食）、酗酒、过劳、创伤及精神紧张等诱致急性发作的因素。血尿酸浓度过高者应给予别嘌醇治疗[102]。

2006 年欧洲抗风湿联盟（EULAR）关于痛风防治建议中，强调生活方式改变是治疗 HUA 的核心，包括健康饮食、戒烟、坚持运动和控制体重[103]。

### 一、健康饮食

#### （一）饮食

已有痛风、HUA、有代谢性心血管危险因素及中老年人群，饮食应以低嘌呤食物为主（表 18 - 8 - 2），严格控制肉类、海鲜和动物内脏等丙类食物的摄入，中等量减少乙类食物摄入，进食以甲类食物为主[103]。高脂肪饮食有阻碍肾脏排泄尿酸的作用[112]，应该避免。

#### （二）多饮水

特别是运动前、中、后，睡前，晨起，洗澡后更要喝。充足饮水不仅有助于增加尿量，增加尿酸的排泄，还有助于保持大便通畅，要知道体内尿酸 1/3 是由肠道排出的[102]。

所以充足饮水对于治疗无症状高尿酸血症很重要。

表 18 - 8 - 2　100 g 食物中嘌呤的含量[103]

| 甲类（0 ~ 15 mg） | 乙类（50 ~ 150 mg） | 丙类（150 ~ 1000 mg） |
|---|---|---|
| 除乙类以外的各种谷类、除乙类以外的各种蔬菜、糖类、果汁类、乳类、蛋类、乳酪、茶、咖啡、巧克力、干果、红酒 | 肉类、熏火腿、肉汁、鱼类、麦片面包、粗粮、贝壳类、面包、粗粮、四季豆、青豆、豌豆、菜豆、黄豆类、豆腐 | 动物内脏、浓肉汁、凤尾鱼、沙丁鱼、啤酒 |

18

### （三）戒烟酒

戒烟，禁啤酒和白酒，红酒适量[103]。Kaneko 等检测普通啤酒嘌呤含量最高，为 225.0～580.2 mol/L（1206.2 mg/100 g）[113]；啤酒中不但含有嘌呤，还含有维生素 B1，嘌呤在体内代谢可生成尿酸，而维生素 B1 是嘌呤核苷酸分解代谢时的催化剂，会加速尿酸的形成。除啤酒外，也不宜饮用烈性酒，白酒不含嘌呤，但是白酒中的酒精会促进嘌呤分解，进而导致血尿酸水平升高。

华中科技大学同济医学院附属同济医院临床营养科的叶婷副主任医师和风湿免疫内科的董凌莉教授在《健康报周末讲坛》发表“痛风饮食八大误区你中招了吗?”[112] 的文章，有独到见解，现介绍如下：

1. 烹调肉类时，可煮沸弃汤后食用

嘌呤溶于水，动物内脏、海鲜，包括畜、禽、大部分鱼等各种肉类以及浓肉汤等含有大量嘌呤，的确要少摄入，但可煮沸弃汤后食用。

2. 富含嘌呤的蔬菜可以吃

虽然深绿色嫩茎叶蔬菜（如菠菜、芦笋）；花类蔬菜（如花菜）；嫩豆类蔬菜（如毛豆，嫩豌豆）；未干制的菌类（各种鲜蘑菇），不属于低嘌呤食物，但研究显示富含嘌呤的蔬菜与高尿酸及痛风发作无明显相关性，进食大量的蔬菜还可以起到一定碱化尿液的作用，利于尿酸的排泄。普通居民每日蔬菜建议摄入量 300～500 g，痛风患者若胃肠功能能耐受，可增加到 700～1000 g。

3. 豆制品可吃

虽然大豆是高嘌呤食物，但最新研究表明，豆类，尤其是豆制品不但不会引起血尿酸水平升高，反而可以降低血尿酸水平。其机制主要是由于豆类同时具有促进血尿酸形成和尿酸排泄的作用，且后者的作用更为显著。食物的烹调加工方法对豆制品的嘌呤含量有很大影响，经过浸泡和磨浆，嘌呤含量被稀释；制成豆腐又要挤去一部分浆水，嘌呤含量进一步降低。大豆制品嘌呤含量大大降低，且含有丰富的优质蛋白，可以适量食用。

4. 可食用含果糖较少的水果

尽管很多水果含有不少果糖，但同时富含膳食纤维、钾和维生素 C，有利于尿酸的排泄和降低血尿酸水平。同时，水果中的多酚类物质有利于降低炎症反应水平。有研究表明水果可降低痛风发作风险。但水果毕竟含有大量果糖，不推荐所有痛风患者大量吃水果，可食用含果糖较少的水果，如樱桃、草莓、菠萝、西瓜、桃子等，按健康人正常数量，食用 200～300 g 是没有问题的

5. 痛风患者要控制体重

痛风患者不应只关注食物嘌呤含量，还要控制体重，减轻体重可有效降低血尿酸水平。建议高尿酸患者将体重控制在正常范围，但应避免节食和减重过快，酮体产生会干扰尿酸排泄。

食物嘌呤含量虽然有很大的不同，但是，不应按“全或无”规律处理，有的食物嘌呤含量虽然较高，但是严格控制摄入量，还是可以一尝的。

## 二、运动[103]

坚持运动，控制体重。每日中等强度运动 30 min 以上。肥胖者应减体重，使体重控制在正常范围（体重指数 <24 kg/m$^2$）。

研究表明，适当运动可以增强体质，促进全身血液循环，以及肌肉和组织对糖、脂肪、蛋白质的利用，从而有利于减少尿酸的生成，降低血尿酸。尽管单纯运动并不能有效降低血尿酸浓度，但与饮食保健结合则会显著降低血尿酸浓度。运动要适量，建议慢跑持续时间为 30～60 min。但是，激烈运动由于大量消耗 ATP 可产生高尿酸血症，要避免激烈运动[114]。

## 三、心理调节

保持正常心理状态，无疑有利于身体各项功能的运行，包括尿酸的代谢和排泄，尤其是获悉患有高尿酸血症后，能积极面对，遵循医师的指导，采取各项对策，进行治疗，会有好的疗效，而心态抑郁，则疗效不佳。

## 四、HUA 患者避免应用使血尿酸升高的药物

如利尿剂（尤其噻嗪类）、皮质激素、胰岛

素、环胞菌素、他克莫司、尼古丁、吡嗪酰胺、烟酸等。对于需服用利尿剂且合并 HUA 的患者，首选非噻嗪类利尿剂，同时碱化尿液、多饮水，保持每日尿量在 2000 mL 以上[103]。

预防中风的小剂量的阿司匹林，可使用氯吡格雷替代。抗血压治疗的利尿药，可考虑使用螺内酯，因为螺内酯是不引起血尿酸升高的利尿药，也可使用氨氯地平或氯沙坦来代替利尿剂抗血压治疗。降血脂药物阿托伐他汀（40 mg）有降尿酸作用，而辛伐他汀没有。二甲双胍和格列他嗪既可治疗糖尿病，又可降血尿酸。还有人建议补充维生素 C，认为可促进尿酸排泄。

## 五、积极治疗与血尿酸升高相关的代谢性危险因素[103]

2006 年欧洲抗风湿联盟（EULAR）关于痛风防治建议中强调，积极控制与 HUA 相关的心血管危险因素，例如高脂血症、高血压、高血糖、肥胖和吸烟，应作为 HUA 治疗的重要组成部分。

## 六、饮食治疗无症状高尿酸血症的报道

1. 朱建宇的针对性饮食干预对无症状高尿酸血症血症患者血尿酸、血脂的影响分析

作者选择 2017 年上海中医药大学附属曙光医院的无症状高尿酸患者 100 例，随机分为观察组与对照组，对照组给予常规护理干预措施，观察组在给予常规护理干预措施的基础上进行针对性饮食干预：对高尿酸血症患者发放健康饮食手册，发放各种常用食物嘌呤含量表及低嘌呤食物参考食谱，根据患者生化指标情况及饮食习惯进行个性化饮食处方的制定。通常情况下采用面对面讲解的干预方式，40 min/次，1 次/1 个月，共 3 次。结果：

（1）血清尿酸（SUA）

观察组的 SUA 由干预前、后分别为（486.9 ± 25.4）μmol/L、（404.8 ± 24.5）μmol/L，而对照组干预前、后分别为（485.7 ± 24.6）μmol/L、（446.2 ± 27.1）μmol/L，与对照组比较，观察组 SUA 水平明显降低（$P < 0.05$）。

（2）总胆固醇（TC）和三酰甘油（TG）

两组患者干预后 TC 和 TG 均较干预前明显降低（$P < 0.05$）；与对照组比较，观察组干预后 TC 和 TG 水平均明显降低（$P$ 均 $< 0.05$）。

### 小结

无症状高尿酸血症发病率高，男性 55 岁以前发病率高于女性，是 20% 左右，女性 80 岁以后发病率显著高于男性，有人称高尿酸血症为高血糖、高血压、高脂血症之后的“第四高”，与心脑血管疾病关系比较密切，一般认为血尿酸盐的浓度在 476 ~ 536 μmol/L（8 ~ 9 mg/dL）以下者不需要药物治疗，生活方式改变是治疗 HUA 的核心，它包括：①多饮水，2000 ~ 3000 mL/d；②不饮啤酒和白酒；③不进食含脂肪多的食物；④尽量减少进食含嘌呤高的鱼肉，弃汤可减少嘌呤的摄入；⑤多吃蛋和牛奶；⑥多吃蔬菜，豆类食品不限；⑦保持心理平衡；⑧适当运动。

（刘江生撰稿）

## 参考文献


[1] American Association of Cardiovascular and Pulmonary Rehabilitation. Guidelines for cardiac rehabilitation and secondary prevention programs [M]. 5th ed. Champaign: Human Kinetics, 2013: 144 – 149.

[2] AUDELIN M C, SAVAGE P D, ADES P A. Exercise-based cardiac rehabilitation for very old patients (≥75 years): focus on physical function [J]. J Cardiopulm Rehabil prev, 2008, 28: 163 – 173.

[3] SUAYA J A, STASON W B, ADES P A, et al. Cardiac rehabilitation and survival in old coronary patients [J]. J Am Coll Cardiol, 2009, 54: 25 – 33.

[4] SUAYA J A, SHEPARD D S, NORMAND S L T, et al. Use of cardiac rehabilitation by medicare beneficiaries after myocardial infarction or coronary bypass surgery [J]. Circulation, 2007, 116: 1653 – 1662.

[5] N K WENGER, H K HELLERSTEIN. Rehabil of the coronary patient [M]. 3rd ed. New York: Churchill Livingstone, 1992: 581 – 590.

[6] 周明. 功能性步态评价与 Berg 平衡量表对社区老年人跌倒风险的预测价值 [J]. 中国康复理论与实践, 2013, 19 (1): 66 – 69.

[7] 狄官举. 老年人社会隔离保护自我效能与自我护理能力及虚弱程度的关系研究 [D]. 锦州: 锦州医科大学, 2018 (2018-03-01).

[8] WILLIAMS M A, FLEG J L, ADES P A, at al. Secondary prevention of coronary heart diseae in the elderly (with emphasis on patients ≥75 years of age): an Am Heart Association scientific statement [J]. Circulation, 2002, 105: 1735 – 1743.

[9] American Association of Cardiovascular and Pulmonary Rehabilitation. Guidelines for cardiac rehabil programs [M]. 2nd ed. Champaign: Human Kinetics, 1995: 14.

[10] 荣成. 心脏病康复治疗的重要性 [N]. 中国医学论坛报, 1995-12-07.

[11] MICHAEL L POLLOCK. Exercise prescription for cardiac rehabil [M]//MICHAEL L POLLOCK, DONALD H SCHMIDT. Heart Disease and Rehabil. 3rd. Champaign: Human Kinetics, 1995: 243 – 277.

[12] GRUNDY S M, CLEEMAN J I, MERZ C N, et al. Implications of recent clinical trials for the national cholesterol education program adult treatment panel Ⅲ guidelines [J]. J AM Coll Cardiol, 2004, 44: 720 – 732.

[13] ADES P A, SAVAGE P D, TOTH M J, et al. High-caloric expenditure exercise: a new approach to cardiac rehabilitation for overweight coronary patients [J]. Circulation, 2009, 119: 2671 – 2678.

[14] SAVAGE P D, ADES P A. Pedometer step counts predict cardiac risk factor at entry to cardiac rehabilitation [J]. J Cardiopulm Rehabil Prev, 2008, 28: 370 – 377.

[15] AUDELIN M C, SAVAGE P D, ADES P A. Changing clinical profile of patients entering cardiac rehabilitation/secondary prevention programs: 1996 to 2006 [J]. J Cardiopulm Rehabil Prev, 2008, 28: 299 – 306.

[16] LAVIE C J, MILANI R V. Adverse psychological and coronary risk profiles in young patients with coronary artery disease and benefits of formal cardiac rehabilitation [J]. Arch Intern Med, 2006, 166: 1878 – 1883.

[17] 古丽娜·阿不都拉, 安英. 女性冠心病的诊治及预防 [J]. 地方病通报, 2010: 101 – 102.

[18] J LARRY DURSTINE, GEOFFREY E MOORE, MICHAEL J LAMONTE, et al. 波洛克心血管康复医学教科书 [M]. 刘江生, 主译. 北京: 北京大学医学出版社, 2012: 115 – 123.

[19] SUAYA J A, SHEPARD D S, NORMAND S L T, et al. Use of cardiac rehabilitation by medicare beneficiaries after myocardial infarction or coronary bypass surgery [J]. Circulation, 2007, 116: 1653 – 1662.

[20] American Association of Cardiovascular and Pulmonary Rehabilitation. Guidelines for cardiac rehabilitation and secondary prevention programs [M]. 5th ed. Champaign: Human Kinetics, 2013: 150 – 154.

[21] 朱小虎, 蔡学究, 张德云. 女性冠心病的发病特征及一级康复干预 [J]. 中国临床康复, 2005: 154 – 155.

[22] DOTY T J. Postmenopausal hormone replacement therapy after the women's health initiative [J]. JAAPA, 2005, 18: 30 – 37/39 – 40.

[23] POHJOLA SINTONEN, S RISSANEN, A LISKOLA P, et al. Family history as a risk factor of coronary heart disease in patients under 60 years of age [J]. Eur Heart J, 1998, 19: 235 – 239.

[24] RODRIGUEZ B L, LAU N, BURCHFIEL C M, et al. Glucose intolerance and 23-year risk of coronary heart disease and total mortality: the Honolulu Heart Program [J]. Diabetes Care, 1999, 22 (8): 1262.

[25] WENGER N K. Coronary heart disease: the female heart is vulnerable [J]. Prog Cardiovasc Dis, 2003, 46: 199 – 229.

[26] 阮云军, 邱健, 吴赛珠, 等. 雌激素与雌激素受体对血管内皮细胞一氧化氮生成的影响 (英文)[J]. 中国临床康复, 2004, 1150 – 1151.

[27] BJARNASON N H, HAARBO J, BYRJALSEN I, et al. Raloxifene inhibits aortic accumulation of cholesterol in ovariectomized, cholesterol-fed rabbits [J]. Circulation, 1997, 96: 1964 – 1969.

[28] PINA I L. A better survival for women with heart failure? It's not so simple [J]. J Am Coll Cardiol, 2003, 42: 2135 – 2138.

[29] WENGER N K. Current status of cardiac rehabilitation [J]. J Am Coll Cardiol, 2008, 51: 1619 – 1631.

[30] 梁婷, 都冬梅. 康复路径教育在冠心病介入治疗患者心脏康复中的应用 [J]. 中华老年心脑血管病杂志, 2013: 1155 – 1158.

[31] ADES P A, WALDMANN M L, POLK D M, et al. Referral patterns and exercise response in the rehabilitation

of female coronary patients aged greater than or equal to 62 years [J]. Am J Cardiol, 1992, 69: 1422 - 1425.

[32] J LARRY DURSTINE, GEOFFREY E MOORE, MICHAEL J LAMONTE, et al. 波洛克心血管康复医学教科书 [M]. 刘江生，主译. 北京：北京大学医学出版社，2012: 297 - 304.

[33]《老年人四肢动脉粥样硬化性疾病诊治中国专家建议2012》写作组. 老年人四肢动脉粥样硬化性疾病诊治中国专家建议2012 [J]. 中华老年医学杂志，2013, 32 (2): 121 - 131.

[34] AGGARWAL S, MOORE RD, ARENA R, et al. Rehabilitation therapy in peripheral arterial disease [J]. Can J Cardiol, 2016, 32 (10/2): 374 - 381.

[35] GERHARD HERMAN M D, GORNIK H L, BARRETT C, et al. 2016 AHA/ACC guideline on the management of patients with lower extremity peripheral artery disease: a report of the american college of cardiology/american heart associationtask force on clinical practice guidelines [J]. J Am Coll Cardiol, 2017, 69 (11): 71 - 126.

[36] ARONOW W S. Management of peripheral arterial disease [J]. Cardiol Rev, 2005, 13: 61 - 68.

[37] HIATT W R, REGENSTEINER J G, WOLFEL E E, et al. Effect of exercise training on skeletal muscle histology and metabolism in peripheral arterial disease [J]. J Appl Physiol, 1996, 81: 780 - 788.

[38] STEWART K J, HIATT W R, REGENSTEINER J G, et al. Exercise training for claudication [J]. N Engl J Med, 2002, 347: 1941 - 1951.

[39] TREAT JACOBSON D, HALVERSON S L, RATCHFORD A, et al. A patient-derived perspective of health-related quality of life with peripheral arterial disease [J]. J Nurs Scholarsh, 2002, 34: 55 - 60.

[40] SAKAMOTO S, YOKOYAMA N, TAMORI Y, et al. Patients with peripheral artery disease who complete 12-week supervised exercise training program show reduce cardiovascular mortality and morbidity [J]. Circ J, 2009, 73: 167 - 173.

[41] PARMENTER B J, DIEBERG G, SMART N A. Exercise training for management of peripheral arterial disease: a systematic review and meta-analysis [J]. Sports Med, 2015, 45 (2): 231 - 44.

[42] ALLEN J D, STABLER T, KENJALE A A, et al. Diabetes status differentiates endothelial function and plasma nitrite response to exercise stress in peripheral arterial disease following supervised training [J]. J Diabetes Complications, 2014, 28 (2): 219 - 225.

[43] MURPHY T P, CUTLIP D E, REGENSTEINER J G, et al. Supervised exercise, stent revascularization, or medical therapy for claudication due to aortoiliac peripheral artery disease: the CLEVER study [J]. J Am Coll Cardiol, 2015, 65: 999 - 1009.

[44] MAZARI F A, GULATI S, RAHMAN M N, et al. Early outcomes from a randomized, controlled trial of supervised exercise, angioplasty, and combined therapy in intermittent claudication [J]. Ann Vasc Surg, 2010, 24: 69 - 79.

[45] FAKHRY F, SPRONK S, VAN DER LAAN L, et al. Endovascular revascularization and supervised exercise for peripheral artery disease and intermittent claudication: a randomized clinical trial [J]. JAMA, 2015, 314: 1936 - 1944.

[46] REGENSTEINER J G, MEYER T J, KRUPSKI W C, et al. Hospital vs home-based exercise rehabilitation for patients with peripheral arterial occlusive disease [J]. Angiology, 1997, 48 (4): 291 - 300.

[47] ALLEN J D, STABLER T, KENJALE A, et al. Plasma nitrite flux predicts exercise performance in peripheral arterial disease after 3 months of exercise training [J]. Free Radic Biol Med, 2010, 49 (6): 1138 - 1144.

[48] SULTAN S, CHUA B Y, HAMADA N, et al. Preoperative vascular screening in the presence of aortic, carotid and peripheral pathology for patients undergoing their first arterial intervention: 18 month follow-up [J]. Int Angiol, 2013, 32: 281 - 290.

[49] American Association of Cardiovascular and Pulmonary Rehabilitation. Guidelines for Cardiac Rehabilitaqtion and Secondary Prevention Programs. Fifth edition [M]. United States Champaign: Human kinetics, 2013: 188 - 189.

[50] J LARRY DURSTINE, GEOFFREY E MOORE, MICHAEL J LAMONTE, et al. 波洛克心血管康复医学教科书 [M]. 刘江生，主译. 北京：北京大学医学出版社，2012: 325 - 332.

[51] COHEN A T, AGNELLI G, ANDERSON F A, et al. Venous thromboembolism (VTE) in europe. the number of VTE events and associatedmorbidity and mortality [J]. Thromb Haemost, 2007, 98 (4): 756 - 764.

[52] GEERTS W H, PINEO G F, HEIT J A, et al. Prevention of venous thromboem-bolism: the seventh ACCP

conference on antithrombotic and throm-bolytic therapy [J]. Chest, 2004, 126: 338-400.
[53] NICOLAIDES A N, BREDDIN H K, FAREED J, et al. Prevention of venous thrombo-embolism. International Consensus Statement. Guidelines compiled in accordance with the scientific evidence [J]. Int Angiol, 2001, 20: 1-37.
[54] PIOVELLA F, Piovella F, Wang C J, et al. Deep-vein thrombosis rates after major orthopedic surgery in asia. an epidemiological study based on postoperativescreening with centrally adjudicated bilateral venography [J]. Journal of Thrombosis and Haemostasis, 2005, 3: 2664-2670.
[55] 中国医学会外科学分会血管外科学组. 深静脉血栓形成的诊断和治疗指南（第二版）[J]. 中国血管外科杂志（电子版）, 2013, 5 (1): 23-26.
[56] HOWARD L S, HUGHES R. NICE guideline: management of venous thromboembolic diseases and role of thrombophilia testing [J]. Thorax, 2013, 68 (4), 391-393.
[57] 杨保华. 彩色多普勒超声技术对防止妇科患者术后发生下肢深静脉血栓的影像 [J]. 中外医学研究, 2015, 13 (20): 77-78.
[58] 王铁. 肺血栓栓塞症和深静脉血栓形成的放射性核素诊断 [J]. 中华医学杂志, 2003, 83 (4): 348-349.
[59] KOCAKOC E. Detection of deep vein thrombosis with Doppler sonography [J]. Journal of Thrombosis, 2008, 26 (2): 159-160.
[60] KEARON C, AKL E A, ORNELAS J, et al. Antithrombotic therapy for VTE disease: Chest guideline and expert panel report [J]. Chest, 2016, 149: 315-352.
[61] KEARON C, AKL E A, COMEROTA A J, et al. Antithrombotic therapy for VTE disease: antithrombotic therapy and prevention of thrombosis, 9th ed: american college of chest physicians evi-dence-based clinical practice guidelines [J]. Chest, 2012, 141: 419-494.
[62] GUYATT G H, NORRIS S L, SCHULMAN S, et al. Methodology for thedevelopment of antithrombotic therapy and prevention of throm-bosis guidelines: antithrombotic therapy and prevention of thrombosis, 9th ed: american college of chest physicians evi-dence-based clinical practice guidelines [J]. Chest, 2012, 141: 53-70.
[63] KAHN S R, AZOULAY L, HIRSCH A, et al. Effect of graduated elastic compression stockings on leg symptoms and signs during exercise in patients with deep venous thrombosis: a randomized cross-over trial [J]. J Thromb Haemostas, 2003, 1: 494-499.
[64] JOHNSON B F, MANZO R A, BERGELIN R O, et al. The site of residual abnormalities in the leg veins in long term follow up after deep vein thrombosis and their relationship to the development of the post thrombotic syndrome [J]. Int Angiol, 1996, 15: 14-19.
[65] 柴喜春. 孙战民. 刘喜花. 正念禅修在高血压患者治疗中的效果研究 [J]. 饮食与保健, 2018, 33 (5): 256.
[66] KABAT ZINNJ. Bringing. mindfulnesstomedicine: 831interview with Zinn, PhD [J]. AdvMind BodyMed, 2005, 21 (2): 22-27.
[67] SHAPIRO S L, CARLSON L E, ASTIN J A, et al. Mechanism of mindfulness [J]. Journal of clinical psychology, 2006, 62 (3): 1373-1386.
[68] BAER R A. Mindfulness training as a clinical intervention: a conceptual and empirical review [J]. Clinical Psychology: Science and Practice, 2003, 10 (5): 125-143.
[69] KABAT ZINN J. Mindfulness—based interventions in context: past, present. and future [J]. Clinical Psychology-Science and Practice, 2003, 10 (2): 144-156.
[70] LINEHAN M. Cognitive-behavioral treatment of borderline personality disorder [M]. New York: Guilford, 1993.
[71] 谭钧文, 吴和鸣. 心理咨询与治疗中的正念训练 [J]. 牡丹江教育学院学报, 2009, 114 (2): 94-95.
[72] 陈伟伟, 高润霖, 刘力生, 等.《中国心血管病报告2016》概要 [J]. 中国循环杂志, 2017, 32 (6): 521-530.
[73] HUGHES J W, FRESCO D M, MYERSCOUGH R, et al. Randomized controlled trial of mindfulness-based stress reduction for prehypertension [J]. Psychosom Med, 2013, 75 (8): 721-728.
[74] 郗蓉蓉. 正念减压疗法对心绞痛患者自我管理能力及焦虑抑郁水平的影响 [J]. 国际医药卫生导, 2018, 24 (6): 933-936.
[75] 丽娜, 李真. 抑郁对慢性心力衰竭的影响 [J]. 中华心血管病杂志, 2017, 45 (6): 542-545.
[76] 王利娜, 姚志萍. 正念疗法在心血管疾病患者中的

应用进展［J］. 中西医结合护理（中英文），2017，3（11）：12－15.
［77］FREEDENBERG V A，THOMAS S A，FRIEDMANN E. A pilot study of a mindfulness based stress reduction program in adolescents with implantable cardioverter defibrillators or pacemakers［J］. Pediatr Cardiol，2015，36（4）：786－795.
［78］世界卫生组织. 2011 年世界卫生组织全球烟草流行报告［R］. Geneva：WHO，2011. https://www.who.int/tobacco/global_report/2011/zh/
［79］中国疾病预防控制中心发布 2015 中国成人烟草调查报告［J］. 上海预防医学，2015（12）：752.
［80］ALLRED E N，BLEECKER E R，CHAITMAN B R，et al. Short-term effects of carbon monoxide exposure on the exercise performance of subjects with coronary artery disease［J］. New England Journal of Medicine，1989，321（21）：1426－1432.
［81］张虹，孙帅. 吸烟——心血管疾病不可忽视的危险因素［J］. 中国心血管病研究，2013，11（3）：223－226.
［82］胡大一，郭航远，方唯一，等. 中国医师控烟手册［M］. 杭州：浙江大学出版社，2009：82－153.
［83］KANNEL W B，D'AGOSTINO R B，WILSON P W F，et al. Diabetes，ibrinogen，cigarette smoking and risk of cardiovascular disease：insights from the Framingham Study［J］. Am Heart J，1987，113：1006－1010.
［84］心血管疾病戒烟干预中国专家共识组. 心血管病患者戒烟处方中国专家共识［J］. 中华心血管杂志，2013，9（2）：161－167.
［85］TEO K K，OUNPUU S，HAWKEN S，et al. Tobacco use and risk of myocardial infarction in 52 countries in the INTERHEART study：A case-control study［J］. The Lancet，2006，368：647－658.
［86］VAN DOMBURG R T，MEETER K，VAN BERKEL D F，et al. Smoking cessation reduces mortality after coronary artery bypass surgery：a 20-year follow-up study［J］. Journal of the American College of Cardiology，2000，36（3）：878－883.
［87］胡大一. 吸烟与心血管疾病［M］. 北京：人民卫生出版社，2011：25－35.
［88］中华人民共和国国家卫生和计划生育委员会. 中国临床戒烟指南［J］. 中老年保健，2015，10（7）：4－5.
［89］中华医学会内分泌学会肥胖学组. 中国成人肥胖症防治专家共识［J］. 中华内分泌代谢杂志，2011，27：711－717.
［90］RAMALHO，GUIMARAES C. The role of adipose tissue and maocrphages in Chronic inflammination associated with obesity：clinical impilications［J］. Acta Med Port，2015，21：489－496.
［91］何洪波，雷寒，祝之明. 兼顾血压控制、体重控制和改善代谢紊乱——肥胖相关性高血压管理的中国专家共识解读［J］. 中国循环杂志，2016，11（31）：117－120.
［92］伊文. 从 AACE 肥胖诊断新框架看肥胖管理趋势［E］. 国际糖尿病网，2014-10-20. https://www.medsci.cn/article/show_article.do? id＝ad28414e84d
［93］刘星，吴红梅，杜焕民，等. 肥胖结合炎性反应预测心脑血管疾病研究进展［J］. 医学综述，2015，13：2316－2318.
［94］曹佳莉，卢新政. 2013 美国心脏协会/美国心脏病学院/美国肥胖学会关于成人超重与肥胖管理指南解读［J］. 中华高血压杂志，2014，22（9）：813－816.
［95］周北凡，武风阳. 我国成人适宜体重指数切点的前瞻性研究［J］. 中华流行病学杂志，2002，6：431－434.
［96］中国康复医学会心血管病康复专业委员会. 冠心病康复与二级预防中国专家共识［J］. 中华心血管病杂志，2013，41（4）：267－275.
［97］中国超重肥胖医学营养治疗专家共识编写委员会. 中国超重/肥胖医学营养治疗专家共识（2016 年版）［J］. 糖尿病天地（临床），2016，8（9）：525－540.
［98］冯丽明，陈志芳，孙虹，等. 有氧运动减肥的分析与探讨［J］. 体育科技文献通报，2013，2：16－21.
［99］石伟峰，归成，李小宇，等. 治疗肥胖的新药氯卡色林［J］. 中国新药杂志，2014，2：127－129.
［100］刘雯，张岩，赵秀娟，等. 瘦素在糖尿病中的进展［J］. 中国实验诊断学，2014，1：174－175.
［101］田婷，袭媛媛，马向华，等. 十二指肠空肠旁路术对非肥胖性 2 型糖尿病大鼠的糖代谢研究［J］. 江苏医药，2012，3：258－260.
［102］陈灏珠，林果为. 实用内科学［M］. 13 版. 北京：人民卫生出版社，2010：2766－2772.
［103］中国医师协会心血管内科医师分会，中国医师协会循证医学专业委员会. 无症状高尿酸血症合并心血管疾病诊治建议中国专家共识［J］. 中国医学前沿杂志（电子版），2010，2（3）：49.
［104］韩涛，刘培培，荣胜忠，等. 城市居民体检人群高尿酸血症的患病情况［J］. 卫生研究，2013，42

(2)：306－307.

[105] 邓艳华，陈璐佳，刘宏飞，等. 宁波市区 60 岁及以下人群高尿酸血症患病率及危险因素调查 [J]. 中国乡村医药，2019，26 (8)：50－51.

[106] 王勇，黄志宇，王雷，等. 呼和浩特市高校教职工高尿酸血症流行病学调查 [J]. 职业与健康，2019，35 (8)：1075－1081.

[107] 艾秋香，袁金露. 5776 例健康体检者血尿酸水平及相关因素分析 [J]. 内蒙古医学杂志，2019，51 (3)：268－269.

[108] 陈再明，文爱珍，闫卫民，等. 桂林市在职职工高尿酸血症患病率流行病学调查及影响因素分析 [J]. 临床研究，2019，27 (6)：10－11.

[109] 李萌，刘莹，王双，等. 成都市体检人群连续 8 年血尿酸水平变化及高尿酸血症患病率分析 [J]. CJCM 中医临床研究，2018，10 (34)：1－5.

[110] 张亮，滕国兴. 无症状高尿酸血症与多种疾病关系的探讨 [J]. 疾病监测与控制杂志，2017，11 (10)：799－801.

[111] 吴贵军，韩雅玲，王效增高尿酸血症与冠心病关系研究进展 [J]. 心血管康复医学杂志，2012，21 (2)：216－217.

[112] 叶婷，董凌莉. 痛风饮食八大误区你中招了吗 [N]. 健康报，周末讲坛，2019-06-09.

[113] 李婷婷，任丽琨，王当丰，等. 食品中嘌呤含量分布及其高效液相色谱检测研究进展 [J]. 现代食品科技，2018，34 (5)：257－266.

[114] 朱建宇. 针对性饮食干预对无症状高尿酸血症患者血尿酸、血脂的影响分析 [J]. 中国初级卫生保健，2018，32 (8)：36－37.